S3-Leitlinie
Psychosoziale Therapien bei schweren psychischen Erkrankungen

DGPPN - Deutsche Gesellschaft für Psychiatrie und
Psychotherapie, Psychosomatik und Nervenheilkunde (Hrsg.)

S3-Leitlinie Psychosoziale Therapien bei schweren psychischen Erkrankungen

S3-Praxisleitlinien in Psychiatrie und Psychotherapie

2. Auflage

publiziert bei

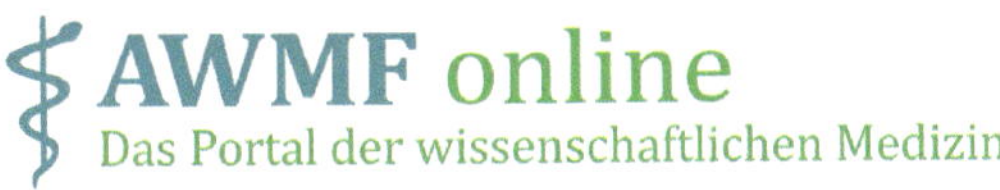

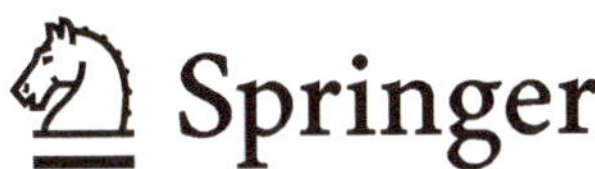

Redaktion:

Dr. rer. med. Uta Gühne, Dipl.-Psych., Institut für Sozialmedizin, Arbeitsmedizin und Public Health (ISAP), Medizinische Fakultät der Universität Leipzig, Philipp-Rosenthal-Straße 55, 04103 Leipzig

Dr. Dr. med. Stefan Weinmann, Klinik für Psychiatrie, Psychotherapie und Psychosomatik, Vivantes Klinikum, Dieffenbachstraße1, 10967 Berlin

Prof. Dr. med. Steffi G. Riedel-Heller, MPH, Institut für Sozialmedizin, Arbeitsmedizin und Public Health (ISAP), Medizinische Fakultät der Universität Leipzig, Philipp-Rosenthal-Straße 55, 04103 Leipzig

Prof. Dr. med. Thomas Becker, Klinik für Psychiatrie und Psychotherapie II, Universität Ulm, Bezirkskrankenhaus Günzburg, Ludwig-Heilmeyer-Str. 2, 89312 Günzburg

unter Mitarbeit von: Volkmar Aderhold, Andreas Bechdolf, Isabel Böge, Iris Tatjana Graef-Calliess, Hans Gutzmann, Knut Hoffmann, Werner Höhl, Vjera A. Holthoff, Andrea Koch, Eckhardt Koch, André Nienaber, Andreas Pfeiffer, Dirk Richter, Dorothea Sauter, Renate Schepker, Georg Schomerus, Meryam Schouler-Ocak, Michael Schulz, Matthias Schützwohl

1. Update 2018 (Langversion)
Stand: 02.10.2018
Kontakt
E-Mail: Info-Leitlinie-PsychosozialeTherapien@medizin.uni-leipzig.de

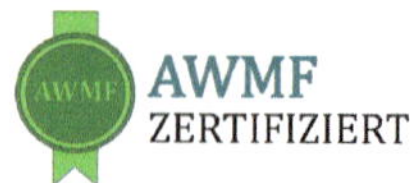

AWMF-Registernummer 038-020

ISBN 978-3-662-58283-1   978-3-662-58284-8 (eBook)
https://doi.org/10.1007/978-3-662-58284-8

Die Deutsche Nationalbibliothek verzeichnet diese Publikation in der Deutschen Nationalbibliografie; detaillierte bibliografische Daten sind im Internet über http://dnb.d-nb.de abrufbar.

Springer
© DGPPN (Deutsche Gesellschaft für Psychiatrie und Psychotherapie, Psychosomatik und Nervenheilkunde) 2013, 2019

Umschlaggestaltung: deblik Berlin

Gedruckt auf säurefreiem und chlorfrei gebleichtem Papier

Springer ist ein Imprint der eingetragenen Gesellschaft Springer-Verlag GmbH, DE und ist ein Teil von Springer Nature.
Die Anschrift der Gesellschaft ist: Heidelberger Platz 3, 14197 Berlin, Germany

Das vorliegende Update der S3-Leitlinie „Psychosoziale Therapien bei schweren psychischen Erkrankungen" wurde von der Deutschen Gesellschaft für Psychiatrie und Psychotherapie, Psychosomatik und Nervenheilkunde (DGPPN) koordiniert und wird gemeinsam mit den 43 beteiligten medizinisch-wissenschaftlichen Fachgesellschaften, Berufsverbänden und Organisationen herausgegeben.

■ **Am Konsensusprozess beteiligt (in alphabetischer Reihenfolge)**

ACKPA	Arbeitskreis für Chefärztinnen und Chefärzte der Kliniken für Psychiatrie und Psychotherapie an Allgemeinkrankenhäusern in Deutschland
APK	Aktion Psychisch Kranke e. V.
BAG BBW	Bundesarbeitsgemeinschaft der Berufsbildungswerke e. V.
BAG BTZ	Bundesarbeitsgemeinschaft Beruflicher Trainingszentren e. V.
BAG GPV	Bundesarbeitsgemeinschaft Gemeindepsychiatrischer Verbünde e. V.
BAG IF	Bundesarbeitsgemeinschaft Integrationsfirmen e. V.
BAG KT	Bundesarbeitsgemeinschaft Künstlerische Therapien e. V.
BAG PIA	Bundesarbeitsgemeinschaft Psychiatrische Institutsambulanzen der Bundesdirektorenkonferenz
BAG RPK	Bundesarbeitsgemeinschaft Rehabilitation psychisch kranker Menschen e. V.
BAG UB	Bundesarbeitsgemeinschaft für Unterstützte Beschäftigung e. V.
BAG WfbM	Bundesarbeitsgemeinschaft Werkstätten für behinderte Menschen e. V.
BApK	Bundesverband der Angehörigen psychisch erkrankter Menschen e. V.
BAPP	Bundesinitiative Ambulante Psychiatrische Pflege e. V.
BDK	Bundesdirektorenkonferenz Psychiatrischer Krankenhäuser
BDP	Berufsverband Deutscher Psychologinnen und Psychologen e. V.
BFLK	Bundesfachvereinigung Leitender Krankenpflegepersonen der Psychiatrie (BFLK) e. V.
BFW	Bundesverband Deutscher Berufsförderungswerke e. V.
BKT	Bundesverband für Künstlerische Therapien e. V.
BPE	Bundesverband Psychiatrie-Erfahrener e. V.
BPtK	Bundespsychotherapeutenkammer
BVDN	Berufsverband Deutscher Nervenärzte e. V.
BVDP	Berufsverband Deutscher Psychiater
Bvvp	Bundesverband der Vertragspsychotherapeuten e. V.
DBSH	Deutscher Berufsverband für Soziale Arbeit e. V.
DEGAM	Deutsche Gesellschaft für Allgemeinmedizin und Familienmedizin e. V.
DFPP	Deutsche Fachgesellschaft Psychiatrische Pflege
DGBP	Deutsche Gesellschaft für Biologische Psychiatrie

DGGPP	Deutsche Gesellschaft für Gerontopsychiatrie und -psychotherapie e. V.
DGKJP	Deutsche Gesellschaft für Kinder- und Jugendpsychiatrie, Psychosomatik und Psychotherapie e. V.
DGPE	Deutsche Gesellschaft für Psychoedukation e. V.
DGPPN	Deutsche Gesellschaft für Psychiatrie und Psychotherapie, Psychosomatik und Nervenheilkunde
DGS	Deutsche Gesellschaft für Suizidprävention e. V.
DGSP	Deutsche Gesellschaft für Soziale Psychiatrie e. V.
DGVT	Deutsche Gesellschaft für Verhaltenstherapie e. V.
DHS	Deutsche Hauptstelle für Suchtfragen e. V.
DTGPP	Deutsch türkische Gesellschaft für Psychiatrie, Psychotherapie und psychosoziale Gesundheit e. V.
DVE	Deutscher Verband der Ergotherapeuten e. V.
DVGS	Deutscher Verband für Gesundheitssport und Sporttherapie e. V.
EX-IN	EX-IN Deutschland e. V.
LVPE RLP	Landesverband Psychiatrie Erfahrener Rheinland-Pfalz e. V.
VKD	Verband der Krankenhausdirektoren Deutschlands e. V./Fachgruppe Psychiatrie
	Berufsverband der Soziotherapeuten e. V.
	Dachverband Gemeindepsychiatrie e. V.

- **Verantwortlich für das Update der S3-Leitlinie Psychosoziale Therapien**

Deutsche Gesellschaft für Psychiatrie und Psychotherapie, Psychosomatik und Nervenheilkunde (DGPPN) in Zusammenarbeit mit
- dem Universitätsklinikum Ulm, Klinik für Psychiatrie und Psychotherapie II und dem
- Institut für Sozialmedizin, Arbeitsmedizin und Public Health der Universität Leipzig.

- **Koordination und Redaktion**

Die Projektkoordination und Redaktion übernahmen:
- Prof. Dr. Thomas Becker, Klinik für Psychiatrie und Psychotherapie II der Universität Ulm, Bezirkskrankenhaus Günzburg (Projektleitung)
- Prof. Dr. Steffi G. Riedel-Heller, MPH, Institut für Sozialmedizin, Arbeitsmedizin und Public Health (ISAP) der Universität Leipzig (Projektleitung)
- Dr. Dr. Stefan Weinmann, Vivantes Klinikum am Urban, Berlin und Universitäre Psychiatrische Kliniken Basel, Schweiz
- Dr. Uta Gühne, Institut für Sozialmedizin, Arbeitsmedizin und Public Health (ISAP) der Universität Leipzig

Weitere Projektmitarbeiter:

– Daniel Richter, Institut für Sozialmedizin, Arbeitsmedizin und Public Health (ISAP) der Universität Leipzig, Institut für Qualitätssicherung und Transparenz im Gesundheitswesen (IQTIG), Berlin

Methodische Unterstützung des Koordinations- und Redaktionsteams und Moderation:
– Prof. Dr. med. Ina Kopp – Arbeitsgemeinschaft der Wissenschaftlichen Medizinischen Fachgesellschaften (AWMF)

■ Expertengruppe (in alphabetischer Reihenfolge)

Themenbereich	Experten
Angehörigen-Experten (NEU)	Janine Berg-Peer Gudrun Schliebener Sibylle Glauser
Arbeit	PD Dr. Holger Hoffmann Prof. Dr. Thomas Reker Prof. Dr. Andreas Bechdolf
Empowerment und Recovery	Prof. Dr. Michaela Amering Prof. Dr. Reinhold Kilian
Ergotherapie	PD Dr. Thomas Reuster Prof. Dr. Matthias Schützwohl
Gesundheitssystem-Perspektive	Prof. Dr. Arno Deister Prof. Dr. Tilman Steinert
Gesundheitsökonomie-Perspektive	Prof. Dr. Hans-Helmut König Dr. Alexander Konnopka
Klinische Relevanz & Außenperspektive	Prof. Dr. Andreas Heinz Prof. Dr. Rainer Hellweg
Perspektive der Pflege- und Gesundheitsfachberufe	Dorothea Jäckel Prof. Dr. Dirk Richter
Perspektive Teilhabe am sozialen Leben und Sozialrecht	Prof. Dr. Heinrich Kunze Prof. Dr. Gerhard Längle
Primärmedizin/Hausarztversorgung und schwere psychische Erkrankungen (NEU)	Dr. Ilka Aden Prof. Dr. Nils Schneider
Psychoedukation	Prof. Dr. med. Josef Bäuml PD Dr. Gabi Pitschel-Walz
Rehabilitation (NEU)	Prof. Dr. Hans-Joachim Salize Prof. Dr. Katarina Stengler
Transkulturelle Psychiatrie und Migrationsaspekte	PD Dr. med. Iris Tatjana Graef-Calliess Prof. Dr. Wielant Machleidt
Trialog und User Involvement (Erweitert)	Prof. Dr. Thomas Bock Ruth Fricke Gyöngyvér Sielaff Jörg Utschakowski

Themenbereich	Experten
Vernetzung von Hilfen	Dr. Stefan Bartusch Dr. Hermann Elgeti
Wohnen	Dr. Manfred Moos Matthias Rosemann Prof. Dr. Dr. Manfred Wolfersdorf

■ Konsensusgruppe (in alphabetischer Reihenfolge)

Fachgesellschaft/Organisation		Mandatsträger	Stellvertreter
ACKPA	Arbeitskreis für Chefärztinnen und Chefärzte der Kliniken für Psychiatrie und Psychotherapie an Allgemeinkrankenhäusern in Deutschland	Dr. Claudia Birkenheier	
APK	Aktion Psychisch Kranke e. V.	Prof. Dr. Reinhard Peukert	Nils Greve
BAG BBW	Bundesarbeitsgemeinschaft der Berufsbildungswerke e. V.	Walter Krug	
BAG BTZ	Bundesarbeitsgemeinschaft Beruflicher Trainingszentren e. V.	Heiko Kilian	Dr. Reinald Faß
BAG GPV	Bundesarbeitsgemeinschaft Gemeindepsychiatrischer Verbünde e. V.	Matthias Rosemann	Dr. Klaus Obert
BAG IF	Bundesarbeitsgemeinschaft Integrationsfirmen e. V.	Betram Sellner	Monika Zimmermann
BAG KT	Bundesarbeitsgemeinschaft Künstlerische Therapien e. V.	Prof. Dr. Ulrich Elbing	Cornelia Schumacher
BAG PIA (BDK)	Bundesarbeitsgemeinschaft Psychiatrische Institutsambulanzen der Bundesdirektorenkonferenz	Prof. Dr. Katarina Stengler	
BAG RPK	Bundesarbeitsgemeinschaft Rehabilitation psychisch kranker Menschen e. V.	Annette Theißing	Dr. Sabine Kreß
BAG UB	Bundesarbeitsgemeinschaft für Unterstützte Beschäftigung e. V.	Holger Mangold	Jörg Bungart
BAG WfbM	Bundesarbeitsgemeinschaft Werkstätten für behinderte Menschen e. V.	Wolfgang Schrank (verstorben März 2018)	
BApK	Bundesverband der Angehörigen psychisch erkrankter Menschen e. V.	Gudrun Schliebener	
BAPP	Bundesinitiative Ambulante Psychiatrische Pflege e. V.	Prof. Dr. Sabine Weißflog	Michael Theune

	Fachgesellschaft/Organisation	Mandatsträger	Stellvertreter
BDK	Bundesdirektorenkonferenz Psychiatrischer Krankenhäuser	Prof. Dr. Gerhard Längle	
BDP	Berufsverband Deutscher Psychologinnen und Psychologen e. V.	Eva Maria Stein (Rücktritt im Herbst 2017) Herr Ziegelmayer (Übernahme des Mandats im Herbst 2017)	
BFLK	Bundesfachvereinigung Leitender Krankenpflegepersonen der Psychiatrie e. V.	Rainer Kleßmann	Frank Vilsmeier
BFW	Bundesverband Deutscher Berufsförderungswerke e. V.	Dr. Reinald Faß	
BKT	Berufsverband für Künstlerische Therapien g. e. V.	Prof. Dr. Dr. Dr. Wolfgang Mastnak	Univ.-Prof. Dr. Dr. Karl Hörmann
BPE	Bundesverband Psychiatrie-Erfahrener e. V.	Ruth Fricke	
BPtK	Bundespsychotherapeutenkammer	Dr. Nikolaus Melcop	Dr. Tina Wessels
BVDN	Berufsverband Deutscher Nervenärzte e. V.	Dr. med. Sabine Köhler	Dr. med. Roland Urban
BVDP	Berufsverband Deutscher Psychiater	Dr. med. Oliver Biniasch	Dr. med. Peter-Christian Vogel
Bvvp	Bundesverband der Vertragspsychotherapeuten e. V.	Dr. Erika Goez-Erdmann	
DBSH	Deutscher Berufsverband für Soziale Arbeit e. V.	Thomas Greune	
DEGAM	Deutsche Gesellschaft für Allgemeinmedizin und Familienmedizin e. V.	Dr. Ilka Aden	Univ. Prof. Dr. med. Emeritus Thomas Lichte
DFPP	Deutsche Fachgesellschaft Psychiatrische Pflege	Dorothea Sauter	André Nienaber Uwe Genge (Zusatzvertreter)
DGBP	Deutsche Gesellschaft für Biologische Psychiatrie	PD Dr. Knut Schnell	Ursula Berninger
DGGPP	Deutsche Gesellschaft für Gerontopsychiatrie und -psychotherapie e. V.	Dr. Beate Baumgarte	
DGKJP	Deutsche Gesellschaft für Kinder- und Jugendpsychiatrie, Psychosomatik und Psychotherapie e. V.	Prof. Dr. med. Renate Schepker	

Fachgesellschaft/Organisation		Mandatsträger	Stellvertreter
DGPE	Deutsche Gesellschaft für Psycho-edukation e. V.	Prof. Dr. med. Josef Bäuml	PD Dr. Gabi Pitschel-Walz
DGPPN	Deutsche Gesellschaft für Psychiatrie und Psychotherapie, Psychosomatik und Nervenheilkunde	Prof. Dr. Thomas Becker	Prof. Dr. Steffi G. Riedel-Heller
DGS	Deutsche Gesellschaft für Suizidprä-vention e. V.	Prof. Dr. Elmar Etzersdorfer	Prof. Dr. Barbara Schneider, M.Sc.
DGSP	Deutsche Gesellschaft für Soziale Psychiatrie e. V.	Christel Achberger	Dr. Silvia Krumm
DGVT	Deutsche Gesellschaft für Verhal-tenstherapie e. V.	Rudi Merod	
DHS	Deutsche Hauptstelle für Suchtfragen e. V.	Dr. Heribert Fleischmann	Dr. Raphael Gaßmann
DTGPP	Deutsch-türkische Gesellschaft für Psychiatrie, Psychotherapie und psychosoziale Gesundheit	Prof. Dr. med. Meryam Schouler-Ocak	Prof. Dr. Eckhardt Koch
DVE	Deutscher Verband der Ergothera-peuten e. V.	Andreas Pfeiffer	Werner Höhl
DVGS	Deutscher Verband für Gesundheits-sport und Sporttherapie e. V.	Prof. Dr. Gerd Hölter	Dr. Katharina Alexandridis Dr. Hubertus Deimel (Zusatzvertreter)
EX-IN	EX-IN Deutschland e. V.	Werner Holtmann	Veikko Kellner
LVPE RLP	Landesverband Psychiatrie Erfahrener Rheinland-Pfalz e. V.	Carsten Hoffmann	
VKD	Verband der Krankenhausdirektoren Deutschlands e. V./Fachgruppe Psychiatrie	Holger Höhmann, MAS, MIM, MBA	Klaus Kupfer
	Berufsverband der Soziotherapeuten e. V.	Dr. med. Nicolas Nowack	Hansgeorg Ließem
	Dachverband Gemeindepsychiatrie e. V.	Petra Godel-Er-hardt	Dr. Micheal Konrad

Frau Fanny Schoeler-Rädke (Institut für Qualitätssicherung und Transparenz im Gesundheitswesen, IQTIG, Berlin) begleitete den Entwicklungsprozess als unabhängige Beobachterin.

▪ Weitere Autoren

Neben den in den Evidenzkapiteln adressierten psychosozialen Interventionen enthält die vorliegende Leitlinie Kapitel, die nicht systematisch recherchiert wurden, aber wichtige Themen in den Blick nehmen. Wir danken allen Autoren für die Unterstützung und Bereitstellung der Abschnitte:

Autoren	Kapitel/Abschnitt
Georg Schomerus	Stigma und Anti-Stigma-Interventionen
Andreas Bechdolf	Frühintervention
Volkmar Aderhold	EXKURS: Bedürfnisangepasster Ansatz und Offener Dialog
Dorothea Sauter, André Nienaber, Dirk Richter und Michael Schulz in Abstimmung mit der DFPP e. V.	EXKURS: Psychiatrische Pflege
Werner Höhl und Andreas Pfeiffer	Inhaltliche Überarbeitung des Evidenzkapitels Ergotherapie
Renate Schepker und Isabel Böge (DGKJP)	Psychosoziale Therapien bei schweren psychischen Erkrankungen in der Kinder- und Jugendpsychiatrie
Matthias Schützwohl, Andrea Koch, Uta Gühne und Knut Hoffmann	Psychosoziale Therapien bei Menschen mit Intelligenzminderung und psychischer Erkrankung
Vjera A. Holthoff und Hans Gutzmann	Psychosoziale Therapien im höheren Lebensalter
Eckhardt Koch, Meryam Schouler-Ocak und Iris Tatjana Graef-Calliess	Die Bedeutung interkultureller Aspekte in Psychiatrie und Psychotherapie

▪ Externes Peer-Review

Ein externes Peer-Review fand durch Prof. Dr. Urs Hepp, Integrierte Psychiatrie Winterthur (Schweiz) statt.

Vorwort

Die vorliegende Leitlinie ist die erste Überarbeitung einer S3-Leitlinie der Deutschen Gesellschaft für Psychiatrie und Psychotherapie, Psychosomatik und Nervenheilkunde (DGPPN). Die Leitlinie wurde erstmals im Jahr 2013 veröffentlicht. Ihrer Erstellung liegen systematische Literaturrecherchen zugrunde, in deren Rahmen die relevante Evidenz zu den einzelnen Themen der Leitlinie ermittelt wurde. Es folgte ein formalisiertes, im nominalen Gruppenprozess auf Konsens zielendes Prozedere unter Einbindung von Experten, Betroffenen, Angehörigen und führenden Praxisvertretern des Feldes. In vielen Bereichen konnten aufgrund der umfangreichen Evidenz klare Behandlungsempfehlungen formuliert werden.

Das Besondere an dieser Leitlinie bleibt ihr diagnoseübergreifender Ansatz. Zielgruppe der Leitlinie sind Menschen mit schweren psychischen Erkrankungen.[1] Jedem praktisch Tätigen ist diese Gruppe von Patienten deutlich vor Augen. Menschen in dieser Zielgruppe leben mit einer schweren, längerfristigen psychischen Erkrankung. Die vorliegende S3-Leitlinie richtet ihren Blick auf psychosoziale Interventionen und die Krankheitsbewältigung von Menschen, die längere Zeit durch Symptome beeinträchtigt sind, deutliche Einschränkungen des sozialen Funktionsniveaus erleben und das Hilfesystem intensiv in Anspruch nehmen. Diese S3-Leitlinie sollte gemeinsam mit den diagnosebezogenen DGPPN-Leitlinien rezipiert werden [1–4].

Neben umschriebenen psychosozialen Interventionen werden auch grundlegende Aspekte psychosozialen Handelns, wie die therapeutische Beziehung, das therapeutische Milieu und neuere Entwicklungen wie Recovery und Empowerment, behandelt. Psychosoziale Interventionen gliedern sich zum einen in die sogenannten Systeminterventionen, bei denen es darum geht, Versorgungsangebote in einer bestimmten Art und Weise und einem definierten Setting zu organisieren und bereitzustellen (z. B. Akutbehandlung im häuslichen Umfeld, Case Management, Arbeitsrehabilitation), und zum anderen werden Empfehlungen zu Einzelinterventionen gegeben, die in verschiedenen Settings, ob im ambulanten Bereich, der Tagesklinik oder der stationären psychiatrischen Behandlung, Anwendung finden, wie z. B. Psychoedukation oder künstlerische Therapien. Da der Selbsthilfe und verwandten Konzepten, wie z. B. Selbstmanagement-Ansätzen, eine große Bedeutung in der Versorgung von Menschen mit schweren psychischen Störungen zukommt, wird diesem Bereich ein eigenes Kapitel gewidmet. Das Recovery-Konzept ist in dieser Überarbeitung stärker berücksichtigt worden, Peer-Beteiligung und peergeleitete Interventionen, zu denen systematisch Studienevidenz recherchiert wurde, nehmen mehr Raum ein. Ebenfalls wurde die Evidenz zu gesundheitsfördernden Interventionen recherchiert. Erstmals finden Frühinterventionen und Anti-Stigma-Interventionen Berücksichtigung.

Die Leitliniengruppe wurde in ihrer Arbeit in vielfältiger Weise durch Personen und Organisationen des psychosozialen Praxisfelds unterstützt. Die Überarbeitung der S3-Leitlinie koinzidierte zeitlich mit wichtigen einschlägigen Entwicklungen und Neuerungen, z. B. dem Bundesteilhabegesetz (BTHG), dem Pflegestärkungsgesetz und dem Gesetz zur Weiterentwicklung der Versorgung und der Vergütung für psychiatrische

---

1   Hinweis: In der Leitlinie wurde bei der Angabe von Personenbezeichnungen jeweils die männliche Form angewandt, um die Lesbarkeit zu verbessern.

und psychosomatische Leistungen (PsychVVG) vom 19.12.2016, welches u. a. die stationsäquivalente psychiatrische Behandlung (STÄB) im Sinne des Home Treatment durch multiprofessionelle Teams definiert. Für die Entwicklung von STÄB können die Leitlinie und die in ihr zusammengestellte Evidenz durchaus als Impulsgeber betrachtet werden.

Es gibt Kapitel, die wichtige benachbarte Felder ansprechen, z. B. psychosoziale Angebote für Kinder und Jugendliche, die in den Leitlinien der Fachgesellschaft für Kinder- und Jugendpsychiatrie, Psychosomatik und Psychotherapie bearbeitet werden. Diese Kapitel beschreiben wichtige angrenzende Fächer und Arbeitsgebiete; selbstverständlich gelten aber die Empfehlungen der vorliegenden S3-Leitlinie lediglich für die Behandlung von Erwachsenen mit psychischen Störungen und nicht für die Zielgruppe von Kindern und Jugendlichen. Auch psychosoziale Interventionen bei Sucht- und Demenzerkrankungen werden in der vorliegenden S3-Leitlinie nicht systematisch behandelt. Sie sind in den entsprechenden Leitlinien der Fachgesellschaft(en) behandelt.

Weitere Kapitel, die auf wichtige benachbarte Arbeitsfelder verweisen, gelten der Behandlung älterer Menschen mit psychischen Störungen sowie dem Themenfeld Migration. Schließlich hat in das vorliegende Update der S3-Leitlinie ein Kapitel zu psychosozialen Interventionen bei Menschen mit geistiger Behinderung und psychischer Erkrankung Eingang gefunden, da unter den Hilfen für Menschen dieser Zielgruppe psychosoziale Angebote eine wichtige Rolle spielen.

Behandlungsleistungen, auch psychosoziale Interventionen, werden nicht im luftleeren Raum erbracht. Sie sind eingebettet in ein Versorgungssystem mit komplexen sozialrechtlichen Rahmenbedingungen, das sich in Deutschland seit der Psychiatriereform der 1970er-Jahre grundlegend verändert hat. Ein Matrix-Kapitel trägt diesem Umstand Rechnung. Es verortet die beschriebenen Interventionen im Versorgungssystem, zeigt den aktuellen Implementierungsstand in Deutschland und nimmt neuere Entwicklungen in der Versorgungslandschaft in den Blick.

Die gründlich recherchierte Übersicht macht diese S3-Leitlinie zu einem Standardwerk, in dem die umfangreiche Evidenz zum Themengebiet für den deutschen Sprachraum in aktualisierter Form zusammengefasst wird. Gleichzeitig zeigen die Ergebnisse der Recherchen „weiße Flecken auf der Landkarte" psychosozialer Forschung auf und werden die Versorgungsforschung in diesem Bereich stimulieren.

Literatur

1. DGPPN, DGBS. S3-Leitlinie zur Diagnostik und Therapie Bipolarer Störungen. AWMF-Registernr.: 038-019. Hrsg: Deutsche Gesellschaft für Psychiatrie und Psychotherapie, Psychosomatik und Nervenheilkunde. Im Internet: ▶ https://www. dgppn.de/_Resources/Persistent/02c5331d181fbf33dfb4c774c6e6a23e80f358aa/ S3_Leitlinie%20Bipolar_11052012_pdf. Zugegriffen am 06.06.2018.
2. DGPPN. S3-Behandlungsleitlinie Schizophrenie. AWMF-Registernr.: 038-009. Darmstadt: Steinkopff; 2006.
3. Kordon A, Lotz-Rambaldi W, Muche-Borowski C, Hohagen F. S3-Leitlinie Zwangsstörungen. Im Auftrag der DGPPN. AWMF-Registernummer 038/017. Im Internet: ▶ http://www.dgppn.de/publikationen/leitlinien.html. Zugegriffen am 26.01.2017.

4. DGPPN, BÄK, KBV, AWMF. S3-Leitlinie/Nationale Versorgungsleitlinie Unipolare Depression (2015). Im Internet: ► http://www.dgppn.de/publikationen/leitlinien. html. Zugegriffen am 26.01.2017.

Thomas Becker
Günzburg, Deutschland

Steffi G. Riedel-Heller
Leipzig, Deutschland

Stefan Weinmann
Berlin, Deutschland

Uta Gühne
Leipzig, Deutschland

Inhaltsverzeichnis

III   Hintergrund und Evidenz

IV   Matrix des Deutschen Versorgungssystems: Hilfen für Menschen mit schweren psychischen Erkrankungen

V   Die Bedeutung psychosozialer Interventionen in benachbarten Praxisfeldern

VI Leitlinienimplementierung, Qualitätsindikatoren und Desiderate

Abkürzungsverzeichnis

Abb.   Abbildung

ABW   Ambulant Betreutes Wohnen

ACT   Assertive Community Treatment (engl. für Nachgehende gemeindenahe und teambasierte Behandlung)

ADL   Aktivitäten des täglichen Lebens

APP   Ambulante Psychiatrische Pflege

AOLG   Arbeitsgemeinschaft der Obersten Landesgesundheitsbehörden

AWMF   Arbeitsgemeinschaft der Wissenschaftlichen Medizinischen Fachgesellschaften e. V.

BA   Behavioral Activation (engl. für Verhaltensaktivierung)

BAGüS   Bundesarbeitsgemeinschaft der überörtlichen Träger der Sozialhilfe

BAR   Bundesarbeitsgemeinschaft für Rehabilitation e. V.

BÄK   Bundesärztekammer

BBW   Berufsbildungswerk

BFW   Berufsförderungswerk

BGB   Bürgerliches Gesetzbuch

BKV   Berufskrankheitenverordnung

BMG   Bundesministerium für Gesundheit

BMI   Body Mass Index

BPT   Body Psychotherapy (engl. für Körperorientierte Psychotherapie)

BtG   Betreuungsgesetz

BTHG   Bundesteilhabegesetz

BTZ   Berufliches Trainingszentrum

BWF   Betreutes Wohnen in Familien

CBT   Cognitive Behavioral Therapy (engl. für Kognitive Verhaltenstherapie)

CI   Confidence Interval (engl. für Konfidenzintervall)

CM   Case Management

CMHT   Community Mental Health Teams (engl. für Gemeindenahe teambasierte Behandlung)

CRHT   Crisis Resolution and Home Treatment (engl. für Aufsuchendes multiprofessionelles Behandlungsteam in akuten Erkrankungsphasen)

CTI   Critical Time Intervention

DAG SHG   Deutsche Arbeitsgemeinschaft Selbsthilfegruppen

DGPPN   Deutsche Gesellschaft für Psychiatrie und Psychotherapie, Psychosomatik und Nervenheilkunde

DMT   Dance and Movement Therapy

DRV   Deutsche Rentenversicherung

DSM   Diagnostic and Statistical Manual of Mental Disorders (engl. für Diagnostischer und statistischer Leitfaden psychischer Störungen)

EQOLISE   Enhancing the Quality Of Life and Independence of persons disabled by severe mental illness through Supported Employment

ES   Effektstärkemaß für kontinuierliche Daten

ET   Ergotherapie

EU   Europäische Union

FACT   Flexible Assertive Community Treatment (engl. für Flexibilisierte nachgehende gemeindenahe und teambasierte Behandlung)

GAF   Global Assessment of Functioning Scale

G-BA   Gemeinsamer Bundesausschuss

gE   Gemeinsame Einrichtungen

GKV   Gesetzliche Krankenversicherung

GPV   Gemeindepsychiatrischer Verbund

GRADE   Grading of Recommendations Assessment, Development and Evaluation (engl. für ein System, mit Hilfe bestimmter Faktoren Empfehlungsstärken zu bemessen)

GRV   Gesetzliche Rentenversicherung

HKP   Häusliche Psychiatrische Krankenpflege

HoNOS   Health of the Nation Outcome Scales

HF   Housing First (engl. für Unterstütztes Wohnen)

IBRP   Integrierter Behandlungs- und Rehabilitationsplan

iCBT	Internet-delivered CBT (engl. für internetbasierte Kognitive Verhaltenstherapie)
ICD-10	International Classification of Diseases 10th Revision (engl. für Internationale statistische Klassifikation der Krankheiten und verwandter Gesundheitsprobleme)
ICF	International Classification of Functioning, Disability and Health (engl. für Internationale Klassifikation der Funktionsfähigkeit, Behinderung und Gesundheit)
ICM	Intensive Case Management
IFD	Integrationsfachdienste
IG	Interventionsgruppe
IM	Intelligenzminderung
IMHPA	Implementing Mental Health Promotion Action
IMR	Illness Management and Recovery
IPB	Integrative Psychiatrische Behandlung
IPS	Individual Placement and Support
IPT	Integrierte Psychologische Therapie
IQWiG	Institut für Qualität und Wirtschaftlichkeit im Gesundheitswesen
IV	Integrierte Versorgung
k	Anzahl berücksichtigter Studien in Übersichtsarbeiten
KBV	Kassenärztliche Bundesvereinigung
KG	Kontrollgruppe
KKP	Klinischer Konsenspunkt
KVT	Kognitive Verhaltenstherapie
N	Anzahl eingeschlossener Studienteilnehmer
NAKOS	Nationale Kontakt- und Informationsstelle zur Anregung und Unterstützung von Selbsthilfegruppen
NBI	Neues Begutachtungsinstrument zur Feststellung von Pflegebedürftigkeit
n. F.	Neue Fassung
NICE	National Institute for Health and Care Excellence
NNT	Number-Needed-To-Treat (Effektmaß: Anzahl der Patienten, die behandelt werden müssen, um ein zusätzliches unerwünschtes Ereignis zu verhindern)
NWpG	Netzwerk psychische Gesundheit
OECD	Organisation für wirtschaftliche Zusammenarbeit und Entwicklung
OR	Odds Ratio (Effektmaß: Verhältnis der Odds, dass ein Ereignis/Endpunkt in der experimentellen Gruppe eintritt, zu der Odds, dass es in der Kontrollgruppe eintritt)
P	p-Wert (statistische Signifikanz)
PANSS	Positive and Negative Syndrome Scale
PE	Psychoedukation
PIA	Psychiatrische Institutsambulanz
PROs	Patient Reported Outcomes
PsychKHG	Psychisch-Kranken-Hilfe-Gesetz
PsychVVG	Gesetz zur Weiterentwicklung der Versorgung und der Vergütung für psychiatrische und psychosomatische Leistungen
PTBS	Posttraumatische Belastungsstörung
PVT	Pre-Vocational-Training (engl. für Vorbereitendes Training unter beschützten Bedingungen im Sinne des Stufenleitersystems der Rehabilitation)
RCT	Randomized Controlled Trial (engl. für Randomisierte kontrollierte Studie)
RKI	Robert Koch-Institut
RPK	Rehabilitationseinrichtung für psychisch Kranke
RR	Relatives Risiko (Risikoverhältnis)
SBW	Stationär Betreutes Wohnen
SANS	Scale for the Assessment of Negative Symptoms
SAPS	Scale for the Assessment of Positive Symptoms
SE	Supported Employment (engl. für Unterstützte Beschäftigung)
SGB	Sozialgesetzbuch
SHG	Selbsthilfegruppe
SIGN	Scottish Intercollegiate Guidelines Network
SKT	Soziales Kompetenztraining
SMD	Standardisierte mittlere Differenz (Effektmaß für kontinuierliche Daten)
SMI	Severe Mental Illness (engl. für schwere psychische Erkrankungen)

SpDi	Sozialpsychiatrischer Dienst		**UKE**	Universitätsklinikum Hamburg-Eppendorf
STÄB	Stationsäquivalente psychiatrische Behandlung			
StGB	Strafgesetzbuch		**WfbM**	Werkstatt für behinderte Menschen
			WHO	Weltgesundheitsorganisation
Tab.	Tabelle		**WFOT**	World Federation of Occupational Therapists
TAU	Treatment as Usual (engl. für Herkömmliche Behandlung)		**WMD**	Weighted Mean Difference (engl. für Gewichtete mittlere Differenz (Effektmaß kontinuierliche Daten))
UB	Unterstützte Beschäftigung nach § 55 SGB IX			
UN-BRK	UN-Behindertenrechtskonvention		**zkT**	Zugelassene kommunale Träger

Abbildungsverzeichnis

Methoden der Leitlinienentwicklung

Inhaltsverzeichnis

Zielsetzung, Anwendungsbereich und Adressaten

© DGPPN (Deutsche Gesellschaft für Psychiatrie und Psychotherapie, Psychosomatik und Nervenheilkunde) 2019
U. Gühne et al., *S3-Leitlinie Psychosoziale Therapien bei schweren psychischen Erkrankungen*,
https://doi.org/10.1007/978-3-662-58284-8_1

1.1 Zielsetzung

Behandlungsleitlinien sind systematisch entwickelte Aussagen, die den gegenwärtigen Erkenntnisstand im Fachgebiet wiedergeben und den behandelnden Therapeuten und ihren Patienten und Angehörigen die Entscheidungsfindung für eine angemessene Behandlung spezifischer Krankheitssituationen erleichtern [5]. Die vorliegende Leitlinie der Deutschen Gesellschaft für Psychiatrie und Psychotherapie, Psychosomatik und Nervenheilkunde (DGPPN) reiht sich in das Leitlinienprogramm der AWMF ein und basiert auf der Methodik der S3-Leitlinien, weist aber einige Besonderheiten auf. Die grundlegende Vorgehensweise bei der Erstellung dieser Leitlinie ist auf der Internetseite der AWMF im **Methodenreport** beschrieben [6]. Die aktuell vorliegende Fassung stellt ein Update der 2013 erschienen S3-Leitlinie „Psychosoziale Therapien bei schweren psychischen Erkrankungen" dar.

Die **Zielgruppe** dieser Leitlinie ist nicht auf Menschen mit einer bestimmten psychischen Erkrankung begrenzt, sondern umfasst Menschen mit verschiedenen schweren psychischen Erkrankungen. Diese Personengruppe wird in der internationalen Literatur als „people with severe mental illness" beschrieben. Jedem praktisch in der Versorgung psychisch kranker Menschen Tätigen ist dieser Personenkreis als Gruppe mit besonderen Bedarfen evident. Zudem gibt die Leitlinie Empfehlungen zu psychosozialen Interventionen, die ihrem Charakter nach zunächst beschrieben und sowohl von der psychotherapeutischen Behandlung im engeren Sinne als auch von allgemeinen Unterstützungsleistungen und Lebenshilfen abgegrenzt werden müssen. Die Leitlinie versucht, Empfehlungen zu psychotherapeutischen Verfahren zu vermeiden. Diese Regel ist insbesondere bei den körperpsychotherapeutischen Verfahren sowie den Künstlerischen Therapien verletzt. Es werden keine Empfehlungen zu medikamentösen und sonstigen somatischen oder zu spezifischen psychotherapeutischen Behandlungen gegeben, obgleich diese Behandlungsmodalitäten an verschiedenen Stellen angesprochen werden. In dieser Leitlinie wird nicht dem anglo-amerikanischen Sprachgebrauch gefolgt, bei dem die psychotherapeutischen und soziotherapeutischen Verfahren zu den psychosozialen Verfahren zusammengefasst werden. Vielmehr ist der Schwerpunkt der hier behandelten Interventionen ein soziotherapeutischer.

Die so verstandenen **psychosozialen Interventionen** zielen hauptsächlich darauf ab, die individuellen Möglichkeiten der Betroffenen, in ihrer sozialen Umgebung zu leben und am gesellschaftlichen Leben teilzuhaben, zu verbessern. Dies wird entweder durch eine günstige Gestaltung der Umgebungsbedingungen oder dadurch erreicht, dass soziale und kommunikative Kompetenzen für die Reintegration in den verschiedenen Lebensbereichen vermittelt werden [7]. Eine klare Trennung psychosozialer und soziotherapeutischer Interventionen von der Gestaltung des psychiatrischen Hilfe- und Versorgungssystems insgesamt ist nicht möglich. Daher wird in einem separaten Kapitel (Teil IV) eine Integration der einzelnen Interventionen in das deutsche Versorgungssystem vorgenommen.

Ziel der vorliegenden evidenz- und konsensbasierten Leitlinie ist es, Empfehlungen zur umfassenden psychosozialen Behandlung und Versorgung von Menschen mit schweren psychischen Erkrankungen auf der Basis der besten verfügbaren Evidenz vor dem Hintergrund des deutschen Versorgungssystems zu geben. Den mit der Behandlung und Versorgung von Menschen mit schweren psychischen Erkrankungen befassten Personen wird eine systematisch entwickelte **Entscheidungshilfe** an die Hand gegeben, welche psychosozialen Interventionen sich in Studien als wirksam und im deutschen Versorgungssystem als umsetzbar herausgestellt haben. Die Leitlinie dient auch der Information von Erkrankten und Angehörigen. Speziell dazu wurde eine Patienten- und Angehörigenleitlinie entwickelt, welche im Zuge dieses Updates aktualisiert werden wird. Weiterhin liefert die Leitlinie eine Entscheidungshilfe für die mit der Versorgungsplanung befassten Personen und Institutionen.

Die Leitlinie gibt den aktuell konsentierten Standard bei psychosozialen Interventionen wieder. Durch die Empfehlungen dieser Leitlinie soll die **Qualität der Behandlung und Versorgung** der unten genannten Personengruppe verbessert und nicht durch Evidenz begründete Varianz in der Versorgung verringert werden. Die Anwendung wirksamer und hilfreicher Verfahren soll gestärkt werden. Gleichzeitig werden bei einzelnen Verfahren und Hinweisen auf fehlende Wirksamkeit abgeschwächte Empfehlungen gegeben. Ziele sind die Steigerung der Lebensqualität und die Ermöglichung eines soweit wie möglich selbstbestimmten Lebens der Betroffenen mit größtmöglicher Teilhabe am gesellschaftlichen Leben.

In dieser Leitlinie wird besonders der deutsche Kontext berücksichtigt. Dies ist notwendig, da viele Studien im Ausland durchgeführt werden. Über Fragen der Kontextabhängigkeit hinaus treffen die in Gruppenuntersuchungen dargestellten Effekte nicht immer auf jeden individuell Betroffenen zu. Die S3-Leitlinie „Psychosoziale Therapien bei Menschen mit schweren psychischen Erkrankungen" ist, wie alle anderen Leitlinien auch, **keine Richtlinie** und entbindet Personen, die in der Behandlung und Versorgung von Erkrankten tätig sind, nicht davon, Entscheidungen unter Berücksichtigung der Umstände des individuell Betroffenen zu treffen.

1.2 Zielgruppe und Abgrenzung

Die vorliegende Leitlinie soll als Entscheidungsgrundlage bzw. Handlungshilfe für folgenden **Personenkreis** dienen:

- Erwachsene Menschen mit einer schweren psychischen Erkrankung und deren Angehörige
- Professionell psychiatrisch Tätige (wie beispielsweise Psychiater, ärztliche Psychotherapeuten und Allgemeinärzte, psychologische Psychotherapeuten, Diplom-Psychologen, Ergotherapeuten, Sozialarbeiter, Pflegefachkräfte, Personal in anderen psychiatrischen Einrichtungen, gesetzliche Betreuer und andere, die im Hilfesystem tätig sind)
- Andere Personen und Entscheidungsträger im Gesundheits- und Sozialsystem, die Unterstützungsleistungen für Menschen mit schweren psychischen Erkrankungen anbieten oder organisieren

Die Personengruppe der **Menschen mit schweren psychischen Erkrankungen** ist v. a. durch die Auswirkungen ihrer schweren und anhaltenden psychischen Erkrankung gekennzeichnet, die sich durch deutliche Einschränkungen in verschiedenen Funktions- und Lebensbereichen zeigen und aufgrund der komplexen Behandlungsbedarfe oft mit einer intensiven Inanspruchnahme medizinischer und psychosozialer Hilfen verbunden sind. Für die Versorgungsplanung psychiatrisch-psychotherapeutischer und psychosozialer Hilfen nehmen sie eine Sonderstellung ein. Historisch gesehen sind diejenigen psychisch kranken Menschen gemeint, die vor der Psychiatrie-Enquete über viele Jahre in psychiatrischen Anstalten lebten und heute gemeindenah versorgt werden. Im Rahmen einer systematischen Recherche gingen Gühne et al. der Frage nach, wie schwere psychische Störungen in konzeptionellen und empirischen Arbeiten definiert und operationalisiert werden und ob sich aus den vorliegenden Daten eine erste Schätzung der Zahl schwer psychisch kranker Menschen in Deutschland ableiten lässt [8].

Eine erste Analyse der bis dato sehr verschiedenen Definitionen schwerer psychischer Erkrankungen entstand mit der Arbeit um Schinnar et al. aus dem Jahre 1990 [9]. In deren Übersicht ließen sich 3 Kriterien für die **Definition** von schweren psychischen Störungen herausstellen: 1.) Diagnose einer psychischen Erkrankung, 2.) die Dauer der Erkrankung bzw. Behandlung und 3.) damit verbundene Beeinträchtigungen. Eine Analyse der bis dato sehr heterogenen Definitionen an einer repräsentativen Patientenstichprobe (N = 222) aus Philadelphia ergab Auftretenshäufigkeiten zwischen 4 Prozent und 88 Prozent in

Abhängigkeit der unterschiedlichen Kriterien. Den größten Konsens erreichte dabei eine Definition des National Institute of Mental Health (NIMH) mit folgenden Kriterien: *Diagnose*: nichtorganische Psychose oder Persönlichkeitsstörung, *Dauer*: frühere Hospitalisation oder ambulante Behandlung über lange Zeit und Inanspruchnahme von Reha-Leistungen und anderer psychosozialer Unterstützung (an dieser Stelle haben Schinnar und Kollegen zur Operationalisierung das 2-Jahre-Kriterium eingeführt), *Beeinträchtigungen* in mindestens 3 von 5 Bereichen (soziales Verhalten, Aktivitäten des täglichen Lebens, soziale Funktionen, Beruf und Freizeit).

Ruggeri et al. [10] führten die Arbeiten zur **Operationalisierung** von schweren psychischen Erkrankungen fort und schätzten dazu die Auftretenswahrscheinlichkeit in einer Patienten-Stichprobe ein. Hierbei wurde nun jede psychische Erkrankung berücksichtigt. Werden demnach alle psychiatrischen Diagnosen, eine Behandlungsdauer von mindestens 2 Jahren und die psychosoziale Beeinträchtigung auf der GAF-Skala kleiner/gleich 50 berücksichtigt, so wären 2,33 unter tausend Einwohnern von einer schweren psychischen Erkrankung betroffen. Würde man hinsichtlich der Beeinträchtigung ein etwas großzügigeres Kriterium anlegen (GAF-Wert 70 statt 50), so betrage die Zahl für schwer psychisch kranke Menschen nach den benannten Kriterien 6,77 Betroffene pro tausend Einwohner. Ruggeri et al. plädieren mit dieser Definition für den Einbezug aller psychiatrischen Erkrankungen; immerhin zeigen in der untersuchten Stichprobe auch 9 Prozent der Patienten ohne eine psychotische Störung Anzeichen einer schweren psychischen Erkrankung. Unter denen mit einer psychotischen Störung wird die Zahl der Betroffenen auf 40 Prozent geschätzt. Letztlich setzte sich die Gruppe derer mit einer schweren psychischen Erkrankung aus 58 Prozent Patienten mit sowie 42 Prozent Patienten ohne eine psychotische Störung zusammen [10].

Parabiaghi et al. [11] verglichen in einer Langzeitstudie zahlreiche Outcomes zwischen Patienten mit einer schweren psychischen Erkrankung und einer weniger stark erkrankten Population. Ziel der Untersuchung war, die von Ruggeri et al. erarbeiteten Kriterien zur Definition schwerer psychischer Erkrankungen zu untermauern. Tatsächlich ließ sich in dieser Untersuchung zeigen, dass die so definierte **Patientengruppe deutlich schwerer beeinträchtigt** war als die der leichter Erkrankten. Nicht nur hinsichtlich psychopathologischer Symptome und psychosozialer Funktionen zeigten sich deutlichere Einschränkungen, sondern es zeigte sich auch eine drastisch höhere Erwerbslosigkeit sowie eine höhere Inanspruchnahme von Behandlungsleistungen unter den schwer psychisch kranken Menschen [11].

Seither beschäftigten sich einige weitere Studien sowohl konzeptionell als auch empirisch mit schweren psychischen Erkrankungen und deren Operationalisierung [8]. **Konzeptionell** werden v. a. die zu berücksichtigenden Kriterien diskutiert, wie beispielsweise das Kriterium der Erkrankungs- bzw. Behandlungsdauer. Hier wird an verschiedenen Stellen auf die Bedeutung der erforderlichen Behandlungsintensität bzw. des Ausmaßes an formeller und informeller Hilfe sowie von Gefährdungsaspekten verwiesen [12–14]. Die Behandlungsdauer kann durchaus von anderen Faktoren, wie z. B. der Behandlungsorganisation oder den Finanzierungsvoraussetzungen abhängen [14]. Auch muss eine lange Erkrankungsdauer nicht zwingend mit einschneidenden Beeinträchtigungen in sozialen Bereichen einhergehen. Dagegen lässt die Behandlungsintensität Rückschlüsse auf den Behandlungsbedarf des Patienten zu, ist diesem aber nicht gleichzusetzen, abgesehen davon, dass die Intensität einer Behandlung nur schwer zu operationalisieren oder zu quantifizieren ist und sich nur sehr eingeschränkt durch die deutlich abrechnungstechnisch konfundierten Kontaktzahlen zu psychiatrischen Diensten abbilden lässt.

Epidemiologische Arbeiten lassen sich hierzu kaum finden [8]. Schätzungen bewegen sich in Abhängigkeit verschiedener Definitionen und Erhebungszugänge zwischen 0,23 Prozent und 4,1 Prozent [10, 14–16]. In klinischen oder Patientenstichproben werden allerdings nur diejenigen erfasst, die das jeweils angebotene professionelle Hilfsangebot aufsuchen und in Anspruch nehmen (Behandlungsprävalenz). Die Kluft, die sich dabei zwischen Behandlungsnotwendigkeit und tatsächlich erfolgter Behandlung zeigt (*engl. treatment gap*), ist groß und unterliegt regionalen Schwankungen. In Europa wird sie für schizophrene Erkrankungen, einschließlich nicht-affektiver Psychosen, auf knapp 18 Prozent geschätzt. Für andere Störungsbilder liegt die unbehandelte Prävalenz deutlich höher [17]. In bevölkerungsrepräsentativen Stichproben hingegen ergeben sich andere Einschränkungen, so sind schwer psychisch kranke Menschen bei solchen Bevölkerungsstudien oft unzureichend einzubinden und nur teilweise für die Beteiligung zu gewinnen. Zudem gibt es Personengruppen, wie z. B. wohnungslose oder inhaftierte Menschen mit einer psychischen Erkrankung, für welche besondere Zugänge notwendig sind. Oft ist die Prävalenz (schwerer) psychischer Erkrankungen in diesen Gruppen besonders hoch. So findet sich schätzungsweise bei mehr als zwei Dritteln der in Deutschland lebenden Wohnungslosen eine psychische Erkrankung [18, 19]. Auch in der Zielgruppe von Menschen in Haft findet sich eine deutlich erhöhte Prävalenz (schwerer) psychischer Erkrankungen [20]. Dies macht die Limitationen von Bevölkerungsstudien bezogen auf die Gruppe der schwer psychisch kranken Menschen deutlich. Dennoch geben solche Bevölkerungserhebungen wichtigen Aufschluss [8].

Welche Zahlen lassen sich daraus für **Deutschland** ableiten? Die im Rahmen des Gesundheitsmonitorings des Robert Koch-Institutes (RKI) geschätzte Gesamtprävalenz psychischer Störungen von knapp 28 Prozent der 18- bis 79-jährigen Erwachsenen in Deutschland versteht sich als die Gesamtzahl derjenigen Personen, die in einem 12-Monats-Zeitraum zumindest zeitweilig unter voll ausgeprägten psychischen Störungen gelitten haben. Wenngleich die Krankheitslast bei vielen der Betroffenen sehr hoch ist, Ausfalltage und weitere zusätzliche Erkrankungen überzufällig häufig auftreten, ist lediglich ein geringer Teil

davon schwer psychisch krank im Sinne der aufgeführten Definitionsansätze. Auf der Basis internationaler Daten und Vergleichszahlen aus typischen Behandlungszusammenhängen sowie derjenigen Personen mit einer anerkannten Schwerbehinderung in Deutschland lässt sich die Zahl der Betroffenen mit einer schweren psychischen Erkrankung vorsichtig auf **1 bis 2 Prozent** schätzen. Allerdings kann es sich in der vorliegenden Darstellung der Auftretenswahrscheinlichkeit schwerer psychischer Erkrankungen in Deutschland nur um eine erste Schätzung handeln. Denn die herangezogenen Zahlen aus stationärer psychiatrischer Behandlung und ambulanter Behandlung in Psychiatrischen Institutsambulanzen (PIA) bilden nicht die vollständige Gruppe der schwer psychisch Erkrankten ab. Gründe dafür sind vielfältig und umfassen beispielsweise Aspekte von Unter- und Fehlversorgung und auch den Umstand, dass die Zahl der Behandlungsfälle keinesfalls mit der absoluten Anzahl von Personen gleichgesetzt werden kann, da die Wiederaufnahmeraten wegen psychiatrischer Erkrankungen sehr hoch sind. Die exemplarisch aufgeführten Fallzahlen verweisen auf vollstationäre Behandlungen wegen einer der psychischen Erkrankungen bei 1,7 Prozent der Gesamtbevölkerung zwischen 15 und 65 Jahren sowie auf eine Behandlungsrate von 0,7 Prozent aller Menschen in einer PIA. Nicht alle hier erfassten Patienten sind zwingend schwer psychisch krank, gleichwohl stellen diese Behandlungszusammenhänge typische Behandlungsorte für schwer psychisch kranke Patienten dar. Auch die Gruppe derjenigen mit einer anerkannten Schwerbehinderung, aufgrund einer psychischen Erkrankung, stellt einen beträchtlichen Anteil von 0,7 Prozent gemessen an der altersentsprechenden Gesamtbevölkerung dar. Allerdings darf hierbei nicht davon ausgegangen werden, dass damit gleichsam alle Personen mit einer schweren psychischen Erkrankung erfasst werden. Allein die Sorge vor Stigmatisierung führt nicht jede anspruchsberechtigte Person zur Antragstellung [8].

Zielgruppe dieser Leitlinie sind demnach Menschen mit jeder psychiatrischen Diagnose, welche über längere Zeit, d. h. über mindestens zwei Jahre, Krankheitssymptome aufweisen bzw. in Behandlung sind, die mit erheblichen Auswirkungen auf die Aktivitäten des täglichen Lebens und das soziale Funktionsniveau einhergehen sowie häufig mit einer intensiven Inanspruchnahme des Behandlungs- und psychosozialen Hilfesystems verbunden sind.

Für die vorliegende Leitlinie wurde nach folgenden Erkrankungen im Sinne medizinischer Diagnosen recherchiert [21]:

- Schizophrenie und andere schwere psychische Erkrankungen aus dem schizophrenen Formenkreis (ICD-10: F 20–F 22, F 25)
- Schwere affektive Störungen: Manien (ICD-10: F 30), bipolar-affektive Störungen (ICD-10: F 31), schwere und rezidivierend-depressive Erkrankungen (ICD-10: F 32.2–F 32.3 und F 33)
- Schwere Persönlichkeitsstörungen (ICD-10: F 60–F 61)
- Schwere Angststörungen (ICD-10: F 41)
- Schwere Zwangsstörungen (ICD-10: F 42)

Demenzerkrankungen sind ebenfalls schwere psychische Erkrankungen im Sinne dieser Leitlinie. Demenzielle Störungen gehen mit gravierenden Funktionseinbußen und Einschränkungen bei den Aktivitäten des täglichen Lebens einher, die Erkrankungsprozesse verlaufen über lange Zeit, die Auswirkungen für das psychosoziale Netzwerk sind erheblich. Häufig wird intensive psychosoziale und psychiatrisch-psychotherapeutische Hilfe in Anspruch genommen. Die wissenschaftliche Evidenz zu psychosozialen Interventionen und Versorgungsangeboten bei Menschen mit Demenzerkrankungen ist allerdings umfangreich, eine Vielzahl von Interventionsstudien liegt vor, wobei eine zeitgemäße Demenzbehandlung ohne psychosoziale Interventionen nicht vorstellbar ist. Die Behandlung demenzieller Erkrankungen erfordert jedoch einen eigenen Zugang und die Evidenzbewertung in diesem Bereich eine eigene Datenanalyse. Daher wurden demenzielle Erkrankungen, für die eine eigene S3-Leitlinie der DGPPN vorliegt, hier nicht berücksichtigt.

Auch **Suchtstörungen** sind häufig schwere psychische Erkrankungen im Sinne der vorliegenden Leitlinie. Dies gilt für die Schwere der Beeinträchtigung, die Vielfalt der psychosozialen Einschränkungen, für Einschränkungen des sozialen Funktionsniveaus, die häufig intensive Inanspruchnahme des Versorgungssystems sowie die in der Regel längere Zeitdauer der Erkrankung. Auch in diesem Indikationsbereich liegt vielfältige Evidenz und ein reicher Erfahrungsschatz zu psychosozialen Versorgungsangeboten und Interventionen vor. Die Sichtung der Evidenz und Erfahrung zu psychosozialen Hilfen bei Menschen mit Suchterkrankungen erfordert eine eigene Evidenzrecherche und Bewertung der klinischen Erfahrung. Diese Evidenzrecherche und -bewertung war im Rahmen der vorliegenden S3-Leitlinie nicht möglich. Gleichwohl wurden Studien berücksichtigt, die Menschen mit schwerer psychischer Erkrankung und komorbider Suchtproblematik einschlossen. Psychosoziale Interventionen bei Suchtstörungen sind Gegenstand anderer suchtspezifischer Leitlinien der DGPPN.

Für **Menschen mit schweren psychischen Erkrankungen** liegt hochwertige Evidenz aus einer Vielzahl von Studien zu unterschiedlichen psychosozialen Interventionen vor. Die Begründung für die gemeinsame Berücksichtigung dieser Personengruppe ist, dass schwere Verlaufsformen oft zu ähnlichen psychosozialen Beeinträchtigungen und Einschränkungen in der Teilhabe am sozialen Leben führen und es häufig das Ausmaß dieser Beeinträchtigungen und weniger die konkrete medizinische Diagnose ist, welche die Gestaltung und Durchführung der psychosozialen Interventionen im psychosozialen Versorgungssystem bestimmt. Die soziale Exklusion ist immens [22]. Insbesondere für Patienten mit einer Erkrankung aus dem schizophrenen Formenkreis wird angenommen, dass sie zu der am stärksten benachteiligten Gruppe hinsichtlich beruflicher Inklusion zählt [23]. Aus einer Übersicht geht hervor, dass die Arbeitsraten in dieser Patientengruppe in der Mehrheit der eingeschlossenen europäischen Studien lediglich zwischen 10 Prozent und 20 Prozent liegen [24]. Die Betroffenen weisen ein dreifach erhöhtes Risiko auf, verschuldet zu sein, ebenso haben sie ein dreifach erhöhtes Risiko, geschieden zu werden. Jeder vierte Mieter mit psychischer Erkrankung hat Mietrückstände und ist in Gefahr, seine Wohnung zu verlieren [22]. Schwere psychische Erkrankungen sind zudem mit höheren Risiken somatischer Komorbidität [25] und Mortalität [26] verbunden. Das Mortalitätsrisiko ist um das Zwei- bis Dreifache gegenüber der Allgemeinbevölkerung erhöht [26].

Entsprechend werden in Studien zu diesen Interventionen häufig diagnostisch heterogene Patientengruppen mit Severe Mental Illness eingeschlossen. Trotz dieser Herangehensweise gilt, dass für die optimale Behandlung und Therapie dieser Personengruppe auch **diagnosespezifische Therapien** notwendig sind, die in den jeweiligen diagnosespezifischen Leitlinien der DGPPN behandelt werden.

1.3 Systematik psychosozialer Interventionen

Psychosoziale Therapien umfassen eine Reihe von sehr unterschiedlichen Interventionen, die hier erstmals für den deutschsprachigen Raum systematisiert werden (Abb. 1.1). Einen Schwerpunkt bilden dabei **grundlegende Aspekte psychosozialen Handelns**. Darunter wird die Gestaltung von Umgebungsbedingungen und des sozialen Miteinanders sowie die Organisation aller therapeutischen Angebote in psychiatrischen bzw. psychosozialen Institutionen wie Krankenhausstationen, Tageskliniken, Wohnheimen, Tagesstätten, beschützten Arbeitsplätzen etc. verstanden. Einen weiteren Schwerpunkt bilden sogenannte **Systeminterventionen**, bei denen es um die Organisation und Gestaltung der Versorgungsangebote geht. Es handelt sich um meist komplexe Interventionen wie z. B. gemeindepsychiatrische multiprofessionelle Behandlungen, das Case Management oder Ansätze der Arbeitsrehabilitation.

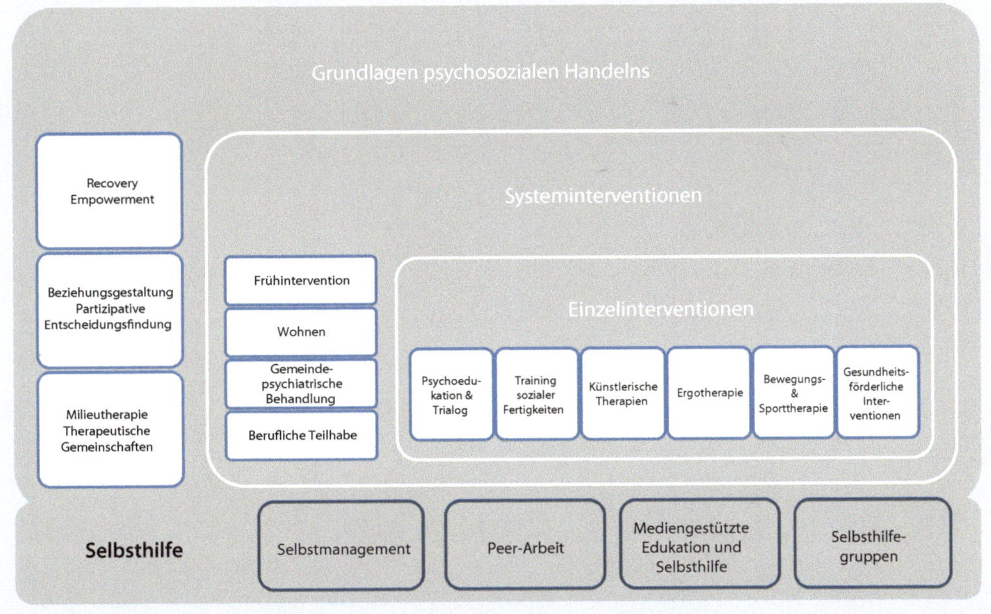

Abb. 1.1   Systematik psychosozialer Interventionen

Daneben lassen sich Ansätze der Ergotherapie, der Künstlerischen Therapien oder beispielsweise von Bewegung und Sport den sogenannten **Einzelinterventionen** zuordnen. Diese können in verschiedenen Behandlungs- und Versorgungszusammenhängen (ambulanter Bereich, Tagesklinik, stationäre Versorgung) Anwendung finden.

Auch **Konzepten der Selbsthilfe**, des Selbstmanagements und der Beteiligung von Experten in eigener Sache kommt im Behandlungsalltag eine erhebliche Bedeutung zu. Aufgrund des hohen Anteils eigenen Engagements der Betroffenen bilden sie einen eigenen Bereich im psychiatrischen Hilfesystem ab und sind aus diesem nicht mehr wegzudenken. Selbsthilfe wird mittlerweile auch als vierte Säule psychiatrischer Behandlung bezeichnet [27].

Im angloamerikanischen Konzept der Psychosocial Interventions wird die Grenze zur Psychotherapie weiter gezogen [28]. Obwohl die Grenze zwischen den psychotherapeutischen und psychosozialen Ansätzen fließend verläuft, werden in der vorliegenden Leitlinie psychotherapeutische Ansätze wie die der Kognitiven Verhaltenstherapie, der tiefenpsychologischen Verfahren, der Systemischen und Familientherapie oder auch Ansätze der Humanistischen Psychotherapie explizit ausgeschlossen.

Relevante internationale Leitlinien

Vor Beginn der eigentlichen Recherchearbeiten erfolgte eine Suche nach relevanten Leitlinien, um zum einen sicherzustellen, dass es keine vergleichbare Leitlinie in Deutschland gibt und zum anderen zu gewährleisten, dass bereits existierende Evidenz und Empfehlungen zu relevanten Themen in die vorliegende Leitlinie einfließen können. Am 24.07.2015 wurde in folgenden Datenbanken bzw. auf folgenden Seiten von Leitlinienentwicklern nach gültigen (i. d. R. nicht älter als 5 Jahre) evidenz- und konsensbasierten Leitlinien recherchiert:

- ► http://www.awmf.org/leitlinien/leitlinien-suche.html
- ► http://www.leitlinien.de/leitlinien-finden/leitlinien-finden
- ► http://www.g-i-n.net
- ► http://www.guidelines.gov
- ► http://www.sign.ac.uk
- ► http://guidance.nice.org.uk/CG/Published

Identifizierte Leitlinien werden im Folgenden aufgeführt. Im Rahmen der Erstellung dieser Leitlinie wurde für jede Fragestellung geprüft, ob es relevante Inhalte aus den bereits existierenden Leitlinien gibt. Ebenso erfolgte regelmäßig eine Prüfung hinsichtlich von Neuerscheinungen bzw. Aktualisierungen relevanter Leitlinien.

S3-Behandlungsleitlinie Schizophrenie der DGPPN (2006) [2] (AWMF-Reg. Nr. 038-009)

Diese Leitlinie befand sich während der Erstellung der vorliegenden Leitlinie in Überarbeitung. In der (ungültigen) evidenzbasierten Konsensusleitlinie erfolgte keine systematische Recherche und Darstellung der Evidenz zur Gestaltung des Behandlungssettings. Es wurden basierend auf einer systematischen Recherche und Literaturauswertung Empfehlungen zu definierten psychosozialen Interventionen gegeben, die allerdings nur auf die Schizophrenie bezogen sind. Die settingbezogenen Aspekte waren nicht Inhalt des Konsentierungsprozesses. Es wurden ausgewählte Interventionen bewertet, wobei Empfehlungen zur Gestaltung des gesamten Hilfesystems nicht gegeben wurden. Hauptadressaten dieser Leitlinie waren, im Gegensatz zur vorliegen-den Leitlinie, medizinisches Personal und Patienten.

S3-Leitlinie/Nationale VersorgungsLeitlinie Unipolare Depression. Deutsche Gesellschaft für Psychiatrie und Psychotherapie, Psychosomatik und Nervenheilkunde (DGPPN); Bundesärztekammer (BÄK); Kassenärztliche Bundesvereinigung (KBV); Arbeitsgemeinschaft der Wissenschaftlichen Medizinischen Fachgesellschaften e. V. (AWMF) (Hrsg.), 2015 [4] (AWMF-Reg. Nr. nvl-005)

In dieser diagnosespezifischen S3-Leitlinie werden evidenzbasierte Konsensusempfehlungen zur Behandlung der Depression gegeben, die neben der medikamentösen und somatischen Therapie auch die psychotherapeutische Behandlung und die Gestaltung der Versorgungskette beinhalten. Neben Aspekten der Versorgungskoordination und Schnittstellenproblematik finden sich Aspekte (nicht zwingend Empfehlungen) zu einigen psychosozialen Interventionen, die sich jedoch an Menschen mit einer Depression aller Schweregrade richten und deshalb nicht aussagekräftig für die Gruppe der schwer psychisch kranken Menschen sind: angeleitete Selbsthilfe, technologiegestützte psychosoziale Interventionen, körperliches Training, Soziotherapie.

S3-Leitlinie zur Diagnostik und Therapie Bipolarer Störungen der Deutschen Gesellschaft für Bipolare Störungen (DGBS e. V.) und der DGPPN [1] 2012 (AWMF-Reg. Nr. 038-018)

In dieser S3-Leitlinie finden sich einige Aspekte bzw. Empfehlungen zu psychosozialen Interventionen (Künstlerische Therapien, Ergotherapie, Bewegung und Sport, Selbsthilfe) und zum Versorgungssystem, diese sind allerdings auf die Gruppe der Menschen mit bipolaren Störungen begrenzt.

S3-Leitlinie „Zwangsstörungen" der DGPPN, 2015 [3] (AWMF-Reg. Nr. 038/017)

Diese Leitlinie umfasst Empfehlungen zur Diagnostik und Therapie von Patienten mit Zwangsstörungen. Therapieempfehlungen beziehen sich in erster Linie auf psychotherapeutische und somatische Ansätze. Darüber hinaus werden auch einige Aspekte (KKP-Empfehlungen) der Versorgungskoordination sowie psychosozialer Ansätze dargestellt.

S3-Leitlinie Behandlung von Angststörungen, 2015 [29] (AWMF-Reg. Nr. 051-028)

Die S3-Leitlinie ist das Ergebnis einer Zusammenarbeit der Deutschen Gesellschaft für Allgemeinmedizin und Familienmedizin (DEGAM), der Deutschen Gesellschaft für Psychosomatische Medizin und Ärztliche Psychotherapie (DGPM), der Deutschen Gesellschaft für Psychiatrie und Psychotherapie, Psychosomatik und Nervenheilkunde (DGPPN), des Deutschen Kollegiums für Psychosomatische Medizin (DKPM), des Deutschen Fachverbands für Verhaltenstherapie (DVT), der Gesellschaft für Angstforschung (GAF), der Deutschen Arbeitsgemeinschaft Selbsthilfegruppen (DAG SHG) sowie weiterer Fachgesellschaften, Patientenvertretern und Selbsthilfeorganisationen. Es finden sich KKP-Empfehlungen für Sport und Selbsthilfe im Bereich psychosozialer Ansätze, die auf die Patientengruppen mit Angststörungen beschränkt sind.

S3-Leitlinie „Screening, Diagnose und Behandlung alkoholbezogener Störungen". Deutsche Gesellschaft für Suchtforschung und Suchttherapie e. V. (DG-Sucht), Deutsche Gesellschaft für Psychiatrie und Psychotherapie, Psychosomatik und Nervenheilkunde e. V. (DGPPN), Arbeitsgemeinschaft der Wissenschaftlichen Medizinischen Fachgesellschaften (AWMF), 2015 [30] (AWMF-Reg. Nr. 076-001).

Diese Leitlinie konzentriert sich auf die Diagnostik und Behandlung von schädlichem und abhängigem Alkoholgebrauch. In einem Abschnitt werden relevante Aspekte bei psychischer Komorbidität beleuchtet. Es wird aber nicht auf Menschen mit einer schweren psychischen Erkrankung sowie auf psychosoziale Interventionen fokussiert.

S3-Leitlinie „Screening, Diagnostik und Behandlung des schädlichen und abhängigen Tabakkonsums". Deutsche Gesellschaft für Suchtforschung und Suchttherapie e. V. (DG-Sucht), Deutsche Gesellschaft für Psychiatrie und Psychotherapie, Psychosomatik und Nervenheilkunde e. V. (DGPPN), 2015 [31] (AWMF-Reg. Nr. 076-006)

Diese Leitlinie konzentriert sich auf die Diagnostik und Behandlung von schädlichem und abhängigem Tabakkonsum. Auch hier gibt es ein Kapitel zur Behandlung bei psychischer Komorbidität. Die Empfehlungen richten sich hier an Menschen mit einer Depression oder einer Schizophrenie.

Psychosis and schizophrenia in adults: Treatment and management. National Collaborating Centre for Mental Health commissioned by the National Institute for Health and Care Excellence (National Clinical Guideline Number 178) 02/2014 [32]

In dieser sehr umfangreichen britischen Leitlinie zur Behandlung von Erkrankungen aus dem schizophrenen Formenkreis wird zu vielen psychosozialen Ansätzen Stellung genommen. In der neuen Auflage wurden zu ausgewählten Themen aktuelle systematische Recherchen und Metaanalysen durchgeführt. Die Leitlinie greift sowohl Systeminterventionen als auch Einzelinterventionen und Ansätze der Selbsthilfe auf. Aufgrund des Fokus auf Menschen mit einer Erkrankung aus dem schizophrenen Formenkreis und der unterschiedlichen Versorgungssysteme sind die Empfehlungen jedoch nicht uneingeschränkt übertragbar.

Management of schizophrenia. A national clinical guideline. Scottish Intercollegiate Guidelines Network (SIGN). 03/2013 [33]

Die nationale Leitlinie zur Behandlung der Schizophrenie in Schottland betrachtet ebenfalls zahlreiche psychosoziale Interventionen. Es gelten dieselben Einschränkungen hinsichtlich der Übertragbarkeit wie bei der britischen Leitlinie.

Zusammensetzung und Organisation des Leitliniengremiums

© DGPPN (Deutsche Gesellschaft für Psychiatrie und Psychotherapie,
Psychosomatik und Nervenheilkunde) 2019
U. Gühne et al., *S3-Leitlinie Psychosoziale Therapien bei schweren psychischen Erkrankungen*,
https://doi.org/10.1007/978-3-662-58284-8_3

Das **Leitliniengremium** war auch für die Erarbeitung der aktuellen Version multidisziplinär unter Beteiligung von Patienten- und Angehörigenvertretern und Vertretern der wichtigsten im psychiatrisch-psychotherapeutischen Hilfesystem tätigen Professionen zusammengesetzt.

Die **Projektgruppe** führte die Literaturrecherche und -auswertung durch, erstellte die Textentwürfe und war für die Gesamtkonzeption der Leitlinie verantwortlich. Die **Expertengruppe** bestand aus ausgewählten Experten, die für die jeweiligen in der Leitlinie behandelten thematischen Bereiche beratend tätig waren. Die **Konsensusgruppe** bestand aus Patienten- und Angehörigenvertretern und Vertretern von Fachgesellschaften aller relevanten im psychosozialen Hilfesystem tätigen Fachgruppen. Maßgeblich unterstützt wurde der Entwicklungsprozess in Form von Beratung und Begleitung eines formalisierten Konsensusverfahrens (Nominaler Gruppenprozess) durch die AWMF. Unter der **Moderation** von Frau Prof. Dr. Ina Kopp (AWMF) wurde ein Großteil der Empfehlungen, inklusive der Empfehlungsgrade, durch alle am Konsensusprozess Beteiligten diskutiert und konsentiert.

3.1 Projektgruppe

Der Projektgruppe oblagen neben der Sitzungsvorbereitung, der gesamten Organisation des Leitlinienprozesses und der Kommunikation mit allen Beteiligten die Aufbereitung der Evidenzen, die Erstellung der Hintergrundtexte, der Entwurf der Empfehlungen, die Einarbeitung aller Kommentare und die abschließende Erstellung des Leitlinientextes und -reportes.

Mitglieder der Projektgruppe:

Prof. Dr. Thomas Becker, Klinik für Psychiatrie und Psychotherapie II der Universität Ulm, Bezirkskrankenhaus Günzburg (Projektleitung)

Prof. Dr. Steffi G. Riedel-Heller, MPH, Institut für Sozialmedizin, Arbeitsmedizin und

Public Health (ISAP) der Universität Leipzig (Projektleitung)

Dr. Dr. Stefan Weinmann, Klinik für Psychiatrie, Psychotherapie und Psychosomatik im Vivantes Klinikum Am Urban, Berlin und Universitäre Psychiatrische Kliniken Basel, Schweiz

Dr. Uta Gühne, Institut für Sozialmedizin, Arbeitsmedizin und Public Health (ISAP) der Universität Leipzig

Weitere Mitarbeiter:

Daniel Richter, Institut für Sozialmedizin, Arbeitsmedizin und Public Health der Universität Leipzig (ISAP), Institut für Qualitätssicherung und Transparenz im Gesundheitswesen (IQTIG), Berlin

3.2 Konsensgruppe

Die an der Versorgung von Menschen mit einer schweren psychischen Erkrankung maßgeblich beteiligten Fachgesellschaften, Berufsverbände sowie Patienten- und Angehörigenorganisationen wurden durch die Projektgruppe des S3-Leitlinien-Verfahrens erneut angesprochen und um Entsendung von Mandatsträgern in die Konsensusgruppe gebeten (◨ Tab. 3.1). Um die Repräsentativität weiter zu erhöhen, wurden weitere Organisationen in die Konsensusgruppe aufgenommen. In der ersten und in der folgenden Sitzung der Konsensusgruppe wurde die Repräsentativität der Gruppe zur Entwicklung der Leitlinie durch die Anwesenden und die Vertreter geprüft.

Jede beteiligte Fachgesellschaft, jeder Berufsverband bzw. jede Organisation hatte im formalen Konsensusverfahren eine Stimme. Die Benennung des Stimmberechtigten und die Abgabe der Voten erfolgten im Einvernehmen mit den von der jeweiligen Fachgesellschaft bzw. Organisation entsandten Repräsentanten.

Im Verlauf fanden zwei Treffen der Leitlinien-Konsensusrunde statt, in denen auf der Basis der vorab zugesandten Materialien mittels einer Präsentation die recherchierte

Tab. 3.1 Mitglieder der Konsensusgruppe (in alphabetischer Reihenfolge)

Fachgesellschaft/Organisation		Mandatsträger	Stellvertreter
ACKPA	Arbeitskreis für Chefärztinnen und Chefärzte der Kliniken für Psychiatrie und Psychotherapie an Allgemeinkrankenhäusern in Deutschland	Dr. Claudia Birkenheier	
APK	Aktion Psychisch Kranke e. V.	Prof. Dr. Reinhard Peukert	Nils Greve
BAG BBW	Bundesarbeitsgemeinschaft der Berufsbildungswerke e. V.	Walter Krug	
BAG BTZ	Bundesarbeitsgemeinschaft Beruflicher Trainingszentren e. V.	Heiko Kilian	Dr. Reinald Faß
BAG GPV	Bundesarbeitsgemeinschaft Gemeindepsychiatrischer Verbünde e. V.	Matthias Rosemann	Dr. Klaus Obert
BAG IF	Bundesarbeitsgemeinschaft Integrationsfirmen e. V.	Betram Sellner	Monika Zimmermann
BAG KT	Bundesarbeitsgemeinschaft Künstlerische Therapien e. V.	Prof. Dr. Ulrich Elbing	Cornelia Schumacher
BAG PIA (BDK)	Bundesarbeitsgemeinschaft Psychiatrische Institutsambulanzen der Bundesdirektorenkonferenz	Prof. Dr. med. Katarina Stengler	
BAG RPK	Bundesarbeitsgemeinschaft Rehabilitation psychisch kranker Menschen e. V.	Annette Theißing	Dr. Sabine Kreß
BAG UB	Bundesarbeitsgemeinschaft für Unterstützte Beschäftigung e. V.	Holger Mangold	Jörg Bungart
BAG WfbM	Bundesarbeitsgemeinschaft Werkstätten für behinderte Menschen e. V.	Wolfgang Schrank (verstorben, März 2018)	
BApK	Bundesverband der Angehörigen psychisch erkrankter Menschen e. V.	Gudrun Schliebener	
BAPP	Bundesinitiative Ambulante Psychiatrische Pflege e. V.	Prof. Dr. Sabine Weißflog	Michael Theune
BDK	Bundesdirektorenkonferenz Psychiatrischer Krankenhäuser	Prof. Dr. Gerhard Längle	
BDP	Berufsverband Deutscher Psychologinnen und Psychologen e. V.	Eva Maria Stein (Rücktritt im Herbst 2017) Michael Ziegelmayer (Übernahme des Mandats im Herbst 2017)	
BFLK	Bundesfachvereinigung Leitender Krankenpflegepersonen der Psychiatrie e. V.	Rainer Kleßmann	Frank Vilsmeier

(Fortsetzung)

◼ **Tab. 3.1**   (Fortsetzung)

Fachgesellschaft/Organisation		Mandatsträger	Stellvertreter
BFW	Bundesverband Deutscher Berufsförderungswerke e. V.	Dr. Reinald Faß	
BKT	Berufsverband für Künstlerische Therapien g. e. V.	Prof. Dr. Dr. Dr. Wolfgang Mastnak	Univ.-Prof. Dr. Dr. Karl Hörmann
BPE	Bundesverband Psychiatrie-Erfahrener e. V.	Ruth Fricke	
BPtK	Bundespsychotherapeutenkammer	Dr. Nikolaus Melcop	Dr. Tina Wessels
BVDN	Berufsverband Deutscher Nervenärzte e. V.	Dr. med. Sabine Köhler	Dr. med. Roland Urban
BVDP	Berufsverband Deutscher Psychiater	Dr. med. Oliver Biniasch	Dr. med. Peter-Christian Vogel
Bvvp	Bundesverband der Vertragspsychotherapeuten e. V.	Dr. Erika Goez-Erdmann	
DBSH	Deutscher Berufsverband für Soziale Arbeit e. V.	Thomas Greune	
DEGAM	Deutsche Gesellschaft für Allgemeinmedizin und Familienmedizin e. V.	Dr. Ilka Aden	Univ. Prof. Dr. med. Emeritus Thomas Lichte
DFPP	Deutsche Fachgesellschaft Psychiatrische Pflege	Dorothea Sauter	André Nienaber Uwe Genge (Zusatzvertreter)
DGBP	Deutsche Gesellschaft für Biologische Psychiatrie	PD Dr. Knut Schnell	Ursula Berninger
DGGPP	Deutsche Gesellschaft für Gerontopsychiatrie und -psychotherapie e. V.	Dr. Beate Baumgarte	
DGKJP	Deutsche Gesellschaft für Kinder- und Jugendpsychiatrie, Psychosomatik und Psychotherapie e. V.	Prof. Dr. med. Renate Schepker	
DGPE	Deutsche Gesellschaft für Psychoedukation e. V.	Prof. Dr. med. Josef Bäuml	PD Dr. Gabi Pitschel-Walz
DGPPN	Deutsche Gesellschaft für Psychiatrie und Psychotherapie, Psychosomatik und Nervenheilkunde	Prof. Dr. Thomas Becker	Prof. Dr. Steffi Riedel-Heller
DGS	Deutsche Gesellschaft für Suizidprävention e. V.	Univ-Prof. Dr. Elmar Etzersdorfer	Prof. Dr. Barbara Schneider, M.Sc.
DGSP	Deutsche Gesellschaft für Soziale Psychiatrie e. V.	Christel Achberger	Dr. Silvia Krumm
DGVT	Deutsche Gesellschaft für Verhaltenstherapie e. V.	Rudi Merod	
DHS	Deutsche Hauptstelle für Suchtfragen e. V.	Dr. Heribert Fleischmann	Dr. Raphael Gaßmann

◘ Tab. 3.1   (Fortsetzung)

Fachgesellschaft/Organisation		Mandatsträger	Stellvertreter
DTGPP	Deutsch-türkische Gesellschaft für Psychiatrie, Psychotherapie und psychosoziale Gesundheit	Prof. Dr. med. Meryam Schouler-Ocak	Prof. Dr. Eckhardt Koch
DVE	Deutscher Verband der Ergotherapeuten e. V.	Andreas Pfeiffer	Werner Höhl
DVGS	Deutscher Verband für Gesundheitssport und Sporttherapie e. V.	Prof. Dr. Gerd Hölter	Dr. Katharina Alexandridis Dr. Hubertus Deimel (Zusatzvertreter)
EX-IN	EX-IN Deutschland e. V.	Werner Holtmann	Veikko Kellner
LVPE RLP	Landesverband Psychiatrie Erfahrener Rheinland-Pfalz e. V.	Carsten Hoffmann	
VKD	Verband der Krankenhausdirektoren Deutschlands e. V./Fachgruppe Psychiatrie	Holger Höhmann, MAS, MIM, MBA	Klaus Kupfer
،	Berufsverband der Soziotherapeuten e. V.	Dr. med. Nicolas Nowack	Hansgeorg Ließem
	Dachverband Gemeindepsychiatrie e. V.	Petra Godel-Erhardt	Dr. Micheal Konrad

Evidenz zu den verschiedenen Themen dargestellt und diskutiert sowie Vorschläge für Empfehlungen mittels nominalem Gruppenprozess unter Leitung von Frau Prof. Dr. Ina Kopp (AWMF) diskutiert und abgestimmt wurden. Einige der Empfehlungen wurden im Nachgang an die Gruppendiskussion und der Berücksichtigung der Diskussionsbeiträge im Rahmen von formalisierten Delphi-Verfahren konsentiert.

Frau Fanny Schoeler-Rädke (Institut für Qualitätssicherung und Transparenz im Gesundheitswesen, IQTIG, Berlin) begleitete den Entwicklungsprozess als unabhängige Beobachterin.

3.3 Expertengruppe

Für die jeweiligen thematischen Bereiche wurden durch die Projektgruppe Experten angesprochen und benannt, welche die Aufarbeitung der Evidenz und die Ausarbeitung der Texte und Empfehlungen fachlich begleiteten (◘ Tab. 3.2).

3

■ Tab. 3.2 Mitglieder der Expertengruppe (in alphabetischer Reihenfolge)

Themenbereich	Experten
Angehörigen-Experten (NEU)	Janine Berg-Peer Gudrun Schliebener Sibylle Glauser
Arbeit	PD Dr. Holger Hoffmann Prof. Dr. Thomas Reker Prof. Dr. Andreas Bechdolf
Empowerment und Recovery	Prof. Dr. Michaela Amering Prof. Dr. Reinhold Kilian
Ergotherapie	PD Dr. Thomas Reuster Prof. Dr. Matthias Schützwohl
Gesundheitssystem-Perspektive	Prof. Dr. Arno Deister Prof. Dr. Tilman Steinert
Gesundheitsökonomie-Perspektive	Prof. Dr. Hans-Helmut König Dr. Alexander Konnopka
Klinische Relevanz & Außenperspektive	Prof. Dr. Andreas Heinz Prof. Dr. Rainer Hellweg
Perspektive der Pflege- und Gesundheitsfachberufe	Dorothea Jäckel Prof. Dr. Dirk Richter
Perspektive Teilhabe am sozialen Leben und Sozialrecht	Prof. Dr. Heinrich Kunze Prof. Dr. Gerhard Längle
Primärmedizin/Hausarztversorgung und schwere psychische Erkrankungen (NEU)	Dr. Ilka Aden Prof. Dr. Nils Schneider
Psychoedukation	Prof. Dr. Josef Bäuml PD Dr. Gabi Pitschel-Walz
Rehabilitation (NEU)	Prof. Dr. Hans-Joachim Salize Prof. Dr. Katarina Stengler
Transkulturelle Psychiatrie und Migrationsaspekte	PD Dr. med. Iris Tatjana Graef-Calliess Prof. Dr. Wielant Machleidt
Trialog und User Involvement (erweitert)	Prof. Dr. Thomas Bock Ruth Fricke Gyöngyvér Sielaff Jörg Utschakowski
Vernetzung von Hilfen	Dr. Stefan Bartusch Dr. Hermann Elgeti
Wohnen	Dr. Manfred Moos Matthias Rosemann Prof. Dr. Dr. Manfred Wolfersdorf

Methodik der Erarbeitung des Updates

© DGPPN (Deutsche Gesellschaft für Psychiatrie und Psychotherapie, Psychosomatik und Nervenheilkunde) 2019
U. Gühne et al., *S3-Leitlinie Psychosoziale Therapien bei schweren psychischen Erkrankungen*, https://doi.org/10.1007/978-3-662-58284-8_4

4.1 Wesentliche methodische Schritte

Die Schritte bei der Aktualisierung der Leitlinie orientieren sich mehrheitlich an den Schritten bei der Erstellung der ersten Auflage der Leitlinie und werden im Folgenden dargestellt:

- Zusammenstellung der Projektgruppe, der Expertengruppe und der Konsensusgruppe einschließlich Patienten- und Angehörigenvertretern
- Wiederholte Darlegung von Interessenkonflikten aller Beteiligten
- Beschreibung der Zielgruppe
- Definition klinisch relevanter Fragestellungen
- Entwicklung von Kriterien für die Evidenzrecherche
- Entwicklung von Kriterien für die Evidenzbewertung: Studientypen und -bewertung (Neuausrichtung)
- Entwicklung von Kriterien für die Informationssynthese und den Konsensusprozess: Studientypen und -bewertung, formalisierter Konsensusprozess
- Zusammenfassung/Synthese der Review- und Studien-Ergebnisse und Bewertung der klinischen Relevanz
- Durchführung der Formalisierten Gruppenprozesse bzw. Delphi-Prozesse
- Einarbeitung der Kommentare
- Ausarbeitung der endgültigen Version der Leitlinie
- Externe Begutachtung

4.2 Systematische Literaturrecherche, Datenextraktion und -bewertung

Der **Literaturrecherche** lag eine Zusammenstellung klinisch relevanter Fragestellungen durch die Projektgruppe zugrunde, welche die Recherche und Auswertung leitete. Die klinisch relevanten Fragestellungen wurden in der ersten Konsensuskonferenz vorgestellt. Für die Mehrheit der Themen wurde eine systematische Literaturrecherche in folgenden **Datenbanken** durchgeführt:

- MEDLINE
- Cochrane-Datenbanken: Cochrane Controlled Trials Register (CCTR), Database of Abstracts of Reviews of Effectiveness (DARE)
- Embase
- PsycINFO
- Alle großen Leitlinien- und HTA-Datenbanken wie die der NGC (National Guideline Clearinghouse, INAHTA, ÄZQ, SIGN)

Außerdem wurde in den Literaturverzeichnissen der identifizierten Studien und Reviews und in ausgewählten Fachbüchern nach relevanten Publikationen gesucht. Weiterhin wurden die Mitglieder der Konsensus- und Expertengruppe um Übersendung relevanter Literatur zu den Themen gebeten.

Für die Suche wurden für jedes Thema sensitive **Suchstrategien** festgelegt, die auf den Cochrane-Suchstrategien aufbauten. Es wurden zunächst systematische Reviews und Metaanalysen berücksichtigt und in einem zweiten Schritt später erschienene Arbeiten, insbesondere randomisierte kontrollierte Studien, betrachtet. Für einige ausgewählte Themenbereiche wurden auch nicht-randomisierte kontrollierte Studien berücksichtigt. Lediglich englisch- oder deutschsprachige Publikationen wurden eingeschlossen, für die ein Volltext vorlag. Die aktuelle Suche wurde an der Suchstrategie der 1. Auflage der Leitlinie ausgerichtet. Für neu aufgenommene Interventionen erfolgte die Suche zeitlich uneingeschränkt.

Zunächst wurden in einem ersten Screening-Schritt irrelevante Literaturstellen anhand der Abstracts entfernt. In einem zweiten Schritt erfolgte die endgültige Auswahl der Publikationen anhand der Volltexte. Der Selektionsprozess wird für jede Suche mit Hilfe des PRISMA Flow-Diagramm [34] im Leitlinienreport dargestellt. Die Auswahl der Studien wurde stichprobenartig von zwei Mitarbeitern vorgenommen.

Ergebnisparameter (Outcome-Parameter), zu denen Studienergebnisse extrahiert wurden, waren:

- **Krankheitsassoziierte Merkmale**, wie Reduktion der psychischen Symptomatik/Psychopathologie, Ansprechraten (Response), Verbesserung von Allgemeinzustand und körperlicher Gesundheit, Reduktion von Rückfällen in akute Krankheitsphasen, Remission
- **Behandlungsassoziierte Merkmale**, wie Reduktion von Klinikeinweisungen und stationären Behandlungstagen bzw. -zeiten, Reduktion von Behandlungsabbrüchen, Verbesserung der Medikamentencompliance und Krankheitseinsicht
- **Merkmale sozialer Inklusion/Exklusion**, wie Verbesserung sozialer Funktionen, sozialer Anpassung und sozialer Integration, Verbesserung beruflicher Perspektive und Wohnsituation
- **Zufriedenheit** von Patienten und deren Angehörigen, Steigerung der gesundheitsbezogenen Lebensqualität und des Selbstbewusstseins sowie Reduktion erlebter Belastungen
- **Gesundheitsökonomische Parameter,** wie Kosteneffektivität

4.3 Evidenzebenen und Empfehlungsgrade

4.3.1 Evidenzebenen

Für jedes Thema und jeden Outcome-Parameter wurde in der Zusammenschau der Reviews und Studien die höchste verfügbare Evidenzebene dargestellt. Folgende Evidenzebenen wurden verwendet (◘ Tab. 4.1).

Für die Erarbeitung der den einzelnen Empfehlungen zugrunde liegenden Empfehlungsgrade wurden in Anlehnung an die GRADE-Kriterien (Grading of Recommendations Assessment, Development and Evaluation) folgende Faktoren berücksichtigt [35]:

- **Qualität der Evidenz:** Evidenzebene unter Berücksichtigung der Qualität der Studien und Reviews.
- **Relevanz der Effekte und Effektstärken:** Wenn durch die Intervention nur ein wenig patientenrelevanter Outcome-Parameter beeinflusst wurde, konnte die Evidenzebene für die Bestimmung des Empfehlungsgrades herabgestuft werden.
- **Unsicherheit über Ausgewogenheit zwischen erwünschten und unerwünschten Effekten:** Bei hohem Risiko, dass unerwünschte Effekte überwiegen oder zu deutlichen Bedenken führen könnten, konnte

◘ **Tab. 4.1**   Evidenzgraduierung

Ia	Evidenz aus einer Meta-Analyse von mindestens drei randomisierten kontrollierten Studien (randomized controlled trials, RCTs) oder eine einzelne große randomisierte kontrollierte Studie mit eindeutigem Ergebnis
Ib	Evidenz aus mindestens einer kleineren randomisierten kontrollierten Studie oder einer Meta-Analyse von weniger als 3 RCTs
IIa	Evidenz aus zumindest einer methodisch guten, kontrollierten nicht-randomisierten Studie
IIb	Evidenz aus mindestens einer methodisch guten, quasi-experimentellen Studie
III	Evidenz aus methodisch guten, nicht-experimentellen deskriptiven Studien, wie z. B. Vergleichsstudien, Korrelationsstudien und Fallserien
IV	Evidenz aus Berichten und Empfehlungen von Expertenkomitees oder Expertenmeinung und/oder klinische Erfahrung respektierter Autoritäten

die Evidenzebene für die Bestimmung des Empfehlungsgrades herabgestuft werden.

- **Unsicherheit/Schwankungen hinsichtlich der Werte und Präferenzen:** Bei hoher Wahrscheinlichkeit, dass trotz Wirksamkeit der Intervention diese für Patienten oder einen Teil der Patienten nicht akzeptabel sein könnte, konnte die Evidenzebene für die Bestimmung des Empfehlungsgrades herabgestuft werden.
- **Unsicherheit darüber, ob die Intervention eine sinnvolle Nutzung der Ressourcen darstellt:** Bei hoher Wahrscheinlichkeit eines ungünstigen Kosten-Nutzen-Verhältnisses, konnte die Evidenzebene für die Bestimmung des Empfehlungsgrades herabgestuft werden.
- **Breite Anwendbarkeit im deutschen Versorgungssystem:** Wenn Studien in anderen Gesundheitssystemen durchgeführt wurden und die Umsetzbarkeit im deutschen Versorgungssystem nur sehr eingeschränkt gegeben war, konnte die Evidenzebene für die Bestimmung des Empfehlungsgrades herabgestuft werden.

4.3.2 Empfehlungsgrade

Für die Empfehlungen wurden folgende Empfehlungsgrade verwendet, wobei die Evidenzebenen auf der Basis der oben genannten Kriterien herauf- oder herabgestuft werden konnten (◘ Tab. 4.2).

4.3.3 Ausarbeitung der Empfehlungen

Alle Empfehlungen und Empfehlungsgrade dieser Leitlinie wurden in einem formalisierten Konsensusverfahren (Nominaler Gruppenprozess) verabschiedet. Teilweise wurde über die Empfehlungen direkt in den Treffen der Konsensusgruppe, teilweise über ein Delphi-Verfahren schriftlich abgestimmt. Die Texte der Leitlinie wurden allen Mitgliedern der Konsensusgruppe vorab zugesendet. Kommentare wurden eingearbeitet. Verfahren und Abstimmungsergebnisse des Konsensusverfahrens sind im Leitlinien-Report ausführlich dargelegt.

◘ Tab. 4.2 Empfehlungsgrade

A	**Soll-Empfehlung:** Die meisten Patienten sollen diese Intervention in einer spezifischen Situation erhalten und würden sich dafür entscheiden.	Evidenzebenen Ia und Ib
B	**Sollte-Empfehlung:** Ein Teil der Patienten sollte diese Intervention erhalten, nachdem Vor- und Nachteile und andere Alternativen gemeinsam erörtert wurden.	Evidenzebenen IIa, IIb, III oder Evidenz aus Ebene I, die jedoch für die spezifische Fragestellung extrapoliert bzw. abgeleitet werden muss
0	**Kann-Empfehlung:** Es gibt unzureichende Evidenz, um eine Empfehlung abzugeben, oder die Nachteile und Vorteile sind vergleichbar.	Evidenzebene IV oder Ableitungen aus IIa, IIb oder III
KKP	**Klinischer-Konsensus-Punkt:** Empfehlung, zu deren Begründung keine Studien durchgeführt werden können, oder die einer breiten Werte- und Präferenzentscheidung in unserer Gesellschaft entsprechen.	Empfehlung auf der Basis von klinischem Konsens

Methodenkritische Aspekte

© DGPPN (Deutsche Gesellschaft für Psychiatrie und Psychotherapie, Psychosomatik und Nervenheilkunde) 2019
U. Gühne et al., *S3-Leitlinie Psychosoziale Therapien bei schweren psychischen Erkrankungen*,
https://doi.org/10.1007/978-3-662-58284-8_5

Die Evidenzlage zur Gestaltung des Versorgungssystems und zu psychosozialen Interventionen bei Menschen mit schweren psychischen Erkrankungen hat sich insbesondere in den letzten Jahren verbessert. Hier muss berücksichtigt werden, dass sich einzelne umschriebene Interventionen wie Psychoedukation oder ein Training sozialer Fertigkeiten leichter mittels kontrollierter Studien untersuchen lassen als komplexe Versorgungsmodelle oder gar die therapeutische Haltung oder Recovery-Orientierung von psychiatrischen Einrichtungen. Zudem werden die Versorgungsmodelle mit dem Ausbau der gemeindepsychiatrischen Behandlung komplexer. Während in den frühen Studien meist direkte Vergleiche zwischen gemeindepsychiatrischer Behandlung und Standardkrankenhausbehandlung erfolgten, sind in den letzten Jahrzehnten ganz unterschiedliche Modelle mit einer Vielzahl von Modulen entstanden, die unterschiedlich miteinander kombiniert und in den verschiedenen Ländern und Regionen, in denen die Studien durchgeführt wurden, unterschiedlich umgesetzt wurden. Zudem änderte sich die „Standardtherapie" im Laufe der Zeit, sodass die Effektstärken in älteren Studien im Zusammenhang mit der nicht mehr zeitgemäßen Standardbehandlung gesehen werden müssen. Die Forschungsfragen umfassen heutzutage nicht nur die Evidenz zu bestimmten Versorgungsmodellen und Einzelinterventionen mit soziotherapeutischen Schwerpunkten, sondern auch die Art und Implementation der Intervention, die Integration in bestehende Angebote, Kosten-Effektivität und Zielgruppenspezifität.

In der Konsensusgruppe bestand Einigkeit, dass bei **randomisierten kontrollierten Studien (RCTs)** und **systematischen Reviews von RCTs** das Vertrauen in die Studienergebnisse am größten ist, da das Risiko von Verfälschung (Bias) am geringsten ist. Allerdings wurden auch die Limitationen von RCTs in der Evaluierung komplexer Versorgungsmodelle mit soziotherapeutischen Wirkfaktoren berücksichtigt. Insbesondere ist es eine Herausforderung, mittels kontrollierter Studien zu untersuchen, welche Art der Umsetzung und Erbringung psychiatrischer Dienste bei welchen Patientengruppen mit einem schlechteren oder besseren Outcome verbunden ist. Für RCTs ist es wichtig, Interventionen genau zu definieren und alle anderen Faktoren konstant zu halten. Diese Faktoren können Eigenschaften der Patienten (Geschlecht, Alter, Diagnosen), der Mitglieder des professionellen Hilfesystems (Ausbildungsgrad der Mitarbeiter, Treue der Umsetzung des ursprünglichen Versorgungsmodells) oder soziokulturelle Faktoren (Stigma, finanzielle Absicherung und Gesetze und Praxis der Frühberentung) sein. Um klare Ergebnisse zu erhalten, werden in den Studien daher Kombinationen von Therapien und Versorgungsmodellen, wie dies in der Praxis gehandhabt wird, oft nicht direkt evaluiert. Randomisierte Studien, die in der psychiatrischen Versorgungsforschung kaum doppelblind durchgeführt werden können, werden unter experimentellen Rahmenbedingungen durchgeführt, die oft nicht der Versorgungswirklichkeit entsprechen und in die aufgrund der Zustimmungspflicht der Patienten oft nur ein Teil der Zielpopulation eingeschlossen werden kann. Die hohe interne Validität der Studie kann daher zu Problemen der externen Validität und zur Frage der Alltagsnähe führen. Dies muss in der Interpretation der Studien berücksichtigt werden.

Viele der randomisierten kontrollierten Studien zu Versorgungsmodellen oder Einzelinterventionen wurden in anderen Gesundheitssystemen wie Großbritannien oder den USA durchgeführt. Dies führt, im Unterschied zu Pharmakotherapiestudien, dazu, dass die Ergebnisse nicht direkt ins deutsche Versorgungssystem übertragen werden können, da die Gesundheitssysteme mit ihren besonderen Finanzierungsbedingungen, historisch bedingten Strukturen und anderen Kontextfaktoren die Umsetzung der Modelle beeinflussen. Daher wurde für die Entwicklung und Formulierung der einzelnen Empfehlungen aus der Synthese der Studienevidenz stets die **Übertragbarkeit der Studienergebnisse ins deutsche psychiatrische Versorgungssystem** überprüft und eine Herabstufung vorgenommen, wenn schwerwiegende Bedenken hinsichtlich der Übertragbarkeit bestanden.

Die Probleme der Randomisierung bei der Evaluierung psychiatrischer Versorgungsmodelle bei schweren psychischen Erkrankungen und die Frage, wie positive oder negative Studienergebnisse, die Vergleiche zwischen verschiedenen Modellen bei fehlender „Standardbehandlung" beinhalten, interpretiert werden sollen, lassen die Frage aufkommen, ob andere Formen der Evidenz neben den kontrollierten Studien für die Erstellung einer Leitlinie berücksichtigt werden sollen. Einerseits wurde argumentiert, dass psychiatrische Versorgungsforschung ohne Randomisierung lediglich eine besonders sorgfältige Form von Audit sei, da die Wirkung von Interventionen nur in kontrollierten Studien mit präzisen Fragestellungen erfasst werden kann [36]; andererseits können Wirkfaktoren oft nur in nicht-kontrollierten Studien untersucht werden, und Forschungsförderung ist nicht in gleichem Maße für alle potenziell wirksamen Interventionen vorhanden. Daher wurden in die Leitlinie für die genau definierten psychosozialen Interventionen und Versorgungsmodelle lediglich randomisierte Studien und systematische Reviews von RCTs eingeschlossen. Relevante **nicht-experimentelle Studien** wie beispielsweise deskriptive Studien, die im deutschen Versorgungskontext durchgeführt wurden, werden in den Kapiteln teilweise aus Gründen der Veranschaulichung berichtet, ohne in den Studienpool, der für die Empfehlungen herangezogen wurde, eingeschlossen zu werden.

Bei den meisten eingeschlossenen Studien wurden nur Daten zu patientenrelevanten **Ergebnisparametern** oder (in wenigen Fällen) Daten zur Kosteneffektivität extrahiert. Es wurden daher verschiedene Ebenen von Outcomes berücksichtigt, wobei die Symptomschwere, funktionelle Outcomes, wie die soziale Anpassung, die Lebensqualität, Rückfallraten, Bedarfsdeckung etc., im Vordergrund standen. Nicht immer standen hier standardisierte Instrumente und Skalen zur Verfügung, sodass in diesen Fällen die in den Studien verwendeten Instrumente herangezogen wurden.

Weitere häufig in Studien beobachtete Schwächen waren u. a.

- Kurze Follow-Up-Zeiträume
- Fehlende Verblindung bei der Erhebung der Ergebnisparameter
- Non-Adhärenz zum Protokoll der Intervention und unzureichende Messung der Modelltreue (Fidelity to Protocol)
- Unzureichende Beschreibung der Modelle und der Vergleichsbehandlung.

Formale Aspekte

© DGPPN (Deutsche Gesellschaft für Psychiatrie und Psychotherapie,
Psychosomatik und Nervenheilkunde) 2019
U. Gühne et al., *S3-Leitlinie Psychosoziale Therapien bei schweren psychischen Erkrankungen*,
https://doi.org/10.1007/978-3-662-58284-8_6

6.1 Darlegung von Interessenkonflikten

Um den Aktualisierungsprozess möglichst transparent zu gestalten, wurde mit Beginn der Leitlinienentwicklung von allen Beteiligten eine Erklärung zu Interessenkonflikten angefordert. Alle Teilnehmer der Konsenskonferenz legten Interessenkonflikte des laufenden Jahres und der drei zurückliegenden Jahre zu nachfolgend genannten Aspekten schriftlich offen:

- **Berater- bzw. Gutachtertätigkeit** oder bezahlte Mitarbeit in einem wissenschaftlichen Beirat eines Unternehmens der Gesundheitswirtschaft (z. B. Arzneimittelindustrie, Medizinproduktindustrie), eines kommerziell orientierten Auftragsinstituts oder einer Versicherung
- **Honorare für Vortrags- und Schulungstätigkeiten** oder **bezahlte Autoren- oder Co-Autorenschaften** im Auftrag eines Unternehmens der Gesundheitswirtschaft, eines kommerziell orientierten Auftragsinstituts oder einer Versicherung
- **Finanzielle Zuwendungen (Drittmittel) für Forschungsvorhaben** oder direkte Finanzierung von Mitarbeitern der Einrichtung von Seiten eines Unternehmens der Gesundheitswirtschaft, eines kommerziell orientierten Auftragsinstituts oder einer Versicherung
- **Eigentümerinteresse an Arzneimitteln/Medizinprodukten** (z. B. Patent, Urheberrecht, Verkaufslizenz)
- **Besitz von Geschäftsanteilen, Aktien, Fonds** mit Beteiligung von Unternehmen der Gesundheitswirtschaft
- **Persönliche Beziehungen** zu einem Vertretungsberechtigten eines Unternehmens der Gesundheitswirtschaft
- **Mitglied** von in Zusammenhang mit der Leitlinienentwicklung relevanten Fachgesellschaften/Berufsverbänden, Mandatsträger im Rahmen der Leitlinienentwicklung

- **Politische, akademische** (z. B. Zugehörigkeit zu bestimmten „Schulen"), **wissenschaftliche oder persönliche Interessen**, die mögliche Konflikte begründen könnten

Vor erneuter Konsensuskonferenz wurde eine **aktuelle Abfrage** der Interessenskonflikterklärungen an alle Teilnehmer gerichtet. Vor Beginn jeder Konferenz wurde im Rahmen einer offenen Diskussion gefragt, ob eine der anwesenden Personen in der Erklärung eines Delegierten einen Grund für den Ausschluss von der Abstimmung sieht. Eine geplante Regulierung von Interessenkonflikten im Sinne eines Ausschlusses einzelner Teilnehmer von Diskussionen oder Abstimmungen wurde von der Delegiertenrunde in jeder Sitzung beraten. Bei der Bewertung von Interessenkonflikten wurde dem Bewertungssystem der AWMF gefolgt (▶ http://www.awmf.org/leitlinien/awmf-regelwerk/ll-entwicklung.html). In einem mehrstufigen Vorgehen wurde eingeschätzt, (1) ob Interessenkonflikte vorliegen, (2) und wenn ja, ob es thematische Bezüge zu Fragestellungen der Leitlinie gibt und (3) ob eventuelle Interessenkonflikte von Relevanz hinsichtlich der Entwicklung der Leitlinie sind.

Dem Risiko von Verzerrungen der Leitlinieninhalte durch etwaige Interessenkonflikte wurde zusätzlich durch die ausgewogene Zusammensetzung der Leitliniengruppe, die systematische Recherche und Bewertung der Evidenz und den Einsatz strukturierter Konsensfindung mit unabhängiger Moderation entgegengewirkt. Die Interessenkonflikte der Steuergruppe wurden von unabhängiger Seite bewertet. Zudem erfolgte ein externes Peer-Review-Verfahren.

Eine Übersicht der Erklärungen potenzieller Interessenskonflikte aller Koordinatoren, Fachgesellschaftsdelegierten und Experten findet sich im Leitlinienreport. Darüber hinaus können die verwendeten Formblätter zur Darlegung der Interessenkonflikte im Leitliniensekretariat am Institut für Sozialmedizin, Arbeitsmedizin und Public Health (ISAP) der Medizinischen Fakultät, Universität Leipzig angefordert werden.

Bewertung: Im Rahmen der Bewertung von Interessenkonflikten in diesem Prozess wurden keine direkten, finanziellen Interessen mit einem thematischen Bezug zur Leitlinie bzw. zu spezifischen Fragestellungen als relevant eingestuft. Im Rahmen ihrer Delegation gaben einige Teilnehmer indirekte Interessen (v. a. Mitgliedschaft/Funktion in Interessenverbänden, Interesse an wissenschaftlicher Tätigkeit in relevanten Bereichen) an. Aufgrund der Evidenzbasierung, eines an den Regeln der Leitlinienerstellung orientierten strengen methodischen Vorgehens und einer sehr ausgewogenen Zusammensetzung des Leitliniengremiums, einschließlich Patienten- und Angehörigenvertretern, stellen diese Interessen keinen Grund für Bias dar. Für alle Empfehlungen wurde zudem ein Konsens bzw. ein starker Konsens erreicht. Es musste kein Delegierter von der Koordination, Abstimmung oder Beratung ausgeschlossen werden.

6.2 Gültigkeitsdauer der Leitlinie

Die Gültigkeitsdauer der Leitlinie beträgt 5 Jahre ab Zeitpunkt der Fertigstellung. Eine Aktualisierung wird durch die DGPPN koordiniert.

6.3 Finanzierung der Leitlinie

Die Finanzierung der Leitlinienerstellung erfolgte aus Mitteln der DGPPN. Die Arbeit der Experten und Teilnehmer an der Konsensusrunde erfolgte ehrenamtlich ohne Honorar.

6.4 Fassungen der Leitlinie

Es ist beabsichtigt, das vorliegende Update der S3-Leitlinie Psychosoziale Therapien bei schweren psychischen Erkrankungen mit folgenden Komponenten zu publizieren:

I.   Langfassung, die zusätzlich zum Inhalt der Kurzfassung erläuternde Hintergrundtexte zur Evidenz sowie Links zu den zugrunde liegenden Quellenangaben enthält (das vorliegende Dokument)
II. Kurzfassung mit Darlegung der Versorgungseckpunkte und graduierten Empfehlungen
III. Leitlinien-Report
IV. Patienten-Leitlinie
V.   Wartezimmerversion

Alle Fassungen werden über das Internetangebot der DGPPN verfügbar sein.

Empfehlungen und Statements im Überblick

Inhaltsverzeichnis

Darstellungen aller Empfehlungen und Statements im Überblick

© DGPPN (Deutsche Gesellschaft für Psychiatrie und Psychotherapie, Psychosomatik und Nervenheilkunde) 2019
U. Gühne et al., *S3-Leitlinie Psychosoziale Therapien bei schweren psychischen Erkrankungen*,
https://doi.org/10.1007/978-3-662-58284-8_7

7.1 Grundlagen psychosozialer Interventionen

Empfehlung 1 (2012)

Menschen mit schweren psychischen Erkrankungen haben ein Recht darauf, in ihren besonderen Bedürfnissen und ihrem individuell unterschiedlichen Hilfebedarf wahrgenommen zu werden, und sollten befähigt und in die Lage versetzt werden, ihre Interessen selbst durchzusetzen, sich zu organisieren sowie ihre Lebensverhältnisse individuell bestimmen zu können (Selbstbefähigung/Empowerment).

Empfehlungsgrad: KKP

Ergebnis der Abstimmung: starker Konsens (08.11.2010)

Empfehlung 2 (NEU)

Menschen mit schweren psychischen Erkrankungen sollten in ihrem individuellen Recovery-Prozess unterstützt werden. Neben gezielten evidenzbasierten Interventionen, die die Betroffenen im Rahmen ihrer individuellen Ziele und Wünsche unterstützen, sie in ihrer Autonomie und Individualität stärken und die eine Inklusion in alle Lebensbereiche und Lebensqualität fördern, sollte in allen Bereichen der Versorgung eine Recovery-Orientierung entwickelt und gelebt werden. Die Grundlage hierfür liegt in einem gemeinsamen Verständnis von Recovery, das Gegenstand von Aushandlungsprozessen ist.

Empfehlungsgrad: KKP

Ergebnis der Abstimmung: starker Konsens (Mai 2018)

Empfehlung 3 (2012)

Bei allen psychosozialen Interventionen sollten Erkenntnisse zur Gestaltung therapeutischer Milieus berücksichtigt werden.

Empfehlungsgrad: KKP

Ergebnis der Abstimmung: Konsens (24.01.2011)

Empfehlung 4 (2012)

Eine Behandlung in einer therapeutischen Gemeinschaft kann für bestimmte Patienten erwogen werden. Dieses Konzept ist nicht an stationäre Settings gebunden.

Empfehlungsgrad: KKP

Ergebnis der Abstimmung: starker Konsens (24.01.2011)

Statement 1 (NEU)

Die Beziehungsgestaltung zwischen Behandlern und Patienten sollte es ermöglichen, über Behandlungsstrategien und deren Vor- und Nachteile im Rahmen eines Prozesses partizipativer Entscheidungsfindung zu informieren und zu Entscheidungen zu gelangen.

7.2 Selbstmanagement und Selbsthilfe

Statement 2 (2012)

Selbsthilfe ist mittlerweile ein fester Bestandteil im Hilfesystem für Menschen mit schweren psychischen Erkrankungen. Sie unterstützt die Selbstmanagementkompetenzen, dient dem Austausch und der Aktivierung von Ressourcen und Selbstheilungskräften und dem Verständnis und der Akzeptanz der Erkrankung.

Statement 3 (2012)

Angehörige von schwer psychisch kranken Menschen erfahren schwerwiegende und vielfältige Belastungen. Zugleich sind sie eine wichtige Ressource und haben eine wesentliche stabilisierende Funktion. Neben professionellen Entlastungs- und Unterstützungsmöglichkeiten sind deshalb auch Ansätze der selbstorganisierten Angehörigenselbsthilfe zu unterstützen.

Empfehlung 5 (2012)
Selbstmanagement ist ein bedeutender Teil der Krankheitsbewältigung und sollte im gesamten Behandlungsprozess unterstützt werden.
   Empfehlungsgrad: KKP
   Ergebnis der Abstimmung: starker Konsens (24.01.2011)

Empfehlung 6 (2012)
Ratgeber und Selbsthilfemanuale sollten interessenunabhängig, leicht verständlich und qualitativ hochwertig sein.
   Empfehlungsgrad: KKP
   Ergebnis der Abstimmung: starker Konsens (24.01.2011)

Statement 4 (2012)

Das Hinweisen von Patienten und Angehörigen auf eine mögliche Unterstützung in Form von Ratgebern, Selbsthilfemanualen und Schulungsprogrammen (z. B. Kommunikations-Trainings, Selbstmanagement-Trainings) sowie die Ermunterung hierzu durch konkrete Literaturhinweise bzw. Flyer zu aktuellen Veranstaltungen erscheint hilfreich.

Empfehlung 7 (2012)
Internet- und computerbasierte Angebote mit der Möglichkeit professioneller Rückmeldung können bei entsprechender Motivation hilfreich sein.
   Empfehlungsgrad: KKP

   Ergebnis der Abstimmung: starker Konsens (24.01.2011)

Empfehlung 8 (2012)
Patienten sollen über Selbsthilfe- und Angehörigengruppen informiert und, wenn angebracht, zur Teilnahme ermuntert werden.*
   Empfehlungsgrad: KKP
   Ergebnis der Abstimmung: starker Konsens (24.01.2011)

Vergleiche: NVL-Depression

Empfehlung 9 (NEU)
Menschen mit schweren psychischen Erkrankungen sollte Peer-Support* unter Berücksichtigung ihrer Wünsche und Bedarfe zur Stärkung des Recovery-Prozesses und zur Förderung der Beteiligung an der Behandlung angeboten werden.
   Empfehlungsgrad: B, Evidenzebene: Ib
   Ergebnis der Abstimmung: Konsens (März/April 2018)

Im deutschsprachigen Raum wird der Begriff Genesungsbegleiter oder Experte aus Erfahrung benutzt. Die Unterstützung durch Peers sollte durch ausgebildete und psychisch stabile Peers erfolgen und ist als zusätzliches Angebot zu professionellen Angeboten zu verstehen.

7.3 Systeminterventionen

Frühintervention

Statement 5 (NEU)

Bei Menschen mit hohem Risiko für Psychosen und andere schwere psychische Erkrankungen und bei Menschen mit ersten Episoden psychotischer oder anderer schwerer psychischer Erkrankungen sollten Angebote zur Früherkennung und Frühintervention stärker in den Fokus rücken und flächendeckend zur Verfügung stehen. Ziel sollte die Verhinderung von Krankheitsepisoden und von schweren und chronischen Verläufen sein.

Multiprofessionelle gemeindepsychiatrische Behandlung

Empfehlung 10 (NEU)

In allen Versorgungsregionen soll eine gemeindepsychiatrische, teambasierte und multiprofessionelle Behandlung zur Versorgung von Menschen mit schwerer psychischer Erkrankung zur Verfügung stehen.

Empfehlungsgrad: A, Evidenzebene: Ia-Ib

Ergebnis der Abstimmung: starker Konsens (19.10.2017)

Empfehlung 11 (NEU)

Menschen mit schweren psychischen Störungen in akuten Krankheitsphasen sollen die Möglichkeit haben, von mobilen multiprofessionellen Teams definierter Versorgungsregionen in ihrem gewohnten Lebensumfeld behandelt zu werden.

Empfehlungsgrad: A, Evidenzebene: Ia

Ergebnis der Abstimmung: starker Konsens (19.10.2017)

Empfehlung 12 (NEU)

Menschen mit chronischen und schweren psychischen Störungen sollen die Möglichkeit haben, auch über einen längeren Zeitraum und über akute Krankheitsphasen hinausgehend, nachgehend aufsuchend in ihrem gewohnten Lebensumfeld behandelt zu werden.

Empfehlungsgrad: A, Evidenzebene: Ia

Ergebnis der Abstimmung: starker Konsens (19.10.2017)

Empfehlung 13 (NEU)

Die Möglichkeit der aufsuchenden Behandlung soll insbesondere für die Versorgung von wohnungslosen Menschen mit schwerer psychischer Erkrankung sowie bei drohenden Behandlungsabbrüchen zur Verfügung stehen.

Empfehlungsgrad: A, Evidenzebene: Ia

Ergebnis der Abstimmung: Konsens (19.10.2017)

Hinweis: Die Gegenstimmen bzw. Stimmenthaltungen bezogen sich dabei auf die Beschreibung „insbesondere". Alternative Vorschläge erreichten jedoch keinen Konsens.

Empfehlung 14 (NEU)

Wesentliche Aufgabe der multiprofessionellen gemeindepsychiatrischen Teams soll neben der bedarfsorientierten und flexiblen Behandlung die gemeinsame Verantwortung sowohl für die gesundheitliche als auch die psychosoziale Versorgung der Betroffenen sein und so die Behandlungskontinuität sichern.

Ziel soll eine Behandlung sein, die sich am individuellen Bedarf der Betroffenen und an der Intensität der erforderlichen Interventionen zu jedem Zeitpunkt des Behandlungsprozesses orientiert. Im Sinne der Forderung nach einer Behandlung „ambulant vor stationär" sollen, wo möglich, stationäre Behandlungen vermieden werden.

Empfehlungsgrad: KKP

Ergebnis der Abstimmung: Konsens (19.10.2017)

Hinweis: Die Gegenstimmen bzw. Stimmenthaltungen bezogen sich dabei auf den Begriff „Bedarf". Alternative Vorschläge erreichten jedoch keinen Konsens.

Bezogen auf die Forderung nach einer Behandlung „ambulant vor stationär" sollte die Einschätzung der Notwendigkeit einer stationären Behandlung im Regelfall durch einen Facharzt für Psychiatrie und Psychotherapie oder einen Facharzt für Psychosomatische Medizin und Psychotherapie möglichst rasch erfolgen. Eine notwendige stationäre psychiatrische oder psychosomatische Behandlung sollte gegebenenfalls ohne Verzögerung eingeleitet werden.

Statement 6 (NEU)

Ambulante Psychiatrische Pflege (APP) ist geeignet, den breiten und oft wechselnden Hilfebedarfen von Menschen mit schweren psychischen Störungen und ihren Angehörigen im direkten Lebensumfeld mit einer großen Vielfalt wirksamer Interventionen zu begegnen. APP soll als Hilfe in Krisenzeiten, als mittel- und längerfristige Unterstützung bei Funktionseinschränkungen, zur Herstellung/Förderung von Selbst- und Krankheitsmanagement sowie zur Förderung individueller Recovery-Prozesse verordnet werden. Da der Hilfebedarf nicht von der Diagnose abhängt, darf APP sich nicht auf definierte Diagnosegruppen beschränken.

Case Management

Empfehlung 15 (2012)

Case Management kann nicht uneingeschränkt für die Routineversorgung aller Patienten empfohlen werden, sollte jedoch nach Prüfung der entsprechenden Voraussetzungen (z. B. geringe Versorgungsdichte von gemeindepsychiatrischen Ansätzen in einer Region und/oder hohe Inanspruchnahme von stationären Behandlungen) gezielt zur Anwendung kommen.

> **Empfehlungsgrad: B, Evidenzebene: Ia**
> Ergebnis der Abstimmung: Konsens
> (17.05.2010)

Hinweis: Der Empfehlungsgrad dieser Empfehlung in Bezug auf die angegebene Evidenzebene wurde herabgestuft, da die verfügbaren Studien im Wesentlichen in Versorgungskontexten anderer Länder durchgeführt wurden und die Evidenz extrapoliert werden musste.

Unterstütztes Wohnen

Empfehlung 16 (NEU)

Mit Zunahme des Institutionalisierungsgrades nehmen unerwünschte Effekte zu. Deshalb soll eine Dauerinstitutionalisierung vermieden werden.

> **Empfehlungsgrad: A**
> Ergebnis der Abstimmung: Konsens
> (April/Mai 2017)

Hinweis: Dieser Empfehlungsgrad wurde vergeben, da die Mitglieder der Leitliniengruppe davon ausgehen, dass es für die bekannten und umfänglich dokumentierten negativen Effekte der Institutionalisierung aus ethischen Gründen in der Zukunft keine randomisierten und kontrollierten Studien geben wird. Dauerinstitutionalisierung meint hier die Unterstützung über einen langen Zeitraum in gemeindefernen, stark institutionalisierten Wohnformen.

Empfehlung 17 (NEU)

Schwer psychisch kranke Menschen sollen selbstbestimmt in der Gemeinde wohnen und entsprechend ihren individuellen Bedarfen und Präferenzen mobil unterstützt werden.

> **Empfehlungsgrad: A, Evidenzebene Ib**
> Ergebnis der Abstimmung: Konsens
> (April/Mai 2017)

Arbeitsrehabilitation und Teilhabe am Arbeitsleben

Empfehlung 18 (NEU)

Menschen mit schweren psychischen Erkrankungen und dem Wunsch nach einer Tätigkeit auf dem allgemeinen Arbeitsmarkt sollen im Rahmen der Förderung beruflicher Teilhabe Programme mit dem Ziel einer raschen Platzierung direkt auf einem Arbeitsplatz des allgemeinen Arbeitsmarktes und notwendiger Unterstützung (Supported Employment) angeboten werden.

Empfehlungsgrad: A, Evidenzebene: Ia
Ergebnis der Abstimmung: Konsens (19.10.2017)

Hinweis: Im Rahmen der Verabschiedung der Leitlinie in ihrer finalen Form wurde durch die Vertreter bzw. Geschäftsführer der BAG BTZ, BAG BBW, BAG RPK, BAG WfbM und BFW eine Stellungnahme zum Evidenzkapitel Arbeitsrehabilitation und Teilhabe am Arbeitsleben formuliert. Den Empfehlungen der AWMF zum Umgang mit Dissens folgend, wurde den betreffenden Fachgesellschaften die Möglichkeit eines Sondervotums vorgeschlagen. Das Sondervotum zur Empfehlung 18 und Empfehlung 19, das letztlich von drei Fachgesellschaften (BAG BTZ, BAG WfbM, BFW) beantragt wurde, ist im korrespondierenden Leitlinienreport nachzulesen.

Empfehlung 19 (NEU)

Für schwer psychisch kranke Menschen sollten auch Angebote vorgehalten werden, die nach dem Prinzip „erst trainieren – dann platzieren" vorgehen. Diese sind insbesondere für die Teilgruppe schwer psychisch kranker Menschen ohne Präferenz für eine sofortige Beschäftigung auf dem allgemeinen Arbeitsmarkt bedeutsam. Ziel ist die Platzierung auf dem allgemeinen Arbeitsmarkt mit Unterstützung.

Empfehlungsgrad: B, Evidenzebene: IIa-III
Ergebnis der Abstimmung: starker Konsens (19.10.2017)

Hinweis: Evidenzebene bezieht sich auf Studien, in denen PVT gegen Standardbehandlung verglichen wurden.

Empfehlung 20 (NEU)

Die Wirksamkeit von Ansätzen nach den Prinzipien von Supported Employment (SE) kann durch begleitende trainierende Interventionen erhöht werden. Diese sollten deshalb in Abhängigkeit der individuellen Bedarfe Anwendung finden.

Empfehlungsgrad: B, Evidenzebene: Ib
Ergebnis der Abstimmung: starker Konsens (19.10.2017)

Hinweis: Effektivitätsnachweise für Augmentationsstrategien im Rahmen von SE liegen bisher insbesondere für das Training kognitiver und sozialer Fertigkeiten vor.

Empfehlung 21 (NEU)

Die Förderung beruflicher Teilhabe schwer psychisch kranker Menschen sollte darauf ausgerichtet werden, den Arbeitsplatzverlust zu vermeiden. Dazu bedarf es beim Auftreten psychischer Erkrankungen eines frühzeitigen Einbezuges entsprechender Dienste bzw. Hilfen.

Empfehlungsgrad: KKP
Ergebnis der Abstimmung: starker Konsens (19.10.2017)

Empfehlung 22 (NEU)

Das Vorhandensein einer abgeschlossenen Ausbildung ist als Grundlage für die Teilhabe am Arbeitsleben für Menschen mit schweren psychischen Erkrankungen von enormer Wichtigkeit. Daher sollten reguläre schulische, akademische, betriebliche und besondere Ausbildungsangebote wohnortnah und mit entsprechenden flankierenden Unterstützungsangeboten zur Verfügung stehen.

Empfehlungsgrad: KKP
Ergebnis der Abstimmung: starker Konsens (19.10.2017)

7.4 Einzelinterventionen

Psychoedukative Interventionen und Trialog

Empfehlung 23 (NEU)

Jeder Betroffene mit einer schweren psychischen Erkrankung hat über die gesetzliche Aufklärungspflicht der Behandelnden hinaus ein Recht darauf, situationsgerechte Informationen zu seiner Erkrankung, deren Ursachen, Verlauf und den verschiedenen Behandlungsalternativen sowie (Selbst-)Hilfemöglichkeiten über den gesamten Behandlungsverlauf vermittelt zu bekommen. Die Informiertheit des Patienten ist Grundlage gemeinsamer Entscheidungsfindung und Voraussetzung gesundungsfördernden Verhaltens. Menschen mit Migrationshintergrund sollten diese Informationen unter Berücksichtigung des kulturellen und sprachlichen Hintergrunds erhalten können.

Empfehlungsgrad: KKP
Ergebnis der Abstimmung: starker Konsens (Dezember 2017)

Statement 7 (NEU)

Im Rahmen der Informationsvermittlung, aber auch für die Beziehungsgestaltung im gesamten Hilfesystem ist die trialogische Zusammenarbeit zwischen Betroffenen, Angehörigen und professionell Tätigen besonders wichtig. Sie ist eine wesentliche Voraussetzung für eine offene, vertrauensvolle und erfolgreiche Kooperation aller Beteiligten, auf deren Basis gemeinsame Interessen und Behandlungsziele verfolgt werden können. Ergebnisse der trialogischen Zusammenarbeit beschränken sich nicht nur auf die individuelle Therapiebeziehung, sondern haben Auswirkungen auf die angemessene Darstellung der Interessen der Patienten und Angehörigen in der Öffentlichkeit und Politik, auf die Qualitätsförderung und auf die Fortentwicklung der Versorgungsstrukturen. Das sogenannte Psychoseseminar, trialogische Seminare oder Trialogforen sind dafür ein gutes Übungsfeld.

Empfehlung 24 (NEU)

Menschen mit schweren psychischen Erkrankungen soll zur Verbesserung des Behandlungsergebnisses und Krankheitsverlaufs eine strukturierte Psychoedukation im Rahmen eines Gesamtbehandlungsplanes ausreichend lange und möglichst in Gruppen angeboten werden. Angehörige sollen in die psychoedukative Intervention einbezogen werden.

Empfehlungsgrad: A, Evidenzebene: Ia
Ergebnis der Abstimmung: Konsens (Dezember 2017)

Empfehlung 25 (NEU)

Informationsvermittlung und -austausch mit dem Ziel der Förderung der Krankheitsverarbeitung und Verbesserung des Krankheitsverlaufs kann auch im Rahmen von Trialogforen und Psychoseseminaren angeboten werden.

Empfehlungsgrad: KKP
Ergebnis der Abstimmung: starker Konsens (Dezember 2017)

Trainings von Alltags- und sozialen Fertigkeiten

Empfehlung 26 (2012)

Da schwere psychische Erkrankungen häufig mit Beeinträchtigungen von Alltagsfertigkeiten und sozialen Funktionen verbunden sind und dadurch die Teilhabe am sozialen Leben deutlich erschwert ist, haben Hilfen zur eigenen Lebensgestaltung und die Befähigung zur Teilhabe an sozialen Aktivitäten in verschiedenen Le-

bensbereichen (Selbstsorge, Familie, Freizeit, Arbeit, gesellschaftliche Teilhabe) einen hohen Stellenwert in der Behandlung.
   Empfehlungsgrad: KKP
   Ergebnis der Abstimmung: Konsens
(11.08.2010)

Statement 8 (2012)

Ohne die Durchführung der Selbstpflege (Körper-, Kleider- und Wohnungspflege) ist kein selbstbestimmtes Leben mit dauerhafter Integration in Familie, Arbeitsprozesse etc. möglich.

Statement 9 (2012)

Es gibt Hinweise, dass eine Kombination von Interventionen, die gleichermaßen kognitive und soziale Funktionen stärken, positive Effekte zeigt.

Statement 10 (2012)

Es zeigten sich Hinweise dafür, dass der Transfer der im Training erlernten sozialen Fertigkeiten auf Alltagsbedingungen durch begleitende Interventionen effektiv unterstützt werden kann.

Statement 11 (2012)

Die Berücksichtigung individueller Entwicklungsbesonderheiten im sozialen Fertigkeitentraining kann die Effektivität des Trainings erhöhen.

Empfehlung 27 (2012)
Ein Training sozialer Fertigkeiten soll als Intervention bei Vorhandensein sozialer Beeinträchtigungen mit dem Ziel der Verbesserung sozialer Kompetenzen durchgeführt werden.

Empfehlungsgrad: A, Evidenzebene: Ia
Ergebnis der Abstimmung: Konsens
(11.08.2010)

Hinweis: An dieser Stelle konnte kein einheitliches Abstimmungsergebnis erzielt werden. Einige Experten (5/22 Stimmen) votierten für den Empfehlungsgrad B und damit eine „sollte"-Empfehlung. Als problematisch wurden zum einen die kaum erreichbare flächendeckende Umsetzung eines Trainings sozialer Fertigkeiten und zum anderen die Übertragbarkeit der meist in der Gruppe der Menschen mit schizophrenen Erkrankungen erhobenen Ergebnisse auf die Gesamtgruppe der Menschen mit schweren psychischen Störungen angesehen.

Empfehlung 28 (2012)
Das Training sozialer Fertigkeiten soll – gemessen an den individuellen Bedürfnissen der Betroffenen – in ein komplexes Behandlungsangebot eingebettet werden.
   Empfehlungsgrad: KKP
   Ergebnis der Abstimmung: Konsens
(11.08.2010)

Künstlerische Therapien

Empfehlung 29 (NEU)
Künstlerische Therapien: Musiktherapie, Kunsttherapie bzw. Dramatherapie sollten im Rahmen eines Gesamtbehandlungsplanes und gemessen an den individuellen Bedürfnissen und Präferenzen der Betroffenen zur Verbesserung der psychopathologischen Symptomatik angeboten werden.
   Empfehlungsgrad B, Evidenzebene Ia-Ib
   Ergebnis der Abstimmung: Konsens
(14.11.2016)

Hinweis: Der Empfehlungsgrad dieser Empfehlung in Bezug auf die angegebene Evidenzebene wurde herabgestuft, da die Studienlage nicht einheitlich genug war, um eine starke Empfehlung zu rechtfertigen.

Eine Empfehlung zur Tanz- und Bewegungstherapie erfolgt im Ergebnis der Abstimmung im Konsensusprozess in gemeinsamer Betrachtung der Körperpsychotherapeutischen Verfahren (▶ Abschn. 11.5).

Ergotherapie

Empfehlung 30 (2012)

Ergotherapeutische Interventionen sollten bei Menschen mit schweren psychischen Erkrankungen im Rahmen eines Gesamtbehandlungsplanes und orientiert an den individuellen Bedürfnissen und Präferenzen des Patienten angeboten werden.

> **Empfehlungsgrad B, Evidenzebene: Ib**
> Ergebnis der Abstimmung: starker Konsens (24.01.2011)

Hinweis: Der Empfehlungsgrad dieser Empfehlung in Bezug auf die angegebene Evidenzebene wurde herabgestuft, da die Studienlage nicht einheitlich genug war, um eine starke Empfehlung zu rechtfertigen.

Bewegungs- und Sporttherapie

Empfehlung 31 (NEU)

Bei Menschen mit schweren psychischen Erkrankungen sollten – je nach Beschwerdebild und Neigung sowie unter Berücksichtigung der körperlichen Leistungsfähigkeit – Bewegungsinterventionen als Teil eines multimodalen Gesamttherapiekonzeptes zur Anwendung kommen.

> **Empfehlungsgrad: B, Evidenzebene: Ia-Ib**
> Ergebnis der Abstimmung: starker Konsens (Juni bis September 2017)

Hinweis: Der Empfehlungsgrad dieser Empfehlung in Bezug auf die angegebene Evidenzebene wurde herabgestuft, da die Studienlage nicht einheitlich genug war, um eine starke Empfehlung zu rechtfertigen.

Empfehlung 32 (NEU)

Körperpsychotherapeutische Verfahren sollten bei Menschen mit schweren psychischen Erkrankungen zur Anwendung kommen.

> **Empfehlungsgrad: B, Evidenzebene: Ib**
> Ergebnis der Abstimmung: starker Konsens (Juni bis September 2017)

Hinweis: Der Empfehlungsgrad dieser Empfehlung in Bezug auf die angegebene Evidenzebene wurde herabgestuft, da die Studienlage nicht einheitlich genug war, um eine starke Empfehlung zu rechtfertigen. Evidenz hierzu liegt bisher hauptsächlich aus Wirksamkeitsstudien vor, in denen Menschen mit einer Erkrankung aus dem schizophrenen Formenkreis oder einer schweren Depression behandelt wurden.

Gesundheitsfördernde Interventionen

Empfehlung 33 (NEU)

Menschen mit schweren psychischen Erkrankungen sollen multimodale gesundheitsfördernde Interventionen mit den Schwerpunkten gesunde Ernährung und körperliche Aktivität angeboten werden.

> **Empfehlungsgrad: A, Evidenzebene: Ia-Ib**
> Ergebnis der Abstimmung: starker Konsens (März/April 2017)

7.5 Matrix des Versorgungssystems

Kinder psychisch kranker und suchtbelasteter Eltern

Statement 12 (2012)

Für die Erweiterung und Qualifizierung notwendiger Unterstützungsangebote für Kinder und Jugendliche psychisch kranker und suchtbelasteter Eltern und ihre Familien sind „(präventive) Hilfen und systemübergreifende Vernetzungen" sowie eine verstärkte „Zusammenarbeit zwischen den verantwortlichen Hilfesystemen, insbesondere der Suchtkrankenhilfe, der Kinder- und Jugendhilfe, der Erwachsenenpsychiatrie und anderen medizinischen Diensten" erforderlich. „Lehrer, Erzieherinnen, Ärzte, Sozialarbeiterinnen, Psychologen und Pädagoginnen, aber auch Familienrichterinnen sowie die Polizei müssen verbindlich" und fachübergreifend zusammenarbeiten „und die jeweils anderen Hilfesysteme im Blick haben". Weitere Beachtung sollte zudem „der Errichtung niedrigschwelliger Angebote, der Öffentlichkeitsarbeit, der Schulung von Mitarbeiterinnen und Mitarbeitern in den Hilfesystemen und den Möglichkeiten der Finanzierung der Hilfen zuteilwerden." (AGJ [37], S. 2).

Hintergrund und Evidenz

Inhaltsverzeichnis

Grundlagen psychosozialen Handelns

© DGPPN (Deutsche Gesellschaft für Psychiatrie und Psychotherapie, Psychosomatik und Nervenheilkunde) 2019
U. Gühne et al., *S3-Leitlinie Psychosoziale Therapien bei schweren psychischen Erkrankungen*,
https://doi.org/10.1007/978-3-662-58284-8_8

Wichtige **Ziele** in der Behandlung und Rehabilitation von Menschen mit schweren psychischen Erkrankungen sind in der seelischen und körperlichen Stabilisierung, der Aktivierung und Förderung von Motivation und Ressourcen sowie der Entwicklung von Fähigkeiten für eine weitestgehend selbstständige und eigenverantwortliche Lebensführung und Alltagsgestaltung zu sehen [38]. Neben somatischen, psychotherapeutischen und den in dieser Leitlinie adressierten psychosozialen Behandlungsansätzen spielen hierbei auch gesundheitspolitische Orientierungen sowie Grundhaltungen und die Gestaltung therapeutischer Beziehungen aller Beteiligten und auch die Gestaltung der Behandlungssysteme eine bedeutende Rolle. Damit bilden diese eine Grundlage täglichen Handelns in psychiatrisch-psychosozialen Handlungsfeldern. In diesem Zusammenhang haben sich im Rahmen der Reformation der psychiatrischen Behandlungs- und Versorgungssysteme über die letzten Jahrzehnte international verschiedene Konzepte entwickelt, die in den folgenden Kapiteln aufgegriffen und beschrieben werden sollen.

8.1 Recovery

Obwohl international der Einfluss der Recovery-Orientierung auf die Ausgestaltung der psychiatrischen, psychotherapeutischen und psychosozialen Behandlungs- und Versorgungssysteme zunehmend wächst und Recovery als ein bedeutendes Ziel in der Behandlung schwer psychisch kranker Menschen angenommen wird [39], besteht immer noch eine gewisse **Unschärfe des Begriffs** [40]. In einem klassisch medizinischen Kontext wird Recovery als die Reduktion von Symptomen und Funktionseinschränkungen und als langfristiges Ziel von Remission definiert [41]. Damit impliziert es die Rückkehr zu einem früheren, prämorbiden Zustand und einer reduzierten Nutzung von Behandlungs- und Versorgungsangeboten [42]. Recovery wird hier eher durch die Behandlungsziele einer Symptomreduktion und

Rückkehr zu normativen sozialen und beruflichen Rollen definiert und steht damit einem prozesshaften Charakter von Recovery („Recovering") diametral gegenüber [43]. In der Literatur wird dieses Konzept oft als **klinische Perspektive** [39, 44], **symptomfokussierte** [42] oder auch **objektive Perspektive** [45] bezeichnet. Allerdings zeigen Untersuchungen zu Verläufen schwerer psychischer Erkrankungen, dass diese eine große Varianz aufzeigen [46] und selbst bei einer Remission[1] rein klinischer Parameter, wie einer Symptomreduktion, oft Krankheitszeichen und Folgen einer Erkrankung bestehen bleiben und Patienten und Familien sich weiterhin belastet fühlen. Hier greift die klinische Perspektive zu kurz [45]. Andere Verläufe sind durch ein Andauern der Symptomatik gekennzeichnet, und dennoch verfügen die Betroffenen über Bewältigungsmechanismen, die es ihnen erlauben, die Kontrolle über ihr Leben zurückzugewinnen [47].

In einer anderen Bedeutung, die der Selbsthilfe- und Betroffenenbewegung entspringt, geht Recovery deshalb über die Kontrolle der Symptome hinaus und wird vielmehr als ein „Prozess von persönlichem Wachstum und Entwicklung" gesehen, „in dem Betroffene die persönlichen, sozialen und gesellschaftlichen Folgen einer psychischen Erkrankung überwinden und zurück zu einem erfüllten, sinnhaften und selbstbestimmten Leben finden und einen positiven Beitrag in der Gesellschaft leisten können" ([42], S. 45–46). Hierbei wird die **persönliche, subjektive, personenzentrierte oder auch rehabilitative Perspektive** von Recovery betont [39, 42] und davon ausgegangen, dass Recovery im Verlaufe des Lebens von Menschen mit schweren psychischen Erkrankungen eher die Norm bildet denn die Ausnahme [48]. Recovery erfordert, den Menschen in seiner Gesamtheit zu sehen [39, 49].

---

1   Feststellung von Remission durch ein Symptom-basiertes- und ein Zeit-Kriterium. Dabei sollten eine Reihe von Schlüsselsymptomen für einen bestimmten Zeitraum unterhalb eines Schwellenwertes gehalten werden, z. B. *Schizophrenia Working Group* ([41]).

Recovery – Recovery im Rahmen dieser subjektiven Perspektive kann als ein persönlicher Prozess der Veränderung der eigenen Haltungen, Werte, Gefühle und Ziele verstanden werden. Recovery kann definiert werden als ein Weg zu einem befriedigenden, hoffnungsvollen und in soziale Bezüge eingebetteten Leben innerhalb der krankheitsbedingten Grenzen. Recovery beinhaltet dabei auch die Entwicklung eines Lebenssinns im Prozess der Überwindung der Folgen der psychischen Erkrankung. (Definition nach [50, 51]).

Recovery kann folglich nur durch die Betroffenen selbst geleistet werden. Professionelle Helfer können den Prozess allenfalls unterstützen.

Beide Ansätze sind von Relevanz, denn während bei kurzen einzelnen Krankheitsepisoden eine Remission sehr wahrscheinlich ist, spielen die Übernahme von Kontrolle und Verantwortung für das eigene Leben und persönliches Wachstum und Entwicklung auch mit oder trotz weiter bestehender Symptome und psychosozialer Einschränkung bei schweren und chronischen Verläufen psychischer Erkrankungen eine wesentliche Rolle im Genesungsprozess [39, 52].

Aktuelle wissenschaftliche Fragestellungen zu Recovery richten sich auf konzeptionelle Ansätze, auf Prädiktoren sowie auf Strategien und Interventionen zur Unterstützung von Recovery [45]. Im Folgenden wird auf einige wichtige Aspekte Bezug genommen.

8.1.1 Recovery: konzeptionelle Aspekte und Schlüsselfaktoren

Basierend auf existierenden konzeptionellen Arbeiten leiten Whitley und Drake **5 übergeordnete Dimensionen von Recovery** ab und binden gleichzeitig Aspekte der klinischen Perspektive von Recovery ein. Aus den einzelnen Dimensionen heraus definieren die Autoren gezielte Ansatzpunkte [53]:

- Klinische Dimension: z. B. Symptomverbesserung und -kontrolle
- Existenzielle Dimension: z. B. Hoffnung, Empowerment, spirituelles Wohlbefinden
- Funktionale Dimension: z. B. Ausfüllen/ Tragen geschätzter gesellschaftlicher Rollen und Verantwortung, v. a. in den Bereichen von Arbeit, Bildung und Wohnen
- Körperliche Dimension: z. B. Verfolgen eines besseren gesundheitsbezogenen Lebensstils und besserer Gesundheit unter Berücksichtigung von Ernährung, Bewegung, Nebenwirkungen, komorbidem Substanzmissbrauch
- Soziale Dimension: Erfahren bedeutungsvoller Beziehungen und Integration in Familie, Freundschaften und die Gemeinde

Leamy et al. [54] erarbeiteten ein erstes systematisches Review zu Recovery. Berücksichtigt wurden 97 Arbeiten zu konzeptionellen Aspekten von subjektivem Recovery. In der Mehrheit handelt es sich um qualitative Studien und narrative Übersichten; 2 Studien stellten quantitative Arbeiten dar. In den Studien wurden in aller Regel schwere psychische Erkrankungen adressiert. Mit dem Gesundungsweg verbinden sich verschiedene **Merkmale**, die in der Mehrheit der Arbeiten immer wieder benannt werden. Recovery kann demnach als ein aktiver Prozess, als ein individueller und einzigartiger und als ein nicht-linearer Prozess verstanden werden. Recovery findet in Etappen oder Phasen statt und ist als ein multidimensionaler Prozess, geprägt durch „Versuch und Irrtum", zu betrachten. Recovery bedeutet auch Ringen und die Erfahrung von Veränderung. Recovery ist ein gradualer Prozess und muss nicht zwingend Heilung implizieren. Recovery wird in einer unterstützenden Umgebung gefördert. Recovery ist auch ohne professionelle Hilfe möglich [54].

Die Autoren identifizierten zudem bedeutende **Prozessvariablen von Recovery** (CHIME), von denen angenommen wird, dass sie für die praktische Arbeit von hoher Relevanz sind [54]:

- **C**onnectedness – Verbundenheit: z. B. Peer-Support, Beziehungen, Teil der Gemeinschaft
- **H**ope – Hoffnung/Optimismus: z. B. Glaube an Recovery, Motivation für Veränderung, Träume, Sehnsüchte

- **Identity** – Identität: z. B. Überwindung von Stigma, Neudefinition des Sinns von Identität
- **Meaning in life** – Bedeutung und Sinnfindung: z. B. der Erfahrungen mit der Erkrankung, Neuorientierung, Lebensqualität
- **Empowerment**: z. B. Verantwortungsübernahme, Kontrolle zurück gewinnen, Fokus auf Stärken

Stuart et al. [55] konnten auf der Basis eines systematischen Reviews qualitativer Arbeiten zu den Erfahrungen der Nutzer (N = 236) im Recovery-Prozess aufzeigen, dass ca. 30 Prozent der Daten keinen Platz im **CHIME-Modell** finden. Sie identifizierten 4 weitere Themen und leiteten daraus das erweiterte Modell CHIME-D ab:

- Schwierigkeiten: z. B. Ambivalenzen und Widersprüche, Entmachtung, finanzielle Aspekte, Verlust und negative Veränderungen, Hindernisse, komorbider Substanzmissbrauch
- Therapeutische Erfahrungen: z. B. Nutzen aus therapeutischer Zuwendung, Nebenwirkungen psychopharmakologischer Behandlung
- Akzeptanz und achtsame Bewusstheit: z. B. Akzeptanz, Erdung im Hier und Jetzt
- Rückkehr oder Wunsch zur/nach Normalität: inklusive Symptomreduktion und eine gewisse Basis haben

CHIME-D berücksichtigt damit stärker als bisher auch verbundene Schwierigkeiten [55]. **Empowerment** wurde im Rahmen der Synthese existierender Arbeiten zu Recovery am häufigsten kodiert (18,4 Prozent der Daten). Subthemen berührten hier Aspekte von persönlicher Verantwortungsübernahme, die Kontrolle über das eigene Leben und den Fokus auf Stärken. Inkludiert wurden hier ein gewisses Gefühl für sich selbst, körperliche Bewegung und Aktivität und der Blick auf die körperliche Gesundheit: Recovery begann für einen der befragten Patienten mit der Entscheidung, „das Bett zu verlassen" [55].

Der Begriff **Empowerment** stammt historisch aus den Bürgerrechts- und Interessenvertretungen benachteiligter Bevölkerungsgruppen (Emanzipationsbewegungen) und bezeichnet die Eigeninitiative von Menschen [56]. Empowerment kann am ehesten übersetzt werden mit Selbstbefähigung [57] und Förderung der Eigeninitiative [58]. Empowerment ist ein wichtiges Element von Recovery, weil es die Selbsthilfe unterstützt [59]. Empowerment kann unterstützt werden, indem den Betroffenen Selbstbestimmung zugetraut wird und sie in ihren eigenen Wünschen, Zielen und Entscheidungen bestärkt werden [60].

„Empowerment zielt darauf ab, dass Menschen die Fähigkeit entwickeln und verbessern, ihre soziale Lebenswelt und ihr Leben selbst zu gestalten und sich nicht gestalten zu lassen. […] Durch den Empowerment-Ansatz sollen Personen(-gruppen) dazu ermutigt werden, ihre eigenen (vielfach verschütteten) personalen und sozialen Ressourcen sowie ihre Fähigkeiten zur Beteiligung zu nutzen, um Kontrolle über die Gestaltung der eigenen sozialen Lebenswelt (wieder) zu erobern." ([61], S. 1)

Allerdings gibt es auch hier eine große **konzeptionelle Heterogenität**, die allein schon bei der Begrifflichkeit deutlich wird, denn es gibt bisher keine einheitliche Übersetzung [62]. Ein konzeptuelles Review im Bereich der Prävention und Gesundheitsförderung verweist auf 8 Hauptdimensionen, die drei Grundverständnissen (klinisch, organisational-professionell, politisch) mit jeweils eigenen Fragestellungen und Operationalisierungen zuzuordnen sind [63]:

- Beteiligung an Entscheidungen: z. B. Beteiligung an der Behandlungsgestaltung in der medizinischen Versorgung (Shared Decision Making)
- Selbstwirksamkeitserwartung: z. B. Kohärenzerleben
- Soziale Unterstützung und soziales Kapital
- Kompetenzen: z. B. kulturelle Techniken, soziale Fertigkeiten
- Inanspruchnahmeverhalten: z. B. Kenntnisse und Fertigkeiten, komplexe Kognitionen (Gesundheitsbewusstsein, subjektive

Gesundheitstheorien), Emotionen und Motivationen (Furcht vor Institutionen, vor Krankheiten, Verantwortungsgefühl für eigenes Leben)
- Fähigkeit zur Zielsetzung und -verfolgung
- Reflexionsvermögen
- Innovation: Empowerment als Veränderungsmotivation unter Unklarheit (Risikobereitschaft) oder als Offenheit für das Experimentieren mit dem eigenen Verhalten und Umfeld

Ein **Erfolg des Empowerment-Ansatzes** setzt Interesse und eine aktive Beteiligung aller Beteiligten voraus [59]. Untersuchungen in Einzelstudien konnten zeigen, dass Selbstorientierung, das Vorhandensein sozialer Kontakte, Beschäftigung und eine höhere Lebensqualität sich positiv auf Empowerment chronisch psychisch kranker Menschen auswirken [64–66]. Die Förderung von Empowerment-Prozessen sollte in jeden Therapieansatz eingebunden sein, da Empowerment-orientierte Therapieansätze die Selbstbefähigung des Patienten erhöhen können [60, 67, 68].

> **Empfehlung 1 (2012)**
> Menschen mit schweren psychischen Erkrankungen haben ein Recht darauf, in ihren besonderen Bedürfnissen und ihrem individuell unterschiedlichen Hilfebedarf wahrgenommen zu werden. Sie sollten befähigt und in die Lage versetzt werden, ihre Interessen selbst durchzusetzen, sich zu organisieren sowie ihre Lebensverhältnisse individuell bestimmen zu können (Selbstbefähigung/Empowerment).
> **Empfehlungsgrad: KKP**
> Ergebnis der Abstimmung: starker Konsens (08.11.2010)

Das **Konzept der Selbstbefähigung** beinhaltet die persönliche Kontrolle über die eigenen Lebensbedingungen sowie die Teilnahme an Aktivitäten mit anderen, um gemeinsame Ziele zu erreichen. Der Empowerment-Ansatz verlangt daher von den sozialpsychiatrisch tätigen Akteuren eine grundsätzliche Haltung, die den von einer psychischen Erkrankung Betroffenen so weit wie möglich Entscheidungsfreiheit in allen persönlichen Lebensbereichen zubilligt, einschließlich der freien Wahl der Behandler bzw. Begleiter sowie aller Mittel der Behandlung und Rehabilitation. Verantwortung an Betroffene zurückzugeben erfordert auch die Bereitschaft, den Betroffenen zuzugestehen, positive Risiken einzugehen [69]. Diese werden in der Recovery-Bewegung als Schritte oder Herausforderungen im alltäglichen Leben beschrieben, die zu persönlichem Wachstum und persönlicher Entwicklung beitragen und von negativen Risiken wie Selbst- oder Fremdgefährdung sorgsam abgegrenzt werden müssen [70]. Positive Risiken können beispielsweise bedeuten, die Arbeitsstelle zu wechseln oder soziale Kontakte neu zu beleben. V. a. in klinischen Settings ist diese Risikobereitschaft kaum realisiert, gleichzeitig stellt sie eine besondere Herausforderung auf professioneller Seite dar [70]. Auf diese Weise kann die (Wieder-)Erlangung von Selbstachtung und Anerkennung in der Gesellschaft gefördert werden. Diese sind essenziell mit dem Prozess der Genesung verbunden.

Hoffnung als eine weitere Kernkomponente im Recovery-Prozess [55, 71] kann definiert werden als der persönliche Glaube daran, dass Recovery überhaupt möglich ist. Hoffnung finden und erhalten bedeutet unter anderem, dass Probleme erkannt und akzeptiert werden, das Bemühen um Veränderung, die Konzentration auf individuelle Stärken, die Orientierung in die Zukunft, das Setzen von Prioritäten und die Würdigung kleiner Erfolge sowie der Glaube an sich selbst [42]. Betroffene berichten von Hoffnungen auf bessere Gesundheit, Wohlstand und Beziehungen sowie den Glauben an die Möglichkeit von Veränderungen und dass das Leben wieder besser wird [55]. Eine Skala zur Messung von Hoffnung bei Menschen mit schweren psychischen Erkrankungen erwies sich als reliabel und valide [72].

8.1.2 Recovery: Implikationen für Behandlung und Rehabilitation

Einen **konzeptuellen Rahmen** für eine Recovery-orientierte Behandlung bietet das erweiterte Stress-Vulnerabilitätsmodell von Mueser und Gingerich [73], in dessen Fokus die stringente Stärkung der Betroffenen im Umgang mit der Erkrankung, für eine aktive Gestaltung des Behandlungsprozesses ausgerichtet an eigens formulierten Zielen und für eine stärkere Partizipation in den verschiedenen Lebensbereichen steht [73] (◘ Abb. 8.1). Nuechterlein und Dawson [74] gehen in ihrem allgemein gültigen Modell der ätiopathogenetischen Konzeption psychischer Störungen zunächst davon aus, dass psychische Erkrankungen auf der Grundlage einer psychobiologischen Vulnerabilität (Krankheitsdisposition) durch akute Stressoren oder lang anhaltende Belastungen entstehen [74]. Unter protektiven Faktoren sind neben sozialen Kompetenzen und tragfähigen sozialen Netzen erworbene Copingstrategien zu verstehen [74, 75]. Dieses Modell erlaubt die Integration der verschiedenen Interventionen bei der Behandlung schwer psychisch kranker Menschen.

International existiert mittlerweile umfangreiche Literatur zu **Recovery-orientierten Ansätzen** in der Behandlung von Menschen mit schweren psychischen Erkrankungen. Es werden zum einen Haltungen bzw. die Recovery-Orientierung der Dienstleister in verschiedenen Settings [76–78] und zum anderen spezifische Interventionen [28, 79, 80] beschrieben, die in Einklang mit dem Paradigma stehen und von denen ausgegangen wird, Recovery zu unterstützen.

Recovery kann auf vielfältige Weise gefördert werden. Im Rahmen einer Online-Delphi-Befragung von Psychiatrie-Betroffenen wurde deren Sicht zu zentralen Merkmalen und Kompetenzen psychiatrisch tätiger Akteure hinsichtlich der Förderung von Recovery untersucht. Die Ergebnisse zeigten, dass das Zuhören und Respektieren der Betroffenen-Perspektive sowie die Förderung von Hoffnung hinsichtlich Recovery als die wichtigsten Fähigkeiten bewertet wurden, um die Ressourcen der Betroffenen zu stärken und Recovery-Prozesse zu fördern [78]. Verbunden mit einer **Recovery-Orientierung** ist weiterhin die Unterstützung der Betroffenen im Hinblick auf einen förderlichen Umgang mit der Erkrankung und die Bereitstellung von Behandlungsangeboten, bei deren Nutzung Behandler und Patient gemeinsam Entscheidungen treffen können [81]. Eine Recovery-Orientierung lässt Patienten und professionelle Helfer näher zusammenrücken [82]. Respekt, Empathie, Ermutigung und tragfähige Beziehungen [83, 84] sowie Umgebungsbedingungen, die sich auf das Selbstvertrauen, die Selbstachtung und das Selbstwertgefühl förderlich auswirken, sind zentrale Haltungen in der Begleitung von psychisch kranken Menschen auf dem Recovery-Weg [85].

Le Boutillier et al. [86] entwickelten im Rahmen eines Reviews internationaler Leitfäden ein **Konzept Recovery-orientierter Praxis** unter Berücksichtigung internationaler Perspektiven. Herausgestellt wurden 16 Themen, die sich 4 praktischen Domainen zuordnen ließen [86]:

- Förderung der Bürgerrechte: „Service User", Respekt gegenüber den Rechten der Betroffenen, Unterstützung sozialer und beruflicher Teilhabe
- Organisatorische Verpflichtung/Commitment: Recovery-Vision, Einbettung der Recovery-Prinzipien in die Strukturen der Einrichtung, aktive Beteiligung der Nutzer in die Entwicklung von Angeboten und deren Evaluation, Unterstützung in der Inanspruchnahme von geeigneten/präferierten Behandlungspfaden, Training und Weiterbildung der Mitarbeiter in erforderlichen Kompetenzen
- Unterstützung von persönlichem Recovery: Förderung von Individualität und Autonomie der Nutzer, deren Präferenzen und Selbstbestimmung, informierte

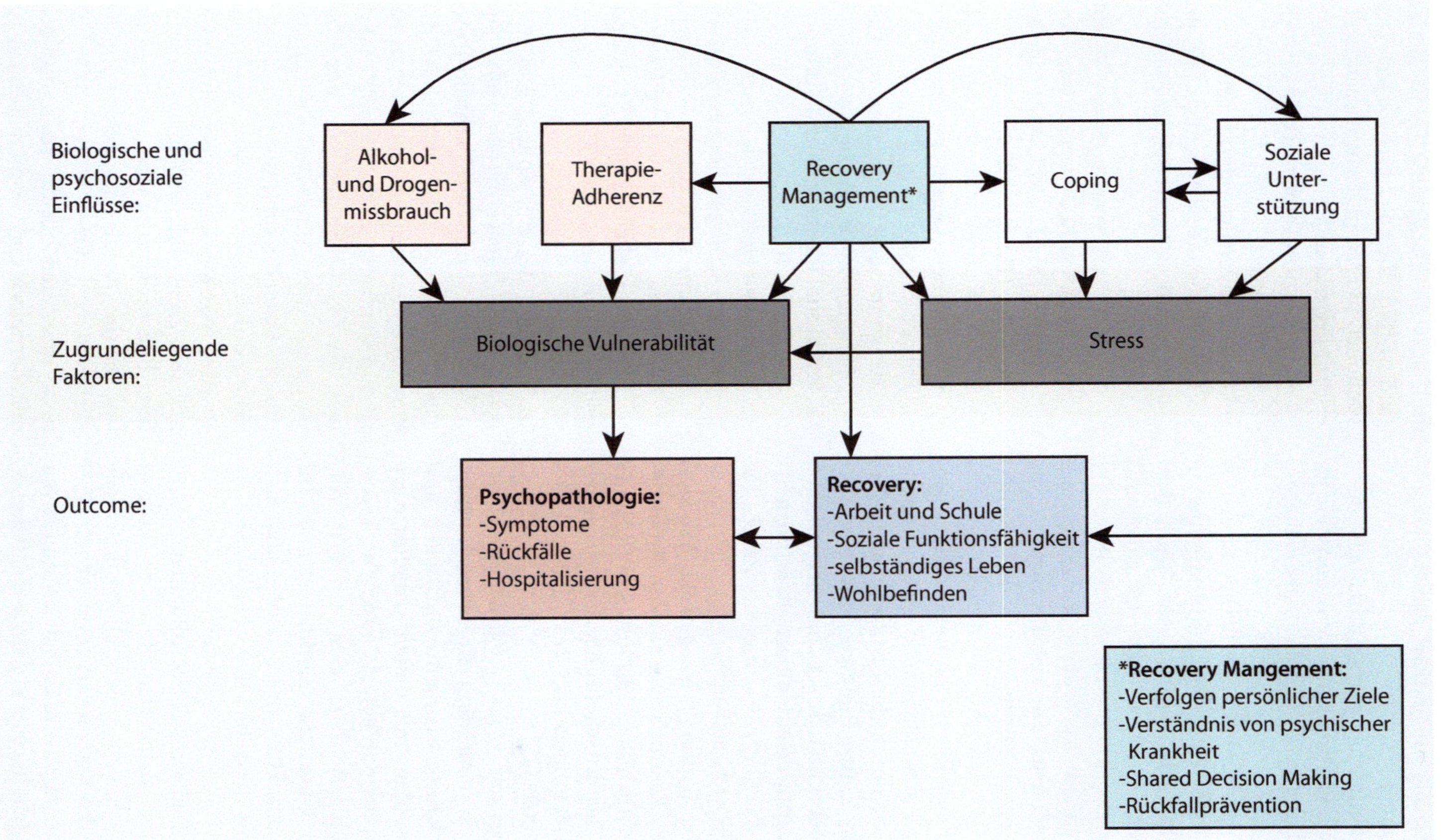

◘ Abb. 8.1 Erweitertes Stress-Vulnerabilitätsmodell (modifiziert nach Mueser et al. [28])

Entscheidungsfindung, Peer-Support, Fokussierung von Stärken, ganzheitliche Ausrichtung
- Arbeitsbeziehung: partnerschaftliche Beziehung und Förderung der Autonomie im Behandlungsverlauf, Hoffnungen nähren

Aus Sicht der Leistungserbringer verbindet sich mit einer Recovery-orientierten Praxis neben dem klinischen und dem persönlichen Recovery auch das sogenannte **Versorgungssystem-definierte Recovery** (Service-defined Recovery). Letzteres beschreibt die Umsetzung von Recovery in die Praxis entsprechend der durch die Einrichtung bzw. das Versorgungssystem definierten Ziele und finanziellen Rahmenbedingungen. Damit wird das alltägliche professionelle Handeln sehr durch die institutionellen Gegebenheiten einschließlich ideologischer Aspekte beeinflusst. Insgesamt zeigten sich große konzeptionelle Unklarheiten hinsichtlich einer Recovery-orientierten Praxis bei den befragten Akteuren. Eingeschlossen in die narrative Synthese wurden 22 Arbeiten (N = 1163). Deutlich wurde eine Inkonsistenz hinsichtlich des Einflusses politischer Vorgaben, der Entscheidungen zu finanziellen Voraussetzungen und den Zielen in den Organisationen [87].

Im Zuge der wissenschaftlichen Auseinandersetzung mit dem Recovery-Konzept sind zahlreiche Instrumente entwickelt und evaluiert worden, mit denen sich Recovery auf einer individuellen als auch auf Team- oder Institutionsebenen erheben lässt. Autoren einer Übersicht identifizierten **33 Instrumente**, mit Hilfe von 22 davon lässt sich Recovery aus der subjektiven Perspektive erfassen [88].

Basierend auf dem CHIME-Rahmenkonzept und den dort definierten Recovery-Prozessvariablen leiten Slade et al. [80] empirisch gestützte **Pro-Recovery-Interventionen** ab. Ziel ist, Interventionen zu identifizieren, mit deren Anwendung ein Recovery-orientiertes Behandlungs- und Versorgungssystem ausgestaltet werden kann. Die Autoren weisen explizit darauf hin, dass die Darstellung keinesfalls erschöpfend ist [80]. Viele der hier dargestellten Interventionen werden in der vorliegenden Leitlinie explizit behandelt:

- **Peer-Support** informell und formell (▶ Abschn. 9.5)
- **Patientenverfügungen** verbunden mit unzureichender Evidenzlage [89] und Herausforderungen bei der Implementierung [90]
- Spezielle **Selbstmanagement-Ansätze**, z. B. Wellness Recovery Action Planning (WRAP) [91, 92], Illness Management and Recovery (IMR) (▶ Abschn. 9.2)
- **REFOCUS** als Intervention zur Etablierung einer stärkeren Recovery-Orientierung in Behandlungsteams [93]
- **Stärkenmodell** im Rahmen von Case Management (▶ Abschn. 10.2.3)
- **Individual Placement and Support** (▶ Abschn. 10.4)
- **Supported Housing** (▶ Abschn. 10.3)
- **Recovery Colleges/Recovery-Education-Programme** als Ansätze zur Wissensbeteiligung, um Recovery zu fördern und Teilhabemöglichkeiten zu verbessern
- **Trialog** (▶ Abschn. 11.1)

Im Rahmen der Aufzählung von Recovery-orientierten Interventionen sollte auch der Ansatz von **Supported Parenting** nicht unerwähnt bleiben. Ziel hierbei ist die Stärkung der Elternrolle in betroffenen Familien als ein zentraler Aspekt von Rehabilitation bzw. Recovery. Analog zu Supported Employment oder Supported Housing geht es um die Unterstützung der elterlichen Fähigkeiten durch instrumentale, emotionale und soziale Assistenzleistungen, um Menschen mit schweren psychischen Erkrankungen in ihrer Elternrolle zu stärken. Die Besonderheit liegt hierbei darin, dass gleichzeitig mehrere Personen und deren Wünsche und Bedürfnisse, also gleichzeitig auch die der Kinder, berücksichtigt werden müssen und die Intervention dementsprechend komplex ausgerichtet sein muss. Genau hierin wird das große Entwicklungspotenzial von Supported Parenting gesehen [94] (▶ Kap. 18 Hilfen für Kinder psychisch kranker und suchtbelasteter Eltern).

Zur **Umsetzung von Recovery im deutschsprachigen Raum** stehen u. a. folgende Materialien zur Verfügung, die zunehmend Anwendung in der Praxis finden:

- 100 Wege um Recovery zu unterstützen [95]
- Schulungsprogramm Recovery praktisch [96]
- Das Leben wieder in den Griff bekommen [97]
- Das Gezeitenmodell [98]

Die Komplexität und Multidimensionalität des Recovery-Konstruktes wird in der Menge und Vielfalt der wissenschaftlichen Arbeiten deutlich. Recovery hat aus verschiedenen Perspektiven heraus eine unterschiedliche Bedeutung. Die Umsetzung einer Recovery-Orientierung in der psychiatrischen Versorgung ist allein deshalb eine Herausforderung.

> **Empfehlung 2 (NEU)**
> Menschen mit schweren psychischen Erkrankungen sollten in ihrem individuellen Recovery-Prozess unterstützt werden. Neben gezielten evidenzbasierten Interventionen, die die Betroffenen im Rahmen ihrer individuellen Ziele und Wünsche unterstützen, sie in ihrer Autonomie und Individualität stärken und die eine Inklusion in alle Lebensbereiche und Lebensqualität fördern, sollte in allen Bereichen der Versorgung eine Recovery-Orientierung entwickelt und gelebt werden. Die Grundlage hierfür liegt in einem gemeinsamen Verständnis von Recovery, das Gegenstand von Aushandlungsprozessen ist.
> **Empfehlungsgrad: KKP**
> Ergebnis der Abstimmung: starker Konsens (Mai 2018)

8.2 Milieutherapie und Therapeutische Gemeinschaften

8.2.1 Milieutherapie und Milieugestaltung

In der Behandlung und Begleitung von Menschen mit schweren psychischen Erkrankungen müssen auch vielfältige Umweltaspekte berücksichtigt werden. In diesem Zusammenhang versteht man unter **Milieutherapie** alle gezielt therapeutisch eingesetzten Veränderungen von Umweltfaktoren (z. B. bauliche Gegebenheiten und Organisationsstrukturen) sowie zwischenmenschlichen Umgangsformen [99]. Die Umweltfaktoren sind verknüpft mit der sozialen sowie der Behandlungsumgebung des Patienten; deren Einflüsse ein gegebener Umstand sind und sich positiv oder negativ bzw. unterstützend oder behindernd auf den Behandlungsverlauf auswirken können [100].

Das **Fundament** der Milieutherapie entstand in der Auseinandersetzung mit Erfahrungen aus den früheren, großen und gemeindefernen Krankenhaus- und „Anstaltsmilieus" [101]. Die Milieutherapie gewann insbesondere in den 1960er-Jahren sehr an Bedeutung; in späteren Jahren ist dieser Aspekt eines Behandlungssettings eher in den Hintergrund des wissenschaftlichen Interesses getreten. Damalige Untersuchungen zeigten, dass Hospitalismus sowie ungünstige Milieueinflüsse insbesondere die Negativsymptomatik bei Patienten mit einer Schizophrenie vergrößern und damit den Behandlungsverlauf und Therapieerfolg negativ beeinflussen können [102–104]. In der Praxis behält die Ausgestaltung des Milieus oder des therapeutischen Klimas seine Bedeutung. Ziel der Milieutherapie ist es, mit verschiedenen Mitteln eine günstige Umgebung für einen optimalen Behandlungsverlauf zu schaffen [99, 100]. Heim [105] fasst ergänzend die Ziele der milieutherapeutischen Ansätze in Partizipation, offene Kommunikation, soziales Lernen und Leben in der Gemeinschaft zusammen [105].

Mit Milieutherapie sind **unterschiedliche Maßnahmen** gemeint, die zur Gestaltung einer Atmosphäre beitragen, von der angenommen wird, dass sie den Heilungsprozess positiv beeinflussen kann. Damit wird durch die Milieutherapie ein geeigneter Rahmen für andere Therapieformen und die Wiedererlangung von Selbstständigkeit und Kompetenzen geschaffen [99]. Milieutherapie bildete zunächst einen wichtigen therapeutischen Ansatz zur Gestaltung der Umgebung in stationären und teilstationären Bereichen; gleichzeitig sollten soziale Fertigkeiten über eine aktive Beteiligung der Patienten an täglichen Aktivitäten während des Klinikaufenthaltes unterstützt werden [106–108].

Das **Ziel der Milieutherapie** ist nicht nur die Gestaltung des äußeren Rahmens, sondern auch die Vermeidung von Passivität und die Schaffung von Ablenkung. Die bewusste Gestaltung therapeutischer Milieus kann auch über stationäre Settings hinaus erfolgen und dem Patienten die Erschließung neuer Bedeutungsräume ermöglichen und zu mehr Selbstverantwortung führen. Um positive Effekte zu erreichen, müssen die Settings und Milieus unter psychologischen, sozialen und baulichen Gesichtspunkten gezielt behandlungsförderlich gestaltet werden. Die Bedeutung des ökologischen Milieus (bauliche und architektonische Aspekte eines therapeutischen Milieus) für den Therapieerfolg stationärer Behandlungen wurde immer wieder betont [100].

Gunderson [107] beschrieb fünf **grundlegende Elemente** positiv wirksamer Milieus: (1) sicherer und haltender Rahmen, (2) Strukturierung durch Behandlungsprogramme, Wochenpläne und Stationsordnung, (3) körperlicher und emotionaler Support, (4) intensive Kommunikation und Interaktion zwischen Personal, Patienten und Angehörigen und (5) Validierung der Behandlung und des Behandlungserfolgs [107].

Bei Deister [99] finden sich folgende zu berücksichtigende **Milieuaspekte**: (1) Lage der Einrichtung möglichst nahe am gewohnten sozialen Umfeld, (2) Berücksichtigung der baulichen Gegebenheiten, (3) Gestaltung der Stationsumgebung im Sinne einer Wohnatmosphäre, (4) Geschlechtermischung auf den Stationen, (5) Möglichkeit der Selbstgestaltung des Umfeldes durch den Patienten sowie (6) entsprechende Einstellung des therapeutischen Personals. Auch das Versorgungssetting spielt eine entscheidende Rolle bei der Gestaltung, so sollte beispielsweise eine Notfallversorgung eher strukturierend und eine rehabilitative Behandlung stärker aktivierend ausfallen [99].

Patienten, die in einem motivierenden, statt einem dominierenden Milieu, in dem ihnen eine aktive Rolle ermöglicht wird, behandelt wurden, verblieben nach ihrer Entlassung länger in der Gemeinde [109, 110]. Die Betonung von Autonomie und Unabhängigkeit und die Möglichkeit der Äußerung von Gefühlen trugen hierzu bei [111]. Die „Erreichbarkeit" der Behandler aus Patientenperspektive zählt zu den wichtigsten **Merkmalen** positiver Milieugestaltung [112].

Möglicherweise beeinflussen demografische und krankheitsspezifische Merkmale der Betroffenen die Wahrnehmung und Bewertung der Behandlung [113–115]. Allerdings existiert hierzu wenig Konsistenz [116].

Die **Beurteilung des Stationsmilieus** kann durch die Ward Atmosphere Scale (WAS) erfolgen [117]. Der deutschsprachige Stationsbeurteilungsbogen (SBB) basiert auf dieser Skala [118].

Ellsworth et al. [110] untersuchten die Effekte von insgesamt 191 **Setting- und Behandlungsmerkmalen** im Rahmen stationärer Behandlungsprogramme auf die Behandlungseffektivität [110, 119]. Eingeschlossen wurden 11.283 Patienten aus 18 Kliniken der US-amerikanischen *Veterans Administration*. Betrachtet wurden u. a. Merkmale der medikamentösen und psychologischen Behandlung, Umgebungsmerkmale der Einrichtung, Prozessmerkmale der Dokumentation und soziale Aktivitäten der Patienten. Lediglich sechs der untersuchten Behandlungs- und drei der Settingmerkmale erwiesen sich als signifikante Einflussfaktoren auf die Ausprägung verschiedener Outcomes, wie Angst und Depressionen, Lebenskraft, Distanzierung und Vertrauen in

Fähigkeiten, zwischenmenschliche Beteiligung oder Beunruhigung. Die drei **Settingvariablen** waren ein separater Fernsehraum, der Anteil an Patienten mit längerem stationärem Aufenthalt (über drei Monate) und der Anteil an ledigen Patienten auf Station. **Behandlungsmerkmale** waren:

- **Patienten-Aktivitäten** (Anzahl an Patienten, die als sozial passiv eingeordnet wurden, war geringer auf den Stationen mit besserer Behandlungseffektivität)
- **Verschreibung von Medikamenten** (die Verschreibung von Beruhigungsmitteln mit höheren Dosierungen sowie antipsychotischer Medikation für neurotisch erkrankte Patienten nach der Entlassung beeinflussten den Therapieerfolg negativ)
- **Ordnung und Organisation durch Personal** (eine Überbetonung von Ordnung und Organisation führte zu unerwünschten Effekten, sodass angenommen wird, dass eine hohe Kontrolle die Interaktion zwischen Behandler und Patient stört)
- **Instabilität des Schichtwechsels bei Pflegepersonal** (durch häufige Schichtwechsel ist das Personal nicht in der Lage, Gruppentherapien regulär durchzuführen, da Verlässlichkeit und personelle Kontinuität für die Koordination sozialer sowie therapeutischer Aktivitäten des Patienten notwendig sind)

> **Empfehlung 3 (2012)**
> Bei allen psychosozialen Interventionen sollten Erkenntnisse zur Gestaltung therapeutischer Milieus berücksichtigt werden.
> **Empfehlungsgrad: KKP**
> Ergebnis der Abstimmung: Konsens (24.01.2011)

8.2.2 Therapeutische Gemeinschaften

Therapeutische Gemeinschaften sind eine **Sonderform der Milieutherapie** und gleichzeitig ein Prinzip angewandter sozialer Psychiatrie.

Ihnen liegt der Gedanke zugrunde, dass eine Patientengemeinschaft und die gegenseitige Unterstützung während der Therapieprozesse therapeutisch wirksam sein können [120].

Erste Ansätze und **Erfahrungen mit Therapeutischen Gemeinschaften** und die Idee, Patienten auf sozialer Ebene in den therapeutischen Prozess zu integrieren, lassen sich über zwei Jahrhunderte zurückverfolgen. Eine Übersicht zu den frühen Reformbewegungen („Prinzip der offenen Tür", „Non-Restraint-Therapy") findet sich beispielsweise bei Krüger [121]. Die eigentliche Entwicklung des Ansatzes setzte allerdings erst in den 1940er-Jahren ein und wurde dabei von anderen zeitgemäßen theoretischen Arbeiten, wie beispielsweise der Rollentheorie von T. Parsons, den sozialpsychologischen Arbeiten von Erikson oder dem Psychodrama von Moreno und gleichzeitig von Settinganalysen damaliger großer Anstalten beeinflusst (vgl. [121]).

Unterschieden werden ein „demokratisches" (Großbritannien) und ein „hierarchisches" Modell (Amerika). Das **demokratische Modell** wurde von Maxwell Jones als eine Methode der Gruppenarbeit entwickelt (vgl. [122]) und zielt auf eine große diagnostische Bandbreite, eine mäßig strukturierte Tagesplanung und eine demokratische Organisation. Nach Rapoport lassen sich hierzu 4 Themen finden: Demokratisierung, Toleranz, die Konfrontation mit der Realität und den „Kommunalismus" (vgl. [123]). Das **hierarchische Modell** wurde in spezialisierten Therapeutischen Gemeinschaften und in der Tradition der Selbsthilfe-Bewegung entwickelt und richtete sich an spezielle Zielgruppen, insbesondere an Menschen mit Substanzmissbrauch. Die Tagesplanung und das Behandlungsprogramm sind hier stärker strukturiert [124, 125]. Beide Modelle sind nahezu unabhängig voneinander entwickelt worden, nähern sich jedoch zunehmend an [126]. Moderne Konzepte Therapeutischer Gemeinschaften haben ihren Schwerpunkt auf Empowerment und Offenheit gerichtet und verfügen über klare Konzepte und Abläufe (vgl. [123]).

Evidenz liegt kaum vor. Eine erste randomisierte kontrollierte Studie in der Behandlung von 70 Menschen mit einer Persönlichkeitsstörung verwies jüngst auf positive Effekte hinsichtlich selbst- und fremdaggressiven Verhaltens sowie der Behandlungszufriedenheit gegenüber TAU [127]. Ein systematisches Review von Lees et al. (1999) zur Wirksamkeit von Therapeutischen Gemeinschaften bei Menschen mit schweren psychischen Erkrankungen schloss Studien unterschiedlichen Designs ein. Die Metaanalyse zeigte, dass Patienten in Therapeutischer Gemeinschaft gegenüber der Standardgruppe eine signifikante Erhöhung der Selbstachtung sowie Reduktion aggressiven Verhaltens erreichten. Es gab einen signifikanten Zusammenhang zwischen der Dauer einer Behandlung innerhalb einer Therapeutischen Gemeinschaft und der Reduzierung von Negativsymptomen [122]. Die Effektivität einer einmal wöchentlichen und ganztägigen Therapeutischen Gemeinschaft zeigte sich in einer statistisch signifikanten Verbesserung hinsichtlich sozialer Funktionen sowie der psychischen Gesundheit. Als wichtige Wirkfaktoren wurden der gemeinsame Erfahrungsaustausch mit anderen Betroffenen und die damit verbundene Reduktion von Stigma und Isolation berichtet [128]. Ähnliche Ergebnisse zeigte eine Studie von Loat [129]. Die Autoren konnten zeigen, dass die Patienten die gemeinsame Unterstützung und den gemeinsamen Erfahrungsaustausch mit anderen positiv bewerten. Außerdem konnte diese Studie verschiedene Wege aufzeigen, wie eine gemeinsame Unterstützung zwischen Patienten in Therapeutischen Gemeinschaften Anwendung finden und welche Auswirkung dies für jeden Einzelnen haben kann [129]. Ein Cochrane Review zur Effektivität von Therapeutischen Gemeinschaften für Menschen mit Substanzmissbrauch bzw. Abhängigkeitserkrankungen verweist auf eine schmale Evidenzbasis [130].

In der klinischen Psychiatrie spielt das Konzept der Therapeutischen Gemeinschaft heute, nicht zuletzt durch die Reduktion der Verweildauer, nur noch eine untergeordnete Rolle. Eine Bedeutung besitzt es am ehesten in Tageskliniken, auf Rehabilitations- oder Psychose-Therapiestationen, aber auch auf psychiatrischen Akutstationen [120].

> **Empfehlung 4 (2012)**
> Eine Behandlung in einer Therapeutischen Gemeinschaft kann für bestimmte Patienten erwogen werden. Dieses Konzept ist nicht an stationäre Settings gebunden.
> **Empfehlungsgrad: KKP**
> Ergebnis der Abstimmung: starker Konsens (24.01.2011)

8.3 Beziehungsgestaltung und Partizipative Entscheidungsfindung

Die **Beziehungsgestaltung** zwischen professionell Tätigen und Patienten sowie ihren Angehörigen nimmt neben der konkret angewandten Intervention, den Kontextfaktoren und gewissen Erwartungseffekten (Hoffnung) in der Behandlung (schwer) psychisch kranker Menschen einen hohen Stellenwert ein. Der durch die Beziehungsgestaltung bedingte Anteil an einer Veränderung im professionellen Kontext wird auf circa 30 Prozent geschätzt [131]. Auch im Wirkfaktorenmodell von Grawe [132] lassen sich Veränderungen auf die Qualität der therapeutischen Beziehung zurückführen. Daneben spielen die Ressourcenaktivierung, Problemaktualisierung, motivationale Klärung und die Befähigung zur Problembewältigung eine maßgebliche Rolle in psychotherapeutischen Prozessen [132]. Für die Gestaltung therapeutischer Prozesse sind darüber hinaus auch andere konzeptionelle Ansätze von Interesse. Zu nennen sind hier beispielsweise Salutogenese und Resilienzorientierung [133], eine Alltags- und Lebensweltorientierung und eine Recovery-Orientierung.

Eine Recovery-Orientierung erfordert, die Rechte der Betroffenen auf Autonomie und Selbstbestimmung zu respektieren und eine aktive Beteiligung an der Behandlungsgestaltung zu unterstützen (▶ Abschn. 8.1). In diesem Sinne ist das **Konzept der Partizipativen Entscheidungsfindung** entwickelt worden. Die partizipative Entscheidungsfindung (engl. Shared Decision Making) ist in diesem Zusammenhang als ein Interaktionsprozess zu verstehen, an dem Patient und Behandler aktiv beteiligt sind und auf Basis geteilter Informationen und Präferenzen eine gemeinsam verantwortete Entscheidung treffen [134, 135]. Neben den medizinischen Informationen fließen hier auch behandlungsrelevante persönliche Informationen sowie Sorgen, Befürchtungen und Vorstellungen mit ein [136]. „Die partizipative Entscheidungsfindung steht für die Individualisierung der Behandlung und das Empowerment des Patienten" ([137], S. 64). Behandler und Betroffene begegnen sich in diesem Modell als gleichberechtigte Partner. Dieses Modell unterscheidet sich von dem Modell der Informierten Entscheidungsfindung darin, dass über die von professioneller Seite zur Verfügung gestellten Informationen ein gemeinsamer Prozess gesteuert wird, der unter Berücksichtigung der Präferenzen aller Beteiligten zu einer gemeinsam zu verantwortenden Entscheidung führt [138]. Eine dritte Form der Behandler-Patient-Interaktion liegt dem Paternalistischen Modell zugrunde. Hierbei trifft der Behandler nahezu selbstständig (nach bestem Wissen und Gewissen) Entscheidungen, möglicherweise ohne die Bedürfnisse des Betroffenen zu kennen. Gefahren liegen hier in der Bevormundung und partiellen Entmündigung des Patienten. Autonomiebedürfnisse werden so kaum erfüllt (vgl. [136]).

Ein Cochrane Review von 2010 verweist auf eine schwache **Evidenzbasis**. Zwei Studien wurden identifiziert. Dabei zeigten sich Effekte auf die Patientenzufriedenheit [138]. Laine et al. [139] wiesen darauf hin, dass die Einbeziehung des Patienten in den Behandlungsprozess im Sinne einer partizipativen Entscheidungsfindung vertrauensfördernde Effekte haben kann [139]. Ein aktueller narrativer Review beleuchtet konzeptionelle Aspekte und Barrieren bei der Implementierung.

Die Autoren weisen auf Vorteile durch Partizipative Entscheidung hin (z. B. Symptomreduktion, verbessertes Selbstwerterleben, höhere Behandlungszufriedenheit, erweitertes Wissen, aktiverer Einbezug der Betroffenen, reduzierte stationäre Behandlungsinanspruchnahme). Einer breiten Implementierung stehen verschiedene Barrieren gegenüber, die sowohl auf Seiten der Patienten, als auch der Behandler und auf Systemebene angesiedelt sind [140]. Aus Patientenperspektive liegt die größte Barriere in einem Wissens- und Machtungleichgewicht [141].

Eine Partizipative Entscheidungsfindung kann nur auf einer vertrauensbildenden und patientenzentrierten Basis erfolgen. Auch hierbei gilt, die Wünsche der Patienten hinsichtlich des Ausmaßes an der Beteiligung eines solches Vorgehens zu berücksichtigen [142]. Gleichermaßen muss die aktuelle Entscheidungsfähigkeit, die aufgrund der Schwere der Erkrankung beeinträchtigt sein kann, berücksichtigt werden [4]. In der Vergangenheit wurden **wichtige Umsetzungsschritte** definiert, die nicht zwingend in der vorgegebenen Reihenfolge durchlaufen werden müssen, aber dennoch drei Phasen deutlich machen. Zu Beginn sollte dem Patienten offeriert werden, dass eine Entscheidung erforderlich ist, dass es verschiedene Möglichkeiten gibt und dass es möglich ist, hierbei eine aktive Rolle einzunehmen. In einer zweiten Phase erfolgen der Austausch aller relevanten Informationen, Erwartungen und Befürchtungen, um dann in der Abschlussphase die Rollen- und Behandlungspräferenzen aus allen Perspektiven zu bestimmen und Vereinbarungen zu treffen [136]:

1. Problemdefinition: Mitteilen, dass eine Entscheidung ansteht
2. Gleichwertigkeit der Behandlungsoptionen und der Partner betonen
3. Über Behandlungsmöglichkeiten einschließlich deren Vor- und Nachteile informieren
4. Erfragen von Erwartungen, Verständnis, Befürchtungen etc. (Betroffenenperspektive)

5. Rollen- und Behandlungspräferenz ermitteln und Entscheidungsfindung aushandeln
6. Vereinbarungen zur Umsetzung der Entscheidung treffen

Es gibt sowohl auf Seiten der Behandler als auch der Patienten Möglichkeiten, die Umsetzung von Partizipativer Entscheidungsfindung zu unterstützen [136]. Eine besondere Stellung nehmen hierbei sogenannte medizinische Entscheidungshilfen für Patienten [143] ein, die es ihnen ermöglichen sollen, Gespräche mit Behandlern vorzubereiten, zu ergänzen und zu strukturieren. Genutzt werden dabei unterschiedliche Medien (Informationsbroschüren, Videos, Computerprogramme). Diese klären über die Entscheidung auf, beschreiben die verfügbaren Optionen und helfen Patienten, diese unter persönlichen Standpunkten zu betrachten, indem beispielsweise Risikoprofile aufgezeigt werden.

In Deutschland verweisen Ergebnisse BMG geförderter Projekte auf positive Effekte hinsichtlich psychosozialer, klinischer und entscheidungsprozessbezogener Outcomes durch Partizipative Entscheidungsfindung in der Behandlung von Menschen mit verschiedenen Störungsbildern. Belege lassen sich für Patienten mit einer Depression in der Hausarztpraxis [144] sowie für Patienten mit einer Schizophrenie [145, 146] finden.

> ### Statement 1 (NEU)
>
> Die Beziehungsgestaltung zwischen Behandlern und Patienten sollte es ermöglichen, über Behandlungsstrategien und deren Vor- und Nachteile im Rahmen eines Prozesses Partizipativer Entscheidungsfindung zu informieren und zu Entscheidungen zu gelangen.

8.4 Stigma und Anti-Stigma-Interventionen

Der Umgang mit Stigmatisierung berührt alle Formen psychosozialer Therapien von Menschen mit psychischen Krankheiten. **Stigmatisierung** ist nach Link und Phelan (2001) [147] ein Prozess, in dem ein bestimmtes Merkmal, z. B. eine schwere psychische Krankheit, dazu führt, dass Menschen mit einem Etikett versehen, mit negativen Stereotypen in Verbindung gebracht, ausgegrenzt und schließlich diskriminiert werden. Stigmatisierung trifft Menschen mit schweren psychischen Krankheiten in vielfältiger Weise: Sie wird vom Einzelnen erlebt, befürchtet oder durch Geheimhaltung und sozialen Rückzug vermieden [148]. Auch die Vermeidung von Stigmatisierung durch sozialen Rückzug oder durch die Nicht-Inanspruchnahme von Hilfe sind schwerwiegende Folgen des Stigmas, die sich manifestieren können, bevor es zur offenen Ablehnung kommt. Stigmatisierung droht nicht nur im Kontakt zwischen Menschen (öffentliches Stigma), sondern zeigt sich auch in diskriminierenden Strukturen und Regeln (strukturelles Stigma). Die gegenwärtige Organisation und Finanzierung der ambulanten Psychotherapie kann als Beispiel für eine strukturelle Benachteiligung von Menschen mit schweren psychischen Störungen angesehen werden [149]. Schließlich kann es zur Selbststigmatisierung kommen, wenn eine Person sich mit der eigenen psychischen Krankheit und mit vorherrschenden negativen Stereotypen auseinandersetzen muss [150]. Trendstudien zeigen, dass das Stigma gerade schwerer psychischer Krankheiten in den letzten Jahrzehnten trotz zahlreicher Initiativen nicht ab-, sondern im Fall der Schizophrenie sogar zugenommen hat [151, 152]. Eine wirksame Bekämpfung des Stigmas psychischer Krankheiten bleibt also eine bisher nur unbefriedigend gelöste Aufgabe.

Für die psychosoziale Versorgung von Menschen mit schweren psychischen Krankheiten ist das Stigma auf mehreren Ebenen relevant.

- **Stigma ist ein Hindernis bei der Inanspruchnahme von Hilfe.** Übersichtsarbeiten qualitativer und quantitativer Studien zeigen, dass Stigma die Inanspruchnahme von Hilfe erschwert [153, 154]. Dabei wirken verschiedene Facetten der Stigmatisierung zusammen [155]. Hilfe kann vermieden werden, um das *Labeling* durch eine Diagnose zu vermeiden [156]. Selbststigmatisierung kann zu Scham und einem „Why try"-Effekt führen [150]. Sowohl die Inanspruchnahme von Hilfe als auch die adäquate Nutzung und Durchführung psychosozialer Therapien können durch Stigma beeinträchtigt sein [155, 157]. Dabei ist aber nicht nur die Teilnahme an bestimmten Therapien oder Maßnahmen ein relevantes Outcome, sondern die Entscheidungsfindung selbst, die durch Stigmatisierung beeinträchtigt sein kann [155]. Insgesamt haben sich bisherige Untersuchungen vor allem auf Zusammenhänge zwischen Stigma und psychiatrischen und psychotherapeutischen Hilfen fokussiert, die Zusammenhänge mit psychosozialen Angeboten sind weit weniger gut untersucht. So ist es bisher kaum untersucht, inwieweit gemeindepsychiatrische Angebote von den Nutzern selbst als stigmatisierend wahrgenommen und deshalb vermieden werden bzw. inwieweit die Öffentlichkeit Nutzer von gemeindepsychiatrischen Angeboten stigmatisiert [158].

Stigma als Hindernis bei der Etablierung von gemeindepsychiatrischen Angeboten: „Not In My Back Yard". Auch die Etablierung von gemeindepsychiatrischen Angeboten kann durch Stigma beeinträchtigt sein. Das sogenannte „Not In My Backyard"-Syndrom (NIMBY) beschreibt eine Haltung, bei der sich Bürger gegen die Etablierung von Hilfen für marginalisierte und diskriminierte Gruppen in ihrer Wohnumgebung wehren, weil sie befürchten, durch die Anwesenheit dieser Gruppen beeinträchtigt zu werden. Diese Haltung findet sich regelmäßig hinsichtlich psychosozialer Angebote für Menschen mit schweren psychischen Krankheiten, etwa im Rahmen des Maßregelvollzugs, oder bei Hilfen für Suchtkranke, aber auch hinsichtlich von Angeboten der Gemeindepsychiatrie [159]. Daten aus der deutschen Allgemeinbevölkerung zeigen, dass

zwischen 1990 und 2011 die geäußerte ausdrückliche Unterstützung für gemeindepsychiatrische Angebote in der eigenen Nachbarschaft von 34 Prozent auf 25 Prozent der Befragten abgenommen hat, wobei der Anteil derjenigen, die sich aktiv gegen beispielsweise eine Wohngruppe für Menschen mit psychischen Krankheiten wehren würden, gleichbleibend bei etwa 5 Prozent lag [160]. Auf der anderen Seite können psychosoziale Versorgungsangebote auch dazu beitragen, dass sich Einstellungen zu den Nutzern der Angebote in der Gemeinde positiv verändern [161].

Analog zu den drei Ausprägungen von Stigma kann man grundsätzlich **Interventionen** unterscheiden, die öffentliches Stigma, strukturelles Stigma und Selbststigma adressieren. Stigma ist dabei nicht in erster Linie ein therapeutisches Problem, sondern ein gesellschaftliches. Link und Phelan haben zu Recht darauf hingewiesen, dass Stigmatisierung auf einem Machtgefälle beruht [162], dessen Ergebnis die ungerechte Ausgrenzung und Diskriminierung einer Minderheit ist. In der Regel sind diejenigen Menschen am stärksten von Stigmatisierung betroffen, die auch aus anderen Gründen benachteiligt sind, etwa durch Armut [163]. Bei der Planung und Durchführung von Anti-Stigma-Interventionen darf diese gesellschaftliche Dimension der Stigmatisierung nicht aus den Augen verloren werden.

Corrigan identifiziert fünf Elemente, die für eine strategische Veränderung des Stigmas notwendig sind [164]: *Kontakt* zwischen Betroffenen und einer möglichst definierten *Zielgruppe,* der *lokal* stattfindet, was sowohl die geografische als auch die soziokulturelle Nähe zur Zielgruppe einschließt. *Glaubwürdigkeit* wird z. B. durch Recovery-Orientierung erreicht, aber auch dadurch, dass Betroffene und Angehörige die Anti-Stigma-Arbeit tragen (und nicht die Behandler). Schließlich ist *Kontinuität* notwendig, um nachhaltige Veränderungen zu bewirken. Schulprojekte, wie sie in Deutschland seit vielen Jahren in vielen Städten durchgeführt werden, sind ein gutes Beispiel einer Interventionsform, die diese Elemente vereinigen [165]. Eine große systematische Übersichtsarbeit zu Anti-Stigma-Interventionen ergab, dass zielgruppenspezifische Interventionen vor allem dann erfolgreich sind, wenn sie edukative Elemente mit kontaktbasierten Elementen kombinieren [166]. Bevölkerungsweite Interventionen (z. B. Öffentlichkeitskampagnen), die sehr ressourcenintensiv sind, können kurzzeitige positive Einstellungsveränderungen bewirken. Die untersuchten Interventionen zielten alle auf das **öffentliche Stigma**.

Die Veränderung struktureller Benachteiligungen kann überall dort stattfinden, wo **strukturelles Stigma** auftaucht – Interventionsmöglichkeiten reichen also von Medienleitfäden für eine nicht-stigmatisierende Berichterstattung [167] bis hin zu den gesetzlichen Regelungen etwa von Teilhabe von Menschen mit schweren psychischen Krankheiten [168].

Inzwischen gibt es eine Reihe von Interventionen, die das subjektive Stigma-Erleben und die **Selbststigmatisierung** von Menschen mit psychischen Krankheiten adressieren [169]. Als wirksam haben sich in einzelnen Studien Interventionen erwiesen, die Peer-Support, Empowerment und eine reflektierte Offenlegung der eigenen Erkrankung beinhalten. Beispielhaft sei hier das Programm *Honest, Open, Proud* genannt [170], das unter dem Titel *In Würde zu sich stehen* auch in einer manualisierten deutschsprachigen Version vorliegt [171]. Das Programm besteht aus drei Gruppensitzungen, die von Menschen mit eigener Krankheitserfahrung geleitet werden. Ziel ist es, ein Narrativ für die eigene Krankheitserfahrung zu entwickeln und abzuwägen, in welchen Kontexten eine Offenlegung der Krankheit sinnvoll und wünschenswert ist.

Gerade Interventionen zur Reduktion von Selbststigma können gut in einen therapeutischen Kontext integriert werden. Umso wichtiger ist dabei, Entstigmatisierung nicht als therapeutisches Projekt misszuverstehen. Die Ursache von Stigma liegt nicht in den Wahrnehmungen oder Bewertungen von Situationen durch die von Stigma Betroffenen, sondern in einem ungerechten gesellschaftlichen Umgang mit Menschen mit psychischen Krankheiten. Die Bekämpfung der Stigmatisierung ist deshalb eine **gesellschaftliche Aufgabe**, bei der die von Stigma Betroffenen nicht nur eingebunden werden, sondern vielmehr an vorderster Stelle stehen müssen.

Selbstmanagement und Selbsthilfe

Hinweise zur Primärliteratur aus Übersichtsarbeiten, die z.T. in Fußnoten aufgeführt werden, finden sich nicht als Quellenangaben im Literaturverzeichnis

© DGPPN (Deutsche Gesellschaft für Psychiatrie und Psychotherapie, Psychosomatik und Nervenheilkunde) 2019
U. Gühne et al., *S3-Leitlinie Psychosoziale Therapien bei schweren psychischen Erkrankungen*, https://doi.org/10.1007/978-3-662-58284-8_9

9.1 Hintergrund

Der Selbsthilfe kommt eine erhebliche Bedeutung in der Behandlung von Menschen mit chronischen psychischen Erkrankungen zu. Der **Nutzen von Selbsthilfe** ist mittlerweile unumstritten. Dabei existiert kaum ein einheitliches Verständnis von Selbsthilfe. Die Vielfalt von Handlungsformen und Akteuren sowie unterschiedliche Konzeptionen führten zu einer breiten Fächerung des Begriffes. „Unter Selbsthilfe werden alle individuellen und gemeinschaftlichen Handlungsformen verstanden, die sich auf die Bewältigung eines gesundheitlichen oder sozialen Problems durch die jeweils Betroffenen beziehen. Selbsthilfe beruht vor allem auf Erfahrungswissen, kann aber auch Fachwissen einschließen. Der Begriff Fremdhilfe bezeichnet demgegenüber sowohl die bezahlte als auch die unbezahlte Hilfe durch nicht betroffene Laien oder Fachleute/Experten." ([27], S. 14). Selbsthilfe fördert die Selbstmanagement-Kompetenz der Betroffenen und Angehörigen. Zudem erfahren die Betroffenen untereinander Verständnis, Akzeptanz und Toleranz für die Besonderheiten ihres Denkens, Fühlens und Handelns. Selbsthilfe bietet ihnen die Möglichkeit, spezifische Strategien und Ressourcen zu entwickeln. Förderlich ist eine Verzahnung professioneller und nichtprofessioneller Interventionen.

In **Deutschland** findet Selbsthilfe experteninduziert und -mitgestaltet sowie ohne eine solche Unterstützung statt. Einflussreiche Angehörigeninitiativen entstanden in den 70er- und 80er-Jahren des letzten Jahrhunderts. Initiativen von Betroffenen- und Angehörigen-Selbsthilfe-Aktivitäten sind heute auf Bundesebene organisiert. In Deutschland wurde der Bundesverband der Angehörigen Psychisch Kranker e. V. Bonn (BApK) gegründet. 1982 gründete sich die Deutsche Arbeitsgemeinschaft Selbsthilfegruppen (DAG SHG), die zwei Jahre darauf ihr Projekt NAKOS (Nationale Kontakt- und Informationsstelle zur Anregung und Unterstützung von Selbsthilfegruppen) eröffnete. 1992 bildete sich der Bundesverband Psychiatrie-Erfahrener e. V. (BPE),

von dem wichtige Impulse für den Aufbau lokaler Betroffenen-Selbsthilfegruppen ausgingen. Die gesetzliche Krankenversicherung ist über den § 20h, SGB V zur Förderung von Selbsthilfe verpflichtet.

Betrachtet werden sollen im Folgenden vier **verschiedene Formen von Selbsthilfe**: 1) Selbstmanagement, 2) mediengestützte Edukation und Selbsthilfe, 3) Selbsthilfegruppen und 4) Peer-Support. Verwandte Konzepte, die eine gewisse Überschneidung zu Selbsthilfeansätzen aufweisen, wie Trialogseminare, werden im Kapitel zur Psychoedukation aufgeführt (▶ Abschn. 11.1). Andere, das Selbstmanagement von Angehörigen unterstützende Ansätze, wie beispielsweise Angehörigeninformationstage [172], Angehörigenvisiten [173], Angehörigenbriefe [174] oder Angehörigeninformationsblätter [175] können an dieser Stelle lediglich erwähnt werden. Dabei hat die Unterstützung der Angehörigen einen hohen Stellenwert in der Behandlung von psychisch kranken Menschen [176]. Die Belastungen der Angehörigen können dabei schwerwiegend und vielfältig sein. Neben gesundheitlichen und emotionalen Belastungen hat die Erkrankung eines nahen Angehörigen weitreichende Auswirkungen, die beispielsweise in beruflichen Nachteilen, in zusätzlichen finanziellen und zeitlichen Aufwendungen oder in der Einschränkung eigener Freizeitgestaltung bestehen können. Oft sind die Beziehungen zu anderen beeinträchtigt und die Angehörigen können Diskriminierung und Ablehnung erfahren [177]. Dabei ist zu beachten, dass zu den Angehörigen nicht nur Eltern zählen, sondern auch Geschwister sowie bei eigenen Familien auch Partner und Kinder betroffen sind, die auf jeweils unterschiedliche Weise beteiligt, verunsichert und zu unterstützen sind [178–181]. Zugleich sind Angehörige und die damit verbundene soziale familiäre Einbindung eine wichtige Ressource. Patienten mit eigenen Familien haben bessere Prognosen [182].

> **Statement 3 (2012)**
>
> Angehörige von schwer psychisch kranken Menschen erfahren schwerwiegende und vielfältige Belastungen. Zugleich sind sie eine wichtige Ressource und haben eine wesentliche stabilisierende Funktion. Neben professionellen Entlastungs- und Unterstützungsmöglichkeiten sind deshalb auch Ansätze der selbstorganisierten Angehörigenselbsthilfe zu unterstützen.

9.2 Selbstmanagement

Selbstmanagement bzw. Selbstregulierung wird als Fähigkeit verstanden, die eigene Entwicklung selbstständig zu gestalten. Wichtige Elemente dabei sind zunächst eine kontinuierliche und kritische Selbstbeobachtung sowie ausreichende intrinsische Motivation, eigene Zielformulierungen, die weitere Planung und Organisation des eigenen Handelns und eine entsprechende Handlungskontrolle durch Selbstverstärkung [183].

Beispielhaft sei die Entwicklung eines **Selbstmanagement-Trainingsprogramms in Selbsthilfegruppen für Patienten mit bipolaren Störungen** genannt [184]. Dieses Programm bietet ausgehend vom Empowerment-Konzept in verschiedenen Modulen konkrete Bewältigungsstrategien, den Alltag selbstbestimmt zu bewältigen. Es orientiert sich an der Lebenssituation der Betroffenen, welche die einzelnen Module unabhängig und eigenverantwortlich gestalten. Unterstützendes

Selbstmanagement zielt auf eine Erweiterung von Problemlösestrategien und Lösungswegen sowie auf eine Stärkung des Selbstvertrauens der Betroffenen in die eigenen Kompetenzen. Selbstmanagement umfasst ebenfalls ein Bewusstsein für emotionale Prozesse und biografische Konflikte. Die Sensibilisierung für Frühwarnzeichen kann eine bedeutende Voraussetzung für Selbsthilfe sein. Ebenso wurde mit dem **Illness-Management-and-Recovery-Programm** ein Ansatz entwickelt, Selbstmanagementstrategien von Patienten mit schizophrenen Erkrankungen und anderen schweren Störungen zu stärken [91]. Strategien umfassen auch hier Psychoedukation, Ansätze der Kognitiven Verhaltenstherapie, Rückfallprophylaxe, Training sozialer und Coping-Fertigkeiten. Die Recovery-Orientierung liegt hier bei der Gewichtung persönlicher Ziele der Adressaten (▸ Abschn. 8.1). Effektivitätsnachweise existieren aus RCTs [185–188].

> **Empfehlung 5 (2012)**
> Selbstmanagement ist ein bedeutender Teil der Krankheitsbewältigung und sollte im gesamten Behandlungsprozess unterstützt werden.
> > **Empfehlungsgrad: KKP**
> > Ergebnis der Abstimmung: starker
> Konsens (24.01.2011)

9.3 Mediengestützte Edukation und Selbsthilfe

Zunehmende Bedeutung erlangt die **mediengestützte Edukation und Selbsthilfe**. Dabei wird die Nutzung von Patientenratgebern, die trotz starker Überschneidung zum Bereich „Patienteninformation" an dieser Stelle betrachtet werden soll, von internetbasierter Selbsthilfe unterschieden. Ratgebermaterialien sind als schriftliche Informations- und Aufklärungshilfen für spezielle Störungen und Probleme verfasst. Es gibt keine Selbsthilfemanuale für Störungsbilder, die aufgrund ihrer spezifischen

Symptome oder der Schwere störungsbedingter Beeinträchtigungen eine Selbstbehandlung ausschließen. Möglicherweise kann es sinnvoll sein, die Ratgebermaterialien bei schweren Störungen im Rahmen der Unterstützung in der Nachbehandlungsphase einzusetzen. Patientenratgeber enthalten in der Regel eine detaillierte Auflistung und Beschreibung der typischen Beschwerden und Symptommerkmale des Störungsbildes, Hinweise auf unterschiedliche Erscheinungsformen und deren diagnostische Erfassung sowie Abgrenzung gegenüber anderen Störungen mit ähnlichen Beschwerden. Weitere Inhalte betreffen die Darstellung von Ursachen und Bedingungen der Störung, Informationen über unterschiedliche Krankheitsverläufe, die persönlichen und sozialen Folgen sowie Risiken für die Betroffenen, eine Darstellung der wichtigsten Behandlungsverfahren sowie Hinweise auf Möglichkeiten der Selbsthilfe und/oder des lebenspraktischen Umgangs mit der Störung und praktische weiterführende Hilfen.

> **Empfehlung 6 (2012)**
> Ratgeber und Selbsthilfemanuale sollten interessenunabhängig, leicht verständlich und qualitativ hochwertig sein.
> **Empfehlungsgrad: KKP**
> Ergebnis der Abstimmung: starker Konsens (24.01.2011)

Es gibt allerdings bisher kaum Evidenz hinsichtlich der **Wirksamkeit von Patientenratgebern** bei schweren psychischen Störungen. Metaanalysen zur Wirksamkeit von Patientenratgebern bei depressiven Erkrankungen beziehen sich auf sehr unterschiedliche Patientengruppen hinsichtlich der Ausprägung der Symptomatik und des Alters.

Ein aktuelles systematisches Review, in dem die Wirksamkeit von verschiedenen Selbsthilfeinterventionen bei erwachsenen Menschen mit einer depressiven Erkrankung unterschiedlicher Schweregrade betrachtet wurde, verweist auf positive Effekte von **Patientenratgebern** [189]. Dabei schloss eine Metaanalyse 11 randomisierte kontrollierte Studien ein, die die Wirksamkeit von Patientenratgebern bei Menschen über 16 Jahren mit Symptomen oder der Diagnose einer depressiven Erkrankung ungeachtet des Schweregrades mit oder ohne einer komorbiden Angststörung untersucht haben [190]. In der Mehrheit wurden öffentlich zugängliche schriftliche Patientenratgeber bzw. Selbsthilfeliteratur betrachtet. Kontrollinterventionen waren entweder eine herkömmliche Behandlung oder Wartelisten. Die eingeschlossenen Studien wiesen erhebliche Mängel auf (kleine Stichproben, unklare Beschreibung der Randomisierung, sehr kurze Beobachtungszeiträume). Insgesamt zeigten sich schwache positive Effekte bezogen auf eine Reduktion der depressiven Symptomatik. Patientenratgeber basierend auf einem kognitiv verhaltenstherapeutischen Ansatz schienen hilfreich für einige Menschen und unter der Voraussetzung zusätzlicher professioneller Unterstützung. Eine weitere Metaanalyse basierte auf 17 Vergleichsstudien, in denen die Wirksamkeit von Ratgeberliteratur bei depressiven Patienten in einem Wartegruppen-Design untersucht wurde [191]. Die Nutzung der Patientenratgeber schien auch hier hinsichtlich der Reduktion der depressiven Symptomatik der Kontrollintervention überlegen. Eine ältere Metaanalyse basierend auf sechs randomisierten kontrollierten Studien mit sehr kleinen Stichproben verglich die Nutzung von Patientenratgebern hinsichtlich ihrer Wirksamkeit mit einer individuellen Therapie oder einer Wartegruppe. Gegenüber der Wartegruppe zeigte sich ein großer Effekt durch Patientenratgeber bezogen auf einen Rückgang der depressiven Symptomatik, nicht so gegenüber einer Individualtherapie. Die Autoren warnen vor einer Verallgemeinerung der Ergebnisse, da die Rekrutierung über Anzeigen in den Medien erfolgte [192].

Eine weitere Metaanalyse untersuchte bei Patienten mit depressiven Störungen neben der Wirksamkeit von Selbsthilfeinterventionen (schriftliche Informationen, Audio- und Videotapes, Computerpräsentationen) mögliche **Einfluss- oder Wirkfaktoren** [193]. Auch hier ist anzumerken, dass breite Einschlusskriterien gewählt wurden, sodass in den Einzelstudien unterschiedliche Personengruppen eingeschlossen wurden (auch Patienten mit dem Risiko, eine depressive Erkrankung zu entwickeln). Unterschieden wurde zwischen reinen (*pure*) und von Experten angeleiteten (*guided*) Selbsthilfegruppen-Interventionen. Es zeigte sich ein mittlerer Effekt bei Berücksichtigung aller Selbsthilfeinterventionen auf die Symptomatik, der sich vergrößerte bei Beschränkung auf Selbsthilfeinterventionen mit geringfügiger professioneller Unterstützung. Lediglich die durch Experten angeleitete Selbsthilfe erwies sich gegenüber der Kontrollintervention (in der Mehrheit Warteliste, herkömmliche Behandlung) signifikant überlegen.

Fanner et al. [194] kommen in ihrer Übersichtsarbeit zu vergleichbaren Ergebnissen. Es gibt Effekte durch den Einsatz von Selbsthilfeliteratur, die jedoch oft auf sehr kleinen Stichproben beruhen. Der Einsatz der verschiedenen Medien schwankt erheblich in den einzelnen Studien. Beobachtungsphasen sind sehr kurz. Es gibt zudem **bisher keine Evidenz zur Wirksamkeit von Ratgeberliteratur bei schweren psychischen Erkrankungen** [194].

> **Statement 4 (2012)**
>
> Das Hinweisen von Patienten und Angehörigen auf eine mögliche Unterstützung in Form von Ratgebern, Selbsthilfe-manualen und Schulungsprogrammen (z. B. Kommunikations-Trainings, Selbstmanagement-Trainings) sowie die Ermunterung hierzu durch konkrete Literaturhinweise bzw. Flyer zu aktuellen Veranstaltungen erscheint hilfreich.

Internet- und computerbasierte Selbsthilfeinterventionen gewinnen durch den niederschwelligen Zugang sowie zeitliche und lokale Flexibilität immer mehr an Bedeutung. Die Betroffenen haben zudem die Möglichkeit eines selbstgewählten Tempos. Die wahrgenommene Stigmatisierung bleibt auf ein Minimum reduziert. Auch Menschen mit rezidivierenden und chronischen Erkrankungen suchen Unterstützung im Austausch mit Mitbetroffenen [195]. Es gibt mittlerweile eine schwer zu überschauende Vielfalt computer- und internetbasierter Ansätze zur Behandlung psychischer Erkrankungen, die hinsichtlich ihres Anspruchs über einfache Informationsseiten bis hin zu wissenschaftlich evaluierten internetbasierten Interventionen und hinsichtlich ihrer Ziele ganz unterschiedlich ausgerichtet sind [196]. Verbunden mit dieser Vielfalt sind auch verschiedene Begriffe (z. B. Internet-Therapie, iCBT, Online-Coach, Skype-Therapie, Chat-Therapie), die die Suche nach einem geeigneten Ansatz nicht vereinfachen und dennoch Unterschiede hinsichtlich Qualität und Evidenzbasierung begründen oder aber auch mit verschiedenen Anforderungen an den Behandler verbunden sind [196].

Für den Einsatz von internet- und computerbasierten Interventionen liegen gute **Wirksamkeitsnachweise für viele psychische Erkrankungen** aus Metaanalysen vor [196–200]. Ein aktuelles systematisches Review zur Effektivität computer- und internetgestützter Therapie bei depressiven Erkrankungen und Angststörungen schloss 64 randomisierte kontrollierte Studien ein und verweist auf große Effekte gegenüber Wartelistengruppe oder TAU. Gegenüber KVT im Face-to-Face-Kontakt ist eine computergestützte KVT gleichwertig [198]. Negative Effekte sind nicht nachweisbar [201].

Die **Behandlung schwerer psychischer Erkrankungen**, wie die der Schizophrenie oder Bipolaren Störung durch internet- und computerbasierte Interventionen wurde dabei seltener untersucht. Erste Befunde weisen jedoch auch hier auf Machbarkeit und positive Effekte hinsichtlich klinischer und sozialer Outcomes hin [202, 203].

Im Interesse der Evaluationen steht auch die Bedeutung der **Komponente einer therapeutischen Begleitung** der internet- und computerbasierten Interventionen. Die Stärke und Form der therapeutischen Unterstützung kann dabei sehr variieren. Im Rahmen von geleiteten Selbsthilfe-Interventionen (Guided

Self-Help) durchlaufen die Nutzer die Programme weitestgehend selbstständig; erhalten dabei regelmäßig Rückmeldung durch einen Therapeuten (z. B. über Chat, Videokonferenz oder E-Mail), der auch als Ansprechpartner für Fragen zur Verfügung steht. Aufgaben des Therapeuten liegen hier in der Motivation und der Klärung von Verständnisfragen [199]. Sogenannte Blended-Care-Ansätze sind so konzipiert, dass sie in herkömmliche Psychotherapiesettings eingebunden werden können. Möglich sind hierbei beispielsweise eine Vorbereitung auf eine Behandlung oder eben auch die Ergänzung der Präsenzsitzungen einer herkömmlichen Therapie durch computerbasierte übende Komponenten oder die Vertiefung/Wiederholung von Psychoedukation. Therapeutisch begleitete computerbasierte Selbsthilfe- bzw. Selbstmanagementinterventionen scheinen therapeutisch unbegleiteten Interventionen gegenüber überlegen (vgl. [199]). Allerdings gelten die Befunde nicht einheitlich. Auch für andere Komponenten, wie die der Dauer und Intensität, des Ausmaßes an Interaktivität oder Multimodalität oder der Zielsetzung, lassen sich derzeit kaum Aussagen treffen [197]. Aus der Perspektive von Patienten und Experten wird eine hohe Nutzungsakzeptanz deutlich [204]. Letztlich spielt die Nutzerpräferenz hier eine entscheidende Rolle; dies gilt aber auch für alle anderen Behandlungsansätze.

> **Empfehlung 7 (2012)**
> Internet- und computerbasierte Angebote mit der Möglichkeit professioneller Rückmeldung können bei entsprechender Motivation hilfreich sein.
> **Empfehlungsgrad: KKP**
> Ergebnis der Abstimmung: starker Konsens (24.01.2011)

Auch **Online-Selbsthilfe-Foren** gewinnen als Kommunikationsplattform für psychisch kranke Menschen und deren Angehörige zunehmend an Bedeutung. Neben den bereits oben benannten Vorteilen wie hohe Flexibilität, Anonymität und Selbstregulation existieren jedoch auch Nachteile und Gefahren. Voraussetzung für eine gelingende Online-Kommunikation sind eine gewisse sprachliche Kompetenz und Reflexionsfähigkeit. Zentrale Probleme werden in der Qualität und Seriosität von Informationen und Quellen sowie im Datenschutz gesehen [205, 206]. Eine exzessive Nutzung des Internets bei gleichzeitigem Rückzug aus dem sozialen Leben birgt zudem ein erhöhtes Risiko der Abhängigkeit von Internetaktivitäten. Mögliche schädliche Wirkungen liegen auch in der Nutzung spezieller Chatrooms, die v. a. bei vulnerablen Jugendlichen und jungen Erwachsenen mit Suizidgedanken eine erweiterte Möglichkeit des Austausches bieten [207].

Eine inhaltsanalytische Auswertung von 1200 Beiträgen aus Internet-Foren für Patienten mit bipolaren affektiven Störungen hatte die **Evaluation des Nutzungsverhaltens** durch die Betroffenen zum Ziel [208]. Die Mehrheit der Beiträge wurde von Patienten verfasst (93 Prozent), weitere von Angehörigen (5 Prozent) und von professionellen Helfern (2 Prozent). Die häufigsten Themengebiete waren das soziale Netz der Betroffenen (22 Prozent), die Symptome der Erkrankung (20 Prozent), die medikamentöse Therapie (15 Prozent), professionelle Hilfen (9 Prozent) und der Umgang mit der Diagnose (9 Prozent). Darüber hinaus wurden Selbsthilfemechanismen analysiert und es zeigte sich, dass die Selbstoffenbarung die am häufigsten gewählte Form war (49 Prozent). Weitere Mechanismen wurden folgenden Kategorien zugeordnet: Kommentare zum Forum und Bekräftigung des Gemeinschaftsgefühls (20 Prozent), Empathie und Unterstützung (18 Prozent), Freundschaft zwischen den Mitgliedern (16 Prozent) sowie Informationsvermittlung (14 Prozent). Die Ergebnisse geben Hinweise darauf, dass dem sozialen Netz von Betroffenen mit bipolaren affektiven Störungen eine zentrale Bedeutung in der Krankheitsbewältigung zukommt. Insbesondere Patienten suchen und finden in Online-Selbsthilfe-Foren emotionale Entlastung und Unterstützung im Umgang mit der Erkrankung.

Eine ähnliche Analyse von Beiträgen wurde von Haker et al. [209] in 12 **internationalen Online-Selbsthilfe-Foren für Betroffene mit einer schizophrenen Erkrankung** durchgeführt. Diskutiert wurden vor allem die mit der Erkrankung verbundenen Probleme wie Symptome, Medikation und emotionale Belastungen (ca. 33 Prozent) sowie nichtpharmakologische Behandlungsformen, Therapeuten sowie soziale Netzwerke (ca. 25 Prozent). Bezogen auf erkennbare Selbsthilfemechanismen überwogen die Offenbarung persönlicher Erfahrungen (48 Prozent) sowie die Bereitstellung von Informationen (42 Prozent) [209].

9.4 Selbsthilfegruppen

Selbsthilfegruppen werden auf unterschiedliche Weise gestaltet: geschlossene vs. offene Gruppen, Betroffenen-Selbsthilfegruppen vs. Angehörigen-Selbsthilfegruppen sowie gemischte Gruppen für Patienten und deren Angehörige sowie störungsspezifische vs. störungsübergreifende Gruppen. Zu unterscheiden sind weiterhin Kleingruppen, die alle Entscheidungen gemeinsam treffen von Großgruppen mit hierarchischer Leitungsstruktur.

Die **inhaltliche Gestaltung** erfolgt durch die Gruppenmitglieder. Dabei dominieren Themen zur eigenen krankheitsassoziierten Situation der Betroffenen, zu aktuellen Problemen und positiven Entwicklungen. Diskutiert werden Fragen zu Diagnostik, Symptomen und Frühwarnzeichen der Erkrankung, zur Entstehung und zum Verlauf der Erkrankung sowie zu Behandlungsbesonderheiten. Darüber hinaus werden mit der Erkrankung verbundene emotionale Herausforderungen, Themen des Umgangs mit konkreten Symptomen oder professionellen Hilfeangeboten thematisiert.

Der Erfahrungs- und Informationsaustausch in Selbsthilfegruppen führt oft zu emotionaler Entlastung und erweitert Strategien im Umgang mit der Erkrankung. Die Teilnehmer können konkrete Lebenshilfe und eine Stärkung des Selbstbewusstseins erfahren. Sie können Anregungen zur Erkennung von Frühwarnzeichen und zum Ausbau eines individuellen Krisennetzes und -plans erhalten. **Wirkmechanismen** sind beispielsweise das Modelllernen, die Selbsterforschung, die gegenseitige emotionale Unterstützung oder die Erweiterung von Wissen [210]. Ziele von Selbsthilfe-Initiativen sind zudem die Sensibilisierung der Öffentlichkeit, öffentliche Aufklärung und gesellschaftliche und politische Interessenvertretung der Belange ihrer Gruppenmitglieder.

Für den deutschsprachigen Raum hat sich folgende **Definition der Deutschen Arbeitsgemeinschaft Selbsthilfegruppen e. V.** (DAG SHG) etabliert: *„Selbsthilfegruppen sind freiwillige Zusammenschlüsse von Menschen auf örtlicher/regionaler Ebene, deren Aktivitäten sich auf die gemeinsame Bewältigung von Krankheiten und/oder psychischen Problemen richten, von denen sie – entweder selber oder als Angehöriger – betroffen sind. Sie wollen mit ihrer Arbeit keinen Gewinn erwirtschaften. Ihr Ziel ist eine Veränderung ihrer persönlichen Lebensumstände und häufig auch ein Hineinwirken in ihr soziales und politisches Umfeld. In der regelmäßigen, oft wöchentlichen Gruppenarbeit betonen sie Gleichstellung, gemeinsames Gespräch und gegenseitige Hilfe. Die Ziele von Selbsthilfegruppen richten sich vor allem auf ihre Mitglieder. Darin unterscheiden sie sich von anderen Formen des Bürgerengagements. Selbsthilfegruppen werden nicht von professionellen Helfern (z. B. Ärzten, Therapeuten, anderen Medizin- oder Sozialberufen) geleitet; manche ziehen jedoch gelegentlich Experten zu bestimmten Fragestellungen hinzu.“* [211].

Ein telefonischer Gesundheitssurvey von 2003, basierend auf den Daten von 8318 Befragten im Alter über 18 Jahre konnte aufzeigen, dass knapp 9 Prozent der Befragten jemals an einer gesundheitsbezogenen Selbsthilfegruppe teilgenommen hatten. Dabei schien das Interesse unter Frauen größer. Die Teilnahmeerfahrungen waren doppelt so hoch unter Befragten, die angaben, chronisch krank oder schwerbehindert zu sein. Insgesamt wurde eine Zunahme hinsichtlich der Beteiligung an Selbsthilfegruppen in Deutschland in den letzten 20 Jahren deutlich [212]. In Deutschland existieren schätzungsweise mehr als 5000 „Psycho-SHGs" (ohne stoffgebundene Süchte) [213].

Selbsthilfekontaktstellen bieten als regionale professionelle Einrichtungen Beratungsangebote und übernehmen eine Wegweiserfunktion im System der gesundheitlichen und sozialen Dienstleistungsangebote. Jeder Betroffene mit jedem Problem, der sich mit Gleichbetroffenen zusammenschließen möchte, kann sich an diese Stellen wenden, egal ob er ein gesundheitsbezogenes Anliegen hat, ob es eher um psychische Belastungen oder um soziale Probleme wie nach einer Trennung vom Partner, um Probleme mit Alkohol oder Drogen geht.

Auch Angehörige können sich über Möglichkeiten der Gruppenselbsthilfe beraten lassen und sich informieren. Selbsthilfekontaktstellen unterstützen Selbsthilfegruppen, gleich ob diese einem Dachverband angehören, ob ihre Mitglieder Versicherte einer bestimmten Krankenkasse sind oder ob die Kooperation mit einer bestimmten Berufsgruppe angestrebt wird; gleich auch, um welche Problem- oder Themenbereiche es sich handelt (► https://www.dag-shg.de/aufgaben/selbsthilfeunterstuetzung).

Obwohl der Nutzen von Selbsthilfe unumstritten ist, ist die **Effektivität von Selbsthilfegruppen bisher nicht hinreichend belegt.** Die Breite der Anwendungsmöglichkeiten und uneinheitliche Operationalisierungen des Begriffes von Selbsthilfegruppen erschweren einen Überblick über den gegenwärtigen Forschungsstand. Prospektive randomisierte Wirksamkeitsstudien sind kaum umsetzbar, da ein Engagement in Selbsthilfegruppen nicht „verordnet" werden kann [210].

Auch Borgetto [27] gelang zu der Feststellung, dass **wissenschaftliche Evidenz zur Wirksamkeit** gemeinschaftlicher Selbsthilfe weitgehend auf konzeptionellen, deskriptiven und explorativen Untersuchungen mit methodisch begrenzter Aussagekraft basieren. Selbsthilfegruppen und Selbsthilfeorganisationen für Menschen mit psychischen Erkrankungen – dies zeigen vor allem US-amerikanische Studien – haben positive Auswirkungen auf die Dauer von Krankenhausaufenthalten, auf die Häufigkeit von Rehospitalisierungen und auf die Fähigkeit, das Alltagsleben ohne Kontakt zum professionellen Versorgungssystem aufrechtzuerhalten. Zudem verbessern sich die Möglichkeiten zur Krankheitsbewältigung, das Sicherheits- und Selbstwertgefühl und die Zufriedenheit mit der Gesundheit und dem Leben insgesamt. Mit der Dauer und Intensität der Teilnahme an Selbsthilfegruppen bzw. der Mitgliedschaft in Selbsthilfeorganisationen scheint die Stärke dieser Effekte zuzunehmen [27].

Die Kombination von Angeboten einer **Selbsthilfeagentur** und der Behandlung durch gemeindenahe psychiatrische Versorgungsangebote führte in einer randomisierten kontrollierten Studie in den USA zu einer deutlichen Verbesserung des Genesungsprozesses (Recovery) bei Patienten mit schweren psychischen Erkrankungen (Schizophrenien, affektive Störungen u. a.) im Vergleich zu den Patienten, die keine Selbsthilfe in Anspruch nahmen. In einem Beobachtungszeitraum von acht Monaten wurden in der Experimentalgruppe signifikante Veränderungen bezogen auf persönliches Empowerment, Selbstwirksamkeitserleben, Aktivitäten sozialer Integration, Hoffnungslosigkeit sowie psychopathologische Symptome evident. Die Veränderungen in der Kontrollgruppe waren weniger stark ausgeprägt. Anzumerken bleibt, dass zur Baseline-Untersuchung trotz Randomisierung Unterschiede hinsichtlich einiger demografischer Variablen zu beobachten waren [214].

In einer naturalistischen Vergleichsstudie wurden die **Effekte breit gefächerter Aktivitäten einer bestehenden Selbsthilfegruppe** auf klinische und soziale Zielgrößen sowie auf die Nutzung von Versorgungsangeboten und die direkten Kosten über eine Beobachtungszeit von zwei Jahren untersucht. Mehr als die Hälfte der Patienten war an einer Schizophrenie oder verwandten Störung erkrankt. Die Nutzer der Selbsthilfeaktivitäten nahmen vor Studienbeginn mehr psychiatrische Versorgungsangebote in Anspruch als die Patienten der Kontrollgruppe (keine Nutzung von Selbsthilfegruppen). Zum Follow-up sank die Differenz bei bestehender Mehrnutzung von Versorgungsleistungen durch die Teilnehmer der Selbsthilfegruppen. Außerdem konnten die stationären Behandlungstage in dieser Gruppe gesenkt werden. Es zeigte sich eine Tendenz, dass in der Gruppe der Selbsthilfenutzer die Zufriedenheit hinsichtlich Ausbildung und beruflicher Tätigkeit anstieg und im Gegensatz zur Kontrollgruppe die wahrgenommenen Probleme in Anzahl und Schwere stabil blieben; hingegen die Personen der Kontrollgruppe eine Zunahme von Problemen angaben. Bezogen auf klinische und soziale Parameter wurden in keiner der beiden Gruppen signifikante Unterschiede evident [215].

Im Rahmen einer qualitativen Studie aus Hong Kong wurden 12 Patienten mit psychischen Erkrankungen (34–50 Jahre) bezogen auf die **Effektivität von Selbsthilfegruppen** interviewt. Ergebnisse zeigen, dass die Teilnahme in einer Selbsthilfegruppe positive Erfahrungen bei den Betroffenen auslöst und zu Veränderungen in deren Lebensalltag führte sowie den rehabilitativen Prozess unterstützte [216].

In einer multizentrischen Katamnesestudie von Patienten aus vier psychosomatischen Fachkliniken wurde das **poststationäre Inanspruchnahmeverhalten von ambulanter oder erneuter stationärer Psychotherapie und Selbsthilfe** ein Jahr nach Entlassung untersucht [217]. Psychische Erstdiagnosen der Patienten waren Depressionen und Dysthymien, Angst- und Zwangserkrankungen, Belastungs- und Anpassungsstörungen sowie seltener somatoforme und Essstörungen. 8 Prozent der 2933 befragten Patienten nahmen überwiegend in Kombination mit ambulanter Psychotherapie an einer Selbsthilfegruppe teil. Selbsthilfegruppenteilnehmer unterschieden sich von Patienten in ambulanter Therapie v. a. dadurch, dass sie offener für neue Erfahrungen waren und Gruppen positiver beurteilten. Insgesamt schienen Studienteilnehmer mit poststationärer Teilnahme an Psychotherapie und/ oder Selbsthilfe psychisch mehr belastet. Deutlich wurde auch, dass sie in der ambulanten Therapie häufiger über das Thema Selbsthilfegruppen gesprochen hatten.

Die **Effektivität von Angehörigen-Selbsthilfegruppen** wurde im Rahmen der Münsteraner Familienstudie untersucht. Die Studie zeigte zum einen, dass sich Angehörige von schwer psychisch kranken schizophrenen männlichen Patienten mit einem hohen Niveau sog. Expressed-Emotion-Verhaltens eher einer Selbsthilfegruppe anschlossen. In einem 2-Jahres-Zeitraum schienen sich die Patienten der Experimentalgruppe besser zu entwickeln als die Patienten der Kontrollgruppe (Angehörige ohne Teilnahme in einer Selbsthilfegruppe). Obwohl die Ausprägung von Expressed Emotion bei den Angehörigen in der Experimentalgruppe unverändert blieb, wurden dennoch eine Zunahme an sozialen Kontakten und eine Verringerung physischer Beschwerden unter den Angehörigen beschrieben [218].

> **Empfehlung 8 (2012)**
> Patienten sollen über Selbsthilfe- und Angehörigengruppen informiert und, wenn angebracht, zur Teilnahme ermuntert werden.[1]
> **Empfehlungsgrad: KKP**
> Ergebnis der Abstimmung: starker Konsens (24.01.2011)

Neben den positiven Effekten einer aktiven Mitarbeit in einer Selbsthilfegruppe werden auch **Grenzen** beschrieben [219]. So wurde z. B. in einer Studie aufgezeigt, dass ein mögliches frühzeitiges Scheitern in einer Selbsthilfegruppe für einzelne Betroffene eine ernst zu nehmende Belastung darstellen kann [220]. An anderer Stelle wird auf die Gefahr der Vereinnahmung durch Institutionen des professionellen Versorgungssystems hingewiesen. Aus der Übernahme von Betreuungsfunktionen oder Therapieaufgaben innerhalb der Selbsthilfetätigkeit durch Betroffene könne durchaus die Gefahr einer Überforderung resultieren [221]. Kontrovers diskutiert wird zudem die Frage der sogenannten „verordneten" Selbsthilfe, die insbesondere im Suchtbereich anzutreffen ist.

> **Ergänzende Hinweise**
> Unterstützung von Selbsthilfe für Patienten und Angehörige durch professionelle Helfer kann auf unterschiedliche Art und Weise erfolgen:
> – Konkrete Nennung der (nächsten) Kontaktstelle
> – Hinweise auf regionale Selbsthilfegruppen durch Aushänge und Flyer in öffentlichen Räumen oder in Informationsveranstaltungen

---

1   Vergleiche: NVL-Depression.

- Begleitung durch Peer-Berater
- Infrastrukturelle Unterstützung durch Bereitstellung von Räumen in sozialen und kirchlichen Einrichtungen sowie psychiatrischen Kliniken und Praxen
- Hilfestellung bei Entstehung und Entwicklung (Begleitung) von Selbsthilfegruppen
- Bewusste Gestaltung von Übergängen von professionellen zu Selbsthilfegruppen
- Förderung der Vernetzung zwischen Versorgungssystem und Selbsthilfegruppen
- Unterstützung der Interessenvertretung von Selbsthilfegruppen in regionalen Planungsgremien
- Unterstützung selbsthilfeförderlicher Öffentlichkeitsarbeit

9.5 Evidenzkapitel: Peer-Support – Experten aus Erfahrung

9.5.1 Hintergrund

Der Einbezug von gegenwärtig oder ehemals betroffenen psychisch kranken Menschen, der international v. a. im englischsprachigen Raum und in den Niederlanden entwickelt und dort verbreitet ist, erhält auch in Deutschland auf verschiedenen Ebenen (z. B. Gremienmitarbeit, Forschung, Fortbildung, sozialpsychiatrische Arbeitsfelder) eine zunehmende Bedeutung. Die **Wurzeln der Peer-Arbeit** liegen in den Initiativen Betroffener, die sich parallel bzw. auch aus einer Unzufriedenheit heraus in einer gewissen Gegenbewegung zur herkömmlichen psychiatrischen Versorgung entwickelt haben (vgl. [222, 223]).

Peer-Support steht in einem engen Zusammenhang mit dem Trialog (► Abschn. 11.1) und dem Recovery-Konzept (► Abschn. 8.1). Individuelle Erfahrungen, Einstellungen und Bewertungen sowie die eigenen Strategien im Umgang mit der Erkrankung stehen hierbei im Zentrum und werden in den verschiedenen Bereichen genutzt [222]. Peer-Arbeit nutzt die sehr individuellen und sehr unterschiedlichen Erfahrungen der (ehemals) Betroffenen, fokussiert auf Stärken und Fähigkeiten und unterstützt Hoffnung, Toleranz sowie gegenseitigen Respekt und Gleichberechtigung. Peer-Support kann sowohl für den Betroffenen als auch denjenigen, der durch den Peer Unterstützung erhält, von Nutzen sein, indem Autonomie gefördert wird, soziale Netzwerke und Selbstvertrauen gestärkt, Selbst-Stigmatisierung verringert und Fertigkeiten entwickelt werden können [224]. Ansätze von Peer-Support gelten gleichzeitig als Voraussetzung Recovery-orientierter Dienste [225]. Es wird davon ausgegangen, dass Peer-Arbeit nicht nur einen Nutzen für die Betroffenen bringt, sondern auch förderliche Auswirkungen auf das allgemeine therapeutische Klima in Behandlungs- und Versorgungseinrichtungen haben und den Kampf gegen Stigmatisierung unterstützen kann [223].

Definition - „Peer support is a system of giving and receiving help founded on key principles of respect, shared responsibility, and mutual agreement of what is helpful. Peer support is not based on psychiatric models and diagnostic criteria. It is about understanding another's situation empathically through the shared experience of emotional and psychological pain." (Shery Mead, 2003, in [224])

Peer-Support im Rahmen der psychiatrischen Versorgung umfasst mittlerweile **verschiedene Ansätze** der Unterstützung durch (ehemals) von psychischer Erkrankung Betroffene und schließt auch Angehörige psychisch kranker Menschen ein. Von großer Bedeutung ist dabei der gemeinsame Erfahrungshintergrund des Erlebens der Erkrankung und aller damit verbundenen Erfahrungen innerhalb und außerhalb psychiatrischer Hilfesysteme [222]. In der Literatur wurden bereits zu einem frühen Zeitpunkt drei primäre Formen des Peer-Support beschrieben [226]:

- **Gegenseitige Hilfe** (engl. Mutual Support) wird hier als die fundamentalste Form der Unterstützung, in deren Rahmen sich Personen auf freiwillige Art zusammenfinden, um ähnlichen Problemen und gemeinsamen Anliegen zu begegnen, verstanden. Die Beteiligung bzw. Inanspruchnahme dieser Form der Unterstützung spiegelt das Bemühen der betroffenen Personen um eine Erweiterung der eigenen Fertigkeiten im Umgang mit den Problemen unter der Berücksichtigung „sozialer Nischen" wider. Hier lassen sich Selbsthilfegruppen zuordnen.
- **Peer-Unterstützung in Betroffenen-geleiteten Organisationen/Diensten** (engl. Consumer-Run Services/Peer-Support Services) unterscheidet sich von Ansätzen gegenseitiger Unterstützung dadurch, dass die Unterstützung nicht zwingend gegenseitig ist. Unterstützungsleistende Peers nehmen hier durch die mit der Beschäftigung verbundene Entlohnung und die mit den Diensten verbundenen definierten Strukturen eine „professionelle" Rolle ein. Die verschiedenen Unterstützungsdienste (Anlaufstellen, Wohn- und Beschäftigungsprogramme, aufsuchende Dienste) wurden zunächst als Alternative zu herkömmlichen psychiatrischen Diensten entwickelt; sind heute aber auch stärker mit diesen verwoben, Kooperationen/Partnerschaften sind möglich.
- **Peers in traditionellen Rollen psychiatrischer Dienste** (engl. Consumers as Mental Health Providers/Peer-delivered Services) erlauben schließlich Peer-Arbeit auf einer breiteren Basis. Gleichzeitig werden hier Risiken deutlich, dass die spezifischen Besonderheiten und Wirkfaktoren von Peer-Arbeit aufgrund institutioneller Strukturen, Prägungen und Rollenbilder nicht ausreichend zur Geltung kommen.

Innerhalb dieser drei Formen der Peer-Arbeit lassen sich **zahlreiche Subtypen** unterscheiden. Die einzelnen Programme variieren in Abhängigkeit von der Angebotsform (Einzel- vs. Gruppenformat, persönliche oder Internet-basierte Arbeit), der Dauer, der Organisationsform (Betroffenen-geleitete Organisationsform in oder ohne Partnerschaft mit psychiatrischen Einrichtungen, Peer-Arbeit in klinischen oder gemeindepsychiatrischen Institutionen) und in Abhängigkeit von Inhalten und vom Grad der Strukturierung (z. B. Selbstmanagement-Programme, gesundheitsbezogene Interventionen, Navigation durchs Gesundheitssystem, allgemeine Aktivierung, soziale Netze). Peer-Arbeit findet mittlerweile in verschiedenen Settings statt; mit dem Ansatz von Vocational-Peer-Support auch im Bereich der beruflichen Teilhabe [227].

Auf der Basis einer qualitativen Studie, in deren Rahmen 71 Peer-Arbeiter, Patienten, Behandler und Teamleiter interviewt wurden, und auf der Grundlage relevanter theoretischer Konzepte haben Gillard et al. ein **Wirkmodell von Peer-Arbeit** entwickelt [228]. Schlüsselmechanismen werden in diesem Modell in (1.) der Bildung vertrauensvoller Beziehungen auf der Basis geteilter Erfahrungen, (2.) der Präsenz von Rollenvorbildern für Recovery („Leben und Arbeiten mit psychischer Erkrankung") und (3.) in der Möglichkeit der Unterstützung zum „Brückenbau" zwischen Betroffenen und Professionellen und hinein in die Gemeinschaft gesehen. Watson fand auf der Basis eines Reviews 5 Mechanismen für die Entwicklung von Peer-Beziehungen, die gleichzeitig mit dem Peer-Support assoziierte Erfolge und auch mögliche Herausforderungen bewirken können. Die Mechanismen umfassen die gelebte Erfahrung, die besondere Position des Peer-Mitarbeiters in einer gewissen „Grauzone" und die besondere Verbundenheit zu dieser Tätigkeit, die auf Stärken fokussierte soziale und praktische Unterstützung sowie die Helferrolle [229].

9.5.2 Internationale Evidenz

- **Ergebnisse der Recherche**

Das vorliegende Kapitel konzentriert sich auf Ansätze der Betroffenenunterstützung in der unmittelbaren Begleitung psychisch kranker Menschen. Deutlich wird in den Publikationen eine große Breite an Interventionen im

Rahmen von Peer-Arbeit. Für die Bewertung der Effektivität von Peer-Arbeit werden ausschließlich RCTs bzw. Übersichtsarbeiten von RCTs herangezogen.

> **Evidenzgrundlage**
>
> Eingeschlossen und zur Bewertung herangezogen wurden:
> - Relevante Leitlinien [32]
> - 3 systematische Übersichtarbeiten [230–232]
> - 7 aktuelle randomisierte kontrollierte Einzelstudien [233–239]

■ a) Aggregierte Evidenz

Leitlinien

Im Rahmen der NICE-Leitlinie zur Behandlung von Menschen mit Psychosen und schizophrenen Erkrankungen wurden 16 RCTs identifiziert. In neun der eingeschlossenen Studien wurde die Effektivität von peergeleiteter Unterstützung (in der Hauptsache Recovery-orientierte und Selbstmanagement-Programme), in vier der Arbeiten gegenseitige Unterstützung (z. B. Netzwerkarbeit, Internetsupport, „Schwarze Bretter") und in drei der Arbeiten Peer-Arbeit in traditionellen Rollen psychiatrischer Dienste (Case Management, ACT) gegenüber verschiedenen Kontrollbedingungen (TAU, Case Management, Warteliste, ACT ohne Peers) untersucht. Die Studien wurden hauptsächlich in den USA durchgeführt, einige wenige in Kanada, Großbritannien und den Niederlanden. Die Interventionen richteten sich an Menschen mit schweren psychischen Erkrankungen; der Anteil an Menschen mit einer Erkrankung aus dem schizophrenen Formenkreis schwankte erheblich. Die Studien endeten in der Mehrheit mit dem Interventionsende. Die Qualität der Evidenz stufen die Autoren der Leitlinie als (sehr) niedrig ein. Die Autoren beurteilen die vorliegende Evidenz als wenig aussagekräftig sowohl hinsichtlich der Stärke als auch der Richtung des Effekts [32]. **Peergeleitete Unterstützung** hat einen positiven Effekt auf Recovery (Selbstrating)

am Ende der Intervention sowie sechs Monate später. Hinsichtlich Empowerment und Lebensqualität zeigten sich keine Vorteile am Ende der Intervention, allerdings ließ sich ein Effekt in einem späteren Follow-up aufzeigen. Peer-Support hatte keinen Einfluss auf die Inanspruchnahme stationärer Behandlungen sowie auf die Behandlungszufriedenheit. In einer Studie ließ sich ein Vorteil für die Kontrollintervention hinsichtlich psychosozialer Funktionen aufzeigen [32]. In dieser Studie wurde ein dreiarmiges Design genutzt und die Effekte eines Peer-Ansatzes zur sozialen Unterstützung bei Menschen mit einer psychischen Erkrankung und sozialem Rückzug untersucht. Dabei wurde jedem Teilnehmer entweder kein Partner, ein Partner mit vergleichbarem Erfahrungshintergrund (psychische Erkrankung) oder ein Partner ohne einen solchen Hintergrund zugeordnet. Es zeigte sich ein interessantes Interaktionsmuster durch die gleichzeitige Berücksichtigung der Frequenz der Aktivitäten. Verbesserungen des psychosozialen Funktionsniveaus konnten offensichtlich Teilnehmer zweier Gruppen erreichen: Teilnehmer an der Supportgruppe durch ehemals Betroffene mit unregelmäßigen Kontakten sowie Teilnehmer an der Supportgruppe durch Personen ohne psychische Erkrankung mit regelmäßigen Kontakten. Die Ergebnisse unterstreichen möglicherweise die Komplexität sozialer Beziehungen [240].

Effekte durch Formen **Gegenseitiger Unterstützung** ließen sich in den Bereichen Empowerment, Lebensqualität und Kontaktgestaltung zu Serviceanbietern aufzeigen.

Lediglich Ergebnisse aus einer Studie zu den Effekten von **Peer-Arbeit in traditionellen Rollen psychiatrischer Dienste** verweisen auf Vorteile in der Kontrollgruppe hinsichtlich der Behandlungszufriedenheit [241].

Die **Empfehlung der NICE-Leitlinie** lautet, Peer-Arbeit in der Behandlung von Menschen mit Psychose oder Schizophrenie zu integrieren, um auf die persönliche Erfahrung der Betroffenen zu fokussieren und die Lebensqualität der Betroffenen zu verbessern. Peer-Unterstützung sollte durch ausgebildete und psychisch stabile Peers angeboten werden. Unterstützungsleistende Peers sollen dabei selbst Unterstützung vom gesamten Team sowie von erfahreneren Peer-Arbeitern erhalten [32].

Systematische Übersichtsarbeiten

Lloyd-Evans et al. [232] identifizierten 18 relevante RCTs zu verschiedenen Ansätzen der Peer-Arbeit in ambulanter gemeindepsychiatrischer Behandlung von Menschen mit schweren psychischen Erkrankungen (◘ Tab. 9.1) [232]. Für Effekte auf die stationäre Behandlungsinanspruchnahme, psychopathologische Symptomatik und Behandlungszufriedenheit gibt es wenig oder keine Evidenz. Etwas Evidenz liegt für positive Effekte auf die Outcomebereiche Hoffnung, Recovery und Empowerment vor (◘ Tab. 9.2). Die Befunde sind jedoch über die verschiedenen Ansätze hinweg nicht konsistent. Insgesamt ist das Risiko für Verzerrungen in den Studien sehr hoch; es konnten nur wenige Daten in die Berechnungen einfließen. Formal handelt es sich um Evidenz auf der **Evidenzebene Ia–Ib.**

Fuhr et al. [231] evaluierten die Wirksamkeit peergeleiteter Interventionen sowie von Peer-Arbeit in traditionellen Rollen psychiatrischer Dienste für Menschen mit einer schweren psychischen Erkrankung oder einer Depression gegenüber herkömmlicher Behandlung allein oder einer professionell geleiteten Intervention in einem klinischen Kontext [231]. Sie betonen, dass Formen gegenseitiger Unterstützung (mutual support) ausgeschlossen und der Einschluss von Studien mit direktem Kontakt zwischen Betroffenen und Peer-Arbeitern mit einer gerichteten Intervention eingeschlossen wurden (◘ Tab. 9.1). Separate Analysen für Menschen mit schwerer psychischer Erkrankung auf der Basis qualitativ hochwertiger Arbeiten konnten (in Überlegenheitsstudien) schwach positive Effekte auf Lebensqualität und Hoffnung zugunsten von Peer-Support (Peer-Intervention + TAU vs. TAU allein) aufzeigen. Effekte auf klinische Outcomes (Psychopathologie) waren nicht nachweisbar. Unter Berücksichtigung aller identifizierten Arbeiten unabhängig von der Studienqualität wurden keinerlei Effekte evident. In Äquivalenzstudien (vergleichbare Intervention durch Peers vs. professionelle Behandler durchgeführt) zeigten sich keine Unterschiede hinsichtlich psychopathologischer Symptomatik und Lebensqualität zwischen den Gruppen (◘ Tab. 9.2). Formal handelt es sich um Evidenz auf der **Evidenzebene Ia–Ib.**

Im Rahmen der Analysen im **Cochrane Review** wurden ausschließlich professionell geleitete Interventionen betrachtet, in denen entweder zusätzliche Peer-Arbeit angeboten wurde (Überlegenheitsstudien) oder ähnliche Rollen durch Peers oder professionelle Teammitarbeiter besetzt wurden (Äquivalenzstudien) [230]. Die Implementierung von Peer-Arbeit in Behandlungsteams resultierte bei den untersuchten Zielgrößen (psychosoziale Outcomes, Symptomatik, Inanspruchnahme von Leistungen) weder in einer Verbesserung noch in einer Verschlechterung. Dies gilt insbesondere für Case Management-Ansätze. Schwache Evidenz ergab sich hinsichtlich eines reduzierten Risikos für Krisen- und Notfallbehandlungen durch Peer-Arbeit (Äquivalenzstudien) sowie eines größeren Anteils erfüllter/befriedigter (Hilfe-)Bedarfe (Überlegenheitsstudien) (◘ Tab. 9.1 und 9.2). Formal handelt es sich um Evidenz auf der Evidenzebene Ia–Ib, allerdings schätzen die Autoren die Qualität der Studien insgesamt als moderat bis schwach ein (**Evidenzebene Ia–Ib**).

ⓘ **Zusatzinformation:** Im Rahmen einer aktuellen systematischen Übersicht wurde die **Effektivität von gesundheitsunterstützender Peer-Arbeit auf die körperliche Gesundheit** schwer psychisch kranker Menschen (engl. Peer-based health interventions) untersucht (▶ Abschn. 11.6) [242]. Von den 18 berücksichtigten Studien folgten lediglich drei einem RCT-Design [243–245]. Die in den Studien untersuchten Interventionen variieren erheblich und lassen sich grob in 5 Typen einordnen:

- Selbstmanagementprogramme
- Programme zur Raucherentwöhnung
- Programme zur Peer-Navigation
- Gesundheitsfördernde Interventionen
- Komplexe Programme, in denen die verschiedenen Typen zur Anwendung kommen

◻ Tab. 9.1 Übersicht aggregierter Evidenz zur Wirksamkeit von Peer-Support

Autoren Jahr	Anzahl eingeschlossener Studien Studienland	Patienten - Diagnose - Alter, in Jahren - Anzahl N (min, max) - Setting	Intervention - Art der Interventionen - Dauer (min, max)	Kontrollgruppe	Follow-up
Lloyd-Evans et al. [232]	- 18 RCTs[1] - USA (k = 14), Kanada (k = 1), Australien (k = 1), Niederlande (k = 1)	- Menschen mit schweren psychischen Erkrankungen in fachärztlicher Behandlung - 42 Jahre (Median) - N = 5597 (33, 1827) - Gemeindebasiert	- Peergeleitete Unterstützung (k = 11, manualisierte Selbstmanagement-Programme, unstrukturierte Unterstützung, Online-Programme) - Gegenseitige Unterstützung (k = 4, Peer-Support-Gruppen, unmoderierte Internet-Support-Gruppe) - Peers in traditionellen Rollen psychiatrischer Dienste (k = 3, ICM, ACT) - 3 Wochen bis 2 Jahre	- Herkömmliche Therapie allein	3 bis 6 Monate
Fuhr et al. [231]	- 10 RCTs (SMI)[2] - 4 RCTs (Depression)[3] - USA (k = 9), Kanada (k = 4), Niederlande (k = 1)	- Menschen mit schweren psychischen Erkrankungen (Psychosen) oder einer Depression - K. A. - N = 3595 (42, 701) - Gemeindebasiert	- Peer-Arbeit im Sinne peergeleiteter Unterstützung und Rollenübernahme in psychiatrischen Diensten: Gruppeninterventionen (k = 4) vs. individuell ausgerichtete Interventionen (k = 6) (Krankheitsmanagement, manualisierte Recovery-orientierte Programme, soziale Unterstützung, Entlassmanagement aus stationärer Behandlung, CM in Krisenpensionen oder in Gemeinde) - Manualiserte Programme über 6 bis 12 Wochen - Begleitung in Gemeinde über längere Zeiträume: 9 Monate bis 12 Monate	- Überwiegend herkömmliche ambulante Behandlung	Überwiegend mind. 6 Monate

| Pitt et al. [230] | - 11 RCTs[4]
- USA (k = 9), Großbritannien (k = 1), Australien (k = 1) | - Schwere psychische Erkrankungen
- K. A.
- N = 2796 (45, 1827)
- Gemeindepsychiatrische Versorgung | - Peer-Unterstützung in Bereichen gesetzlicher Gesundheitsversorgung (k = 11)
- Peers in traditionellen Rollen psychiatrischer Dienste vs. professionelle Anbieter (k = 5, N = 581, CM, Co-Funktion in Gruppentherapie)
- Psychiatrische Versorgungsangebote mit vs. ohne zusätzliche Peer-Arbeit (k = 6, N = 2215, Beratung und Support)
- K. A. | - Herkömmliche Behandlung allein (ohne Peer-Arbeit) oder Rolle der Peers in der Experimentalintervention wird durch professionelle Teammitarbeiter besetzt | Überwiegend 12 Monate |

Erläuterungen: RCTs Randomisierte kontrollierte Studien, K. A. Keine Angaben, CM Case Management, ICM Intensive Case Management
[1]Edmundson (1982), Solomon und Draine [241], Clarke (2000), Craig und Bromet [1062], Sells (2006), Rogers (2007), Rivera (2007), Barbic (2009), Kaplan (2011), Segal (2011), Simon (2011), Sledge (2011), Cook (2011, 2012), Proudfoot (2012), van Gestel-Timmermanns (2012), Chinman (2013), [240]
[2]Cook (2012), Druss et al. [244], van Gestel-Timmermans (2012), Forchuk (2005), Greenfield (2008), Rivera (2007), Sells (2008), Solomon und Draine [241], [240]
[3]Ludman (2007), Dennis (2009, 2011), Letourneau (2011)
[4]Gordon (1979), Kaufmann (1995), Solomon und Draine [241], O'Donnell (1999), Bright (1999), Clarke (2000), Craig (2004), Sells (2006), Rivera (2007), Rogers (2007), Sledge (2011)

■ **Tab. 9.2** Effekte von Peer-Support aus aggregierter Evidenz

Anzahl eingeschlossener Studien (k)	Lloyd-Evans 2014			Fuhr 2014		Pitt 2013	
	Gegenseitige Unterstützung k = 4	Peergeleitete Unterstützung k = 11	Peers in traditionellen Rollen k = 3	Überlegenheitsstudien k = 8	Äquivalenzstudien k = 2	Überlegenheitsstudien (professionell geleitet) k = 6	Äquivalenzstudien (professionell geleitet) k = 5
Krankheitsassoziierte Merkmale							
↓ Psychopathologie		~		~	~		~
↓ Depressions – und Angstsymptomatik	++[1]	~					~[1]
↓ Stationäre Behandlungsinanspruchnahme	+[1]	~	~[1]			~[1]	~[1]
↓ Krisen- und Notfallbehandlungen							++
↑ Inanspruchnahme anderer fachspezifischer Behandlungsangebote							~
Behandlungsassoziierte Merkmale							
↑ Behandlungszufriedenheit		~	-[1]			~	~
↑ Therapeutische Beziehung							~
↓ Behandlungsabbrüche						~	~
↑ Teilnahme an Angeboten						~	
↑ Erfüllte Bedürfnisse auf Patientenseite						++[1]	

Psychosoziale Outcomes und Recovery-assoziierte Merkmale

↑ Recovery	~[1]	++				
↑ Hoffnung		++	~/++*			
↑ Empowerment	++	~			~	
↑ Lebensqualität	++[1]	~	~/++*	~	~[1]	~[1]
↑ Psychosoziales Funktions-niveau					~[1]	

Erläuterungen: ++ signifikanter Vorteil in Experimentalgruppe gegenüber Kontrollgruppe; + tendenzielle Überlegenheit ohne signifikanten Unterschied in Experimentalgruppe gegenüber Kontrollgruppe; ~ Ergebnisse vergleichbar in beiden Gruppen; – Nachteil in Experimentalgruppe gegenüber Kontrollgruppe; * Studien mit hoher Qualität berücksichtigt, [1] Anzahl Studien (k = 1)

Knapp 85 Prozent der Interventionen waren manualisiert; entweder aus einer eigenen Entwicklung oder aus einem evaluierten Programm für andere Zielgruppen resultierend. Die Peer-Arbeit erfolgte peergeleitet oder in Co-Leitung zusammen mit einem professionellen Mitarbeiter aus den Bereichen Pflege oder soziale Arbeit. Auf Basis dieser inhaltlich und methodisch heterogenen Studien und insgesamt eingeschränkter Qualität lassen sich positive Interventionseffekte in den Bereichen Selbstmanagement (Aktivierung, Selbstwirksamkeit, Krankheitsmanagement), Ernährungsverhalten sowie Kommunikation mit Behandlern ableiten. Hinweise darauf ließen sich auch in zwei der drei hier inkludierten RCTs abbilden; in beiden wurde die Effektivität von Selbstmanagementprogrammen untersucht [243, 244]. In anderen Outcome-Bereichen war die Befundlage noch weniger überzeugend bzw. inhomogen: körperliche Aktivität, Rauchen, Lebensqualität, Inanspruchnahme von Behandlungsangeboten, biologische Outcomes. Als erfolgversprechend schätzen die Autoren „auf der Grundlage der aktuellen Studienlage" Ansätze des Selbstmanagements und der Peer-Navigation ein. Auch im Rahmen des dritten RCT wurde die Effektivität von peergeführter Navigation, allerdings in einer Pilotstudie mit sehr geringer Teilnehmerzahl (N = 24), untersucht. Es zeichnete sich ein positiver Effekt auf eine veränderte Inanspruchnahme zugunsten reduzierter Notfallbehandlungen und gleichzeitig einer erweiterten Inanspruchnahme von Angeboten der Primärversorgung ab [245]. Zeitgleich wurde in einer weiteren systematischen Übersichtsarbeit eine vergleichbare Fragestellung mit breiten Einschlusskriterien bearbeitet; die Autoren sprechen von inkonsistenter und unzureichender Evidenz [246].

▪ b) Evidenz aus Einzelstudien

Morriss et al. [235] untersuchten die Effekte einer strukturierten Gruppenpsychoedukation (PE, N=151, 21 Sitzungen) gegenüber einem **unstrukturierten Peer-Support** (N = 151, 21 Sitzungen) bei Menschen mit langjähriger bipolarer Erkrankung (4 Wochen ohne akute Symptomatik) (▢ Tab. 9.3). Für beide Interventionen wurde ein Manual adaptiert bzw. erstellt; das Psychoedukationsmanual orientierte sich an dem Manual von Colom und Mitarbeitern. Angaben zur Patientenpräferenz hinsichtlich der Interventionen blieben vergleichbar zwischen den Gruppen; allerdings war die Teilnahme an der Psychoedukationsgruppe stärker ausgeprägt (14 vs. 9 Sitzungen). Nach 96 Wochen kam es bei 58 Prozent der Patienten in der PE-Gruppe zu einem Rückfall in eine akute Erkrankungsphase; gegenüber 65 Prozent der Patienten in der Peer-Support-Gruppe. Die mittlere Zeit bis zum Rückfall betrug 67 Wochen respektive 48 Wochen in der Peer-Support-Gruppe (p = 0,217). Ein signifikanter Einfluss durch Psychoedukation auf die rückfallfreie Zeit zeigte sich nur in der Patientengruppe mit vergleichsweise weniger Krankheitsepisoden (1 bis 7). Allerdings schien Psychoedukation die Manie-Rückfallwahrscheinlichkeit bei allen Patienten zu reduzieren (25 Prozent vs. 35 Prozent, p = 0,049), nicht aber die Depressions-Rückfallwahrscheinlichkeit. Es zeigten sich keine Unterschiede hinsichtlich psychischer und physischer Symptome; allerdings schien sich im Bereich psychosozialer Funktionen/zwischenmenschlicher Beziehungen ein früherer Effekt durch Psychoedukation einzustellen (▢ Tab. 9.4). Ergänzende qualitative Daten verweisen auf die Bedeutsamkeit von „Wissenssteigerung" (bezogen auf die Krankheit im Allgemeinen, aber auch auf individuelle Aspekte) sowie von „Menschen wie ich" und von verbundenen Themen wie Isolation, Stigma und Teilen ähnlicher Erfahrungen in beiden Gruppen. Einige der Befragten führten die geringere Teilnahme am Peer-Angebot auf die mangelnde Strukturierung des Angebotes zurück [235] (**Evidenzebene Ib**).

Salzer et al. [236] untersuchten die **Wirksamkeit von individueller Peer-Begleitung** im Rahmen der Angebote der Center for Independent Living. Zu den Schlüsselangeboten dieser psychiatrieunabhängigen Servicecenter gehören Informieren, Weitervermittlung anderer Hilfen, unterstützendes Training der Aktivitäten des täglichen Lebens und Fürsprache im Rahmen von Peer-Support. Als Kontrollintervention galt eine herkömmliche Behandlung. Rekrutiert wurden die Teilnehmer über Community Mental Health Center (▢ Tab. 9.3). Die Teilnahme an den Angeboten des Peer-Supports war insgesamt beschränkt. Es zeigten sich einige positive Effekte in der Experimentalgruppe. So beschrieben mehr als die Hälfte der Teilnehmer, in mindestens

◘ Tab. 9.3 Charakteristika eingeschlossener Einzelstudien zur Wirksamkeit von Peer-Support (RCTs)

Autor/Jahr (Land)	Patienten - Anzahl (IG/KG) - Diagnose(n) - Erkrankungsdauer bzw. frühere Episoden - Alter (Ø) - Setting	Intervention - Ansatz - Dauer	Kontrollgruppe	Fol-low-up
Morris et al. [235] (Großbritannien)	- N = 304 (153/151) - Bipolare Erkrankung (Typ I: 75 % vs. 85 %) - Anzahl früherer Episoden: 1–7: 14 % vs. 12 %; 8-19: 33 % vs. 30 %; ≥20: 54 % vs. 58 % - PE: 44,2 [±11.1] vs. Peer-Support: 46,5 [±11.4] Jahre - Ambulant	- Strukturierte Gruppenpsychoedukation - 21 wöchentliche Sitzungen über 2 Stunden	- Unstrukturierter Peer-Support (Gruppe) - 21 wöchentliche Sitzungen über 2 Stunden	96 Wochen
Salzer et al. [236] (USA)	- N = 99 (50/49) - Erkrankungen aus dem schizophrenen Formenkreis, bipolare Störungen oder schwere Depressionen - K. A. - 48 Jahre - Ambulant	- Individuelle Peer-Begleitung außerhalb psychiatrischer Einrichtungen (Center for independent living) - 24 Wochen	- Herkömmliche Therapie	12 Monate
Kelly et al. [237] (USA)	- N = 151 (76/75) - SMI - K. A. - 45 Jahre - Ambulant	- „Bridge Intervention" (peerunterstütztes Selbstmanagementtraining) und TAU - 24 Wochen	- Warteliste und herkömmliche Therapie	6 Monate
Mahlke et al. [238] (Deutschland)	- N = 216 (114/112) - SMI - > 2 Jahre - 42 Jahre - Ambulant/(stationär)	- Individuelle Peer-Begleitung - 24 Wochen	- Herkömmliche Therapie	6 Monate

(Fortsetzung)

Tab. 9.3 (Fortsetzung)

Autor/Jahr (Land)	Patienten - Anzahl (IG/KG) - Diagnose(n) - Erkrankungsdauer bzw. frühere Episoden - Alter (Ø) - Setting	Intervention - Ansatz - Dauer	Kontrollgruppe	Fol-low-up
O'Connell et al. [239] (USA)	- N = 137 (42/48/47) - Erkrankungen aus dem schizophrenen Formenkreis, schwere affektive Erkrankungen mit psychotischen Symptomen und komorbider Substanzmissbrauch - K.A. - 38 Jahre - Stationär (vor Entlassung)	- Peergeleitetes Programm zur Stärkung des sozialen Engagements + Fertigkeitentraining - 12 Wochen	- Fertigkeitentraining (Krankheitsmanagement, Umgang mit schädlichen Substanzen) ohne Peer-Programm - Herkömmliche Therapie allein	K. A.
Chien und Chan [234] (Hongkong)	- N = 135 Paare (45/45/45) Patienten + Angehörige (33 %-36 % Eltern, 29 %-31 % Partner, 20 %-24 % Kinder) - Schizophrenie - 2,2 Jahre (Ø-Dauer) - Patienten: 25 Jahre (Ø-Alter) - Angehörige: 42 Jahre (Ø-Alter) - Ambulant	- Gruppenformat, gegenseitige Unterstützung für Angehörige (+ Patienten) - 9 Monate (14 2-stündige Gruppensitzungen)	- Psychoedukation (vergleichbarer Umfang) + TAU - Herkömmliche Therapie (TAU) allein	24 Monate
Chien und Thompson [233] (Hongkong)	- N = 106 Paare (35/35/36) Patienten + Angehörige (32 % Eltern, 30 % Partner, 24 % Kinder) - Schizophrenie - 2,5 Jahre (Ø-Dauer) - 27 Jahre (Ø-Alter) - Angehörige: 43 Jahre (Ø-Alter) - Ambulant	- Gruppe Gegenseitige Unterstützung für Angehörige (und Patienten) - 9 Monate (14 2-stündige Gruppensitzungen)	- Psychoedukation (vergleichbarer Umfang) + TAU - herkömmliche Therapie (TAU) allein	36 Monate

Erläuterungen: SMI schwere psychische Erkrankungen, ACT Assertive Community Treatment, IMR Illness Management and Recovery Program (Psychoedukation, Anwendungen von KVT zur Verbesserung der Adhärenz, Rückfallprophylaxe, Training sozialer Fertigkeiten, Selbstmanagementtraining), TAU herkömmliche Behandlung

Tab. 9.4 Effekte von Peer-Support aus aktuellen Einzelstudien (RCTs)

Autor, Jahr N=Anzahl eingeschlossener Patienten/ Angehörige	Individuelle Peer-Begleitung Patienten			Gruppenintervention Angehörige		Gruppenintervention Patienten	
	Salzer et al. [236] N = 99	Mahlke et al. [238] N = 216	Kelly et al. [237] N = 151	Chien und Chan [234] N = 135	Chien und Thompson [233] N = 106	Morriss et al. [235] N = 304	O'Connell et al. [239] N = 137
	Individuelle Peer-Begleitung vs. TAU	Individuelle Peer-Begleitung vs. TAU	Bridge-Intervention (Selbstmanagementansatz) vs. Warteliste	Mutual-Support-Gruppe für Angehörige vs. Psychoedukation	Mutual-Support-Gruppe für Angehörige vs. Psychoedukation	Gruppen-PE vs. Gruppen-Peer-Support	
Follow-up	12 Monate	6 Monate	6 Monate	24 Monate	36 Monate	96 Wochen	Peer-Programm + Fertigkeitentraining vs. Fertigkeitentraining allein 9 Monate

Aspekte von Recovery, Empowerment und Lebensqualität

↑ Empowerment	~						
↑ Selbstwirksamkeitserleben		++					
↑ Psychosoziale Funktionen		~		++		++	~
↑ Gesundheitsbezogene Einstellungen			++				
↑ Lebensqualität	~	~					

(Fortsetzung)

Tab. 9.4 (Fortsetzung)

Autor, Jahr N=Anzahl eingeschlossener Patienten/ Angehörige	Individuelle Peer-Begleitung Patienten			Gruppenintervention Angehörige		Gruppenintervention Patienten	
	Salzer et al. [236] N = 99	Mahlke et al. [238] N = 216	Kelly et al. [237] N = 151	Chien und Chan [234] N = 135	Chien und Thompson [233] N = 106	Morriss et al. [235] N = 304	O'Connell et al. [239] N = 137
Krankheits- und behandlungsbezogene Outcomes							
↓ Symptomschwere (allgemein)				++		~	~
↓ Positivsymptomatik					++		
↑ Inanspruchnahmeverhalten (Hausarzt)		++					++
↑ Arzt-Patient-Beziehung (Primärbereich)		++					
↓ Rückfallrisiko und stationäre Wiederaufnahmeraten	~			~	++	++[2]	~
↑ Zeit bis Rückfall						++[3]	
↓ Alkoholkonsum							++
↓ Stationäre Behandlungsdauer				++	++		
↓ Anzahl ungedeckter Bedarfe	~						

Angehörigenbezogene Outcomes

↑ Familiäres Funktionsniveau	++	++
↑ Wahrgenommene soziale Unterstützung	++	
Familiäre Unterstützungsbedarfe	~	~

Erläuterungen: ++ signifikanter Vorteil in Experimentalgruppe gegenüber Kontrollgruppe; + tendenzielle Überlegenheit ohne signifikanten Unterschied in Experimentalgruppe gegenüber Kontrollgruppe, oder kleine Stichprobe; ~ Ergebnisse vergleichbar in beiden Gruppen; KVT Kognitive Verhaltenstherapie; PE Psychoedukation; ↓ Reduktion; ↑ Erhöhung, TAU Herkömmliche Behandlung, WG Wartegruppe; [1] nach 3 Monaten; [2] nur bei Patienten mit 1 bis 7 Krankheitsepisoden; [3] in manische Episoden

einem Bereich substanzielle Unterstützung erfahren zu haben (qualitative Daten). Hinsichtlich Empowerment, Lebensqualität und Anzahl ungedeckter Bedarfe zeigten sich keine signifikanten Unterschiede (quantitative Daten, ◘ Tab. 9.4) [236] **(Evidenzebene Ib).**

Kelly et al. [237] untersuchten die **Effektivität eines manualisierten peergestützten Selbstmanagementtrainings** für Menschen mit schwerer psychischer Erkrankung („Bridge"-Intervention) zusätzlich zu einer ambulanten herkömmlichen Behandlung in einem Wartegruppen-Kontrolldesign ◘ Tab. 9.3. Ziel der Intervention war die Stärkung des Empowerments hinsichtlich der Nutzung von Gesundheitsleistungen (Routineuntersuchungen, Vorsorge) für eine bessere Früherkennung somatischer Erkrankungen, der Beziehungspflege zu Gesundheitsdienstleistern und eines verbesserten Selbstmanagements der Gesundheitspflege. Genutzt wurden Motivationstechniken, kognitiv-verhaltenstherapeutische Strategien sowie Wissensvermittlung zu Informationen zum Gesundheitssystem. Ein Peer-Navigator betreute im Durchschnitt etwa 20 Teilnehmer. Mit der Intervention konnte ein nachweisbarer Effekt erreicht werden ◘ Tab. 9.4. Gegenüber den Teilnehmern der Wartegruppe suchten Teilnehmer am Training häufiger den Hausarzt auf. Die Arzt-Patient-Beziehung wurde verbessert wahrgenommen; insgesamt stieg die Präferenz für eine Behandlung im Primärbereich; chronische Erkrankungen wurden früher erkannt und Schmerzen reduziert. Gesundheitsbezogene Einstellungen der Patienten verbesserten sich [237]. Die Manualtreue wurde mit Hilfe einer eigens entwickelten, 20 Items umfassenden Skala überprüft [245] **(Evidenzebene Ib).**

Eine aktuelle Untersuchung zur **Effektivität von individuellem Peer-Support** wurde in Hamburg, Deutschland, durchgeführt. Begleitet wurden 114 Patienten mit einer schweren psychischen Erkrankung. 102 Patienten erhielten eine herkömmliche Behandlung allein (◘ Tab. 9.3). Der Intervention ging ein strukturiertes Training aller Mitarbeiter voraus; im Verlauf fand eine regelmäßige Supervision statt. Ziel der Peer-Begleitung war die Unterstützung von Recovery-Prozessen. Spezifische Aufgaben waren z. B. die praktische Unterstützung im Alltag, Hilfen bei Begleitung und Verstehen von Krisensituation, die Bereitstellung von Informationen oder die Vermittlung in Konflikten mit Behandlern oder auch Familienangehörigen. Die durchschnittliche Kontaktrate zwischen Peer-Begleiter und Patient lag bei 12,2 (Range: 0–40). Primärer Outcome-Parameter war das Selbstwirksamkeitserleben. Dieses war zum Follow-up-Messzeitpunkt in der Interventionsgruppe signifikant erhöht (Effektstärke: 0.3, ◘ Tab. 9.4). In sekundären Outcome-Bereichen (Lebensqualität, psychosoziales Funktionsniveau, stationäre Behandlungsbedürftigkeit) zeigten sich keine Unterschiede zwischen beiden Gruppen [238] **(Evidenzebene Ib).**

O'Connell et al. [239] untersuchten die **Effektivität von Peer-Support zur Stärkung sozialen Engagements** über drei Monate nach Entlassung aus stationärer Behandlung. Die Intervention bestand darin, dass Peers die Patienten zu einer Teilnahme an 14-tägigen Selbsthilfegruppen sowie zu sozialen und Freizeit-Aktivitäten ermunterten. Ziele der Gruppen waren die gegenseitige Unterstützung der Teilnehmer, die Vermittlung von Hoffnung und Mut für Recovery sowie die Unterstützung bei der Selbstsorge und des Gesundheitsmanagements für ein sinnerfülltes, selbstständiges Leben in der Gemeinde. Gegen Ende der drei Monate wurde auf eine aktive Teilnahme in lokalen Betroffenen-geführten Klubs und auf andere Selbsthilfemöglichkeiten orientiert (◘ Tab. 9.3 und 9.4). Die Ergebnisse sprechen für die Effektivität des Fertigkeitentrainings bei der Reduktion der Negativsymptomatik und des Alkoholkonsums nach drei Monaten sowie bei der Reduktion der Positivsymptomatik, der stationären Wiederaufnahmen und der Verbesserung psychosozialer Funktionen im Follow-up. Ein zusätzliches Peer-Programm resultierte nach drei Monaten in einem höheren Engagement Betroffener bei der Inanspruchnahme von Gesundheitsleistungen und in einer verbesserten Fähigkeit zur Selbstkritik. Die Reduktion des schädlichen Substanzkonsums schien im Follow-up stabil; zudem schien hier die Bereitschaft für eine Behandlung des schädlichen Substanzkonsums größer [239] **(Evidenzebene Ib).**

In Hongkong wurde die Effektivität eines 9-monatigen **gegenseitigen Unterstützungsprogramms für Angehörige** von Menschen mit einer Erkrankung aus dem schizophrenen Formenkreis gegenüber Psychoedukation oder herkömmlicher ambulanter Behandlung allein untersucht. Die Wahl des Peer-Leaders erfolgte durch die Gruppe; danach eine zweittägige Anleitung durch das Forschungsteam. Unterstützt wurde der Peer-Leader während der Gruppen durch eine Pflegefachkraft. Hauptinhalte der Gruppensitzungen umfassten: Orientierung und Engagement, Erkennen von und Umgang mit psychologischen und psychosozialen Bedürfnissen, Übernahme der neuen Rolle als pflegender Angehöriger mit den verbundenen Veränderungen im Leben und die Zukunftsplanung. Die Angehörigen der Psychoedukationsgruppe nahmen in vergleichbarem Zeitumfang an einer Familienpsychoedukation nach Mc Farlane teil. Die Patienten der beiden Experimentalgruppen wurden zur Teilnahme an den Gruppen (mind. 5 Sitzungen) eingeladen. Die Patienten der Kontrollintervention (TAU) hatten ebenfalls die Möglichkeit, an 5 edukativen Gruppensitzungen zu ähnlichen Themen teilzuhaben (☐ Tab. 9.3). Die Ergebnisse fallen zugunsten der Familien-geleiteten Gruppen gegenseitiger Unterstützung sowohl auf Angehörigen- (mehr wahrgenommene soziale Unterstützung, höheres Funktionsniveau in den Familien) als auch auf Patientenebene (Verbesserung des psychosozialen Funktionsniveaus, psychopathologische Symptomatik, Dauer stationärer Behandlungen) nach 12 und 24 Monaten aus [234]. Chien et al. führten eine vergleichbare Studie durch und kamen zu ähnlichen Ergebnissen [233] (☐ Tab. 9.4) **(Evidenzebene Ib).**

9.5.3 **Kosteneffektivität**

Rekurriert wird hierbei auf die NICE-Leitlinie zur Behandlung der Schizophrenie. Die Autoren identifizierten im Rahmen ihrer systema-

tischen Recherchen eine Kostenanalyse auf Basis eines Prä-Post-Vergleichs aus Australien (N = 49 Patienten mit schweren psychischen Erkrankungen). Nach 3 Monaten zeigte sich eine höhere Kosteneffektivität durch peergestützte Interventionen; die Standardbehandlung sah eine stationäre oder ambulante gemeindenahe Behandlung vor. Allerdings sind mit der Untersuchung deutliche methodische Schwächen verbunden [32].

9.5.4 **Von der Evidenz zur Empfehlung**

■ **Zusammenfassende Bewertung**

„Der Einsatz von Peers ist zu einem Symbol und zu einem Instrument der Veränderung in der psychiatrischen Praxis geworden." ([222], S. 276). Heute existiert eine Breite an Peer-Interventionen in den verschiedensten Handlungsfeldern. Damit verbunden sind neue Perspektiven für alle Beteiligten. Diese Entwicklung zeigt sich auch in einer zunehmenden Anzahl experimenteller Studien.

Peer-Arbeit kann positive Auswirkungen auf den Genesungsprozess im Sinne von Recovery (► Abschn. 8.1) und bei verbundenen Aspekten wie Hoffnung, Selbstwirksamkeitserleben, Empowerment und Lebensqualität haben [32, 231, 232, 238]. Zudem verweisen die vorliegenden Befunde darauf, dass sich das Inanspruchnahmeverhalten der Patienten zugunsten einer gezielteren Behandlung und gleichzeitigen Reduktion von Krisenbehandlungen verändern lässt [230, 237, 239]. Es existieren auch Befunde aus Einzelstudien zu positiven Effekten; beispielsweise hinsichtlich einer reduzierten psychopathologischen Symptomatik [232], einer verbesserten Einstellung gegenüber der eigenen Gesundheitssorge [237] oder einer verbesserten Erfüllungsrate eigener Bedürfnisse [230]. Eine durch Angehörige geleitete Form der gegenseitigen Unterstützung mit dem Einbezug erkrankter Angehöriger zeigte positive Effekte auf Patienten- und Angehörigen-Outcomes [233, 234].

Allerdings sind die aktuellen Befunde keinesfalls konsistent. Grundsätzlich muss von einer hohen Varianz zwischen den einzelnen Studien hinsichtlich der Interventionen ausgegangen werden. Trotz des RCT-Designs in den selektierten Studien ist die Annahme von Bias in der Mehrheit der Studien groß und die Studienqualität dementsprechend schwach. Die Effekte sind in aller Regel klein. Aufgrund der unterschiedlichen Outcome-Maße lassen sich selten Daten aus verschiedenen Studien poolen.

Einige der Studien verweisen auch auf Vorteile in der Kontrollgruppe. Bei Morriss et al. [235] führte eine strukturierte Psychoedukation im Gruppenformat gegenüber einem unstrukturierten Peer-Support zu einer signifikanten Verbesserung psychosozialer Funktionen sowie einer reduzierten Rückfallwahrscheinlichkeit in eine manische Episode. Einige der Befragten führten die geringere Teilnahme am Peer-Angebot auf die mangelnde Strukturierung des Angebotes zurück [235]. In einer der Übersichtsarbeiten sowie in der NICE-Leitlinie zur Behandlung psychotischer Erkrankungen lässt sich ein geringer negativer Effekt auf die Behandlungszufriedenheit durch Peer-Arbeit in traditionellen Rollen gegenüber einer Case-Management-Behandlung ohne Peer-Support feststellen [241]. Allerdings muss auch in dieser Einzelstudie von einer geringen Studienqualität ausgegangen werden [232]. Intensive Case Management wurde hierbei entweder von einer Betroffenen-geleiteten Selbsthilfe-Organisation oder einem Community Mental Health Center organisiert. Zu berücksichtigen ist, dass andere Outcomes in der Originalstudie (soziales Funktionsniveau, Symptomatik, Lebensqualität) vergleichbar waren.

Es gibt keine aussagekräftigen Hinweise, dass der Einbezug von Peers zu einer Verschlechterung der Qualität der Behandlung führt im Vergleich zu traditionellen, nicht von Peers unterstützten Interventionen und Behandlungssystemen. Vielmehr zeigen auch systematische Reviews von RCTs und nicht-randomisierten kontrollierten und nicht-kontrollierten Studien, dass Peer-Support eher Recovery-bezogene Parameter wie Hoffnung, Empowerment und Lebensqualität verbessert als traditionelle klinische Parameter [247, 248].

■ Zusätzliche zu berücksichtigende Aspekte

Anwendbarkeit und Erfahrungen im deutschsprachigen Raum

Aus dem durch die EU geförderten Leonardo da Vinci-Projekt wurde das **EX-In-Curriculum** entwickelt. Ziel war es damals, die „Best Practice"-Modelle von Psychiatrieerfahrenen in der psychiatrischen Landschaft bekannt zu machen und gute Modelle in die psychiatrische Praxis zu integrieren. Aus den Arbeitsergebnissen heraus wurde in Deutschland das EX-IN-Modell (Experienced Involvement/Experten aus Erfahrung) entwickelt. Zur Implementierung dieser Methode wurde im Oktober 2011 der Verein EX-IN Deutschland e. V. gegründet. Derzeit unterstützt der Verein an 34 Standorten in Deutschland die Weiterbildung Psychiatrieerfahrener zu Genesungsbegleitern. Das Label EX-IN ist mittlerweile ein anerkanntes Markenzeichen. Der Verein sorgt für die Qualitätsstandards der Ausbildung.

Die **inhaltliche Gestaltung** ist an den Standorten ähnlich. Im Zentrum der einjährigen Ausbildung stehen zum einen die Reflexion der eigenen Erfahrungen und zum anderen der Erwerb von Fähigkeiten und Wissen für die Arbeit aus Erfahrenenperspektive. Themenbereiche umfassen im Grundkurs Konzepte wie Salutogenese, Erfahrung und Teilhabe, Recovery, Trialog und Empowerment. Weitere Inhalte sind Selbsterforschung, Fürsprache, ganzheitliches Assessment, Beraten und Begleiten, Krisenintervention, Lehren und Lernen. In einem Abschlussmodul reflektieren die Teilnehmer ihre Erfahrungen in den Kursen. Hinzu kommen zwei Praktika, ein Referat über die eigene Genesungsgeschichte sowie ein Portfolio. Die Teilnehmer erhalten ein Zertifikat durch den Verein EX-IN Deutschland [249]. Ca. die Hälfte der Absolventen gelangt in eine regelmäßige Beschäftigung, sei es in eine sozialversicherungspflichtige Anstellung oder auch in eine geringfügige Beschäftigung. Zu bedenken ist, dass nicht alle der Absolventen sofort eine Beschäftigung anstreben. Die Einsatzfelder in der Psychiatrie sind breit gefächert und liegen beispielsweise in der ambulanten psychiatrischen Pflege, in Bereichen des unterstützten Wohnens oder in stationären Behandlungsbereichen [222]. Für Deutschland liegen mittlerweile sehr unterschiedliche Praxiserfahrungen vor, die sowohl auf die großen Potenziale dieses Ansatzes, aber auch auf Herausforderungen für alle Beteiligten verweisen [222].

Für Angehörige psychisch kranker Menschen, die einerseits für diese eine wichtige Ressource bedeuten, deren Gesundheit andererseits bei einer Überlastung selbst gefährdet sein kann, kann eine peergestützte Intervention möglicherweise auch präventiv hilfreich sein. Eine Pilotstudie zur Wirkung von Peer-Arbeit bei Angehörigen chronisch psychisch kranker Menschen durch geschulte Angehörige im Rahmen des Hamburger Peer-Projekts konnte deren Belastung signifikant reduzieren und die Lebensqualität signifikant erhöhen [250].

■ **Von der Evidenz zur Empfehlung: Berücksichtigung der GRADE-Kriterien**

Kriterien	Einschätzung
Qualität der Evidenz	Zur Bewertung wurden ausnahmslos RCTs bzw. systematische Reviews und Metaanalysen von RCTs berücksichtigt. Formal handelt es sich daher um Evidenz auf der Evidenzebene Ib. Allerdings ist die Studienqualität als überwiegend schwach bis sehr schwach einzuschätzen, somit muss Bias in der Mehrheit der Studien angenommen werden (siehe Leitlinienreport). Die Stichprobenumfänge der Untersuchungen sind oft klein, die Beobachtungszeiträume kurz. Aufgrund der Heterogenität der Studien hinsichtlich Intervention, Format, Zielgruppe, Dauer etc. und untersuchter Outcomes lassen sich oft nur einige der Zielgrößen in einer quantitativen Analyse poolen.
Unsicherheit über Ausgewogenheit zwischen erwünschten und unerwünschten Effekten	Unerwünschte Effekte sind nicht bekannt. Es gibt keine Hinweise, dass die Qualität psychiatrischer Dienste, bei denen Peers mitarbeiten oder integriert sind, von schlechterer Qualität sind als traditionelle Dienste ohne Peer-Support. Einige isolierte Befunde aus Einzelstudien in ausgewählten Einzelinterventionen oder bei ausgewählten Patientengruppen verweisen auf mögliche Vorteile in einzelnen Ergebnisparametern in der Vergleichsgruppe ohne Peer-Support [235, 240, 241].
Unsicherheit/ Schwankungen hinsichtlich der Werte und Präferenzen	Es sind keine signifikanten Unterschiede bekannt. Einige Studien zeigten eine höhere Bedarfsdeckung bzw. größere Zufriedenheit bei Peer-Support. Bei Morriss et al. [235] war die Teilnahme in einer strukturierten Psychoedukationsgruppe höher.
Unsicherheit darüber, ob die Intervention eine sinnvolle Nutzung der Ressourcen darstellt	Aussagekräftige Befunde zur Kosteneffektivität liegen bisher nicht vor.
Breite Anwendbarkeit in Deutschland möglich?	*Versorgungsalltag*: Peer-Arbeit ist nicht regelhaft etabliert. Allerdings hat sich in den letzten Jahren eine gewisse Praxisvielfalt entwickelt. Ausbildungsstandards der Peer-Arbeit sind u. a. durch die Entwicklung des EX-IN-Curriculums definiert. *Evidenz*: Eine Studie verweist auf die Machbarkeit und den Nutzen von Peer-Arbeit unter den Versorgungsbedingungen in Deutschland.

■ Empfehlungen

Nach derzeitigem Forschungsstand ist die Evidenzlage unzureichend, um Peer-Support als sicher belegtes Regelangebot in der Behandlung und Versorgung von Menschen mit schweren psychischen Erkrankungen zu empfehlen. Einzelne Befunde verweisen auf positive Effekte hinsichtlich Recovery-bezogener Outcomes und gleichwertige klinische Outcomes. Gegenwärtig sind keine konsistenten Aussagen zu Wirksamkeitsfaktoren der Peer-Arbeit sowie Empfehlungen für eine spezifische Intervention ableitbar. Peer-Support ist allerdings eine wichtige Antwort auf die von vielen Betroffenen gewünschte und für den Genesungsprozess wichtige Förderung von Autonomie und gemeinsamer Entscheidungsfindung und trifft somit auf ein ethisches Argument zur nutzerorientierten Transformation psychiatrischer Dienste. Die Wünsche der Betroffenen sollten so weit wie möglich bei der Entscheidung für die Art des Einbezugs von Peers berücksichtigt werden. Peer-Unterstützung sollte durch ausgebildete und psychisch stabile Peers angeboten werden. Unterstützungsleistende Peers sollen dabei selbst Unterstützung vom gesamten Team sowie von erfahreneren Peer-Arbeitern erhalten [32]. Peer-Unterstützung darf keine erforderlichen Angebote professioneller Behandler und Helfer ersetzen. Lokale Peer-Angebote sollten hinsichtlich ihres Nutzens regelmäßig geprüft werden. Weitere Forschung zur Wirksamkeit auf verschiedenen Ebenen (Betroffene, Behandlungsteams, Versorgungssystem) ist allerdings dringend erforderlich. Dabei sollte der Fokus nicht nur auf den Nutzen von Peer-Arbeit, sondern auch auf mögliche Barrieren bei der Implementierung gelenkt werden [251].

> **Empfehlung 9 (NEU)**
> Menschen mit schweren psychischen Erkrankungen sollte Peer-Support* unter Berücksichtigung ihrer Wünsche und Bedarfe zur Stärkung des Recovery-Prozesses und zur Förderung der Beteiligung an der Behandlung angeboten werden.
> **Evidenzebene: Ib, Empfehlungsstärke: B**
> Ergebnis der Abstimmung: Konsens (März/April 2018)

** Im deutschsprachigen Raum wird der Begriff Genesungsbegleiter oder Experte aus Erfahrung benutzt. Die Unterstützung durch Peers sollte durch ausgebildete und psychisch stabile Peers erfolgen und ist als zusätzliches Angebot zu professionellen Angeboten zu verstehen.*

Systeminterventionen

Hinweise zur Primärliteratur aus Übersichtsarbeiten, die z.T. in Fußnoten aufgeführt werden, finden sich nicht als Quellenangaben im Literaturverzeichnis

© DGPPN (Deutsche Gesellschaft für Psychiatrie und Psychotherapie, Psychosomatik und Nervenheilkunde) 2019
U. Gühne et al., *S3-Leitlinie Psychosoziale Therapien bei schweren psychischen Erkrankungen*, https://doi.org/10.1007/978-3-662-58284-8_10

10.1 Frühintervention

10.1.1 Hintergrund

Je nach Definition leiden bis zu 60 Prozent der Patienten, die SMI-Kriterien erfüllen, unter psychotischen Störungen [14]. Auch erstmals psychotisch erkrankte Jugendliche oder junge Erwachsene bzw. Patienten in den ersten 5 Jahren der Erkrankung („early psychosis" [252]) erfüllen bereits häufig die Kriterien für eine SMI bzw. haben ein hohes **Risiko** diese zu entwickeln [253]. Ebenso haben Menschen mit ersten bipolaren oder schweren depressiven Episoden oder Menschen mit ersten unterschwelligen oder diagnoserelevanten Borderline-Persönlichkeitsstörungssymptomen ein hohes Risiko, eine SMI zu entwickeln [14] (▸ Abschn. 1.2). Die wissenschaftlichen Erkenntnisse der letzten Jahre zeigen, dass Früherkennung und Frühintervention bei diesen Personengruppen der Entwicklung von SMI vorbeugen können. Deshalb hat die Implementation dieser Strategien in die psychiatrische Regelversorgung laut Weltgesundheitsorganisation (WHO), der Organisation für wirtschaftliche Zusammenarbeit und Entwicklung (OECD) und der Europäischen Union (EU) höchste Priorität [254–256].

10.1.2 Frühinterventionsstrategien

In der Frühintervention unterscheidet man **zwei Strategien**: Bei der Frühintervention bei Menschen mit erhöhtem Risiko für erste Episoden von Erkrankungen mit erhöhtem Risiko für SMI ist das Ziel, Menschen schon vor Auftreten einer ersten Erkrankungsepisode zu entdecken und die Übergangsraten in eine erste Episode einer Erkrankung mit hohem Risiko für SMI zu reduzieren. Bei der Frühintervention bei Menschen mit ersten Episoden von Erkrankungen mit erhöhtem Risiko für SMI wird angestrebt, die Dauer der unbehandelten Erkrankungsepisode zu reduzieren und durch Intensivbehandlung die Episodendauer zu verkürzen, eine symptomatische und funktionelle Remission zu erreichen, Rezidive zu verhindern und auf diese Art und Weise das Auftreten von SMI zu verhindern.

- **Frühintervention bei Menschen mit erhöhtem Risiko für erste Episoden von Erkrankungen mit erhöhtem Risiko für SMI**

Der **Erstmanifestation** von Erkrankungen mit hohem Risiko, eine SMI zu entwickeln, wie psychotische, bipolare, depressive oder Borderline-Persönlichkeitsstörungen gehen im Regelfall mehrjährige Phasen mit unterschwelligen oder wenig spezifischen klinischen Symptomen voran [257–260]. Verschiedene Arbeitsgruppen haben klinische Kriterien für diese Risikopopulation entwickelt, die das Auftreten von ersten Episoden dieser Erkrankungen mit einer klinisch bedeutsamen Wahrscheinlichkeit vorhersagen [261–264]. Die Früherkennung und Frühintervention versucht, hilfesuchende Menschen mit diesen Risikosyndromen frühzeitig zu identifizieren und ihnen ein präventives Behandlungsangebot zu machen. Die **Ziele** der Frühintervention sind zunächst die Besserung der bereits vorhandenen (Risiko)-Symptomatik sowie im Weiteren auch die Vermeidung von sozialen Behinderungen sowie die Verhinderung oder Verzögerung der ersten psychotischen, manischen oder depressiven Episode.

Am weitesten entwickelt ist dieses Konzept für die **Risikokriterien psychotischer Störungen**. Die Definition des klinisch erhöhten Psychose-Risikos umfasst dabei im Wesentlichen abgeschwächte psychotische Symptome [261] oder vom Betroffenen selbst bemerkte Denk- oder Wahrnehmungsstörungen (sog. Basissymptome, [262]). Diese Risikokriterien für erste psychotische Episoden sind reliabel zu erheben [265] und wurden mittlerweile weltweit prospektiv bei fast 5000 hilfesuchenden Jugendlichen und jungen Erwachsenen evaluiert [266]. Je nach angewendeten Kriterien finden sich Übergansraten in die Psychose von ca. 15 Prozent nach einem Jahr und 37 Prozent nach vier Jahren. Die Subgruppe „abgeschwächte psychotische Symptome" der Risikokriterien wurde 2013 in die Forschungskriterien von DSM-5 [267] aufgenommen. Zwischen 60 Prozent und

80 Prozent der Betroffenen erfüllen zusätzlich zum Risikosyndrom Diagnosekriterien einer psychiatrischen Störung nach DSM-4/5 oder ICD-10. Erste Studien zeigen, dass auch Menschen mit erhöhtem Psychose-Risiko, die im Verlauf keine psychotische Episode entwickeln, ein hohes Risiko zu langfristigen sozialen Behinderungen haben [268, 269].

Zur **Identifikation** von Menschen mit erhöhtem Risiko für erste Episoden von Erkrankungen mit erhöhtem Risiko für SMI wird der Aufbau eines Früherkennungsnetzwerkes empfohlen [257, 262, 270, 271]. Hierzu ist die Kooperation von Institutionen, wie z. B. psychiatrischen Kliniken, niedergelassenen Fachärzten und Hausärzten, Behörden, Institutionen im Bildungs- und Ausbildungswesen notwendig, sowie möglichst die Etablierung von aufsuchenden Diensten. Da zur Zielgruppe auch Jugendliche und Heranwachsende gehören, sollte eine enge Zusammenarbeit der Erwachsenenpsychiatrie mit Einrichtungen für Kinder und Jugendliche erfolgen.

Um die oben formulierten Ziele von Frühintervention zu erreichen, werden zunehmend **Früherkennungs- und Therapiezentren** implementiert, welche sowohl gezielte Öffentlichkeitsarbeit betreiben als auch störungs- und syndromorientierte sowie inklusionsfokussierte Behandlungsangebote vorhalten [32, 257, 263, 270–275]. Sie sollen niederschwellig, nicht stigmatisierend und überwiegend ambulant außerhalb von Krankenhäusern konzipiert sein. Früherkennungs- und Therapiezentren sollten ein multiprofessionelles Team umfassen, welches aus Ärzten, Psychologen, Individual-Placement-and-Support-Mitarbeitern (IPS), Pflegefachkräften, Ergotherapeuten, Sozialarbeitern und möglichst auch Peer-Mitarbeitern besteht und über eine aufsuchende Komponente verfügen. Sie sollten unter Beteiligung von jungen Erwachsenen und Angehörigen entwickelt und auf die spezifischen Bedürfnisse dieser Zielgruppe abgestimmt sein sowie auf den Prinzipien von Hoffnung, Resilienz und Empowerment und dem Respekt vor der persönlichen Integrität der Betroffenen basieren. Diese Merkmale sollen die Zugänglichkeit und die Akzeptanz des Angebots für die meist jungen Betroffenen und deren Angehörige erleichtern.

Früherkennungs- und Therapiezentren sollten eine Reihe von **Interventionsmöglichkeiten** anbieten oder vermitteln können, wie regelmäßiges Monitoring, motivierende Gesprächsführung zur Reduktion von Substanzmissbrauch, supportive Therapie, kognitive Verhaltenstherapie und Familientherapie sowie pharmakologische Interventionen. Besonderer Fokus ist auf Supported Employment bzw. Supported Education und sozialarbeiterische Tätigkeit zu legen, da junge Menschen mit Defiziten in diesem Bereich ein besonders hohes Risiko haben, zu erkranken und besonders wenig Hilfe suchen [272].

■ **Frühintervention bei Menschen mit ersten Episoden von Erkrankungen mit erhöhtem Risiko für SMI**

Auch bei stattgehabter Erstmanifestation vergehen in der Regel Monate bis Jahre bis zur Einleitung der ersten adäquaten Behandlung [276–278]. Hierbei zeigen die meisten Studien eine Korrelation zwischen einer längeren **Behandlungslatenz** und einem ungünstigen Krankheitsverlauf [279]. Frühintervention bei Menschen mit ersten Episoden von Erkrankungen mit erhöhtem Risiko für SMI verkürzt diese Latenz mit Hilfe von Awareness-Kampagnen für die allgemeine Öffentlichkeit, Hausärzte, Schulen und Jobvermittler [280]. Die günstigen Effekte der Verkürzung der Behandlungslatenz auf den Krankheitsverlauf lassen sich 4 bis 5 Jahre und in einer Studie bis zu 10 Jahre nach der Intervention nachweisen [281].

Das wesentliche Rational für Frühinterventionen während der ersten 3 bis 5 Jahre nach Erstmanifestation bildet die **Critical-Period-Hypothese** [282]. Diese ist vor allem für psychotische Störungen belegt und besagt, dass die meisten der psychologischen, klinischen und sozialen Einschränkungen, die mit der Erkrankung verbunden sind, in den ersten 3 bis 5 Jahren nach Erstmanifestation stattfinden und Interventionen in diesem Zeitraum den größten Einfluss darauf haben, SMI zu verhindern [283, 284]. Die Ziele der Frühintervention sind entsprechend primär die Verhinderung von Behandlungsabbrüchen, von

Rezidiven/Rehospitalisierungen und von sozialer Behinderung [252].

Die **Frühintervention** während der ersten 3 bis 5 Jahre nach Erstmanifestation sollte koordiniert, spezialisiert und multiprofessionell erfolgen, idealerweise teambasiert und aufsuchend [32]. Die Behandlung sollte neben der ggf. angemessenen Pharmakotherapie und kognitiver Verhaltenstherapie aus einer intensiven psychosozialen Behandlung bestehen. Hier sind Training sozialer Kompetenz, Familieninterventionen und Supported Employment nach dem IPS-Modell kombiniert mit zum Teil aufsuchender Behandlung in der Gemeinde (spezifisches Case Management oder Assertive Community Treatment) am besten evaluiert [252, 285]. Neuerdings werden auch Betroffene als Peer-Support-Worker eingesetzt [286].

Neben den oben genannten Strategien sollen die Frühinterventionsangebote die **entwicklungspsychologische Perspektive** der Adoleszenz und des jungen Erwachsenenalters berücksichtigen, wie eine eigene Peer-Group bilden und aufrecht erhalten, sich von Primärfamilie unabhängig machen, sexuelle Beziehungen eingehen und eine berufliche Perspektive entwickeln [284, 287].

10.1.3 Internationale Evidenz

Die meisten Daten für beide Frühinterventionsstrategien liegen derzeit für die größte diagnostische Gruppe der Menschen mit SMI, für **Menschen mit schizophrenen Störungen** vor. Deshalb wird der Literaturstand im Detail für diese Störung dargestellt. Vieta et al. [260] geben eine Übersicht des aktuellen Kenntnisstandes zu bipolaren Störungen [260].

Zur **Frühintervention** bei Menschen mit erhöhtem Psychose-Risiko liegen zwei aktuelle Metaanalysen vor, eine ist Teil der Leitlinie der Europäischen Psychiatrischen Vereinigung [275, 288], eine weitere der NICE-Leitlinie von 2014 [32]. In allen Metanalysen und Leitlinien, in die bis zu 15 Studien (N = 1394) eingingen, wird kognitive Verhaltenstherapie als First-Line-Treatment empfohlen [32, 275, 288]. Die-

ses Angebot kann durch Familieninterventionen ergänzt werden [32]. Zur Prävention oder Reduktion der sozialen Behinderung sollten Supported Employment oder Supported Education nach dem IPS-Modell und sozialarbeiterische Unterstützung angeboten werden [270, 272, 274].

Es liegen 4 Metaanalysen zur **Effektivität koordinierter, spezialisierter, multiprofessioneller Frühintervention** bei Patienten, die die „early psychosis" Kriterien erfüllen, vor. In die Metaanalyse zur Frühintervention bei Patienten im frühen Verlauf nach der psychotischen Ersterkrankung von Bird et al. [252] wurden 4 RCTs (N = 800) einbezogen. Die Frühintervention bestand neben der Pharmakotherapie aus einer Kombination von kognitiver Verhaltenstherapie, Training sozialer Kompetenz und Familieninterventionen mit zum Teil aufsuchender Behandlung in der Gemeinde (Case Management oder Assertive Community Treatment). Frühinterventionen hielten die Erkrankten häufiger im Kontakt mit dem Behandlungsangebot (91,4 Prozent vs. 84,2 Prozent, NNT 13) und führten im Vergleich zu den Standard-Kontrollinterventionen zu signifikant niedrigeren Rezidivraten (35,2 Prozent vs. 51,9 Prozent, NNT 6), signifikant weniger Krankenhausaufenthalten (28,1 Prozent vs. 42,1 Prozent, NNT 7) und reduzierter Positiv- und Negativsymptomatik von Psychosen [252]. Ähnliche Ergebnisse zeigten die Metaanalysen von Alvarez et al. und die von Fusar-Poli et al. [289, 290]. Letztere fand jedoch keine signifikanten Effekte der integrierten Behandlung auf die Verhinderung von Wiedererkrankungen [290]. In einer aktuellen Metaanalyse von Correll et al., die 10 RCTs einschloss (N = 2176), war koordinierte, auf Ersterkrankte spezialisierte, multiprofessionelle Behandlung der Standardbehandlung in allen einbezogenen Parametern bei Behandlungsende und im 18- bzw. 24-Monats-Follow-up überlegen. Dazu gehörten Behandlungsabbruch, Hospitalisation, Symptomatik, Funktionsniveau, Teilnahme an Schule/Arbeit und Lebensqualität [285]. Die Wünsche der Betroffenen nach Berufstätigkeit aufgreifend wurde zunehmend SE and Education nach dem IPS-Model in der Population ersterkrankter Menschen erprobt und ebenfalls erfolgreich evaluiert [291–293].

Neben diesen fremdbeurteilbaren Parametern führt Frühintervention zu einer höheren Wertschätzung der Behandlung und größeren **Zufriedenheit** bei den Nutzern [294].

10.1.4 Kosteneffektivität

Es liegen Untersuchungen zur Kosteneffektivität von Frühintervention **aus naturalistischen und kontrollierten Studien** für eine Reihe von Ländern mit einem für Deutschland vergleichbaren sozioökonomischen Status vor. Hier sind z. B. Großbritannien [295], Australien [296, 297], Schweden [298], Italien [299] Dänemark [300] und die Niederlande [301, 302] zu nennen. Eine Metaanalyse liegt noch nicht vor.

Alle Studien zeigen, dass **Frühintervention bei Hochrisikopopulationen** ohne manifeste Diagnose als auch bei solchen mit einer manifesten ersten Psychose kosteneffektiv ist. Kognitiv verhaltenstherapeutische Interventionen allein oder in Kombination mit niedrigdosierten Antipsychotika, z. B. bei Menschen mit erhöhtem Risiko für erste psychotische Episode, sparten durch reduzierte Übergänge in psychotische Erstmanifestationen und damit zusammenhängend geringeren klinischen Kostenaufwand im Rahmen randomisiert kontrollierter Studien z. B. US$ 5777 pro Patient nach 4 Jahren in den Niederlanden [301] und etwa 2000 AUD nach 3 Jahren pro Patient in Australien [303]. Menschen, die „early psychosis"- Kriterien erfüllten und in Dänemark eine Frühintervention im Rahmen einer randomisierten Studie erhielten, benötigten weniger Tage in betreutem Wohnen (186 vs. 280 Tage/10 Jahre; [304]) und kosteten 24.000 Euro weniger in den ersten 5 Jahren als die Kontrollgruppe mit Standardbehandlung [300]. Diese Untersuchungen beziehen sich nur auf die direkten Kosten. Studien, die auch die indirekten Kosteneinsparungen einbeziehen existieren bisher nicht.

10.1.5 Anwendbarkeit und Erfahrungen in Deutschland

Früherkennung und Frühintervention sind auch im deutschen Versorgungssystem positiv evaluiert (z. B. [263, 305]) und verschiedene Implementationsmanuale liegen vor (z. B. [257, 273]). Trotzdem ist die **Durchdringung der Versorgung** mit koordinierter, auf ersterkrankte Menschen oder Risikopersonen spezialisierter, multiprofessioneller, teambasierter, aufsuchender Behandlung gering [286]. Entsprechend beurteilt die OECD Frühintervention in Deutschland als nicht implementiert, im Gegensatz zur Situation in verschiedenen Nachbarländern wie Dänemark, England, Irland, Luxemburg, Niederlande, Norwegen, Polen, Schweiz, Schottland oder Spanien [255].

Die Zusammenführung von Leistungen für die Betroffenen aus verschiedenen Sozialgesetzbüchern in Früherkennungszentren unter Einbindung von niedergelassenen Fachärzten und Hausärzten, sowie weiterer psychosozialer Hilfsangebote und die Eröffnung von Schwerpunktstationen für junge Erwachsene mit Psychosen [286], sowie das Nutzen der gesetzlichen Regelungen der integrierten Versorgung und des Innovationsfonds [305] zeigen, dass die versorgungsrelevante Implementation von evaluierten Früherkennungs- und Frühinterventionsmodellen auch in Deutschland möglich ist. Wenn die bestehenden Modelle zukünftig Ausgangspunkte für eine **flächendeckendere Implementation** werden, besteht die Möglichkeit, die Empfehlungen von WHO, OECD und EU zur Implementation von Früherkennung und Frühintervention umzusetzen und damit das Auftreten von SMI auch in Deutschland zu einem relevanten Anteil zu verhindern.

> **Statement 5 (NEU)**
>
> Bei Menschen mit hohem Risiko für Psychosen und andere schwere psychische Erkrankungen und bei Menschen mit ersten Episoden psychotischer oder

anderer schwerer psychischer Erkrankungen sollten Angebote zur Früherkennung und Frühintervention stärker in den Fokus rücken und flächendeckend zur Verfügung stehen. Ziel sollte die Verhinderung von Krankheitsepisoden und von schweren und chronischen Verläufen sein.

10.2 Evidenzkapitel: Gemeindepsychiatrische Behandlungsansätze

10.2.1 Überblick über ausgewählte gemeindepsychiatrische Behandlungsansätze

Für die ambulante Behandlung und Versorgung von Menschen mit (schweren) psychischen Erkrankungen stehen in Deutschland verschiedene Möglichkeiten zur Verfügung. Neben niedergelassenen Fachärzten und Psychotherapeuten stehen multiprofessionelle Angebote, wie sie Psychiatrische Institutsambulanzen (PIAs) oder auch Sozialpsychiatrische Dienste (SpDis) bieten, zur Verfügung. Ein großer Anteil der Versorgung wird in psychosozialen Bereichen (im Rahmen von Eingliederungshilfe/Bundesteilhabegesetz) z. B. in Form ambulanter psychosozialer Betreuung, in Tagesstätten, Kontaktstellen oder beispielsweise im Rahmen psychiatrischer Pflege geleistet. Im Matrixkapitel (Teil IV Matrix des deutschen Versorgungssystems) wird auf viele der einzelnen Bausteine sowie auf deren gesetzliche Grundlagen eingegangen. International wurden verschiedene gemeindepsychiatrische Versorgungsmodelle entwickelt, die in unterschiedlicher Ausprägung auch im deutschen Versorgungsalltag umgesetzt sind. Auf diese wird im Folgenden fokussiert, da deren Effektivität in wissenschaftlichen Studien untersucht wurde.

Die Unterschiede zwischen den verschiedenen, in Deutschland und anderen Ländern praktizierten Versorgungsansätzen lassen sich mit Hilfe einzelner Dimensionen beschreiben. In Anlehnung an Becker et al. [306] wurden die in dieser Leitlinie betrachteten ambulanten Versorgungsmodelle hinsichtlich Akuität der Erkrankung (akut vs. anhaltend/chronisch) sowie Teambasiertheit des Versorgungsmodells eingeordnet (◘ Abb. 10.1). Daneben wurde zwischen vorwiegend aufsuchender bzw. nicht-aufsuchender Behandlung unterschieden [306]. Dabei kann der Hausbesuch ein Baustein innerhalb jeder Behandlungsform sein. Eine weitere Dimension zur Einteilung der Modelle ist die Krankheitsschwere. Während eine teambasierte Behandlung in Form von eher generisch ausgerichteten Community Mental Health Teams (CMHT) für Menschen mit psychischen Erkrankungen in einer definierten Versorgungsregion vorgehalten wird und nicht überwiegend aufsuchend erfolgt, ermöglichen die beiden teambasierten aufsuchenden Ansätze des Home Treatments (HT) und Assertive Community Treatments (ACT) eine deutlich intensivere Behandlung durch spezialisierte mobile Behandlungsteams. Dabei behandelt ein HT-Team prinzipiell für die Dauer der psychischen Krise (ca. 2 bis 6 Wochen), ein ACT-Team jedoch über einen längeren Zeitraum hinweg (auch über Jahre oder lebenslang). Die Behandlung durch ACT ist v. a. für Menschen mit häufigen Behandlungsabbrüchen oder stationären Behandlungen gedacht. ACT wird international als eine sehr spezifische Form des Case Management angesehen, mit deutlichen eine Alleinstellung des Modells begründenden Charakteristika: Der Betreuungsschlüssel bei ACT ist intensiver, eine ausdrückliche aufsuchende Behandlung und Versorgung einschließlich der Deckung sozialer, Arbeits-, Wohn- und anderer Bedarfe zu Hause und außerhalb von Institutionen steht im Zentrum. Zudem ist ein teambasierter Ansatz kennzeichnend und die Betreuungszeiten überschreiten den üblichen 8-Stunden-Tag.

Case Management (CM) als übergreifender Terminus kann als ein auf längere Zeit angelegter Komplementärdienst verstanden werden, mit dem Ziel der Koordinierung verschiedener medizinisch-psychiatrischer Dienste und

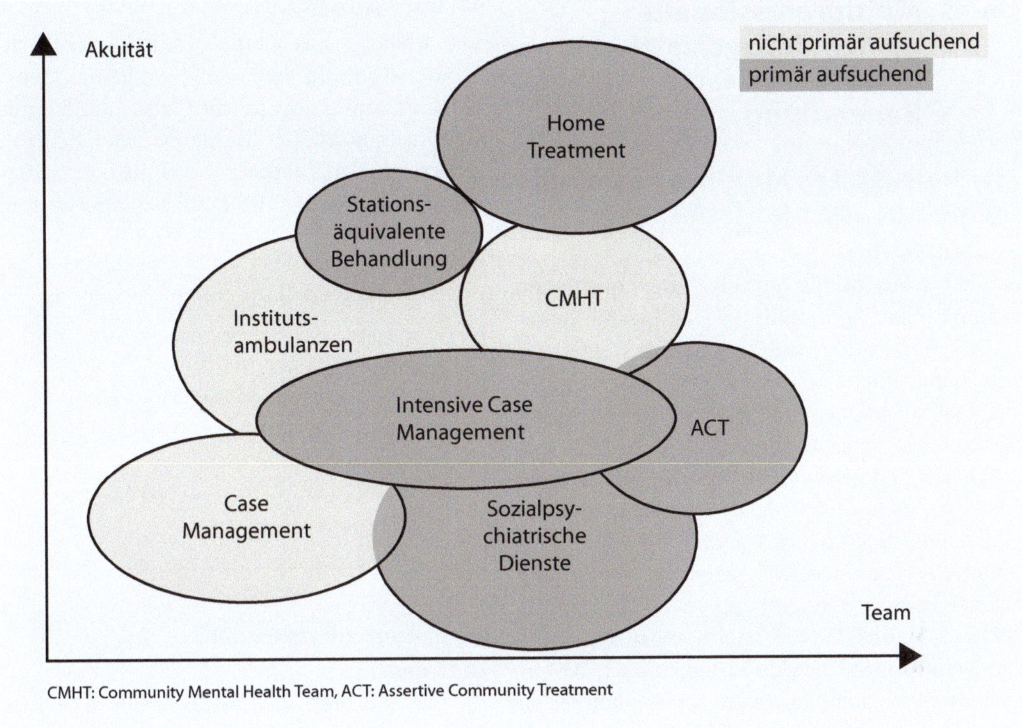

◼ **Abb. 10.1** Darstellung ambulanter gemeindepsychiatrischer Ansätze (modifiziert nach Becker et al. [306])

Interventionen zur Bedarfsdeckung in unterschiedlichen Lebensbereichen. CM wird jedoch oft in der klassischen Form in Einzelverantwortung eines Case Managers meist ohne eine gemeinsame Teamverantwortung durchgeführt. Besondere Bedeutung hat in diesem Zusammenhang der Begriff des Intensive Case Management (ICM). ICM beschreibt ein gemeindepsychiatrisches Angebot mit niedrigerer Fallzahl pro Mitarbeiter als im Fall des CM (Personal: Patienten-Relation von <1:20 (z. B. 1:10 bis 1:15)) [307, 308]. Das Konzept von ICM hat viele Gemeinsamkeiten mit ACT (Fokus im gemeindepsychiatrischen Setting auf Patienten mit starkem Unterstützungsbedarf, Schwerpunktsetzung auf praktische Inhalte) [309]. Unterschiede finden sich hingegen in der deutlich geringeren Betonung des Teamansatzes [310]. An verschiedenen Stellen werden die beiden intensiven Angebote gemeinsam behandelt [32, 311], da v. a. in der Ausgestaltung der Versorgungssysteme eine zunehmende Annäherung der Konzepte zu verzeichnen ist. In der vorliegenden Leitlinie wird diesem Ansatz gefolgt.

Im deutschen Versorgungskontext sind sowohl PIAs als auch SpDis flächendeckend vorhanden. Beide sind teambasiert und in ihren Leistungen teilweise gut vergleichbar mit den dargestellten internationalen Versorgungsansätzen. Zunehmend etablieren sich Anwendungen des CM-Ansatzes. Dagegen stehen aufsuchende teambasierte Behandlungsformen für Menschen mit schweren psychischen Erkrankungen wie HT oder ACT bisher lediglich vereinzelt zur Verfügung. Für HT könnte sich das bald ändern, da hierfür mit dem neuen Gesetz zur Weiterentwicklung der Versorgung und der Vergütung für psychiatrische und psychosomatische Leistungen (PsychVVG) die gesetzlichen Voraussetzungen für die Einführung aufsuchender stationsäquivalenter Behandlung (STÄB) geschaffen wurden [312].

10.2.2 Multiprofessionelle gemeindepsychiatrische und teambasierte Behandlung

Evidenzkapitel: Multiprofessionelle gemeindepsychiatrische Teams

▪ Hintergrund

Multiprofessionelle gemeindepsychiatrische Teams oder Community Mental Health Teams (CMHTs) betonen die Teamkomponente und die Beteiligung von Mitarbeitern unterschiedlicher Professionen. Sie ermöglichen gemeindenahe Komplexangebote für Menschen mit schwerer psychischer Erkrankung, die sich an den speziellen Hilfebedarfen der betreuten Patienten orientieren. Die CMHTs sind das Kernstück der gemeindepsychiatrischen Versorgung in England und finden sich auch andernorts [313–315]. CMHTs beinhalten in der Regel eine konstante räumliche Zuständigkeit nach Wohnort der Patienten. Innerhalb eines definierten Versorgungssektors sind diese Teams verantwortlich für die Erhebung des Versorgungsbedarfs, die Überwachung und Verschreibung von Psychopharmaka sowie die Sicherstellung verschiedener Formen psychosozialer Interventionen einschließlich Familieninterventionen. Ziel ist es, die Betroffenen darin zu unterstützen, ein unabhängiges Leben in ihrem Lebensumfeld zu führen. Die gemeindepsychiatrischen Teams werden im Allgemeinen die gesamte Breite an spezialisierter psychiatrischer Versorgung sicherstellen und ihre Patienten in allen Phasen der Erkrankung begleiten. Insbesondere im angloamerikanischen Raum werden gemeindepsychiatrische Teams durch spezielle Teams (Functional Teams) wie Kriseninterventionsdienste, aufsuchende multiprofessionelle Teams (Assertive Community Treatment) oder Frühinterventionsteams – letztere zur intensiven Behandlung von Menschen mit psychotischen Ersterkrankungen (▶ Abschn. 10.1) – unterstützt. Gleichfalls findet sich eine klare Abgrenzung zwischen multiprofessionellen gemeindenahen Teams und spezialisierten Teams, z. B. in der Ausprägung der Erreichbarkeit [316].

▪ Internationale Evidenz

Die Evidenz aus randomisiert-kontrollierten Studien zu multiprofessionellen gemeindepsychiatrischen Teams kommt ausschließlich aus Großbritannien. Die Studien wurden bereits in der ersten Version dieser Leitlinie identifiziert, die Update-Recherche lieferte keine weiteren Treffer.

> **Evidenzgrundlage**
>
> Eingeschlossen und zur Bewertung herangezogen wurden
> - die Metaanalyse der NICE-Leitlinie zur Behandlung von Patienten mit Schizophrenie sowie
> - das Cochrane Review von Malone aus dem Jahre 2007.

▪ a) Aggregierte Evidenz

Leitlinien

Die Autoren der **NICE-Leitlinie Schizophrenie** (2009) schlossen in ihre Metaanalyse drei Studien ein [308, 317, 318] (▪ Tab. 10.1). Im Rahmen des Updates der Leitlinie wurden keine weiteren Studien identifiziert [32]. Obwohl die Evidenz zur Behandlung durch multiprofessionelle gemeindepsychiatrische Teams hinsichtlich verschiedener Outcomes insgesamt schwach bleibt, zeige diese auf, dass teambasierte gemeindepsychiatrische Behandlung möglich und keinesfalls nachteilig ist (▪ Tab. 10.2). Es wird empfohlen, eine integrierte, therapeutisch ausgerichtete, gemeindepsychiatrische und teambasierte Behandlung inklusive evidenzbasierter pharmakologischer, psychologischer und psychosozialer Interventionen und Unterstützung in den Bereichen Bildung und Arbeit vorzuhalten (**Evidenzebene Ib**).

Systematische Übersichtsarbeiten

Berücksichtigt wird hier weiterhin die Arbeit der **Cochrane Collaboration** zur Effektivität von CMHTs [316]. In allen drei eingeschlossenen Studien wurde die Wirksamkeit von CMHT bei Menschen mit schweren psychischen Störungen (neben depressiven, bipolaren und anderen Störungen v. a. schizo-

◘ Tab. 10.1 Übersicht aggregierter Evidenz zur Wirksamkeit multiprofessioneller gemeindepsychiatrischer Teams

Autoren	Anzahl eingeschlossener Studien Land	Patienten Diagnosen Anzahl	Intervention	Kontrollintervention	Länge Follow up
NICE [32]	3 RCTs [308, 317, 318] Großbritannien	SMI (Psychosen und Schizophrenie: 65 %) N = 344	Community Focused Multidisciplinary Team Community Team	Herkömmliche ambulante bzw. stationäre psychiatrische Behandlung	12 bis 104 Wochen
Malone et al. [316] (Cochrane Review)	3 RCTs [308, 317, 319] Großbritannien	SMI (überwiegend Schizophrenien, depressive und bipolare Erkrankungen) N = 587	Community Mental Health Teams, Community Treatment Teams	Herkömmliche ambulante Begleitung durch Klinikpersonal ohne multidisziplinäre Teamkomponente	3 bis 12 Monate

Erläuterungen: SMI Severe Mental Illness, RCTs Randomisierte kontrollierte Studien

phrene Erkrankungen) gegenüber herkömmlicher ambulanter Versorgung ohne die Besonderheit multidisziplinärer Teams (Versorgung durch Klinikmitarbeiter) untersucht. Die Behandlung im Rahmen von multidisziplinären gemeindepsychiatrischen Teams führte bei den Patienten zu signifikant geringerer Unzufriedenheit mit der Versorgung (◘ Tab. 10.2). Mit einer Number Needed to Treat (NNT) von 4 lag ein großer Effekt vor. Außerdem führte diese Form der Behandlung zu einer Verringerung von stationären Aufnahmen um 20 Prozent. Von insgesamt 280 Personen, welche durch ein multiprofessionelles gemeindepsychiatrisches Team begleitet wurden, erfolgte bei 87 Patienten eine stationäre Einweisung. In der Kontrollgruppe erfolgte in einem vergleichbaren Zeitraum von bis zu 12 Monaten in 105 von 307 Fällen eine stationäre Aufnahme. Es ergaben sich keine signifikanten Unterschiede hinsichtlich der Inanspruchnahme anderer Versorgungsleistungen. Das Management durch ein multiprofessionelles gemeindepsychiatrisches Team führte nicht zu signifikanten Unterschieden in den Mortalitätsraten, weder bezogen auf

Suizide noch anderer Ursache, wenngleich sich ein Trend hinsichtlich reduzierter Suizidalität andeutet. Die Angaben zur größeren Effektivität von multiprofessioneller gemeindepsychiatrischer Behandlung auf die Symptomschwere im Vergleich zu den Kontrollinterventionen beruhen lediglich auf einer einzelnen Studie [308]. Nach drei Monaten zeigten die Patienten der Interventionsgruppe etwas geringere Symptomausprägungen in der Comprehensive Psychopathological Rating Scale (CPRS). Die Konfidenzintervalle sind jedoch breit. CMHT-Management zeigte sich im Vergleich zu nicht-teambasierter Behandlung gleichwertig hinsichtlich der stationären Behandlungsdauer [317] sowie hinsichtlich sozialer Funktionen [308, 319]. Polizeikontakte waren in der Interventionsgruppe erhöht. Allerdings waren die Ergebnisse heterogen (**Evidenzebene Ia–Ib**).

■ b) Evidenz aus Einzelstudien

Es gibt keine neueren Studien, in denen multiprofessionelle gemeindepsychiatrische Teams als Experimentalintervention untersucht wurden.

◘ Tab. 10.2 Effekte von multiprofessioneller gemeindepsychiatrischer Behandlung

	Metaanalyse Cochrane Review	NICE-Leitlinie Schizophrenie
	Malone (2007)	**NICE (2013)**
Krankheitsassoziierte Merkmale		
↓ Sterbefälle	+[1]	
↓ Symptomschwere	+[1]	~[1]
Behandlungsassoziierte Merkmale		
↓ Stationäre Aufnahmen	++	~[1]
↓ Stationäre Behandlungszeiten	~[1]	
↓ Ambulante (Notfall-)Behandlungen	~	~[1]
↓ Behandlungsabbrüche	~	~[1]
Merkmale sozialer Inklusion/Exklusion		
↑ Soziale Funktionen	~[1]	~[1]
↓ Polizeikontakte	−	
Zufriedenheit		
↑ Behandlungszufriedenheit	++[1]	
Kosteneffektivität		
↑ Kosteneffektivität	++[1]	

Erläuterungen: ++ signifikanter Vorteil in Experimentalgruppe gegenüber Kontrollgruppe; + tendenzielle Überlegenheit ohne signifikanten Unterschied in Experimentalgruppe gegenüber Kontrollgruppe, oder verzerrte Daten; ~ Ergebnisse vergleichbar in beiden Gruppen; − Nachteil in Experimentalgruppe gegenüber Kontrollgruppe; ↓ Reduktion, ↑ Erhöhung; [1] Daten basieren auf Einzelstudien

① **Zusatzinformation:** Eine jüngere Arbeit beschäftigte sich im weitesten Sinne mit der **Strukturqualität von gemeindepsychiatrischen multiprofessionellen Teams** und entwickelte in diesem Zusammenhang eine 20-Item-Skala zur Bestimmung der Effektivität solcher Teams [320]. Im Ergebnis eines 2-stufigen qualitativen Prozesses wurden folgende Dimensionen ermittelt:

- Verbesserung des Wohlbefindens der Patienten wird angestrebt/erreicht (z. B. Unterstützung von Recovery)
- Therapeutische Beziehung (z. B. Offenheit wird gelebt)
- Kontinuität in der Begleitung wird angestrebt
- Effektive Zusammenarbeit im Team
- Engagement mit Angehörigen
- Kreatives Problemlösen im Team (z. B. Neue Wege der Begleitung gehen)
- Respekt zwischen den einzelnen Teammitgliedern (z. B. Jeder lernt vom Anderen)

■ Kosteneffektivität

Hinweise zur Kosteneffektivität liefert eine ältere Untersuchung von Burns et al. [319]. Die Kosten für die Behandlung von Menschen mit einer Schizophrenie in dieser Untersuchung lagen doppelt so hoch wie die Kosten für Patienten anderer Diagnosegruppen. Die signifikante Differenz ließ sich hier v. a. auf die größere Inanspruchnahme stationärer Behandlungen zurückführen. In Abhängigkeit vom Behandlungssetting zeigte sich eine höhere Kosteneffektivität der gemeindepsychiatrischen Behandlung gegenüber der Standardbehandlung, allerdings war diese nicht signifikant (◘ Tab. 10.2).

■ Von der Evidenz zur Empfehlung

Zusammenfassende Bewertung

Die Befunde zur Effektivität multiprofessioneller gemeindepsychiatrischer Teams sind insgesamt spärlich. Dennoch stellen diese eine weit verbreitete und gut etablierte Behandlungsoption dar. Studien, in denen diese Form der Behandlung mit anderen Behandlungsformen verglichen wurde, zeigen Effekte hinsichtlich einer Reduktion stationärer Behandlungen auf. Ergebnisse aus Einzelstudien verweisen auf eine höhere Behandlungszufriedenheit der Patienten und Kosteneffektivität, die v. a. auf die Reduktion stationärer Behandlungen zurückzuführen ist. Insgesamt zeigt sich, dass die Behandlung durch ein multiprofessionelles Team gegenüber anderen gemeindebasierten oder stationären Behandlungsformen mindestens gleichwertig ist.

■ Von der Evidenz zur Empfehlung: Berücksichtigung der GRADE-Kriterien

Kriterien	Einschätzung
Qualität der Evidenz	Zur Bewertung wurden ausnahmslos RCTs bzw. systematische Reviews und Metaanalysen berücksichtigt. Formal handelt es sich daher um Evidenz auf der Evidenzebene Ia–Ib. Allerdings ließen sich nur einige wenige Ergebnisse in den beiden vorliegenden Metaanalysen quantitativ zusammenfassen. Die Beobachtungszeiträume sind eher kurz. Die Studienqualität ist überwiegend moderat bis schwach. Bias muss in der Mehrheit der Studien angenommen werden (siehe Leitlinienreport).
Unsicherheit über Ausgewogenheit zwischen erwünschten und unerwünschten Effekten	In einer Studie waren Polizeikontakte in der Interventionsgruppe erhöht, allerdings waren die Daten heterogen. Eine weitere mögliche Erklärung dafür ist in der höheren stationären Behandlungszeit in der Kontrollgruppe zu sehen.
Unsicherheit/Schwankungen hinsichtlich der Werte und Präferenzen	Die Abbruchraten in der Interventionsgruppe sind mit denen in den Vergleichsinterventionen vergleichbar.
Unsicherheit darüber, ob die Intervention eine sinnvolle Nutzung der Ressourcen darstellt	Es existiert eine ältere Studie zur Kosteneffektivität. Aufgrund der Reduktion stationärer Behandlungszeiten ist eine multiprofessionelle teambasierte Behandlung im Gemeindeumfeld möglicherweise kosteneffektiver.
Breite Anwendbarkeit in Deutschland möglich?	*Versorgungsalltag:* Multidisziplinäre gemeindepsychiatrische Teams sind in der, in der englischen Literatur untersuchten Form in Deutschland nicht implementiert. In Deutschland übernehmen niedergelassene Fachärzte für Psychiatrie und Psychotherapie bzw. Nervenärzte, sozialpsychiatrische Dienste, Teams von Psychiatrischen Institutsambulanzen und teilweise Gesundheitsämter in unterschiedlichem Maße diese Aufgabe (Teil IV Matrix des deutschen Versorgungssystems). Diese Behandlungsinstitutionen erfüllen jedoch oft nur Teile der Aufgaben multiprofessioneller gemeindepsychiatrischer Teams und sind unterschiedlich gut vernetzt. *Evidenz:* liegt nicht vor.
Empfehlungsgrad	**A**

ⓘ **Zusatzinformation: Psychiatrische Institutsambulanzen – ein gemeindepsychiatrisches multiprofessionelles Angebot in Deutschland**

Ein ambulantes Versorgungsangebot, das explizit auf die Bedürfnisse schwer psychisch kranker Menschen ausgerichtet ist, wird durch Psychiatrische Institutsambulanzen (PIAs) sichergestellt. Hier werden Komplexleistungen unter fachärztlicher Leitung vom multiprofessionellen Team erbracht, zu dem u. a. Psychologen, Sozialpädagogen und Pflegekräfte zählen. Eine primär aufsuchende Behandlung findet meist nicht statt, obgleich Hausbesuche ein Bestandteil des Repertoires von PIAs sind. Behandlungsindikationen bilden wiederholte stationäre Aufnahmen und eine lange Erkrankungsdauer, Multimorbidität, Behandlungsabbrüche, soziale Anpassungsschwierigkeiten, Nichtinanspruchnahme fachärztlicher Hilfe und Selbst- oder Fremdgefährdung. 2010 waren bundesweit mehr als 491 PIAs an 451 Kliniken und 186 PIAs der Kinder- und Jugendpsychiatrie an 174 Kliniken etabliert. Aktuelle Zahlen der Länder sowie Daten der Krankenhausträger verweisen auf etwa 1,6 Millionen Behandlungsfälle 2010. Etwa ein Fünftel davon wurde im kinder- und jugendpsychiatrischen Bereich registriert. Insgesamt wurden mehr als 700.000 Personen versorgt, wobei jährlich etwa ein Viertel der Fälle neu übernommen wird. Das Patientenprofil stellt sich folgendermaßen dar: Hinsichtlich der Behandlungsintensität lassen sich für circa ein Drittel der Patienten ein Verlauf von fünf Jahren bzw. mehr als fünf stationäre Aufnahmen verzeichnen. Etwa ein Drittel der Patientenfälle war nie stationär aufgenommen. Bis zu einem Fünftel lebt in Heimen. Das Diagnosebild wird mit etwa 50 Prozent von Psychosen beherrscht; hinzu kommen Persönlichkeitsstörungen, Belastungsstörungen und akute Krisen. Behandelt werden auch Patienten mit einer gerontopsychiatrischen Erkrankung oder einer Suchterkrankung. In Ratingskalen wie der GAF-Skala zeigen sich bei etwa zwei Drittel aller Patienten deutliche bis schwere Beeinträchtigungen [321] (Exkurs ▶ „Bedürfnisangepasster Ansatz und Offener Dialog").

Empfehlungen

> ### Empfehlung 10 (NEU)
> In allen Versorgungsregionen soll eine gemeindepsychiatrische, teambasierte und multiprofessionelle Behandlung zur Versorgung von Menschen mit schwerer psychischer Erkrankung zur Verfügung stehen.
> **Empfehlungsgrad: A, Evidenzebene: Ia–Ib**
> Ergebnis der Abstimmung: starker Konsens (19.10.2017)

Wichtig: Multidisziplinäre gemeindepsychiatrische Teams sind dadurch charakterisiert, dass eine gemeinsame Verantwortung für eine definierte Gruppe von Patienten vorliegt und die Behandlung und Versorgung entsprechend koordiniert und strukturiert erfolgt. Dies erfordert tragfähige Vergütungsstrukturen für alle an der Teamversorgung Beteiligten. Die Behandlung soll sich an den individuellen Wünschen und Bedarfen der Betroffenen und mit hoher Flexibilität an der Intensität der erforderlichen Interventionen zu jedem Zeitpunkt des Behandlungsprozesses orientieren. Im Sinne der Forderung nach einer Behandlung „ambulant vor stationär" sollen unnötige stationäre Behandlungen vermieden und gleichzeitig die Kontinuität therapeutischer und sozialer Beziehungen gesichert werden.

Bedürfnisangepasster Ansatz und Offener Dialog

In Finnland entstanden in den 1980er-Jahren die sogenannte bedürfnisangepasste Behandlung und der Offene Dialog. Beide Modelle der Behandlung von Menschen mit einer Psychose, welche in einigen Regionen Skandinaviens mittlerweile in die Routineversorgung übergegangen sind, zeichnen sich durch sofortige und flexible Hilfe, die ausdrückliche und rasche Einbeziehung der Familie und weiterer Bezugspersonen, Therapiever-

sammlungen mit dialogischer Offenheit möglichst zu Hause, eine personell kontinuierliche Betreuung durch ein multiprofessionelles therapeutisches Team und eine möglichst niedrig dosierte, selektive Psychopharmakotherapie aus. Psychologische Kontinuität entsteht durch die Integration verschiedener Therapiemethoden im Behandlungsprozess (so kann der individuelle Psychotherapeut zu Netzwerktreffen eingeladen werden) und durch den ge-

meinsam erlebten dialogischen Prozess.

Dazu liegt der Fokus der Netzwerkgespräche primär auf der Förderung von Dialogen, in denen jeder gehört werden kann, damit neue psychologische Bedeutungen von Symptomen und die gemeinsame Erfahrung dieses Prozesses entstehen. Mitglieder des therapeutischen Teams vermeiden jegliche Bewertung und voreilige Schlussfolgerungen, sondern greifen Themen der Betroffenen auf. Die Teammitglieder helfen, ein vielstimmiges Bild des Ereignisses entstehen zu lassen. Alle Anwesenden erzeugen dadurch einen gemeinsamen Sprachraum zur Annäherung des Verständnisses der benutzen Worte. Im Gesprächsverlauf sollte das Team die Dialoge und Sichtweisen im Sinne des Reflektierenden Teams kommentieren. Durch diese Dialoge über Schwierigkeiten und Probleme entsteht die Erfahrung von Handlungsfähigkeit im eigenen Leben der Betroffenen. Wirklichkeit, Wahrheit und Selbst werden als Ergebnis sozialer und kultureller Prozesse aufgefasst. Sprache bildet dabei nicht Wirklichkeit ab, sondern bringt diese hervor. Verschiedene Wahrheiten sind damit unausweichlich. Menschliche Begegnungen werden als grundsätzlich einzigartig und einmalig aufgefasst, sodass sich in jedem dialogischen Gespräch immer wieder neue Begegnungen (sog. „Begegnungsmomente") und Wege des Miteinanders eröffnen können.

Die Entwicklung der bedürfnisangepassten Behandlung und des Offenen Dialogs war mit einer schrittweisen tief greifenden Neuorganisation psychiatrischer Dienste verbunden. Kennzeichnend ist, dass alle Mitglieder des Teams eine mehrjährige psychotherapeutische Ausbildung durchlaufen, die meist systemisch orientiert ist [322]. Mittlerweile kommt vor allem der Offene Dialog nicht nur, wie ursprünglich entwickelt, bei an einer Psychose ersterkrankten Personen, sondern auch bei Menschen mit längerem Krankheitsverlauf und anderen Erkrankungen zum Einsatz. Die Evidenz stammt allerdings fast ausschließlich aus Studien mit Betroffenen mit einer Ersterkrankung, weshalb die Ansätze in dieser Leitlinie nicht in einem separaten Evidenzkapitel verbunden mit einer systematischen

Evidenzrecherche aufgearbeitet wurden.

Zur Wirksamkeit und zu Wirksamkeitsfaktoren der bedürfnisangepassten Behandlung und des Offenen Dialogs liegen bisher keine randomisierten Studien vor. Die Autoren argumentieren, dass aufgrund der sich ändernden Struktur der Modelle, der Entwicklungsperspektive und des individuell zugeschnittenen Formates vorab vollständig definierte Behandlungsprogramme, zu denen eine zufallsbestimmte Zuteilung erfolgen könnte, nicht definiert werden konnten und die kontinuierliche Weiterentwicklung der Modelle nicht möglich gewesen wäre. Daher wurden jeweils verschiedene Kohorten von Ersterkrankten, die mit den in der jeweiligen Zeitperiode verfügbaren Programmen behandelt worden waren, miteinander verglichen. Es erfolgten prospektive Verlaufsstudien mit historischen Kohortenvergleichen. Später wurden Kontrollgruppenstudien ohne Randomisierung durchgeführt.

Lehtinen et al. [323] fanden bei 106 Patienten, dass 43 Prozent der 67 schizophren oder schizophreniform diagnostizierten Studienteilnehmer in der Gruppe mit bedürfnisorientierter Behandlung kontinuierlich ohne Antipsychotika behandelt werden konnten und nach 2 Jahren eine signifikant geringere stationäre Verweildauer, mehr Symptomfreiheit und ein höheres soziales Funktionsniveau aufwiesen [323].

Die Kohortenstudien aus der Gruppe um Seikkula [322, 324–327], zu denen auch 5-Jahres Katamnesen gehören, ergaben (bei jungen Menschen mit einer Psychose) deutliche Hinweise auf positive Effekte des Modells des Offenen Dialogs bei sozialen Funktionen, Fortführung von Arbeit oder Ausbildung und der Reduktion stationärer Aufenthalte. Aufgrund des Designs und der

unzureichenden Kontrolle möglicher konfundierender Variablen sind abschließende Aussagen auf Basis dieser Studien jedoch nicht möglich. Bei den Patienten dieser späteren Kohorten wurde eine neuroleptische Behandlung nur noch in einem Drittel begonnen und noch seltener kontinuierlich fortgeführt.

Obwohl sich die Mehrzahl dieser Studien auf die Behandlung psychotischer Störungen bei jungen Menschen beziehen, sind laut Ansicht der Autoren die Prinzipien des Ansatzes nicht als diagnosespezifisch anzusehen, sondern beschreiben eine umfassende Behandlung im bestehenden sozialen Netz, bezogen auf die Besonderheiten von Krisensituationen. Wesentliche Elemente multiprofessioneller gemeindepsychiatrischer Behandlung werden hier, ergänzt um eine systemische und dialogische Orientierung, verwirklicht. Bei Menschen mit länger dauernder schwerer psychischer Erkrankung bedürfen beide Modelle weiterer Wirksamkeitsstudien. Der Ansatz erscheint für die Zielgruppe der vorliegenden Leitlinie sehr relevant.

In Deutschland konnten aufgrund der Besonderheiten der Finanzierung und Organisation stationärer und ambulanter psychiatrischer Versorgung bisher nur Elemente von bedürfnisangepasster Behandlung und Offenem Dialog umgesetzt werden. Dies erfolgt insbesondere in Modellen Integrierter Versorgung oder in Kliniken mit regionalem Budget. Durch Fortbildungen von stationären oder ambulanten Teams wird mittlerweile in einigen Versorgungsregionen oder Institutionen die therapeutische Kultur positiv verändert, insbesondere durch mehr Nutzerorientierung und eine stärkere psychotherapeutische Haltung des multiprofessionellen Teams.

Evidenzkapitel: Akutbehandlung im häuslichen Umfeld

■ Hintergrund

Die Akutbehandlung im häuslichen Umfeld (Home Treatment, HT) versteht sich als eine **aufsuchende Begleitung psychiatrisch behandlungsbedürftiger Patienten in akuten Krankheitsphasen** durch speziell ausgebildete, multiprofessionelle Behandlungsteams und stellt eine Alternative zur stationären Standardbehandlung dar. Letztere soll durch die Akutbehandlung im häuslichen Umfeld verkürzt oder vermieden werden. Die Betroffenen werden in ihrem gewohnten Lebensumfeld nach einem gemeinsam erarbeiteten Behandlungsplan über 24 Stunden an sieben Tagen der Woche von einem mobilen Behandlungsteam versorgt. Im englischen Sprachraum werden zur Kennzeichnung die Begriffe Crisis Intervention Teams, Crisis Resolution Teams, Crisis Resolution and Home Treatment Teams (CRHTs) und Home Treatment Teams verwendet, wobei Home Treatment auch als ein übergreifender Terminus für die Behandlung zu Hause verwendet wird [328].

Wesentliche **Bestandteile und Wirkfaktoren** sind regelmäßige Hausbesuche, erforderlichenfalls mehrmals am Tage, die ärztlich-psychiatrische Beteiligung und die permanente und rasche Verfügbarkeit der Mitarbeiter. Weitere Kriterien einer effektiven Akutbehandlung im häuslichen Umfeld sind hohe Flexibilität der Mitarbeiter bei der Berücksichtigung der individuellen Wünsche und Bedürfnisse der Patienten, der Einbezug des sozialen Netzwerkes, die konsequente Einbeziehung bedeutender sozialer Faktoren sowie die Unterstützung und Supervision der medikamentösen Behandlung. Nach Möglichkeit erfolgen eine kontinuierliche Betreuung bis zum Ende der Krise sowie die Gewährleistung einer entsprechenden Nachsorge. Die Entscheidung zu einer möglicherweise notwendigen stationären Behandlung muss durch das Behandlungsteam mitgetragen werden [329, 330].

Im Rahmen von alternativen Kriseninterventionen stellt die Akutbehandlung im häuslichen Umfeld eine Möglichkeit dar, Menschen mit schweren psychischen Störungen in akuten Krankheitsphasen zu begleiten. **Andere gemeindenahe, krisenorientierte Versorgungsformen** sind Tageskliniken sowie Wohnprojekte (z. B. Krisenpensionen), die speziell auf Kriseninterventionen ausgerichtet sind [331]. Diese werden hier nicht explizit betrachtet. Gleichwohl wird auf deren Evidenz verwiesen. Sie spielen insbesondere dann eine Rolle, wenn eine Behandlung zu Hause nicht praktikabel ist, aber der Wunsch nach einer Alternative zur Krankenhausbehandlung besteht. Die Bandbreite der Ausgestaltung ist hier groß (vgl. [32]). Zudem finden sich spezielle Angebote, die auf frühe Hilfen vor einer akuten psychischen Krise ausgerichtet sind (z. B. Telefonischer Support). Die Evidenz ist hier sehr schwach [332].

■ Internationale Evidenz

Die bisher vorliegende **Evidenz** zur Wirksamkeit der Akutbehandlung einer psychischen Erkrankungsepisode im häuslichen Umfeld stammt nahezu ausnahmslos aus internationalen Studien. Die einzelnen Befunde beziehen sich auf Vergleiche zwischen einer Akutbehandlung im häuslichen Umfeld und herkömmlichen Behandlungsformen, meist stationären Behandlungen in einer psychiatrischen Klinik oder psychiatrischen Abteilung eines städtischen Krankenhauses. Es gibt keine Ergebnisse aus kontrollierten randomisierten Studien, die die Wirksamkeit einer Akutbehandlung im häuslichen Umfeld gegenüber einer tagesklinischen Behandlung beschreiben. In der Mehrheit der Fälle nahmen Patienten mit schizophrenen Erkrankungen an den Studien teil.

> **Evidenzgrundlage**
>
> Eingeschlossen und zur Bewertung herangezogen wurden die Metaanalyse der NICE-Leitlinie zur Behandlung von Patienten mit Schizophrenie [32] sowie das Cochrane Review von Murphy aus dem Jahre 2015 [333].

■ **a) Aggregierte Evidenz**

Leitlinien

Im Rahmen der **NICE-Leitlinie zur Behandlung der Schizophrenie** (2014) wurde die Effektivität der Akutbehandlung im häuslichen Umfeld untersucht. Hierfür wurden sechs RCTs identifiziert [334–339], die auch Bestandteil des aktuellen Cochrane Reviews (s. unten) sind (◘ Tab. 10.3).

Im Rahmen dieser Leitlinie wurde beurteilt, ob die Behandlung einer akuten psychischen Krise bei schwerer psychischer Erkrankung außerhalb eines herkömmlichen stationären Settings möglich und ausreichend sein kann. Daneben war die Behandlungszufriedenheit ein entscheidendes Kriterium. Die Ergebnisse verweisen bei geringer Studienqualität auf eine reduzierte stationäre Wiederaufnahmewahrscheinlichkeit bis zu zwei Jahren und auf eine höhere Behandlungszufriedenheit bei den Patienten (**Evidenzebene Ia–Ib**) (◘ Tab. 10.4).

Hintergrundinformation

☞ Die aktuellen NICE-Empfehlungen (2014) lauten:

▬ Crisis Resolution and Home Treatment Teams (CRHTs) sollten als First-Line Service in akuten Krankheitsphasen angeboten werden, wenn dieser vor dem Hintergrund von Krankheitsschwere und Akuität die beste gemeindepsychiatrische Behandlungsoption ist.

◘ **Tab. 10.3** Übersicht aggregierter Evidenz zur Wirksamkeit der Akutbehandlung im häuslichen Umfeld

Autoren	Anzahl eingeschlossener Studien Land	Patienten Diagnosen Anzahl	Intervention	Kontrollintervention	Länge des Follow-up
Leitlinie NICE [32]	6 RCTs Australien, Kanada, UK, USA	SMI bei stationärer Behandlungsnotwendigkeit (Schizophrenien, Depressionen, Angststörungen etc.) N = 851	Crisis Resolution and Home Treatment Teams (k = 1) Behandlung zu Hause mit Krisenintervention (k = 5)	Herkömmliche stationäre multi-professionelle psychiatrische Behandlung	4 bis 104 Wochen
Review Murphy et al. [333]* (Cochrane Review)	8 RCTs Australien, Kanada, UK, USA	SMI bei stationärer Behandlungsnotwendigkeit (Schizophrenien, Depressionen, Angststörungen etc.) N = 1144 (N = 41 bis 250)	Crisis Resolution and Home Treatment Teams (k = 1) Behandlung zu Hause mit Krisenintervention (k = 5) Krisenhäuser (k = 2)	Herkömmliche stationäre multi-professionelle psychiatrische Behandlung	3 bis 24 Monate

Erläuterungen: * Alle Interventionen griffen auf ein multiprofessionelles Team (Psychiater, Psychologe, Pflege, Ergotherapeut, Sozialarbeiter) zurück. Behandlung fand innerhalb und außerhalb herkömmlicher Sprechzeiten statt. In 6 der Studien war das Teampersonal über 24 h täglich erreichbar, zwei Studien sahen den Kontakt außerhalb der herkömmlichen Behandlungszeiten über einen Anrufbeantworter und die Hilfe über die Klinik und die Polizeistation vor. SMI Severe Mental Illness

Tab. 10.4 Effekte von Akutbehandlung im häuslichen Umfeld

	Metaanalyse NICE-Leitlinie Schizophrenie	Metaanalyse Cochrane Review
	NICE [32]	Murphy [333]
Krankheitsassoziierte Merkmale		
↓ Sterbefälle		~
↓ Symptomschwere		++[1]
↑ Allgemeinzustand		~
↑ Soziale Funktionen		~
Behandlungsassoziierte Merkmale		
↓ Stationäre Wiederaufnahmeraten (ohne initiale Aufnahme)	++	++[1]
↓ Stationäre Behandlungszeiten		++[1]
↓ Behandlungsabbrüche		++
Merkmale sozialer Inklusion/Exklusion		
↑ Beschäftigungssituation		~
↓ Haftstrafen, Gewaltaktivitäten		~
↓ Wohnungslosigkeit		~
Zufriedenheit und erlebte Belastungen		
↓ Erlebte Belastungen, Angehörige		++
↑ Behandlungszufriedenheit, Patienten	++[1]	++[1]
↑ Behandlungszufriedenheit, Angehörige		++[1]
↑ Lebensqualität		~
Kosteneffektivität		
↑ Kosteneffektivität		++[1]

Erläuterungen: ++ signifikanter Vorteil in Interventionsgruppe gegenüber Kontrollgruppe; ~ Ergebnisse vergleichbar in beiden Gruppen; ↓ Reduktion, ↑ Erhöhung; [1] basiert auf Ergebnissen aus einer RCT

- CRHTs sollten eine Einstiegsmöglichkeit für alle anderen (akuten) Behandlungsmöglichkeiten in der Gemeinde und im Krankenhaus bieten.
- Die Behandlung durch CRHTs sollte vor jeder stationären Behandlung und als Möglichkeit für die frühe Beendigung stationärer Behandlung berücksichtigt werden. Ebenso sollte in Abhängigkeit der Patientenpräferenzen und -bedarfe die Nutzung von Krisenpensionen oder Tageskliniken erwogen werden.

ⓘ **Zusatzinformation:** In **England** wurde die Bereitstellung von CRHTs mit dem National Health Service Plan 2000 vorangetrieben. Explizites Ziel war die Vermeidung stationärer Aufnahmen. Es erfolgte in den Folgejahren eine flächendeckende Implementierung solcher Teams, die sich jedoch mehr oder weniger an den inhaltlichen Kriterien, wie beispielsweise 24-stündige Verfügbarkeit oder die Übernahme der Gatekeeping-Funktion an der Schnittstelle ambulant-stationär, orientierten [340]. Eine Evidenzbasierung auf nationaler Ebene fehlte zum Zeitpunkt der Einführung.

ⓘ **Zusatzinformation:** Mit dem Ziel einer Verbesserung und stärkeren Vereinheitlichung des CRHT-Angebotes wird aktuell eine Cluster-randomisierte kontrollierte Studie in Großbritannien durchgeführt. Rekrutiert werden sollen 25 CRHTs aus acht Trusts. 15 Teams sollen ein einjähriges Service-Improvement-Programm erhalten. Primäres Outcome wird die Patientenzufriedenheit sein; weitere Outcomes die Behandlungskontinuität, stationäre Behandlungsrate und -dauer, Moral und Arbeitszufriedenheit in den Teams sowie allgemeiner Gesundheitszustand. Zudem soll die **Modelltreue** gemessen werden. Dazu wurde im Vorfeld die CORE CRT Fidelity Scale entwickelt, welche 39 Kriterien umfasst [341]. Die Intervention basiert auf einer gezielten Unterstützung der Teams, praktizierte Angebote stärker an das Modell anzupassen und so das Versorgungsangebot zu verbessern. Elemente hierbei sind externe Reviews, Teamsitzungen, Coaching, Supervision und Training, Bildung von Service-Improvement-Gruppen und ein Austausch zwischen den teilnehmenden Teams z. B. über Collaborative Learning Events [342].

Systematische Übersichtsarbeiten

Die aktuelle **Arbeit der Cochrane Collaboration** [333] schließt acht relevante Arbeiten ein [334–339, 343, 344]. Sechs Arbeiten untersuchten einen aufsuchenden Ansatz während einer psychischen Krise, zwei der Arbeiten untersuchten die Effektivität von sog. Krisenpensionen [343, 344]. Die Autoren berücksichtigten in der Auswertung mögliche Unterschiede in der Ausgestaltung der Interventionen. Es zeigt sich, dass die Akutbehandlung im häuslichen Umfeld ein praktikabler und akzeptabler Behandlungsansatz für schwer psychisch kranke Menschen ist. Gegenüber stationärer Standardbehandlung führt eine solche Behandlung zu einer reduzierten stationären Wiederaufnahmewahrscheinlichkeit um 25 Prozent innerhalb eines Beobachtungszeitraumes von 6 Monaten (1 RCT, N = 369, RR: 0,75 [95 Prozent CI: 0,50 bis 1,13]) und einer reduzierten stationären Behandlungszeit von circa 17 Tagen im selben Beobachtungszeitraum (1 RCT, N = 257, MD: −17,30 [95 Prozent CI: −27,80 bis −6,80]). Die Behandlungszufriedenheit bei Patienten und Angehörigen war überwiegend höher und die Wahrscheinlichkeit von Behandlungsabbrü-

chen nach 6 und 12 Monaten um ca. 25 Prozent signifikant reduziert (6 Monate: 5 RCTs, N = 718, RR: 0,73 [95 Prozent CI: 0,55 bis 0,97], 12 Monate: 4 RCTs, N = 594, RR: 0,74 [95 Prozent CI: 0,56 bis 0,98]). Das Belastungserleben der Angehörigen bezogen auf verschiedene Aspekte, wie beispielsweise Störungen der Alltagsroutine und des sozialen Lebens oder eigener körperlicher Beschwerden, verringerte sich gegenüber den Familien in der Kontrollgruppe generell. Die Daten liefern zudem Hinweise, dass sich auch die Symptombelastung verringern lässt. Es sind keine nachteiligen Auswirkungen der Intervention bekannt. Formal handelt es sich um Evidenz auf der Evidenzebene 1a; allerdings ist die methodische Qualität überwiegend als moderat bis schwach einzustufen. Ein Großteil der Ergebnisse basiert aufgrund der verschiedenen Outcome-Maße in den einzelnen Studien auf Einzelstudien (**Evidenzebene la–lb**)(◫ Tab. 10.4).

Herausgestellt werden soll eine vergleichbar jüngere randomisierte kontrollierte Studie aus Großbritannien zur Effektivität von Akutbehandlung im häuslichen Umfeld bei 260 Patienten [336, 345]. Die Patienten der Kontrollgruppe wurden überwiegend durch ambulante gemeindepsychiatrische Teams, Aufnahme in ein Krisenhaus oder stationäre Behandlungseinheiten versorgt. In der Stichprobe der Kontrollgruppe war die Symptombelastung zu Beginn etwas höher. Die Patienten, die während ihrer akuten Krankheitsphase im häuslichen Umfeld behandelt wurden, wurden innerhalb der ersten acht Wochen signifikant seltener stationär aufgenommen. Der Effekt blieb auch nach sechs Monaten erhalten. Ein signifikanter Vorteil zugunsten der Akutbehandlung im häuslichen Umfeld zeigte sich auch hinsichtlich der Dauer stationärer Behandlungstage. Bezogen auf Patientenzufriedenheit, Symptomschwere, Lebensqualität, soziales Funktionsniveau sowie Mortalität zeigten sich keine signifikanten Unterschiede.

ⓘ **Zusatzinformation:** Eine weitere systematische Übersichtsarbeit untersuchte **Aspekte der Implementierung** von aufsuchender Akutbehandlung [346]. Berücksichtigt wurden hierbei sowohl RCTs, als auch naturalistische Studien sowie qualitative Arbeiten, Surveys und Leitlinien. Aus quantitativen Studien, in denen mindestens zwei CRHTs miteinander verglichen wurden, ergeben sich Hinweise auf eine Assoziation zwischen psychiatrischer Expertise im Team und der Reduktion stationärer Aufnahmen um 40 Prozent. Die Mehrheit der Studien fand keine klaren Zusammenhänge hinsichtlich der Aspekte Teamorganisation, Ausdehnung der Behandlungszeiten und durch Pflege oder Psychiater geleitetes Assessment **(Evidenzebene III)**. Vergleichsstudien (CRHT vs. TAU) verweisen auf eine reduzierte Zahl stationärer Aufnahmen sowie Dauer stationärer Behandlungen durch aufsuchende Akutbehandlung. In drei von fünf Studien zeigte sich eine höhere Patientenzufriedenheit. Für keinen der hier untersuchten Aspekte von CRHT (z. B. 24-Stunden-Service, Gatekeeping-Funktion, Personal-Patienten-Verhältnis, ärztliche Expertise, Multidisziplinarität) ließ sich ein konsistenter Effekt finden **(Evidenzebene III–Ib)**. Vorsichtig zu interpretierende Befunde verweisen auf einen Vorteil hinsichtlich reduzierter stationärer Inanspruchnahme bei 24-stündigem Service gegenüber reduzierter Behandlungszeit **(Evidenzebene III)**.

ⓘ **Zusatzinformation:** Hubbeling und Bertram führten 2012 eine systematische Recherche nach in Großbritannien durchgeführten Wirksamkeitsstudien zu CRHT durch und konnten neben zahlreichen naturalistischen Studien lediglich eine RCT von Johnson et al. [336] identifizieren, die schon im oben zitierten Cochrane Review eingeschlossen ist. Die Befunde sind insgesamt mit denen aus internationalen RCTs vergleichbar: (1) Reduktion von stationärer Aufnahme und Behandlungsdauer, (2) Kosteneffizienz, (3) Patientenzufriedenheit und (4) vergleichbare symptomatische Outcomes. Die Befundlage sei kaum aussagekräftig hinsichtlich Zwangseinweisung und schwerer Fremd- und Selbstverletzung bzw. Selbsttötung. Die Autoren konstatieren ein Fehlen von Vergleichen zwischen aufsuchender Akutbehandlung und anderen alternativen Behandlungsansätzen für psychische Krisen, wie die der Tagesklinik oder die der Krisenpensionen. In zukünftigen Studien müssten Patientenmerkmale und konkrete Behandlungsspezifika mehr Gewicht bekommen [347].

■ b) Evidenz aus Einzelstudien

Zusätzliche Einzelstudien liegen nicht vor.

ⓘ **Zusatzinformation:** Allerdings läuft in der **Schweiz** gegenwärtig eine groß angelegte, randomisierte kontrollierte Studie zu Home Treatment als Alternative für die stationäre Krankenhausbehandlung [348]. Auf erste vorläufige Befunde soll hier verwiesen werden. Während einer einjährigen Einschlussphase wurden über

700 allgemeinpsychiatrische Patienten mit stationärer Behandlungsbedürftigkeit zufallsbedingt entweder einem neuen Versorgungsmodell mit Home-Treatment-Option als Alternative zur stationären Krankenhausbehandlung zugelost, oder die überwiegend notfallmäßig zugewiesenen Akutpatienten wurden einer Vergleichsbedingung ohne Home-Treatment-Möglichkeit zugeteilt (d. h. ausschließlich stationäre Krankenhausbehandlung). Gemäß einem Single Randomized Consent Design nach Zelen [349] wurden dabei sämtliche stationär zugewiesenen Patienten noch vor ihrer formellen Zustimmung in eines der beiden Versorgungsmodelle mit bzw. ohne Home Treatment randomisiert; die informierte Zustimmung der Patienten wurde anschließend erst vor dem allfälligen Beginn einer Behandlung im häuslichen Umfeld eingeholt. Dank dieses Vorgehens konnte ein sehr breites Patientenspektrum inklusive psychiatrischer Notfallpatienten in die Prüfung der genannten Systemintervention eingeschlossen werden, was die externe Validität (Generalisierbarkeit) der Befunde erhöht.

Die ersten Ergebnisse nach 6 Monaten zeigten auf einer Intention-To-Treat-Basis eine deutliche Reduktion der stationären Krankenhaustage um rund 20 bis 25 Prozent (p < 0,001), wenn ein Home Treatment als Alternative zur Behandlung im Krankenhaus angeboten werden kann. Bezüglich der Gesamtbehandlungsdauer (d. h. Tage im Krankenhaus plus allfällige Tage im Home Treatment) sowie bezüglich der Wiederaufnahmeraten unterschieden sich die beiden Versorgungsmodelle mit bzw. ohne Home-Treatment-Option nicht statistisch signifikant. Da die Vergütung für einen Pflegetag im Home Treatment in der Studienregion um rund ein Drittel tiefer ausfällt als die Entschädigung für einen stationären Krankenhaustag, resultierten für die Leistungsfinanzierer in den ersten 6 Monaten der Studie deutlich geringere Behandlungskosten in einem Versorgungsmodell mit Home Treatment-Option als Alternative zur stationären Krankenhausbehandlung.[1]

■ Kosteneffektivität

Eine aktuelle randomisierte kontrollierte Studie zur Kosteneffektivität der Akutbehandlung im häuslichen Umfeld bei 260 Patienten in psychischen Krisen stammt aus Großbritannien [336, 345]. Die Patienten der Kontrollgruppe wurden überwiegend durch ambulante

---

1   Der Abschnitt wurde uns freundlicherweise von den Schweizer Kollegen zur Verfügung gestellt: Urs Hepp, Lienhard Maeck, Matthias Hilpert, Helmut Lerzer, Lea Wyder, Eduard Zander, Ulrich Schnyder, Niklaus Stulz.

gemeindepsychiatrische Teams, Aufnahme in ein Krisenhaus oder stationäre Behandlung versorgt. Ein Vergleich der Behandlungskosten für den 6-Monatszeitraum zeigte, dass die Akutbehandlung im häuslichen Umfeld zu einer Reduktion von stationären Behandlungskosten führte, was die zusätzlichen ambulanten Kosten deutlich überstieg. Damit wurde die Intervention im britischen Gesundheitssystem als äußerst kosteneffizient bezeichnet **(Evidenzebene Ib)**.

① **Zusatzinformation:** Dennoch zeigen Sekundärdaten aus England, dass mit der Implementierung von CRHTs kein klarer Rückgang stationärer Behandlungen verbunden scheint (d. h., es bestand keine Korrelation). Es zeigten sich keine signifikanten Unterschiede zwischen Primary Care Trusts mit CRHTs und ohne CRHTs, weder vor noch nach der gezielten Implementierung der Teams, obwohl es durchaus weniger stationäre Aufnahmen in den Regionen mit CRHTs gab. Der Trend, der sich hier abbildet, verringert sich jedoch weiter über die Zeit. Als mögliche Erklärungen werden andere flankierende Maßnahmen zur Reduktion stationärer Behandlungen und eine mangelnde Umsetzung der Gatekeeping-Funktion an der Schnittstelle ambulanter und stationärer Behandlung diskutiert. Hinzu käme, dass bei der Auswertung der Sekundärdaten Einzugsgebiete der Primary Care Trusts zugrunde gelegt wurden, deren Umfang keinesfalls durch CRHTs erreicht werden konnte [350].

■ Von der Evidenz zur Empfehlung

Zusammenfassende Bewertung

Es zeigt sich insgesamt, dass die Behandlung von Menschen mit schwerer psychischer Störung in akuten Krankheitsphasen durch ein mobiles Behandlungsteam gegenüber einer herkömmlichen stationären Behandlung hinsichtlich einiger Zielgrößen überlegen und für andere mindestens gleichwertig ist. Die Befunde sprechen überwiegend für eine Verringerung künftiger stationärer Aufnahmen. Zudem können stationäre Behandlungszeiten insgesamt reduziert werden. Es gibt Evidenz dafür, dass die Akutbehandlung im häuslichen Umfeld das Risiko eines Behandlungsabbruchs senkt, die Behandlungszufriedenheit bei Patienten und Angehörigen erhöht

sowie erlebte Belastungen bei den Angehörigen reduziert. Hinsichtlich weiterer betrachteter Zielgrößen wie Allgemeinzustand und psychische Gesundheit scheint eine solche Behandlung gegenüber herkömmlichen Behandlungsformen mindestens gleichwertig. Es zeigt sich in den Studien keine höhere Suizidalität. Es gibt zudem Evidenz dafür, dass eine Akutbehandlung im häuslichen Umfeld durchaus kosteneffektiver ist als eine herkömmliche stationäre Behandlung. Formal handelt es sich um Evidenz auf der Evidenzebene 1a–1b; allerdings ist die methodische Qualität überwiegend als moderat bis schwach einzustufen **(Evidenzebene 1a–1b)**.

Zusätzliche zu berücksichtigende Aspekte
Patienten- und Angehörigenerfahrungen

Ergebnisse aus den RCTs verweisen auf eine verbesserte Patienten- und Angehörigenzufriedenheit mit der Behandlung durch eine solche aufsuchende Behandlung. In einer systematischen Übersicht quantitativer und qualitativer Arbeiten zur Erfahrung der Nutzer mit diesem Angebot wurden drei bedeutende Themen extrahiert: (1) Zugang und Verfügbarkeit, (2) Gefühl einer höheren Akzeptanz der eigenen Person als „normal" und (3) der Umgang mit der Krise im Alltag. Die Nutzer schätzen den niedrigschwelligen Zugang und die rasche Hilfe bei Bedarf. Besonders positiv hervorgehoben wurden dabei die 24-stündige Verfügbarkeit an sieben Tagen die Woche, die Möglichkeit eines telefonischen Kontakts sowie flexible Überweisungsroutinen. Die Verfügbarkeit unmittelbarer Hilfe im häuslichen Kontext scheint einen selbstverständlichen Umgang mit der Krise zu unterstützen, Patienten und Familie Sicherheit zu geben und sie in ihren Copingfertigkeiten zu stärken. Der Übergang zur Normalität nach einer Krise gelänge schneller. Positiv bewertet wurden durch die Nutzer ein offener Umgang aller Beteiligten, die Koordination anderer Hilfemaßnahmen durch das Team und eine gut organisierte „Entlassplanung" nach einer solchen Behandlung. Das zweite umfassende Thema berührte

Aspekte von Respekt, Verständnis und Vertrauen spüren, Ressourcen betonen, Verantwortung für den eigenen Recovery Prozess übernehmen und Veränderungen bewirken. Voraussetzung dafür sei die tatsächliche Verfügbarkeit der Teammitarbeiter bei Bedarf. Schließlich sei die Erfahrung, eine Krise mit der gebotenen Unterstützung „sicher" in der eigenen Wohnung zu bewältigen, eine sehr wichtige für die Betroffenen. Diese Erfahrung nähre Hoffnung und erhalte die Kontinuität der Alltagsroutine aufrecht. Daneben wurden negative Erfahrungen offengelegt; diese bezogen sich auf Diskontinuität in der Behandlung, eine zu kurz gefasste Nachbehandlung, Personalknappheit, lange Wartezeiten, mangelnde Informationsvermittlung zur Erkrankung und Behandlung [351].

Angehörige schwer psychisch kranker Menschen schätzen an einer Integrierten Versorgung inklusive eines aufsuchenden Ansatzes die wahrgenommen Entlastung und substanzielle Unterstützung im Alltag der Familien. Sie geben an, sich hinsichtlich der übernommenen Verantwortung in der Begleitung des erkrankten Angehörigen weniger belastet und gleichzeitig stärker geschützt und stabilisiert zu fühlen. Sie fühlten sich in ihrer Rolle als pflegender Angehöriger weniger allein gelassen. Eine wichtige Voraussetzung dafür sei die Behandlungskontinuität für den erkrankten Angehörigen [352]. Aus Patientenperspektive haben die Aspekte der Bedürfnisorientierung, der Erreichbarkeit der Serviceanbieter rund um die Uhr, der Einbezug der Angehörigen sowie der aufsuchende Ansatz im Rahmen einer ambulanten sektorenübergreifenden und vernetzten Versorgung eine besondere Bedeutung. Insgesamt trage diese Versorgungsform zur Stärkung eines eigenverantwortlichen Lebens der Betroffenen bei [353].

Unerwünschte Effekte

Aus den vorliegenden RCTs sind keine unerwünschten Ergebnisse bekannt. Allerdings wurde in einer Arbeit von Kapur et al. aus dem Jahre 2013 die Möglichkeit steigender Suizid-

raten unter der Behandlung eines CRHTs diskutiert. Die Datenbasis bildeten Routinedaten von 1942 stationär behandelten Patienten in England [354]. Eine folgende retrospektive Beobachtung derselben Autorengruppe zeigte ein Absinken der Suizidrate unter der Bedingung CRHT zwischen 2003 und 2011 auf (von 15.3 auf 12.5 pro 10.000). Dabei sei die absolute Zahl bei generell gestiegener Behandlungszahl durch CRHTs um das Doppelte gestiegen und läge verglichen mit der Zahl an Suiziden, die aus stationärer Behandlung berichtet werden, höher. Besonders gefährdet seien möglicherweise Patienten kurz nach Entlassung, alleinlebend und nach kritischem Lebensereignis [355]. Eine aktuelle britische Studie verweist auf eine signifikant geringere Suizidrate nach der Implementierung verschiedener Veränderungen und Qualitätsverbesserungsmaßnahmen im Versorgungssystem, wie z. B. der Einführung von CRHTs und der Implementierung von Leitlinienempfehlungen [356]. Die entscheidende Forderung, die sich aus diesen Beobachtungen ergibt, ist die nach geeigneten präventiven Strategien in allen Behandlungssettings [357, 358].

Anwendbarkeit und Erfahrungen in Deutschland

Die Verbreitung der Akutbehandlung im häuslichen Umfeld in Deutschland bleibt hinter dem Entwicklungsstand in anderen Ländern zurück. Bekannt sind einige wenige lokale Versorgungsangebote, die v. a. aus den vorhandenen regionalen Strukturen heraus und trotz erschwerter Finanzierungsvoraussetzungen entstanden sind und sich mehr oder weniger an der beschriebenen Versorgungsform der Akutbehandlungsteams orientieren. Ein Überblick findet sich beispielsweise bei Schmid et al. [359]. Vereinzelt liegen Evaluationen vor.

Am LVR-Klinikum Düsseldorf, Klinikum der Heinrich-Heine-Universität Düsseldorf wurde beispielsweise ein Assessment-gesteuertes Home Treatment für Patienten mit schweren psychotischen Störungen implementiert. Das modularisierte, hoch flexible und in drei ineinander übergreifende Phasen ausgerichtete Modell bietet die Möglichkeit, pro Woche 5 Patienten in akuter Krankheitsphase aufsuchend zu behandeln. Zwischen dem 01.01.2013 und dem 31.03.2014 wurden 32 Patienten durch insgesamt 600 Hausbesuche behandelt. 84 Prozent dieser Patienten nahmen bis zum Behandlungsende teil. Dieselbe Patientengruppe brach in den 2 Jahren zuvor in 50 Prozent der Fälle eine stationäre Behandlung vorzeitig und gegen ärztlichen Rat ab [360].

Im Herbst 2005 wurde eine wohnfeldbasierte psychiatrische Akutbehandlung (HT) an der Klinik für Psychiatrie und Psychotherapie II der Universität Ulm, Bezirkskrankenhaus Günzburg eingeführt. Im Zentrum steht hier ein multiprofessionelles mobiles Krisenteam aus Ärzten, Fachpflegepersonen und Sozialarbeitern, das eng mit dem Team der Kriseninterventionsstation agiert. Im Rahmen einer prospektiven kontrollierten Studie wurde die Machbarkeit der Intervention aufgezeigt; die Behandlungseffekte auf die psychopathologische Symptomatik blieben unter beiden Bedingungen (HT und stationäre Behandlung) vergleichbar [361]. Eine Untersuchung mit erweiterter Kontrollgruppe verwies auf signifikante Effekte hinsichtlich reduzierter depressiver Symptomatik sowie reduzierter klinischer und funktionaler Beeinträchtigungen, nicht aber hinsichtlich der Positiv- und Negativsymptomatik zugunsten der Behandlung zu Hause. Bei durchschnittlich längerer Behandlungsdauer im Home Treatment unterschieden sich die Behandlungskosten nicht; waren unter Berücksichtigung eingetretener klinischer Verbesserungen jedoch geringer unter der HT-Bedingung [362].

Die Umsetzung aufsuchender gemeindepsychiatrischer Behandlung in akuten Erkrankungsphasen erfolgt in Deutschland in einigen Regionen auch im Rahmen der **Integrierten Versorgung**. Strukturkomponenten liegen hier beispielsweise in der Behandlung zu Hause, einer Erreichbarkeit rund um die Uhr, einem Case Management, einer familiär orientierten Psychoedukation sowie Krisenpensionen. Bezugstherapeuten sollen die Behandlungskontinuität sichern. Im Rahmen einer prospektiven kontrollierten Längsschnittstudie unter Einschluss von 511 Patienten konnte gezeigt werden, dass eine Integrierte Versorgung gegenüber einer herkömmlichen ambulanten Behandlung zu Vorteilen hinsichtlich der Behandlungszufriedenheit und einer stärker wahrgenommenen Partizipation der Betroffenen an der Behandlung führt [363]. Im Rahmen einer naturalistischen Studie unter Einschluss von 3567 Patienten ergaben sich Hinweise, dass einzelne Komponenten, wie die Multiprofessionalität eines Teams, ein multiprofessioneller Erfahrungshintergrund, die Fallzahl, die Nutzung von Behandlungsplänen sowie psychoedukative Angebote, positive Effekte auf Patientenoutcomes (HoNOS) haben können [364].

■ **Von der Evidenz zur Empfehlung: Berücksichtigung der GRADE-Kriterien**

Kriterien	Einschätzung
Qualität der Evidenz	Zur Bewertung wurden RCTs bzw. systematische Reviews und Metaanalysen von RCTs berücksichtigt. Formal handelt es sich daher um Evidenz auf der Evidenzebene Ia–Ib. Allerdings ist die Studienqualität überwiegend moderat bis schwach. Bias müssen in der Mehrheit der Studien angenommen werden (siehe Leitlinienreport). Nur einige wenige Ergebnisse ließen sich in den beiden vorliegenden Metaanalysen quantitativ zusammenfassen. Aktuelle Studien liegen kaum vor.
Unsicherheit über Ausgewogenheit zwischen erwünschten und unerwünschten Effekten	In den hier aufgezeigten RCTs finden sich keine soliden Hinweise hinsichtlich unerwünschter Effekte. Die Suizidraten scheinen bei multiprofessioneller Teambehandlung in Akutphasen und Standardbehandlung vergleichbar.
Unsicherheit/Schwankungen hinsichtlich der Werte und Präferenzen	Die Abbruchraten in der Interventionsgruppe sind mit der der Vergleichsintervention vergleichbar. RCTs verweisen auf eine verbesserte Behandlungszufriedenheit bei Patienten und Angehörigen.

Kriterien	Einschätzung
Unsicherheit darüber, ob die Intervention eine sinnvolle Nutzung der Ressourcen darstellt	Es existiert eine britische Studie zur Kosteneffektivität. Aufgrund der Reduktion stationärer Behandlungszeiten ist eine aufsuchende Akutbehandlung möglicherweise kosteneffektiver. Allerdings bleibt bisher unklar, ob sich eine solche Kosteneinsparung bei flächendeckender Implementierung übergreifend zeigen würde. Erste Ergebnisse der laufenden Home Treatment Studie aus der Schweiz verweisen auf eine Reduktion von Behandlungskosten.
Breite Anwendbarkeit in Deutschland möglich?	*Versorgungsalltag:* Mit dem Gesetz zur Weiterentwicklung der Versorgung und der Vergütung für psychiatrische und psychosomatische Leistungen (PsychVVG) wurde die psychiatrische Akutbehandlung im häuslichen Umfeld (stationsäquivalente Behandlung) als Krankenhausleistung eingeführt. Bisher gibt es v. a. im Rahmen der Integrierten Versorgung einige Angebote zur ambulanten Krisenbegleitung. *Evidenz:* In Deutschland durchgeführte RCTs liegen nicht vor. Beobachtungsstudien verweisen auf positive Befunde. Erste Ergebnisse der laufenden Home Treatment Studie aus der Schweiz verweisen auf eine Reduktion von stationären Behandlungstagen.
Empfehlungsgrad	**A**

Empfehlung 11 (NEU)

Menschen mit schweren psychischen Störungen in akuten Krankheitsphasen sollen die Möglichkeit haben, von mobilen multiprofessionellen Teams definierter Versorgungsregionen in ihrem gewohnten Lebensumfeld behandelt zu werden.

Empfehlungsgrad: A, Evidenzebene: Ia
Ergebnis der Abstimmung: starker Konsens (19.10.2017)

■ **Wichtig bei Entscheidungshilfen: Welche Form der Behandlung wird in welcher Krankheitsepisode hilfreich sein?**

Generell lässt sich sagen, dass eine ausreichende und umfassende Versorgung schwer psychisch erkrankter Menschen allein durch gemeindebasierte Dienste nicht ausreichend sicherzustellen ist. Experten neigen deshalb überwiegend dazu, einen Mittelweg zu empfehlen, der auch durch die Ergebnisse vorliegender Untersuchungen unterstützt wird. Dieser Ansatz wird unter der Bezeichnung **Balanced Care** [365], gleichbedeutend mit einer ausgewogenen Versorgung diskutiert. Balanced Care findet zunächst außerhalb des Krankenhauses statt, wobei den psychiatrischen Kliniken eine wichtige absichernde Funktion zukommt. Angestrebt wird dabei eine psychiatrische Gesundheitsversorgung, die möglichst nah an der Alltagsumgebung der Betroffenen angesiedelt ist und die Krankenhausaufenthalte möglichst minimiert. Die Einweisungen erfolgen umgehend und nur dann, wenn sie wirklich erforderlich sind. Wichtig ist, dass das Angebot der verschiedenen Dienstleister koordiniert wird und sichergestellt ist, dass die Zusammenarbeit reibungslos funktioniert [366].

Es bedarf einer regional abgestimmten **Entscheidungshilfe** für professionell Tätige, welche Form der Behandlung für den Betroffen hilfreich ist. Als Kontraindikationen für eine ambulante Akutbehandlung durch ein mobiles Kriseninterventionsteam können erhebliche Eigen- oder Fremdgefährdung, also Situationen, bei denen eine zwangsweise stationäre Unterbringung notwendig wird, sowie Intoxikationen oder andere Notfälle gelten, welche auf somatischen Stationen behandelt werden müssen. Darüber hinaus gibt es einige Faktoren, die vermehrt zu stationären Einweisungen führen, obwohl den Patienten eine ambulante aufsuchende Krisenintervention zur Verfügung steht. Cotton et al. [367] werteten Daten aus drei Untersuchungen von Crisis Resolution Teams in London aus. In einer multivariaten Analyse wurden diejenigen Faktoren ermittelt, die mit einer stationären Einweisung in eine Klinik innerhalb von acht Wochen nach Auftreten der krisenhaften Zuspitzung der Erkrankung assoziiert waren. Die Wahrscheinlichkeit einer stationären Aufnahme war demnach umso größer, je unkooperativer die Patienten mit der initial praktizierten Behandlung im häuslichen Umfeld waren und je mehr die Betroffenen sich selbst vernachlässigten bzw. gefährdeten. Zudem stieg die Wahrscheinlichkeit in Abhängigkeit von notwendigen Zwangseinweisungen im Vorfeld und hing mit dem zeitlichen Auftreten der Krise zusammen (außerhalb gewöhnlicher Sprechzeiten, verbunden mit Vorstellung in Notfallambulanz). Das Risiko einer stationären Aufnahme war außerdem unter jüngeren Patienten größer [367]. Diese Daten zeigen einerseits, unter welchen Umständen eine ambulante Akutbehandlung besonders schwierig ist und möglicherweise mit einer stationären Aufnahme gerechnet werden muss, und andererseits, in welchen Fällen die ambulante Behandlung besonders intensiv und strukturiert durchgeführt werden sollte.

Eine Akutbehandlung im häuslichen Umfeld erfordert deshalb immer eine initiale Beurteilung aller Beteiligten. Eine intensive Vernetzung mit den traditionellen, in die Akutbehandlung einbezogenen Institutionen (psychiatrische Kliniken, Ambulanzen, niedergelassene Psychiater) ist daher erforderlich. Für die Entscheidung über eine Aufnahme sollten die Vorgeschichte, die Art der Krankheitsepisode, akute Gefährdungen und die Präferenz des Patienten berücksichtigt werden. Ebenfalls wichtig für die Indikationsstellung sind informelle soziale und familiäre Kontakte sowie die soziale Unterstützung. Letzteres gilt insbesondere vor dem Hintergrund der Bedeutung von Familie und sozialer Faktoren in Zusammenhang mit dem Verlauf psychischer Erkrankungen. Die Behandlung durch ein aufsuchendes Kriseninterventionsteam eröffnet hierbei besondere Möglichkeiten.

① **Zusatzinformation: Orientierung bei der Implementierung von Behandlungsteams für die Akutbehandlung im häuslichen Umfeld gibt die CORE CRT Fidelity Scale [341]**

Die Entwicklung der **CORE CRT Fidelity Scale** rekurriert auf Erfahrungen im Rahmen des US National Implementing Evidence-Based Practices Project (EBP), einem Modell zur Evaluation und Förderung der Verbesserung komplexer psychosozialer Interventionen. Integrales Element dabei sind Service Reviews unter Nutzung von Fidelity Skalen. Die CORE CRT Fidelity Scale wurde auf der Basis a) qualitativer Interviews mit Stakeholdern, b) eines systematischen Reviews früherer Literatur [346] und c) eines nationalen Surveys mit CRT-Managern entwickelt. Die Skala bildet 39 Items ab; jedes Item umfasst 5 Score-Kriterien für die Beschreibung der Interventionstreue. Folgende vier Bereiche werden beschrieben: Zugang und Überweisung, Inhalte und Bereitstellung von Behandlung, Personal- und Teamabläufe, zeitliche und räumliche Aspekte.

Evidenzkapitel: Intensive aufsuchende Behandlung

■ Hintergrund

Im Folgenden werden **verschiedene Konzepte intensiver aufsuchender Behandlung** beschrieben.

Im Zuge der Deinstitutionalisierung entwickelten Marx, Stein und Test [339, 368] Anfang der 1970er-Jahre in den USA ein Konzept der gemeindenahen Versorgung, das sich an schwer psychisch kranke Menschen richtete und damals einem Paradigmenwechsel gleichkam. Schlüsselaspekt dieses Konzepts einer aufsuchenden (nachgehenden) gemeindepsychiatrischen Behandlung durch multiprofessionelle Teams (**Assertive Community Treatment, ACT**) bildet die Begleitung der Betroffenen in ihrem sozialen Umfeld. Ziel war es, Menschen mit schweren psychischen Störungen dahingehend zu unterstützen, Fähigkeiten für ein möglichst selbstständiges Leben außerhalb von psychiatrischen stationären Institutionen zu entwickeln und zu erweitern. Inzwischen hat dieser Ansatz zahlreiche Anpassungen, u. a. für spezielle Zielgruppen erfahren [369] und ist beispielsweise auch als Program for Assertive Community Treatment (PACT) bzw. als Continuous Treatment Teams bezeichnet worden.

ACT zielt durch seinen „nachgehenden" Charakter darauf, die Kontakte zu den Betroffenen und damit Behandlungskontinuität aufrechtzuerhalten. Die psychisch kranken Menschen sollen in ihren Selbstmanagementfertigkeiten in den verschiedensten Bereichen unterstützt werden. Die **Leistungen von ACT** sind deshalb vielfältiger Natur, sie umfassen die Unterstützung bei Aktivitäten des täglichen Lebens und in der Arbeitswelt, Unterstützung bei der medikamentösen Behandlung, das Management in Krisensituationen, die Einbindung von Familienangehörigen, die Förderung allgemeiner Gesundheit, Hilfe und Unterstützung bei allen erforderlichen behördlichen Aktivitäten sowie die Erarbeitung von Problemlösestrategien und sozialen Fertigkeiten. ACT in seiner ursprünglichen Form ermöglicht alle Behandlungs- und Versorgungsleistungen „aus einer Hand" und ist deshalb auch als ein Direct Service Model zu verstehen. Damit wird die höchste Integration der einzelnen Serviceleistungen erreicht. Das

Team steht den Betroffenen über 24 Stunden an 7 Tagen der Woche zur Verfügung und trägt in der Begleitung der Betroffenen die geteilte Verantwortung für alle Patients [369].

Ähnlich wie ACT wurde das **Intensive Case Management (ICM)** mit dem Ziel entwickelt, den Bedürfnissen von Hochnutzern des Versorgungssystems (High Service User) gerecht zu werden [370, 371]. Kennzeichnend für ICM sind geringe Fallzahlen pro Mitarbeiter, die aufsuchende Tätigkeit sowie die praktische Unterstützung durch Training von Alltagsfertigkeiten. Der Unterschied zum Konzept des ACT liegt hier v. a. in der Modellkomponente der geteilten bzw. autonomen Verantwortung der Mitarbeiter für die Patienten [372].

Beide Modelle wurden in den USA bzw. in Großbritannien entwickelt. International finden sich inzwischen vielfältige Modifikationen. Insgesamt ist eine **Annäherung der Konzepte** zu finden, die international dazu beigetragen hat, beide Modelle in Abgrenzung zu weniger intensiven Case-Management-Ansätzen unter ICM zusammenzufassen [32, 311]. In der vorliegenden Leitlinie wird diesem Ansatz gefolgt, die internationale Evidenz entsprechend aufgeführt und der Fokus auf die Wirksamkeitsfaktoren gelenkt.

In den Niederlanden hat sich der Ansatz des **Flexible ACT** (FACT) in der Behandlung schwer psychisch kranker Menschen verbreitet [373]. Ziel der Recovery-orientierten Versorgung ist eine Maximierung der Resilienz der Betroffenen im eigenen Lebensumfeld. Die Hilfe orientiert sich dabei ganz stark an den individuellen Bedarfen und der erforderlichen Intensität der Hilfen. FACT vereint deshalb weniger und stärker intensivierte Behandlungsansätze und versteht sich als ein Versorgungsmodell ganz im Sinne der Systeminterventionen. Im Zentrum stehen die Betroffenen und ihre Familien, die soziale Inklusion und die durch die Betroffenen definierten Ziele in den Bereichen Wohnen, Arbeit und Beziehungen. Zunehmend finden sich in den multiprofessionellen Teams Peer-Supporter und IPS Job Coaches. Allerdings wurde die Wirksamkeit von FACT bisher in keiner RCT überprüft [374]. Weniger qualitativ hochwertige Studien verweisen auf einige positive Befunde [375–380]. Erfahrungen der Behandler sind ebenfalls positiv [381].

ⓘ **Zusatzinformation:** In einem Expertenforum wurden die wichtigsten Elemente des ACT-Versorgungsmodells hinsichtlich seiner Wirksamkeit mit Hilfe eines Konsensusprozesses herausgearbeitet, die sich drei Bereichen zuordnen lassen: (1) Stellenbesetzung, (2) organisatorische Komponenten sowie (3) Servicekomponenten [382, 383]. Der Schlüsselaspekt dieses Modells liegt in der Teambasiertheit. Charakteristisch ist ein multidisziplinäres Team, das die gemeinsame Verantwortung für alle betreuten Patienten trägt. ACT-Teams arbeiten überwiegend aufsuchend in Form von Hausbesuchen oder vereinbarten Visiten an anderen Orten im Lebensumfeld der Erkrankten. Es wird angestrebt, die Patienten kontinuierlich zu kontaktieren und den Kontakt bei bestehender Ambivalenz oder geringer Kooperation weiter zu intensivieren. Die Teammitglieder versuchen, alle Betreuungsangebote, die ihre Patienten benötigen, selbst vorzuhalten, möglichst ohne diese an andere Institutionen und Leistungsanbieter zu verweisen. Fokussiert wird zudem eine kontinuierliche Unterstützung der Betroffenen über einen längeren Zeitraum, oft über Jahre, im Sinne einer Stabilisierung von Erfolgen. Andere spezielle Programmkomponenten sind der hohe Betreuungsschlüssel (ca. 1:10), die Erreichbarkeit der Teammitarbeiter über 24 Stunden an 7 Tagen in der Woche und die Möglichkeit täglicher Fallbesprechungen im Team. Als Ergebnis einer Expertenbefragung in Großbritannien schienen v. a. flexible Betreuungszeiten zwischen 6.00 und 21.00 Uhr an 7 Tagen in der Woche für die Effektivität von ACT wichtig zu sein [328]. Herausgestellt wurde auch die Bedeutung einer breiten fachlichen Expertise im multiprofessionellen Team bei einer integrierten Gesundheits- und sozialen Versorgung sowie guter Kooperation mit Primärversorgern. Konsens bestand über die große Relevanz von regelmäßigen aufsuchenden Angeboten.

■ **Internationale Evidenz**

Ergebnisse der Recherche

Die Suche nach Effektivitätsstudien zu intensiven Formen einer aufsuchenden gemeindepsychiatrischen Behandlung konzentrierte sich auf zwei internationale Ansätze (ACT, ICM). Eingeschlossen wurden hier lediglich aktuelle Studien zu intensiver aufsuchender Behandlung, in denen die Kontrollintervention eine herkömmliche Behandlung oder einen weniger intensiven Case-Management-Ansatz mit hoher Fallzahl umfasste. Als Grundlage dient das Cochrane Review von Dieterich [384], in das 40 RCTs aus 176 Artikeln eingeschlossen sind. Obwohl in den letzten Jahren zahlreiche Studien zur Effektivität von ACT durchgeführt wurden, beziehen sich nur einige wenige auf unsere Zielgruppe.

> **Evidenzgrundlage**
>
> Eingeschlossen und zur Bewertung herangezogen wurden die Metaanalyse der NICE-Leitlinie zur Behandlung von Patienten mit Schizophrenie (2014), das Cochrane Review von Dieterich aus dem Jahre 2010 zur Effektivität von Intensive Case Management und ein Review von Norden et al. (2012) zu einer speziellen ACT-Behandlungsform. Zudem wurden eine neue Studie aus Japan sowie Follow-up-Daten aus Großbritannien berücksichtigt.
>
> Nach Abschluss der systematischen Arbeit erschien eine Aktualisierung des Cochrane Reviews zu ICM, auf die hier lediglich verwiesen wird.

■ **a) Aggregierte Evidenz**

Leitlinien

In der aktuellen britischen Behandlungsleitlinie für Patienten mit einer Erkrankung aus dem schizophrenen Formenkreis [32] greifen die Autoren auf das Cochrane Review von 2010 [311] zurück. Eine ergänzende Suche führte zu keinen zusätzlichen Treffern (◨ Tab. 10.5). Die Ergebnisse dieser Arbeit werden deshalb weiter unten aufgeführt.

Die Empfehlung der Leitlinie lautet, ICM dann zu berücksichtigen, wenn Behandlungsabbrüche drohen [32].

Tab. 10.5 Übersicht aggregierter Evidenz zur Wirksamkeit von Ansätzen intensiver aufsuchender gemeindepsychiatrischer Behandlung

Autoren	Anzahl eingeschlossener Studien Land	Patienten Diagnosen Anzahl	Intervention	Kontrollintervention	Studiendauer und Follow-up
NICE [32]	Übernahme der Studien aus Dieterich et al. [311]				
Dieterich et al. [311]	38 RCTs USA, Australien, Kanada, UK, Schweden, Dänemark, Niederlande	SMI, z. T. komorbider Substanzmissbrauch und Wohnungslosigkeit N = 7328	Intensive Case Management (ICM)*	Herkömmliche Behandlung (k = 26) CM mit hohem Betreuungsschlüssel (>20 Patienten pro Mitarbeiter, k = 11), TAU und CM (k = 1)	Studiendauer: 6 Monate bis 4 Jahre (MW = 23,5 Monate) Kurzzeit (k = 1), Medium (k = 9), Langzeit (k = 28)
Norden et al. [386]	6 RCTs Norwegen, Schweden, Spanien, Italien, Türkei	Erkrankungen aus dem schizophrenen Formenkreis N = 400	Resource Group Assertive Community Treatment (RACT)	Herkömmliche Behandlung	Mehrheitlich Follow-up bis zu 24 Monaten

Erläuterungen: RCTs randomisierte kontrollierte Studien, CM Case Management, * In der Mehrheit der Studien orientierte man sich in der Definition der Experimentalintervention an den Kriterien von ACT. Lediglich wenige Studien basierten auf dem CM-Ansatz. Die Fallzahlhöhe war kleiner 20 Patienten pro Mitarbeiter. MW Mittelwert, SMI Severe Mental Illness

Tab. 10.6 Effekte von intensiver aufsuchender gemeindepsychiatrischer Behandlung

	Dieterich et al. [311]		Norden et al. [386]
	ICM vs. Standardbehandlung	ICM vs. CM	RACT
Krankheitsassoziierte Merkmale			
↓ Sterbefälle	+	~	
↓ Symptomschwere	~		++
Behandlungsassoziierte Merkmale			
↓ Stationäre Behandlungen	+	~	
↓ Stationäre Behandlungszeiten	++	~	
↓ Behandlungsabbrüche	++	+	
↑ Behandlungszufriedenheit	++	+	++
↑ Medikamentöse Compliance	+[1]		
Merkmale sozialer Inklusion/Exklusion			
↑ Soziale Funktionen (GAF)	++[4]		++
↑ Beschäftigungssituation	+	~[1]	
↑ Unabhängiges Wohnen	++		
↓ Straffälliges Verhalten/Inhaftierung	~	~	
Lebensqualität			
↑ Lebensqualität	~	~	++
Kosteneffektivität	++[2]/~[3]	~	

Erläuterungen: ++ signifikanter Vorteil in Experimentalgruppe gegenüber Kontrollgruppe; + tendenzielle Überlegenheit ohne signifikanten Unterschied in Experimentalgruppe gegenüber Kontrollgruppe, oder kleine Stichprobe; ~ Ergebnisse vergleichbar in beiden Gruppen; ICM Intensive Case Management; CM Case Management; RACT Resource Group Assertive Community Treatment; ↓ Reduktion; ↑ Erhöhung; [1]Befund aus einer Einzelstudie repliziert; [2]bezogen auf stationäre Behandlungskosten; [3]bezogen auf andere oder alle direkten Gesundheitskosten; [4]kaum von klinischer Bedeutsamkeit

Systematische Übersichtsarbeiten

Intensive Formen gemeindepsychiatrischer Behandlung (ACT und ICM, ◘ Tab. 10.5) mit einem Betreuungsverhältnis von kleiner 1 zu 20 bei erwachsenen Menschen mit schweren psychischen Erkrankungen erwiesen sich in einer Metaanalyse gegenüber herkömmlicher Behandlung, bezogen auf verschiedene Zielgrößen, überlegen (◘ Tab. 10.6). So konnte die stationäre Behandlungsdauer über 12 Monate um circa 7 bis 10 Tage pro Patient reduziert werden. Die Patienten der Experimentalgruppe brachen vergleichsweise seltener den Kontakt zum psychiatrischen Versorgungssystem ab; das Risiko war mehr als die Hälfte reduziert. Die Wahrscheinlichkeit stationärer Wiederaufnahmen ließ sich tendenziell reduzieren; die Medikamentencompliance tendenziell verbessern, allerdings bezog sich letzterer Befund lediglich auf eine Studie. Bezogen auf krankheitsassoziierte Merkmale zeigten sich hingegen kaum Vorteile. Deutlich wurden jedoch eine größere Patientenzufriedenheit sowie ein verbessertes psychosoziales Funktionsniveau. Dabei zeigte sich zwar ein statistisch signifikanter Effekt auf der GAF-Skala; ob eine Verbesserung um zwei bis drei Punkte auf dieser allerdings von klinischer Relevanz ist, bleibt fraglich. Hinsichtlich der Effekte auf die soziale Inklusion blieben die Befunde variabel: Es zeigten sich keine signifikanten Vorteile hinsichtlich des Arbeitsstatus, wobei hier ein Trend hin zu einer verbesserten Arbeitssituation durch ICM sichtbar wurde, sowie der Kriminalität. Deutlich wird eine Verbesserung im Bereich Wohnen durch ICM im Sinne einer höheren Wahrscheinlichkeit unabhängigen Wohnens. Die Mortalität blieb vergleichbar, wenngleich sich tendenziell ein geringeres Mortalitätsrisiko unter der Bedingung ICM zeigt. Hinsichtlich stationärer Behandlungskosten zeigte sich ICM effektiv; bezüglich anderer Gesundheitskosten blieben die Kosten vergleichbar [311] (**Evidenzebene Ia–Ib**).

Gegenüber Case Management Modellen mit höherem Betreuungsschlüssel von mehr als 20 Patienten pro Case Manager zeigten sich kaum Vorteile durch ICM. Man muss sicherlich betonen, dass die Autoren bei der Definition der Einschlusskriterien auf einen einzigen berücksichtigten Unterschied zwischen beiden Konzepten verweisen, der allein in der Fallzahlhöhe liegt. CM konnte also gleichsam wie ICM als Interventionsform ACT, ein Assertive Outreach Modell oder irgendeine Form von Case Management vorsehen [311] (**Evidenzebene Ia–Ib**).

Weitere Analysen zeigten auch hier, dass die Dauer stationärer Behandlungen mit einer höheren Programmtreue zum Assertive-Community-Treatment-Ansatz reduziert werden kann. Entscheidend hierfür erwies sich v. a. die Subskala „Struktur und Organisation" (◧ Tab. 10.7). Allerdings zeigte sich im Hinblick auf eine Reduktion stationärer Behandlungszeiten das Niveau der Nutzung stationärer Behandlung im Vorfeld von größerer Bedeutung. Bereits bei einer monatlichen stationären Behandlungsdauer von vier Tagen wirkt sich eine intensive Form gemeindepsychiatrischer Behandlung positiv auf die Inanspruchnahme stationärer Behandlung aus [311]. Die Befunde von Burns et al. [385] ließen sich hier demnach replizieren [385].

ⓘ **Zusatzinformation:** Nach Abschluss der systematischen Recherche ist Anfang 2017 eine **Aktualisierung des Cochrane Reviews** erschienen. Es konnten hierin zwei weitere relevante Arbeiten mit insgesamt 196 untersuchten Personen sowie einige Follow-up-Befunde eingeschlossen werden. Die Befunde sind insgesamt mit denen der älteren Arbeit vergleichbar.

◧ **Tab. 10.7** Modelltreueskala (Index of Fidelity to Assertive Community Treatment (IFACT) [383])

Komponenten/Kriterien der Modelltreueskala zu ACT

Teamkomponenten	Struktur und Organisation	Servicekomponenten
Fallzahlhöhe Teamgröße Psychiatrische Expertise Psychiatrische Pflegeexpertise	Patient wird primär vom ACT-Team versorgt Behandlung findet unabhängig/entfernt von Klinik statt Geteilte Verantwortung im Team Tägliche Teambesprechungen Teamleiter ist gleichzeitig Case Manager Verfügbarkeit täglich rund um die Uhr Service ist zeitlich nicht limitiert	Anzahl/Zeit In-vivo-Kontakte (im Lebensumfeld) Anteil an Kontakten/Zeiten in professionell genutzten Räumlichkeiten Anzahl aller Kontakte/Zeiten (inkl. Lebensumfeld, telefonische Kontakte, mit Angehörigen, mit Anderen)

Verglichen mit herkömmlicher Behandlung zeigte sich wiederholt eine Überlegenheit der intensiven aufsuchenden Behandlung hinsichtlich des Engagements der Patienten und der Zufriedenheit mit dem Service, sozialer Funktionen sowie der Dauer stationärer Behandlungstage. So ließ sich letztere über einen Beobachtungszeitraum von 24 Monaten um durchschnittlich 0,86 Tage pro Monat senken. Der Effekt auf die stationäre Behandlungshäufigkeit ist allerdings gering. Auch hier zeigten sich Vorteile im Bereich Wohnen durch ICM im Sinne einer höheren Wahrscheinlichkeit unabhängigen Wohnens [384].

Gegenüber Case-Management-Modellen mit höherem Betreuungsschlüssel von mehr als 20 Patienten pro Case Manager zeigten sich auch in der aktualisierten Arbeit kaum Vorteile durch ICM. Allerdings war das Baseline-Risiko der Patienten in den beiden Vergleichssets hinsichtlich der stationären Behandlungstage in den letzten zwei Jahren vor Studienbeginn unterschiedlich (ca. 6 Tage pro Monat im Set ICM vs. TAU sowie ca. 3,4 Tage pro Monat im Set Nicht-ICM vs. ICM). Hieraus könnten sich z. B. Hinweise auf die Erkrankungsschwere und erforderliche Behandlungsform ableiten lassen [384].

In einer weiteren Metaanalyse wurde die Effektivität einer Weiterentwicklung von ACT untersucht [386]. **Resource Group Assertive Community Treatment (RACT)** unterscheidet sich von dem klassischen Ansatz durch den stringenten Einbezug der Nutzer. Betroffene und Angehörige bzw. weitere vertraute Personen des Patienten sind zugleich Teil des multiprofessionellen Teams. Therapieziele werden durch die Betroffenen selbst definiert; die Form der Umsetzung in einem gemeinsamen Entscheidungsprozess aller Beteiligten bestimmt. Ein Case Manager koordiniert die Aktivitäten und hält die Kontakte zwischen allen Beteiligten zwischen den gemeinsamen Sitzungen aufrecht [387]. In der Behandlung von Menschen mit einer Erkrankung aus dem schizophrenen Formenkreis erwies sich RACT hinsichtlich sozialer Funktionen (ES = 0,93 [95 Prozent CI: −0,10 bis 1,96], k = 6, N = 400), psychopathologischer Symptomatik (ES = 0,57 [95 Prozent CI: −0,10 bis 1,25], k = 6, N = 400) sowie allgemeinen Wohlbefindens (ES = 1,16 [95 Prozent CI: 0,26 bis 2,07], k = 5, N = 345) gegenüber Standardbehandlung effektiv. Allerdings sind die Konfidenzintervalle hier breit und die Schätzung deshalb unpräzise. Auch die Beschreibung der Intervention in den Einzelstudien verweist auf eine breite Varianz **(Evidenzebene Ia).**

① **Zusatzinformation:** Weitere systematische Arbeiten zur Wirksamkeit von ACT bzw. ICM betrachten definierte Subpopulationen. Diese Arbeiten sind Bestandteil der ersten Auflage der Leitlinie und werden hier wiederholt aufgeführt.

Als Ergebnis eines Reviews, in dem die Effekte verschiedener psychosozialer Interventionen zur Unterstützung von **Menschen mit schweren psychischen Störungen und Obdachlosigkeit** betrachtet wurden, wurden nahezu durchweg positive Effekte von ACT und Intensive Case Management hinsichtlich der Reduktion von Obdachlosigkeit (ES: 0,47) und stationärer Behandlungen und Behandlungszeiten gefunden. Die Effektivität war am größten bei Kombination von langfristig betreuten Wohnangeboten und aufsuchenden gemeindenahen Interventionsformen [388].

Auch Coldwell und Bender [389] untersuchten die Effektivität von aufsuchender gemeindepsychiatrischer Behandlung bei wohnungslosen Menschen mit schweren psychischen Erkrankungen und fanden hinsichtlich der Reduktion psychischer Symptome signifikante Unterschiede zugunsten von ACT gegenüber Kontrollgruppen, welche eine herkömmliche Begleitung durch einen Case Manager erhielten. Die Obdachlosigkeit konnte um 37 Prozent reduziert werden. Keine signifikanten Unterschiede zwischen beiden Gruppen zeigten sich hinsichtlich der Reduktion von Klinikaufnahmen [389].

Im ▶ Abschn. 10.3 Evidenzkapitel Unterstütztes Wohnen für Menschen mit schweren psychischen Erkrankungen wird die internationale Literatur zu Wohnangeboten gekoppelt mit ACT bzw. ICM für Menschen mit schwerer psychischer Erkrankung in Wohnungslosigkeit vertieft.

Untersuchungen an einer anderen Subpopulation zeigen inkonsistente Befunde. Während Case Management mit einem starken Bezug zu Assertive Community Treatment und in einer integrativen Form bezüglich spezifischer Interventionen bei **Menschen mit einer schweren psychischen Störung und Substanzmissbrauch** keine durchgängig homogenen Auswirkungen hinsichtlich eines reduzierten Missbrauches oder psychischer Symptome zeigt, so gibt es Hinweise darauf, dass die Betroffenen mit dieser Form der Unterstützung ein höheres Engagement gegenüber der Intervention zeigen, stationäre Behandlungszeiten reduziert werden, die Teilnahme am gesellschaftlichen Leben wächst und die Lebensqualität der Patienten insgesamt verbessert wird [390].

Eine aktuelle Arbeit zeigt auf, dass eine integrierte Behandlung ebenso wenig wie ICM signifikante Effekte auf Behandlungsabbrüche, Mortalität, Substanzgebrauch, psychosoziale Funktionen und Lebensqualität bei Menschen mit einer schweren psychischen Erkrankung und komorbidem Substanzmissbrauch hat. Allerdings beruhen die Ergebnisse auf wenigen Studien [391].

Die Evidenzlage zur Effektivität von ACT bei **Menschen mit kognitiven Beeinträchtigungen und psychischen Störungen** ist deutlich schwächer [392].

Evidenz aus Einzelstudien

Die erste RCT zur Wirksamkeit von ACT in Japan führten Ito et al. [393] durch. ACT erwies sich hier gegenüber einer herkömmlichen klinikbasierten Behandlung hinsichtlich der Reduktion stationärer Behandlungstage, der Reduktion der depressiven Symptomatik sowie der Behandlungszufriedenheit bei den Patienten überlegen. Eingeschlossen wurden schwer psychisch kranke Menschen mit einem GAF-Wert kleiner 50 und hoher stationärer Inanspruchnahme im Vorfeld [393] (◘ Tab. 10.8) (**Evidenzebene Ib**).

In einer ersten Veröffentlichung zu den Ergebnissen einer britischen Studie (REACT-Study), in der die Effektivität von ACT gegenüber einer multiprofessionellen ambulanten Behandlung mit vorwiegender „Kommstruktur" (CMHT) untersucht wurde, zeigte sich eine vergleichbare Effektivität hinsichtlich stationärer Behandlungsnotwendigkeit, Symptomausprägung, sozialer Funktionen und Lebensqualität, aber ein deutlicher Vorteil durch ACT hinsichtlich des Engagements und der Behandlungszufriedenheit der Betroffenen [394]. Mittel- und langfristige Ergebnisse, die noch nicht in die Metaanalyse von Dieterich et al. [311] Eingang gefunden haben, verweisen auf vergleichbare Befunde [395, 396]. Nach 10 Jahren zeigte sich ein signifikanter Unterschied stationärer Behandlungstage in der Gruppe derjenigen Patienten, die im Beobachtungsverlauf im ACT verblieben oder in ein ACT oder in einen forensisch geprägten Service wechselten gegenüber denjenigen Patienten, die im CMHT verblieben oder vom ACT in ein CMHT oder gar in die Primärversorgung wechselten [396] (**Evidenzebene Ib**).

① **Zusatzinformation:** Eine Analyse mithilfe eines quantitativen und qualitativen Ansatzes im Rahmen des REACT Trials unterstreicht die Bedeutung von ACT-Prinzipien. Obwohl alle beteiligten Mitarbeiter beider Interventionen die aktive Teilnahme der Betroffenen an der Behandlung als primäres Ziel definierten, ist die ACT-Intervention vielgestaltiger, flexibler und höherfrequent und letztlich erfolgreicher hinsichtlich des Engagements von Betroffenen, welche v. a. oft auch schwer zu erreichen bzw. in Behandlung zu halten sind. Besonders bedeutsam erscheinen hierbei die Kriterien des geringen Caseloads und die geteilte Verantwortung der Teammitarbeiter für alle Patienten, die einen intensiven Austausch im Team inkludiert. Der ACT-Ansatz ermöglicht zudem stärker als die CMHT-Behandlung die vorwiegende Behandlung an Orten des persönlichen Umfelds der Patienten unter Einbeziehung von Familie und der Möglichkeit, alltagsrelevante Aspekte der Betroffenen stärker zu berühren [397] (**Evidenzebene III**).

▪ Kosteneffektivität

Die Ergebnisse in Dieterich et al. [311] verweisen auf eine Reduktion stationärer Behandlungskosten durch ICM; bezüglich anderer Gesundheitskosten blieben die Kosten vergleichbar. Allerdings räumen die Autoren ein, dass die Datenlage dazu spärlich und wenig robust ist [311].

In der britischen Studie (REACT Study) erwies sich ACT in einem 18-Monate-Beobachtungszeitraum hinsichtlich der Kosteneffektivität gegenüber CMHT als vergleichbar. Allerdings waren unter der Bedingung ACT Behandlungszufriedenheit und Behandlungsengagement bei den Patienten größer [398].

▪ Von der Evidenz zur Empfehlung
Zusammenfassende Bewertung

Das in der systematischen Recherche identifizierte Cochrane Review berücksichtigt 38 RCTs zu intensiven aufsuchenden Behandlungsformen bei schweren psychischen Erkrankungen. Dessen Befunde verweisen auf eine reduzierte stationäre Behandlungsdauer und höhere Behandlungszufriedenheit sowie geringere Abbruchraten durch ICM gegenüber herkömmlicher Behandlung [311]. Es existieren auch Studien, die keine Vorteile hinsichtlich reduzierter stationärer Behandlungstage zeigen (z. B. [394, 396]). Es werden

◘ Tab. 10.8 Effekte von intensiver aufsuchender Behandlung aus Einzelstudien

	ACT in Japan Ito et al. [393]	REACT-Study Killaspy [394–396]
Patienten Teilnehmerzahl N (gesamt) Diagnose	N = 118 SMI und hohe Inanspruch- nahme stationärer Behand- lung	N = 251 SMI, hohe Inanspruch- nahme stationärer Behandlung und schlechte Anbindung
Experimental- vs. Kontrollintervention	ACT vs. Herkömmliche klinikbasierte Behandlung	ACT vs. CMHT
Follow-up	12 Monate	3 Jahre/10 Jahre
Krankheitsassoziierte Merkmale		
↓ Symptomschwere (allgemein)	~	
↓ Depressive Symptomatik	++	
Behandlungsassoziierte Merkmale		
↓ Stationäre Behandlungszeiten	++	~/~
↓ Behandlungsabbrüche		+/
↑ Behandlungskontakte		++/
↑ Behandlungszufriedenheit/Pat.	++	
Soziale Funktionen und Lebensqualität		
↑ Soziales Funktionsniveau	~	
↑ Lebensqualität	~	
↑ Soziale Kontakte zur Familie		~/~
↑ Erwerbstätigkeit		~/~
Unerwünschte Ereignisse[2]		~/~

Erläuterungen: ++ signifikanter Vorteil in Experimentalgruppe gegenüber Kontrollgruppe, + tendenzielle Überlegenheit ohne signifikanten Unterschied in Experimentalgruppe gegenüber Kontrollgruppe; ~ Ergebnisse vergleichbar in beiden Gruppen; − Nachteil in Experimentalgruppe gegenüber Kontrollgruppe; ↓ Reduktion, ↑ Erhöhung; [1]Effekt bei weiblichen Studienteilnehmern, [2]Sterblichkeit, Unfallhäufigkeit, Selbstverletzung, Straffälligkeit, Haft, Wohnungslosigkeit, Studienabbruch; SMI Severe Mental Illness; ACT Assertive Community Treatment; CMHT Community Mental Health Team

sich annähernde Konzepte im Versorgungsalltag, unterschiedlich hohe Schwellen zur stationären Behandlungsinanspruchnahme und Aspekte der Modelltreue diskutiert [311, 330, 385, 399].

Insgesamt stellt ICM einen wirksamen und durch Patienten präferierten Ansatz im Rahmen der gemeindenahen Versorgung von Menschen mit schweren psychischen Störungen dar. Bei entsprechender Indikation, v. a. für Patienten, welche stationäre Versorgungsangebote häufig nutzen, können verschiedene Ergebnisparameter sowie die Patientenzufriedenheit verbessert werden.

Zusätzliche zu berücksichtigende Aspekte
Anwendbarkeit und Erfahrungen in Deutschland

In Deutschland gibt es aktuell keine Umsetzung von ICM in der Routinebehandlung; als Bestandteil einer sektorübergreifenden Integrierten Versorgung ist das Angebot jedoch vereinzelt vorhanden. Am ehesten realisieren aktive Psychiatrische Institutsambulanzen oder Sozialpsychiatrische Dienste zentrale Aspekte von ICM. Es liegen einige wenige Evaluationen vor.

Die Versorgungsstruktur des Arbeitsbereiches „Psychosen" des Universitätsklinikums Hamburg-Eppendorf (UKE) hält seit 2007 neben anderen Versorgungseinrichtungen – etwa einer Psychosespezialambulanz oder tagesklinischen und stationären Behandlungsplätzen – auch ein Assertive-Community-Treatment-Team (ACT) für die Versorgung psychotischer Patienten bereit. Die einzelnen Versorgungseinheiten sind eng vernetzt u. a. mit niedergelassenen Psychiatern sowie mit außeruniversitären Behandlungseinrichtungen. Ziel ist eine integrierte Versorgung (nach § 140 SGB V) dieser Patienten unter Gewährleistung von Behandlungskontinuität und Erhalt des gewohnten sozialen Umfeldes. Das Behandlungsmodell beinhaltet eine sektorübergreifende und langfristige Behandlung und umfasst das sogenannte therapeutische ACT durch ein hoch spezialisiertes Behandlungsteam sowie alle voll- und teilstationären und ambulanten Behandlungen. Das Hamburger Modell ist ein „Capitation-Modell", d. h., das UKE als Hauptvertragsnehmer bekommt eine versichertenbezogene Jahrespauschale, mit der alle Leistungen finanziert werden [400].

ACT erwies sich im Rahmen einer Vorstudie (ACCESS-Studie) gegenüber herkömmlicher Versorgung in einem 12-Monate-Zeitraum hinsichtlich krankheitsassoziierter Zielgrößen, wie Symptomschwere, globales Funktionsniveau und Lebensqualität, überlegen. Die Patienten in der Experimentalgruppe blieben länger in Behandlung, waren mit der vorgehaltenen Behandlung zufriedener, zeigten eine bessere Compliance hinsichtlich der medikamentösen Behandlung und erreichten eine bessere Adaptation in den Bereichen Arbeit und Wohnen. Eingeschlossen wurden Patienten mit einer Erkrankung aus dem schizophrenen Formenkreis; darunter auch ersterkrankte Patienten [401]. Zudem wurde eine umfangreiche gesundheitsökonomische Analyse durchgeführt. Die Ergebnisse der Kostenanalyse zeigten, dass eine Behandlung im Hamburger Modell mit signifikant geringeren stationären Behandlungskosten bei erwartungsgemäß signifikant höheren ambulanten Kosten im Vergleich zur Standardbehandlung verbunden war, sodass sich die Gesamtbehandlungskosten beider Gruppen nicht signifikant unterschieden. Besonders hervorzuheben ist, dass die stationären Kosten in der Referenzbehandlung eine deutlich stärkere Varianz aufwiesen [402].

Im Rahmen einer 24-monatigen Beobachtungsstudie (ACCESS-II-Studie) wurden neben Patienten mit einer Erkrankung aus dem schizophrenen Formenkreis (N = 92) auch Patienten mit einer schweren bipolaren Erkrankung (N = 23) in der Routineversorgung behandelt [403]. Stationäre Behandlungsbedürftigkeit und -tage waren vor dem Hintergrund der Schwere der Erkrankungen gering (durchschnittliche Behandlungsdauer in Tagen: 11,6). Die Abbruchrate war mit 3,4 Prozent ebenfalls sehr gering im 2-Jahresverlauf. Die Patienten gaben eine höhere Behandlungszufriedenheit gegenüber früheren Behandlungsangeboten an. Ebenso ließ sich eine Verbesserung der psychopathologischen Symptomatik, der Funktionalität und der Lebensqualität im 2-Jahresverlauf beobachten. Die Beschäftigungsrate nahm zu.

Im Rahmen einer einjährigen quasiexperimentellen Studie wurden die Effekte einer nachgehenden Behandlung gegenüber herkömmlicher Behandlung in verschiedenen ländlichen Regionen Niedersachsens untersucht. Die Behandlung umfasste die Implementierung ambulanter psychiatrischer Pflegestützpunkte und eine Standardisierung der Kooperation zwischen vorhandenen niedergelassenen Psychiatern und ambulanten Pflegediensten. Im Rahmen Integrierter Versorgung war es möglich, bedarfsorientiertes Case Management, 24-Stunden-Krisenservice, Behandlung zu Hause und Psychoedukation durch Pflegefachkräfte in Abstimmung mit dem behandelnden Psychiater anzubieten. Es wurden insgesamt 318 Patienten mit einer Erkrankung aus dem schizophrenen Formenkreis und schweren psychosozialen Beeinträchtigungen eingeschlossen. Psychosoziales Funktionsniveau und Psychopathologie verbesserten sich im Jahresverlauf stärker in der Interventionsgruppe. Allerdings verwiesen Selbstauskünfte der beteiligten Patienten hinsichtlich funktionaler Einschränkungen und medikamentöser Adhärenz auf ausbleibende Effekte zwischen den Gruppen. Unterschiedlich ausgeprägte Änderungssensitivität der Instrumente und eine mögliche Überschätzung des Effekts werden diskutiert [404].

Die ambulante Versorgung schwer psychisch kranker Menschen in Deutschland leidet vor allem unter der Fragmentierung. Damit sind zwei Hauptrisiken verbunden:

- dass Bezugspersonen mit einer oder mehreren Institutionen Beziehungen knüpfen, aber keiner der beteiligten Professionellen ausreichend flexibel und tragfähig genug ist, um ernste Krisen aufzufangen und das Versorgungssystem insgesamt letztverantwortlich koordinierend im Blick hat und

- dass umgekehrt Netzwerke geknüpft und koordiniert werden, aber keiner der Beteiligten eine belastbare Beziehung zum Patienten aufnimmt und entsprechend in eine langfristige und tragfähige dialogische bzw. unter Einbeziehung der Angehörigen trialogische Beziehung tritt.

Das ambulante System steht also vor der Herausforderung, die verbindliche Verantwortung für die Gestaltung von Netzwerken und eine gute Beziehungsqualität mindestens in einer Person, möglichst aber in einem Team/Netzwerk personenbezogen zusammenzubringen.

Das kann abhängig von der Schwere und Komplexität der Erkrankung unterschiedliche Namen tragen (Intensive Case Management, ACT, Home Treatment u. a.) und in unterschiedlichen Institutionen stattfinden (PIA, Gemeindepsychiatrische Zentren u. a.). Entscheidend ist, dass die Organisations- und Finanzierungsform ein Höchstmaß an Flexibilität im Ressourceneinsatz erlaubt. Flexibilität bezieht sich auf Ort, Zeit, Dauer und Setting. Die Tragfähigkeit hängt wesentlich davon ab, ob sie als Krisenintervention 24 Stunden verfügbar ist. Hier sind beispielsweise Modelle der Integrierten Versorgung, die Ressourcen des Krankenhauses einbeziehen und von stationärer in ambulante Versorgung umschichten, hilfreich. Beziehungsqualität meint dabei auch eine gewisse Ausdauer im Ringen um Beziehung – vor und auch anstelle der Zuständigkeit eines rechtlichen Betreuers.

■ Von der Evidenz zur Empfehlung: Berücksichtigung der GRADE-Kriterien

Kriterien	Einschätzung
Qualität der Evidenz	Zur Bewertung wurden ausnahmslos RCTs bzw. systematische Reviews und Metaanalysen berücksichtigt. Formal handelt es sich daher um Evidenz auf der Evidenzebene Ia–Ib. Jedoch geben die Beschreibungen der Einzelstudien in den Übersichtsarbeiten Anlass zur Annahme von Bias (siehe Leitlinienreport).
Unsicherheit über Ausgewogenheit zwischen erwünschten und unerwünschten Effekten	In den hier aufgezeigten Metaanalysen und RCTs finden sich keine Hinweise hinsichtlich unerwünschter Effekte. Die Mortalität blieb vergleichbar, wenngleich sich tendenziell eher noch ein geringeres Mortalitätsrisiko unter der Bedingung ICM gegenüber herkömmlicher Behandlung zeigte.

Kriterien	Einschätzung
Unsicherheit/Schwankungen hinsichtlich der Werte und Präferenzen	Die Abbruchraten sind signifikant reduziert, vergleicht man intensive aufsuchende Behandlungsformen mit herkömmlicher Behandlung; sie sind tendenziell reduziert im Vergleich von ICM gegenüber weniger intensiver CM-Behandlung. Die Ergebnisse verweisen durchgängig auf eine verbesserte Behandlungszufriedenheit bei Patienten; gegenüber weniger intensivem CM ist diese tendenziell verbessert.
Unsicherheit darüber, ob die Intervention eine sinnvolle Nutzung der Ressourcen darstellt	Die Ergebnisse in Dieterich et al. [311] verweisen auf eine Reduktion stationärer Behandlungskosten durch ICM; bezüglich anderer Gesundheitskosten blieben die Kosten vergleichbar. Allerdings räumen die Autoren ein, dass die Datenlage dazu spärlich und wenig robust ist.
Breite Anwendbarkeit in Deutschland möglich?	*Versorgungsalltag:* Ansätze des ICM sind in Deutschland bisher nicht regelhaft implementiert. Bisher gibt es v. a. im Rahmen der Integrierten Versorgung Angebote, die sich mehr oder weniger an dem international entwickelten Modell orientieren. *Evidenz:* In Deutschland durchgeführte RCTs liegen nicht vor. Wenige Vergleichs- und Beobachtungsstudien verweisen auf positive Befunde hinsichtlich verschiedener Zielgrößen.
Empfehlungsgrad	**A**

Empfehlungen

Empfehlung 12 (NEU)

Menschen mit chronischen und schweren psychischen Störungen sollen die Möglichkeit haben, auch über einen längeren Zeitraum und über akute Krankheitsphasen hinausgehend, nachgehend aufsuchend in ihrem gewohnten Lebensumfeld behandelt zu werden.

> **Empfehlungsgrad: A, Evidenzebene: Ia**
> Ergebnis der Abstimmung: starker Konsens (19.10.2017)

Empfehlung 13 (NEU)

Die Möglichkeit der aufsuchenden Behandlung soll insbesondere für die Versorgung von wohnungslosen Menschen mit schwerer psychischer Erkrankung sowie bei drohenden Behandlungsabbrüchen zur Verfügung stehen.

> **Empfehlungsgrad: A, Evidenzebene: Ia**
> Ergebnis der Abstimmung: Konsens (19.10.2017)

Hinweis: *Die Gegenstimmen bzw. Stimmenthaltungen bezogen sich dabei auf die Beschreibung „insbesondere". Alternative Vorschläge erreichten jedoch keinen Konsens.*

Empfehlung 14 (NEU)

Wesentliche Aufgabe der multiprofessionellen gemeindepsychiatrischen Teams soll neben der bedarfsorientierten und flexiblen Behandlung die gemeinsame Verantwortung sowohl für die gesundheitliche als auch die psychosoziale Versorgung der Betroffenen sein und so die Behandlungskontinuität sichern.

Ziel soll eine Behandlung sein, die sich am individuellen Bedarf der Betroffenen und an der Intensität der erforderlichen Interventionen zu jedem Zeitpunkt des Behandlungsprozesses orientiert. Im Sinne der Forderung nach einer Behandlung „ambulant vor stationär" sollen, wo möglich, stationäre Behandlungen vermieden werden.

> **Empfehlungsgrad: KKP**
> Ergebnis der Abstimmung: Konsens (19.10.2017)

Hinweis: Die Gegenstimmen bzw. Stimmenthaltungen bezogen sich dabei auf den Begriff „Bedarf". Alternative Vorschläge erreichten jedoch keinen Konsens.

Bezogen auf die Forderung nach einer Behandlung „ambulant vor stationär" sollte die Einschätzung der Notwendigkeit einer stationären Behandlung im Regelfall durch einen Facharzt für Psychiatrie und Psychotherapie oder einen Facharzt für Psychosomatische Medizin und Psychotherapie möglichst rasch erfolgen. Eine notwendige stationäre psychiatrische oder psychosomatische Behandlung sollte gegebenenfalls ohne Verzögerung eingeleitet werden.

Ergänzende Hinweise (2012 modifiziert)
Strukturqualität
Die gemeindenahe Behandlung durch ein multiprofessionelles Team erfordert die Sicherstellung:

- einer **Sektorisierung** der psychiatrischen Versorgung und damit eine Versorgung einer begrenzten Bevölkerungszahl in einem überschaubaren Bereich,
- der **Erreichbarkeit** des Behandlungsortes innerhalb einer Stunde mit öffentlichen Verkehrsmitteln vom Wohnort des Patienten,
- von **aufsuchender Behandlung** neben der Behandlung im Rahmen einer „Kommstruktur",
- der Möglichkeit von **mobiler Krisenintervention**, die über 24 Stunden an 7 Tagen die Woche vorgehalten werden muss, um Patienten in Krisen in ihrem Lebensumfeld über die Dauer der akuten Krankheitsphase zu behandeln,
- einer **aufsuchenden und aktiv nachgehenden Behandlung**, deren Behandlungsdauer sich auch über einen längeren Zeitraum definiert,
- eines **Betreuungsschlüssels**, der sich an der jeweils erforderlichen Intensität des Versorgungsbedarfes der Betroffenen ausrichtet.

Unter dem **multiprofessionellen Team** wird die Zusammenarbeit verschiedener relevanter Berufsgruppen verstanden (Fachärzte für Psychiatrie und Psychotherapie bzw. Nervenheilkunde, Fachärzte für Psychosomatische Medizin und Psychotherapie, (Exkurs ▶ **„Psychiatrische Pflege"**). Psychologen und psychologische Psychotherapeuten sowie weitere Fachberufe, z. B. Ergotherapeuten, Soziotherapeuten, Sozialarbeiter, Sozialpädagogen, Bewegungs- und Sporttherapeuten, Therapeuten der Künstlerischen Therapieansätze), wie sie auch in der stationären Behandlung Standard ist. Insbesondere im ambulanten Rahmen sind darüber hinaus Hausärzte, also Fachärzte für Allgemeinmedizin bzw. hausärztlich tätige Fachärzte für Innere Medizin und praktische Ärzte an der Behandlung schwer psychisch kranker Patienten beteiligt. Sofern eine Behandlung vor dem 19. Lebensjahr begonnen wurde, zählen auch Kinder- und Jugendlichenpsychotherapeuten sowie Kinder- und Jugendpsychiater dazu.

Eine angemessene **Qualifikation der Mitarbeiter** des multiprofessionellen Teams ist Voraussetzung für eine effektive Behandlung.

Bei akuter Selbst- und Fremdgefährdung, bei schwerer somatisch begründbarer psychischer Störung, bei ausgeprägtem aggressiven sowie wenig kooperativem Verhalten und/oder ungünstigen psychosozialen Umfeldbedingungen reicht möglicherweise die Behandlung durch ein ambulantes mobiles multiprofessionelles Team nicht aus. Hier muss die **Erweiterung der Behandlungsmöglichkeit** durch stationäre Angebote erwogen werden.

Mögliche Organisationsformen
Teambasierte gemeindepsychiatrische Versorgung für Menschen mit schwerer psychischer Störung soll in Deutschland (§ 118 (1) und (2) SGB V) durch **Psychiatrische Institutsambulanzen**, deren Anbindung an psychiatrische Kliniken, an psychiatrisch-psychotherapeutische Abteilungen von Allgemeinkrankenhäusern oder auch an Universitätskliniken gewährleistet ist, angeboten werden.

Andere Möglichkeiten der Umsetzung bestehen durch die Tätigkeit **Sozialpsychiatrischer Dienste**, durch **Kooperation und Vernetzung ambulant tätiger Fachleute,** auch im Rahmen von sogenannten IV-Verträgen nach § 140a.

Mögliche Leistungen
Ein an **Intensität und an Umfang umfassendes Versorgungsangebot** soll sowohl alle notwendigen diagnostischen Maßnahmen als auch alle erforderlichen somatischen (einschließlich Psychopharmakotherapie), psychotherapeutischen, psychosozialen sowie rehabilitativen Interventionen auf der Grundlage eines Behandlungsplanes umfassen und sich am Bedarf und den Bedürfnissen der Patienten orientieren. Die Umsetzung der komplexen Behandlung erfordert die **Selbstbestimmung des Patienten. Angehörige** der Patienten werden dabei einbezogen. Zudem ist eine **Behandlungskontinuität** sicherzustellen.

Notwendigkeit von Vernetzung
Ambulante Hilfen unterschiedlicher Leistungsbereiche müssen so organisiert werden, dass sie als **Komplexleistung** alle notwendige Unterstützung personenbezogen und individuell abgestimmt für Menschen mit schweren psychischen Störungen bereithalten. Die Gestaltung der Versorgungssysteme erfordert deshalb die **Vernetzung** derselben. Vernetzung muss sich dabei auf fünf Ebenen vollziehen:

- Trägerübergreifende Vernetzung
- Vergütungssystemübergreifende Vernetzung
- Zielgruppenspezifische Vernetzung
- Regionale Vernetzung
- Strukturübergreifende Vernetzung [405]

Weitere Besonderheiten des psychiatrischen Versorgungssystems für die Behandlung und Rehabilitation von Menschen mit schweren psychischen Störungen sind in Teil IV Matrix des deutschen Versorgungssystems skizziert.

⊙ **Zusatzinformation: Orientierung bei der Implementierung von Behandlungsteams für die nachgehende intensive Behandlung im Lebensumfeld der Patienten geben verschiedene Skalen, mit denen ein Standard definiert wird.**

Mit dem Index of Fidelity to ACT (IFACT) liegt eine der ersten Skalen vor (◘ Tab. 10.7). Diese umfasst 17 objektiv erfassbare Items, die mit Hilfe von 3 Subskalen zusammengefasst werden. Eine retrospektive Untersuchung von 18 implementierten ACT-Programmen verwies auf verbesserte Outcomes (reduzierte stationäre Behandlungen) durch eine höhere Programmtreue [383]. Benutzerfreundlich gilt die 28-Item Dartmouth ACT Scale (DACTS), mit deren Hilfe sich verschiedene Behandlungsmodelle abbilden lassen [406]. Mit dem Tool for Measurement of Assertive Community Treatment (TMACT) liegt eine neuere Skala vor, der 47 Items zugrunde liegen. Hiermit lassen sich Recovery-Orientierung, evidenzbasierte Praktiken sowie Teamaspekte besser abbilden. Zudem ist die Skala änderungssensitiver als DACTS [407]. Bei der Entwicklung und Validierung der Teamwork-in-Assertive-Community-Treatment-Skala (TACT) standen Aspekte von Teamprozessen im Fokus. Die 9 TACT-Subskalen umfassen beispielsweise Bereiche von konstruktiven Kontroversen, Konflikten, Informationszugang, Zielübereinstimmung oder die Anwendung von neuem und existierendem Wissen [408].

Statement 6 (NEU)

Ambulante Psychiatrische Pflege (APP) ist geeignet, den breiten und oft wechselnden Hilfebedarfen von Menschen mit schweren psychischen Störungen und ihren Angehörigen im direkten Lebensumfeld mit einer großen Vielfalt wirksamer Interventionen zu begegnen. APP soll als Hilfe in Krisenzeiten, als mittel- und längerfristige Unterstützung bei Funktionseinschränkungen, zur Herstellung/Förderung von Selbst- und Krankheitsmanagement sowie zur Förderung individueller Recovery-Prozesse verordnet werden. Da der Hilfebedarf nicht von der Diagnose abhängt, darf APP sich nicht auf definierte Diagnosegruppen beschränken.

Psychiatrische Pflege

Aufgaben und Ziele

Die Rollen und Aufgaben der Pflegefachpersonen in der psychiatrischen Versorgung in Deutschland haben sich in den letzten Jahrzehnten deutlich gewandelt. Während bis in den 1980er-Jahren vor allem beaufsichtigende und assistierende Rollen sowie die Kompensation von Beeinträchtigungen das Pflegehandeln dominiert haben, führen die Pflegefachpersonen heute zunehmend eigenständige Interventionen im Rahmen der multiprofessionellen Behandlungsziele durch [409–411]. Auch hat sich der Fokus erweitert, von ehemals eher auf den stationären Bereich bezogen hin zu vermehrt gemeindenahen und aufsuchenden Angeboten.

Ziele der pflegerischen Versorgung sind die Unterstützung und Erreichung von bestmöglichen Behandlungs- und Betreuungsergebnissen sowie die Förderung einer bestmöglichen Lebensqualität in allen Phasen des Lebens [412]. Psychiatrische Pflegefachpersonen wollen – aufbauend auf den personalen Ressourcen der betroffenen Person sowie auf der Basis der sorgsamen Ermittlung und der gemeinsamen Klärung der Ziele – Wachstum, Entwicklung und Recovery von Menschen mit psychischen Hilfebedarfen fördern und unterstützen [409, 413].

Der spezifische pflegerische Aufwand, der in Pflegeassessments erfasst wird, ist abhängig von zahleichen, aktuellen und potenziellen Einschränkungen psychischer, sozialer und körperlicher Funktionalitäten, von unbefriedigten Bedürfnissen, von Risiken und Vulnerabilitäten, von aktuellen Überforderungen oder Krisen, von biografischen Entwicklungsaufgaben und Potenzialen sowie von Bedarfen und Ressourcen im Umfeld des psychisch erkrankten Menschen. Weiterhin erfassen Pflegeassessments die Merkmale des Krankheitserleben (z. B. akute Belastung durch vorhandene Symptome) und des Krankheitsmanagements (z. B. die Auseinandersetzung mit Chronizität und die Herausforderungen im Krankheitsverlauf). Für diese Hilfebedarfe sind sowohl therapeutische, beratende, motivierende, edukative als auch entlastend-supportive Pflegeinterventionen konzeptualisiert, beforscht und zunehmend implementiert worden [120, 414, 415].

Wirksamkeit von Pflegeinterventionen

Darüber hinaus hat sich auch die Forschung in diesem Bereich entwickelt. Pflegeinterventionen werden zunehmend auch mit randomisierten und kontrollierten Studiendesigns untersucht und in systematischen Übersichten zusammengefasst.

Allerdings besteht weiterhin Entwicklungsbedarf hinsichtlich der psychiatrischen Pflegeforschung [416, 417]. Es ist ein noch junger Forschungsbereich, d. h., die entsprechenden Studien finden erst seit circa 20 Jahren in nennenswertem Umfang statt, jedoch mit steigender methodischer Qualität. Eine besondere methodische Problematik in der psychiatrischen Pflegeforschung besteht darin, dass Pflegeinterventionen in der Regel komplex und interaktionsintensiv sind und oftmals im Rahmen von multiprofessionellen Behandlungsteams durchgeführt werden. In diesen Konstellationen können die spezifischen Beiträge der einzelnen Professionen nicht immer sichtbar gemacht werden. Eine weitere Herausforderung liegt in der begleitenden und unterstützenden Funktion von Pflege in komplexen Krisen- und Lebenssituationen, die kaum operationalisiert werden kann. In qualitativen Studien wird diese Funktion von Patientinnen und Patienten jedoch besonders gewürdigt [418].

Übersichtsarbeiten belegen unter anderem die Wirksamkeit von Interventionen wie Adherence Therapie, Motivational Interviewing, Medikamenten-Management und längerfristigen

Hausbesuchen [419–421]. Menschen mit schweren psychischen Erkrankungen profitieren den Ergebnissen der Studien zufolge von Interventionen zur Förderung des Gesundheitsverhaltens und Screenings zur körperlichen Gesundheit [422, 423] sowie von Interventionen zur Reduzierung des Nikotinkonsums [424].

Bei Menschen mit Abhängigkeitserkrankungen können Pflegeinterventionen zur Reduktion des Alkoholkonsums führen [425]. Patientinnen und Patienten mit der Diagnose „Bipolare Störung" profitieren von Familieninterventionen, Psychoedukation, Methoden der kognitiven Verhaltenstherapie, systemischen Therapien bei chronischen Erkrankungen und intensiver Therapie [426]. Versorgungsinterventionen (Community Care) von Pflegefachpersonen waren bei depressiv erkrankten Menschen hilfreich [427]. Menschen, die im engeren Umfeld einen Suizid erlebt haben, profitierten von Gruppentherapien und kognitiv-verhaltenstherapeutischen Interventionen [428]. Studien zu unterschiedlichen Rollen von psychiatrischen Advanced Practice Nurses (APN) zeigen, dass psychiatrische Pflegefachpersonen unterschiedliche psychosoziale Interventionen wirksam anbieten [429].

Psychiatrische Versorgung und die Rolle der Pflege

Pflegefachpersonen stellen in den westlichen Industrienationen die größte Berufsgruppe in der Versorgung von Menschen mit schweren psychischen Erkrankungen dar. Dies gilt auch für die Bundesrepublik Deutschland. Allerdings ist in Deutschland die Anzahl der Pflegenden pro 1000 Einwohner im europaweiten Vergleich geringer als in Ländern wie der Schweiz, den Niederlanden oder auch den skandinavischen Ländern. Zudem hat sich die Anzahl im Gegensatz zu anderen Ländern in Deutschland in den letzten Jahren geringfügig verringert [430, 431]. In der stationären psychiatrischen Versorgung wurde in den letzten Jahren in dem Bereich der Pflege mehr Personal reduziert als in anderen Berufsgruppen [432]. Wie psychiatrische Pflegefachpersonen ihr Potenzial zum Wohl der Patientinnen und Patienten entfalten können, hängt von vielen Kontextfaktoren und Rahmenbedingungen ab [433]. Im europäischen Vergleich besetzen Pflegefachpersonen sehr unterschiedliche Kompetenzen und Verantwortungsbereiche [434], in Deutschland ist der Anteil von akademisch qualifizierten Pflegefachpersonen immer noch sehr gering [435]. Auch dürfen diese hoch qualifizierten Fachkräfte vergleichsweise wenig eigenständige Interventionen durchführen. In anderen westlichen Ländern ist beispielsweise die Verschreibung von Psychopharmaka durch akademisch ausgebildeten Pflegefachpersonen möglich oder die Anwendung psychotherapeutischer Verfahren. Hinsichtlich der wissenschaftlichen Fundierung der Pflegepraxis besteht hierzulande Nachholbedarf [436, 437].

Nach wie vor liegt der Behandlungsschwerpunkt im Bereich der stationären Versorgung, obwohl international Konsens darüber besteht, dass es ein breit gefächertes Angebot mit einem Schwerpunkt der Behandlung im direkten Lebensumfeld der Patientin bzw. des Patienten geben sollte [438]. Für die Ambulante Psychiatrische Pflege (APP) sind die Bewilligungskriterien in Deutschland nach wie vor sehr eng definiert und bestimmte Diagnosen – wie z. B. Suchterkrankungen – sind weiterhin von einer Verordnungsfähigkeit ausgeschlossen [439]. Sie wird zudem nicht flächendeckend vorgehalten und steht daher zum Teil Patientinnen und Patienten überhaupt nicht als Bestandteil des regionalen Versorgungssystems zur Verfügung.

Diese Versorgungslücken sind umso bedauerlicher, als APP häufig die Grundlage dafür ist, damit weitere spezifische Verfahren und Hilfen in Anspruch genommen und wirksam werden können. Die APP kann bedarfsorientiert in hochfrequenten Behandlungskontakten (bis zu 14 Stunden in einer Woche) erbracht werden. Damit stellt sie in Krisensituationen oft die Basis für eine Stabilisierung der Lebenssituation dar.

10.2.3 Evidenzkapitel: Case Management

Hintergrund

Mit der Psychiatriereform in der zweiten Hälfte des 20. Jahrhunderts haben sich die Behandlungsmöglichkeiten für Menschen mit schweren psychischen Störungen deutlich erweitert. Verschiedene Versorgungsleistungen wurden an unterschiedlichen Orten von unterschiedlichen Professionen übernommen, was auch dazu führte, dass man dem komplexen psychiatrischen und psychosozialen Hilfebedarf nicht immer gerecht wurde [440]. Es ergab sich die Notwendigkeit einer Behandlungskoordination oder auch eines Unterstützungsmanagements [441]. So wurde gegen Ende der 1970er-Jahre in den USA das Konzept des Case Managements (CM) entwickelt [442]. CM kann in erster Linie als Strategie verstanden werden, die verschiedenen Versorgungsangebote beizumessen und zu koordinieren. Insbesondere für schwer psychisch kranke Menschen sollte die Begleitung durch einen Case Manager die sinnvolle und bedarfsgerechte Nutzung erforderlicher medizinischer, psychiatrischer und psychosozialer Hilfen ermöglichen [443]. CM bildet damit ein Angebot über professionelle und institutionelle Grenzen hinweg.

CM umfasst ein breites Aufgabenspektrum. Dabei lassen sich verschiedene Formen von CM voneinander und von Assertive Community Treatment nicht scharf abgrenzen. Trotz der Unterschiede zwischen den verschiedenen Ansätzen sind **gemeinsame Prinzipien** von CM definiert [444]:

- Gestaltung der Helfer-Patient-Beziehung als Kernkomponente von CM
- Erhalt von Behandlungskontinuität
- Erreichbarkeit von Serviceleistungen
- Individuelle bedarfsgerechte Unterstützung
- Förderung von Unabhängigkeit im Alltag der Patienten
- Sicht auf die Interessen der Patienten und entsprechende Versorgung

2005 hat sich in Deutschland die **Deutsche Gesellschaft für Care- und Casemanagement (DGCC)** gegründet, um die konzeptionelle Entwicklung und Implementierung von CM auch hierzulande zu unterstützen. Zentrale Aspekte werden auch hier mit der Beziehungsgestaltung, der aktiven Beteiligung der Betroffen bei der Auswahl der Hilfen, der Koordination dieser und mit der Berücksichtigung der individuellen, familiären und sozialräumlichen Ressourcen mit dem Ziel, ein selbstbestimmtes Leben der Betroffen zu unterstützen, definiert [441].

CM geht über Einzelfallhilfe hinaus. In seiner elementarsten Form (**Brokerage Case Management** oder Makler Modell) übernimmt ein Case Manager die Beurteilung der individuellen Hilfebedarfe seiner Patienten, entwickelt mit diesen einen Hilfeplan, sorgt für eine Sicherstellung der erforderlichen Hilfen, überprüft deren Umsetzung hinsichtlich Qualität und Passung und hält den Kontakt zu seinen Patienten aufrecht [445].

Thornicroft [444] definierte 12 Achsen, auf denen die **Charakteristika von Case Management** in seiner Anwendung beschrieben werden können [444]. Damit wird deutlich, dass die konzeptionelle Breite des Begriffes, die Vielfalt der Achsen und die Schwierigkeit einer Operationalisierung einerseits für das lebhafte Interesse an CM (umfassender Ansatz von offensichtlicher Relevanz, Fehlen erkennbarer Nachteile), aber andererseits auch für dessen kritische Beurteilung (zu unbestimmt, ohne Störungsspezifik, administrativ überfrachtet) verantwortlich ist (◘ Tab. 10.9).

◘ Tab. 10.9 Praxis von Case Management: 12 Achsen nach Thornicroft [444]

Achse 1	Individuelles und Team-CM (Verteilung von Verantwortung)
Achse 2	Direkte Betreuung und Makler-Modell (Brokerage-Modell)
Achse 3	Intensität der Intervention (Frequenz der Kontakte)
Achse 4	Grad der Budget-Kontrolle
Achse 5	Gesundheits- und/oder Sozialdienste (Serviceformen)
Achse 6	Berufsgruppe des Case Managers
Achse 7	Spezialisierung des Case Managers
Achse 8	Relation Case Manager/Patient (Betreuungsschlüssel)
Achse 9	Grad des Einbezugs der Patienten (Partizipation)
Achse 10	Form des Kontaktes (zu Hause, Institution)
Achse 11	Interventionsebene (individuell, soziales Netz)
Achse 12	Zielgruppe

Modelle von Case Management

Ein Nachteil des Brokerage Case Management wurde darin gesehen, dass einzelne Case Manager den Zugang zu und die Koordination der Versorgung oft nicht sicherstellen konnten, weil es ihnen an administrativer und finanzieller Kompetenz oder Verantwortung fehlte. Außerdem hatten viele Case Manager oftmals keine Erfahrung in der klinischen Praxis oder in der Arbeit mit psychisch kranken Menschen [446]. Daher wurden in der Folge differenziertere Modelle entwickelt, die zum Teil Überschneidungen zeigen und dennoch einen unterschiedlichen Schwerpunkt setzen. Mueser grenzte sechs **Modelle von Case Management** gegeneinander ab, bezieht dabei jedoch Assertive Community Treatment (ACT) ein [372] (◧ Tab. 10.10). In jüngerer Zeit werden die beiden Konzepte des ACT und des Intensive Case Managements (ICM) zusammengefasst [384]. Die Autoren legen hierbei den Fokus auf die Betreuungsintensität, die pro Betreuer unter 20 Patienten liegt. Andere Gemeinsamkeiten stützen sich auf das gemeindepsychiatrische Setting, auf Klienten mit hohem Unterstützungsbedarf oder auf die Schwerpunktsetzung praktischer Inhalte [309]. Unterschiede finden sich hingegen in der deutlich geringeren Betonung des Teamansatzes [310]. Aus diesem Grund wird im Folgenden die Unterscheidung der Modelle, sofern möglich und sinnvoll, aufrechterhalten.

Während im Rahmen von Brokerage Case Management v. a. die Navigation durch das komplexe und unübersichtliche gemeindepsychiatrische Versorgungssystem entscheidend war [447], umfasst das Aufgabenspektrum eines Clinical Case Managers weit mehr Funktionen. So liegen die Schwerpunkte eines **Clinical Case Managers** zum einen in der Anwendung von patientenzentrierten Interventionen (Psychoedukation, Fertigkeitentraining, psychotherapeutische Interventionen) und zum anderen in kontextbezogenen Ansätzen (Einbezug der Familie und anderen Helfern, Erhalt und Pflege der sozialen Netzwerke etc.) [448].

Ein weiterer einflussreicher Ansatz wird mit dem **Ressourcen- oder Stärken-Modell** beschrieben [449, 450]. Ansätze von Case Management für Menschen mit schweren psychischen Erkrankungen tendierten dazu, die Grenzen, Defizite und Beeinträchtigungen, die mit der Erkrankung verbunden sind, zu betonen. Mit dem neuen Ansatz lag der Fokus nun auf den individuellen Stärken der Patienten. Weitere wichtige Elemente umfassen die Bedeutung der Beziehungsgestaltung zwischen Case Manager und Patient, die Selbstbestimmung der Patienten, den Alltagsbezug und die unmittelbare soziale Umgebung als Ressource, die aufsuchende Tätigkeit sowie die Überzeugung, dass ein kontinuierliches Lernen, Wachsen und Verändern auch bei schweren psychischen Erkrankungen möglich ist [451]. Das Stärken-Modell wird damit in einen engen Zusammenhang mit ► Abschn. 8.1 gebracht [80, 452]. Zugrunde liegende Prinzipien des Modells werden folgendermaßen definiert [452]:

- Menschen mit schweren psychischen Erkrankungen können Recovery und Veränderung erfahren.
- Der Fokus bleibt auf die Stärken, weniger auf die Defizite gerichtet.
- Das soziale – und Gemeindeumfeld wird als Quelle von Ressourcen betrachtet.
- Der Klient ist Direktor/Leiter des gesamten Hilfeprozesses.
- Primäres Setting ist die Gemeinde.

Empirische Studien liegen vor und zeigen insbesondere hinsichtlich der beruflichen Teihabe, der Reduktion stationärer Behandlungsaufnahmen sowie körperlicher und psychischer Symptome positive Ergebnisse. Allerdings beruhen die Studien mit einer Ausnahme nicht auf einem randomisiert kontrollierten Design [453]. Im Rahmen einer quantitativen Analyse von Ergebnissen aus 5 Studien (4 RCTs) konnten keine Effekte durch Stärken-Case-Management hinsichtlich psychosozialer Funktionen, Lebensqualität und Psychopathologie bei Menschen mit schwerer psychischer Erkrankung nachgewiesen werden. Eher noch ließ sich ein Effekt durch die Kontrollintervention auf die Symptomatik darstellen. Allerdings konnte die Kontrollintervention sehr heterogen ausfallen

Tab. 10.10 Merkmale verschiedener gemeindenaher Versorgungsmodelle nach Mueser [372]

Programm-Merkmal	Gemeindenahe Versorgungsmodelle					
	Makler Modell	Klinisches Case Management	Stärken Modell	Rehabilitations-Modell	ACT	Intensive Case Management
Betreuungsschlüssel	1:50 (?)	1:30+	1:20–30	1:20–30	1:10	1:10
Aufsuchende Versorgung	selten	selten	gelegentlich	gelegentlich	oft	oft
Geteilte Verantwortung	nein	nein	nein	nein	ja	nein
24-Stunden Absicherung	nein	nein	nein	nein	oft	oft
Patienteneinbezug	nein	niedrig	hoch	hoch	niedrig	niedrig
Betonung von Fertigkeitentraining	nein	niedrig	mittelmäßig	hoch	mittelmäßig (?)	mittelmäßig (?)
Frequenz der Kontakte	niedrig	mittelmäßig	mittelmäßig	mittelmäßig	hoch	hoch
Ort der Kontakte	Institution	Institution	Gemeinde	Institution/Gemeinde	Gemeinde	Gemeinde
Integration der Interventionen	niedrig	mittelmäßig	niedrig (?)	niedrig (?)	hoch	hoch (?)
Direkte Versorgungsleistungen	niedrig	mittelmäßig	mittelmäßig	mittelmäßig	hoch	hoch
Zielpopulation	SMI	SMI	SMI	SMI	SMI / Hoch-nutzer	SMI/Hochnutzer

Erläuterungen: SMI schwere psychische Erkrankungen; ACT Assertive Community Treatment; (?) unklare Definition

(ACT, Standardbehandlung, psychosoziale Rehabilitation) [454]. Auch hier scheint die Modelltreue einen bedeutenden Einfluss auf die Outcomes zu haben [455].

Das **Rehabilitationsmodell** [456, 457] betont ebenfalls die Bedeutung der individuellen Bedürfnisse und Ziele der psychisch kranken Menschen bei der Planung und Umsetzung der Versorgungsleistungen gegenüber einer Zieldefinition durch das Versorgungssystem. Eine Besonderheit dieses Ansatzes ist die starke Gewichtung von Fähigkeiten und Fertigkeiten, die es den Betroffenen ermöglichen sollen, persönliche Ziele und eine dauerhafte Integration in das unmittelbare soziale Umfeld zu erreichen.

In den 70er-Jahren des 20. Jahrhunderts wurde im Hinblick auf die Unterstützung von sehr schwer beeinträchtigten Personen mit chronischen psychischen Erkrankungen das Program for Assertive Community Treatment entwickelt [339, 368]. Während beim **Assertive-Community-Treatment-Ansatz** (ACT) Teamarbeit und die gemeinsame Verantwortung des Teams gegenüber einer Gruppe von betreuten Patienten im Vordergrund stehen, behält der Case Manager die professionelle Autonomie und individuelle Verantwortlichkeit für die von ihm begleiteten Patienten [456]. Ähnlich wie ACT wurde das **Intensive Case Management** (ICM) mit dem Ziel entwickelt, den Bedürfnissen von Hochnutzern des Versorgungssystems zu begegnen [370, 371]. Kennzeichnend für ICM sind geringe Fallzahlen pro Mitarbeiter, aufsuchende Tätigkeit sowie die praktische Unterstützung durch Training von Alltagsfertigkeiten. Der Unterschied zum Konzept des ACT liegt auch hier in der Modellkomponente der geteilten bzw. autonomen Verantwortung der Mitarbeiter für ihre Patienten [372]. Da sich in der Praxis die Konzepte immer weiter angenähert haben, werden beide Ansätze heute unter ICM subsumiert [384].

Internationale Evidenz

Im Rahmen des vorliegenden Updates der Leitlinie erfolgte keine aktualisierte Recherche zur Wirksamkeit von Case Management. Verwiesen wird hier auf das aktuelle Cochrane Review zur Effektivität von ICM [384]. Obgleich sich intensive Formen gemeindepsychiatrischer Behandlung (ACT und ICM) mit einem Betreuungsverhältnis von kleiner 1:20 bei Menschen mit schweren psychischen Erkrankungen gegenüber herkömmlicher Behandlung bezogen auf verschiedene Zielgrößen überlegen zeigten (▶ Abschn. 10.2.2.3), wurden in weiteren Analysen, in denen **Case Management mit höherem Betreuungsschlüssel** (mehr als 20 Patienten pro Case Manager) ICM-Ansätzen gegenüber gestellt wurden, kaum Unterschiede evident. Man muss sicherlich betonen, dass die Autoren bei der Definition der Einschlusskriterien auf einen einzigen berücksichtigten Unterschied zwischen beiden Konzepten verweisen, der allein in der Fallzahlhöhe liegt. CM konnte also gleichsam wie ICM als Interventionsform ACT, ein Assertive-Outreach-Modell oder irgendeine Form von Case Management vorsehen [311].

Case Management wird in klinischen Studien unterschiedlich definiert. Aktuelle Studien, in denen CM gegenüber herkömmlicher Versorgung untersucht wird, liegen kaum vor. Es gibt jedoch Hinweise, dass unter bestimmten Voraussetzungen (geringe Versorgungsdichte von gemeindepsychiatrischen Ansätzen in einer Region und/oder hoher Inanspruchnahme von stationären Behandlungen durch den Patienten) Case Management im Sinne einer bedarfsorientierten Versorgung hilfreich sein kann [385].

In **Deutschland** wird der Case-Management-Ansatz genutzt, wenngleich die Situation insgesamt noch wenig übersichtlich ist. Daten aus aktuellen randomisierten kontrollierten Studien zu den Effekten von koordinierter und integrierter Behandlung bei Menschen mit schweren psychischen Erkrankungen in Deutschland liegen nicht vor. Allerdings wurden Projekte Integrierter Versorgung verschiedener Krankenkassen evaluiert, die Case-Management-Module beinhalten [359]. Von einigen Krankenkassen wird Case Management auch eher als Fallsteuerung oder administrative Begleitung des Einzelnen durch Ärzte des Medizinischen Dienstes (MDK) oder Versicherungsangestellte bzw. Sozialarbeiter der Krankenkassen verstanden

[458]. Insgesamt gibt es vielfältige Modelle der Koordinierung psychiatrischer Hilfen durch verschiedene Berufsgruppen (z. B. durch Ärzte, Psychologen, Fachpflegepersonen, Sozialarbeiter). Die Absprachen zur Hilfekoordination sind dabei wenig vereinheitlicht und eine Qualitätsüberprüfung daher erschwert.

Von der Evidenz zur Empfehlung

Die im Folgenden betrachtete, in der deutschen sozialpsychiatrischen Praxis gewachsene Form von Case Management ist ein wesentliches Element der psychiatrisch-psychotherapeutischen und psychosozialen Arbeit. Dieses Konzept ist jedoch bisher nicht im Rahmen klinischer Studien in Deutschland untersucht.

Case Management (CM)

- CM beinhaltet die koordinierende Erbringung von Hilfen durch ein Mitglied des therapeutischen Teams (im Sinne eines Clinical Case Managers) und
- die Funktion einer Bezugsperson, die in Abstimmung mit dem Patienten und den weiteren Beteiligten im Rahmen einer komplexen Hilfeleistung diese verbindlich koordiniert,
- CM verfolgt die Durchgängigkeit über Grenzen von Versorgungsbereichen und Sektoren hinweg (Integration)
- sowie die Unterstützung des Patienten zur Wahrung seiner Interessen im erforderlichen Rahmen.

Empfehlung 15 (2012)

Case Management kann nicht uneingeschränkt für die Routineversorgung aller Patienten empfohlen werden, sollte jedoch nach Prüfung der entsprechenden Voraussetzungen (z. B. geringe Versorgungsdichte von gemeindepsychiatrischen Ansätzen in einer Region und/oder hohe Inanspruchnahme von stationären Behandlungen) gezielt zur Anwendung kommen.

Empfehlungsgrad: B, Evidenzebene: Ia
Ergebnis der Abstimmung: Konsens (17.05.2010)

Hinweis: Der Empfehlungsgrad dieser Empfehlung in Bezug auf die angegebene Evidenzebene wurde herabgestuft, da die verfügbaren Studien im Wesentlichen in Versorgungskontexten anderer Länder durchgeführt wurden und die Evidenz extrapoliert werden musste.

Ergänzende Hinweise (2012)

Während sich die Befunde internationaler Studien auf Basis sehr unterschiedlicher Versorgungssysteme insbesondere auf die Besonderheiten einer geringen Versorgungsdichte und hoher Inanspruchnahme stationärer Behandlungen beziehen, findet man in Deutschland die Besonderheit eines stark fragementierten Versorgungssystems. Aufgrund damit verbundener besonderer Erfordernisse eines höheren Koordinierungsaufwands etabliert sich Case Management zunehmend. Trotz einer gewissen Bandbreite an verschiedenen, nicht immer gut voneinander abgrenzbaren Formen des Case Managements, wird insbesondere das Modell einer koordinierenden Bezugsperson im Rahmen des personenzentrierten Ansatzes bei der Behandlung von schwer und chronisch psychisch kranken Menschen in verschiedenen Regionen des Landes umgesetzt. In Kombination mit dem Integrierten Behandlungs- und Rehabilitationsplan und der Hilfeplankonferenz (▶ Abschn. 15.2.4) bieten diese Instrumente bei Erhalt wichtiger therapeutischer und sozialer Bezüge die Möglichkeit, notwendige Hilfen flexibel sowie personen- und bedarfsorientiert auszurichten. In der Praxis finden sich vergleichbare Hilfen auch unter anderer Bezeichnung (z. B. therapeutische Hauptbezugsperson).

Die koordinierende Bezugsperson wird im Rahmen des Behandlungs- und Rehabilitationsplanes, an dessen Planung Betroffene und Angehörige sowie Vertreter des Sozialpsychiatrischen Dienstes, der Klinik und anderer Leistungserbringer (z. B. aus den Bereichen Wohnen, Arbeit, Therapie) sowie Leistungsträger beteiligt sind, bestimmt. Aufgabe der koordinierenden Bezugsperson ist es, sowohl einrichtungs- als auch leistungsbereichsübergreifend den Rehabilitationsprozess längerfristig zu begleiten und als Ansprechpartner für Patient und Angehörige sowie alle anderen Beteiligten zur Verfügung zu stehen. Die koordinierende Bezugsperson achtet auf die Umsetzung der vereinbarten Hilfen und trägt Verantwortung für den kontinuierlichen Informationsaustausch. Die koordinierende Tätigkeit wird entweder im Rahmen der eigentlichen Tätigkeit der koordinierenden Bezugsperson durchgeführt (z. B. im Bereich Wohnen) oder es werden zusätzliche Ressourcen (z. B. im Rahmen der Hilfen zur Teilhabe) bereitgestellt.

Darüber hinaus werden in Deutschland Elemente von Case Management von verschiedenen Berufsgruppen umgesetzt (z. B. niedergelassene Fachärzte für Psychiatrie und Psychotherapie, Psychologische Psychotherapeuten, ambulante Pflege, Ergo- und Soziotherapeuten).

Betont werden soll an dieser Stelle die Abgrenzung zum Case Management in Form eines Fallmanagements der Leistungsträger. CM im Sinne der koordinierenden Erbringung von Hilfen durch ein Mitglied des therapeutischen Teams verfolgt keine wirtschaftlichen Interessen, sondern konsequent die Interessen der Patienten. Ebenso wenig können die Aufgaben der Koordination durch einen möglicherweise benannten rechtlichen Betreuer übernommen werden.

10.3 Evidenzkapitel: Unterstütztes Wohnen

10.3.1 Hintergrund

Unterstützung im Bereich Wohnen stellt eine **Schlüsselkomponente** der Hilfeangebote für Menschen mit schweren psychischen Erkrankungen dar [459]. Die eigene Wohnung bedeutet für Menschen mit psychischen Erkrankungen eine stabilisierende Basis, auf der sich tägliche Alltagsroutine und soziale Teilhabe aufbauen lassen [460]. Schwer beeinträchtigte psychisch kranke Menschen mit komplexem Hilfebedarf haben in Bezug auf das Wohnen prinzipiell dieselben Wünsche und Bedürfnisse wie andere Menschen auch [461], benötigen jedoch in unterschiedlichem Ausmaß Unterstützung.

Vor Beginn der **Psychiatriereform** lebten chronisch psychisch kranke Menschen oft in sogenannten Langzeitbereichen der psychiatrischen Fachkrankenhäuser. Durch die Psychiatriereform angestoßen, gab es in den letzten Jahrzehnten weitreichende Veränderungen. Es kam in Deutschland zu einem Aus- und Aufbau vielfältiger betreuter Wohnmöglichkeiten für psychisch kranke Menschen, die vom ambulant betreuten Wohnen, Wohngemeinschaften für psychisch kranke Menschen und sozialtherapeutischen Wohnstätten bis hin zu Wohnheimbereichen auf dem Klinikgelände reichen. Gleichzeitig wurde ein nicht unbeträchtlicher Teil der Langzeitbewohner in Pflegeheime nach SGB XI entlassen, in denen sie aufgrund fehlender Pflegestufe nur „verwahrt" werden können [462, 463]. In einer aktuellen Erhebung in Baden-Württemberg war die Zahl der psychisch kranken Personen unter 65 Jahren in Pflegeheimen höher als in Wohnheimen der Eingliederungshilfe [463].

Gleichwohl bilden **gemeindenahe betreute Wohnformen** heute eher den Ersatz für langfristige Hospitalisierungen und zwar auf der Grundlage von Leistungen zur sozialen Teilhabe der Eingliederungshilfe, deren Zugangsvoraussetzung das Vorliegen einer wesentlichen Behinderung ist. Es lassen sich in Deutschland derzeit drei Formen des betreuten Wohnens unterscheiden: Ambulant Betreutes Wohnen (ABW), Stationär Betreutes Wohnen (SBW) und Betreutes Wohnen in Familien (BWF). Unter den Grundtypen ABW und SBW finden sich je nach Bundesland unzählige Unterformen, deren gemeinsamer Nenner die fachliche Unterstützung durch Fachkräfte der Sozialarbeit und der Pflege darstellt [464]. Eine besondere Form stellt BWF dar, das in den 1980er-Jahren in Deutschland als Familienpflege wieder eingeführt wurde und eine Mischung aus nicht-professioneller und professioneller Unterstützung darstellt [465]. Die Integration in eine Gastfamilie hat sich in der Praxis als inklusive Betreuungsform für Personen mit einem hohen Präsenzbedarf erwiesen [466].

Ende 2014 waren in Deutschland 383.542 Menschen mit Behinderung (aufgrund aller Behinderungsarten) angewiesen auf **Leistungen der Eingliederungshilfe** im Bereich Wohnen. Dabei wird das SBW überwiegend von Menschen mit einer geistigen Behinderung genutzt. Im ABW stellen Menschen mit einer seelischen Behinderung die größte Gruppe dar. Obwohl 70 Prozent der Personen mit seelischer Behinderung Leistungen im ABW erhalten, verbleiben immer noch ca. 50.000 Bewohner in Wohnheimen [467]. Auch ergänzende Zahlen der AG Psychiatrie der Arbeitsgruppen der Arbeitsgemeinschaft der Obersten Landesgesundheitsbehörden (AOLG) verweisen auf einen sehr hohen Anteil psychisch kranker Menschen in stationären Heimstrukturen (2010: 48.682 stationär vs. 81.094 ambulant) [468]. In Wohnheimen sind die Fachleistungen mit den existenzsichernden Leistungen assoziiert und werden auf der Grundlage der Sozialhilfe (SGB XII) finanziert. Mit der Verabschiedung des Bundesteilhabegesetzes wird die Fachleistung der sozialen Teilhabe aus dem SGB XII herausgelöst und ab 2020 in das SGB IX integriert. Die Assistenz wird zur Leistung der Eingliederungshilfe, die Unterscheidung zwischen ambulanter und stationärer Leistung entfällt. Wohnheime stellen bisher für Menschen mit hohen und komplexen Versorgungsbedarfen oftmals die einzige Möglichkeit zum Wohnen mit der erforderlichen Unterstützung dar. Diese „Sonderwohnformen" sind nicht selten wohnortfern und oft mit einem Verlust an Eigenständigkeit und auch mit beein-

trächtigten Teilhabechancen verbunden [469]. Eine Besonderheit stellt das **Wohnen in geschlossenen geführten Wohnformen**, z. T. in Pflegeheimen nach SGB XI, dar. Die Datenlage dazu ist äußerst begrenzt, weshalb hierbei auch von einer „Blackbox" gesprochen wird [470].

Aufgrund höherer Arbeitslosigkeit und niedrigerem Einkommen, Stigma gegenüber psychisch kranken Menschen, fluktuierenden chronischen Krankheitsverläufen und Beeinträchtigungen psychosozialer Funktionen lebt ein Teil der schwer psychisch kranken Menschen in inadäquaten Wohnverhältnissen oder ist gar wohnungslos. Obwohl die **Wohnungslosigkeit** in Deutschland vergleichsweise gering ist, so wird die Prävalenz psychischer Erkrankungen unter den in Deutschland lebenden Menschen in Wohnungslosigkeit auf mehr als zwei Drittel geschätzt [18, 19]. Allerdings ist in den letzten Jahren ein drastischer Anstieg der Wohnungslosigkeit in Deutschland zu verzeichnen. 2014 waren 335.000 Menschen in Deutschland ohne Wohnung; gegenüber 2012 kam dies einem Anstieg um ca. 18 Prozent gleich. Dabei waren ca. 39.000 Menschen ohne jegliche Unterkunft gewesen und lebten auf der Straße. Ebenso stieg die Zahl der von Wohnungslosigkeit bedrohter Menschen.[2] Auch hier verweisen Querschnittsdaten aus einer Stichprobe von Risikopersonen, die aufgrund von Mietschulden, anstehenden Zwangsräumungen und ähnlicher Notlagen in Gefahr waren, ihre Wohnung zu verlieren, auf eine Prävalenz psychischer Erkrankungen von knapp 80 Prozent [471].

Der **Begriff des betreuten Wohnens** gilt heute eher als ein „Auslaufmodell" [472]. Zu sehr sei dieser an die Institution gebunden, jedoch sollen Hilfen möglichst personenzentriert erbracht werden und folglich Wohnen und Betreuung unabhängig voneinander erfolgen. Rosemann und Konrad plädieren dafür, von „mobiler Unterstützung" zu selbstbestimmtem Wohnen zu sprechen [472].

Insgesamt verwässern verschiedene Terminologien die Landschaft des betreuten Woh-

---

2   Quelle: ▶ http://www.bagw.de. Zugegriffen am 08.01.2016.

◘ Tab. 10.11 Kategorien von Wohninterventionen in der Behandlung schwer psychisch kranker Menschen [459]

Wohnform	Beschreibung
Residential-Care-and-Treatment-Modell	Intensive betreute Wohnformen, bei denen Wohnraum, fachliche hausinterne Begleitung und möglicherweise auch Behandlung bereitgestellt werden. Die Anforderungen an die Bewohner sind hoch und setzen z. B. die Teilnahme an Angeboten und die Abstinenz von Alkohol und Drogen voraus. Hausregeln und Strukturen werden üblicherweise durch die Fachkräfte formuliert und umgesetzt. Der Fokus liegt hier v. a. auf dem Krankheitsmanagement.
Residential-Continuum-Modell „Stufenleitermodell"	Wohnmöglichkeiten, bei denen Begleitung und Behandlung nicht zwingend durch hausinterne Fachkräfte geleistet werden. Bei der Begleitung der Bewohner wird auf Inklusion, Recovery und Selbstständigkeit fokussiert, dementsprechend werden rehabilitative Ziele, wie Arbeit, Behandlung und soziale Teilhabe, außerhalb der Einrichtung und damit eine größere Realitätsnähe angestrebt. Eine Besonderheit dieses Modells ist das Konzept eines abgestuften Hilfesystems von nacheinander zu durchlaufenden Hilfeangeboten, dass es den Nutzern erlaubt, in Abhängigkeit von Recovery und den eigenen Unterstützungsbedarfen ein Wohnmodell zugunsten eines anderen für sie geeigneteren zu verlassen. Verbunden hiermit ist ein Auf- und möglicherweise auch ein Abstieg zwischen verschiedenen Sonderwohnformen mit unterschiedlichen Graden von Autonomie und Kontrolle (vgl. auch [474]).
Permanent-Supported-Housing-Modell	Dieses Modell stützt sich auf die Annahme, dass stabile Wohnverhältnisse eine stützende und entwicklungsfördernde Wirkung haben. Weder eine positive Entwicklung von Stärken, von Selbstständigkeit und Recovery, noch eine mögliche Verschlechterung der Symptome oder psychosozialer Funktionen sollte dazu führen, dass Bewohner in eine andere, weniger oder stärker strukturierte betreute Wohnform wechseln müssen. Dieses Modell zielt deshalb darauf, nicht das Wohnen an sich, sondern die fachliche Unterstützung und die Behandlungen vor Ort entsprechend an die wechselnden Bedarfe anzupassen. Zudem werden hier geringe Restriktionen und Anforderungen an die Bewohner gestellt. Es gibt nur wenige „Verhaltensregeln"; Behandlungen und Unterstützungsleistungen finden vorwiegend außerhalb der Wohneinrichtung und damit realitätsnah statt.

nens und lassen kaum Rückschlüsse darauf zu, welche Hilfeleistungen konkret enthalten sind [472, 473]. Auch im englischsprachigen Raum existiert eine Vielzahl von Konzepten und Begrifflichkeiten in diesem Bereich. Dabei stellt – vergleichbar zum Ansatz des Supported Employment im Bereich der Arbeitsrehabilitation – der Begriff des **Supported Housing** v. a. ein Paradigma dar, psychisch kranken Menschen primär einen eigenen adäquaten Wohnplatz zu ermöglichen und sie dann, gemessen an den (wechselnden) individuellen Bedarfen, auch fachlich zu unterstützen, solange ein Unterstützungsbedarf besteht [28]. Auch hier wird, wie in anderen Bereichen, davon ausgegangen, dass entsprechende Fertigkeiten nicht unter künstlichen (Heim-)Bedingungen erlernt werden können, sondern erst ein Trainieren unter realen Alltagsbedingungen einen Erfolg möglich macht. Bei Leff et al. [459] findet sich eine Kategorisierung verschiedener Housing-Modelle für Menschen mit schweren psychischen Erkrankungen [459]. Die Autoren verweisen darauf, dass nicht immer eine klare Trennung der Wohnformen zwischen den Kategorien erfolgen kann und dass es erwartungsgemäß Überlappungen gibt. Die Modelle von Residential Care & Treatment, Residential Continuum und Permanent Supported Housing sind unter dem Aspekt ihrer Entwicklung und Implementierung in einer gewissen zeitlichen Chronologie zu betrachten (◘ Tab. 10.11).

■ Tab. 10.12 Taxonomie betreuter Wohnformen [473]

Domäne	Subdomäne	Dimension
Dauer des Angebotes		Kurz (<6 Monate) Lang (>6 Monate)
Charakteristika der Nutzer		Versorgungsbedarfe Bereitschaft, die Unterstützungsleistungen anzunehmen Abstinenz (Alkohol, Drogen) Zugehörigkeit zu spezifischer Gruppe (z. B. Erst-Psychose-Erkrankte, psychisch kranke Frauen)
Charakteristika der Betreuungsform	Struktur	Wohngemeinschaft (groß: >10 Bewohner vs. klein: <10 Bewohner) Einzelwohnen
	Lokation	Bündelung mehrerer Wohnungen an einem Ort Streuung der Wohnungen an verschiedenen Orten Nähe zu ergänzenden Service- bzw. Unterstützungsleistungen
	Mietverhältnis	Direkt durch Nutzer Indirekt über den Serviceanbieter
Charakteristika Service	Standort Betreuer	Vor Ort Nicht vor Ort
	Betreuungsdauer	24 Stunden 8–24 Stunden <8 Stunden
	Servicesteuerung	Leistungen des betreuten Wohnens und ergänzende Unterstützungsleistungen werden von einem Leistungsanbieter oder von verschiedenen Leistungsanbietern erbracht
	Betreuerqualifikation	Klinischer Hintergrund Kein klinischer Hintergrund
	Betreuungsintensität	Hoch (strukturierte Gruppenangebote, Tagesstrukturierung, Supervision bei Medikation) Moderat Niedrig (Selbstständigkeit groß, Selbstmanagement der Medikation)
	Serviceflexibilität	Leistungen können flexibel an die wechselnden Bedarfe der Nutzer angepasst werden Nutzer muss in Abhängigkeit seiner Bedarfe wechseln
	Recovery-Orientierung	Hohe Selbstbestimmung möglich Niedrige Selbstbestimmung möglich

In Siskind et al. [473] wurde auf der Basis einer umfassenden Literaturrecherche und qualitativen Datenanalyse eine allgemeingültige **Taxonomie betreuter Wohnformen** für Menschen mit schweren psychischen Erkrankungen entwickelt. Hiermit können wichtige Charakteristika der sehr heterogenen Leistungsangebote systematisch erfasst und evaluiert werden (■ Tab. 10.12).

Ziele der mobilen Unterstützung zu selbstbestimmtem Wohnen sind heute die verbesserte Teilhabe, Integration und Selbstständigkeit der Betroffenen. Die englischsprachigen Modelle müssen dabei auf die deutschen Verhältnisse übertragen werden, bei denen der sozialrechtliche Zugang zu den Leistungen ausschlaggebend ist. Nachdem das Bundesteilhabegesetz 2017 in Kraft getreten ist, kann davon ausgegangen werden, dass das Permanent-Supported-Housing-Modell die künftige Leistungsform zur Teilhabe am gesellschaftlichen Leben im Bereich Wohnen sein wird. Die Leistungsform wird dabei die Assistenzleistung sein, die unabhängig von der Wohnform erfolgt. Das Modell geht allerdings nicht davon aus, dass stabile Wohnverhältnisse eine stabilisierende Wirkung auf die Klienten haben, sondern dass die Betroffenen gemäß der UN-BRK ein Recht auf stabile Wohnverhältnisse und die aus der Behinderung resultierende notwendige Unterstützung haben. Erst wenn die Unterstützungsleistung unabhängig von der Wohnform gewährt wird, kann untersucht werden, ob unterschiedliche Wohnmilieus eine Wirkung für unterschiedliche Personengruppen haben. Ein besonderes Wohnmilieu stellt das betreute Wohnen in Familien dar, das weder von Leff et al. [459] noch von Siskind et al. [473] erwähnt wird, in Deutschland in einigen Bundesländern jedoch eine gewisse Bedeutung hat (▶ Exkurs „Untersuchungen im Rahmen der Enthospitalisierung").

Untersuchungen im Rahmen der Enthospitalisierung

*Die Notwendigkeit der Enthospitalisierung von Langzeitbewohnern und deren Integration in gemeindenahe Versorgungs- und Wohnformen mit dem Ziel einer größeren Selbstständigkeit und sozialen Teilhabe der Betroffenen ist heutzutage unstrittig. Die **Enthospitalisierungsphase** gilt heute zumindest für weite Teile des westlichen Europas, die USA sowie Neuseeland und Australien als abgeschlossen [475]. Zahlreiche wissenschaftliche Studien haben diesen Prozess begleitet. Der Vollständigkeit halber sei auf die wichtigsten Befunde verwiesen. Dabei wird auf die systematische Übersicht von Bitter et al. aus dem Jahre 2009 zurückgegriffen.*

*Hierin wurden 11 quantitative Studien (7 prospektive Längsschnitt-, 4 Querschnittstudien) berücksichtigt, in denen die Auswirkungen des Übergangs chronisch psychisch kranker Menschen von Großkrankenhäusern in gemeindenähere Versorgungsformen evaluiert wurden. In der Ergebnisdarstellung der einzelnen Studien finden sich am häufigsten Outcomes zur Psychopathologie, zur sozialen Behinderung bzw. Autonomie, zu den Unterstützungsbedarfen und der Lebensqualität der Betroffenen. Die Autoren stellen dar, dass es widersprüchliche Ergebnisse hinsichtlich der Veränderungen psychopathologischer Symptome im Verlauf der Enthospitalisierung gibt. Während in zwei der Studien Verbesserungen deutlich wurden, fand die Mehrheit der Studien keine Unterschiede. Lediglich eine Studie verwies auf eine Verschlechterung. Unter dem Begriff der „sozialen Behinderung" wurden alle Outcomes berücksichtigt, die sowohl das soziale Funktionsniveau erfassen, als auch soziale Funktionen und Verhaltensweisen. Auch hier fanden sich keine klaren Zusammenhänge. Wenngleich deutlich wurde, dass die Betreuer die Bedarfe der Bewohner höher einschätzen als diese selbst, so ließen sich keine klaren Schlussfolgerungen dazu ableiten, ob der Versorgungsbedarf mit einem zunehmend unabhängigeren Leben zu- oder abnimmt. Homogen schienen die Ergebnisse hinsichtlich der Lebensqualität, wobei sich hier eine Verbesserung zeigte. Kritisch schätzen die Autoren die neuen Wohnangebotsformen ein, diese seien oft schlecht beschrieben, zum Großteil handele es sich dabei um eine neue Form der 24-Stunden-Betreuung mit vergleichbarer Betreuungsintensität. Insgesamt sei ein Trend hin zu geringerer (auch zu höherer) Betreuungsintensität nur selten zu beobachten [475] (**Evidenzebene III**).*

Rosemann und Konrad [472] merken an, dass die in Deutschland durchgeführten Enthospitalisierungsstudien eher den Transfer der Bewohner aus den Langzeitbereichen der psychiatrischen Kliniken in anderweitig finanzierte Wohnangebote, häufig in stationärer und auch geschlossener Form, untersucht haben und führen die eher ernüchternden

10.3.2 Internationale Evidenz

■ Ergebnisse der Recherche

Eine erste systematische Recherche, analog zur Suche im Rahmen der ersten Leitlinienversion, verwies auf zahlreiche Studien zu Wohninterventionen für schwer psychisch kranke Menschen ohne Wohnung. Deshalb wurde eine zweite systematische Suche unter Einschluss zusätzlicher Suchbegriffe durchgeführt (*homelessness intervention, housing first*). Die Suche wurde auch hier auf systematische Reviews mit mindestens einer RCT und randomisierte kontrollierte Einzelstudien begrenzt.

Empirische Untersuchungen zur Effektivität von unterstützten Wohnmöglichkeiten liegen vor. Allerdings finden sich kaum qualitativ hochwertige Studien mit einem randomisierten kontrollierten Design für Menschen ohne Wohnungslosigkeit. Die Durchführung solcher Studien in diesem Bereich ist mit einigen Herausforderungen verbunden. So gibt es ethische Bedenken, Studienteilnehmer beispielsweise unter inadäquaten Umgebungsbedingungen zu begleiten. Vermeintlich ähnliche Wohnformen zeigen eine erhebliche Variabilität, und die Kontrolle von Besonderheiten der Bewohner oder der Einrichtungen ist kaum möglich. In Deutschland kommt hinzu, dass Unterstützung beim Wohnen keine Intervention auf Grundlage einer ärztlichen Verordnung, sondern eine Sozialleistung auf der Grundlage einer wesentlichen Behinderung darstellt.

Vergleichbar gute Evidenz liegt inzwischen für Menschen in Wohnungslosigkeit mit schwerer psychischer Erkrankung vor, die allerdings vollständig aus Kanada und den USA stammt. Untersuchte Outcomes sind v. a. Wohnstabilität, Gesundheit, soziale Inklusion und Lebensqualität sowie Behandlungsinanspruchnahme.

> **Evidenzgrundlage**
>
> Die in ◘ Tab. 10.13 aufgeführten Übersichtsarbeiten beinhalten mit einer Ausnahme nicht ausschließlich RCTs und dienten deshalb in erster Linie der Extraktion von relevanten Einzelstudien. Zudem geben die Arbeiten einen allgemeinen Überblick zum Forschungsfeld. Eingeschlossen und zur Bewertung herangezogen wurden:
> - 7 RCTs zu Formen von Supported- bzw. Supportive Housing, Housing First und kleinen wohnheimähnlichen Strukturen (Langzeitinterventionen)
> - 2 RCTs zu Critical-Time-Interventionen (Kurzzeitinterventionen)
> - 1 RCT zu einem Programm zum Krankheitsmanagement in betreuten Wohnformen

Aggregierte Evidenz zu Unterstützung im Bereich Wohnen

■ a) Leitlinien

Die im Rahmen dieser Leitlinie recherchierten Leitlinien (► Kap. 2 Relevante internationale Leitlinien) schließen diesen Interventionsbereich nicht ein.

■ b) Systematische Übersichtsarbeiten

Betrachtet wurden alle Übersichtsarbeiten, die Primärstudien zu Wohninterventionen bei psychisch kranken Menschen enthielten

Tab. 10.13 Übersicht aggregierter Evidenz im Bereich unterstützten Wohnens

Autor Design	Ziel der Arbeit und berücksichtigte Interventionen	Population	Studieneinschluss	Wichtigste Ergebnisse
Benston et al. [476] Systematisches Review **NEU**	Übersicht zu Studien mit einem Permanent-Supportive-Housing Programm[1] (plus Case Management-Form) aus US-amerikanischen Studien	Wohnungslose schwer psychisch kranke Menschen	Einschluss von 14 RCTs und quasi-experimentellen Studien Outcomes: Wohnstabilität und psychische Gesundheit	Reduktion Wohnungslosigkeit und Verbesserung der Wohnstabilität
Ly et al. [477] Systematisches Review **NEU**	Effektivität von Housing-First-(HF)-Programmen hinsichtlich gesundheitsökonomischer Aspekte	Wohnungslose schwer psychisch kranke oder substanzabhängige oder körperlich kranke Menschen	Einschluss von 12 publizierten Studien, davon 4 RCTs und 8 quasi-experimentelle Studien	HF möglicherweise kostenneutral (Ausgleich der höheren Wohnkosten durch weniger Klinikaufenthalte und Notfallbehandlungen) Vor dem Hintergrund des Nutzens für die Betroffenen stellt HF eine sinnvolle Ressourcenallokation dar
Rog et al. [478] Systematisches Review **NEU**	Übersicht zu Studien mit Permanent Supportive Housing orientiert an den durch SAMHSA definierten Kriterien (unabhängiges Wohnen mit Mietvertrag plus notwendige individuelle Unterstützung, keine Behandlungspflichten, Wahlfreiheiten)	Wohnungslose schwer psychisch kranke oder substanzabhängige Menschen	Einschluss von 7 RCTs, 5 quasi-experimentelle Studien, 8 Übersichtsarbeiten und Metaanalysen US-amerikanische Studien und englischsprachige internationale Studien	Reduktion von Wohnungslosigkeit und Verbesserung der Wohnstabilität Reduktion von Krisenbehandlungen und stationären Aufenthalten Nutzer schätzen Supportive-Housing-Modelle positiver ein als andere Modelle
Siskind et al. [473] Systematisches Review **NEU**	Übersicht zu bisherigen Klassifikationssystemen und Entwicklung einer neuen Taxonomie von Ansätzen des Unterstützten Wohnens	Schwer psychisch kranke Menschen	Einschluss von 18 Reviews und empirischen Studien	Existierende Klassifikationssysteme basieren auf der Beschreibung einzelner Charakteristika oder auf einem programmatischen Ansatz Aktuelle Taxonomie berücksichtigt 4 Domänen, in denen wichtige Charakteristika hinsichtlich der sehr heterogenen Leistungsangebote systematisch erfassbar sind: a) Angebotsdauer, b) Charakteristika der Nutzer, c) Charakteristika der Wohnformen, d) Charakteristika der Serviceleistungen

Tabol et al. [479] Systematisches Review **NEU**	Übersicht zu Ansätzen von Supported und Supportive Housing (*independent housing with support*), deren Schlüsselelementen und möglicher Programmtreue in empirischen Studien	Wohnungslose schwer psychisch kranke oder substanzabhängige Menschen	Einschluss von 38 deskriptiven und empirischen Arbeiten; davon 25 Interventionen als Supported Housing und 7 Interventionen als Supportive Housing gelabelt; 6 Interventionen waren inhaltlich relevant, aber abweichend benannt	Große Heterogenität in der Benennung und Beschreibung der einzelnen Interventionen. Programmtreue wird bisher kaum erhoben Die Autoren empfehlen eine größere Klarheit und Konstanz in der Verwendung der Begriffe, ein Konsens über die dahinterliegenden Konzepte mit geeigneter Operationalisierung der einzelnen Modellelemente sowie die (Weiter-)entwicklung und regelhafte Anwendung geeigneter Modelltreue-Skalen für künftige Evaluationen
Leff et al. [459] Systematisches Review mit Metaanalyse	Aufzeigen der Effektivität verschiedener Wohninterventionen Kategorisierung in: - Residential Care and Treatment - Residential Continuum - Permanent Supportive Housing - Non-Model-Housing	Menschen mit schweren psychischen Erkrankungen	Einschluss von 30 Studien Outcomes: Wohnstabilität, psychische Gesundheit, stationäre Behandlungsnotwendigkeit, Zufriedenheit mit der Intervention	Alle untersuchten Wohnmodelle (Residential Care and Treatment, Residential Continuum, Permanent Supportive Housing) führen gegenüber der Kontrollintervention (TAU, leben auf Straße oder in Obdachlosenunterkünften) zu einer verbesserten Wohnstabilität Unter Permanent Supported Housing kann der größte Effekt auf die Bewohnerzufriedenheit erreicht werden
McPherson et al. [481] Systematisches Review der Cochrane Collaboration	Review zur Wirksamkeit von Wohnheimen im Vergleich zur routinemäßigen stationären Behandlung mit dem Ziel der Entlassung in ein unabhängiges Wohnverhältnis	Menschen mit einer Erkrankung aus dem schizophrenen Formenkreis (N = 22)	Einschluss von einer RCT	Keinerlei signifikante Gruppenunterschiede hinsichtlich der Selbstversorgungsfertigkeiten und sozialer Integration

(Fortsetzung)

Tab. 10.13 (Fortsetzung)

Autor Design	Ziel der Arbeit und berücksichtigte Interventionen	Population	Studieneinschluss	Wichtigste Ergebnisse
Taylor et al. [480] Systematisches Review	Review zu Schlüsselkomponenten und deren Effektivität in der institutionellen Langzeitbehandlung	Menschen mit schweren psychischen Erkrankungen	Einschluss von 110 quantitativen und qualitativen Arbeiten, einschließlich systematische Reviews und Metaanalysen sowie Leitlinien, davon 18 Studien im Bereich Wohnen	Identifikation von 8 Schlüsseldomänen, die im Hinblick auf Recovery von Bedeutung sind; eine davon ist der Bereich Wohnen Evidenz, überwiegend aus Querschnittsstudien, verweist auf positive Effekte aus weniger restriktiven und gemeindenahen Settings (größere Autonomie, bessere Beziehung zwischen Bewohnern und Behandlern, erweiterte psychosoziale Funktionen und Lebensqualität sowie geringere stationäre Behandlungsbedürftigkeit, größere Aktivität und Gemeindeintegration) Reihe von Studien belegt die Präferenz der Betroffenen, in einem gemeindenahen Setting zu wohnen Wohnen könne nur dann zum Erfolg führen, wenn gleichermaßen auch weitere Domänen und die dazugehörige Evidenz berücksichtigt werden
Kyle und Dunn [460] Systematisches Review	Review zur Wirksamkeit von Wohninterventionen	Menschen mit schweren psychischen Erkrankungen	Einschluss von 29 Studien, davon 4 RCTs und 4 quasi-experimentellen Studien Outcomes: Wohnstabilität, psychische Gesundheit, Behandlungsinanspruchnahme, Lebensqualität	Evidenz hinsichtlich positiver Effekte auf gesundheitsrelevante Outcomes für wohnungslose Menschen deutlicher als für Menschen ohne unmittelbare Wohnungslosigkeit im Vorfeld der Intervention

Nelson et al. [388] Systematisches Review **NEU**	Review zur Wirksamkeit von Ansätzen des Wohnens und gemeindepsychiatrischer Unterstützung (ACT, CM)	Wohnungslose schwer psychisch kranke Menschen	Einschluss von 10 Studien zu Housing und Support, davon 7 experimentelle Studien und 3 quasi-experimentelle Studien	Signifikante Reduktion von Wohnungslosigkeit und stationärer Behandlungsbedürftigkeit sowie Verbesserung anderer Outcomes (Wohlbefinden) durch Ansätze von Permanent Housing and Support, ACT und ICM Größter Effekt auf Wohnstabilität durch die Kombination von Housing und Support (ES: .67), gefolgt durch ACT allein (ES: .47), schwächster Effekt durch ICM allein (ES: .28) gegenüber Standardbehandlung Keine positiven Effekte durch Kurzzeitwohnintervention. Verbesserung der Wohnzufriedenheit durch Housing und Support.

Erläuterungen: [1] hier breit definiert, kaum Details aus Primärstudien; ICM Intensive Case Management; CM Case Management; ACT Assertive Community Treatment; HF Housing first; SAMHSA Substance Abuse and Mental Health Services Administration; TAU Teatment As Usual; ES Effektstärkemaß; RCT randomisierte kontrollierte Studie

bzw. in denen (auch) nach Primärstudien gesucht wurde. Deutlich wurde bereits hier, dass die Mehrzahl der Arbeiten auf wohnungslose psychisch kranke Menschen fokussierte [388, 476–479]. In der Regel enthielten die Arbeiten neben RCTs auch Studien mit einem qualitativ schwächeren Design oder schlossen in ihre Bewertung auch Übersichtsarbeiten oder Expertenempfehlungen ein. Fokussiert wurden neben dem Aspekt der Effektivität auch konzeptionelle Darstellungen, aus denen eine große Heterogenität unter den in der Literatur beschriebenen Interventionen hervorgeht [459, 473, 479]. Zum Teil wurde die zentrale Bedeutung des Wohnens bzw. der Unterstützung im Bereich Wohnen im Rahmen der komplexen Begleitung und Behandlung psychisch kranker Menschen herausgestellt [480].

Hinsichtlich der untersuchten Outcomes verweisen die Ergebnisse auf die **hohe Bedeutung der Wohnstabilität** insbesondere bei vorangegangener Wohnungslosigkeit. Mit Ausnahme einer älteren Arbeit der Cochrane Collaboration [481] liegt bisher keine systematische Übersicht vor, in der für die Bewertung der Effektivität ausschließlich RCTs berücksichtigt wurden. Die zitierte Arbeit enthielt lediglich eine RCT; das Review prüfte die Frage nach der Effektivität von kleinen stationären Wohneinheiten. Eine Übersicht zu den identifizierten Übersichtsarbeiten gibt ◘ Tab. 10.13.

▪ Evidenz aus Einzelstudien

In die Auswertung wurden 10 Einzelstudien eingeschlossen. ◘ Tab. 10.15 zeigt die Effekte aus den vorliegenden RCTs im Bereich Wohnen mit Ausnahme der Studien zu den Critical-Time-Interventionen (Kurzzeitinterventionen). Die Ergebnisse wurden zum Großteil in verschiedenen Publikationen auf der Basis unterschiedlicher Stichprobengrößen oder auch überlappender Stichproben beschrieben. Bei der Darstellung haben wir jeweils die größte Stichprobengröße gewählt und die korrespondierenden Ergebnisse unter der Studie zusammengefasst. Die identifizierten RCTs beziehen sich nahezu ausnahmslos auf Wohninterventionen bei wohnungslosen psychisch kranken Menschen, die entweder vor der Entlassung aus der stationären Behandlung standen oder anderweitig (z. B. Straße, Obdachlosenunterkünfte) rekrutiert wurden. McHugo et al. [482] untersuchten Menschen mit schwerer psychischer Erkrankung mit hohem Risiko für Wohnungslosigkeit [482].

Die **Studienqualität** ist moderat bis mäßig einzuschätzen (siehe Leitlinienreport). Einige Studien weisen erhebliche Mängel in der Durchführung, aber auch hinsichtlich der Berichterstattung auf. Eine Verblindung der Teilnehmer und Behandler ist bei dieser Form der Intervention nicht möglich. Eine Vermeidung oder Reduzierung von Bias kann in solchen Fällen durch eine adäquate Randomisierung mit verdeckter Gruppenzuteilung zu Beginn sowie durch eine verblindete Zielgrößenerhebung erfolgen. Letztere ist lediglich in 3 der 7 Studien nachvollziehbar erfolgt. Objektive Endpunkte wie hier der Wohnstatus führen auch zu einem geringeren Risiko an Verzerrung [483].

▪ Langzeitinterventionen

◘ Tab. 10.15 gibt Auskunft über die untersuchten Interventions- und Kontrollbedingungen, die außerordentlich heterogen waren. Hervorzuheben ist dabei der **Ansatz des Housing First (HF)**. Sogenannte HF-Programme wurden insbesondere für wohnungslose Menschen entwickelt, richten sich aber auch an Menschen in inadäquater Wohnsituation. Oberste Priorität hat dabei das Finden geeigneten Wohnraums unabhängig von Begleitproblemen; im weiteren Verlauf wird der Fokus auf erforderliche therapeutische Begleitung und andere Bedarfe erweitert [28]. HF ist damit entsprechend der Einteilung nach Leff (2009) eine Form von Permanent Supported Housing (◘ Tab. 10.11). Prinzipien von HF sind der unmittelbare (bedingungslose) Zugang zum Wohnen, das Ermöglichen von Wahl- und Entscheidungsfreiheiten der

Tab. 10.14 The At Home/Chez Soi Study und The Vancouver At Home Study

Teilnehmergruppen	Teilnehmer mit hohen Bedarfen (N = 1326) z. B. aktuelle manische oder psychotische Erkrankung, Abhängigkeitserkrankung, zurückliegende stationäre Behandlungen	Teilnehmer mit moderaten Bedarfen (N = 822) alle anderen psychischen Erkrankungen
Interventionsarm 1 (N = 1158)	**Housing First + Assertive Community Treatment (ACT) (N = 755)** Auswahl einer von 3 angebotenen Mietwohnungen des freien Wohnungsmarktes und Behandlung durch aufsuchendes multidisziplinäres Team (Fallzahlhöhe 1:10)	**Housing First + Intensive Case Management (ICM) (N = 403)** Auswahl einer von 3 angebotenen Mietwohnungen des freien Wohnungsmarktes und Versorgungskoordination vorhandener gemeindepsychiatrischer Angebote (Fallzahlhöhe 1:17)
Kontrollintervention (N = 990)	**Treatment as Usual (N = 571)** Zufluchtsorte für wohnungslose Menschen, leer stehende Häuser, gemeindenahe Services	**Treatment as Usual (N = 419)**
Interventionsarm 2 der Vancouver At Home Study	**Betreutes Gemeinschaftswohnen (N = 107)** eigener Wohnraum inkl. Bad in einer Einrichtung mit 100 Plätzen inkl. 3 Mahlzeiten/Tag und Behandlungs- und Versorgungsangebote in der Einrichtung	

Nutzer, die Recovery-Orientierung, die an den individuellen Bedarfen ausgerichtete Unterstützung sowie die unmittelbare Integration ins soziale Umfeld und Gemeindewesen [484]. Die Effektivität von HF wurde im Rahmen der *At Home/Chez Soi Study*, einer großen kanadischen Multicenterstudie (Vancouver, Winnipeg, Toronto, Montreal, Moncton) untersucht. 2148 wohnungslose psychisch kranke Menschen wurden über 2 Jahre begleitet [484]. Unterschieden wurde zwischen Teilnehmern mit hohen und moderaten Bedarfen (**Tab. 10.14**). Die Studie stellt aufgrund ihrer Größe eine wichtige Untersuchung dar und fällt wegen der besonderen Anstrengungen, die Kontakte zu den Studienteilnehmern aufrechtzuerhalten, weiterhin durch die niedrige Abbruchrate von 14 Prozent auf. Diese lag höher unter der Bedingung der Kontrollinter-

vention (21 Prozent vs. 8 Prozent) [485]. In Vancouver, einem der fünf Studienstandorte der *At Home/Chez Soi Study*, wurde zusätzlich ein weiterer Studienarm (betreutes Gemeinschaftswohnen) eingeführt (*The Vancouver At Home Study*).

Housing First (HF) zeigte sich gegenüber der Kontrollintervention über alle Standorte hinweg hinsichtlich der **Reduktion von Wohnungslosigkeit** überlegener (**Tab. 10.15**). Während des 2-jährigen Beobachtungszeitraumes verbrachten die Studienteilnehmer von HF 73 Prozent der Zeit in stabilen Wohnverhältnissen gegenüber 32 Prozent der Zeit in der Kontrollgruppe. Im letzten 6-monatigen Beobachtungszeitraum lebten 62 Prozent der HF-Teilnehmer ununterbrochen in stabilen Wohnverhältnissen; in der Kontrollgruppe waren es lediglich 31 Pro-

□ Tab. 10.15 Effekte von Wohninterventionen aus randomisierten kontrollierten Studien

Studie	St. Francis Residence	Boston McKinney Project	San Diego McKinney Project	Pathways to Housing/HF	DC Parallel Housing Program	The At Home/Chez Soi Study	Douglas House
Publikationen	[505]	[499, 502, 503, 506–508]	[498, 509, 510]	[496, 497, 500, 501, 511, 512]	[482]	[485–491, 494, 495, 513, 514]	[515]
Anzahl Studienteilnehmer (N) Beschreibung der Stichprobe	N = 49 Wohnungslose Menschen in stationärer Behandlung	N = 112 Wohnungslose schwer psychisch kranke Menschen	N = 361 Wohnungslose schwer psychisch kranke Menschen	N = 225 Wohnungslose psychisch kranke Menschen aus psychiatrischer Klinik oder von der Straße	N = 121 Schwer psychisch kranke Menschen mit hohem Risiko zur Wohnungslosigkeit	N = 2148 Wohnungslose psychisch kranke Menschen mit moderaten und hohen Bedarfen	N = 22 Schwer psychisch kranke Menschen in stationärer Behandlung
Intervention und Kontrollintervention	**Supportive Housing** vs. ambulante Standardbehandlung nach Entlassung	**Unabhängiges Einzelwohnen + CM** vs. betreutes Gruppenwohnen[1] + CM	**Supported Housing + CM** vs. nicht-zertifiziertes Wohnen + CM	**Housing First + ACT** vs. Continuum of Care	**Integrated Housing** vs. Parallel Housing	**Housing First + ICM bzw. ACT** vs. TAU	**Gruppenwohnen mit 24-stündiger Betreuung** vs. Betreuung in Klinik
Beobachtungszeitraum	12 Monate	18 Monate	24 Monate	24 Monate	18 Monate	24 Monate	24 Monate
Wohnassoziierte Merkmale							
↑ Wohnstabilität	++	~ (zum letzten Messzeitpunkt)	++	++ (HF)	++ (IH)	++	

↓ Wohnungslosigkeit	++	– (mehr wohnungslose Nächte für Subgruppe[2] im EW)	++	++ (HF)	++ (IH)	++	
↑ Wohnzufriedenheit	++	++			~	++	
Management der Wohnsituation							~
Behandlungs- und krankheitsassoziierte Merkmale							
↓ Stationäre Aufenthalte/ Aufenthaltstage	++	~		++ (HF)		++/~	
↓ Ambulante Krisenbehandlung		~					
↓ Case Management (in Stunden)		~					
Nutzung spezifischer Behandlungen (Substanzkonsum)				++ (Housing Continuum)			
↓ Psychopathologische Symptomatik	~			~	++ (IH)	~	
↑ Neuropsychologische Funktionen		~					
↑ Exekutive Funktion		– (EW)					
↓ Alkohol- bzw. Drogenkonsum				~	~	~/++[3]	
↑ Körperliche und psychische Gesundheit						~	

(Fortsetzung)

Tab. 10.15 (Fortsetzung)

Studie	St. Francis Residence	Boston McKinney Project	San Diego McKinney Project	Pathways to Housing/HF	DC Parallel Housing Program	The At Home/Chez Soi Study	Douglas House
Lebensqualität und Inklusion							
↑ Lebensqualität/Lebenszufriedenheit		~			++ (v. a. für Männer)	++ (Freizeit, Wohnsituation, Familie, Sicherheit) ~ (Gesundheit)	
↑ Psychosoziale Funktionen						++	
↑ Erlebte Wahlfreiheit				++ (HF)			
↑ Gemeindeintegration				++ (HF)		++ (psychische Integration)	
↓ Kriminalität						++ (HF)	
Kosteneffektivität							
↑ Kosteneffektivität		– (höhere Wohnkosten im GW) ~ (Behandlungskosten)		++ (HF)			

Erläuterungen: ++ signifikanter Vorteil in Experimentalgruppe gegenüber der Kontrollgruppe, ~ Ergebnisse vergleichbar in beiden Gruppen, – Nachteil in Experimentalgruppe gegenüber Kontrollgruppe, ↓ Reduktion, ↑ Erhöhung, EW Einzelwohnen, GW Gruppenwohnen, HF Housing First, IH Integrated Housing, CM Case Management, ACT Assertive Community Treatment, TAU Herkömmliche Behandlung, [1]ECH-Modell (Evolving Consumer Household) bietet permanentes beschütztes Wohnen ohne die Bedingung von Behandlungscompliance in kleinen Gruppen von 6–10 Personen, [2]Unterschied für Subgruppe in Abhängigkeit ethnischer Herkunft, [3]bei Substichprobe N = 378 (Standort Toronto)

zent. Vergleichbare Ergebnisse fanden sich unter den Bedingungen für Teilnehmer mit hohen und moderaten Bedarfen [484]. Als stabile Wohnsituation galt Wohnen im eigenen Wohnraum, in eigener Wohnung oder eigenem Haus oder mit Angehörigen, über einen Mindestzeitraum von 6 Monaten und gültigem Vertrag. HF-Teilnehmer mit hohen Bedarfen und der Begleitung durch Assertive Community Treatment (ACT) schätzten ihre Wohnqualität gegenüber den Teilnehmern mit hohen Bedarfen in herkömmlicher Behandlung (TAU) signifikant besser ein [486] **(Evidenzebene Ia)**.

Hinsichtlich **anderer Zielgrößen** erwiesen sich die Befunde über die einzelnen Standorte hinweg weniger homogen. Bezogen auf die gesundheitsbezogene Lebensqualität zeigte sich keine signifikante Veränderung im 2-Jahres-Verlauf zwischen den beiden Gruppen; allerdings gab es Unterschiede in anderen Bereichen der Lebensqualität (Freizeit, Lebenssituation, Sicherheit, Familie) zugunsten der Gruppe in HF [487, 488]. Möglicherweise verlieren anfängliche Effekte auf die Lebensqualität im Verlauf an Stärke [486], was am ehesten mit Adaptationseffekten erklärbar ist. Andere Outcomes schienen in dieser Auswertung über vier Standorte nicht beeinflusst (z. B. psychopathologische Symptomatik, Recovery, Gemeindeintegration, Substanzmissbrauch) [487]. Allerdings zeigten sich an einzelnen Standorten Vorteile durch HF hinsichtlich psychosozialer Funktionen [489] sowie eines problematischen Alkoholkonsums, nicht aber des Konsums illegaler Drogen [489, 490]. Offenbar können Menschen mit psychischer Erkrankung unter HF unabhängig von einer zusätzlichen Abhängigkeitsproblematik eine vergleichbare Wohnstabilität erreichen. Die Intervention selbst (HF vs. TAU) war die einzige Variable mit einem signifikanten Effekt auf die Wohnstabilität [491]. Weniger Nutzer in HF wurden im 2-Jahreszeitraum stationär wiederaufgenommen; die Anzahl der Tage in stationärer Behandlung blieb allerdings unbeeinflusst, ebenso die Inanspruchnahme ambulanter Notfallbehand-

lungen [489]. Hinsichtlich der Gemeindeintegration[3] berichteten lediglich die Teilnehmer mit moderaten Bedarfen (HF plus Intensive Case Management, ICM) eine bessere „psychologische Integration" (z. B. Teilnehmer fühlen sich hier zu Hause). Für die „physische Integration" (z. B. Nachbarschaftskontakte) blieb ein Effekt aus; allerdings beziehen sich die Befunde auf einen kurzen Beobachtungszeitraum von 12 Monaten [486, 493] **(Evidenzebene Ib)**.

In Vancouver wurde für die Teilnehmergruppe mit hohen Bedarfen (N = 297) der Effekt von HF auf die Kriminalität untersucht. Ausgehend von einer hohen Rate an rechtswidrigem Verhalten (67 Prozent der Teilnehmer; im Durchschnitt 8 Vergehen pro Teilnehmer in den letzten 10 Jahren) im Vorfeld der Intervention führte HF und die Begleitung durch ein ACT-Team zu einer deutlichen Reduktion von Strafurteilen gegenüber TAU; in der Gruppe des betreuten Gemeinschaftswohnens zeigte sich ein geringer, aber ebenfalls signifikanter Effekt gegenüber TAU [494]. Es zeigte sich kein Effekt auf BMI und Hüftumfang durch HF [495] **(Evidenzebene Ib)**.

Auch in 3 weiteren Studien wurde der Ansatz von **Housing First** (HF) untersucht; allerdings zeigen sich hier Unterschiede in der Ausgestaltung der konkreten Bedingungen

---

3   Eine Erfolgsmessung kann mit Hilfe des Konzepts der Community Integration (CI) erfolgen. CI stand zunächst für die physische Präsenz in der Gemeinde und wurde durch das soziale Engagement und die Inanspruchnahme gemeindenaher Ressourcen operationalisiert [492]. In jüngerer Zeit wird ein multidimensionaler Ansatz verfolgt, nach dem eine Integration in die Gemeinde auf drei Ebenen erfolgt: der physischen, der sozialen und der psychologischen. Die gelungene soziale Integration zeigt sich durch ein Engagement in sozialen Beziehungen und der Ausbildung sozialer Netzwerke. Auf psychologischer Ebene soll ein Gefühl des „Dazugehörens" erreicht werden (Sense of Community); hier spielt die eigene Wahrnehmung hinsichtlich emotionaler Sicherheit, Vertrauen und Gegenseitigkeit eine Rolle (vgl. [493]).

[496–499] (◘ Tab. 10.15). Auch hier verweisen die Ergebnisse mehrheitlich auf eine größere Wohnstabilität sowie weniger Wohnungslosigkeit [498, 500, 501]; die erlebten Wahl- und Entscheidungsmöglichkeiten waren hier größer im Vergleich zur Standardbehandlung [500, 501]. Gulcur et al. [497] führen an, dass die erlebten Wahl- und Entscheidungsmöglichkeiten der Nutzer sowie das unabhängige Einzelwohnen bedeutende Prädiktoren für die soziale und psychologische Gemeindeintegration sind. Hinsichtlich anderer Outcomes bleiben die Befunde weitestgehend inkonsistent (◘ Tab. 10.15). Obwohl unter der Bedingung Residential Continuum die Inanspruchnahme spezieller Behandlungsansätze zur Reduktion von Substanzmissbrauch höher war, blieben die Angaben zum Konsum im Studienverlauf unter beiden Bedingungen vergleichbar [500]. Im *Boston McKinney Projekt* hatten die unterschiedlichen Wohnformen keinen Einfluss auf die Wohnstabilität am Ende des 18-monatigen Beobachtungszeitraumes, diese blieb unter beiden Bedingungen vergleichbar; ebenso die Nutzung von Behandlungsangeboten (stationäre Behandlung, ambulante Krisenbehandlung) [499]. Bewohner in Einzelapartments waren hinsichtlich ihrer Wohnsituation zufriedener; hinsichtlich der Lebenszufriedenheit schien die Intervention keinen Einfluss zu haben [502]. Seidman et al. [503] führten eine umfangreiche neuropsychologische Testung der Teilnehmer durch und kamen zu dem Ergebnis, dass sich eine stabile Wohnsituation für schwer psychisch kranke wohnungslose Menschen positiv auf neuropsychologische Funktionen auswirkt. Allerdings fanden sie auch signifikant negative Ergebnisse im Bereich exekutiver Funktionen unter der Bedingung unabhängigen Wohnens in Einzelapartments gegenüber einer nichtsignifikanten Verbesserung exekutiver Funktionen unter der Bedingung betreuten Gemeinschaftswohnens. Die Autoren erklären diesen Befund am ehesten mit einem Verlust an sozialer Struktur und Interaktion unter den Studienteilnehmern im Einzelwohnen. Da alle Studienteilnehmer aus Obdachlosenunterkünften rekrutiert wurden, wird angenommen, dass die Veränderungen hinsichtlich dieser Aspekte für die Teilnehmer im betreuten Gruppenwohnen weniger gravierend waren [503]. Allerdings gilt dieser Befund für eine umschriebene Substichprobe und wird möglicherweise von zusätzlichem Substanzmissbrauch beeinflusst [504] **(Evidenzebene Ib)**.

McHugo et al. [482] verglichen die Effekte eines integrierten Ansatzes, bei dem Wohnen und gemeindenahe psychiatrische Behandlung (ICM) aus einer Hand koordiniert wurden, mit einem parallelen Versorgungsansatz, bei dem die Versorgung der Programmteilnehmer durch ortsansässige ACT-Teams und die Anmietung von Wohnraum über Vermieter von öffentlichem Wohnraum erfolgte. Nach 18 Monaten zeigte sich, dass in beiden Programmen die Wohnungslosigkeit verringert und die Wohnstabilität erhöht werden konnte; allerdings waren die Effekte im integrierten Ansatz größer (85.5 Prozent vs. 68.1 Prozent Teilnehmer in stabilen Verhältnissen). Damit existiert auch eine Studie, aus der eine gewisse Überlegenheit des integrierten Ansatzes hervorgeht, der laut Autoren Aspekte des Residential-Continuum-Modells enthält. Insbesondere Männer schienen von diesem integrierten Angebot zu profitieren. Frauen gaben unter der Bedingung Parallel Housing eine größere Lebenszufriedenheit bei stabilerer Wohnsituation an, die mit der Zufriedenheit unter der integrierten Wohnintervention (bei allen Nutzern) vergleichbar war. Die Autoren räumen ein, dass die Versorgung durch die ACT-Teams im Gegensatz zur Integrated-Housing-Intervention neu etabliert wurde und dass möglicherweise dadurch Effekte durch Parallel Housing schwächer waren. Grundsätzlich seien Vermieter von privatem Wohnraum bemüht, „unproblematische" Mietverhältnisse anzustreben. Entscheidend sei eine enge Kooperation zwischen Anbietern von Wohnraum bzw. Wohnhilfen und psychiatrisch-psychosozialen Diensten [482] **(Evidenzebene Ib)**.

Lipton et al. [505] zeigen Ergebnisse einer explorativen Studie auf, in denen wohnungslose schwer psychisch kranke Menschen nach einer stationären Behandlung eine Wohnintervention oder eine herkömmliche Behandlung in der Gemeinde, ein Großteil verblieb dabei in Obdachlosenunterkünften, erhielten. Die Intervention sah das unterstützte Wohnen in einer kleinen separaten Wohneinheit, die den Programmteilnehmern zugewiesen wurde, plus CM sowie koordinierende und andere Hilfen (*St. Francis Residence,* New York) vor. Wohnstabilität und die Zufriedenheit mit dieser Situation waren in der Experimentalgruppe größer [505] **(Evidenzebene Ib)**.

In einer älteren Studie wurde die Effektivität einer **24-stündigen Betreuung in einem kleinen Wohnheim** gegenüber der routinemäßigen stationären Behandlung untersucht (■ Tab. 10.15). Die Wohnheimintervention, verbunden mit dem Ziel, die Selbstversorgung der Bewohner stärker zu fördern, zeigte keinerlei signifikante Gruppenunterschiede, wenngleich die Autoren auf eine verbesserte soziale Integration und Selbstversorgung der Nutzer der Interventionsgruppe verweisen [515] **(Evidenzebene Ib)**.

■ Kurzzeitinterventionen

Die systematische Suche verwies auch auf eine Reihe von Publikationen, in denen die Effektivität einer **Critical-Time-Intervention (CTI)** untersucht wurde. Bei Mueser (2011) werden diese unter Wohninterventionen subsumiert [28], weshalb diese, einschließlich die Befunde dazu, hier kurz skizziert werden sollen. An anderer Stelle werden sie als eine Form von CM definiert [516]. CTI zielt durch eine zeitlich befristete, intensive, teambasierte CM-Intervention nach Entlassung aus stationärer Behandlung auf eine adäquate Wohnsituation für initial wohnungslose Menschen. Nach 9 Monaten soll die Begleitung durch herkömmliche Dienste erfolgen. Zentral hierfür erscheint sowohl die Etablierung von tragfähigen Beziehungen der Nutzer zu Behandlern, Serviceleistern, Familie und Freunden als auch die Gewährleistung von emotionaler und praktischer Unterstützung in dieser kritischen Phase [517].

CTI verläuft typischerweise in 3 Phasen: (1) Gestaltung des Übergangs stationäres/ambulantes Setting, (2) Erprobung des installierten Unterstützungssystems aus Phase 1 und (3) endgültiger Transfer zu den gemeindenahen Unterstützungsmöglichkeiten. In einer RCT aus den USA wurden 150 wohnungslose, schwer psychisch kranke Menschen zufällig einer solchen Intervention oder einem herkömmlichen Entlassmanagement zugeordnet. Am Ende zeigte sich für die Interventionsgruppe eine signifikante Reduktion sowohl hinsichtlich erlebter Phasen von Wohnungslosigkeit als auch der Anzahl der Nächte in Wohnungslosigkeit. Moderierend wirkte sich die Kontaktgestaltung durch den Case Manager vor der Entlassung aus [517]. Durch CTI ließ sich auch das Risiko stationärer Wideraufnahmen deutlich senken [518] und gleichzeitig der wahrgenommene Zugang zu Behandlern und Versorgungsleistern verbessern [519]. Positiv moderierend wirkte sich dabei eine größere Kontaktdichte zu Familienangehörigen und eine daraus resultierende größere Zufriedenheit im Bereich familiärer Beziehungen aus [520]. Eine vergleichbare Intervention in New York City führte ebenfalls zu einer deutlichen Reduktion wohnungsloser Nächte gegenüber herkömmlicher Versorgung. Der Effekt blieb weitere 9 Monate über die Intervention hinaus bestehen bzw. verstärkte sich noch [521]. Zudem ließ sich die Negativsymptomatik signifikant senken [522]. Die Intervention wurde hier als kosteneffektiv eingeschätzt [523] **(Evidenzebene Ib)**.

■ Krankheitsmanagement und Recovery im ambulant betreuten Wohnen

Levitt et al. [185] konnten in einer RCT die Effekte eines zusätzlichen **Illness Management and Recovery Programms** für schwer psychisch kranke Menschen in ambulant betreuten Wohnformen nachweisen [185]. Im

Rahmen des sechsmonatigen Programms wurde Wissen zu schweren psychischen Erkrankungen, zu Behandlungsansätzen, Recoverystrategien, zum Umgang mit Medikation und Suchtmitteln, zum Rückfall- und Stressmanagement sowie zum Aufbau eines sozialen Netzes vermittelt. Gegenüber der Wartegruppe (N = 50) zeigten sich signifikante Effekte in den Bereichen Krankheitsmanagement, psychosoziale Funktionen sowie psychopathologische Symptomatik; insbesondere auf der Skala Depression und Angst. Keine statistisch bedeutsamen Unterschiede wurden hinsichtlich Substanzmissbrauch und Arbeit evident **(Evidenzebene Ib)**.

10.3.3 Kosteneffektivität

Wenngleich Ly et al. [477] in ihrer Übersicht Menschen mit psychischen und körperlichen Erkrankungen gleichermaßen einschließen, so leiten sie ab, dass Housing First (HF) mit einem möglichen Kostenausgleich durch sinkende Kosten in den Bereichen Obdachlosenunterkünfte und Notfallbehandlungen verbunden ist [477]. Gulcur et al. [496] verweisen auf einen Vorteil durch HF. Im *Boston McKinney Projekt* sind die Kosten im Gruppenwohnen gegenüber dem Einzelwohnen höher; die Behandlungskosten vergleichbar [506].

10.3.4 Von der Evidenz zur Empfehlung

- **Zusammenfassende Bewertung**

Fast alle in dieser Übersicht identifizierten RCTs zu Wohninterventionen sind heterogen und beforschen die Wirksamkeit sehr verschiedener Interventionen bei wohnungslosen Menschen. Damit konzentrieren sich diese Studien, die einem RCT-Design folgen, auf eine überaus wichtige und bedürftige, gleichwohl begrenzte Gruppe von Personen und untersuchen heterogene Interventionen. Die RCTs verweisen auf eine deutliche Reduktion von Wohnungslosigkeit. Vergleichbar schwächere Effekte bzw. inhomogene Befunde in anderen sekundären Zielparametern resultieren möglicherweise daraus, dass diese sensitiver auf sonstige Begleitumstände reagieren [459]. Effekte auf die psychopathologische Symptomatik und Lebensqualität lassen sich nicht sicher ableiten. Allerdings deutet sich ein Effekt durch Ansätze nach den Prinzipien von Supported Housing gegenüber herkömmlicher Begleitung hinsichtlich reduzierter stationärer Behandlungsinanspruchnahme an [496]. Evidenz aus der *At Home/Chez Soi Study* liegt zudem für die Verbesserung psychosozialer Funktionen und eine Reduktion von Straffälligkeitsereignissen vor [489, 494]. Daten aus gesundheitsökonomischer Perspektive sind äußerst rar; vorläufige Ergebnisse verweisen auf mögliche positive Effekte durch HF. Insbesondere in der Gruppe der Nutzer mit den höchsten Bedarfen kann HF zu relevanten Einsparungen an medizinischen Versorgungsleistungen führen [524] **(Evidenzebene Ia-Ib)**.

Bereits eine zeitlich befristete, intensive, teambasierte und wohnraumorientierte Intervention für wohnungslose Menschen nach Entlassung aus einer Klinik (Critical-Time-Intervention) führt zu positiven Effekten auf die Wohnstabilität **(Evidenzebene Ib)**.

Auch wenn davon auszugehen ist, dass die einzelnen Wohnformen verschiedene Effekte auf verschiedene Outcomes haben, sind derzeit aufgrund der hohen Variabilität innerhalb der Wohninterventionen kaum zuverlässige Aussagen zu den Effekten zwischen verschiedenen Wohninterventionen ableitbar.

Eine nach Abschluss der Recherche erschienene Publikation zielte auf die Untersuchung der Effektivität von Ansätzen des Independent Housing and Support unter Berücksichtigung von RCTs und Nicht-RCTs bei Menschen mit schweren psychischen Erkrankungen. Die Befunde sind vergleichbar [525].

Durch spezielle Recovery-orientierte Programme in ambulant betreuten Wohneinrichtungen können positive Effekte in den Bereichen Krankheitsmanagement, psychosoziale Funktionen sowie psychopathologische Symptomatik erreicht werden **(Evidenzebene Ib)**.

- **Zusätzliche zu berücksichtigende Aspekte**

Erfahrungen und Präferenzen der Nutzer

Eine Metasynthese qualitativer Arbeiten zu den **Erfahrungen** schwer psychisch kranker Menschen **mit unterstützten Wohnangeboten** verweist auf die große Bedeutung von Autonomie, erfahrenem Respekt und Wahlmöglichkeiten. Die Mehrzahl der Studien basierte dabei auf der Erhebung in Settings, die nach den Prinzipien des Supported Housing bzw. von Housing First ausgerichtet sind. Gleichzeitig formulieren die Bewohner zahlreiche Bedarfe (z. B. Informationsbedarfe, Beziehungen, Fertigkeiten, Interessen und Alltagsaktivitäten, Integration in die Gemeinde, die eigene Identität betreffend, Unterstützung in Krisen), die es in deren Begleitung flexibel und individuell ausgerichtet zu berücksichtigen gilt. Dem professionellen Team, dessen Haltungen und der Beziehungsgestaltung kommt dabei in der Wahrnehmung der Befragten eine enorme Bedeutung zu [526].

Eine Metaanalyse auf der Basis von acht Studien (N = 3134 Nutzer) hinsichtlich der **Präferenzen im Bereich Wohnen** verweist darauf, dass ein Großteil der psychisch kranken Menschen unabhängiges Wohnen (allein, mit Familienangehörigen oder mit selbst gewählten anderen Personen) bevorzugen würde. Die Proportion der Befürworter für unabhängiges Wohnen unterschied sich dabei unwesentlich zwischen den psychisch kranken Menschen in und ohne Wohnungslosigkeit. Die Autoren gehen davon aus, dass der Großteil der Befragten schwer und chronisch psychisch erkrankt ist. Das bedeutet gleichzeitig, dass ca. jeder fünfte der Betroffenen bevorzugt in einem stärker strukturierten und supervidierten Setting wohnen möchte [527]. Voraussetzung für viele der Betroffenen ist eine adäquate Unterstützung vor Ort. Interessanterweise wurde in Studien eine deutliche Diskrepanz zwischen den Präferenzen der Betroffenen und der Einschätzung professioneller Unterstützer deutlich [528].

Anwendbarkeit und Erfahrungen in Deutschland

Eine aktuelle systematische Bestandsaufnahme deutschsprachiger empirischer Arbeiten zur **Wirksamkeit von ambulant betreutem Wohnen für psychisch erkrankte Menschen** im Erwachsenenalter lieferte Walther [529]. Definiert wurde ambulant betreutes Wohnen dabei als „jede Form der aufsuchenden psychosozialen Begleitung, die die Beibehaltung der selbstständigen Haushaltsführung sicherstellt". Um diese Wirksamkeits- von Enthospitalisierungsstudien abzugrenzen, wurden Arbeiten ab 2004 berücksichtigt. Die Suche erfolgte in einschlägigen Hand-, Fach- und Lehrbüchern sowie verschiedenen relevanten Datenbanken; Fachverbände wurden angefragt. Identifiziert wurden 4 Beobachtungsstudien mit sehr kleinen Stichprobenumfängen (jeweils N = 14–20) und großer Heterogenität, deren Ergebnisse kaum generalisierbar sind. Zudem waren die Untersucher nicht unabhängig. Die Ergebnisse geben Hinweise auf Verbesserungen in den Bereichen stationärer Behandlungsbedürftigkeit, psychische Gesundheit, soziale Funktionen, selbstbestimmte Lebensführung, Tagesstruktur und Lebensqualität. Keine positiven Veränderungen schien es in den Bereichen selbstständiger Umgang mit Medikation sowie Kontakte zu Menschen ohne Beeinträchtigungen zu geben; der Aufgabenumfang für gesetzliche Betreuer nahm zu [529].

Hintergrundinformation

Quadflieg und Fichtner [530] evaluierten in einer Kohortenstudie in München die Auswirkungen einer **Zuweisung von Wohnraum an wohnungslose Menschen mit hoher Prävalenz an psychischen Erkrankungen** (Psychosen: 2 Prozent, affektive Störungen: 31 Prozent, Angststörungen: 26 Prozent, jegliche Achse-I-Störung: 81 Prozent, substanzbezogene Störungen: 70 Prozent) [530]. Von den 109 Männern und 20 Frauen konnten insgesamt 94 Personen nach 12 und 36 Monaten erneut befragt werden. Als mögliche Unterkünfte wurden längerfristig verfügbare Zimmer in Obdachlosenheimen

(75 Personen), therapeutische Wohngemeinschaften (6 Personen) oder Sozialwohnungen (13 Personen) zur Verfügung gestellt. Die Betreuungsintensität war gering bis moderat. Nach 3 Jahren hatten 85 Personen (90 Prozent) die Wohnsituation beibehalten oder verbessert. Lediglich 8 Personen (8 Prozent) lebten wieder unter ähnlichen Bedingungen wie vor Beginn der Studie. Als Risikofaktoren für eine neuerliche Verschlechterung der Wohnsituation wurden v. a. starker Alkoholkonsum und hohe Psychopathologie ermittelt. Effekte auf Psychopathologie und psychosoziales Funktionsniveau waren kaum nachweisbar. Allerdings wurde auch keine spezielle Behandlung der psychischen Erkrankungen angeboten. Mit der Zuweisung von Wohnraum endete auch zumeist die professionelle Unterstützung und Beratung durch die Sozialarbeiter.

MOTIWOHN gleicht einem sekundärpräventiven Ansatz und zielt über die Vernetzung von sozialen Hilfen und gemeindepsychiatrischen Einrichtungen auf eine Verbesserung der psychiatrischen Versorgung von Risikopersonen (Gefahr von Wohnungslosigkeit) mit unbehandelten psychischen Erkrankungen sowie akuten sozialen und ökonomischen Notlagen [531]. Durchgeführt wurde die Studie in Mannheim und Freiburg. Rekrutiert wurden die Teilnehmer über Ämter für Wohnraumsicherung bzw. -versorgung, Jobcenter, soziale Wohnbaugesellschaften und andere Hilfeeinrichtungen. Mit Hilfe der sog. Motivierenden Gesprächsführung wurde im Rahmen eines Case-Management-Ansatzes versucht, eine Motivation bei den Betroffenen für anschließende Kontakte/Behandlungen im gemeindepsychiatrischen Setting zu erreichen. Der Ansatz erwies sich als praktikabel. Knapp die Hälfte der in den Ämtern und sozialen Diensten identifizierten Personen ließ sich zunächst auf die Intervention ein. Davon beendeten 55 Prozent die Studie; von denen 41 Prozent in eine psychiatrische Behandlung übergeleitet werden konnten.

Eine spezielle Untersuchung zum **betreuten Wohnen** erfolgte auf Grundlage erhobener Daten im Rahmen der Basisdokumentation über die **Nachsorge forensischer Klienten** des ZfP Weissenau, die in ein ausgebautes Netz an gemeindepsychiatrischen Angeboten der Gemeindepsychiatrischen Verbünde (GPV) des Landkreises Ravensburg und des Bodenseekreises entlassen worden waren. Es handelte sich um 107 Personen mit langjähriger Erkrankungsdauer, die im Jahr 2008 in verschiedenen Einrichtungen des betreuten Wohnens Leistungen erhielten [532]. Die langfristige Enthospitalisierung kann hier auch bei einer Klientel, die eindeutig als „difficult to place" bezeichnet werden kann, erfolgreich realisiert werden. Die meisten der Betroffenen können durch betreute Wohneinheiten versorgt werden, in denen die Betreuung durch Hausbesuche und eine Rufbereitschaft erfolgt. Die notwendige Sicherheit im Übergang vom Maßregelvollzug in die Gesellschaft resultiert hier nicht aus einer lückenlosen Überwachung, sondern offensichtlich aus der Unterstützung bei der Bewältigung des Alltags. Das Aggressionsrisiko der ehemaligen forensischen Klienten ist vergleichsweise hoch, der Aggressionsverlauf mit einer kontinuierlichen Abnahme tätlicher Fremdaggression und einer Zunahme verbaler Aggression zeigt jedoch eine – erwünschte – Verschiebung aus dem tätlichen in den verbalen Bereich. Der Rückgang aggressiver Handlungen nach fünf Jahren geht über einen reinen Alterungseffekt hinaus. Erhebliche strafrechtlich relevante Handlungen, die eine erneute Verurteilung oder eine erneute Unterbringung gemäß § 63 StGB zur Folge hatten, sind für die durch den GPV betreuten ehemaligen forensischen Klienten nicht bekannt geworden.

In einer weiteren Arbeit wurden **Angebote des stationär und ambulant betreuten Wohnens** in den Wohnverbünden des Landschaftsverbandes Westfalen-Lippe hinsichtlich ihres Einflusses auf die **Lebensqualität** von schwer psychisch kranken Menschen evaluiert [533]. Befragt wurden 941 Nutzer aus verschiedenen Wohnformen (stationäre geschlossene Wohngruppen mit überwiegend Einzelzimmern, stationäre offene Wohngruppen mit mehr als 10 Plätzen, stationäres Einzelwohnen, ambulant betreutes Wohnen und Familienpflege), wobei der Unterschied zwischen den Gruppen insbesondere in der Betreuungsintensität lag. Darüber hinaus wurden verschiedene Daten von 1486 Bewohnern über die Betreuer erhoben. Der Autor verweist darauf, dass auch intelligenzgeminderte Personen befragt wurden. Bei den Klienten der Wohnverbünde handelt es sich um eine chronisch kranke und behinderte Population mit einer langen Krankheits- und Behinderungsbiografie. Die meisten Nutzer waren männlich und im Durchschnitt 48 Jahre alt. Klienten des ambulant betreuten Wohnens weisen deutlich günstigere biografische und aktuelle psychosoziale Merkmale (z. B. Bildung, Familienstand, gesetzliche Betreuung, soziale Integration, psychosoziales Funktionsniveau) auf als die Klienten im stationären Bereich. Allerdings steigt der Anteil der Bewohner mit einer psychischen oder suchtbezogenen Behinderung mit der Öffnung des Betreuungsverhältnisses, ebenso die psychiatrisch stationäre Behandlungsrate vor der Erhebung. Hinsichtlich Tagesstruktur und beruflicher Integration wird deutlich, dass dies v. a. unter beschützten Bedingungen gelingt. Lediglich 1 Prozent der Bewohner ist auf dem allgemeinen Arbeitsmarkt beschäftigt; die Mehrheit jedoch in den Werkstätten für behinderte Menschen, sowie in Tagesstätten und Tagesförderstätten. Die vorgegebene Tagstruktur nimmt deshalb mit zunehmender Öffnung ab. Die subjektive Lebensqualität der Bewohner in den verschiedenen Settings unterscheidet sich nicht signifikant, gleichwohl zeigen sich tendenziell die größte Unzufriedenheit unter der Bedingung des stationär geschlossen-geschützten Wohnens und die größte Zufriedenheit im Familienwohnen. Der Autor führt die geringen Unterschiede auf das Adaptationsphänomen zurück, das im Bereich der Lebensqualitätsforschung bei chronisch psychisch (und physisch) kranken Menschen bekannt ist. Für 80 Prozent der Bewohner sahen die Betreuer zum Zeitpunkt der Erhebung keine weitere Verselbstständigungsperspektive. Als Prädiktoren wurden der Schweregrad der psychosozialen Behinderung, die Aufenthaltsdauer in der Wohnform, das Alter sowie die Pflegebedürftigkeit herausgestellt [533].

Hingewiesen werden soll an dieser Stelle auf das **betreute Wohnen in Gastfamilien**. Hier können auch schwer und chronisch psychisch kranke Menschen die Vorzüge einer familiären und natürlichen Wohnumgebung erleben [534]. Hinsichtlich der gesellschaftlichen Inklusion von Menschen mit Behinderung bietet das betreute Wohnen in Familien ein „Alleinstellungsmerkmal", die mögliche Integration in das Gemeindewesen ist hier sehr groß [465]. Die Verteilung dieses Angebotes über das gesamte Bundesgebiet ist allerdings recht unterschiedlich und steht nur in einigen wenigen Bundesländern als Regelangebot zur Verfügung [465, 534]. Ende 2013 wurden in Deutschland 2386 chronisch psychisch erkrankte Menschen in Gastfamilien betreut (vgl. [465]). Erfahrungen mit der Familienpflege sind überwiegend positiv und stützen den Ansatz. Entscheidend ist auch hierbei die psychiatrische und psychosoziale Begleitung der Familien und Betroffenen im Alltag, möglichst durch ein multiprofessionelles Team. Verlaufsbeobachtungen verweisen auf positive Effekte hinsichtlich der psychopathologischen Symptomatik, der stationären Behandlungsnotwendigkeit, der Zufriedenheit, der sozialen Integration und der täglichen Aktivitäten [534].

■ **Von der Evidenz zur Empfehlung: Berücksichtigung der GRADE-Kriterien**

Kriterien	Einschätzung
Qualität der Evidenz	Zur Bewertung wurden ausnahmslos RCTs berücksichtigt. Formal handelt es sich daher um Evidenz auf dem Evidenzebene Ia–Ib. Allerdings ist die Studienqualität mangelhaft und die Studienlage insgesamt heterogen. Es besteht dringender Forschungsbedarf in diesem Bereich.
Unsicherheit über Ausgewogenheit zwischen erwünschten und unerwünschten Effekten	Erwünschte Effekte überwiegen. Es gibt Hinweise aus einer Einzelstudie, dass unabhängiges Wohnen zu einer Verschlechterung von Exekutivfunktionen führen kann. Die Autoren erklären diesen Befund am ehesten mit einem Verlust an sozialer Struktur und Interaktion unter den Studienteilnehmern im Einzelwohnen. Allerdings gilt dieser Befund für eine umschriebene Substichprobe und wird möglicherweise von zusätzlichem Substanzmissbrauch beeinflusst (Evidenzebene Ib).
Unsicherheit/Schwankungen hinsichtlich der Werte und Präferenzen	Es wurde eine größere Abbruchrate unter der Kontrollbedingung (TAU) gegenüber Housing First deutlich (Evidenzebene Ia–Ib). Eine Reihe von Studien belegt eine erhöhte Wohnzufriedenheit durch unabhängige Wohnformen (Evidenzebene Ia–Ib). Die erlebte Wahlfreiheit ist unter Housing First höher (Evidenzebene Ib).
Unsicherheit darüber, ob die Intervention eine sinnvolle Nutzung der Ressourcen darstellt	Effektivitätsstudien in diesem Bereich liegen kaum vor. Es gibt allerdings Hinweise darauf, dass Interventionen im Bereich Wohnen zu einer Reduktion der Inanspruchnahme stationärer Behandlungen, insbesondere bei Hochnutzern führen können.
Breite Anwendbarkeit in Deutschland möglich?	*Versorgungsalltag:* In Deutschland gibt es eine vielseitige betreute Wohnlandschaft für psychisch kranke Menschen, die sich im Wesentlichen in 2 Bereiche einteilen lässt, die des ambulanten und des stationären betreuten Wohnens. Eine weitere und besondere Form stellt das betreute Wohnen in Familien dar. Ein Teil der schwer psychisch kranken Menschen wird zudem in Pflegeheimen betreut. Allerdings wird institutionszentriertes Denken und Handeln im Bereich Wohnen zunehmend durch personenzentrierte Unterstützung abgelöst (vgl. [469, 472]). Unterschiedliche Rahmen- und Finanzierungsbedingungen insbesondere für das ambulant betreute Wohnen in den einzelnen Ländern und unterschiedliche Hilfesysteme stellen eine Herausforderung für Leistungsanbieter und für Leistungsnehmer dar (Teil IV Matrixkapitel). *Evidenz:* Studien mit einem randomisierten kontrollierten Studien (RCTs) aus Deutschland liegen nicht vor.

■ Empfehlungen

Auch wenn sich die Ergebnisse der internationalen Studien nicht unmittelbar auf die Verhältnisse in Deutschland übertragen lassen, weisen die mit den existierenden Studien verbundenen Prinzipien von Wahlfreiheit, Kontinuität, Bedarfsorientierung und Normalität auch vor dem Hintergrund der Forderungen in der geltenden UN-Behindertenrechtskonvention (BRK) auf eine große **Bedeutung für Deutschland** hin. In Artikel 19 der UN-BRK wird das Recht auf eine selbstbestimmte Lebensführung und die Integration in die Gesellschaft betont; eng verbunden sind damit die vergleichbaren Wahlmöglichkeiten, den Lebensort frei zu wählen, die auch anderen Menschen zur Verfügung stehen. Die Präferenzen der Betroffenen werden damit ins Zentrum der Bemühungen gerückt. Die erforderliche Unterstützung muss am gewählten Lebensort erfolgen; dieser kann durchaus in der eigenen Wohnung sein. Ein Überblick bei Richter (2016) verweist darauf, dass ein Großteil der Personen mit Rehabilitationsbedarf unabhängige Lebensformen bevorzugen würde [527]. Voraussetzung für viele der Betroffenen ist eine adäquate Unterstützung vor Ort [528].

Der auch durch das Bundesteilhabegesetz implizierte **Paradigmenwechsel** hin zu den Prinzipien von Supported Housing führt gleichzeitig dazu, Wohnen und Versorgung bzw. Unterstützung getrennt zu betrachten. Weitgehend unabhängiges Wohnen stellt demnach eine Basis dar, auf der alle anderen notwendigen, am individuellen Bedarf ausgerichteten Hilfen unabhängig vom Wohn- und Lebensort möglich sind. Die Effektivität von Wohninterventionen lässt sich deshalb erst dann herstellen, wenn weitere Aspekte berücksichtigt (z. B. Umgang mit Zwangsmaßnahmen, Einbezug der Nutzer und Ausmaß der Selbstbestimmung, Gestaltung von Beziehungen) und erforderliche, evidenzbasierte Interventionen (z. B. Psychoedukation, Arbeitsrehabilitation, Training sozialer Fertigkeiten) und weitere Unterstützungsleistungen wie die Assistenz bei der sozialen Teilhabe ermöglicht werden. Die Trennung der materiellen Hilfen zum Wohnen und zur psychiatrischen/psychosozialen Versorgung wird in Deutschland ab 2020 Realität und erfordert damit einen Prozess, der zu personenzentrierter Unterstützung führt und mit der Möglichkeit zur Vielfalt gestaltet werden muss.

Empfehlung 16 (NEU)

Mit Zunahme des Institutionalisierungsgrades nehmen unerwünschte Effekte zu. Deshalb soll eine Dauerinstitutionalisierung vermieden werden.

Empfehlungsgrad: A
Ergebnis der Abstimmung: Konsens (April/Mai 2017)

Hinweis: *Dieser Empfehlungsgrad wurde vergeben, da die Mitglieder der Leitliniengruppe davon ausgehen, dass es für die bekannten und umfänglich dokumentierten negativen Effekte der Institutionalisierung aus ethischen Gründen in der Zukunft keine randomisierten und kontrollierten Studien geben wird. Dauerinstitutionalisierung meint hier die Unterstützung über einen langen Zeitraum in gemeindefernen, stark institutionalisierten Wohnformen.*

Empfehlung 17 (NEU)

Schwer psychisch kranke Menschen sollen selbstbestimmt in der Gemeinde wohnen und entsprechend ihren individuellen Bedarfen und Präferenzen mobil unterstützt werden.

Empfehlungsgrad: A, Evidenzebene Ib
Ergebnis der Abstimmung: Konsens (April/Mai 2017)

Die Abstimmung der beiden Empfehlungen erfolgte nach einer ersten Diskussion der Befunde zur Konsensuskonferenz am 14.11.2016 in Frankfurt/Main im Rahmen eines Delphi-Verfahrens in den Monaten April/Mai 2017. Es wurde jeweils ein **Konsens (88,8 Prozent)** erreicht.

Ergänzende Hinweise (NEU)
Wichtige Ziele des unterstützten Wohnens sind die Teilhabe am sozialen Leben und die Selbstbestimmung der psychisch kranken Menschen. Die mobile Unterstützung in selbstbestimmten Wohnformen ist die erste Wahl, die Versorgung in teilweise selbstverantworteten oder stationären Wohngruppen bzw. -formen sollte immer mit dem Ziel der Rückkehr in eine selbstbestimmte Wohnform eingesetzt werden. Entscheidend hierbei sind die Präferenzen der Betroffenen; Betroffene sollten in ihrer Wahlfreiheit unterstützt werden.

Bei der Inanspruchnahme von stationären Hilfen sollen diese stets mit fördernden Angeboten und Kontaktmöglichkeiten in die Gemeinde hinein kombiniert sein. Priorität sollte der Verbleib in der bestehenden Wohnform mit all ihren sozialen Bezügen vor der Unterstützungsbedürftigkeit sein. Menschen mit schweren psychischen Erkrankungen, welche in einer institutionalisierten Wohnform wohnen, sollte bei entsprechender Präferenz der Wechsel in eine selbstbestimmte, eigenverantwortete Wohnform ermöglicht werden.

Die Form der Bereitstellung bedarfsgerechter mobiler Unterstützungsangebote wird sich an den regionalen Besonderheiten orientieren (z. B. gemeindepsychiatrische Verbundsysteme, vorgehaltene Komplexangebote durch Kommunen oder andere Leistungsanbieter), doch in jedem Falle eine Kooperation aller Beteiligten erfordern.

10.4 Evidenzkapitel: Arbeitsrehabilitation und Teilhabe am Arbeitsleben

10.4.1 Hintergrund

Psychische Erkrankung und Arbeit

Schwere psychische Erkrankungen sind häufig mit erheblichen negativen Auswirkungen auf die Arbeits- bzw. Erwerbssituation der Betroffenen verbunden [535]. Infolge psychischer Erkrankungen kann es zum Abbruch der Ausbildung, zum Verlust des Arbeitsplatzes sowie zu Frühberentungen kommen. Einigen der erkrankten Menschen bleibt ein Einstieg ganz verwehrt. Obwohl die meisten Menschen mit psychischen Erkrankungen arbeiten wollen [536], belegen deutsche und internationale Studien, dass die Arbeitslosigkeit in dieser Bevölkerungsgruppe überdurchschnittlich hoch ist.

Insbesondere Menschen mit einer Erkrankung aus dem schizophrenen Formenkreis gehören zu den am stärksten benachteiligten Gruppen hinsichtlich beruflicher Inklusion [23]. In einem Literaturreview konnte gezeigt werden, dass die Arbeitsraten bei Patienten mit einer Schizophrenie in der Mehrheit der eingeschlossenen europäischen Studien lediglich zwischen 10 und 20 Prozent liegen. Etwas höhere Raten finden sich allenfalls unter Patienten mit einer ersten psychotischen Episode [24].

Aus dem „Teilhabebericht der Bundesregierung über die Lebenslagen von Menschen mit Beeinträchtigungen" [537] geht hervor, dass:

- 50 Prozent der Menschen mit chronischen psychischen Störungen im erwerbsfähigen Alter keiner Erwerbstätigkeit nachgehen,
- 20 Prozent in einer Werkstatt für behinderte Menschen (WfbM) tätig sind,
- die Möglichkeiten zum Übergang von der WfbM zum allgemeinen Arbeitsmarkt unsicher und mit Risiken verbunden sind und in der Praxis derzeit nur für eine sehr kleine Gruppe betroffener Personen möglich ist,
- 15 Prozent Hilfsangebote wie Tagesstätten in Anspruch nehmen und
- Hilfsangebote zwischen dem allgemeinen und dem besonderen Arbeitsmarkt und Angebote der Begleitung für Beschäftigung am allgemeinen Arbeitsmarkt nur in geringem Umfang zur Verfügung stehen.

Psychisch kranke Menschen sind auch im Vergleich zu somatisch kranken Menschen weniger in den Arbeitsmarkt integriert und haben ein niedrigeres Arbeitseinkommen [538]. Eine deutliche Benachteiligung zeigt sich auch für Menschen mit schwerer gegenüber weniger schwerer psychischer Erkrankung. Hingegen knapp 40 Prozent der Patienten mit einer psychischen Erkrankung einer Beschäftigung nachgingen, waren es in der Gruppe derer mit einer schweren psychischen Erkrankung lediglich 6 Prozent [11].

Die Weichen für eine gelungene berufliche Partizipation werden oft schon im Übergang Schule-Ausbildung-Beruf gestellt. Immerhin besteht schon bei 0,8 Prozent der schulpflichtigen Kinder sonderpädagogischer Förderbedarf im Bereich der sozial-emotionalen Entwicklung. Ein Großteil dieser Kinder (37.214 von 62.692) wird immer noch in Förderschulen unterrichtet (Lohmar und Eckhardt 2012). Damit sind zum einen geringere Aussichten auf einen höheren Schulabschluss und zum anderen eine Stigmatisierung beim Zugang zu Ausbildung und Beruf verbunden. Folgen sind geringere Chancen auf einen Ausbildungs- und Arbeitsplatz und ein erhöhtes Arbeitslosigkeitsrisiko [539].

Auch Daten der Deutschen Rentenversicherung weisen auf ein beträchtliches Ausmaß sozialer Exklusion im Bereich Arbeit bei psychisch kranken Menschen hin. Danach waren knapp 43 Prozent aller gesundheitsbedingten Frühberentungen im Jahr 2015 auf eine psychische Erkrankung zurückzuführen. Psychische Erkrankungen sind damit Hauptursache für ein vorzeitiges gesundheitsbedingtes Ausscheiden aus dem Erwerbsleben [540] und spielen in der medizinischen Rehabilitation der Rentenversicherung eine wachsende Rolle. Eine dauerhafte berufliche (Re-) Integration durch entsprechende Rehabilitationsmaßnahmen gelingt umso seltener, je höher die Zahl der krankheitsbedingten Fehltage vor der Rehabilitation ist und weist damit auf die Bedeutung der Chronizität und Krankheitsschwere hin. Rehabilitative Ansätze müssen deshalb früh ansetzen [541].

Bedenkt man die negativen Folgen von Arbeitslosigkeit für psychisch kranke Menschen, so wird deutlich, dass über allgemeine medizinisch-rehabilitative Maßnahmen hinaus auch dem (Wieder-)Erlangen einer Beschäftigung hohe Priorität beizumessen ist: Arbeitslosigkeit führt zu einem Verlust der Tagesstruktur, zur Ausdünnung sozialer Kontakte, zu finanziellen Schwierigkeiten, gesellschaftlicher Stigmatisierung sowie einer Verminderung des Selbstwertgefühls [542].

Andererseits ist es mittlerweile unstrittig, dass Arbeit günstige Auswirkungen auf die psychische Gesundheit schwer psychisch Erkrankter hat [543–545]. Neben dem Ziel des Erlangens einer bezahlten Arbeit basiert die berufliche Rehabilitation daher auch auf der Vorstellung, dass Arbeit nicht nur Aktivität und Sozialkontakte fördert, sondern auch positive Auswirkungen auf die Lebensqualität, das Selbstwertgefühl und die Autonomie der Betroffenen hat. Die Befunde verweisen auf die große Bedeutung, die Maßnahmen zur Förderung der Teilhabe schwer psychisch kranker Menschen am Arbeitsleben im Gesamtprozess der Rehabilitation zukommen sollte. Dabei zeichnet sich im Vergleich zu anderen Formen von Arbeit eine besondere Stellung kompetitiver Beschäftigung, d. h. der Arbeit auf dem ersten Arbeitsmarkt, ab [543, 544, 546].

Ansätze beruflicher Rehabilitation

Als Strategien der Arbeitsrehabilitation oder beruflichen Rehabilitation (beide Begriffe werden im Folgenden synonym verwendet) werden hier alle psychosozialen Interventionen verstanden, die systematisch auf eine Verbesserung der Arbeits- und Beschäftigungssituation psychisch kranker Menschen abzielen [535]. Mit der UN-Konvention über die Rechte von Menschen mit Behinderungen ist das Recht der Betroffenen auf gleichberechtigte berufliche Teilhabe seit 2009 auch in Deutschland gesetzlich verankert. Nicht alle psychisch kranken Menschen haben den Wunsch nach einer sofortigen Beschäftigung auf dem ersten

Arbeitsmarkt [547]. Deshalb sind die Präferenzen der Betroffenen bei der Zieldefinition unbedingt zu berücksichtigen.

Vor allem im englischsprachigen Raum werden zwei große methodische Ansätze der Arbeitsrehabilitation unterschieden, an denen sich auch die folgende Darstellung orientiert: Beim **Pre-Vocational-Training** (vorbereitendes (Arbeits-)Training als berufliche Rehabilitation) erfolgen mit dem Ziel einer Rückkehr auf den ersten Arbeitsmarkt zunächst berufsvorbereitende Maßnahmen. Diese können z. B. aus Arbeitstherapie, Bewerbungstraining und übergangsweiser Beschäftigung in einem geschützten Arbeitsverhältnis bestehen [535, 548]. Erst im Anschluss an dieses Training unter „beschützten" Bedingungen wird die Eingliederung in den allgemeinen Arbeitsmarkt angestrebt („First-Train-Then-Place"). Die Hilfen enden bisweilen jedoch bereits mit dem Abschluss des Trainingsprogramms. Unterstützung bei der Arbeitsplatzsuche, Hilfe in der Einarbeitungszeit sowie längerfristige Betreuung am Arbeitsplatz sind nicht in allen Programmen dieses Typs vorgesehen [535].

Eine spezielle Variante von Pre-Vocational-Training stellt das sogenannte **Klubhouse-Modell** dar, das in den 1950er-Jahren in den USA entstand. Dieses Modell baut zentral auf professionell unterstützte Selbsthilfe. Ein Klubhouse ist eine Einrichtung, die von Klienten und Mitarbeitern gemeinsam geleitet und bewirtschaftet wird. Klienten treffen sich dort zu sozialen Aktivitäten und übernehmen gleichzeitig durch Beteiligung an verschiedenen notwendigen Aufgaben (z. B. Kochen) Verantwortung für die Gemeinschaft. Weiterhin bietet das Klubhouse seinen Mitgliedern die Möglichkeit zu externer übergangsweiser Beschäftigung, um sich auf die Anforderungen kompetitiver Beschäftigung vorzubereiten, sowie zu Supported and Independent Employment [549–551].

Beim **Supported Employment** (SE, unterstützte Beschäftigung) erfolgt ein umgekehrtes Vorgehen. Der Betroffene wird, eine ausrei-

chende Motivation und psychopathologische Stabilität vorausgesetzt, ohne (längere) Vorbereitungszeit bereits in der ersten Phase der Rehabilitation auf dem ersten Arbeitsmarkt platziert und dort durch spezialisierte Dienste (im angloamerikanischen Raum Employment Specialist oder Job Coach) professionell unterstützt („First-Place-Then-Train"). Diese direkte Unterstützung am Arbeitsplatz durch einen Job Coach ist zeitlich nicht limitiert. Ziel ist eine permanente Beschäftigung in einem normalen Arbeitsverhältnis. Ansätze nach dem Prinzip des SE haben ihren Ursprung in den USA, wo sie in den 1980er-Jahren entstanden [552].

Die am besten untersuchteste Form und manualisierte Version von *Supported Employment* ist das **Individual Placement and Support (IPS)** mit folgenden acht Kernprinzipien:

- Primäres Ziel Beschäftigung auf dem ersten Arbeitsmarkt
- Basiert auf der Wahl durch den Betroffenen
- Berücksichtigung der Präferenzen der Betroffenen bei der Jobsuche
- Rasche Suche nach Arbeit
- Verzahnung der medizinischen und arbeitsrehabilitativen Dienste
- Systematische Unterstützung der beruflichen Weiterentwicklung
- Beratung zu Leistungen und Bezügen
- Individuelle und zeitlich unbegrenzte Unterstützung am Arbeitsplatz [553]

In Deutschland kommen bislang überwiegend arbeitsrehabilitative Programme zum Einsatz, die in der Tradition des First-Train-Then-Place-Ansatzes stehen [554]. Allerdings ist ein Trend dahingehend erkennbar, dass in viele dieser Programme zunehmend Elemente von IPS einfließen – oftmals kann man deshalb auch von „Mischformen" zwischen Pre-Vocational-Training und IPS sprechen. In solchen Mischformen findet sich trotz eines (kurzen) initialen vorbereitenden Trainings eine deutliche Ausrichtung auf eine Beschäftigung auf dem ersten Arbeitsmarkt, beispielsweise durch frühzeitige Praktika in Betrieben des ersten Arbeitsmarktes, die von vornherein auf eine Festanstellung ausgerichtet sind. Seit etwa 20 Jahren sind in Deutschland im Rahmen von Modellprojekten Elemente von unterstützter Beschäftigung nach dem Vorbild des amerikanischen IPS etabliert. Mit dem Ziel einer stärkeren, über lokale Umsetzungen hinausgehenden Implementierung wurde Anfang 2009 die Maßnahme „Unterstützte Beschäftigung" im § 38a des SGB IX gesetzlich verankert [555]. In Teil IV „Matrix des deutschen Versorgungssystems" wird genauer auf das System beruflicher Rehabilitation in Deutschland eingegangen.

① **Zusatzinformation:** Ansätze von **Supported Education** zielen auf eine verbesserte berufliche Bildung psychisch kranker Menschen, umfassen ein breites Spektrum und sind an verschiedenen Bildungsorten oder in gemeindepsychiatrischen Settings angesiedelt. Oft findet sich eine Kombination mit Ansätzen des Supported Employment [28, 556]. Wichtige Komponenten sind hier spezialisierte Dienste, eine unterstützte Navigation durch die verschiedenen Settings, die enge Verzahnung mit den Behandlern sowie der Fokus auf individuelle und gruppenbildende Aktivitäten. Im Vergleich zu SE gibt es allerdings bisher nur wenige Studien [557]. Im Rahmen dieser Leitlinie findet keine systematische Aufbereitung internationaler Literatur zur Effektivität von Supported Education statt.

10.4.2 Internationale Evidenz

Die bisherige Evidenz zu arbeitsrehabilitativen Maßnahmen stammt überwiegend aus dem englischsprachigen Raum. Erste Studien wurden bereits in den 1960er-Jahren durchgeführt. Zu IPS liegen mittlerweile zahlreiche hochwertige RCTs vor [558]. Darunter finden sich auch Arbeiten aus dem deutschsprachigen Raum. In Anlehnung an die erste systematische Recherche wurden für dieses Update neben RCTs auch nichtrandomisierte Studien in den Bereichen Berufsausbildung, beschütztes Arbeiten und Arbeitstherapie berücksichtigt.

Evidenzgrundlage

Eingeschlossen und zur Bewertung herangezogen wurden neben der Evidenz aus relevanten Leitlinien folgende Arbeiten:
Aus erster Auflage der vorliegenden Leitlinie:

- 1 systematische Übersichtsarbeit von RCTs zur Effektivität von PVT und des Klubhouse-Modells [559]
- 3 systematische Übersichtsarbeiten von RCTs zur Effektivität von SE/IPS [560–562]
- 4 Studien (Non-RCTs) zu beschütztem Arbeiten und Berufsausbildung [546, 563–565]
- 2 Studien (Non-RCTs) zur Arbeitstherapie [566–568]

Update:

- 2 systematische Übersichtsarbeiten von RCTs zur Effektivität von IPS [569, 570]
- 1 systematisches Review von RCTs zur Effektivität von kognitiven Trainingsansätzen in beruflich orientierten Rehabilitationssettings [571]
- 12 neuere RCTs
  - K = 5 zur Effektivität von IPS [572–576]
  - K = 3 zur Effektivität von arbeitsrehabilitativen Ansätzen kombiniert mit einem speziellen Training kognitiver Fertigkeiten [577–579]
  - K = 4 zur Effektivität von Formen beschützten Arbeitens [580–583]
- 4 neuere Sekundäranalysen von RCTs (Primärstudie jeweils in Übersichtsarbeiten oder eigener Darstellung eingeschlossen)
  - Bell et al. untersuchten den Einfluss von kognitivem Training auf die intrinsische Motivation und die psychische Symptomatik von Patienten mit Schizophrenie [584]

> — Rollins et al. untersuchten den Einfluss von arbeitsplatzbezogenen sozialen Netzwerken auf arbeitsplatzbezogene Outcomes [585]
> — Kukla et al. untersuchten den Einfluss von Arbeit auf nicht-arbeitsbezogene Outcomes (competitive vs. nicht-competitive Arbeit) [586]
> — Kilian et al. untersuchten den Einfluss von Arbeit auf nicht-arbeitsbezogene Outcomes [587]
>
> Nach Abschluss der systematischen Recherche ist ein Cochrane Review zur Effektivität von Ansätzen der beruflichen Rehabilitation bei Menschen mit schweren psychischen Erkrankungen [588] erschienen, das aufgrund seiner Bedeutsamkeit für die vorliegende Leitlinie nachträglich aufgenommen wurde. Zudem wird auf eine weitere Sekundäranalyse im Rahmen des Berner Job Coach Projekts verwiesen [589].

■ a) Aggregierte Evidenz

Leitlinien

Für die anschließende Bewertung der aggregierten Evidenz aus Leitlinien wurde die **Leitlinie des National Institute for Health and Care Excellence (NICE)** „Psychosis and Schizophrenia in adults" (2014) berücksichtigt. Erstmalig wurde hierin eine Übersicht zur Effektivität eines zusätzlichen kognitiven Trainings im Rahmen beruflicher Rehabilitation eingeschlossen [32].

Hintergrundinformation

Supported Employment (SE) versus Vorbereitendes (Arbeits-)Training (PVT): Insgesamt wurden für diesen Bereich 19 Studien (N = 4192) eingeschlossen.[4] Auf der Basis hoher bis mäßiger Studienqualität konstatieren die Autoren positive Effekte von SE zum Studienende für folgende Outcomes:

- Erlangung einer Beschäftigung auf dem ersten Arbeitsmarkt (Risiko, keine Beschäftigung zu erhalten: RR = 0,63 [95 Prozent CI: 0,56 bis 0,72])
- Anzahl an gearbeiteten Stunden/Wochen (erster Arbeitsmarkt)
- Gesamtdauer der längsten Beschäftigung (erster Arbeitsmarkt)
- Zeitspanne bis zur ersten Jobaufnahme (erster Arbeitsmarkt)

Weniger deutlich überlegen (schwache Studienqualität) zeigt sich SE hinsichtlich weiterer arbeitsbezogener Outcomes (k = 6, N = 985):

- Erlangung irgendeiner Beschäftigung (Risiko, keine Beschäftigung zu erlangen: RR = 0.70 [95 Prozent CI: 0.56 bis 0.87])
- Dauer bis zur Aufnahme irgendeiner Beschäftigung
- Anzahl gearbeiteter Stunden/Wochen in irgendeiner Beschäftigung
- Einkommen in irgendeiner Beschäftigung

Analog zu den oben genannten Ergebnissen fehlt es bei dieser Stelle an ausreichenden Follow-up-Daten. Hinsichtlich der Effekte auf funktionale Beeinträchtigungen bleiben die Befunde unklar (4 Studien, N = 699, moderate Qualität). Schließlich erweist sich keines der beiden Programme (hohe Studienqualität) im Hinblick auf den Outcome Lebensqualität als überlegen (4 Studien mit N = 683 Teilnehmern).

Supported Employment versus herkömmlicher Therapie (ohne arbeitsrehabilitative Komponente): Insgesamt wurden für diesen Bereich 4 Studien (N = 2686) eingeschlossen.[5] Drei Studien (N = 2277) zeigten, dass sich SE als vorteilhaft im Hinblick auf den Parameter Erlangung einer Beschäftigung auf dem ersten Arbeitsmarkt zum Studienende erweist (Risiko, keine Beschäftigung zu erhalten: RR = 0,46 [95 Prozent CI: 0,25 bis 0,85], geringe Studienqualität). Vorteile von SE gegenüber der Kontrollintervention zeigten sich auch bezüglich weiterer Outcomes (hohe bis moderate Studienqualität):

- Anzahl gearbeiteter Tage/Wochen/Monate (erster Arbeitsmarkt) (k = 1, N = 2055)
- Höhe des Einkommen (erster Arbeitsmarkt) (k = 1, N = 2055)
- Anzahl gearbeiteter Stunden (erster Arbeitsmarkt) (k = 1, N = 41)
- Lebensqualität (erster Arbeitsmarkt) (k = 1, N = 2055)

---

4   Bond et al. 1986, Bond et al. 1995, Bond et al. 2007, Burns et al. [385], Cook et al. [591], Drake et al. 1994, Drake et al. 1999, Gervey et al. 1994, Gold et al. 2006, Hoffmann et al. [601], Howard et al. [344], Latimer et al. 2006, Lehman et al. 2002, McFarlane et al. 2000, Mueser et al. 2002, Mueser et al. 2005, Tsang et al. 2009, Twamley et al. 2012, Wong et al. 2008.

5   Chandler et al. 1996, Frey et al. 2011, Killackey et al. 2008, Okpaku et al. 1997.

Vorbereitendes (Arbeits-)Training (PVT) versus herkömmliche Therapie (ohne arbeitsrehabilitative Komponente): 11 überwiegend ältere Studien (N = 1598) wurden hierbei berücksichtigt.[6] In diesem Zusammenhang liegt keine Evidenz vor, dass sich eine der beiden Interventionen vorteilhafter bezüglich der Parameter:

- Erlangung einer Beschäftigung (erster Arbeitsmarkt) (Risiko, keine Beschäftigung zu erlangen: RR = 0,87 [95 Prozent CI: 0,76 bis 1,01]) sowie
- Höhe des Einkommens (erster Arbeitsmarkt) sowohl zum Studienende als auch im Follow-up-Zeitraum erweist.

Positive Effekte von PVT konnten für die Outcomes (schwache Studienqualität):

- Aufnahme irgendeiner Beschäftigung (k = 5, N = 641, Risiko, keine Beschäftigung zu erhalten: RR = 0,73 [95 Prozent CI: 0,58 bis 0,93]) sowie
- Anzahl gearbeiteter Stunden in irgendeiner Beschäftigung (k = 1, N = 28) gezeigt werden.

Darüber hinaus konnte innerhalb einer Untersuchung mit 91 Teilnehmern ein positiver Effekt zugunsten des PVT bezüglich des Ergebnisparameters Lebensqualität konstatiert werden (moderate Qualität). Daten zur funktionalen Einschränkung lagen nicht vor.

Modifiziertes Vorbereitendes (Arbeits-)Training versus Vorbereitendes (Arbeits-)Training: Insgesamt wurden für diesen Bereich 2 Studien (N = 354) eingeschlossen.[7] Modifiziertes Training bedeutet, dass dem eigentlichen arbeitsrehabilitativen Ansatz ein motivationssteigernder Ansatz hinzugefügt wird. In der Regel handelt es sich dabei um einen finanziellen Anreiz oder um eine psychologische Intervention. Hinsichtlich folgender Outcomes lag keine belastbare Evidenz vor:

- Höhe des Einkommens (erster Arbeitsmarkt)
- Anzahl gearbeiteter Stunden (erster Arbeitsmarkt)
- Gesamtdauer des Beschäftigungsverhältnisses (erster Arbeitsmarkt)

Unterschiede ergaben sich für die folgenden arbeitsrelevanten Bereiche (k = 1, N = 136; mäßige Studienqualität):

- Dauer bis zur ersten Jobaufnahme (erster Arbeitsmarkt) (Vorteil mod. PVT[8])

- Erlangung irgendeiner Beschäftigung (Vorteil mod. PVT)
- Anzahl gearbeiteter Stunden in irgendeiner Beschäftigung (Vorteil mod. PVT)
- Anzahl an gearbeiteten Wochen (erster Arbeitsmarkt) (Vorteil standardisiertes PVT)

Modifiziertes Vorbereitendes (Arbeits-)Training (+ zusätzl. Bezahlung und psychologische Intervention) versus modifiziertes Vorbereitendes (Arbeits-)Training (zusätzliche Bezahlung): Insgesamt wurden für diesen Bereich 3 Studien eingeschlossen (N = 210):[9]

Bei geringer Studienqualität wird ein vorteilhafter Effekt des umfänglich modifizierten PVT für folgende Outcomes aufgezeigt:

- Anzahl gearbeiteter Stunden/Wochen in irgendeiner Beschäftigung
- Lebensqualität

Weitere Ergebnisparameter zu dieser Versuchskonstellation liegen nicht vor.

Supported Employment plus (Arbeits-)Training versus SE allein: Für diesen Bereich wurde eine Studie (N = 107) eingeschlossen.[10] Die Resultate zeigen eine positive Wirkung der kombinierten Variante des SE[11] hinsichtlich der Parameter zum Studienende (mäßige Studienqualität):

- Aufnahme einer Beschäftigung (erster Arbeitsmarkt)
- Einkommen (erster Arbeitsmarkt)

Berufliche Rehabilitation plus zusätzliches kognitives Training versus berufliche Rehabilitation allein: Insgesamt wurden für diesen Bereich 6 RCTs (N = 533) eingeschlossen.[12] Die berufliche Rehabilitation konnte sowohl Strategien des SE als auch des PVT umfassen. Dabei erwies sich die kombinierte Variante der beruflichen Rehabilitation der Kontrollintervention bezüglich folgender Outcomes überlegen (niedrige Studienqualität):

- Erlangung einer Beschäftigung auf dem ersten Arbeitsmarkt (k = 2, N = 116, Risiko, keine Beschäftigung zu erlangen: RR = 0,47 [95 Prozent CI: 0,24 bis 0,92])
- Anzahl gearbeiteter Wochen in irgendeiner Beschäftigung (k = 1, N = 34)

---

6   Beard et al. 1963, Becker et al. 1967, Bio et al. [603], Blankertz et al. 1996, Dincin et al. 1982, Griffiths et al. 1974, Kline et al. 1981, Kopelowicz et al. [712], Kuldau et al. 1977, Walker et al. 1969, Wolkon et al. 1971.
7   Bell et al. 1993, Mueser et al. 2002.
8   Modifiziertes PVT ist in diesem Abschnitt durch eine finanzielle Auszahlung/Unterstützung gekennzeichnet.

9   Bell et al. 2003, Lysaker et al. 2005, Lysaker et al. 2009.
10   Tsang et al. 2009.
11   Die kombinierte Variante besteht aus dem SE-Ansatz und aus einem arbeitsbezogenen Sozialkompetenztraining.
12   Bell et al. 2005, Bell et al. 2008, Lindenmayer et al. 2008, McGurk et al. [593, 596], Vauth et al. 2005.

Im Rahmen der Nachuntersuchungszeiträume ging der erstgenannte Effekt jedoch wieder verloren. Unzureichende Resultate erhielt man für den Outcome „Einkommen".

Die Empfehlungen der NICE-Leitlinie lauten, Menschen, die gegenwärtig nicht in der Lage sind, allgemeine Bildungs-, Ausbildungs- oder Arbeitsangebote wahrzunehmen, sollten entsprechend ihren individuellen Bedarfen und Fähigkeiten Möglichkeiten für andere Bildungs- oder Arbeitsaktivitäten gegeben werden; letztendliches Ziel sollte allerdings immer die gleichberechtigte Teilhabe und damit die Rückkehr zu allgemeiner Bildung, Ausbildung oder Beschäftigung sein.

Für Personen mit Psychosen oder Schizophrenien, die zurück in ein Beschäftigungsverhältnis bzw. erstmalig eine berufliche Tätigkeit aufnehmen wollen, sollen Maßnahmen des Supported Employments angeboten werden. Darüber hinaus soll Personen, die bisher keine Arbeit gefunden haben bzw. nicht in der Lage sind, eine Beschäftigung aufzunehmen, andere berufliche Optionen bzw. Ausbildungsmöglichkeiten, einschließlich berufsvorbereitende Maßnahmen, angeboten werden. Psychische Gesundheitsdienste sollten sich vor Ort mit den dort ansässigen Interessenvertretungen vernetzen, um u. a. auch (ethnische) Minderheiten zu unterstützen in Beschäftigung/Ausbildung zu bleiben bzw. neue berufliche Perspektiven aufzuzeigen (z. B. Weiterbildungen, ehrenamtliche Tätigkeiten, Selbstständigkeit).

Systematische Übersichtsarbeiten: ältere Arbeiten

Im Rahmen eines älteren Cochrane Reviews wurde verschiedenen Fragestellungen nachgegangen [559]. Dargestellt werden hier lediglich die Befunde zum PVT sowie zum Klubhouse-Modell. Die Untersuchungsstichprobe setzt sich zusammen aus Menschen mit Schizophrenien, Psychosen, bipolaren Störungen und Depressionen mit psychotischen Symptomen.

Die dem **Pre-Vocational-Training** (PVT) zugeordneten Interventionen konnten im Einzelnen recht heterogen aussehen. Voraussetzung der Klassifikation zu dieser Kategorie war lediglich, dass die Teilnehmer eine „Vorbereitung" absolvierten, bevor sie zur Suche nach regulärer Beschäftigung ermutigt wurden. Es handelte sich typischerweise um „Kombinationsprogramme". Häufig vertretene Bestandteile waren die individuelle Beratung des Rehabilitanden, Social Skills Training bzw. das Training von Fähigkeiten zum Problemlösen, geschützte Beschäftigung und/oder übergangsweise Beschäftigung in Betrieben. Gemeindebasierte Standardbehandlung wurde von den Autoren charakterisiert als ambulante standardmäßige Behandlung ohne irgendeine spezifische arbeitsrehabilitative Komponente. Standard-Krankenhausbehandlung enthielt ebenfalls keine arbeitsrehabilitativen Maßnahmen.

▪ Pre-Vocational-Training vs. Standard-Krankenhausbehandlung

Im Hinblick auf das Erreichen einer Beschäftigung auf dem allgemeinen Arbeitsmarkt zeigte sich bei einem Follow-up nach acht Monaten ein leichter, aber nicht signifikanter Vorteil für PVT. Nach acht Monaten zeigte sich auch, dass signifikant mehr Teilnehmer von PVT irgendeine Form von Beschäftigung gefunden hatten. Es gab keine Unterschiede in der durchschnittlichen monatlichen Arbeitszeit zwischen den Gruppen. Der durchschnittliche monatliche Verdienst war bei PVT mit $ 97,3 pro Monat signifikant höher als bei der Kontrollgruppe mit lediglich $ 17,2 pro Monat, wenngleich beide Monatseinkommen bei weitem nicht zur Existenzsicherung ausreichen. Es gab einen nichtsignifikanten Trend in Richtung einer höheren Teilnahme bei den Klienten der Gruppe mit PVT. Bei den Teilnehmern von PVT fand sich bei einem Follow-up nach acht Monaten keine höhere Wahrscheinlichkeit, aus dem Krankenhaus entlassen zu werden. Andere klinische Outcomes waren nicht verfügbar (▪ Tab. 10.16).

■ **Tab. 10.16** Effekte von Pre-Vocational-Training [559]

	Pre-Vocational-Training vs.	
	Herkömmliche Kranken-hausbehandlung* k = 3 Studien	**Gemeindebasierte Standardbehandlung*** k = 5 Studien
Arbeitsbezogene Merkmale		
↑ Beschäftigung auf erstem Arbeitsmarkt	+[1]	~[2]
↑ Irgendeine Form von Beschäftigung	++[1]	~[3]
↑ Durchschnittl. monatliche Arbeitszeit	~	
↑ Durchschnittl. monatlicher Verdienst	++	
↑ Teilnahme am Programm	+	~
Nichtarbeitsbezogene Merkmale		
↑ Entlassung aus Krankenhaus	~	
↓ Stationäre Wiederaufnahme		+
↑ Selbstwertgefühl		~
Kosteneffektivität		
↓ Medizinische Gesamtkosten		+

Erläuterungen: ++ signifikanter Vorteil in Experimentalgruppe gegenüber Kontrollgruppe, + tendenzielle Überlegenheit ohne signifikanten Unterschied in Experimentalgruppe gegenüber Kontrollgruppe, oder kleine Stichprobe, ~ Ergebnisse vergleichbar in beiden Gruppen, * ohne spezifische arbeitsrehabilitative Komponente, ↓ Reduktion, ↑ Erhöhung, [1]FU nach 8 Monaten, [2]FU nach 18/24 Monaten; [3]FU nach 3/6/9/12/18 Monaten

■ **Pre-Vocational-Training vs. gemeindebasierte Standardbehandlung**

Mit den begrenzten verfügbaren Daten ließ sich nach 18 und 24 Monaten hinsichtlich des Erreichens einer kompetitiven Beschäftigung kein Unterschied zwischen den Teilnehmern von PVT und der Kontrollgruppe feststellen. Auch hinsichtlich irgendeiner Form von Beschäftigung zeigten sich keine Unterschiede, ebenso wenig hinsichtlich der Teilnahme am Programm. Daten aus insgesamt drei Studien zeigen, dass signifikant weniger Teilnehmer des PVT's ins Krankenhaus eingewiesen wurden. Die Ergebnisse hinsichtlich dieses Outcomes waren jedoch sehr heterogen, und eine Re-Analyse mittels Random-effects-Modell ergab keinen signi-fikanten Unterschied mehr. In Bezug auf das Selbstwertgefühl ergab sich ebenfalls kein signifikanter Unterschied zwischen beiden Gruppen. Basierend auf einer Studie erga-ben sich niedrigere durchschnittliche medizinische Gesamtkosten für PVT als für die Kontrollintervention. Dieses Ergebnis war allerdings nicht statistisch signifikant.

■ **Subanalyse: Klubhouse-Ansatz vs. gemeindebasierte Standardbehandlung**

Alle Aussagen zu diesem Vergleich beruhen auf einer Studie mit insgesamt 352 Teilnehmern. An Zielkriterien wurden das Erreichen einer Beschäftigung auf dem allgemeinen Arbeits-markt, das Erreichen irgendeiner Form von Beschäftigung sowie das Risiko stationärer

Wiederaufnahmen betrachtet. Es gab lediglich bei den Krankenhauseinweisungen einen signifikanten Unterschied zwischen Klubhouse und gemeindebasierter Standardbehandlung. Dabei hatten Teilnehmer des Klubhouse-Programms eine geringere Wahrscheinlichkeit, ins Krankenhaus eingewiesen zu werden.

① **Zusatzinformation:** Eine aktuelle systematische Übersicht zum Ansatz des Klubhouse-Modells, in der 52 Arbeiten unterschiedlichen Designs (neben RCTs auch quasiexperimentelle und Beobachtungsstudien) Berücksichtigung fanden, verweist auf positive Befunde; gleichzeitig stellen die Autoren die Forderung nach qualitativ hochwertigeren Studien [551]. Insbesondere in den vorliegenden RCTs werde die Unterstützung durch Klubhouse-Ansätze in den Bereichen Arbeit, Hospitalisation und Lebensqualität deutlich. In aktuellen Studien wurde der Klubhouse-Ansatz v. a. gegenüber dem Assertive-Community-Ansatz inklusive einem arbeitsrehabilitativen Ansatz verglichen.

In einer weiteren Fragestellung wurden die Effekte durch diverse **Modifikationen von PVT** untersucht. Dabei zeigte ein Vergleich von **PVT mit Bezahlung vs. PVT ohne Bezahlung**, dass bei bezahlter Arbeit positive Effekte hinsichtlich aller analysierten beschäftigungsbezogenen und klinischen Outcomes auftraten. Nach sechs Monaten hatten im Vergleich zu der Gruppe ohne Bezahlung signifikant mehr Teilnehmer der „bezahlten" Gruppe irgendeine Form von Beschäftigung. Außerdem verdienten Teilnehmer der „bezahlten" Gruppe signifikant mehr im Monat und nahmen zu einem größeren Anteil am Programm teil. Bei ihnen zeigten sich auch signifikant weniger Krankenhauseinweisungen und deutlich bessere Symptom-Scores als bei den Teilnehmern der Kontrollbedingung ohne Bezahlung. Auf der Basis von zwei Studien mit 142 Teilnehmern zeigte sich, dass ein **PVT mit zusätzlicher psychologischer Intervention**, die das Ziel einer Motivationssteigerung verfolgte, sowohl nach sechs als auch nach neun Monaten tendenziell zu einer Erweiterung von kompetitiver Beschäftigung unter den Teilnehmern führte. Einen signifikanten Vorteil zugunsten PVT mit psychologischer Intervention gab

es hinsichtlich des Erreichens irgendeiner Form von Beschäftigung. Die Teilnahmeraten an beiden Programmen unterschieden sich hingegen nicht. **Pre-Vocational-Training mit forciertem (beschleunigtem) Übergang in bezahlte übergangsweise Beschäftigung vs. PVT mit stufenweisem (langsamem) Übergang** zeigte in Bezug auf das Erreichen kompetitiver Beschäftigung nach 15 Monaten einen schwachen, aber signifikanten Vorteil, nicht so in Bezug auf das Erreichen irgendeiner Form von Beschäftigung. Allerdings verdienten die Teilnehmer der „beschleunigten" Form von PVT durchschnittlich mehr pro Monat als die Teilnehmer der Kontrollgruppe.

■ Supported Employment

Weitere Übersichtsarbeiten untersuchen in der Hauptsache die Effektivität von Ansätzen nach den Prinzipien von SE/IPS. Chan et al. [571] geben eine Übersicht über die Effektivität von kombinierten Ansätzen des IPS mit speziellen kognitiven Trainingsansätzen (□ Tab. 10.17).

Bereits ältere, in die erste Version dieser Leitlinie eingeschlossene Übersichtsarbeiten belegen die Überlegenheit von IPS gegenüber anderen beruflichen Rehabilitationsprogrammen. So konnten bereits Twamley et al. [560] eine Überlegenheit für IPS/SE hinsichtlich des Erlangens kompetitiver Beschäftigung über alle RCTs aufzeigen. 51 Prozent der Teilnehmer von IPS/SE hatten zu einem Zeitpunkt während der Studie eine kompetitive Beschäftigung, wohingegen es bei den Teilnehmern traditioneller Rehabilitationsprogramme nur 18 Prozent waren [560].

Ebenso lieferten Bond et al. [561] überzeugende Hinweise zu den Effekten von IPS bei Menschen mit schweren psychischen Erkrankungen. In allen 11 Studien waren die Beschäftigungsraten auf dem ersten Arbeitsmarkt in der Interventionsgruppe signifikant höher als unter der Kontrollbedingung. Letztere konnte laut Einschlusskriterien in Standardbehandlung oder beruflicher Rehabilitation ausgenommen von IPS bestehen. Die Einzeleffektstärken lagen im mittleren bis hohen Bereich.

Tab. 10.17 Übersicht aktueller aggregierter Evidenz zur Wirksamkeit von Maßnahmen zur beruflichen Teilhabe

Autoren	Anzahl eingeschlossener Studien Land	Patienten - Diagnose - Alter, in Jahren - Info zum Arbeitsstatus - Anzahl (min, max) - Setting	Intervention - Art der Interventionen - Dauer (min, max)	Kontrollgruppe	Länge des Follow up
NEU Kinoshita et al. [569]	- 14 RCTs[1] - USA (k = 8); Kanada (k = 1); UK (k = 2); Australien (k = 1); Hong Kong (k = 2)	- Schwere psychische Erkrankungen - 38 (Ø Alter) - K. A. - N = 2,265 (20, 156) - Ambulant (k = 14)	- IPS (k = 13); angepasstes ACT (k = 1) - 6 bis 24 Monate	- Traditionelle berufliche Rehabilitation (k = 11), Gruppentraining sozialer Kompetenzen (k = 1), psychosoziale Rehabilitation (k = 1), Klub-House-Modell (k = 1)	18 bis 24 Monate
NEU Chan et al. [571]	- 9 RCTs[2] und 1 prospektive kontrollierte Studie[3] - USA (k = 6); Deutschland (k = 1); Japan (k = 1); Singapur (k = 1)	- Schwere psychische Erkrankungen (Schizophrenien, bipolare Störungen) - 36,4 (Ø Alter) - Spannweite Jahre in Arbeitslosigkeit: 2 bis 13 Jahre - N = 740 (34, 145) - Ambulant (k = 7), stationär (k = 2)	- Computergestütztes kognitives Training und SE (k = 5), Computergestütztes kognitives Training und Arbeitstherapie (k = 3), kognitive Erweiterungstherapie (Cognitive Enhancement Therapy) (k = 1) - 2 bis 24 Monate (24 bis 130 Stunden)	- SE allein (k = 4), Arbeitstherapie allein oder in Kombination mit Selbstmanagementansatz oder computergestützte Kontrollintervention (k = 3), SE und Sport (k = 1), Supportive Therapie (k = 1)	12 bis 36 Monate
NEU Modini et al. [570]	- 19 RCTs[4] - USA (k = 8); Kanada (k = 1); UK (k = 3); Deutschland (k = 1); Italien (k = 1); Schweiz (k = 3); Niederlande (k = 1); Bulgarien (k = 1); Schweden (k = 1); Australien (k = 1); Japan (k = 1); Hong Kong (k = 2)	- Schwere psychische Erkrankungen - K. A. - K. A. - N = 4404 (37, 2055) - K. A.	- IPS (k = 19) - K. A.	- TAU, traditionelle berufliche Rehabilitation (k = 14), angepasste/erweiterte berufliche Rehabilitation (k = 3), Gruppentraining sozialer Fertigkeiten (k = 1), psycho-soziale Rehabilitation (k = 1)	6 bis 60 Monate

NEU Suijkerbuijk et al. [588]	- 48 RCTs - Nordamerika (k = 30); China (k = 5); Großbritannien (k = 4); Australien (k = 3); Schweiz (k = 2); Japan (k = 1); Niederlande (k = 1); Schweden (k = 1); 6 Standorte in Europa (k = 1)	- Schwere psychische Erkrankungen (v. a. Erkrankungen aus dem schizophrenen Formenkreis) - 36 (Ø Alter) - 100 % Arbeitslosigkeit (k = 44); 8 bis 27 % mit geringer Beschäftigung und Wunsch nach beruflicher Veränderung (k = 4) - N = 8.743 (21, 2238) - k. A.	- SE (Experimental- oder Kontrollintervention) (k = 30[5], davon High-Fidelity IPS: k = 24) - SE und Augmentationsstrategie (Social Skills Training, Kognitives Training, Job Skills Training, ACT, Kontingenzmanagement, Motivationaler Ansatz (k = 13[6]) - PVT (Experimental- oder Kontrollintervention)(k = 17[7]) - Übergangsweise Beschäftigung (Experimental- oder Kontrollintervention), Beschütztes Arbeiten (k = 9[8]) und Klubhouse Modell (k = 5[9]) - Psychiatrische Behandlung allein (Kontrollintervention) (k = 13[10])	3 bis 60 Monate Kurz: bis 12 Monate vs. Lang: mehr als 12 Monate

Erläuterungen: IPS Individual Placement and Support; SE Supported Employment, PVT Pre-Vocational-Training, ACT Assertive Community Treatment

[1]Drake (1996), Drake (1999), Lehmann (2002), Mueser (2004), Gold (2006), Latimer (2006), Macias (2006), Bond (2007), Burns (2007), Killackey (2008), Twamley (2008), Wong (2008), Tsang (2009), Howard (2010)

[2]Bell (2005), McGurk (2005), Vauth (2005), Bell (2008), Lindenmayer (2008), McGurk (2009), Eack (2009), Eack (2011), Tan (2013)

[3]Sayaka (2014)

[4]Drake (1996), Drake (1999), Lehmann (2002), Mueser (2004), Gold (2006), Latimer (2006), Bond (2007), Burns (2007), Wong (2008), Killackey (2008), Tsang (2009), Howard (2010), Heslin (2011), Twamley (2012), Hoffmann (2012), Drake (2013), Hoffmann (2014), Oshima (2014), Bejerholm (2015)

[5]Au (2015), Bejerholm (2015), Bond (1995), Bond (2007), Bond (2015), Burns (2007), Burns (2015), Chandler (1996), Craig (2014), Drake (1996), Drake (1999), Drake (2013), Drebing (2005, 2007), Gervey (1994), Gold (2006), Hoffmann (2012), Howard (2010), Killackey (2008), Killackey (2014), Latimer (2006), Lecompte (2014), Lehmann (2002), McFarlane (2000), McGurk (2007, 2009), Michon (2014), Mueser (2004), O'Brian (2003), Oshima (2014), Tsang (2010), Twamley (2012), Viering (2015), Waghorn (2014), Wong (2008),

[6]Au (2015), Tsang (2010), Nuechterlein (2012), Lecomte (2014), McGurk (2007), McGurk (2009), Bond (1995), Chandler (1996), Gold (2006), McFarlane (2000), Schonebaum (2006), Drebing (2005, 2007), Craig (2014)

[7]Blankertz (1996), Eack (2009), Tsang (2001), Xiang (2007), Bejerholm (2015), Bond (2015), Burns (2007), Drake (1996), Howard (2010), Lehman (2002), Michon (2014), Tsang (2010), Twamley (2012), Viering (2015), Wong (2008), Penk (2010), Nuechterlein (2012)

[8]Beard (1963), Becker (1967), Dincin (1982), Drake (1999), Gold (2006), Hoffmann (2012), Latimer (2006), McFarlane (2000), Penk (2010)

[9]Beard (1963), Bond (1986), Bond (2007), Dincin (1982), Mueser (2004)

[10]Beard (1963), Becker (1967), Blankertz (1996), Chandler (1996), Dincin (1982), Drake (2013), Eack (2009), Killackey (2008); Killackey (2014), O'Brien (2003), Tsang (2001), Walker (1969), Xiang (2007)

In vier der 11 eingeschlossenen Studien wurden Angaben zum Prozentsatz der Teilnehmer gemacht, die 20 oder mehr Wochenstunden in kompetitiver Beschäftigung arbeiteten. Auch hier zeigte sich ein signifikanter Vorteil zugunsten von IPS: Im Durchschnitt über alle vier Studien hinweg arbeiteten 43,6 Prozent der IPS-Teilnehmer unter diesen Bedingungen, jedoch nur 14,2 Prozent der Kontrollgruppenteilnehmer. Auch für weitere arbeitsbezogene Ergebnisparameter zeigte sich die Überlegenheit der IPS-Intervention gegenüber der Kontrollbedingung. IPS-Teilnehmer konnten im Durchschnitt fast in der Hälfte der Zeit auf dem ersten Arbeitsmarkt platziert werden und arbeiteten im Jahr durchschnittlich doppelt so viele Wochen. Lediglich hinsichtlich der zeitlichen Dauer der am längsten währenden Beschäftigung im Follow-up-Zeitraum ergaben sich keine Unterschiede zwischen Interventions- und Kontrollgruppe [561]. In dem Review von Bond et al. wurde auch eine hochwertige randomisierte kontrollierte Studie (EQOLISE) einbezogen, die in sechs europäischen Zentren durchgeführt wurde und belegt, dass die positiven Outcomes von IPS auf Europa übertragbar sind (vgl. [590]).

Campbell et al. (2009) poolten in ihrer Metaanalyse die Daten von vier randomisierten kontrollierten Studien, um zum einen am entstandenen Gesamtdatensatz die Wirksamkeit von IPS im Vergleich zu PVT zu quantifizieren und zum anderen die Effektstärken von IPS in verschiedenen Subgruppen zu untersuchen. Die Autoren fanden eine signifikante Überlegenheit von IPS im Vergleich zu PVT: Hinsichtlich der untersuchten Zielgrößen (Erhalt eines Arbeitsplatzes, Anzahl gearbeiteter Wochen und Job-Haltedauer) lagen die Effektstärken für IPS im mittleren bis hohen Bereich (ES: 0,74 bis 0,96). Die starke Überlegenheit von IPS hinsichtlich der drei untersuchten Outcomes zeigte sich auch in jeder der demografischen, klinischen und in Bezug auf die Arbeitsvergangenheit gebildeten Subgruppen (ES: 0,67 bis 1,43 für Erhalt eines Arbeitsplatzes, ES: 0,5 bis 1,06 für Anzahl gearbeiteter Wochen, ES: 0,47 bis 1,09 für

Job-Haltedauer). Die Autoren liefern mit ihren Ergebnissen Unterstützung für die These, dass IPS nicht nur für bestimmte Segmente der Zielgruppe psychisch kranker Menschen effektiv ist, sondern dass die hohe Effektivität dieses Ansatzes auf die Gesamtheit psychisch kranker Menschen verallgemeinerbar ist, welche eine Arbeitstätigkeit anstrebt [562] (**Evidenzebene Ia**).

Systematische Übersichtsarbeiten: Neuere Arbeiten

Im Rahmen des aktuellen Cochrane Reviews untersuchten Kinoshita et al. [569] die Effektivität von Ansätzen nach den Prinzipien des Supported Employment (■ Tab. 10.17). Zwei weitere Fragestellungen zielten auf den Einfluss der Modelltreue auf die Effektivität sowie den zusätzlichen Effekt von Augmentationsstrategien [569]. IPS zeigte einen signifikanten Effekt auf den Erwerb irgendeiner Beschäftigung (7 RCTs, N = 951, RR = 3,24 [95 Prozent CI = 2,17 bis 4,82]) und schien die Jobhaltedauer insgesamt zu verlängern (■ Tab. 10.18). Die Zeit bis zum beruflichen Wiedereinstieg kann durch IPS reduziert werden. Zudem wurde deutlich, dass eine höhere Programmtreue mit mehr Tagen in Beschäftigung auf dem ersten Arbeitsmarkt assoziiert war. Keinen Einfluss schien die Programmtreue in den vorliegenden Analysen auf andere Outcomes, wie Jobhaltedauer in irgendeiner bezahlten Beschäftigung oder auf klinische Parameter, zu haben. Allerdings brachen mehr Teilnehmer herkömmlicher Beschäftigungsprogramme die Maßnahmen vorzeitig ab. Die Effekte zusätzlicher Strategien in Kombination mit IPS ließen sich laut Autoren aufgrund mangelnder Studien nicht nachweisen. Die Studienqualität schätzen die Autoren als mangelhaft ein. Eine Vielzahl der Analysen beruht lediglich auf wenigen Studien (**Evidenzebene Ia–Ib**).

*① **Hintergrund:** Schwere psychische Erkrankungen, insbesondere Erkrankungen aus dem schizophrenen Formenkreis, sind oft mit kognitiven Beeinträchtigungen (z. B. Aufmerksamkeit, Gedächtnis, exekutive Funktionen) verbunden. Die Auswirkungen auf das psychosoziale Funktionsniveau und die dadurch erschwerte Ansprechbarkeit auf psychosoziale Behandlungsansätze, wie ein*

Tab. 10.18 Effekte von Interventionen zur Arbeitsrehabilitation aus aktuellen systematischen Übersichtsarbeiten

Autor	Kinoshita et al. [569]	Chan et al. [571]	Modini et al. [570]	Suijkerbuijk et al. [588]			
				SE vs. PVT[2]	SE plus Augmentationsstrategie vs. SE allein[2]	SE vs. übergangsweise Beschäftigung[2]	SE plus Augmentationsstrategie vs. PVT[2]
Intervention vs. Kontrollintervention	SE vs. TAU, PVT oder andere Ansätze der beruflichen Rehabilitation	Computergestütztes kognitives Training im Rahmen beruflicher Rehabilitation vs. Ansatz beruflicher Rehabilitation allein	SE (IPS) vs. herkömmliche berufliche Rehabilitation (TAU, PVT, andere)				
Arbeitsbezogene Merkmale							
↑ Beschäftigungsrate auf erstem Arbeitsmarkt		++	++	++	++	++	++
↑ Rate irgendeine Form von Beschäftigung	++	++					
↑ Beschäftigungsdauer auf erstem Arbeitsmarkt	++[1]	~					
↑ Beschäftigungsdauer in irgendeiner Beschäftigung	++	++					
↓ Zeit bis zum Wiedererlangen einer Beschäftigung auf erstem Arbeitsmarkt	++[1]						

(Fortsetzung)

□ Tab. 10.18 (Fortsetzung)

Autor	Kinoshita et al. [569]	Chan et al. [571]	Modini et al. [570]	Suijkerbuijk et al. [588]			
↑ Jobhaltedauer auf erstem Arbeitsmarkt	++[1]			++	++	++	++
↑ Jobhaltedauer in irgendeiner Beschäftigung	++						
↑ Durchschnittlicher monatlicher Verdienst	+	++					
↓ Abbruch der Maßnahme	++[1,2]			~	~	~	~
Nichtarbeitsbezogene Merkmale							
↓ Stationäre Wiederaufnahme	~			~	~	~	~
↑ Psychische Symptomatik	~			~	~	~	~
↑ Lebensqualität	~						
↑ Psychosoziale Funktionen	~						

Erläuterungen: ++ signifikanter Vorteil in Experimentalgruppe gegenüber Kontrollgruppe, + tendenzielle Überlegenheit ohne signifikanten Unterschied in Experimentalgruppe gegenüber Kontrollgruppe, ~ Ergebnisse vergleichbar in beiden Gruppen, ↓ Reduktion, ↑ Erhöhung; SE Supported Employment; IPS Individual Placement and Support, PVT Pre-Vocational-Training; [1]Ergebnisse beruhen auf Einzelstudie; [2]FU nach 12 Monaten und mehr Monaten

Training sozialer oder beruflicher Fertigkeiten, sind bedeutend. Inzwischen konnte in mehr als 40 RCTs die Wirksamkeit kognitiver Trainingsprogramme hinsichtlich einer Verbesserung kognitiver und psychosozialer Funktionen, in geringerem Maße auch die der psychopathologischen Symptomatik, nachgewiesen werden [28]. So stellt sich die Frage, ob eine Kombination von arbeitsrehabilitativen Ansätzen mit kognitiven Trainingsansätzen den beruflichen Rehabilitationserfolg erhöhen kann.

Chan et al. [571] wollten wissen, inwieweit sich computergestützte kognitive Trainingsprogramme auf arbeitsbezogene Outcomes auswirken [571]. Das Training wurde in den identifizierten Studien entweder mit Arbeitstherapie (k = 3) oder SE (k = 5) kombiniert (☐ Tab. 10.17). Insgesamt zeigte sich eine um 20 Prozent höhere Arbeitsrate für diejenigen Studienteilnehmer mit kognitivem Training (k = 6, 41 Prozent vs. 24 Prozent). Diese waren pro Jahr ca. 20 Tage länger in Beschäftigung und erhielten ein höheres Entgelt pro Jahr (US$ 959 [95 Prozent CI: US$ 285 bis US$ 1634]) (☐ Tab. 10.18). Ergebnisse aus Subgruppenanalysen weisen breite Konfidenzintervalle auf. Die Studienqualität schätzen die Autoren als gut ein. Allerdings muss von einer substanziellen Heterogenität ausgegangen werden **(Evidenzebene Ia)**.

Die zum Zeitpunkt der systematischen Recherche aktuellste Übersichtsarbeit zur Wirksamkeit von IPS bestätigt nicht nur einmal mehr die Effektivität dieses Ansatzes hinsichtlich arbeitsbezogener Outcomes, sondern verweist auch auf deren Unabhängigkeit hinsichtlich geografischer Lage (3 Regionen: Asien und Australien, Europa, Nordamerika) und Arbeitslosenrate. Letztere schwankte zwischen 4 Prozent in Japan und 11,9 Prozent in Bulgarien. Gegenüber herkömmlichen Ansätzen beruflicher Rehabilitation führt IPS zu einer 2,4-mal höheren Wahrscheinlichkeit für eine berufliche Tätigkeit auf dem ersten Arbeitsmarkt (RR = 2,40 [95 Prozent CI = 1,99 bis 2,90]) (☐ Tab. 10.18). Die Effekte ließen sich über einen Follow-up-Zeitraum von zwei Jahren abbilden. Allerdings zeigte sich in weiteren Analysen, dass möglicherweise das Bruttoinlandsprodukt einen gewissen Einfluss haben könnte. IPS erwies sich in Ländern mit einem höheren Bruttoinlandsprodukt effektiver, blieb aber auch in weniger begünstigten Ländern, mit einem Wachstum des Bruttoinlandsproduktes von weniger als 2 Prozent, noch über der Signifikanzschwelle (RR = 1,82 [95 Prozent CI = 1,37 bis 2,40]). Damit liegt erstmalig eine Arbeit vor, in der die **Generalisierbarkeit der positiven Effekte von IPS über verschiedene kulturelle und ökonomische Settings** aufgezeigt wird [570]. Die Studienqualität schätzen die Autoren überwiegend als gut ein **(Evidenzebene Ia)**.

☞ **Hinweis:** *In diese und in die folgende Arbeit eingeschlossen sind auch die für Deutschland bedeutsamen Arbeiten (EQOLISE-Studie, Berner Job Coach Projekt). Auf diese wird näher im weiteren Verlauf (▶ Abschn. 10.4.4) eingegangen.*

Im Rahmen eines **aktuellen Cochrane Reviews** aus 2017, das erst nach Abschluss der systematischen Recherche erschienen ist, wurde die Effektivität verschiedener Ansätze beruflicher Rehabilitation geprüft und ein Ranking, bezogen auf den Erhalt eines Arbeitsplatzes auf dem ersten Arbeitsmarkt (primärer Outcome), abgeleitet (☐ Tab. 10.17 und 10.18) [588]. Dabei wurde deutlich, dass Ansätze nach den Prinzipien von SE/IPS und SE/IPS in Kombination mit einer zusätzlichen Strategie für Menschen mit schweren psychischen Erkrankungen hinsichtlich des Erlangens und des Haltens einer Beschäftigung auf dem ersten Arbeitsmarkt am effektivsten sind. Die Diskrepanz zwischen den Effekten von SE allein und einem kombinierten SE-Ansatz war allerdings gering. Ein direkter Vergleich der verschiedenen Ansätze im Rahmen von Metaanalysen (Random-Effects-Modell) verweist auf eine um das 2,5-Fache erhöhte Wahrscheinlichkeit, mit welcher Teilnehmer an einer SE-Maßnahme häufiger eine Arbeitsstelle auf dem ersten Arbeitsmarkt erhalten, im Vergleich zu Teilnehmern herkömmlicher beruflicher Trainingsmaßnahmen (kurzer Beobachtungszeitraum: k = 18, N = 2291, RR = 2,52 [95 Prozent CI: 1,21 bis 5,24]); gegenüber übergangsweiser Beschäftigung war der Effekt noch deutlicher (RR = 3,49 [95 Prozent CI: 1,77 bis 6,89]). PVT erwies sich gegenüber psychiatrischer Behandlung allein effektiv hinsichtlich des primären Outcome-Parameters (RR = 8,96 [95 Prozent CI: 1,77 bis 45,51]). Befunde aus längeren Follow-up-Phasen (k = 22, N = 5233) verdeutlichen die Effekte: Kombiniertes SE (RR = 4,32 [95 Prozent CI: 1,49 bis 12,48]), SE allein (RR = 1,51 [95 Prozent CI: 1,36 bis 1,68]) und PVT (RR = 2,19 [95 Prozent CI: 1,07 bis 4,46]) erwiesen sich effektiver als psychiatrische Behandlung allein. Dabei schien SE plus eine Augmentationsstrategie effektiver als SE allein (RR = 1,94 [95 Prozent CI: 1,03 bis 3,65]) und war auch gegenüber übergangsweiser Beschäftigung (RR = 2,45, [95 Prozent CI: 1,69 bis 3,55]) und PVT (RR = 5,42 [95 Prozent CI: 1,08 bis 27,11]) deutlich überlegen. SE allein war über einen längeren Beobachtungszeitraum effektiver als übergangsweise Beschäftigung (RR = 3,28 [95 Prozent CI: 2,13 bis 5,04]) sowie PVT (RR = 2,31 [95 Prozent CI: 1,85 bis 2,89]).

In Rahmen einer **Netzwerk-Metaanalyse** wurde eine hierarchische Folge der einzelnen Interventionen hinsichtlich ihrer Effektivität (Erhalt einer **Beschäftigung auf dem ersten Arbeitsmarkt**) erstellt. Dabei erwies sich im Langzeit-Follow-up (k = 22) SE plus eine Augmentationsstrategie gegenüber psychiatrischer Behandlung allein am effektivsten (RR = 3,81 [95 Prozent CI: 1,99 bis 7,31]) gefolgt von SE allein (RR = 2,72 [95 Prozent CI: 1,55 bis 4,76]). PVT (RR = 1,26, [95 Prozent CI: 0,73 bis 2,19]) und übergangsweise Beschäftigung (RR = 1,00 [95 Prozent CI: 0,51 bis 1,96) führten hier zu keinen bedeutsamen Vorteilen gegenüber psychiatrischer Behandlung allein; die Wahrscheinlichkeit für eine Beschäftigung auf dem ersten Arbeitsmarkt war hier vergleichbar. Hinsichtlich der Augmentationsstrategien verweisen die Befunde auf die Effektivität von einem zusätzlichen Training sozialer sowie kognitiver Fertigkeiten [588].

Zur Effektivität bezüglich der **Jobhaltedauer** (erster Arbeitsmarkt) existieren bisher Befunde, die in kurzen Beobachtungsphasen (k = 8, N = 478) v. a. die Effektivität für SE gegenüber SE plus Augmentationsstrategie, PVT, übergangsweiser Beschäftigung und psychiatrischer Behandlung allein aufzeigen konnten. Die größte Differenz wurde zwischen SE und PVT zugunsten von SE sichtbar (MD = 6,89 Wochen, [95 Prozent CI: 1,26 bis 12,52]). Über längere Beobachtungszeiträume (k = 11, N = 1102) hinweg ließ sich v. a. eine Überlegenheit eines kombinierten SE-Ansatzes gegenüber PVT (MD = 22,79 Wochen [95 Prozent CI: 15,96 bis 29,62 Wochen]) und SE allein (MD = 10,09 Wochen, [95 Prozent CI: 0,32 bis 19,85]) erkennen. SE-Teilnehmer arbeiteten insgesamt mehr Wochen als Teilnehmer in übergangsweiser Beschäftigung (MD = 17,36 Wochen, [95 Prozent CI: 11,53 bis 23,18) oder PVT-Teilnehmer (MD = 11,56, [95 Prozent CI: 5,99 bis 17,13]).

Es zeigten sich keinerlei Unterschiede hinsichtlich der Dropout-Raten, des Risikos vermehrter stationärer Aufnahmen und der Psychopathologie zwischen den Gruppen. Ergebnisse zur Lebensqualität lassen keine Aussage zu [588].

Die Studienqualität schätzen die Autoren als moderat bis gering ein. Formal handelt es sich um Evidenz auf der **Evidenzebene Ia.**

- **b) Evidenz aus Einzelstudien**
Supported Employment
Über die in den Übersichtsarbeiten eingeschlossenen RCTs zur Wirksamkeit von SE hinaus, konnten im Rahmen der aktuellen Recherche **fünf weitere randomisierte kontrollierte Studien** zur Effektivität von SE bzw. IPS gegenüber herkömmlicher beruflicher Rehabilitation identifiziert werde [572–576]. Dabei enthielt eine Studie in einem der Studienarme ein **zusätzliches Training sozialer Fertigkeiten** [572] (<0> Tab. 10.19). Nach 39 Monaten Unterstützung zeigten sich für Teilnehmer des integrierten Trainingsprogrammes (IPS plus spezielles Training sozialer Fertigkeiten) eine höhere Arbeitsrate (82,8 Prozent vs. 61,5 Prozent) sowie eine längere Jobhaltedauer (47 vs. 36 Wochen) gegenüber IPS-Teilnehmern. Lediglich 6,1 Prozent derjenigen Teilnehmer in traditionell orientierten Maßnahmen der beruflichen Rehabilitation erhielten innerhalb der ersten 15 Monate eine Beschäftigung.

◘ Tab. 10.19 Charakteristika aktueller Einzelstudien zur Wirksamkeit von Maßnahmen zur beruflichen Teilhabe: SE/IPS

Autor	Patienten - Diagnose - Alter, in Jahren - Info zu beruflichen Erfahrungen - Anzahl (IG/KG) - Setting	Intervention - Art der Interventionen - Dauer	Kontroll-gruppe	Dauer des Follow-up
Tsang et al. [572]	- Schwere psychische Erkrankungen (Schizophrenie N = 145) - 35 (Ø-Alter) - ca. 90 % der Teilnehmer mit Berufserfahrung - N = 189 (IPS: 65/ISE: 58/PVT: 66) - ambulant/teilstationär	- (1) Supported Employment (IPS) - (2) Integrated Supported Employment (ISE): IPS + arbeitsplatzbezogenes Training sozialer Fertigkeiten (10 Sitzungen) - 39 Monate	- Herkömmliche berufliche Rehabilitation (PVT)	- 36 Monate nach Beginn der Maßnahme
Waghorn et al. [573]	- Psychotische Störungen (N = 168), bipolare Erkrankungen (N = 22), schwere Depressionen oder Angststörungen (N = 18) - 32 (Ø-Alter) - Ca. 50 % der Teilnehmer im letzten Jahr in Beschäftigung - N = 208 (106/102) - Ambulant	- Supported Employment (IPS) - 12 Monate	- Herkömmliche Rehabilitation (CM und Vermittlung an regionale Einrichtungen der beruflichen Rehabilitation)	- 12 Monate nach Beginn der Maßnahme
Michon et al. [574]	- Schwere psychische Erkrankungen - 35 (Ø-Alter) - Teilnehmer in den letzten 5 Jahren durchschnittlich 17 Monate in Beschäftigung - N = 151 (71/80) - Ambulant (CMHT)	- Supported Employment (IPS) - 30 Monate	- Herkömmliche berufliche Rehabilitation	- 30 Monate nach Beginn der Maßnahme
Viering et al. [576]	- Berentung wegen psychischer Erkrankung (affektive Störungen: 47 %, Erkrankungen aus dem schizophrenen Formenkreis: 16 %, Persönlichkeitsstörungen: 17 %) - 42,6 (Ø-Alter) - Arbeitslos: 73 %; >1 Monat in Arbeit in letzten Jahren: 50 % - N = 250 (127/123) - Ambulant	- Supported Employment (IPS) - 24 Monate	- Jede alternative berufliche Rehabilitationsmaßnahme frei wählbar durch Teilnehmer	- 24 Monate nach Beginn der Maßnahme
Cook et al. [575]	- Schwere psychische Erkrankungen (schizophrener Formenkreis, Depressionen, bipolare Störungen) - 38 (Ø-Alter) - K. A. - N = 449 (234/215) - Ambulant	- Supported Employment - 5 Jahre	- Herkömmliche Behandlung und Rehabilitation	- Langzeit-Follow-up von 2000–2012

Erläuterungen: K. A. keine Angaben; IG Interventionsgruppe; KG Kontrollgruppe; CM Case Management; PVT Pre-Vocational-Training; IPS Individual Placement and Support; CMHT Community Mental Health Teams

Teilnehmer mit zusätzlichem Training sozialer Fertigkeiten berichteten weniger interpersonelle Konflikte am Arbeitsplatz. Vorteile hinsichtlich anderer nicht-arbeitsbezogener Outcomes wurden nicht deutlich [572] **(Evidenzebene Ib)**.

Im Rahmen des **Zürcher Eingliederungs Pilot Projekts** (ZhEPP) wurde die Wirksamkeit von IPS für psychisch kranke Menschen, mit (voller oder teilweiser) Erwerbsminderungsrente nicht länger als ein Jahr bestehend, untersucht. Obwohl die Mehrheit der eingeschlossenen Teilnehmer an einer affektiven Störung erkrankt war (47 Prozent) – daneben wurden Menschen mit einer Erkrankung aus dem schizophrenen Formenkreis (16 Prozent) sowie einer Persönlichkeitsstörung (17 Prozent) eingeschlossen – ist von einem schweren und chronischen Krankheitsverlauf auszugehen. Der erste Kontakt zum psychiatrischen Behandlungssektor lag durchschnittlich 10 Jahre zurück. 27 Prozent der Studienteilnehmer gingen zu Baseline einer Beschäftigung nach (◘ Tab. 10.19). Die IPS-Teilnehmer wurden über alle Phasen von Arbeitssuche, Beschäftigung und auch bei Jobverlusten durch Job Coaches begleitet. Die IPS-Fidelity wird als moderat über den gesamten Verlauf hinweg eingeschätzt. Die Teilnehmer der Kontrollgruppe konnten zwischen herkömmlichen beruflichen Wiedereingliederungsmaßnahmen frei wählen, erhielten aber kein Job Coaching durch ZhEPP. Es zeigten sich über den Studienzeitraum hinweg deutliche Vorteile hinsichtlich der Arbeitsrate (mind. einen Monat in kompetitiver Beschäftigung) zugunsten IPS, jedoch keine Unterschiede hinsichtlich der sekundären arbeitsbezogenen Outcomes (Jobhaltedauer, Arbeitszeit in Stunden und Monaten) (◘ Tab. 10.21). 32 Prozent der IPS-Teilnehmer gelang der Eintritt in ein neues Beschäftigungsverhältnis gegenüber 12 Prozent der Kontrollgruppe. 50 Prozent der IPS-Teilnehmer blieben über den gesamten Zeitraum hinweg ohne Beschäftigung; in der Kontrollgruppe waren es 66 Prozent [576] **(Evidenzebene Ib)**.

Waghorn et al. [573] untersuchten die Wirksamkeit von SE gegenüber herkömmlicher beruflicher Rehabilitation (◘ Tab. 10.19) bei Patienten mit schweren psychischen Erkrankungen.

Nach 12 Monaten waren doppelt so viele der Programmteilnehmer von SE in kompetitiver Beschäftigung (42.5 Prozent vs. 23.5 Prozent). Hinsichtlich anderer arbeitsbezogener Outcomes zeigten sich keine statistisch bedeutsamen Vorteile [573]. **Michon et al.** [574] legten Ergebnisse aus den Niederlanden vor. IPS-Teilnehmer mit einer schweren psychischen Erkrankung erreichten über einen Zeitraum von 30 Monaten eine kompetitive Beschäftigungsrate von 44 Prozent, gegenüber einer Rate von 25 Prozent für Teilnehmer an traditionellen Ansätzen beruflicher Rehabilitation. Für IPS-Teilnehmer zeigten sich weder Verbesserungen noch Verschlechterungen hinsichtlich nicht-arbeitsbezogener Größen wie psychischer Gesundheit, Selbstwerterleben und Lebensqualität gegenüber der Kontrollgruppe. Allerdings zeigte sich im Verlauf bei regelmäßiger beruflicher Beschäftigung (erster Arbeitsmarkt) ein positiver Effekt auf diese Größen [574]. **Langzeitdaten** werden im Rahmen einer US-amerikanischen multizentrischen Studie, *The Employment Intervention Demonstration Program (EIDP)*, berichtet. Teilnehmer an einem SE-Programm erreichten hierbei während der Studiendauer bessere arbeitsbezogene Outcomes: (1) Erreichen einer kompetitiven Beschäftigung 56 vs. 36 Prozent und (2) Erreichen irgendeiner Beschäftigung 72 vs. 63 Prozent. Sie arbeiteten insgesamt mehr Stunden und verdienten mehr Lohn, allerdings zeigte sich hier keine statistisch signifikante Differenz [591]. Während des Follow-up's von 13 Jahren befanden sich, unter Berücksichtigung verschiedener Variablen und trotz eines allgemeinen Absinkens der Arbeitsraten in beiden Gruppen, SE-Teilnehmer mit nahezu dreifacher Wahrscheinlichkeit häufiger in einer kompetitiven Beschäftigung im Vergleich zur Kontrollgruppe (OR = 2,89; p = 0,02). Der Verdienst war hier gleichzeitig höher [575] **(Evidenzebene Ib)**.

ⓘ **Zusatzinformation:** Cook et al. [592] überprüften in einer weiteren Publikation anhand derselben Daten (EIDP) die Hypothese, dass SE dann erfolgreicher ist, wenn berufliche Rehabilitationsdienste und psychiatrische Dienste eng zusammenarbeiten bzw. verknüpft sind. Der Grad an Integration wurde durch einen Score ermittelt (relevante Kriterien: multidisziplinäres Team mit häufigem persönlichen Austausch, gemeinsamer Arbeitsort, gemeinsame Patientenakten). Die Hypothese konnte bestätigt werden. Unter der Bedingung hoher Integration psychiatrischer und berufsrehabilitativer Dienste fanden mehr Klienten von SE (58 Prozent) eine kompetitive Beschäftigung als unter der Bedingung geringer Integration (21 Prozent) und es arbeiteten auch mehr Klienten über 40 Stunden pro Monat (53 Prozent vs. 31 Prozent) [592].

Kombinierte Ansätze: Arbeitsrehabilitation und kognitives Training

Supported Employment kombiniert mit Ansätzen kognitiven Trainings

McGurk et al. ergänzten bereits in einer ersten Studie von 2005 (siehe auch [571]) SE durch ein Training kognitiver Fertigkeiten, in dessen Rahmen mit den Patienten Kompensationsstrategien bei kognitiven Beeinträchtigungen erarbeitet sowie computerbasierte Trainings durchgeführt wurden. Bereits nach einem Jahr zeigten sich in der Interventionsgruppe verbesserte psychopathologische und arbeitsbezogene Ergebnisse [593]. Auch nach 2 bis 3 Jahren präsentierte sich eine signifikante Überlegenheit der SE-Gruppe mit kognitivem Training: Mehr Teilnehmer dieser Gruppe arbeiteten auf dem ersten Arbeitsmarkt, die Teilnehmer hatten mehr Jobs gehabt, hatten über den Follow-up-Zeitraum hinweg mehr Wochen und mehr Stunden gearbeitet und mehr Geld verdient als die Teilnehmer der SE-Gruppe ohne kognitives Training [594]. Selbst bei schwer psychisch kranken Menschen, die trotz einer SE-Maßnahme weiterhin ohne Beschäftigung blieben, zeigten sich deutliche Vorteile hinsichtlich arbeitsbezogener Outcomes durch das Thinking Skills for Work Program, ein standardisiertes kognitives Trainingsprogramm [578] (□ Tab. 10.21). Zu vergleichbaren Befunden kamen Bell et al. [595], die die arbeitsrehabilitative Intervention (SE) mit der Neurocognitive Enhancement Therapy (NET) kombinierten [595] (siehe auch [571]). Allerdings zeigte sich in einer der aktuell identifizierten Studie (□ Tab. 10.21) auch, dass ein kognitives Training den Effekt eines integrierten arbeitsrehabilitativen Ansatzes (SE und ein Arbeitsplatz bezogenes Training sozialer Fertigkeiten) nicht weiter verbessern

kann [577]. Ebenso wenig ließen sich die beruflichen Möglichkeiten für Patienten mit einer komorbiden Suchterkrankung verbessern [596] (vgl. [571]). Möglicherweise lassen sich die arbeitsbezogenen Outcomes durch ein zusätzliches kognitives Training (NET), v. a. bei Programmteilnehmern mit besonders geringem psychosozialem Funktionsniveau, erhöhen wie aus einer Sekundäranalyse hervorgeht [584] (**Evidenzebene Ib**).

Andere Ansätze kombiniert mit Ansätzen kognitiven Trainings

McGurk et al. [579] untersuchten zudem den Effekt des spezifischen kognitiven Trainings bei bisher erfolglosen Teilnehmern an anderen beruflichen Trainingsprogrammen, die sich nicht an den Prinzipien von SE orientieren (□ Tab. 10.20 und 10.21). Die Teilnehmer wurden dabei aus drei rehabilitativen Programmen eines Versorgungsträgers in New York, die sich sehr unterschieden, rekrutiert; darunter befanden sich eine Art tagesklinische Behandlung und Rehabilitation, inklusive eines Job Supports sowie ein Clubhouse. „Enhanced Vocational Rehabilitation" meint hier, dass die Fachkräfte der beruflichen Rehabilitation ein spezielles Training erhalten hatten, das sie darin befähigte, kognitive Beeinträchtigungen insbesondere im Kontext Arbeit bei den Programmteilnehmern zu erkennen und gemeinsam mit ihnen Bewältigungsstrategien zu entwickeln. Die Teilnehmer der Interventionsgruppe erhielten zusätzlich ein kognitives Training (Thinking Skills for Work-Program, TSW) und zeigten gegenüber der Kontrollgruppe deutliche Verbesserungen kognitiver Funktionen zum Trainingsende. Der Effekt wurde zum Follow-up, 3 Monate später wieder schwächer. Hinsichtlich der kompetitiven Arbeitsrate zeigte sich kein statistisch signifikanter Unterschied zwischen den beiden Gruppen (57 Prozent vs. 48 Prozent) innerhalb eines erweiterten Beobachtungszeitraumes von 3 Jahren. Allerdings waren die Teilnehmer insgesamt beruflich engagierter (bezahlte und freiwillige Tätigkeiten, 75 Prozent vs. 50 Prozent), arbeiteten insgesamt mehr Wochen (48,8 vs. 23,0 Wochen) und zeigten gering-

□ Tab. 10.20 Charakteristika aktueller Einzelstudien zur Wirksamkeit kombinierter Maßnahmen zur beruflichen Rehabilitation

Autor	Patienten - Diagnose - Alter, in Jahren - Info zum Arbeitsstatus - Anzahl (IG/KG) - Setting	Intervention - Art der Interventionen - Dauer	Kontrollgruppe	Dauer des Follow-up
Au et al. [577]	- Erkrankungen aus dem schizophrenen Formenkreis - 36 (Ø-Alter) - Ca. 96 % der Teilnehmer mit Berufserfahrung - N = 90 (45/45) - Ambulant	- Integriertes Supported Employment + computer-gestütztes kognitives Training - 3 Sitzungen pro Woche über 12 Wochen	- Integriertes Supported Employment (SE plus arbeitsplatz-bezogenes Training sozialer Fertigkeiten)	12 Monate
McGurk et al. [578]	- Schwere psychische Erkrankungen (Schizophrenie, bipolare Störungen, schizoaffektive Störungen, Depression und andere) - 44 (Ø-Alter) - Ca. 18 % der Teilnehmer hatten in den letzten 12 Monaten eine Beschäftigung - N = 107 (57/50) - Ambulant	- Supported Employment + computer-gestütztes kognitives Training (Thinking Skills for Work- Program, TSW) - 24 Sitzungen, 1–2 mal wöchentlich	- Erweitertes Supported Employment	24 Monate
McGurk et al. [579]	- Schwere psychische Erkrankungen (83 % Schizophrenie) - k. A. - Ca. 65 % der Teilnehmer hatten in den letzten 12 Monaten eine Beschäftigung - N = 54 (28/26) - Ambulant	- Erweiterte berufliche Rehabilitation + kognitives Training (Thinking Skills for Work: TSW) - 1 bis 2 Sitzungen pro Woche über 12 Wochen	- Erweiterte berufliche Rehabilitation	18 Monate

Erläuterungen: KVT kognitive Verhaltenstherapie; K. A. keine Angaben; IG Interventionsgruppe; KG Kontrollgruppe

fügige Verbesserungen hinsichtlich klinischer Symptome. Es sei noch angemerkt, dass die Teilnehmer der Interventionsgruppe trotz Randomisierung deutlich schlechter gebildet waren; möglicherweise lässt sich hiervon eine Erklärung für den ausbleibenden Effekt ableiten [579] **(Evidenzebene Ib)**.

① **Zusatzinformation:** Insbesondere für psychisch kranke Menschen in langjähriger Arbeitslosigkeit sowie mit wiederholten Abbrüchen und Misserfolgen können beispielsweise hinderliche Einstellungen und motivationale Aspekte eine Hürde für erfolgreiche berufliche Integration darstellen. Die Idee hierbei ist, arbeitsrehabilitative Programme mit einem psychotherapeutischen Ansatz zu kombinieren. Lecomte et al. [597] konnten in einer Vorläuferstudie zeigen, dass eine spezifische kurze KVT-Intervention im Rahmen von SE die erforderlichen sozialen Fertigkeiten erweitern und letztlich positive Effekte auf Jobhaltedauer und -umfang haben kann [597]. In Schweden wurde jüngst ein spezieller IPS-Ansatz für Menschen mit affektiver Störung und langer Erkrankungsdauer evaluiert. Das IES-Modell (Individual Enabling and Support) integriert dabei motivationale, kognitive und Zeitmanagementstrategien mit IPS. IES zeigte sich hinsichtlich der Arbeitsrate auf dem ersten Arbeitsmarkt, sekundären arbeitsbezogenen Outcomes sowie der Depressionsschwere gegenüber herkömmlichen arbeitsrehabilitativen Ansätzen überlegen [598].

Hintergrundinformation
① Weitere Aspekte hinsichtlich der Auswirkungen unterschiedlicher arbeitsrehabilitativer Ansätze aus Sekundäranalysen
Vor dem Hintergrund, dass zwischenmenschliche Probleme überzufällig häufig zu Stellenverlusten bei psychisch kranken Menschen führen, untersuchten Rollins et al. [585] auf der Grundlage des Primärdatensatzes von Bond et al. [599], **arbeitsplatzbezogene soziale Netzwerke** und ihre Beziehung zu arbeitsplatzbezogenen Outcomes und anderen Faktoren. Es konnte aufgezeigt werden, dass die Teilnehmer an beiden Programmen (IPS vs. PVT) positive Erfahrungen hinsichtlich der Unterstützung durch Supervisoren und Mitarbeiter angaben. Das arbeitsrehabilitative Modell war nicht mit Charakteristiken eines besseren arbeitsplatzbezogenen sozialen Netzwerkes assoziiert; ebenso wenig die Bedingung eines Gruppenarbeitsplatzes oder einer Stelle auf dem ersten Arbeitsmarkt. Allerdings schien es robuste Korrelationen zwischen Charakteristiken des arbeitsplatzbezogenen sozialen Netzwerkes und der Arbeitszufriedenheit zu geben. Wenn auch weniger deutlich, so schien eine in der Wahrnehmung der Betroffenen abnehmende Unterstützung durch das soziale Netzwerk mit einer erhöhten Wahrscheinlichkeit eines Jobverlustes assoziiert [585].

Eine weitere Sekundäranalyse auf Basis des Datensatzes von Bond et al. [599] erfolgte mit dem Ziel, den **Einfluss von Beschäftigung auf nicht-arbeitsbezogene Outcomes** zu prüfen. 187 Studienteilnehmer (IPS vs. PVT) wurden am Ende des 2-Jahres Follow-up vier Gruppen zugeordnet: dauerhaft kompetitiv beschäftigt, dauerhaft nicht-kompetitiv beschäftigt, insgesamt wenig beschäftigt oder ohne Arbeit. Vergleiche zwischen diesen Gruppen konnten aufzeigen, dass Teilnehmer in Beschäftigung weniger Tage in stationärer Behandlung im Vergleich zu Teilnehmern ohne Beschäftigung verbrachten. Unter der Bedingung einer dauerhaften kompetitiven Beschäftigung zeichnete sich eine größere Reduktion der Negativsymptomatik ab. Teilnehmer mit einer nicht-kompetitiven Beschäftigung profitierten im Bereich sozialer Netzwerke; dies zeichnete sich v. a. im Vergleich zu denjenigen Teilnehmern ohne Arbeit bzw. mit geringer Beschäftigung ab. Effekte auf die Lebensqualität wurden nicht beobachtet [586].

Der **Einfluss auf nicht-arbeitsbezogene Outcomes** wurde auch im Rahmen der **EQOLISE Studie** [590, 600] untersucht. Ziel der umfangreichen Analysen war es, den Zusammenhang zwischen der Anzahl an Arbeitsstunden in kompetitiver Tätigkeit, dem klinischen Status sowie der Anzahl an Tagen in sta-

tionärer Behandlung während des 18-monatigen Studienzeitraumes zu analysieren. Die Ergebnisse geben eindeutige Hinweise darauf, dass die IPS-Teilnehmer im Vergleich zu den Teilnehmern in herkömmlichen Programmen der Arbeitsrehabilitation mehr Zeit in kompetitiver Beschäftigung verbrachten. Geschuldet einem indirekten positiven Effekt von Arbeit auf gesundheitsbezogene Größen, zeigte sich auch eine reduzierte Anzahl an Tagen in stationärer Behandlung in dieser Gruppe. Deutlich wurde dabei auch, dass eine stärkere psychopathologische Symptomatik zu vergleichsweise weniger Tagen in kompetitiver Beschäftigung, aber gleichzeitig mehr Tage in Beschäftigung zu einem größeren Rückgang der Symptomatik führt. Diese Befunde unterstützen einmal mehr die Bedeutung von (kompetitiver) Arbeit in der Behandlung und Rehabilitation von Menschen mit schweren psychischen Erkrankungen und zeigen gleichzeitig auf, dass die berufliche Integration der Betroffenen auch nicht-arbeitsbezogene Zielgrößen positiv beeinflussen kann [587].

Eine Analyse im Rahmen der **Schweizer IPS-Studie** [601, 602] zielte auf den Vergleich direkter und indirekter Effekte durch IPS im Vergleich zu PVT innerhalb von 5 Jahren. Deutlich wurde dabei, dass die **Effekte durch IPS auf die reduzierte stationäre Behandlungsdauer** sowie die höhere Lebensqualität allein durch eine anhaltend verbesserte Arbeitssituation (anhaltende Beschäftigung auf dem ersten Arbeitsmarkt: 50 Prozent in IPS vs. 17 Prozent in PVT) vermittelt wurde [589].

Andere arbeitsrehabilitative Ansätze
Studien zu Berufsausbildung und beschützter Arbeit als Formen von Pre-Vocational-Training

Methodische Anmerkungen: Bereits in der ersten Auflage dieser Leitlinie wurde die systematische Suche mangels randomisierter Studien zu Berufsausbildung und beschützter Arbeit auf Studien anderer Designs ausgedehnt. Die Suche wurde eingegrenzt auf Studien, die nach 1990 publiziert wurden. Vier Studien zu beschütztem Arbeiten konnten während der ersten Suche identifiziert werden. Im Rahmen der aktuellen Suche wurde eine weitere Studie zu PVT identifiziert [580]. Zudem wurden 3 RCTs zu einem speziellen Ansatz eines Virtual Reality-Trainings eingeschlossen [581–583].

Hintergrundinformation
Eine Studie von Bond et al. [619] untersuchte die **Effekte verschiedener Typen von Arbeit** – gruppiert in kompetitive Arbeit, beschützte Arbeit, geringfügige Beschäftigung und keine Beschäftigung – **auf nicht-arbeitsbezogene Zielgrößen**. Ein spezieller Fokus lag auf der Fragestellung, wie sich die nicht-arbeitsbezogenen Zielgrößen von beschützter Beschäftigung im Vergleich zu denen von kompetitiver oder minimaler/keiner Beschäftigung darstellen. Es wurden 149 Patienten mit schweren psychischen Er-

Tab. 10.21 Effekte von Interventionen zur beruflichen Rehabilitation aus aktuellen Einzelarbeiten: SE/IPS und kombinierte Ansätze

Autor	Tsang et al. [572]	Waghorn et al. [573]	Michon et al. [574]	Viering et al. [576]	Cook et al. [575]	Au et al. [577]	McGurg et al. [578]	McGurk et al. [579]
Intervention vs. Kontrollintervention	ISE vs. IPS vs. TAU	IPS vs. TAU	IPS vs. TAU	IPS vs. TAU	SE vs. TAU	ISE und kognitives Training vs. ISE allein	SE und TSW vs. SE allein	Erweiterte berufliche Reha und TSW vs. Erweiterte berufliche Reha
Follow-up	15 Monate	12 Monate	30 Monate	24 Monate	13 Jahre	11 Monate	24 Monate	36 Monate
Arbeitsbezogene Merkmale								
↑ Beschäftigungsrate erster Arbeitsmarkt	++[1]	++	++	++	++	~	++	~
↑ Irgendeine Form von Beschäftigung								+
↑ Jobhaltedauer erster Arbeitsmarkt	++[1]			~		+	~	
↑ Beschäftigungsdauer in Wochen		+	++	~			++	+
↓ Arbeitsplatzverlust	++					+		
↑ Durchschnittliche monatliche Arbeitszeit			~	~				

↑ Durchschnittlicher monatlicher Verdienst	~[2]	~			++	+	++	+
↓ Programmabbruchrate	~	++		~		~		
Nichtarbeitsbezogene Merkmale								
↑ Psychopathologische Symptomatik			+			~		+
↑ Lebensqualität			+			~		
↑ Selbstwertgefühl	++[3]		~					
↑ Psychosoziale Funktionalität						~		
↑ Kognitive Fertigkeiten						~	++[4]	++[5]
↑ Wohlbefinden	~							

Erläuterungen: ++ signifikanter Vorteil in Experimentalgruppe gegenüber Kontrollgruppe; + tendenzielle Überlegenheit ohne signifikanten Unterschied in Experimentalgruppe gegenüber Kontrollgruppe; ~ Ergebnisse vergleichbar zwischen den Gruppen; IPS Individual Placement and Support; ISE Integrated Supported Employment (IPS + arbeitsplatzbezogenes Training sozialer Fertigkeiten); TAU Treatment As Usual; SE Supported Employment; TSW Thinking Skills for Work Program; ↓ Reduktion; ↑ Erhöhung; [1]ISE gegenüber IPS und TAU; [2]ISE gegenüber IPS; alle Follow-up's; [3]ISE und IPS gegenüber TAU; [4]insbesondere für Patienten mit Erkrankungen aus dem schizophrenen Formenkreis; [5]zum Trainingsende

krankungen einbezogen (Diagnosen Schizophrenie oder bipolare bzw. unipolare depressive Störung). Betrachtete Outcomes waren Lebensqualität, Zufriedenheit mit der finanziellen Situation, mit der Freizeit sowie mit berufsrehabilitativen Diensten, Selbstwertgefühl und Symptomschwere. Alle Gruppen verbesserten sich hinsichtlich der meisten Outcomes über die Zeit (nach 6, 12 und 18 Monaten). Es gab allerdings weder signifikante Unterschiede zwischen der Gruppe mit beschützter Beschäftigung und der mit kompetitiver Beschäftigung, noch zwischen der mit beschützter Beschäftigung und der mit minimaler/keiner Beschäftigung. Für Menschen in kompetitiver Beschäftigung konnte jedoch nachgewiesen werden, dass sie im Vergleich zu der Gruppe mit minimaler/keiner Beschäftigung im Verlauf der Studie stärkere Verbesserungen hinsichtlich der Zufriedenheit mit Finanzen, Freizeit sowie mit berufsrehabilitativen Diensten, Selbstwertgefühl und Symptomen erzielten. Obwohl der direkte Vergleich zwischen kompetitiver Beschäftigung und beschützter Beschäftigung nicht signifikant war, unterschieden sich die Effektstärken innerhalb der beiden Gruppen deutlich, und zwar zugunsten von kompetitiver Beschäftigung (kompetitive Beschäftigung: ES = 0,74 vs. beschützte Beschäftigung ES = 0,19). Die Autoren schlussfolgern, dass Programme, die auf kompetitive Beschäftigung zielen, hinsichtlich nichtarbeitsbezogener Outcomes bessere Ergebnisse versprechen als solche, die beschützte Beschäftigung anbieten [546] **(Evidenzebene III)**.

Eine Schweizer Studie untersuchte den **Zusammenhang zwischen verschiedenen Typen von Arbeit** (kompetitive, beschützte, unbezahlte [hauptsächlich Familienarbeit oder Ausbildung] und keine Arbeit) **und subjektiver sowie objektiver Lebensqualität** [563]. 261 Personen mit schizophrenen oder affektiven Störungen wurden einbezogen. Hinsichtlich der Lebensqualität zeigte sich für Menschen in beschützter Beschäftigung, dass sie bezogen auf ihr Einkommen schlechter gestellt waren, als kompetitiv Beschäftigte, aber besser als nicht Beschäftigte. Vom sozialen Netzwerk her profitieren Menschen in beschützter Beschäftigung weniger als kompetitiv Beschäftigte von Freunden, Kollegen und Verwandten, können jedoch mehr als nicht Beschäftigte auf diese Netzwerkgruppen zurückgreifen. Auch bestehen Zusammenhänge zwischen dem Beschäftigungstyp und subjektiver Lebensqualität, und zwar in den Bereichen körperliches Wohlbefinden, soziale Beziehungen und Umwelt. Die höchste subjektive Lebensqualität geben Personen mit kompetitiver Beschäftigung und solche mit unbezahlter Beschäftigung an, die niedrigste Personen ohne Beschäftigung. Menschen mit beschützter Beschäftigung liegen dazwischen, es zeigen sich im direkten Vergleich von beschützter Beschäftigung mit allen drei anderen Gruppen jedoch keine signifikanten Unterschiede. Die Autoren vermuten, dass dies auf die kleine Gruppen-

größe von beschützter Beschäftigung (N = 31) zurückzuführen sein könnte **(Evidenzebene III)**.

In einer weiteren Beobachtungsstudie von Holzner et al. [564] wurden im österreichischen Kontext die **Effekte eines arbeitsbezogenen Rehabilitationsprogramms auf die subjektive Lebensqualität** von Patienten untersucht [564]. Die Lebensqualität einer Gruppe schizophrener Patienten, die bereits durchschnittlich 15 Monate an dem arbeitsrehabilitativen Programm eines Professional Training Centre in Tirol teilgenommen hatten (N = 36), wurde dabei mit der Lebensqualität einer Gruppe schizophrener Patienten verglichen, die für diese Intervention auf der Warteliste standen (N = 24). Das Trainingszentrum ermöglichte den Programmteilnehmern Arbeitserfahrungen bzw. den Erwerb von Fähigkeiten in verschiedenen Bereichen, z. B. im Büro, in der Tischlerei oder im hauswirtschaftlichen Bereich. Professionelle Anleitung erhielten die Teilnehmer von Sozialarbeitern, Psychologen und Ergotherapeuten. Hinsichtlich der Zufriedenheit mit verschiedenen Lebensbereichen zeigten sich insgesamt signifikante Unterschiede zwischen Interventions- und Kontrollgruppe. Teilnehmer des Rehabilitationsprogramms waren im Vergleich zur Kontrollgruppe signifikant zufriedener in den Bereichen Arbeit, tägliche Aktivitäten, physische Leistungsfähigkeit, Erfolg und Anerkennung, Unabhängigkeit, Finanzen, Freizeit, Unterstützung sowie Freunde/Bekannte und psychisches Wohlbefinden. Keine Unterschiede gab es hinsichtlich der Bereiche Gesundheit, Ehe/Partnerschaft, Sexualleben, Familie und Wohnsituation **(Evidenzebene III)**.

Zur Überprüfung der Wirksamkeit von Ansätzen beruflicher Rehabilitation nach dem **First-Train-Then-Place-Prinzip** in Deutschland liegt eine Untersuchung von Watzke et al. vor [565]. Die Autoren führten eine Studie mit quasi-experimentellem Design durch, in der Patienten einer standardmäßigen beruflichen Rehabilitation nach dem First-Train-Then-Place-Prinzip mit einer Gruppe von Patienten verglichen wurde, die keine berufliche Rehabilitation, sondern reguläre psychiatrisch-ambulante Behandlung erhielt. Die Teilnehmer der Interventionsgruppe setzten sich aus Teilnehmern einer Rehabilitationseinrichtung für psychisch Kranke (RPK) sowie Teilnehmern eines Bildungsträgers bzw. gleichzeitigen Integrationsbetriebes zusammen. Die Patienten der Stichprobe wiesen unterschiedliche Störungsbilder auf: Schizophrenien oder schizoaffektive Störungen, affektive Störungen, Angst- und Zwangsstörungen, somatoforme oder Essstörungen, Anpassungsstörungen sowie Persönlichkeitsstörungen. Nach neun Monaten hatten signifikant mehr Teilnehmer der Interventionsgruppe eine tagesstrukturierende Beschäftigung, d. h. eine kompetitive Arbeit oder eine beschützte Arbeit bzw. berufliche Rehabilitationsmaßnahme (39,7 Prozent vs. 18,7 Prozent). Bezüglich der Symptomschwere gab es zu Studienende Unterschiede zwischen beiden Gruppen, die zugunsten der Interventionsgruppe ausfielen, aber zum Follow-up nach 9 Monaten nicht mehr bestanden. Zu beiden Untersuchungszeitpunkten unterschieden sich beide Gruppen signifikant hinsichtlich des Funktionsniveaus und des psychischen Wohlbefindens (Interventionsgruppe besser als Kontrollgruppe) (**Evidenzebene IIa**).

Bio et al. [580] untersuchten die **Effektivität eines 6-monatigen Arbeitspraktikums** in verschiedenen Partnereinrichtungen nach Präferenzen und Vorerfahrungen der Teilnehmer in einem randomisierten, kontrollierten Wartegruppendesign (◘ Tab. 10.22). Die Teilnehmer erhielten einen Vertrag und eine Aufwandsentschädigung, sodass Kost und Transport gewährleistet werden konnten. Bei den Teilnehmern handelte es sich um eine selektive Patientenpopulation (N = 112 Patienten mit einer Erkrankung aus dem schizophrenen Formenkreis in remittiertem Zustand). Einschlusskriterien waren gute kognitive Leistungen, keine produktive Symptomatik, klinische Stabilität unter antipsychotischer medikamentöser Behandlung seit mind. 6 Monaten und eine bestehende Motivation für eine berufliche Rehabilitation. Primäres Outcome waren die kognitiven Fertigkeiten; sekundär wurden die Effekte auf Psychopathologie und Lebensqualität erfasst. Es zeigten sich in der Interventionsgruppe signifikant positive Effekte in einigen Domänen kognitiver Fertigkeiten (z. B. Exekutivfunktionen), auf die Negativsymptomatik sowie auf die Lebensqualität nach Abschluss der Maßnahme [580] (**Evidenzebene Ib**).

Es soll im Folgenden auf 3 RCTs verwiesen werden, die sich am ehesten unter Ansätzen des PVT subsumieren lassen und auf **Techniken von Virtual Reality** basieren. Hierbei erfolgte im Rahmen berufsvorbereitender Rehabilitation ein computerbasiertes Training; als Kontrollinterventionen dienten die herkömmliche berufliche Rehabilitation oder ein vergleichbares therapeutengeleitetes Training (◘ Tab. 10.22). Ergebnisse bei Tsang et al. [582] zeigen, dass durch ein Virtual-Reality-Training („Boutique-Szenario") in einigen Bereichen kognitiver Funktionen (v. a. Exekutivfunktionen) Verbesserungen zum Trainingsende, sowohl gegenüber den Teilnehmern an einem inhaltlich vergleichbaren therapeuten-

geleiteten Programm als auch gegenüber TAU, erreicht werden konnten. Zudem zeigte sich ein gewisser Transfereffekt in beiden Interventionsgruppen gegenüber TAU, der mit Hilfe eines Work-Performance-Tests (Teilnehmer sollten Aufgaben lösen, die denen der Trainingssituation sehr ähnelten) abgebildet wurde. Beide Trainingsansätze führten hier zu einer besseren Leistung, wobei die Teilnehmer an dem therapeutengeleiteten Programm noch besser abschnitten. Die Autoren argumentieren, dass Virtual-Reality-Anwendungen in der Wahrnehmung realitätsnäher sind als personengeleitete Trainingssituationen und möglicherweise motivierend wirken können. Dennoch bieten beide Methoden (Virtual Reality vs. Face-to-Face) einen spezifischen Erfahrungsraum. So ist beispielsweise das Feedback in einer Face-to-Face-Situation wesentlich individueller und situationsspezifischer ausgerichtet, als das in einer computersimulierten Situation erfolgen kann [582] (**Evidenzebene Ib**).

Smith et al. [581] untersuchten die Machbarkeit und Effektivität eines **Virtual-Reality-Job-Interview-Trainings** bei Menschen mit schweren psychischen Erkrankungen (◘ Tab. 10.22) und konnten aufzeigen, dass dieses die Leistungen bezogen auf das Führen von Bewerbungsgesprächen (durchgeführt in Rollenspieltests) unmittelbar nach Trainingsende gegenüber TAU signifikant verbessern kann. Die Teilnehmer der Interventionsgruppe gaben an, dass das Training einfach zu handhaben und hilfreich war, Spaß machte und in der eigenen Wahrnehmung zu größerer Selbstsicherheit hinsichtlich des Führens von Bewerbungsgesprächen führte [581]. In einem weiteren RCT mit einer Stichprobe von Patienten mit einer Erkrankung aus dem schizophrenen Formenkreis ließ sich der Befund bestätigen. Unter Berücksichtigung neurokognitiver Fertigkeiten und der zurückliegenden Zeitspanne ohne Arbeit, erhielten die Teilnehmer des Trainings zudem mehr Jobangebote innerhalb des 6-monatigen Nachbeobachtungszeitraumes (47,8 Prozent vs. 14,3 Prozent). Unter den Trainingsteilnehmern waren mehr Trainingseinheiten mit einer kürzeren Zeit bis zum ersten Joberhalt assoziiert [583] (**Evidenzebene Ib**).

◘ Tab. 10.22 Charakteristika aktueller Einzelstudien zur Wirksamkeit von Maßnahmen zur beruflichen Teilhabe: PVT

Autor	Patienten - Diagnose - Alter, in Jahren - Berufliche Vorerfahrungen - Anzahl (IG/KG) - Setting	Intervention - Art der Interventionen - Dauer	Kontrollgruppe	Dauer des Follow-up
Bio et al. [580]	- Erkrankungen aus dem schizophrenen Formenkreis - 29 (Ø-Alter) - K. A. - N = 91 (47/44) - Ambulant	- Berufliches Rehabilitationsprogramm (6 monatiges Praktikum in Partnereinrichtungen) - 6 Monate	- Warteliste	- K. A.
Tsang et al. [582]	- Erkrankungen aus dem schizophrenen Formenkreis - 41 (Ø-Alter) - K. A. - N = 75 (25/25/25) - Stationäre Rehabilitation	- A: Virtual Reality-based Vocational Training („Boutique-Szenario") + berufsvorbereitendes Training - B: Therapeutengeleitete Gruppe („Boutique-Szenario") + berufsvorbereitendes Training - 5 Wochen	- Herkömmliche Rehabilitation	- 4 Wochen
Smith et al. [581]	- Schwere depressive Störungen (N = 17), bipolare Störungen (N = 14), Schizophrenien (N = 6) - 47 (Ø-Alter) - Im Durchschnitt lag die letzte Beschäftigung der Teilnehmer 44 Monate zurück - N = 37 (25/12) - Ambulant	- Virtual-Reality-Job-Interview-Training (computer-basierte Trainingssimulation) - 10 Stunden über 2 Wochen	- Herkömmliche ambulante berufliche Rehabilitation	- Trainingsende (2 Wochen)
Smith et al. [583]	- Erkrankungen aus dem schizophrenen Formenkreis - 40 (Ø-Alter) - Ca. 68 % der Teilnehmer verfügten bereits über eine Vollzeitbeschäftigung - N = 32 (21/11; N = 6 aus Smith et al. 2014) - Ambulant	- Virtual-Reality-Job-Interview-Training (computer-basierte Trainingssimulation) - 10 Stunden über 2 Wochen	- Herkömmliche ambulante berufliche Rehabilitation (Warteliste)	- 6 Monate

Erläuterungen: K. A. keine Angaben; IG Interventionsgruppe; KG Kontrollgruppe

Studien zu Arbeitstherapie als Form von Pre-Vocational-Training

Hintergrundinformation

Methodische Anmerkungen: Die „Arbeitstherapie" wurde bereits in der ersten Auflage der Leitlinie zusätzlich in die Recherche und Bewertung aufgenommen. Aus diesem Grund erfolgte damals eine Nachrecherche nach RCTs und Studien anderer Designs zu diesem Thema. Die Suche beschränkte sich auf Studien nach 1990. Es wurden 2 Studien inkludiert. Aus der aktuellen Recherche gibt es keine zusätzlichen Treffer.

Hintergrund: Arbeitstherapeutische Maßnahmen stellen eine Säule psychiatrischer Behandlung dar und gewissermaßen die erste Stufe zur beruflichen Wiedereingliederung psychisch kranker Menschen. Zentral für die Entwicklung arbeitstherapeutischer Maßnahmen sind die Arbeiten von Hermann Simon, der in den zwanziger Jahren Patienten mit gestuft aufgebauter Arbeit beschäftigte [603]. Die gemeinsame Grundlage verschiedener arbeitstherapeutischer Modelle ist die implizite Annahme, dass eine Nachbildung der Arbeitswelt durch Arbeitstherapie die Integration in diese langfristig fördert, da gerade die hierfür erforderlichen Fähigkeiten und Fertigkeiten angesprochen werden [604, 605]. Als kurzfristige Effekte von Arbeitstherapie werden eine Beschleunigung des aktuellen Heilungsprozesses und eine Steigerung der Leistungsfähigkeit der Patienten erwartet [605]. Die kontrollierte Überprüfung der Effekte arbeitstherapeutischer Maßnahmen hat bisher kaum stattgefunden [567, 604].

Eine kontrollierte Multicenterstudie widmet sich der Fragestellung, ob **arbeitstherapeutische Maßnahmen gegenüber einer nicht arbeitsweltorientierten ergotherapeutischen Behandlung** bei postakuten Patienten mit einer Schizophrenie in (teil-)stationärer Behandlung eine überlegene Wirkung aufweisen [566]. Der Behandlungszeitraum betrug jeweils vier Wochen. Die Experimentalgruppe bestand aus Teilnehmern von fünf Kliniken mit jeweils verschiedenen arbeitstherapeutischen Modellen (betreute, praktikumsähnliche Arbeitsversuche außerhalb der Klinik, manualisiertes Training von Grundarbeitsfertigkeiten, klassische Arbeitstherapie). Die Arbeitsmaßnahmen wurden entweder gar nicht oder mit maximal 1 Euro pro Stunde entlohnt. Teilnehmer der Vergleichsgruppe erhielten im Rahmen von kreativitätsorientierter Ergotherapie die Möglichkeit zum freien Gestalten mit verschiedenen, frei wählbaren Materialien. Sie bekamen im Vergleich zu Teilnehmern der Experimentalgruppe weniger Anleitung und Rückmeldung. Die Arbeitsfähigkeit betreffend ergab sich im Prä-Post-Vergleich bei Experimental- und Vergleichsgruppe eine Verbesserung auf der Skala Lernfähigkeit, wobei ein Gruppenunterschied zugunsten der Vergleichsgruppe feststellbar war. Die Fähigkeit zur Kommunikation verbesserte sich ebenfalls in beiden Gruppen im Untersuchungszeitraum, wobei kein signifikanter Gruppenunterschied feststellbar war.

In der Anpassungsfähigkeit zeigten die Patienten der Vergleichsgruppe einen günstigeren Verlauf. Somit waren die Ergebnisse bezüglich der Arbeitsfähigkeit den Erwartungen überwiegend entgegengesetzt. Das allgemeine Funktionsniveau sowie die Psychopathologie verbesserten sich innerhalb des Untersuchungszeitraumes in beiden Gruppen signifikant, allerdings bestanden keine signifikanten Gruppenunterschiede. Dasselbe zeigte sich hinsichtlich Lebensqualität, krankheitsspezifischer Selbstwirksamkeitsüberzeugung und kognitiver Leistungsgeschwindigkeit. Auf Basis dieser Studie lässt sich keine Überlegenheit (teil-)stationärer arbeitstherapeutischer gegenüber kreativitätsorientierter Ergotherapie ableiten. Als Erklärung für den Vorteil der Vergleichsgruppe bezüglich der Lernfähigkeit kommt sicher in Betracht, dass die Erwartungen und Anforderungen an Arbeitstherapie-Teilnehmer unter Umständen von vornherein höher sind als in kreativitätsbezogener Ergotherapie. Generell plädieren die Autoren für weitere Forschung hinsichtlich der Fragestellung ihrer Studie, da auch der aus Gründen der Praktikabilität gewählte Studienzeitraum von 4 Wochen zu knapp sein könnte, um messbare Effekte zu erzielen **(Evidenzebene IIa)**.

Eine im Anschluss durchgeführte differenzielle Wirkungsanalyse mit Daten der arbeitstherapeutischen Teilstichprobe identifizierte Untergruppen mit unterschiedlichen Verläufen. Darunter befanden sich auch Untergruppen mit Verbesserungen zwischen T0 und T1, die eine bedeutsame Effektstärke aufwiesen und damit offenbar von der arbeitstherapeutischen Maßnahme erreicht werden. Für eine eindeutige Kausalitätszuordnung fehlt allerdings hier die nicht-behandelte Kontrollgruppe [567].

Hintergrundinformation

Eine Katamneseerhebung nach 2 Jahren an 89 Patienten zeigte weder hinsichtlich der Integration auf dem allgemeinen oder besonderen Arbeitsmarkt, noch hinsichtlich des Funktionsniveaus oder der Psychopathologie signifikante Unterschiede zwischen Experimental- und Vergleichsgruppe. Es hatten in dem 2 Jahres-Zeitraum mehr Teilnehmer eine reguläre Arbeitstätigkeit verloren als eine neue Stelle gewonnen [606].

Infolge der Ursprungsstudie von Längle und Mitarbeitern (2006) wurde auch der Versuch unternommen, die langfristigen gesundheitsökonomischen Effekte stationär-arbeitstherapeutischer Maßnahmen in der Schizophreniebehandlung im Vergleich zu ergotherapeutischen Maßnahmen zu ermitteln [607]. Es wurden zur Kostenermittlung die in den letzten drei Monaten des 24-monatigen Nachverfolgungszeitraums individuell in Anspruch genommenen psychiatrischen Leistungen erfasst und monetär bewertet. Die Analyse umfasste 128 Patienten. Der Unterschied in den Gesamtkosten erwies sich als nicht signifikant zwischen den ehemals ergotherapeutisch und arbeitstherapeutisch behandelten Patienten. Der Standort, an dem die Patienten behandelt wurden – und damit die regional unterschiedlichen Versorgungsstrukturen – erwiesen sich dagegen unabhängig von Patienten- und Krankheitscharakteristika als ein bedeutender Kostenfaktor.

Im Folgenden soll auch auf die *Münsteraner Arbeitsrehabilitationsstudie* eingegangen werden, die zwischen 1991 und 1996 in der norddeutschen Region Westfalen-Lippe durchgeführt wurde [568, 608]. Diese Studie beinhaltet eine umfassende, über drei Jahre laufende, prospektive Untersuchung des Rehabilitationsverlaufs und der Rehabilitationsergebnisse von Teilnehmern dreier verschiedener arbeitsrehabilitativer Angebotstypen: ambulante Arbeitstherapie, (teil-)beschützte Arbeitsplätze in Firmen für psychisch kranke Menschen sowie Werkstätten für psychisch Behinderte. Es handelte sich bei den Studienteilnehmern mehrheitlich um chronisch kranke Patienten, in der Mehrheit Patienten mit schizophrenen Störungen. Die Untersuchten stammten im Einzelnen aus sieben Arbeitstherapieabteilungen, 13 Werkstätten und 10 Firmen. Von den ursprünglich 502 einbezogenen Patienten konnten 471 über drei Jahre nachuntersucht werden. Die Stichprobe kann als für die Region repräsentativ angesehen werden. Die Autoren unterscheiden fünf Verlaufstypen der Rehabilitation, deren quantitative Verteilung über die verschiedenen Interventionstypen sie anschließend wiedergeben:

1. Stabile Integration in den ersten Arbeitsmarkt
2. Gescheiterte Versuche einer Integration auf dem ersten Arbeitsmarkt, mehrfache Arbeitsplatzwechsel
3. Wechsel innerhalb des beschützten Arbeitsmarktes, aber keine Arbeitsversuche auf dem ersten Arbeitsmarkt
4. Verbleib am gleichen Arbeitsplatz
5. Wechsel in dauerhafte Beschäftigungslosigkeit

Die Rehabilitationsverläufe sind über alle Einrichtungstypen hinweg stark vom Verbleib am gleichen Arbeitsplatz und somit der Konstanz geprägt. Besonders trifft dies für die Werkstätten für behinderte Menschen zu: 82 Prozent der zu Beginn des Untersuchungszeitraums in Werkstätten beschäftigten Patienten waren die gesamten drei Jahre über dort tätig. Bei den Beschäftigten in Arbeitstherapie war dieser Prozentsatz mit 23 Prozent am geringsten. Dort ist insgesamt die meiste Dynamik zu erkennen: innerhalb der Arbeitstherapie sind die fünf Verlaufstypen etwa gleichmäßig verteilt. Immerhin auch 21 Prozent der ursprünglich in Arbeitstherapie befindlichen Patienten waren nach drei Jahren stabil in den ersten Arbeitsmarkt integriert – gegenüber 4 Prozent der anfangs in Werkstätten Beschäftigten und 12 Prozent der Beschäftigten in Firmen für psychisch Kranke. Der Arbeitstherapie kommt damit eine Start- und Verteilerfunktion innerhalb der Arbeitsrehabilitation zu: die Vorbereitung auf einen Eintritt in den ersten Arbeitsmarkt, auf Supported-Employment-Programme oder den beschützten Arbeitsmarkt. Aus Mangel an Alternativen bleiben einige Patienten aber auch über Jahre in Arbeitstherapie [609]. Aufgrund der sehr verschiedenen Patienten in den drei Einrichtungstypen können die zum Teil erheblichen Unterschiede in den Verläufen nicht als Qualitätsunterschiede interpretiert werden [568] **(Evidenzebene III)**.

Legt man das Erfolgskriterium der Arbeitsrehabilitation eng aus und betrachtet nur die zum Ende des Untersuchungszeitraums auf dem allgemeinen Arbeitsmarkt Beschäftigten, so sind mittels arbeitsrehabilitativer Maßnahmen zum Ende des Untersuchungszeitraums nur 11 Prozent aller Untersuchten erfolgreich rehabilitiert. Bei Ausweitung auf das Kriterium, dass nach drei Jahren eine bezahlte Arbeitstätigkeit in einem beschützten oder teilbeschützten Rahmen vorliegt, ist die Rehabilitation bei immerhin 67 Prozent der Teilnehmer erfolgreich verlaufen. Eine sehr wichtige Erkenntnis ist darin zu sehen, dass ein **möglichst früher Beginn arbeitsrehabilitativer Maßnahmen prädiktiv für deren Erfolg** ist [568]. Wird das Erreichen oder Übertreffen der zu Beginn des Untersuchungszeitraums erhobenen subjektiven Zukunftserwartung als Erfolgskriterium herangezogen (Methode des Goal Attainment), so waren drei Viertel der Patienten erfolgreich rehabilitiert.

10.4.3 Kosteneffektivität

Daten zur Kosteneffektivität liegen bisher ungenügend vor. Kinoshita et al. [569] leiten aus ihren Analysen ab, dass es keine Unterschiede zwischen Ansätzen von SE und PVT gibt, weisen jedoch gleichzeitig auf die mangelnde Qualität der Daten in diesem Bereich hin [569].

Hoffmann und Kollegen leiten aus den Langzeitdaten des Berner Job-Coach-Projektes ebenfalls eine Vergleichbarkeit der Kosten (Programm- und Behandlungskosten) zwischen beiden Programmen (SE vs. PVT) ab; allerdings ist unter der SE-Bedingung aufgrund des deutlich höheren Verdienstes und geringerer Behandlungskosten der Nettonutzen (Social Return on Investment) signifikant höher [602].

Auch die Kosteneffektivitätsanalysen im Rahmen der EQOLISE-Studie basieren auf der Berücksichtigung von Gesundheits- und Versorgungskosten sowie den Rehabilitationskosten. Vor diesem Hintergrund wird angenommen, dass mit IPS ein effizienterer Ressourceneinsatz gegenüber herkömmlichen Ansätzen möglich ist [610].

Schließlich konnten Cook et al. [575] aufzeigen, dass die mit SE verbundene erhöhte Arbeitsrate sowie der höhere Arbeitsverdienst zu einem reduzierten Anspruch auf Leistungen der Sozial- bzw. Rentenversicherungsträger und damit zu Einsparungen führten [575].

10.4.4 Von der Evidenz zur Empfehlung

■ **Zusammenfassende Bewertung**

Konzeptionell können **zwei Strategien beruflicher Rehabilitation** unterschieden werden. Bei beruflichen Wiedereingliederungsprogrammen, die auf dem traditionellen „First-Train-Then-Place"-Ansatz basieren, erfolgt zunächst ein Arbeitstraining in einem beschützten Rahmen, bevor die Platzierung auf dem allgemeinen Arbeitsmarkt angestrebt wird (Pre-Vocational-Training). Das „First-Place-Then-Train"-Prinzip folgt dagegen einem anderen Vorgehen: Hierbei wird der Rehabilitand rasch auf einem Arbeitsplatz des ersten Arbeitsmarkts platziert und dann in der Tätigkeit trainiert. Dabei erfolgt eine zeitlich nicht limitierte Unterstützung durch einen spezialisierten Job Coach.

Evidenz zu Supported Employment

Bereits die Ergebnisse der ersten systematischen Recherche im Rahmen der vorliegenden Leitlinie zeigten nahezu durchgehend die Effektivität bzw. Überlegenheit von SE bezüglich arbeitsbezogener Zielgrößen auf. Insbesondere gilt dies, wenn SE in der manualisierten Form (Individual Placement and Support, IPS) durchgeführt wird.

Seit Erscheinen der Leitlinie sind international weitere zahlreiche Studien zur Wirksamkeitsüberprüfung von IPS durchgeführt worden, die ebenfalls auf dessen Überlegenheit, insbesondere bezogen auf **arbeitsbezogene Zielgrößen**, hinweisen [573, 574, 601, 602, 611, 612]. Dabei ist kein anderer Ansatz von beruflicher Rehabilitation so intensiv evaluiert wie IPS und erbrachte so konsistent positive Befunde hinsichtlich kompetitiver Beschäftigung. Der Konsens aus Übersichtsarbeiten

ist, dass Patienten unter der Bedingung von IPS mindestens doppelt so hohe Raten kompetitiver Beschäftigung erzielen wie Patienten unter der Bedingung alternativer beruflicher Rehabilitationsansätze [32, 560, 561, 569, 588]. Dies gilt nicht nur für ausgewählte Patientengruppen [562] und scheint sowohl von der Region als auch von der Arbeitslosenrate unabhängig zu sein [570]. Für andere arbeitsbezogene Outcomes wie die Höhe der durchschnittlichen Arbeitszeit, die Jobhaltedauer und die Höhe des monatlichen Verdienstes lassen sich ebenfalls positive Befunde finden [32, 561, 562, 569, 572, 574, 588, 602, 611]. Allerdings liegen auch Studien vor, in denen statistische Signifikanz hinsichtlich sekundärer arbeitsbezogener Outcomes verfehlt wurde [573, 576]. Mit den Ergebnissen von Cook et al. [575] und Hoffmann et al. [602] liegen Hinweise vor, dass die Effekte von SE über lange Zeit nachweisbar bleiben bzw. langfristig noch deutlicher werden [575, 602].

Effekte auf nicht-arbeitsbezogene Zielvariablen durch SE wurden bisher vergleichsweise seltener untersucht. Allerdings lassen sich entsprechende Einzelbefunde finden. So resultierte die Teilnahme an IPS, nicht nur in einer höheren Beschäftigungsrate, sondern auch in verbesserter psychischer Symptomatik und verringerter (teil-)stationärer Behandlungsnotwendigkeit bei den Betroffenen [586, 587, 602]. Ebenso ließen sich positive Effekte auf Lebensqualität, Empowerment, Arbeitsmotivation sowie Selbstwertgefühl finden [546, 572, 613]. Deutlich gemacht werden konnte auch, dass die Effekte durch IPS auf die reduzierte stationäre Behandlungsdauer sowie die höhere Lebensqualität allein aus einer anhaltend verbesserten Arbeitssituation resultieren [589].

Trotz der überzeugenden Evidenz für SE ist zu berücksichtigen, dass ein beträchtlicher Teil der SE-Teilnehmer trotz dieser Intervention nicht in kompetitive Beschäftigung gelangt. Dieser Anteil ist nach einer Übersicht von Bond et al. [614] zwischen 38 und 53 Prozent anzusiedeln. Hinsichtlich der Varianz der Ergebnisse aus einzelnen Studien lassen sich verschiedene Aspekte diskutieren. Einfluss auf die Effektgröße von SE haben beispielsweise **Programmtreue** [569] und umschriebene Kernelemente, wie das der engen Kooperation der einzelnen Dienste [592] oder die Kompetenzen der Job Coaches bzw. die Frequenz der Kontakte des Coaches zum Patienten [615, 616].

① **Zusatzinformation:** Mit der IPS-25 (Supported Employment Fidelity Scale) liegt ein Instrument zur Messung der **Programmtreue** vor [617]. Bereits eine kürzere, 15 Items umfassende, Version wurde erfolgreich evaluiert; es konnte deutlich gemacht werden, dass eine größere Programmtreue mit einer höheren Arbeitsrate auf dem ersten Arbeitsmarkt assoziiert ist [618]. Weiterentwicklungen von IPS machten eine Anpassung der Fidelity Scale erforderlich. Obwohl IPS-25 gegenüber IPS-15 einige Vorteile aufweist, konnte die prädiktive Validität nicht verbessert werden [619]. Eine Übersicht über IPS-25 gibt ◘ Tab. 10.23.

Die Bedeutung der Programmtreue wurde auch in einer retrospektiven Untersuchung im „freien Feld" unterstrichen. Analysiert wurden dazu die Ergebnisse 21 implementierter SE-Programme in den USA zwischen 1997 und 2006. Dabei wurden Daten von 3474 psychisch kranken Rehabilitanden berücksichtigt, von denen 51 Prozent innerhalb eines Jahres eine Beschäftigung aufgenommen hatten. Die Wahrscheinlichkeit, eine Beschäftigung zu erhalten bzw. mind. 20 Stunden pro Woche zu arbeiten, war bei größerer Programmtreue um 45 Prozent bzw. um 52 Prozent erhöht. Unbenommen blieb dabei die Höhe des Einkommens [621].

Weiterentwicklung von Supported-Employment-Programmen

Aktuelle Studien untersuchen deshalb Mechanismen und Strategien, von denen ein Effekt auf die Wirksamkeit von SE sowohl hinsichtlich des Erlangens als auch des Haltens einer Beschäftigung angenommen wird.

Da schwere psychische Erkrankungen, insbesondere Erkrankungen aus dem schizophrenen Formenkreis, oft mit kognitiven Beeinträchtigungen (z. B. Aufmerksamkeit, Gedächtnis, Exekutivfunktionen) verbunden sind, liegt ein Fokus auf **kognitiven Trainingsprogrammen**. Die Befundlage ist hierzu vergleichsweise gering. Jedoch zeigen erste RCTs, dass ein solches Training in Kombination mit einem arbeitsrehabilitativen Ansatz durchaus nennenswerte positive Effekte auf arbeitsbezogene Zielgrößen haben kann [32, 571].

◘ **Tab. 10.23** Modelltreueskala (Supported Employment Fidelity Scale, IPS-25 [620])

Mitarbeiter	ORGANISATION	LEISTUNGEN
Betreuungsschlüssel Anteil anderer Aufgaben neben dem Job-Coaching Umfang des Betreuungsangebotes	Integration der beruflichen Rehabilitation und der psychiatrischen Behandlung durch Teamzuordnung der Mitarbeiter Integration der beruflichen Rehabilitation und der psychiatrischen Behandlung durch regelmäßigen Kontakt der Teammitglieder Zusammenarbeit zwischen IPS-Mitarbeiter und Berufsberatern Berufliche Rehabilitationsabteilung Rolle des IPS-Supervisors Keine Ausschlusskriterien Fokus der Einrichtung auf den ersten Arbeitsmarkt Unterstützung von leitenden Angestellten für SE	Planung von Beschäftigungszielen Beratung über Offenlegung der psychischen Erkrankung Kontinuierliches arbeitsbezogenes Assessment Rasche Stellensuche auf dem ersten Arbeitsmarkt Stellensuche nach Bedürfnissen des Klienten Arbeitsplatzsuche – regelmäßiger Kontakt mit dem Arbeitgeber Arbeitsplatzsuche – Qualität des Kontakts mit dem Arbeitgeber Diversifiziertes Stellenangebot Verschiedene Arbeitgeber Arbeitsplätze stehen allen Personen offen (und unterliegen keiner Quotenregelung) IPS ist dem individuellen Bedarf angepasst IPS ist zeitlich unbefristet IPS arbeitet gemeindenah IPS arbeitet aufsuchend im Rahmen von integrierten Teams

Das gilt auch für Ansätze des SE, die mit Hilfe eines spezifischen kognitiven Trainings zu besserer beruflicher Teilhabe führen können [578, 593–595]. Allerdings sind weitere Studien erforderlich, um die Befundlage zu konsolidieren.

Ein anderer Ansatz zielt auf die **Verbesserung berufsbezogener sozialer Fertigkeiten**. Neben Basisfertigkeiten sozialer Kompetenz werden hier spezifische soziale Situationen des Arbeitsalltags nachgestellt und ihre optimale Bewältigung in Rollenspielen eingeübt (vgl. [622]). Bereits in einer älteren Studie (eingeschlossen in identifizierte Übersichtsarbeiten) wurde die Effektivität eines solchen spezifischen Trainings untersucht. Das mit SE kombinierte Training arbeitsplatzbezogener Fertigkeiten (*Workplace Fundamental Skills Module*) zielt auf eine Stärkung der Teilnehmer, den Arbeitsplatz zu behalten, mit möglichen Stressoren besser umzugehen und die Arbeitszufriedenheit zu erhöhen [623]. Allerdings zeigten sich in der Untersuchung von Mueser et al. [623], in der insgesamt 35 Rehabilitanden untersucht wurden, keine Vorteile in Bezug auf arbeitsbezogene Ergebnisse. Diejenigen, die am zusätzlichen Skills-Modul teilnahmen, verfügten dennoch über ein größeres Wissen hinsichtlich arbeitsplatzbezogener Stressoren und erforderlicher Problemlösefertigkeiten. Eine aktuellere Studie verweist auf Langzeiteffekte durch eine integrierte Intervention von SE und einem spezifischen Training sozialer Fertigkeiten. Selbst nach mehr als drei Jahren wurden bessere arbeitsbezogene Ergebnisse (Arbeitsrate und Dauer der Beschäftigung) in der integrierten Interventionsform deutlich. Zudem wurden weniger Konflikte am Arbeitsplatz berichtet [572].

Auch Ergebnisse des aktuellen Cochrane Reviews verweisen auf eine gewisse Effektivität von kombinierten Ansätzen des SE; fordern gleichzeitig allerdings weitere qualitativ hochwertige Studien für eine stärkere Konsolidierung der Befunde [588].

Evidenz zu anderen Ansätzen der beruflichen Rehabilitation

Die wissenschaftliche Evidenz zu anderen, traditionellen Ansätzen der beruflichen Rehabilitation ist im Vergleich zu SE gering.

Im Rahmen eines älteren Cochrane Reviews [559] wurden dem **Pre-Vocational-Training** (PVT) zuordenbare Interventionen untersucht. Voraussetzung der Klassifikation zu dieser Kategorie war, dass die Teilnehmer eine „Vorbereitung" absolvierten, bevor sie zur Suche nach regulärer Beschäftigung ermutigt wurden. Es handelte sich typischerweise um „Kombinationsprogramme" (individuelle Beratung, Social Skills Training, geschützte Beschäftigung und/ oder übergangsweise Beschäftigung in Betrieben). Als Vergleichsinterventionen galten gemeindebasierte ambulante Routinebehandlung oder eine Standard-Krankenhausbehandlung ohne irgendeine spezifische arbeitsrehabilitative Komponente. PVT gegenüber Standard-Krankenhausbehandlung oder gegenüber ambulanter gemeindebasierter Behandlung blieb bezogen auf die Mehrheit der Zielgrößen ohne statistisch signifikante Vorteile für die arbeitsrehabilitative Maßnahme. Allerdings zeigte sich, dass signifikant mehr Teilnehmer von PVT gegenüber herkömmlicher stationärer Behandlung innerhalb von 8 Monaten irgendeine Form von Beschäftigung gefunden hatten. Zudem war der durchschnittliche monatliche Verdienst bei PVT signifikant höher als bei der Kontrollgruppe [559]. Zu vergleichbaren Ergebnissen gelangen die Autoren der NICE-Leitlinie [32]. Die aktuelle Cochrane Arbeit macht ebenfalls deutlich, dass PVT hinsichtlich der Eingliederung auf dem ersten Arbeitsmarkt (primärer Outcome bei Untersuchungen zur Effektivität von IPS und bedeutsam im Hinblick auf berufliche Teilhabe) deutlich hinter SE bzw. SE kombiniert mit einem weiteren spezifischen Training deutlich zurückbleibt [588].

Hinsichtlich des Begriffes **Pre-Vocational-Training** im Cochrane Review sei angemerkt, dass die unter diesem Begriff subsummierten Interventionen im Einzelnen deutlich divergieren [559]. Die Bildung einer Vergleichsbedingung von PVT – wie sie in dem Review aufgefunden wurde und aus Gründen der Praktikabilität im vorliegenden Kapitel beibehalten wurde – geht somit mit gewissen Informationsverlusten einher. Nicht-randomisierte Einzelstudien zu berufsbezogenen Trainingsmaßnahmen nach dem First-Train-Then-Place-Prinzip, wie sie etwa Holzner et al. 1998 oder Watzke et al. (2009) vorgelegt haben, zeigen, dass diese Maßnahmen im deutschsprachigen Raum die Rate der in geschützten Werkstätten arbeitenden Teilnehmer erhöht, nicht jedoch die Rate der auf dem ersten Arbeitsmarkt Beschäftigten [564, 565]. Wenngleich die beiden Studien Vorteile hinsichtlich arbeitsbezogener und nicht-arbeitsbezogener Ergebnisse zeigen, sind die Ergebnisse aufgrund der unterschiedlichen methodischen Herangehensweise nicht mit denen zu SE vergleichbar. Die Wirkkomponente einer Intervention kann mit einer RCT am präsisesten herausgestellt werden. Unter diesem Aspekt werden Interventions- und Kontrollgruppen gezielt definiert und die Zufallsverteilung, die Verblindung von Auswertern sowie andere Designkomponenten gestaltet.

Aktuell wurden 4 RCTs identifiziert, in denen **dem PVT zuordenbare Interventionen** untersucht wurden. Keine dieser Studien stammt aus Deutschland. Dabei erwies sich ein 6-monatiges Arbeitspraktikum in einem Wartegruppendesign in einigen Domänen kognitiver Fertigkeiten (Exekutivfunktionen), hinsichtlich der Negativsymptomatik sowie der Lebensqualität nach Abschluss der Maßnahme überlegen [580]. Drei weitere Studien untersuchten die Effektivität von spezifischen Trainingsansätzen im Rahmen berufsvorbereitender Rehabilitation (Virtual Reality). Ergebnisse bei Tsang et al. [582] zeigen, dass durch ein Virtual-Reality-Training („Boutique-Szenario") in einigen Bereichen kognitiver Funktionen (v. a. Exekutivfunktionen) Verbesserungen zum Trainingsende erreicht werden können. Die Autoren argumentieren, dass Virtual-Reality-Anwendungen in der Wahrnehmung realitätsnaher sind als personengeleitete Trainingssituationen und möglicherweise für einige Patienten motivierend wirken können. Dass aber dennoch beide Methoden (Virtual Reality vs. Face-to-Face) einen spezifischen und förderlichen Erfahrungsraum ermöglichen [582]. Smith und Kollegen untersuchten die Mach-

barkeit und Effektivität eines Virtual-Reality-Job-Interview-Trainings bei Menschen mit schweren psychischen Erkrankungen und konnten aufzeigen, dass dieses die Leistungen bezogen auf das Führen von Bewerbungsgesprächen (durchgeführt in Rollenspieltests) unmittelbar nach Trainingsende gegenüber einer Standardbehandlung signifikant verbessern [581] und möglicherweise die Höhe der Jobangebote innerhalb des 6-monatigen Nachbeobachtungszeitraumes anheben kann [583].

Generell muss festgehalten werden, dass Wirksamkeitsnachweise für die verschiedenen PVT-Interventionen derzeit nicht vorliegen. Den Ansätzen von SE/IPS gegenüber sind sie mindestens in den arbeitsbezogenen Outcomes unterlegen. Bisher gibt es lediglich Hinweise darauf, dass zur Verbesserung der Effektivität von Interventionen nach dem Prinzip des „First-Train-Then-Place" finanzielle Anreize sowie die Kombination von PVT mit einer psychologischen Intervention beitragen können [32, 559]. Auch gibt es vorsichtige Hinweise dafür, dass im Rahmen von PVT-Maßnahmen ein rascher Eintritt in bezahlte, übergangsweise Beschäftigung günstiger ist als ein langsamer, stufenweiser Eintritt nach ausgedehnter Vorbereitungsphase [559]. Hierbei allerdings zeigt sich eine Schlüsselkomponente des IPS.

■ Zusätzliche zu berücksichtigende Aspekte

Anwendbarkeit und Erfahrungen im deutschsprachigen Raum

Neben den beiden oben erwähnten Studien von Holzner et al. [564] sowie Watzke et al. [565] zur Effektivität traditioneller beruflicher Rehabilitation existiert qualitativ hochwertige Evidenz zur Wirksamkeit von SE aus dem deutschsprachigen Raum, auf welche hier vertiefend eingegangen werden soll. Auf die Ergebnisse der Zürcher Effektivitätsstudie [576] wurde bereits weiter oben verwiesen. Im Folgenden werden 2 RCTs (EQOLISE Studie und Berner Job Coach Projekt) beschrieben; die Ergebnisse dieser beiden Studien sind in den vorgestellten Reviews bereits berücksichtigt.

Multicenterstudie EQOLISE

Die Wirksamkeit von SE unter europäischen Bedingungen wurde im Rahmen der Multicenterstudie EQOLISE [590, 600] überprüft. EQOLISE (*Enhancing the Quality Of Life and Independence of Persons Disabled by Severe Mental Illness through Supported Employment*) fand als randomisierte kontrollierte Studie in sechs europäischen Zentren statt, darunter auch in Ulm/Günzburg. Die Teilnehmer der Interventionsgruppe erhielten IPS, eine manualisierte Variante von SE. Die Teilnehmer der Vergleichsgruppe erhielten die bestmögliche alternative berufliche Rehabilitationsmaßnahme, die am Ort verfügbar und üblich war. In Ulm/Günzburg wurden 52 der insgesamt 312 Studienteilnehmer rekrutiert. Die Kontrollintervention sah die schrittweise Vorbereitung auf den beruflichen Wiedereinstieg in einer Rehabilitationseinrichtung für psychisch Kranke in Kempten oder im Rehabilitationskrankenhaus Ulm, welches unterschiedliche Formen der beruflichen Rehabilitation anbietet, vor. Hierbei galten die üblichen Zugangsbedingungen des deutschen Sozialrechts [624].

Für die Wirksamkeit des SE-Ansatzes auch in Europa spricht, dass IPS-Teilnehmer in allen sechs Zentren hinsichtlich jedes arbeitsbezogenen Zielkriteriums bessere Ergebnisse erzielten als die Teilnehmer der Vergleichsgruppe. Dies bedeutet, dass ein höherer Prozentsatz der IPS-Teilnehmer eine kompetitive Beschäftigung erreichte (55 Prozent vs. 28 Prozent), IPS-Teilnehmer zur Folgeerhebung mehr Tage in Arbeit verbrachten und mehr Stunden gearbeitet hatten und ihre Jobs länger behielten. Diese Unterschiede waren im deutschen Studienzentrum (und auch im niederländischen) nicht signifikant. In Ulm/Günzburg war die Anzahl derjenigen Teilnehmer der Interventionsgruppe mit einer Beschäftigung (N = 14) zwar vergleichbar mit der in den anderen Studienzentren, allerdings waren hier vergleichsweise viele der Rehabilitanden in der Kontrollintervention (N = 11) ebenfalls beschäftigt. In Deutschland schnitt demnach die Kontrollgruppe, verglichen mit den anderen Zentren, verhältnismäßig gut ab. Bei der Interpretation der Ergebnisse muss berücksichtigt werden, dass die Studie in ihrer Gesamtheit über alle Zentren hinweg gepowert wurde, um Effekte abzusichern. Eine isolierte Betrachtung der Ergebnisse für einzelne Zentren ist daher nicht tragfähig (**Evidenebene Ia**).

Interessant ist zudem, dass sich die Rekrutierung in eine randomisierte kontrollierte Studie am **Studienstandort Deutschland** schwierig erwies, da die potenziellen Studienteilnehmer in der Regel eine Präferenz für die IPS-Intervention angaben, die dem Wunsch nach einer raschen Beschäftigung auf dem ersten Arbeitsmarkt entgegenkam. Wurden hoch motivierte Teilnehmer hinsichtlich einer raschen Arbeitsaufnahme auf dem ersten Arbeitsmarkt dann per Zufall dem Rehabilitations-Arm der Studie zugewiesen, lehnten diese die Rehabilitationsmaßnahme wiederholt ab und entschieden sich dafür, in Eigeninitiative nach einer Stelle zu suchen. Erschwerend kamen weitere Aspekte wie Risiken für die Erwerbsunfähigkeitsrente oder Grundsicherung u. a. hinzu; z. T. wurden Rehabilitationsanträge zurückgezogen oder auch durch den zuständigen Träger abgelehnt. Letztlich erhielten weniger als die Hälfte der Kontrollgruppe eine Rehabilitationsmaßnahme. Schließlich muss auch erwähnt werden, dass unter den 11 Studienteilnehmern der Kontrollgruppe (Reha-Gruppe), die einen Job fanden, lediglich eine Person eine Rehabilitationsmaßnahme in Anspruch genommen hatte [624].

In der Gesamtstichprobe der **EQOLISE-Studie** zeigte sich neben der Überlegenheit von IPS hinsichtlich arbeitsbezogener Zielgrößen, dass IPS-Teilnehmer das Programm signifikant seltener abbrachen (13 Prozent vs. 45 Prozent) und mit signifikant geringerer Wahrscheinlichkeit in ein Krankenhaus eingewiesen wurden als Teilnehmer der beruflichen Rehabilitationsmaßnahmen in der Kontrollgruppe (20 Prozent vs. 31 Prozent). Letztere verbrachten im Studienzeitraum auch durchschnittlich doppelt so viel Zeit im Krankenhaus. Eine Beschäftigung generell führte zu einer Verbesserung des Funktionsniveaus und Reduktion der Krankheitszeichen [625].

Jäger und Kollegen verweisen auf die mangelnde Nachhaltigkeit von SE hinsichtlich der Aufrechterhaltung des Arbeitsverhältnisses sowie die Einkommenssituation, wenn das Coaching zeitlich befristet ist und der Ansprechpartner nach Beendigung der Maßnahme wegfällt. Grundlage für die katamnestische Studie bildete die **Zürcher Stichprobe** der EQOLISE-Studie 42 Monate nach der Basiserhebung [626].

Job Coach Projekt der Universität in Bern

Eine weitere randomisierte kontrollierte Studie stammt aus der Schweiz und soll an dieser Stelle aufgeführt werden, da hier der SE-Ansatz gegenüber traditionellen arbeitsrehabilitativen Interventionen unter vergleichbaren sozioökonomischen Bedingungen untersucht wurde.

Das Job Coach Projekt (JCP) der Universität in Bern orientiert sich am Ansatz des IPS. Bei den Job Coaches handelt es sich um Spezialisten, die über Erfahrungen in der Langzeitbehandlung und Rehabilitation von Patienten mit schweren psychischen Erkrankungen verfügen. Ein Coach betreut in der Regel nicht mehr als 12 Patienten. Zu Beginn der Maßnahme erfolgt ein 2-wöchiges Assessment. Grundlage für die Zusammenarbeit zwischen Job Coach und Patient bilden beruflicher Hintergrund und Vorerfahrungen sowie die Präferenzen des Rehabilitanden. Primäres Ziel ist eine Beschäftigung auf dem ersten Arbeitsmarkt. Die Intervention umfasst beispielsweise Hilfe und Unterstützung bei der Job-Suche, ein On-the-job-Training, Unterstützung während der Beschäftigung sowie die Kooperation mit relevanten Bezugspersonen aus der Arbeits- und Lebenswelt der Programmteilnehmer.

100 arbeitslose Menschen mit schwerer psychischer Erkrankung wurden in dieser Studie zufällig einer der

beiden Maßnahmen (IPS vs. traditioneller Ansatz) zugeordnet. Patienten aus der IPS-Gruppe befanden sich mindestens doppelt so häufig in einer kompetitiven Beschäftigung verglichen mit denen aus der Vergleichsgruppe (59 Prozent vs. 26 Prozent). Im 2. Jahr zeigte sich, dass die Patienten der IPS-Gruppe über 24,5 Wochen auf dem ersten Arbeitsmarkt beschäftigt waren, in der Kontrollgruppe waren es lediglich 10,2 Wochen. Immerhin waren am Ende der Studie (24 Monate) noch 46 Prozent der IPS-Teilnehmer in kompetitiver Beschäftigung; in der Vergleichsgruppe waren es 17 Prozent [601].

Die positiven Effekte hinsichtlich der Arbeitssituation bei den IPS-Teilnehmern blieben auch innerhalb eines 5-Jahres-Zeitraumes bestehen (65 Prozent vs. 33 Prozent der TN in kompetitiver Beschäftigung). SE-Programmteilnehmer arbeiteten mehr Stunden und Wochen, wiesen einen höheren Verdienst auf und blieben länger in einem Job. Daneben zeigten sich statistisch bedeutsame Vorteile auch bei nicht-arbeitsbezogenen Faktoren wie einer reduzierten (teil-)stationären Behandlungsbedürftigkeit sowie reduzierter stationärer Behandlungstage. Auch aus sozioökonomischer Perspektive erwies sich die IPS-Intervention als effektiv [602] **(Evidenzebene Ia).**

Mit den Rehabilitationseinrichtungen für psychisch Kranke (RPK) wurde in Deutschland ein integratives medizinisch-berufliches Rehabilitationskonzept konzipiert. Das Leistungsangebot zur beruflichen Rehabilitation umfasst zum Beispiel Berufsfindungsmaßnahmen, Arbeitserprobungen/Praktika, Arbeitstraining, berufliche Anpassungen im erlernten bzw. angelernten Berufsfeld oder Bewerbertraining. RPK's verfügen über die Möglichkeit, individuell auf den Ausbildungsstand und die Leistungsfähigkeit des Rehabilitanden zugeschnittene Maßnahmen anzubieten. Es werden in zahlreichen RPK's auch Angebote vorgehalten, die Merkmale von Supported Employment enthalten. Eine Analyse der Aufnahme- und Entlassdaten der 52 RPK Einrichtungen in Deutschland aus dem Jahre 2010 (N = 1311 Teilnehmer) zeigte, dass knapp 40 Prozent der Teilnehmer nach medizinischen RPK-Maßnahmen an beruflichen RPK-Maßnahmen teilnahm. Nach Abschluss der beruflichen RPK-Maßnahme war ein Anteil von 38 Prozent der Rehabilitanden erwerbstätig, 26 Prozent befanden sich in Ausbildung und Umschulung [627].

■ Von der Evidenz zur Empfehlung: Berücksichtigung der GRADE-Kriterien

Kriterien	Einschätzung
Qualität der Evidenz	Zur Bewertung wurden zunächst RCTs bzw. systematische Reviews und Metaanalysen von RCTs berücksichtigt. Formal handelt es sich daher um Evidenz auf der Evidenzebene Ia. Dies betrifft in erster Linie Studien zur Wirksamkeit von Ansätzen nach den Prinzipien des Supported Employment. Die Studienqualität ist in diesem Bereich als überwiegend moderat bis hoch einzuschätzen (siehe Leitlinienreport). Für andere Ansätze beruflicher Rehabilitation liegt weit weniger Evidenz vor. Formal handelt es sich um Evidenz auf der Evidenzebene Ib–III. Hingegen die Effektivitätsstudien zu IPS/SE vergleichsweise homogene Interventionen untersuchen, lassen sich unter dem Begriff von PVT vielfältige Interventionen subsumieren, die eine Vergleichbarkeit der (wenigen) Ergebnisse zusätzlich sehr erschweren. Grundsätzlich wird darauf verwiesen, dass der Begriff „Employment" (Arbeit/Beschäftigung), die unterschiedlichen Arten von Beschäftigungen (selbstständig, Voll- oder Teilzeit, Praktika) sowie die in diesem Zusammenhang verwendeten Begrifflichkeiten (Einkommen, Arbeitsdauer etc.) in den einzelnen Arbeiten sehr vielfältig und unterschiedlich interpretiert werden. Insofern ist auch dieser Aspekt bei der Bewertung der Ergebnisse zu berücksichtigen.

Kriterien	Einschätzung
Unsicherheit über Ausgewogenheit zwischen erwünschten und unerwünschten Effekten	Unerwünschte Ereignisse werden in den identifizierten Studien nicht berichtet.
Unsicherheit/Schwankungen hinsichtlich der Werte und Präferenzen	In den vorliegenden RCTs zu arbeitsrehabilitativen Ansätzen wurden Abbruchraten nicht durchgängig untersucht. Aus den existierenden Befunden geht hervor, dass die Abbruchraten zwischen Ansätzen von IPS und PVT vergleichbar sind oder in der IPS-Maßnahme signifikant geringer.
Unsicherheit darüber, ob die Intervention eine sinnvolle Nutzung der Ressourcen darstellt	Daten zur Kosteneffektivität liegen vergleichsweise wenige vor. Es zeichnet sich aufgrund der höheren Arbeitsraten und möglicherweise geringeren Behandlungskosten durch IPS ein effektiver Einsatz von Ressourcen hierbei ab.
Breite Anwendbarkeit in Deutschland möglich?	*Versorgungsalltag:* In Deutschland steht zum einen ein breites Spektrum von Leistungen zur Teilhabe am Arbeitsleben zur Verfügung und zum anderen existiert ein umfassendes, sehr differenziertes System an Einrichtungen, Diensten und weiteren Angeboten zur beruflichen Rehabilitation psychisch kranker Menschen (Teil IV Matrix des deutschen Versorgungssystems). Gleichwohl kommen schwer psychisch kranke Menschen schwer in Arbeit. Den Aspekt des Rehabilitationsprinzips betreffend kommen in Deutschland bislang überwiegend arbeitsrehabilitative Programme, die nach dem Prinzip „erst trainieren – dann platzieren" ausgerichtet sind, zum Einsatz. Allerdings finden sich zunehmend auch Ansätze nach den Prinzipien von IPS in der Versorgung. Anfang 2009 wurde die Maßnahme „Unterstützte Beschäftigung" mit dem Ziel einer stärkeren Umsetzung in Deutschland im SGB IX § 38a gesetzlich verankert. Zu bedenken ist hierbei, dass dieses Konzept nicht in allen Kriterien mit denen des international verbreiteten Konzepts übereinstimmt. Auf Beispiele guter Praxis wird in Teil IV Matrix des deutschen Versorgungssystems verwiesen. *Evidenz:* Evidenz aus RCTs liegt bisher für IPS vor. Im Rahmen der multizentrischen EQOLISE-Studie konnte aufgezeigt werden, dass IPS auch unter europäischen Bedingungen wirksam ist. Für den deutschen Standort konnte keine statistisch signifikante Überlegenheit für IPS gegenüber traditionellen Ansätzen nachgewiesen werden. Hierbei muss berücksichtigt werden, dass die Studie insgesamt und nicht für einzelne Studienzentren gepowert wurde. Mit dem Berner Job Coach Projekt liegt eine qualitativ hochwertige Studie vor, die dessen Überlegenheit für verschiedene arbeitsbezogene und nicht-arbeitsbezogene Outcomes über einen langen Beobachtungszeitraum unter vergleichbaren sozioökonomischen Bedingenden wie in Deutschland aufzeigt. Auch für erwerbsgeminderte Personen aufgrund einer psychischen Erkrankung in Zürich ließ sich ein Effekt durch IPS auf die Arbeitsrate replizieren. Für die Mehrzahl der Ansätze beruflicher Rehabilitation in Deutschland liegt jedoch keine wissenschaftliche Evidenz auf dem Niveau von RCTs vor.
Empfehlungsgrad	**A für Ansätze nach den Prinzipien des Supported Employment** **B für Ansätze nach den Prinzipien von Pre-Vocational-Training**

Empfehlungen

Empfehlung 18 (NEU)

Menschen mit schweren psychischen Erkrankungen und dem Wunsch nach einer Tätigkeit auf dem allgemeinen Arbeitsmarkt sollen im Rahmen der Förderung beruflicher Teilhabe Programme mit dem Ziel einer raschen Platzierung direkt auf einem Arbeitsplatz des allgemeinen Arbeitsmarktes und notwendiger Unterstützung (Supported Employment) angeboten werden.

Empfehlungsgrad: A, Evidenzebene: Ia
Ergebnis der Abstimmung: Konsens (19.10.2017)

Hinweis: Im Rahmen der Verabschiedung der Leitlinie in ihrer finalen Form wurde durch die Vertreter bzw. Geschäftsführer der BAG BTZ, BAG BBW, BAG RPK, BAG WfbM und BFW eine Stellungnahme zum Evidenzkapitel Arbeitsrehabilitation und Teilhabe am Arbeitsleben formuliert. Den Empfehlungen der AWMF zum Umgang mit Dissens folgend, wurde den betreffenden Fachgesellschaften die Möglichkeit eines Sondervotums vorgeschlagen. Das Sondervotum zur Empfehlung 18 und Empfehlung 19, das letztlich von drei Fachgesellschaften (BAG BTZ, BAG WfbM, BFW) beantragt wurde, ist im korrespondierenden Leitlinienreport nachzulesen.

Empfehlung 19 (NEU)

Für schwer psychisch kranke Menschen sollten auch Angebote vorgehalten werden, die nach dem Prinzip „erst trainieren – dann platzieren" vorgehen. Diese sind insbesondere für die Teilgruppe schwer psychisch kranker Menschen ohne Präferenz für eine sofortige Beschäftigung auf dem allgemeinen Arbeitsmarkt bedeutsam. Ziel ist die Platzierung auf dem allgemeinen Arbeitsmarkt mit Unterstützung.

Empfehlungsgrad: B, Evidenzebene: IIa–III
Ergebnis der Abstimmung: starker Konsens (19.10.2017)

Erläuterung: Evidenzebene bezieht sich auf Studien, in denen PVT gegen Standardbehandlung verglichen wurden.

Empfehlung 20 (NEU)

Die Wirksamkeit von Ansätzen nach den Prinzipien von Supported Employment kann durch begleitende trainierende Interventionen erhöht werden. Diese sollten deshalb in Abhängigkeit der individuellen Bedarfe Anwendung finden.

Empfehlungsgrad: B, Evidenzebene: Ib
Ergebnis der Abstimmung: starker Konsens (19.10.2017)

Erläuterung: Effektivitätsnachweise für Augmentationsstrategien im Rahmen von SE liegen bisher insbesondere für das Training kognitiver und sozialer Fertigkeiten vor.

Empfehlung 21 (NEU)

Die Förderung beruflicher Teilhabe schwer psychisch kranker Menschen sollte darauf ausgerichtet werden, den Arbeitsplatzverlust zu vermeiden. Dazu bedarf es beim Auftreten psychischer Erkrankungen eines frühzeitigen Einbezuges entsprechender Dienste bzw. Hilfen.

Empfehlungsgrad: KKP
Ergebnis der Abstimmung: starker Konsens (19.10.2017)

Empfehlung 22 (NEU)

Das Vorhandensein einer abgeschlossenen Ausbildung ist als Grundlage für die Teilhabe am Arbeitsleben für Menschen mit schweren psychischen Erkrankungen von enormer Wichtigkeit. Daher sollten reguläre schulische, akademische, betriebliche und besondere Ausbildungsangebote wohnortnah und mit entsprechenden flankierenden Unterstützungsangeboten zur Verfügung stehen.

Empfehlungsgrad: KKP

Ergebnis der Abstimmung: starker Konsens (19.10.2017)

Ergänzende Hinweise

Maßnahmen der beruflichen Rehabilitation sollen frühzeitig beginnen und an den Prinzipien personenzentrierter, am individuellen Bedarf orientierter Hilfeleistung ausgerichtet sein. Sie sollen über alle verschiedenen Leistungsbereiche und Leistungsträger (Krankenversicherung, Rentenversicherung, Agentur für Arbeit, Jobcenter, Integrationsämter, Sozialämter) abgestimmt und koordiniert durchgeführt werden. Zur personenzentrierten Abstimmung der Hilfen bedarf es eines persönlichen Ansprechpartners beim Reha-Träger und einer engen Vernetzung der sozialpsychiatrischen Gesamthilfeplanung mit der Teilhabeplanung.

Bei der Auswahl von Leistungen zur Teilhabe am Arbeitsleben sollen Eignung, Neigung und bisherige Tätigkeit der von einer psychischen Erkrankung betroffenen oder von Behinderung bedrohten Menschen sowie die Lage und Entwicklung auf dem Arbeitsmarkt angemessen berücksichtigt werden. Um den individuell verschiedenen Fähigkeiten, Fertigkeiten und Interessen der Rehabilitanden entgegenzukommen, muss ein differenziertes System von Angeboten mit abgestuften Anforderungsprofilen zur Verfügung stehen. Einer individuellen und gezielten beruflichen Beratung, die frühzeitig im Behandlungs- und Rehabilitationsprozess zur Klärung der beruflichen Perspektive stattfindet, muss hohe Priorität eingeräumt werden. Gelingende berufliche Teilhabe soll als eine feste Zielvariable im gesamten Behandlungs- und Rehabilitationsprozess etabliert werden.

Maßnahmen der beruflichen Rehabilitation sollten wohnortnah bzw. betriebsnah zur Verfügung stehen. Ein hoher Grad an Integration psychiatrischer und berufsrehabilitativer Dienste ist anzustreben. Generell sollen berufliche Rehabilitationsmaßnahmen so konzipiert sein, dass in ihrem Umfeld ein ausreichendes Angebot flankierender Hilfen (z. B. Wohnmöglichkeiten, Tagesstätten) verfügbar ist. Der Ausbau des Ansatzes nach den Prinzipien von SE in seiner originären Form soll prioritär befördert und flächendeckend umgesetzt werden. Aktuelle Studien zeigen, dass die Effektivität von SE umso höher ist, umso mehr Kriterien des Konzeptes in seiner praktischen Umsetzung Anwendung finden; d. h. mit höherer Modelltreue steigen die Wiedereingliederungsraten in den ersten Arbeitsmarkt.

Für den Standort Deutschland wird ein dringender Forschungsbedarf konstatiert (Teil VI ► Kap. 26).

Einzelinterventionen

Hinweise zur Primärliteratur aus Übersichtsarbeiten, die z.T. in Fußnoten aufgeführt werden, finden sich nicht als Quellenangaben im Literaturverzeichnis

© DGPPN (Deutsche Gesellschaft für Psychiatrie und Psychotherapie, Psychosomatik und Nervenheilkunde) 2019
U. Gühne et al., *S3-Leitlinie Psychosoziale Therapien bei schweren psychischen Erkrankungen*, https://doi.org/10.1007/978-3-662-58284-8_11

11.1 Evidenzkapitel: Psychoedukative Interventionen und Trialog

11.1.1 Hintergrund

Xia et al. [628] sprechen bei **Psychoedukation** von einem gradualen Prozess, der dem Ziel folgt, durch Lernen zu größerem Verständnis und Wissen zu gelangen. Lernen kann dabei gleichzeitig verschiedene, neben der Wissensaneignung beispielsweise auch affektive Prozesse involvieren und Veränderungen in Bereichen des Verhaltens oder der Einstellungen anstoßen (vgl. [628]). Grundsätzlich gibt es verschiedene Wege der Wissenserweiterung hinsichtlich Erkrankung und Behandlungsmöglichkeiten für Patienten, die auch an verschiedenen Stellen in dieser Leitlinie adressiert werden (▶ Abschn. 9.3 und 9.5). In diesem Kapitel sollen manualisierte psychoedukative Interventionen in einem direkten Kontakt zwischen Betroffenen und Angehörigen und Behandlern fokussiert werden, die primär auf eine Wissenserweiterung zielen.

Wissenserweiterung durch Psychoedukation ist auch in Zusammenhang mit dem in Deutschland zunehmend an Interesse gewinnenden Konzepts von **Health Literacy** zu sehen. Allerdings ist dieses wesentlich umfassender und bisher nicht einheitlich definiert. Vogt et al. [629] geben eine ausführliche Übersicht über Meilensteine der internationalen Entwicklung des Konzepts. Health Literacy kann auf der einen Seite ganz verschiedene Fähigkeiten einschließen, „die Menschen motivieren und [ihnen] ermöglichen, eigenständig Zugang zu [relevanten] Informationen zu finden, diese zu verstehen und so zu nutzen, dass sie zur Gesundheitserhaltung und -förderung beitragen." ([629]). Hierin wird ein entscheidender Bestandteil von Empowerment gesehen. Auf der anderen Seite kann Health Literacy Aspekte der Gestaltung des Gesundheitssystems, um beispielsweise den Zugang zu relevanten Informationen und ein Navigieren durch das System zu erleichtern, umfassen. In Deutschland wurde Health Literacy zunächst unter dem Begriff „Gesundheitskompetenz" eingeführt; auch hier fehlt es an einer verbindlichen Konzeption, an wissenschaftlicher Evaluation und an geeigneten Interventionen [629].

Unter dem **Begriff der Psychoedukation** werden systematische didaktisch-psychotherapeutische Interventionen zusammengefasst, die dazu geeignet sind, „Patienten und ihre Angehörigen über die Krankheit und ihre Behandlung zu informieren, ihr Krankheitsverständnis und den selbstverantwortlichen Umgang mit der Krankheit zu fördern und sie bei der Krankheitsbewältigung zu unterstützen." Die in der Verhaltenstherapie verwurzelte Psychoedukation bildet im Rahmen der Psychotherapie denjenigen Interventionsbestandteil ab, „bei dem die aktive Informationsvermittlung, der Erfahrungsaustausch unter den Betroffenen und die Bearbeitung allgemeiner Krankheitsaspekte im Vordergrund stehen." ([645], S. 3).

> **Empfehlung 23 (NEU):**
> Jeder Betroffene mit einer schweren psychischen Erkrankung hat über die gesetzliche Aufklärungspflicht der Behandelnden hinaus ein Recht darauf, situationsgerechte Informationen zu seiner Erkrankung, deren Ursachen, Verlauf und den verschiedenen Behandlungsalternativen sowie (Selbst-)Hilfemöglichkeiten über den gesamten Behandlungsverlauf vermittelt zu bekommen. Die Informiertheit des Patienten ist Grundlage gemeinsamer Entscheidungsfindung und Voraussetzung gesundungsfördernden Verhaltens. Menschen mit Migrationshintergrund sollten diese Informationen unter Berücksichtigung des kulturellen und sprachlichen Hintergrunds erhalten können.
> **Empfehlungsgrad: KKP**
> Ergebnis der Abstimmung: starker Konsens (Dezember 2017)

Der **Begriff „Psychoedukation"** wurde erstmals durch Anderson [631] in Zusammenhang mit einer Kombination von informativer Aufklärung der Patienten über die Erkrankung und die medikamentöse Behandlung in Verbindung mit Ansätzen eines Fertigkeitentrainings und einer Angehörigenberatung verwendet [631]. Die Notwendigkeit der Entwicklung psychoedukativer Ansätze ergab sich aus der Zunahme verschiedener Interventionsmöglichkeiten, was eine größere Entscheidungskompetenz und Mitwirkungsfähigkeit der Betroffenen erforderte.

Aufgrund der großen **Bedeutung der Angehörigen**, ihrer persönlichen Belastungen und der Notwendigkeit, Fähigkeiten zu unterstützen, mit der Erkrankung und allen damit verbundenen Herausforderungen umzugehen, entwickelten sich aus verschiedenen Bestrebungen heraus Konzepte, in denen Angehörige einen aktiveren Part übernahmen. Grundsätzlich können alle Angehörigen unabhängig vom Verwandtschaftsverhältnis sowie andere relevante Bezugspersonen einbezogen werden. Voraussetzung ist nach Möglichkeit das Einverständnis der Patienten. Familiengruppen, patientenzentrierte Angehörigengruppen bzw. bifokale Gruppen beziehen Patienten und Angehörige gleichermaßen ein. Daneben existieren Ansätze separater Angehörigengruppen, ohne gleichzeitige Einbeziehung der Patienten (unifokaler Ansatz). Die einzelnen Angehörigen (Eltern, Geschwister, Partner, Kinder) bringen jeweils unterschiedliche Bedürfnisse, Konflikte und Fragen mit, die jeweils verschiedene Perspektiven eröffnen (präventiv: Kinder, Geschwister; protektiv: Belastungserleben von Eltern und Partnern; rehabilitativ: familiäre Bindung als positiver Prognosefaktor; informativ: Freunde als weiterer Teil des sozialen Umfeldes) und eine Zusammenarbeit im regionalen Netzwerk erfordern.

Bei McFarlane et al. [632] findet sich ein **Überblick über eine Reihe verschiedener psychoedukativer Familieninterventionsmodelle** [632]. Der Ansatz des Behavioral Family Managements [633] ist nach Einschätzung der Autoren am stärksten verhaltenstherapeutisch orientiert und verfolgt nach einer Analyse der Stärken und Bedürfnisse der einzelnen Familienmitglieder sowie der Familie als Ganzes im Rahmen einer Einzel-Familien-Intervention im häuslichen Setting ein psychoedukatives Vorgehen ergänzt durch das Vermitteln von Strategien für eine verbesserte Kommunikation sowie einen hilfreichen Umgang mit entstehenden Problemen. Anderson et al. entwickelten das Modell der Familienpsychoedukation [631], eine Intervention für Angehörige und Patienten gleichermaßen. Im Mittelpunkt stehen psychoedukative Inhalte, Ansätze zur Rückfallprävention, die Erarbeitung von Problemlösestrategien sowie die Verbesserung sozialer Fertigkeiten auf der Basis der individuellen Bedürfnisse von Patienten und Angehörigen. Der Ansatz von psychoedukativen Mehrfamiliengruppen vereint Aspekte von Familienpsychoedukation, Family Behavioral Management und Mehrfamilienmodellen und damit die Vorteile aller Ansätze. Drei Phasen umfassen zunächst die individuelle Arbeit mit jeder Familie im Einzelsetting, der sich im weiteren Verlauf stark psychoedukativ geprägte Familiengruppeninterventionen anschließen. Daneben werden Veränderungsprozesse auf der Ebene der intrafamiliären Kommunikation angestrebt. In einer letzten Phase zielt die Intervention auf die Bildung von Netzwerken innerhalb der teilnehmenden Familien, mit dem Ziel eines längeren zeitlichen Bestehens von sozialen Kontakten und gegenseitiger Unterstützung. Angehörigengruppen nach Leff et al. [634] schließen ausschließlich Angehörige ein und kombinieren in ihrem Ansatz die Arbeit mit einzelnen Familien und Familiengruppen, in denen neben der Psychoedukation der Austausch untereinander eine große Rolle spielt. Von hoher Flexibilität profitiert das Konzept der Familienberatung [635, 636], das darauf ausgerichtet ist, in Abhängigkeit aktueller und individueller Bedürfnisse der Familien resilienzfördernde Informationen und Handlungsoptionen zur Verfügung zu stellen. Daneben wurden verschiedene Kurzzeitmodelle entwickelt und evaluiert [637–639]. Im Rahmen einer Aktualisierung der Entwicklungen innerhalb der familienpsychoedukativen Ansätze werden Schlüsselkomponenten und die große Varianz herausgestellt [640].

Parallel zu den bisher beschriebenen Entwicklungen aus dem angloamerikanischen Sprachraum hat sich in **Deutschland** ein psychoedukatives Behandlungsverfahren etabliert, das die essenziellen Informations- und Copingelemente in ein **Programm von 8–10 Gruppensitzungen** integriert. Im Rahmen der 1996 gegründeten Arbeitsgruppe „Psychoedukation bei schizophrenen Erkrankungen" wurden zunächst Konzepte zur Behandlung der Schizophrenie und schizoaffektiven Störungen erarbeitet. Grundsätzliche Prinzipien der Psychoedukation gelten darüber hinaus jedoch auch zur Behandlung anderer psychiatrischer Krankheitsbilder und lassen sich ferner in diagnoseübergreifende Programme übertragen. Inzwischen existiert auch eine Fülle an Manualen störungsspezifischer Psychoedukation bei Angststörungen, Bipolaren Störungen, Depressionen, Persönlichkeitsstörungen, Zwangsstörungen und komorbiden Störungen sowie zur Psychoedukation diagnoseübergreifender Gruppen. Zudem wurden spezielle Ansätze für verschiedene Settings (z. B. berufliche Rehabilitation, Wohnungslosenhilfe) entwickelt [645].

Während es unstrittig ist, dass Betroffene und deren Familien bzw. Angehörige in allen Stadien von Planung, Angebot und Evaluation psychiatrischer Hilfeangebote miteinbezogen werden sollen [641, 642], gehen die Ansichten über das Ausmaß einer gleichberechtigten Beteiligung auseinander. **Psychiatrie-Erfahrene** werden heute als Experten in eigener Sache angesehen, während Angehörige eine wichtige Funktion bei der Alltagsbewältigung und Rückfallverhütung haben, und professionell Tätige über das therapeutische Know-how verfügen. Diese Kompetenzen werden durch den sogenannten Trialog gemeinsam genutzt, indem Raum und Struktur für eine gleichberechtigte Begegnung von Psychiatrie-Erfahrenen, Angehörigen und professionell Tätigen in Behandlung, Öffentlichkeitsarbeit, Antistigma-Arbeit, Lehre, Forschung, Qualitätssicherung und Psychiatrieplanung geschaffen wird.

Psychose-Seminare sind eine spezielle Form des Trialogs, der mittlerweile zur Standardversorgung in der Psychiatrie zählt. Sie sind Gesprächsforen, die auf eine gleichberechtigte Verständigung über Psychosen und andere schwere psychische Erkrankungen zielen und beabsichtigen, ein besseres, ganzheitliches Verständnis für die Erkrankung zu entwickeln und damit auch die Arbeit der Psychiatrie zu verändern. Sie dienen nicht in erster Linie der Psychoedukation oder anderen Formen der Informationsvermittlung, fördern jedoch vor allem auch einen gegenseitigen Erfahrungsaustausch und Einblicke in das Erleben der Betroffenen. Psychose-Seminare unterscheiden sich von traditionellen Formen der Psychoedukation beispielsweise hinsichtlich der Zielsetzung, des Fehlens eines vorgegebenen Manuals und der Veränderung der Haltungen der an der psychiatrischen Arbeit Beteiligten. Es geht dabei um eine wechselseitige Fortbildung, den gegenseitigen Abbau von Vorurteilen, den Respekt vor individuellen Krankheitskonzepten und Sichtweisen sowie das Bemühen um eine gemeinsame Sprache. Oft kommt es dabei zu einem intensiven Erfahrungsaustausch und zu Lerneffekten bei allen Beteiligten, also zwischen Patienten, Angehörigen und Therapeuten [643]. Für Studierende birgt das Trialogische- oder Psychose-Seminar die Chance, die Vielfalt und Komplexität des psychotischen Erlebens frühzeitig kennenzulernen. Die trialogische Zusammenarbeit fördert daher das gegenseitige Verständnis für die mit der schweren psychischen Erkrankung verbundenen Probleme sowie die Generierung von allseitig akzeptierbaren Lösungen. Es sollte aber betont werden, dass auch Psychiatrie-Erfahrene als Experten in eigener Sache eine wichtige Funktion bei der Alltagsbegleitung übernehmen können, und Angehörige auch Experten in eigener Sache sind.

Auf Seiten der Betroffenen stellt der **Trialog** zudem eine Option zu mehr Verantwortungsübernahme dar und hat eine aktive Selbstbestimmung und die Verbesserung der Fähigkeit zum Selbstmanagement zur Konsequenz. Ein günstiger Krankheitsverlauf wird wahrscheinlicher, oft auch im Sinne einer Bereitschaft bzw. Fähigkeit, gesund mit Krankheit zu leben. Psychose-Seminare sind bisher allerdings keine Therapie im engeren Sinne. Trialogisches

Handeln ist wichtig für die Beziehungskultur, den gegenseitigen Respekt im Allgemeinen und für die Beziehungsgestaltung bei einzelnen therapeutischen Interventionen. Es wird durch therapeutische Kontinuität begünstigt. Aus manchen Psychose-Seminaren entwickeln sich langfristig produktive Antistigma-Projekte; die gemeinsamen Anstrengungen gegen öffentliche Vorurteile erscheinen als logische Konsequenz aus dem Abbau der wechselseitigen Vorbehalte. Trialog soll darum auch zum Abbau von Vorurteilen auf allen Seiten beitragen. Im Gegensatz zur klassischen Psychoedukation stehen in erster Linie nicht die Modifikation von Krankheitskonzepten und die Kompensation von Wissensdefiziten im Vordergrund, sondern der gleichberechtigte Erfahrungsaustausch über alltägliche Krankheits- und Lebensbewältigungsprobleme, von dem alle Teilnehmer profitieren können.

Obwohl die trialogische Arbeit inzwischen weit verbreitet ist und allgemein von positiven Aspekten bei allen drei Gruppen von Akteuren ausgegangen wird, gibt es bisher nur wenige systematische Evaluationen. Möglicherweise ist dies in dem Wesen des Trialogs begründet, der kaum einer vorgegebenen Struktur oder gar einem Manual folgen kann [644].

Statement 7 (NEU):

Im Rahmen der Informationsvermittlung, aber für die Beziehungsgestaltung im gesamten Hilfesystem ist die trialogische Zusammenarbeit zwischen Betroffenen, Angehörigen und professionell Tätigen besonders wichtig. Sie ist eine wesentliche Voraussetzung für eine offene, vertrauensvolle und erfolgreiche Kooperation aller Beteiligten, auf deren Basis gemeinsame Interessen und Behandlungsziele verfolgt werden können. Ergebnisse der trialogischen Zusammenarbeit beschränken sich nicht nur auf die individuelle Therapiebeziehung, sondern haben Auswirkungen auf die angemessene Darstellung der Interessen der Patienten und Angehörigen in der Öffentlichkeit und Politik, auf die Qualitätsförderung und auf die Fortentwicklung der Versorgungsstrukturen. Das sogenannte Psychoseseminar, trialogische Seminare oder Trialogforen sind dafür ein gutes Übungsfeld.

Die folgenden Beschreibungen stützen sich auf das Konsensuspapier „Psychoedukation bei schizophrenen Erkrankungen" [645], deren Herausgeber die gleichnamige Arbeitsgruppe und dessen inhaltliche Ausrichtung für die psychoedukative Arbeit im deutschsprachigen Raum von Bedeutung ist. Die Arbeitsgruppe „Psychoedukation bei schizophrenen Erkrankungen" leitet in ihrem Konsensuspapier folgende **Teilziele** aus dem übergeordneten Ziel der Gesundheitsförderung der Patienten mit schizophrener Erkrankung, einschließlich der Stärkung von Ressourcen und eines informierten selbstverantwortlichen Umgangs mit der Erkrankung ab:

- Verbesserung des Informationsstandes beim Patienten bezüglich der Diagnose, der Ursache, des Verlaufs und der Behandlungsmöglichkeiten der Erkrankung
- Aufbau eines funktionalen Krankheitskonzeptes
- Befähigung zu einer kompetenten Mitentscheidung hinsichtlich der Behandlungsoptionen
- Emotionale Entlastung der Patienten
- Förderung der langfristigen Behandlungsbereitschaft bei den Patienten
- Verbesserung der Fähigkeiten zur Bewältigung von Krisen
- Gewinnen von Sicherheit im Umgang mit der Erkrankung
- Erhöhung der Selbstwirksamkeit

Die **Wirkkomponenten** von Psychoedukation sind im Einzelnen noch nicht abschließend untersucht, aber eine besondere Bedeutung kommt folgenden Faktoren zu: Vereinfachung komplexer Zusammenhänge mit verständlicher Vermittlung von Informationen, Veranschaulichung des Vulnerabilitäts-Stress-Modells, Reflexion der Auswirkungen einzelner Behandlungsverfahren, Struktur und Ordnung in den

Ablauf der einzelnen Therapiemaßnahmen, Ressourcen-orientiertes Vorgehen, gemeinsamer Erfahrungsaustausch und Lernen am erfolgreichen Modell anderer Erkrankter [646].

Auch in der **Arbeit mit den Angehörigen** der erkrankten Patienten stehen Informationsvermittlung, Förderung erforderlicher Kompetenzen zum Umgang mit der Erkrankung sowie emotionale Entlastung der Angehörigen im Vordergrund. Darüber hinaus stellen die Förderung einer dauerhaften Kooperationsbereitschaft mit allen an der Behandlung Beteiligten sowie die Verbesserung der innerfamiliären Interaktion insbesondere im Hinblick auf die Erkrankung wichtige Teilziele dar [645].

Im Konsensuspapier der Arbeitsgruppe „Psychoedukation bei schizophrenen Erkrankungen" sind weiterhin **Struktur und Inhalte von Psychoedukation** bei schizophrenen Erkrankungen definiert. Auf der Grundlage der indivi-

duellen Erfahrungen der Betroffenen und unter Respektierung ihrer subjektiven Krankheitskonzepte werden drei Elemente betont (◘ Tab. 11.1).

Die Autoren führen zudem **emotionale Themen** auf, die insbesondere für **Angehörigengruppen** von Bedeutung sein können [645]:

- „Mad-bad"-Dilemma
- Eigene Abgrenzung und das Recht auf eigene Lebensgestaltung
- Entlastung von Schuld- und Schamgefühlen
- Protektive Funktion des Familienklimas
- „Aggressive Gefühle" den Patienten gegenüber
- Erfahrungsaustausch untereinander
- Relativierung der vermeintlichen Einmaligkeit des persönlichen Schicksals
- „Burn-out"
- Mangelnde Anerkennung der Versorgungsleistung der Angehörigen

◘ Tab. 11.1 Struktur und Inhalte von Psychoedukation bei schizophrenen Erkrankungen nach Bäuml et al. [645]

Interaktives Erarbeiten von krankheitsbezogenem Wissen		Emotionale Entlastung
Allgemeines Hintergrundwissen	**Praktisches Handlungswissen**	**Zentrale emotionale Themen**
Symptomatik und Krankheitsbegriff z. B. Diagnose, Frühwarnzeichen, Plus- und Minussymptomatik *Ursachen und Krankheitskonzept* z. B. Vulnerabilitäts-Stress-Bewältigungs-Modell, Risikofaktoren, Bedeutung des Familienklimas *Epidemiologie und Verlauf* z. B. soziodemografische Daten, Erkrankungshäufigkeit, Verlaufsformen, Prognose *Therapie* Möglichkeiten der Akut- und Langzeitbehandlung, inkl. Pharmakotherapie und deren Nebenwirkungen, psychotherapeutische, psychosoziale und rehabilitative Maßnahmen	Auslösefaktoren Persönliche Frühwarnzeichen Individuelle Bewältigungsstrategien und Rückfallvorbeugung Notfall- und Krisenpläne Stärkung gesunder Anteile Erarbeitung von Bewältigungsstrategien Erarbeitung von realistischen Therapie- und Rehabilitationszielen Vermeidung von Über- und Unterstimulation Förderung der Selbstakzeptanz Optimierung der medikamentösen Behandlungsmöglichkeiten	Subjektives Erleben der Symptomatik Schamgefühle Angst vor Stigmatisierung Enttäuschung Schuldgefühle Insuffizienzgefühle Resignation Hilflosigkeit Hoffnungslosigkeit Suizidalität Sinnfrage Neidgefühle Hader mit dem Schicksal Traumatische Erlebnisse Verleugnung Subjektiv positiv erlebte Aspekte psychotischen Erlebens Spannungsfeld zwischen Idealisierung und Pathologisierung der Psychose

Psychoedukation soll keine Psychotherapie ersetzen. Sie kann im Rahmen von psychotherapeutischen Verfahren verwendet werden. Bei Fokussierung emotional belastender Themen soll eine Überforderung und emotionale Destabilisierung der Betroffenen vermieden werden. Psychoedukation kann dabei unterstützen, Patienten und Angehörige für eine entsprechend indizierte Psychotherapie zu sensibilisieren [645].

Grundsätzlich sollte **Psychoedukation für alle Patienten mit schweren psychischen Störungen** anwendbar sein. Berücksichtigung bei Art und Weise der Durchführung sollten allerdings individuelle Voraussetzungen, Belastungsvermögen und andere mit der Erkrankung im Zusammenhang stehende Besonderheiten finden (Konzentration, Gruppenfähigkeit, produktive psychotische Symptomatik u. a.). Darüber hinaus sollte einer durch die Einsicht in mögliche Krankheitsverläufe entstehenden oder verstärkten Depressivität und Suizidalität besondere Beachtung gegeben werden. Psychoedukation kann in allen Behandlungssettings (stationär, teilstationär, ambulant) Anwendung finden. Die einzelnen Sitzungen werden in der Regel von einem Therapeuten und einem oder mehreren Ko-Therapeuten geleitet. Ein bewährter Ablauf setzt sich aus folgenden Komponenten zusammen: Begrüßung, Eröffnungsrunde, Wiederholung vergangener Inhalte, interaktive Erarbeitung aktueller Themen, pragmatische Integration subjektiver Krankheitskonzepte, Zusammenfassung und Feedbackrunde. Unterschiedliche Medien wie Flipchart, Videos, DVDs, Broschüren, Bücher, Informations- und Arbeitsblätter etc. unterstützen eine hilfreiche Aufbereitung und Präsentation der einzelnen Themen. Psychoedukation erfordert neben einer von Empathie, Echtheit und Wertschätzung geprägten Haltung der Therapeuten die Anwendung unterschiedlicher psychotherapeutischer Techniken auf der Basis verhaltenstherapeutischer Grundprinzipien, unter Einbeziehung gesprächspsychotherapeutischer Elemente. Neben der Vermittlung krankheitsbezogener Informationen finden auch übende Elemente wie beispielsweise Rollenspiele Anwendung [645].

11.1.2 Internationale Evidenz

■ **Abgrenzung von Psychoedukation im Rahmen dieser Recherche**

Betrachtet werden hier in erster Linie Interventionen, die eine direkte Interaktion zwischen professionellen Mitarbeitern und Patienten und ihren Angehörigen umfassen und auf verbesserte Informationen zur Erkrankung und allen relevanten Aspekten einschließlich auf einen verbesserten Umgang mit der Erkrankung durch Patienten und Angehörige zielen.

Aufgrund der existierenden Vielfalt von Psychoedukation ist diese nicht klar gegen Familieninterventionen abgrenzbar, da Familieninterventionen oftmals auf psychoedukativen Interventionen basieren bzw. diese inkludieren. Ebenso wenig lassen sich psychoedukative Interventionen gegenüber Psychotherapie klar abgrenzen. Psychoedukation ist oft ein Bestandteil von Psychotherapie, insbesondere von Ansätzen der Verhaltenstherapie. Familieninterventionen zeigen eine Überlappung mit familientherapeutischen Ansätzen im Sinne psychotherapeutischer Interventionen. Häufig bildet Psychoedukation eine Komponente in komplexen Interventionen ab. Darüber hinaus gibt es Überschneidungen mit dem Training sozialer Fertigkeiten. Einzelne Bausteine wie beispielsweise Symptom- und Medikationsmanagement sind gleichermaßen auch Bestandteile von Psychoedukation.

Auch das Update der vorliegenden S3-Leitlinie betrachtet psychosoziale Interventionen und versucht dabei eine didaktische Abgrenzung von primär psychotherapeutischen Ansätzen. Es wird deshalb im Folgenden primär Evidenz aufgeführt, die auf Studien mit psychoedukativen Behandlungsansätzen basiert. Um jedoch der Tatsache Rechnung zu tragen, dass der Einbezug von Angehörigen dabei eine zentrale Rolle spielt, werden auch Studien mit dem Fokus auf Familieninterventionen eingeschlossen. Dabei werden Arbeiten ausgeschlossen, deren Schwerpunkt eindeutig beim familientherapeutischen Ansatz ohne psychoedukative Komponente liegt.

■ **Ergebnisse der Recherche**

Die Evidenz zu psychoedukativen Ansätze ist mittlerweile enorm. Ein aktuelles Review verweist auf mehr als 30 bzw. mehr als 100 RCTs zur Wirksamkeit von Patienten- bzw. Familienpsychoedukation bei Menschen mit schweren psychischen Erkrankungen [647]. Bei Betrachtung der relevanten Übersichtsarbeiten zeigt sich, dass es erwartungsgemäß Überschneidungen hinsichtlich der eingeschlossenen Studien gibt. Alle hier aufgeführten Übersichtsarbeiten und Einzelarbeiten schlossen (nahezu) ausschließlich Studien ein, in denen Psychoedukation in einer direkten und interaktiven Form darauf zielte, Informationen zu vermitteln, Patienten und möglicherweise deren Angehörige zu unterstützen und dabei individuelle Bedürfnisse zu betrachten. Mehrheitlich wurden Patienten mit einer Erkrankung aus dem schizophrenen Formenkreis untersucht. Zunehmend finden sich Studien, in denen Patienten mit bipolarer Erkrankung behandelt wurden; seltener Patienten mit anderen psychischen Störungen. Hinsichtlich der Kontrollinterventionen (TAU, Wartegruppe, (un-)spezifische Kontrollinterventionen), Setting (v. a. ambulant und stationär), Dauer von Behandlung (eine Sitzung bis 5 Jahre) und Follow-up ergibt sich eine breite Varianz. Deutlich wird hier auch die oben beschriebene Breite an Interventionen. Psychoedukative Interventionen in Gruppen überwogen in den selektierten Arbeiten. Psychoedukation fand in uni- und bifokaler Form statt; zudem wurden reine Angehörigengruppen bzw. spezielle familienfokussierte Ansätze untersucht. Bezogen auf methodische Aspekte wurden ausschließlich randomisierte kontrollierte Studien bei strenger Qualitätsbewertung berücksichtigt. Die Studien wurden in den USA, in Kanada, Australien, China, Japan, Malaysia, Indien u. a. Ländern sowie in verschiedenen europäischen Ländern, auch in Deutschland, durchgeführt. Einige Reviews weisen sehr breite Einschlusskriterien auf (z. B. verschiedene Studiendesigns, psychische Erkrankungen im Allgemeinen, verschiedene Interventionen); deshalb wurden entsprechende Arbeiten hier nicht in der Ergebnisdarstellung berücksichtigt [647–653].

■ **a) Aggregierte Evidenz zu Psychoedukation**

Leitlinien

Die aktuelle **NICE-Leitlinie zur Behandlung der Schizophrenie** greift auf eine Metaanalyse von insgesamt 21 randomisierten kontrollierten Studien aus dem Jahr 2009 zurück [32]. Die Autoren führten drei Vergleiche durch: (1) Psychoedukation vs. jegliche Kontrollintervention (16 Studien), (2) Psychoedukation vs. Standardbehandlung (8 Studien), (3) Psychoedukation vs. alternative aktive Kontrollintervention (8 Studien). Aufgrund sehr unterschiedlicher Erhebungsinstrumente für die Zielgrößen basieren die einzelnen Berechnungen in der Mehrheit auf Daten aus Einzelstudien. Die Ergebnisse sind in ■ Tab. 11.2 dargestellt.

■ **(1) Psychoedukation vs. jegliche Kontrollintervention**

Hinsichtlich behandlungsbezogener Merkmale zeigten sich lediglich in Einzelstudien Vorteile in der Psychoedukationsgruppe gegenüber der Kontrollgruppe. Während am Ende der Behandlung und innerhalb der ersten 12 Monate nach Interventionsende eine vergleichbar große Anzahl von Patienten stationär wieder aufgenommen werden musste, waren es in einem Nachbeobachtungszeitraum von bis zu 24 Monaten deutlich weniger Patienten in der Experimentalgruppe [654, 655]. Daneben schien die Anzahl stationärer Wiederaufnahmen pro Patient nach 12 Monaten [654], sowie die stationäre Behandlungsdauer nach 24 Monaten [654], nicht jedoch nach 12 Monaten signifikant reduziert [654]. Das allgemeine Funktionsniveau (GAF) war nach 12 Monaten besser in der Psychoedukationsgruppe im Vergleich zur Kontrollgruppe [654, 656], allerdings nicht am Interventionsende. Psychoedukation hatte offenbar keinen signifikanten Einfluss auf die Reduktion der Symptomschwere, lediglich in einer Einzelstudie zeigte sich ein positiver Effekt nach 12 Monaten [654]. Verbesserte soziale Funktionen zu verschiedenen Zeitpunkten (am Ende der Intervention, nach 3 und 6 Monaten) in der Experimentalgruppe konnten ebenfalls

◻ Tab. 11.2 Effekte von Psychoedukation bei Patienten mit schizophrener Erkrankung [32]

	Metaanalyse NICE-Leitlinie		
	Psychoedukation vs. jegliche Kontrollintervention	Psychoedukation vs. standardisierte Behandlung (TAU)	Psychoedukation vs. aktive Intervention
k=Anzahl eingeschlossener Studien	k=16	k=8	k=8
Krankheits- und behandlungsassoziierte Merkmale			
↓ Suizidalität	~	~	
↓ Symptomschwere (allgemein)	++[1]	~	++
↑ Medikamentencompliance	++[1]	++[1]	~
↓ Rückfallrisiko und stationäre Wiederaufnahmeraten	~/(++[1])	~/(++[1])	~
↓ Stationäre Behandlungszeiten	++[1]	++[1]	
↓ Behandlungsabbrüche	~	~	~
Soziale Funktionen und Lebensqualität			
↑ Soziales Funktionsniveau	++[1]	++[1]	++[1]

Erläuterungen: ++ signifikanter Vorteil in Experimentalgruppe gegenüber Kontrollgruppe; ~ Ergebnisse vergleichbar in beiden Gruppen; ↓ Reduktion, ↑ Erhöhung, TAU herkömmliche Behandlung; [1] Ergebnisse beziehen sich auf Einzeldaten

ausschließlich auf der Basis von Einzelstudien gefunden werden [657, 658]. Psychoedukation schien die Medikamentencompliance nach 24 Monaten positiv zu beeinflussen, nicht jedoch zu einem früheren Zeitpunkt [654]. Es zeigten sich keine Unterschiede zwischen den beiden Gruppen bezogen auf die Mortalität, auf die Anzahl von Rückfällen nach bis zu 12 Monaten, auf die Behandlungszufriedenheit von Patienten und Angehörigen sowie auf einen vorzeitigen Abbruch der Studie.

■ **(2) Psychoedukation vs. herkömmliche Behandlung**

Auch Untersuchungen zur Effektivität von Psychoedukation gegenüber herkömmlichen Behandlungsansätzen basieren lediglich auf Einzeldaten. Nach 12 und 24 Monaten schien in einer Studie die Anzahl stationärer Wiederaufnahmen sowie nach 24 Monaten die stationäre Behandlungsdauer reduziert [654]. In Einzelstudien zeigte sich auch die Verbesserung des allgemeinen Funktionsniveaus in der Psychoedukationsgruppe sowohl zum Ende der Intervention als auch nach 12 Monaten [654, 656, 659]. Die Symptomschwere blieb überwiegend vergleichbar in beiden Gruppen. Drei Monate nach Behandlungsende wurde ein Unterschied hinsichtlich sozialer Funktionen zugunsten der Psychoedukationsgruppe evident [657]. Die Medikamentencompliance schien nach 24 Monaten in der Experimentalgruppe [654] nicht jedoch zu einem früheren Zeitpunkt verbessert. Es zeigten sich keine Unterschiede zwischen den beiden Gruppen bezogen auf die Mortalität, auf die Anzahl von Rückfällen nach bis zu 12 Monaten, auf die Behandlungszufriedenheit von Patienten und Angehörigen sowie auf einen vorzeitigen Abbruch der Studie.

- **(3) Psychoedukation vs. aktive Kontroll-intervention**

Gegenüber aktiven Behandlungsansätzen (z. B. kognitive Verhaltenstherapie, psychosoziale Trainingsgruppen) ist wenig Evidenz vorhanden. Es zeigten sich Einzelergebnisse für die Wirksamkeit von Psychoedukation hinsichtlich sozialer Funktionen nach Behandlungsende sowie sechs Monate später [658]. Psychoedukation schien die Negativsymptomatik am Ende der Behandlung positiv zu beeinflussen; zeigte jedoch keine Effekte auf die Wahrscheinlichkeit von stationären Wiederaufnahmen, die Auftretenswahrscheinlichkeit von Rückfällen sowie auf die Behandlungs- und Medikamentencompliance. Vor dem Hintergrund eines Vergleichs mit aktiven und auch teilweise sehr intensiven Kontrollinterventionen sollten ausbleibende Vorteile nicht überraschen.

Die Autoren der NICE-Leitlinie Schizophrenie kamen 2009 zu dem Schluss, dass die Befundlage zur Effektivität von Psychoedukation insgesamt wenig robust und eine darauf basierende Empfehlung derzeit nicht möglich sei. Dennoch weisen sie darauf hin, dass entsprechend aufbereitete und zugängliche Informationen zur Erkrankung für Menschen mit schizophrener Erkrankung und deren Familien von enormer Bedeutung sind. Im Rahmen der Aktualisierung der Leitlinie von 2014 [32] erfolgte keine erneute Recherche nach aktuellen Studien.

Die **schottische Leitlinie zur Behandlung schizophrener Erkrankungen** empfiehlt Psychoedukation nicht als alleinige Behandlung (Empfehlungsstärke B) [33]. Die Empfehlung basiert auf der Metaanalyse der Autoren der NICE-Leitlinie zur Behandlung der Schizophrenie (◘ Tab. 11.2).

Die **britische Leitlinie zur Behandlung der bipolaren Erkrankung** betrachtet zwar (zeitlich) umschriebene Ansätze der Rückfallprophylaxe und individuellen Psychoedukation (z. B. [660]) sowie Ansätze der Gruppenpsychoedukation, die eine strukturierte und hochfrequente Therapie mit den Zielen verbesserter Adhärenz, Stimmungsstabilität und Selbstmanagement in ihrer Wirksamkeit umfassen (z. B. [661]), aber diese werden nicht gegenüber an-deren psychologischen Therapien wie beispielsweise KVT abgegrenzt. Allerdings werden auf Familien gerichtete psychoedukative Ansätze (z. B. [662]) sowie die Family Focused Therapy als Psychoedukationsprogramm für betroffene Familien mit den Komponenten von Information, Kommunikation und Problemlösen (z. B. [663]) separat betrachtet. Hinsichtlich ihrer Wirksamkeit kommen die Autoren zu dem Schluss, dass entsprechende Familieninterventionen die depressive Symptomatik, die Rückfallwahrscheinlichkeit sowie die stationäre Wiederaufnahmewahrscheinlichkeit reduzieren können. Allerdings beruhen die Ergebnisse auf wenigen Einzelstudien mit geringer Qualität. Grundsätzlich werden in der Leitlinie Familieninterventionen bei engem Kontakt mit Familienangehörigen sowie psychologische Ansätze zur Rückfallprophylaxe empfohlen [664].

In der **S3-Leitlinie zur Behandlung von Menschen mit bipolarer Störung** [1] wird zwischen einfacher Psychoedukation (zeitlich umrissene, möglichst individualisierte Aufklärung und Information von Betroffenen und Angehörigen im Einzel- oder Gruppensetting mit zumeist weniger als 10 Sitzungen) und ausführlicher, interaktiver Psychoedukation unterschieden. Eine einfache Psychoedukation wird dabei als Minimum jeder ärztlichen, psychologischen oder psychosozialen Behandlung von Patienten mit Bipolarer Störung empfohlen (Statement). Klare Wirksamkeitsnachweise hierzu stehen laut Autoren aus. Der ausführlichen und interaktiven Psychoedukation werden Therapiekonzepte mit starkem psychotherapeutischem Fokus, hier v. a. die Psychoedukative Therapie [665], zugeordnet. Entsprechende Empfehlungen finden sich in der phasenspezifischen Behandlung der akuten Manie/Hypomanie, der akuten Depression sowie der Phasenprophylaxe. Aufgrund mangelnder Evidenz findet sich eine Empfehlung mit Empfehlungsgrad 0 für die Anwendung von Psychotherapie mit psychoedukativem Bestandteil bei leichten Manien und Hypomanien. Zur rezidiv-prophylaktischen Behandlung einer Bipolaren Störung wird explizit eine ausführliche und interaktive Gruppenpsychoedukation mit dem Empfehlungsgrad B empfohlen.

In der **S3-Leitlinie zur Behandlung von Angststörungen** [29] werden psychoedukative Interventionen nicht explizit, aber im Sinne von Informationsvermittlung als Bestandteil von Psychotherapie (Kognitive Verhaltenstherapie, KVT) behandelt. Eine KVT wird in der Behandlung der Panikstörung/Agoraphobie, der generalisierten Angststörung, der sozialen Phobie sowie der spezifischen Phobie mit einem Empfehlungsgrad A empfohlen.

In der **S3-Leitlinie zur Behandlung von Zwangsstörungen** [3] wird Psychoedukation als Bestandteil jeder Behandlung empfohlen. Angehörige und andere wichtige Bezugspersonen sollten einbezogen werden (KKP).

Im Rahmen der Evidenzrecherche der **S3-Leitlinie/Nationalen VersorgungsLeitlinie Unipolare Depression** [4] wird auf einige relevante Studien und positive Effekte auf Wissen und Einstellungen gegenüber der Erkrankung Depression, auf die Medikamentenadhärenz sowie auf Erkrankungsverlauf und Behandlungserfolg verwiesen. Eine berücksichtigte systematische Übersichtsarbeit zeigt auf, dass erreichte positive Effekte mit einer günstigeren Prognose sowie Reduktion psychosozialer Belastung von Angehörigen verbunden sind [666]. Letztlich werden psychoedukative Angebote für Betroffene und Angehörige zur Verbesserung des Informationsstandes, der Akzeptanz und der Patientenmitarbeit als sinnvolle Ergänzung im Rahmen einer Gesamtbehandlungsstrategie empfohlen (Empfehlungsstärke B).

Systematische Übersichtsarbeiten

> **Evidenzgrundlage**
>
> Eingeschlossen und zur Bewertung herangezogen wurden:
> - 8 Übersichtsarbeiten zu Psychoedukation und Familienpsychoedukation mit psychoedukativer Komponente bei Patienten mit Erkrankungen aus dem schizphrenen Formenkreis
> - 3 Übersichtsarbeiten zu Psychoedukation und Familienpsychoedukation mit psychoedukativer Kompo-
> nente bei Patienten mit bipolaren Erkrankungen
> - 1 Übersichtsarbeit zu Psychoedukation und Familienpsychoedukation mit psychoedukativer Komponente bei Patienten mit schweren psychischen Erkrankungen
> - 10 weitere Einzelstudien (RCTs)

Erkrankungen aus dem schizophrenen Formenkreis

Von Pitschel-Walz et al. [667] liegt eine ältere Metaanalyse zu den **Effekten der Einbeziehung von Angehörigen im Rahmen psychoedukativer Interventionen** bei Patienten mit Schizophrenie hinsichtlich der Reduktion von Rückfallraten vor [667]. Unter den Angehörigen befanden sich in der Mehrheit der Fälle Eltern (50–100 Prozent). Die Autoren führten fünf verschiedene Vergleiche durch und suchten zudem nach spezifischen Effekten auf die Rückfallwahrscheinlichkeit durch Stichproben- und Interventionsmerkmale. Zusätzliche psychosoziale patientenfokussierte Behandlungen umfassten Psychoedukation, Training sozialer Fertigkeiten oder psychotherapeutische Ansätze. Nahezu ausnahmslos ist eine standardisierte medikamentöse Behandlung der Patienten erfolgt (◘ Tab. 11.3). Eine Behandlung bei Schizophrenie unter Einschluss von Familienangehörigen zeigte sich bezogen auf die Rückfallwahrscheinlichkeit einer herkömmlichen Behandlung innerhalb der ersten beiden Jahre überlegen (ES=0,20). Interventionsprogramme, die sich über mehr als drei Monate erstreckten, schienen dabei gegenüber den Kurzzeitinterventionen deutlich von Vorteil und lassen darauf schließen, dass eine sehr kurzfristige Intervention für Angehörige, z. B. in Form einer einmaligen Informationsveranstaltung, den Krankheitsverlauf der Patienten nicht nachhaltig beeinflussen kann. Die Untersuchung der Effektivität einer kombinierten Intervention, die gleichermaßen auf Familien und Patienten ausgerichtet ist (bifokaler Ansatz), wies ebenso auf eine höhere Wirksamkeit gegenüber einer standardisierten medizinischen Versorgung hinsichtlich einer Reduktion des Rückfallrisikos hin (ES=0,18) (◘ Tab. 11.4) **(Evidenzebene 1a)**.

Tab. 11.3 Übersicht aggregierter Evidenz zur Wirksamkeit von psychoedukativen Interventionen

Autoren	Inkludierte Primärstudien - Anzahl und Design - Land	Patienten - Diagnose - Anzahl (N) - Alter in Jahren - Erkrankungsdauer/stationäre Behandlungen - Setting	Intervention - Art der Intervention - Format der Intervention - Dauer - Einbezug Angehöriger	Kontrollintervention	Länge des Follow-up
Psychoedukation und Familienpsychoedukation mit psychoedukativer Komponente bei Patienten mit Erkrankungen aus dem schizophrenen Formenkreis					
Pitschel-Walz et al. [667] _Familieninterventionen_	- 25 RCTs[1] - K. A.	- Überwiegend Erkrankungen aus dem schizophrenen Formenkreis - Min: N=23; Max: N=418 - Durchschnittliches Alter: 16–40 - Durchschnittliche Anzahl stationärer Behandlungen: 1–7 - Ambulantes Setting: 62 Prozent	- Psychoedukativ ausgerichtete Familieninterventionen - Kurzzeit- vs. Langzeitinterventionen - 2 Wochen bis 4 Jahre - In allen Studien, Angehörige der eingeschlossenen Patienten waren zumeist Eltern (50 bis 100 Prozent)	- TAU: k=12 - Psychosoziale Patienten-Intervention in der KG: psychoedukative Intervention, Social Skills Training, supportive oder kognitive PT	Bis 24 Monate
Pilling et al. [668] _Familieninterventionen_	- 18 RCTs[2] - K. A.	- Erkrankungen aus dem schizophrenen Formenkreis - N=1467 - 31,2 - 6,3 Jahre - K. A.	- Familiensitzungen mit mind. einer der folgenden Komponenten: PE; Ansätze zum Problemlösen und zum Krisenmanagement - Single-Familien-Intervention vs. Mehrfamilienintervention - (Mind.) 6 Wochen bis zu 2 Jahren - Familienintervention unter Einschluss des erkrankten Angehörigen: k=11, Ausschluss: k=4, partieller Ausschluss: k=3	- TAU: k=8 - Aktive Kontrollintervention: k=10	12 Monate, 4 bis 15 Monate, 1 bis 2 Jahre

(Fortsetzung)

Tab. 11.3 (Fortsetzung)

Autoren	Inkludierte Primärstudien - Anzahl und Design - Land	Patienten - Diagnose - Anzahl (N) - Alter in Jahren - Erkrankungsdauer/stationäre Behandlungen - Setting	Intervention - Art der Intervention - Format der Intervention - Dauer - Einbezug Angehöriger	Kontrollintervention	Länge des Follow-up
Lincoln et al. [669] *Psychoedukation*	- 18 RCTs[3] - China: k=4, Deutschland und Schweiz: k=3, Großbritannien: k=5, Griechenland: k=1, USA und Kanada: k=3, Skandinavien: k=2	- Erkrankungen aus dem schizophrenen Formenkreis - N=1534 - MW=30,5 [SD:4,9] - MW=75,8 Monate [SD:43,2] - Stationär: k=2, ambulant: k=11, Kombination: k=5	- PE als Schlüsselelement der Intervention (mind. 50 Prozent der Behandlungszeit), Fördern von Wissen über Erkrankung, Behandlung und Cooping - Gruppenformat (k=12), Einzelformat (k=2), unklar (k=4) - Patientengruppe: MW=27,8 Wochen [SD:18,5]; Angehörigen-/Familiengruppen: MW=36,8 Wochen [SD:18,4] mit mittlerer Sitzungszahl von 11,8 [SD:14,4] - K=13	- TAU: k=39 - Wartegruppe: k=2 - Aktive unspezifische Intervention: k=6 (Freizeitgruppen, supportive Rehabilitation)	Bis 12 Monate
NEU **Pharoah et al.** [670] *Familieninterventionen*	- 53 RCTs[4] - Australien: k=2, Kanada: k=1, Europa: k=12, China: k=28, USA: k=10	- 100 Prozent Erkrankungen aus dem schizophrenen Formenkreis in k=52 der RCTs - N=5767 (Range: 23–528) - Alter im Mittel über 41 Studien: ca. 32 Jahre - Erkrankungsdauer im Mittel über 18 Studien ca. 6 Jahre bzw. im Mittel ca. 2,8 stationäre Aufenthalte im Vorfeld bei 12 Studien, k=3 Ersterkrankungen - K. A.	- Familieninterventionen mit psychoedukativer Komponente in vielen RCTs mit dem Ziel der Rückfallreduktion und veränderter Familienatmosphäre - K. A. - Durchschnittliche Dauer: 6 Wochen bis 3 Jahre - Einschluss des Patienten: k=13, Ausschluss des Patienten: k=8, beide Modalitäten: k=1	- TAU: k=42 - Aktive unspezifische Intervention: k=5 (z. B. supportive Rehabilitation, Gruppendiskussionen) - Spezifische Kontrollintervention: k=7	Bis zu 3 Jahren

NEU **Xia et al.** [628] *Psychoedukation*	- 44 RCTs[5] - China: k=32, Frankreich: k=1, USA: k=3, Kanada: k=1, Deutschland: k=2, Großbritannien: k=3, Dänemark: k=1, Malaysia: k=1	- Erkrankungen aus dem schizophrenen Formenkreis - N=5412 (Min: 20, Max: 286) - Mehrheit zwischen 18 und 60 Jahren - > 2 Jahre: k=20; < 2 Jahre: k=6; unklar: k=18 - Stationär: k=26, ambulant: k=10, Teilstationär: k=1, unklar: k=7	- Kurz-Psychoedukation (k=13), Standard-Psychoedukation (k=22), unklar (k=9) - Gruppenformat (k=17), Einzelformat (k=6), Mischformat (k=13), unklar (k=8) - Durchschnittliche Dauer: 12 Wochen (Min: 1 Sitzung, Max: 5 Jahre) - k=13	- TAU (Psychopharmakotherapie, psychosoziale Rehabilitation, supportive Therapie): k=39 - Wartegruppe: k=1 - Aktive unspezifische Intervention: k=1 - Psychotherapie: k=2 - Herkömmliche Edukation: k=4	3 Monate bis 5 Jahre
NEU **Okpokoro et al.** [671] *Familieninterventionen (kurz)*	- 4 RCTs[6] - USA: k=2, Indien: k=1, Großbritannien: k=1	- Erkrankungen aus dem schizophrenen Formenkreis - N=163 (Min: 23, Max: 200) - Alter im Mittel über 4 Studien: ca. 34 Jahre - Erkrankungsdauer zwischen 7,9 und 10 Jahre in 3 Studien - Stationär: k=1, ambulant: k=1, stationär und ambulant: k=2	- Jede Familienintervention von kurzer Dauer (< 5 Sitzungen oder 3 Monate Dauer) mit edukativer Komponente - 4 Sitzungen über 4 Wochen (k=2), 1-Tages-Workshop über 6 Stunden (k=1), Teilnahme an mind. 3 Sitzungen über 4 Wochen (k=1) - K=4 (N=110 in 3 Studien zwischen 23 und 67 Jahren alt)	- TAU (k=3) - Postalische Information (k=1)	1 bis 12 Monate
NEU **Zhao et al.** [672] *Psychoedukation (kurz)*	- 20 RCTs[7] - China: k=10, Italien: k=1, Deutschland: k=3, Großbritannien: k=2, Dänemark: k=1, Malaysia: k=1, Pakistan: k=1, Jamaica: k=1	- Menschen mit SMI (schizophrene Erkrankungen) - N=2337 (Min: 30; Max: 286) - Mehrheit zwischen 18 und 60 Jahren - > 2 Jahre: k=11; < 2 Jahre: k=0; unklar: K=9 - Stationär: k=10, ambulant: k=8, unklar: k=2	- Kurz-Psychoedukation (< 10 Sitzungen, k=20) - Gruppenformat (k=13), Einzelformat (k=3), Mischformat (k=3), unklar (k=1) - Durchschnittliche Dauer: 12 Wochen bis max. 12 Monate (Min: 1 Sitzung; Max: 8 Sitzungen) - k=6	- TAU (Psychopharmakotherapie, psychosoziale Rehabilitation, Routinebehandlung, Gesundheitserziehung): k=19 - KVT: k=1	6 Monate bis 5 Jahre

(Fortsetzung)

Tab. 11.3 (Fortsetzung)

Autoren	Inkludierte Primärstudien - Anzahl und Design - Land	Patienten - Diagnose - Anzahl (N) - Alter in Jahren - Erkrankungsdauer/stationäre Behandlungen - Setting		Intervention - Art der Intervention - Format der Intervention - Dauer - Einbezug Angehöriger	Kontrollintervention	Länge des Follow-up
NEU **Sin et al.** [673] *Psychoedukation Geschwister*	- 14 RCTs, davon 1 RCT, in dem Daten für Geschwister separat dargestellt werden (Chien 2007) - China: k=1	- Geschwister von Patienten mit Schizophrenie - N=84 Angehörige, davon N=9 Geschwister (10,7 Prozent) - Angehörige: MW=40,6 Jahre [SD: 7,2] - Patienten: MW=3,6 Jahre [SD: 1,8] - Ambulant: k=1		- Kein Kurzformat - Gruppenformat (k=1) - 18 Sitzungen über 36 Wochen - Psychoedukation für Angehörige und Betroffene (k=1)	- TAU (ambulante psychiatrische Behandlung und Familienbegleitung)	12 Monate

Psychoedukation und Familienpsychoedukation mit psychoedukativer Komponente bei Patienten mit bipolaren Erkrankungen

Autoren	Inkludierte Primärstudien	Patienten		Intervention	Kontrollintervention	Länge des Follow-up
NEU **Bond und Anderson** [674]	- 16 RCTs[8] - k. A.	- Bipolare Störungen (Typ II: Anteil in Einzelstudien: 2 Prozent bis 34 Prozent, k=2: ausschließlich Typ I) - Median: 70 - K. A. - K. A. - Ambulant: k=13, stationär: k=2		- Klassische Informationsvermittlung und komplexere Ansätze - Gruppenformat (k=8), Einzelformat (k=5), Kombination (k=2), Online-Format (k=1)[1] - 2 bis 21 Sitzungen - Psychoedukation für Patienten (k=15); Familien-PE (k=1)	- TAU (k=7) - Unspezifische Kontrollintervention (k=6) - Spezifische aktive Kontrollintervention: k=4	K. A.

NEU Oud et al. [675]	- Selektion von 23 RCTs[9] - Iran: k=2, Großbritannien: k=2, Türkei: k=1, Kanada: k=1, USA: k=9, Australien: k=2, Spanien: k=4, Niederlande: k=1, Irland: k=1	- Bipolare Störungen (Typ I: Anteil in Einzelstudien: 72 Prozent bis 100 Prozent) - Min=26, Max=204 - Alter: Min: 26 Jahre, Max: 49 Jahre - K. A. - K. A.	- Patienten-PE/Einzelformat (k=5), Patienten-PE/Gruppenformat (k=5) - Familien-PE (Patienten und Angehörige) (k=4), Familien-PE (Angehörige) (k=5), spezieller familienfokussierter Ansatz (FFT) (k=4)	- TAU (k=17) - KVT/Gruppe (k=1) - Andere aktive Kontrollintervention: k=5 - Warteliste: 1	bis 124 Wochen
NEU Chatterton et al. [676]	- 41 RCTs (45 Artikel) insgesamt, davon: - k=12 PE[10] (Brasilien: k=1, Australien: k=2, Spanien: K=2, Türkei: k=2, Iran: k=1, Taiwan: k=1, GB: k=2, USA: k=2 - k=4 PE kombiniert mit KVT[11] (Spanien: k=1, Australien: k=1, Kanada: k=2) - k=1 PRISM[12] (USA) - k=3 Family-Focused Therapy[13] (USA:k=3) - k=5 Angehörigen-PE[14] (Iran: k=1, Irland: k=1, USA: k=1, Spanien: k=1, Niederlande: k=1	- Bipolare Störungen (k=33 Type I und II sowie Zyklothymia) - N=3119 - Durchschnittliches Alter: 38,8 Jahre (SD:10,7) - K. A. - K. A.	- PE (k=12), PE kombiniert mit KVT (k=4), Family-Focused Therapy (PE, Training sozialer Fertigkeiten, Problemlösetraining, k=3), Angehörigen PE (PE u. a. Ansätze ausschließlich für Angehörige, k=5), PRISM (PE und mobile telefonische Applikation, k=1) - Gruppenformat (k=16), Einzelformat (k=6), Familienformat (k=3), Online-Format (k=1) - 1–10 Sitzungen (k=12), 11–53 Sitzungen (k=13) über 5–6 Wochen bis zu 9 Monaten Dauer - Einbezug Angehörige unklar über alle Studien	- TAU (k=19) - Aktive Kontrollintervention (z. B. unspezifische Gruppensitzungen, PE als Kontrolle bei KVT und PE, PE und Paper and Pencil Stimmungsmanagement bei PRISM, k=6)	6 Wochen bis 5 Jahre

(Fortsetzung)

Tab. 11.3 (Fortsetzung)

Autoren	Inkludierte Primärstudien - Anzahl und Design - Land	Patienten - Diagnose - Anzahl (N) - Alter in Jahren - Erkrankungsdauer/stationäre Behandlungen - Setting		Intervention - Art der Intervention - Format der Intervention - Dauer - Einbezug Angehöriger	Kontrollintervention	Länge des Follow-up
Psychoedukation und Familienpsychoedukation mit psychoedukativer Komponente bei Patienten mit schweren psychischen Erkrankungen						
NEU **Yesufu-Udechuku et al. [677]** *Psychoedukation Angehörige*	- 21 RCTs → Selektion von 13 RCTs[15] - China: k=3, Chile: k=1, Iran: k=2, Großbritannien: k=2, Irland: k=1, Kanada: k=1, Spanien: k=1, USA: k=1, Australien: k=1	- Angehörige von Patienten mit SMI (Schizophrenien und bipolare Störungen) - N=972 Angehörige (Min: N=45; Max: N=225) - Alter Angehörige 50,7 Jahre im Mittel über 10 Studien - K. A. - K. A.		- Psychoedukation oder psychoedukativ ausgerichtete Familieninterventionen - Gruppenformat (k=11), Einzelformat (k=2) - Durchschnittlich 11 Sitzungen (Min: 6, Max: 18) - Interventionen für Familien und Angehörige (ohne Patienten)	- Jegliche Kontrollintervention	Behandlungsende, bis zu 6 Monaten, > 6 Monate

Erläuterungen: SMI schwere psychische Erkrankungen, TAU herkömmliche Behandlung, KVT Kognitive Verhaltenstherapie, PE Psychoedukation, PRISM Personalized Real-Time-Intervention for Stabilizing Mood; [1]diese Studie wurde nicht in die Meta-Analyse eingeschlossen

[1]Buchkremer et al. [703], Cranach 1981, Falloon 1982, 1985, Goldstein 1978, Hogarty 1986, 1991, 1997, Kelly und Scott 1990, Kissling 1996, Pitschel-Walz 1998, Leff 1982, 1985, 1990, Linszen 1996, McFarlane 1996, Posner 1992, Randolph 1994, Ro-Trock 1977, Schooler 1997, Spencer 1988, Spiegel und Wissler 1987, Tarrier 1988, 1989, Telles 1995, Vaughan 1992, Xiong 1994, Zastowny 1992, Zhang 1994

[2]Bloch 1995, Buchkremer 1995, Falloon 1982, Glynn 1992, Goldstein 1978, Hogarty 1986, 1997, Leff et al. [635], Leff 1982, Linszen 1996, MacFarlane 1995, Posner 1992, Schooler 1997, Tarrier 1988, Vaughan 1992, Xiong 1994, Zhang 1994

[3]Atkinson et al. [658], Bäuml 1996, Browne 1996, Chien 2004, 2005, Fries 2003, Herz 2000, Hornung 1995, 1999, Leavy 2004, Leff 1982, Li und Arthur 2005, Merinder 1999, Posner 1992, Ran 2003, Rund 1994, Shin und Lukens 2002, Tarrier 1988, Tomaras 2000, Xiong 1994

[4]Barrowclough 2001, Bloch 1995, Bradley 2006, Buchkremer 1995, Carra 2007, Chen 2005, Chien 2004, Dai 2007, De Giacomo 1997, Du 2005, Dyck 2002, Falloon 1981, Fernandez 1998, Glynn 1992, Goldstein 1978, Gong 2007, Guo 2007, Herz 2000, Hogarty 1986, Hogarty 1997, Leavey 2004, Leff 1982, 1989, 2001, Li 2004, 2005a, Linszen 1996, Liu 2003, 2007, Luping 2007, Lv 2003, Magliano 2006, Mak 1997, McFarlane 1995, Merinder 1999, Posner 1992, Qiu 2002, Ran 2003, Randolph 1994, Schooler 1997, Shi 2000, Szmukler 2003, Tan 2007, Tarrier 1988, Vaughan 1992, Wang 2006, Xiang 1994, Xiong 1994, Zhang 1994, 2006a, b, Zhou 2007

[5] Liu 2004, Zhang 2004, Hornung 1995, Razali 1995, Merinder 2000, Li 2003, Zhang 2006, Chan 2007, Lv 2007, Dai 2007, Chan 2009, McPherson 1996, Li 2005, Herz 2000, Li 2004, Dong 2006, Zhang 2008, Zhu 2008, Tarrier 1988, Jiang 2004, Chabannes 2005, Vreeland et al. [660], Atkinson 1996, Chien 2007, Wang 2008, Fu 2003, Zeng 2003, Zhang 2003, Goulet 1993, Glick 1993, Bäuml 1996, Zhou 2005, Chen 2005, Xie 2006, Zhang 2007, Gao 2001, Sun 2005, Zhao 2007, Zeng 2007, He 2008, Huang 2008, Wang 2008, Hu 2008, Li 2008

[6] Barber 1988; Shinde 2005; Smith 1987; Youssef 1987

[7] Liu 2004, Torn 1999, Zhang 2004, Aguglia 2007, Bäuml et al. [647], Bechdolf et al. [697], Chan 2007, 2009, Coyle 1988, Dai 2007, Hornung et al. [656], Li 2003, Lv 2007, Merinder et al. [657], Razali 1995, Zhang 2006, Cunningham 2001, Macpherson 1996, Nasr 2009, Li 2005

[8] Dogan und Sabanciogullari 2003, D'Souza 2010, Javadpour 2013, Lobban et al. [661], Peet und Harvey 1991, Perry 1999, Smith 2011, Castle 2010, Colom et al. [662], 2009, De Barros Pellegrinelli 2013, Eker und Harkin 2012, Parikh 2012, Rea 2003, Torrent 2013, Zaretsky 2008

[9] Javadpour 2013, Lobban et al. [661], Perry 1999, Dogan 2003, Parikh 2012, Sajativic 2009, Castle 2010, Torrent 2013, Colom et al. [662], Clarkin 1998, D'Souza 2010, Glick 1993, Miller 2004, Bordbar 2009, Van Gent 1991, Madigan 2012, Perlick 2010, Reinares et al. [663], Miklowitz 2000, 2007, Miller 2004, Rea 2003

[10] Cardoso 2015, Castle 2010, Colom et al. [662], Colom 2009, Dogan und Sabanciogullari 2003, D'Souza 2010, Eker und Harkin 2012, Javadpour 2013, Lin 2015, Perry 1999, Sajatovic 2009, Simon 2005, Smith 2011

[11] Gonzalez-Isasi 2010, 2014, Lauder 2015, Van Dijk 2013, Zaretsky 2008

[12] Depp 2015

[13] Miklowitz et al. [664], Miklowitz 2000, Miller 2004, Rea 2003

[14] Bordbar 2009, Madigan 2012, Perlick 2010, Reinares et al. [663], Van Gent und Zwart 1991

[15] Cheng und Chan 2005, Chien und Wong 2007, Gutierrez-Maldonado und Caqueo-Urizar 2007, Koolaee und Etemadi 2009, Leavey 2004, Madigan 2012, Posnor 1992, Reinares 2004, Sharif 2012, So 2006, Solomon et al. [638], Szmukler 1996, 2003

Tab. 11.4 Effekte von psychoedukativen Interventionen aus aggregierter Evidenz bei Menschen mit einer Erkrankung aus dem schizophrenen Formenkreis

	Pitschel-Walz et al. [667]	Pilling et al. [668]	Lincoln et al. [669]	Pharoah et al. [670]	Xia et al. [628]	Okpokoro et al. [671]	Zhao et al. [672]
Intervention vs. Kontrollbedingung	Familienintervention vs. TAU	Familienintervention vs. TAU, aktive Kontrollintervention	PE vs. TAU, Wartegruppe, aktive Kontrollintervention	Familienintervention vs. TAU	Psychoedukation vs. TAU	Familienintervention (kurz) vs. TAU	Psychoedukation (kurz) vs. TAU
k=Anzahl Primärstudien	k=25	k=18	k=18	k=53	k=44	k=4	k=20
Krankheitsassoziierte Merkmale							
↓ Symptomschwere			+	?	++	+[1]	++[1]
↓ Depressionsschwere							++[1]
↓ Angstsymptome							++[1]
↑ Compliance, Medikation		++	~	++	++		++
↑ Wissenserwerb, P			++		?[1]		++
Krankheitseinsicht, P				~[1]	~[1]		
↓ Rückfallrisiko	++	++	++	++	++		++
↓ Stationäre Wiederaufnahme	++	++	++	++	++	~[1]	~
↓ Stationäre Behandlungszeiten				++[1]	++[1]		
Unerwünschte Ereignisse				~	~		~
Behandlungsassoziierte Merkmale							
↑ Behandlungszufriedenheit					?[1]		~[1]
↓ Behandlungsabbrüche		~		++	~[1]	~[1]	~

Soziale Funktionen und Lebensqualität					
↑ Psychosoziales Funktionsniveau		~	++	?[1]	?[1]
↑ Lebensqualität				?[1]	
Angehörigen-assoziierte Merkmale					
↑ Belastungserleben	++		?	+[1]	
↓ High expressed emotion	~		?	+[1]	
↑ Wissenserwerb, Akzeptanz				++[1]	

Erläuterungen: P Patient, PE Psychoedukation, TAU Treatment as Usual, ↓ Reduktion, ↑ Erhöhung; ++ signifikanter Vorteil in Interventionsgruppe, + tendenzielle Überlegenheit in Interventionsgruppe, ~ Ergebnis vergleichbar in beiden Gruppen, – Nachteil in Interventionsgruppe; ? heterogene Befunde in verschiedenen Studien bzw. unzureichende Befundlage; [1] Befunde resultieren aus Einzelstudien

Ein weiteres systematisches Review untersuchte die **Effektivität von Familieninterventionen** unter Einschluss von Studien, die neben psychoedukativen Elementen auch andere Interventionen wie Problemlöse- und Krisenmanagementstrategien, Beratung und aufsuchende Ansätze bei Patienten mit Schizophrenie und verwandten Störungsbildern betrachteten [668]. Kontrollinterventionen umfassten Gruppendiskussionen, den Einsatz informationsvermittelnder Audiotapes, Bücher sowie herkömmliche Behandlungsansätze und andere psychosoziale Interventionen (◘ Tab. 11.3). Aufgrund der Heterogenität der einzelnen Interventionen strebten die Autoren, neben einer globalen Berechnung über alle zur Verfügung stehenden Daten, einzelne Vergleiche zwischen Experimentalintervention und herkömmlicher Behandlung oder anderen aktiven Kontrollinterventionen an und unterschieden außerdem zwischen Einzel-Familieninterventionen und Gruppen-Familieninterventionen. Familieninterventionen erwiesen sich bezogen auf die Höhe des Rückfallrisikos innerhalb der ersten 12 Monate der Behandlung gegenüber allen anderen Kontrollinterventionen signifikant überlegen. Der Vorteil war noch deutlicher, wenn Familieninterventionen ausschließlich der herkömmlichen Behandlung gegenübergestellt wurden. Dabei schien der Effekt umso größer in Studien mit Einzel-Familieninterventionen gegenüber der Betrachtung aller Studien nach Einschluss zusätzlicher Studien mit Gruppen-Familieninterventionen. Ebenso ließ sich die Anzahl stationärer Wiederaufnahmen durch Familieninterventionen reduzieren, wobei auch hier der Effekt durch Einzel-Familieninterventionen größer war. Zwei Jahre nach Interventionsende gab es keine Hinweise mehr für die Effektivität von Familieninterventionen. Hinsichtlich der Suizidalität ergaben sich keine Unterschiede zwischen den verschiedenen Gruppen. Die Untersuchung familienrelevanter Zielgrößen zeigte zwar, dass das subjektive Belastungserleben innerhalb der Familie durch Familieninterventionen gegenüber herkömmlicher Behandlung vergleichbar blieb, dass aber allein die Betrachtung von Einzel-Familieninterventionen und herkömmlichen Behandlungsansätzen signifikante Vorteile durch diese Familienansätze aufzeigt. Hinsichtlich der Reduktion von Expressed Emotion gab es keine Unterschiede. Es zeigten sich keinerlei Unterschiede zwischen Familien- und Kontrollinterventionen hinsichtlich der Anzahl von Behandlungsabbrüchen, jedoch schienen Gruppen-Familieninterventionen mit einer signifikant höheren Nicht-Compliance assoziiert als Einzel-Familieninterventionen. Familieninterventionen erwiesen sich insgesamt jedoch bezogen auf die Medikamentencompliance wirksamer als alle anderen Kontrollinterventionen (◘ Tab. 11.4) **(Evidenzebene 1a)**.

Eine ältere Metaanalyse untersuchte die **Effektivität von Psychoedukation** hinsichtlich der Auswirkungen auf das Rückfallrisiko, die Symptomreduktion, soziale Funktionen, den krankheitsbezogenen Wissenserwerb sowie auf die Medikamentencompliance über verschiedene Zeiträume [669]. Hinsichtlich des Rückfallrisikos bzw. des Risikos stationärer Wiederaufnahmen erwies sich die Anwendung von Psychoedukation unmittelbar nach Interventionsende mit einem mittelstarken Effekt den Kontrollinterventionen gegenüber überlegen (ES=0,53). Der Effekt nahm über die Zeit sukzessive ab und verlor nach 12 Monaten an Signifikanz. Darüber hinaus konnte durch psychoedukative Interventionen ein deutlich größerer krankheitsbezogener Wissenserwerb am Ende der Intervention erreicht werden, als dies im Rahmen von Kontrollinterventionen möglich war (ES=0,48). Hinsichtlich Symptomreduktion, sozialem Funktionsniveau und Bereitschaft zur medikamentösen Behandlung wurden keine signifikanten Effekte durch Psychoedukation evident. Die Autoren untersuchten zudem den Einfluss des Interventionsformats hinsichtlich des Einbezugs von Familien. Am Ende der Intervention zeigte sich zwar weder für Patienten- noch für Familiengruppen eine deutliche Verbesserung der Symptomatik, jedoch gab es Hinweise auf eine Differenz zwischen den Gruppen, die sich bei Homogenität innerhalb der Gruppen als signifikant erwies. Es zeigte sich zudem ein kleiner positiver Effekt bezogen auf Rückfallrisiko und Risiko stationärer Wiederaufnahmen nach 7–12 Monaten durch Psychoedukation unter Einbezug der Familien (ES=0,48) nicht aber durch Psychoedukation ohne eine gleichzeitige Arbeit mit den Familien (ES=0,18) (■ Tab. 11.3 und 11.4) **(Evidenzebene 1a)**.

In einem **Cochrane Review** wurde unter Berücksichtigung von 53 RCTs die **Effektivität von Familieninterventionen** in Familien mit einem Familienangehörigen mit einer Erkrankung aus dem schizophrenen Formenkreis untersucht [670]. Ein Großteil der Interventionen enthielt eine psychoedukative Komponente und fokussierte auf eine Veränderung der familiären Atmosphäre und die Reduktion von Krankheitsrückfällen (■ Tab. 11.3). Betrachtet werden hier ausschließlich die Befunde aus den Studien, in denen gegenüber TAU verglichen wurde. Die Qualität der eingeschlossenen Studien wurde als gering eingeschätzt. Familieninterventionen führen möglicherweise zu einer reduzierten Rückfallwahrscheinlichkeit im 1-Jahres-Follow-up (N=2981, 32 RCTs, RR=0,55 [95 Prozent CI: 0,5 bis 0,6], NNT=7 [95 ProzentCI: 6 bis 8) und reduzierten Inanspruchnahme stationärer Behandlungen (N=481, 8 RCTs, RR=0,78 [95 Prozent CI: 0,6 bis 1,0], NNT= 8 [95 Prozent CI: 6 bis 13]). Die Compliance hinsichtlich der medikamentösen Behandlung wird unterstützt (N=695, 10 RCTs, RR=0,60 [95 Prozent CI: 0,5 bis 0,7], NNT=6 [95 Prozent CI: 5 bis 9]; Behandlungsabbrüche werden nicht negativ beeinflusst, mittelfristig eher reduziert gegenüber TAU. Möglicherweise haben Familieninterventionen einen positive Effekt auf das allgemeine psychosoziale Funktionsniveau, spezifische Effekte auf die Outcomes Arbeit und Wohnen bleiben unberührt. Hinsichtlich der Effekte auf Familien-spezifische Outcomes wie Coping, Belastungserleben, Expressed Emotion u. a. bleiben die Befunde wenig stringent und beruhen aufgrund unterschiedlicher Skalen hauptsächlich auf Einzelergebnissen und Studien mit geringer Stichprobengröße. Vorliegende Ergebnisse aus gesundheitsökonomischer Perspektive verweisen auf mögliche Einsparungen direkter und indirekter Kosten. Aussagen hinsichtlich weiterer Zielparameter bleiben derzeit sehr vage (■ Tab. 11.4) **(Evidenzebene 1a)**.

Das aktuelle **Cochrane Review** zur Effektivität von **Psychoedukation bei Menschen mit schizophrener Erkrankung** schließt 44 RCTs ein, in denen psychoedukative Interventionen, in denen ein direkter Austausch zwischen Professionellen und Patienten und Angehörigen erfolgt, gegenüber zumeist herkömmlicher Behandlung untersucht werden [628]. Die Interventionen variieren, sehen aber alle Wissensvermittlung, Support und Vermittlung von Managementstrategien vor (■ Tab. 11.3). In mindestens 13 der Studien werden Angehörige aktiv einbezogen. Insgesamt schätzen die Autoren die Studienqualität als moderat ein. Es zeigen sich Vorteile durch Psychoedukation hinsichtlich der Compliance mit der Psychopharmakotherapie (NNT: 5 [CI: 5 bis 7], mittlere Follow-up-Dauer), der Rückfallreduktion (NNT: 9 [CI: 7 bis 14], mittlere Follow-up-Dauer) einschließlich der stationären Wideraufnahmerate und Behandlungsdauer (Reduktion stationärer Behandlungstage um ca. 8 Tage pro Jahr). Ebenso deutet sich ein Effekt auf die psychopathologische Symptomatik an. Effekte auf andere Outcomeparameter sind nicht sicher ableitbar (■ Tab. 11.4). Subgruppenanalysen (kurz/Standard und Gruppen-/Singelformat) bleiben ohne klare Ergebnisse **(Evidenzebene a)**.

Lediglich vier RCTs konnten im Rahmen einer weiteren systematischen Übersichtsarbeit zur **Effektivität von Familien-Kurzzeit-Interventionen** in der Behandlung von Patienten mit einer Erkrankung aus dem schizophrenen Formenkreis (N=163) identifiziert werden (■ Tab. 11.3) [671]. Aufgrund der wenigen Studien und der geringen Stichprobengrößen lassen sich jedoch kaum Aussagen ableiten (■ Tab. 11.4). Die Studienqualität ist als schwach einzuschätzen **(Evidenzebene 1b)**.

Zhao und Kollegen betrachteten explizit die **Wirksamkeit von psychoedukativen Kurzzeit-Interventionen** mit einer Sitzungszahl kleiner zehn bei Menschen mit schwerer psychischer Erkrankung [672]. Gegenüber herkömmlicher Behandlung werden v. a. eine verbesserte Medikamentencompliance (kurze, mittlere und lange Beobachtungsdauer) sowie mittelfristig ein reduziertes Rückfallrisiko evident. Einzelbefunde verweisen auf kurzfristige Effekte auf die psychopathologische Symptomatik (■ Tab. 11.4) **(Evidenzebene 1a)**.

Die explizite Frage nach der Effektivität von **Psychoedukation** für Betroffene mit einer schweren psychischen Erkrankung und deren nahe Familienangehörige auf das Wohlbefinden und das **Belastungserleben von Geschwistern** wurde in einem weiteren **Cochrane Review** gestellt (■ Tab. 11.3). Allerdings ließ sich lediglich eine RCT finden, in der relevante Daten zu Geschwistern (N=9) dargestellt wurden. Eine Aussage ist deshalb aktuell nicht möglich [673] **(Evidenzebene 1b)**.

BIPOLARE STÖRUNGEN

Ein systematisches Review mit Metaanalyse liegt von Bond et al. vor [674]. Der Fokus liegt hier allein auf **Psychoedukation** in der Behandlung von Menschen mit Bipolarer Erkrankung in stabilisierter Erkrankungsphase. Auch hier ist die Varianz der Interventionen breit und reicht von reiner Informationsvermittlung über die medikamentöse Behandlung und über Möglichkeiten der Rückfallvorsorge bis hin zu komplexen Ansätzen, wie sie Anfang des neuen Jahrtausends entstanden sind. Überwiegend hat die Behandlung in einem ambulanten Setting unter Einschluss von Patienten stattgefunden. Die Studienqualität schätzen die Autoren als moderat ein. Bei angenommener Heterogenität verweisen die Ergebnisse auf ein reduziertes Rückfallrisiko in jede Phase (k=7, OR=1,98 [95 Prozent CI: 1,09 bis 3,58], p=0,024; NNT=7 [95 Prozent CI: 4 bis 25]) gegenüber TAU bzw. unspezifischer Kontrollintervention. Bei separater Betrachtung kann eine Psychoedukation jedoch eher einen Rückfall in eine manische Krankheitsphase verhindern (k=8, OR= 1,68 [95 Prozent CI: 0,99 bis 2,85] p=0,06); die Reduktion von Rückfällen in eine depressive Krankheitsphase erwies sich nicht signifikant. Gruppenangebote erwiesen sich effektiv (k=5, OR=2,80 [95 Prozent CI: 1,63 bis 4,82], p<0,001), nicht so Psychoedukation im Einzelsetting. Möglicherweise sind psychoedukative Angebote über einen Zeitraum von mehr als 12 Monaten oder mit einer höheren Stun-

denzahl (>20) effektiver. Psychoedukation trägt dazu bei, die Adhärenz der medikamentösen Behandlung und die Kenntnisse über diese zu verbessern. Effekte hinsichtlich Symptomatik, Lebensqualität und psychosozialer Funktionen bleiben inkonsistent **(Evidenzebene 1a)**.

Eine aktuelle systematische Übersichtsarbeit mit quantitativer Synthese schließt 55 RCTs ein, in denen die Effektivität verschiedener psychotherapeutischer und psychosozialer Interventionen bei Patienten mit bipolarer Störung, in der Mehrheit vom Typ I und in unterschiedlichen Krankheitsphasen, untersucht wurde [675]. Die Autoren führen verschiedene Vergleiche durch und bündeln die Interventionen nach den Kriterien Individuelle Therapie, Gruppentherapie, Familienansatz, Kollaborative Versorgung und Integrierte Behandlung. In der Mehrheit wurde gegenüber herkömmlicher Behandlung verglichen. Für die vorliegende Leitlinie wurden relevante Ergebnisse zu **psychoedukativen Interventionen im Einzel-, Gruppen- oder Familiensetting** selektiert (■ Tab. 11.3). Insgesamt schlussfolgern die Autoren, dass für nahezu alle betrachteten psychotherapeutischen und psychosozialen Ansätze Evidenz für die Reduktion von Rückfallereignissen und stationären Wiederaufnahmen sowie für die Reduktion der depressiven Symptomatik vorliegt. Für andere Outcomes, wie die der manischen Symptomatik, Lebensqualität und der psychosozialen Funktionen, bleibt die Befundlage bisher wenig konklusiv. Die Ergebnisdarstellung der Arbeit lässt sich eingeschränkt übertragen, zudem liegen für den Großteil der Outcomes aufgrund der großen Heterogenität in den Studien lediglich Ergebnisse aus Einzelstudien vor (■ Tab. 11.5). Die Studienqualität schätzen die Autoren als sehr schwach bis moderat ein **(Evidenzebene 1a)**.

Die folgende Arbeit ist erst nach der systematischen Recherche erschienen, die Ergebnisse sollen jedoch aufgrund der hohen Relevanz abgebildet werden. Mit Hilfe einer Meta-Regression haben die Autoren die Effektivität psychosozialer Interventionen als zusätzliche Therapien in der Behandlung bipolarer Erkrankungen auf die Rückfallrate, die depressive und manische

□ Tab. 11.5 Effekte von psychoedukativen Interventionen aus aggregierter Evidenz bei Menschen mit einer bipolaren/schweren psychischen Störung

	Bipolare Störungen							Schwere psychische Störungen
	Bond und Anderson [674]	Oud et al. [675]		Chatterton et al. [676]				Yesufu-Udechuku et al. [677]
Intervention vs. Kontrollbedingung	PE vs. TAU bzw. unspezifische KI	Familien-PE vs. TAU	FFT vs. PE, Collaborative Care oder TAU	Psychoedukative Angehörigeninterventionen vs. TAU	PE vs. TAU	FFT vs. TAU	PE und KVT vs. TAU	PE (Angehörige) vs. jede KI
k=Anzahl Primärstudien	k=16	k=7	k=3	k=5	k=12	k=3	k=4	k=13
Krankheitsassoziierte Merkmale								
↓ Symptomschwere	~							
↓ Depressivität		++[1]	+[1]	~	~	~	~	
↓ Manische Symptome		++[1]	~[1]	~	~	~	++	
↑ Zeit bis Rückfall								
↑ Medikat. Compliance/Adhärenz	++[1] (Gruppenformat)			~	++	+	++	
↓ Rückfallrisiko	++ (alle Phasen)	++[1] (k=3, Follow-up)	++[1]	++	+	+	~	
↓ Stationäre Wiederaufnahme		++[1]	++[1]					
Behandlungsassoziierte Merkmale								
↑ Behandlungszufriedenheit								~ (Angehörige)1

(Fortsetzung)

Tab. 11.5 (Fortsetzung)

	Bipolare Störungen					Schwere psychische Störungen
	Bond und Anderson [674]	Oud et al. [675]		Chatterton et al. [676]		Yesufu-Udechuku et al. [677]
↓ Behandlungsabbrüche	~					
Soziale Funktionen und Lebensqualität						
↑ Psychosoziales Funktionsniveau		~	~	~	++	
↑ Lebensqualität						~ (Angehörige)1
Angehörigen-assoziierte Merkmale						
↓ Belastungserleben						++

Erläuterungen: TAU Treatment as Usual, KI Kontrollintervention, FFT Family Focused Therapy, ↓ Reduktion, ↑ Erhöhung, ++ signifikanter Vorteil in Interventionsgruppe, + tendenzielle Überlegenheit in Interventionsgruppe, ~ Ergebnis vergleichbar in beiden Gruppen, – Nachteil in Interventionsgruppe, [1] Befunde resultieren aus Einzelstudien; [2] in 2 der Studien keine Reduktion des Rückfallrisikos für depressive Episoden

Symptomatik, auf globale Funktionen und Adhärenz hin untersucht [676]. Allein **psychoedukative Angehörigen- bzw. Familieninterventionen** tragen dazu bei, Erkrankungsrückfälle in eine depressive oder manische Episode signifikant zu reduzieren. Die Risikoreduktion beträgt 39 Prozent (k=2, RR=0,61 [95 Prozent CI: 0,44 bis 0,86]) gegenüber TAU. Durch Family Focused Therapy, Psychoedukation allein und KVT konnte das Risiko gegenüber TAU lediglich tendenziell reduziert werden. Psychoedukation allein sowie in Kombination mit Kognitiver Verhaltenstherapie kann zu einer Verbesserung der Adhärenz (Medikation) führen und das Risiko der Non-Adhärenz um 73 bzw. 86 Prozent reduzieren. Letztere Kombination (PE plus KVT) kann ebenso die manische Symptomatik reduzieren und das psychosoziale Funktionsniveau verbessern. Keine der untersuchten Interventionen hatte einen signifikanten Effekt auf die depressive Symptomatik. Weiterführende Analysen zeigen auf, dass das Rückfallrisiko bei psychiatrischer Komorbidität zur Baseline höher ist. Größere Effektstärken hinsichtlich der Reduktion der manischen Symptomatik und der Verbesserung des psychosozialen Funktionsniveaus mit zunehmendem Beobachtungszeitraum geben Hinweise auf eine höhere Effektivität der Interventionen über die Zeit. Die Studienqualität ist insgesamt als moderat einzustufen [676] **(Evidenzebene 1a).**

SCHWERE PSYCHISCHE ERKRANKUNGEN

Im Rahmen dieser systematischen Übersichtsarbeit wurde die Effektivität verschiedener psychosozialer Interventionen, die sich explizit an **Angehörige schwer psychisch kranker Menschen** (in erster Linie Erkrankungen aus dem schizophrenen Formenkreis sowie bipolare Erkrankungen) richten, untersucht [677]. Für die vorliegende Leitlinie wurden die Ergebnisse zu psychoedukativen Interventionen betrachtet (☐ Tab. 11.3). Primärer Outcome-Parameter waren die Erfahrungen der Angehörigen im Umgang mit ihren erkrankten Angehörigen. Erhoben wurden hier in erster Linie die mit der Erkrankung verbundenen erlebbaren Belastungen für die Angehörigen. Für

diese quantitative Analyse konnten 8 RCTs mit 428 Angehörigen eingeschlossen werden. Am Ende der Intervention sowie bis zu 6 Monate nach Behandlungsende und darüber hinaus zeigten sich große Effekte bei insgesamt schwacher Studienqualität und großer Heterogenität (Richtung des Effekts homogen). Effekte auf andere Outcomes resultieren aus Einzelstudien und waren vergleichbar (☐ Tab. 11.5) **(Evidenzebene 1a).**

■ **b) Evidenz aus Einzelstudien**

Da die vorliegende aggregierte Evidenz zur Effektivität von Psychoedukation bei Erkrankungen aus dem schizophrenen Formenkreis recht umfangreich ist und die Autoren erwarten, dass die Ergebnisdarstellung aktueller Einzelstudien das Gesamtergebnis wenig beeinflussen wird, werden im Update dieser Leitlinie aktuelle Einzelstudien zur Wirksamkeit von Psychoedukation bei dieser Patientengruppe nicht dargestellt.

Im Folgenden soll stattdessen auf aktuelle Einzelstudien fokussiert werden, die:

- einen störungsübergreifenden Fokus entsprechend der Zielgruppe dieser Leitlinie haben (k=1) oder
- Menschen mit schwerer affektiver Erkrankung einschließen (k=9).

Diagnoseübergreifende Psychoedukation

Hintergrundinformation
Hintergrund: Es sollen zunächst verschiedene sowohl klinische als auch behandlungsrelevante und versorgungspraktische Aspekte zur Stützung eines diagnoseübergreifenden Herangehens aufgezeigt werden (vgl. [678]). Insbesondere für schwere psychische Erkrankungen lassen sich unabhängig von der Grunderkrankung zahlreiche Gemeinsamkeiten finden, dies sind v. a. beeinträchtigte psychosoziale Funktionen und deren Relevanz hinsichtlich des hohen Risikos der Ausgrenzung aus dem gesellschaftlichen Leben einhergehend mit Stigmatisierungserfahrungen. Dies betrifft aber auch das biopsychosoziale Krankheitskonzept und das damit zahlreiche Faktoren beinhaltende Bedingungsgefüge sowie Aspekte des Krankheitsverlaufes, welcher hier ein chronischer verbunden mit stabilen Phasen und immer wiederkehrenden Rückfällen ist. Psychoedukation zielt neben der Vermittlung krankheits- und behandlungsassoziierter Informationen v. a. auch auf die Vermittlung eines funktionalen Krankheitskonzeptes und die Unterstützung

im Umgang mit der Erkrankung und ihren Folgen ab. Hierin ist insbesondere bei schwer psychisch kranken Menschen ein bedeutender Ansatzpunkt zu sehen. Neben diesen inhaltlichen Aspekten lassen sich auch versorgungsrelevante Aspekte (z. B. zu wenige Patienten mit gleicher Diagnose in einem Behandlungssetting) anführen, die die Frage nach der Relevanz eines diagnoseunabhängigen Ansatzes aufwerfen.

Dennoch lässt sich die Geschichte diagnoseübergreifender Psychoedukation nicht sehr weit zurückführen. Die Datenlage ist vergleichsweise rar. Eine Übersicht findet sich bei Rabovsky et al. [678]. Mit dem von Maren Jensen Mitte der 90er-Jahre des vergangenen Jahrtausends entwickelten Programms ist danach der Beginn diagnoseunabhängiger Psychoedukation zu sehen. Dieses liegt heute in einer Weiterentwicklung als Hamburger Modell vor [679]. Mit dem Basler Modell existiert derzeit basierend auf einem bifokalen Ansatz ein zweites deutschsprachiges Manual [680].

Das Basler Modell wurde im Rahmen einer explorativen randomisierten und kontrollierten Studie mit einjährigem Follow-up evaluiert [681]. Eingeschlossen wurden 82 Patienten mit verschiedenen Diagnosen, langer Erkrankungsdauer und deutlichen Einschränkungen (◘ Tab. 11.6). Hinsichtlich der Rehospitalisierungsrisiken zeigte sich ein tendenzieller Vorteil in der Interventionsgruppe gegenüber der Kontrollgruppe, deren Teilnehmer an einer sozialen Gruppe mit unterschiedlichen Inhalten und Aktivitäten teilhatten. Darüber hinaus zeigte sich für die Teilnehmer der Psychoedukationsgruppe ein signifikant verbesserter Compliance-Score nach drei Monaten sowie positive Effekte auf die Psychopathologie, die Lebensqualität und die Krankheitseinsicht. Allerdings waren diese statistisch nicht signifikant (◘ Tab. 11.7). Die Droup-Out-Analyse verweist auf eine höhere Suizidrate in der Kontrollgruppe (**Evidenzebene Ib**).

Aktuelle Effektivitätsstudien in der Behandlung von Menschen mit schweren affektiven Störungen

Berücksichtigt wurden hierbei ausschließlich Studien, in denen Psychoedukation die Experimentalintervention bildete und relevante Outcomes (z. B. Rückfallrate bzw. stationäre Wiederaufnahmerate, Krankheitswissen, Angehörigenmerkmale) erhoben wurden.

Es konnten **6 RCTs zu psychoedukativen Angeboten für Patienten mit bipolarer Erkrankung** in stabiler Erkrankungsphase bzw. für deren Angehörige identifiziert werden. Die Interventionen und Kontrollbedingungen sind recht heterogen. Drei der Studien richteten sich ausschließlich an Angehörige [682–684]. Mit zwei Ausnahmen [684, 685] wurden alle Interventionen in Gruppen angeboten. Bei den Kontrollinterventionen handelte es sich um Wartegruppe bzw. TAU [682–684], Einzelpsychoedukation [686], Psychoedukation in Form von manualisierter Selbsthilfe [685] und Peer-Support [235] (◘ Tab. 11.6). Die Ergebnisse sind in ◘ Tab. 11.7 dargestellt.

Im Rahmen der **psychoedukativen Angebote für Angehörige** zeigten sich durch Gruppenangebote positive Effekte auf das Wissen, Belastungserleben und die krankheitsbezogene Selbstwirksamkeit bei den Angehörigen im Follow-up [682, 683]. Individuelle Angehörigen-PE schien keine Effekte zu haben [684].

Entgegen der Erwartung, dass Psychoedukation in einem direkten Austausch größere Effekte als vergleichbare Inhalte über ein Manual im Selbsthilfeformat hat, zeigte sich lediglich ein größerer Wissenserwerb durch Face-to-Face-PE nach 3 Monaten, der allerdings mit einem besseren Wohlbefinden über einen Beobachtungszeitraum von 12 Monaten verbunden war [685]. An Betroffene gerichtete Gruppenpsychoedukation über einen Zeitraum von 2 Jahren führt zu einer Reduktion von Krankheitsrückfällen und einer Verlängerung der rückfallfreien Zeit. Nach 8 Jahren war immer noch ein Effekt sichtbar, dieser war jedoch abhängig von einem komorbiden Substanzmissbrauch. Für Patienten in der Experimentalgruppe ohne Komorbidität ergab sich die längste rückfallfreie Zeit [686]. Gegenüber einem unstrukturierten Peer-Support schien Gruppenpsychoedukation nur dann einen zusätzlichen Effekt zu haben, wenn Psychoedukation in einem frühen Erkrankungsstadium durchgeführt wurde (nicht mehr als 7 Episoden). Morriss et al. [235] untersuchten dabei die Effekte einer strukturierten Gruppenpsychoedukation (N=153, offene Gruppe, 21

◘ Tab. 11.6 Charakteristika aktueller Einzelstudien zur Wirksamkeit von Psychoedukation

Autor	Patienten - Anzahl (IG/KG) - Diagnose - Erkrankungsdauer (in Jahren) - Alter (in Jahren) - Setting	Intervention - Art der Interventionen - Dauer	Kontrollgruppe	Dauer des Follow-up
Diagnosegruppenunabhängige Psychoedukation				
Rabovsky et al. [681] (Schweiz)	- N=82 (40/42) - F2 (68,3 Prozent), F3 (20,7 Prozent), F4 (2,4 Prozent), F6 (8,5 Prozent) - MW: 11,0 [±9,3] - MW: 38,0 [±10,4] - Stationär	- Offenens psychoedukatives Gruppenprogramm für Patienten plus TAU, bei Einverständnis parallele Angehörigengruppe - Patientengruppe: 10 Sitzungen von 45 bis 60 Minuten, 2 × wöchentlich; Angehörigengruppe (geschlossen): 5 Sitzungen von 90 Minuten, 2 × wöchentlich	- Offene soziale Gruppe (Patientengruppe z. B. Training sozialer Fertigkeiten, gemeinsame Aktivitäten, Konzentrationsübungen, Angehörigengruppe: Entspannung und Stressmanagement) plus TAU - Patientengruppe: 90 bis 120 Minuten 1 × wöchentlich; Angehörigengruppe: 4 bis 5 Sitzungen, 1 bis 2 × wöchentlich	- 12 Monate
Wirksamkeitsstudien bei schweren affektiven Erkrankungen				
Kolostoumpis et al. [683] (Griechenland)	- N=80 Angehörige - Von Menschen mit bipolarer Erkrankung (Typ I: 64 Prozent und Typ II: 36 Prozent) - Dauer der Erkrankung: MW=13,8 [±3,4] Jahre - Alter der Angehörigen: MW: 53,3 Jahre - Ambulant	- Psychoedukation für Angehörige/ Gruppenformat + Standardmedikation bei erkrankten Angehörigen - 7 Sitzungen von 120 Minuten *Angehörige*: Beziehung zum Patient: 6 Prozent Partner, 71 Prozent Eltern, 19 Prozent Geschwister	- TAU: Standardmedikation bei erkrankten Angehörigen allein	- 6 Monate

(Fortsetzung)

Tab. 11.6 (Fortsetzung)

Autor	Patienten - Anzahl (IG/KG) - Diagnose - Erkrankungsdauer (in Jahren) - Alter (in Jahren) - Setting	Intervention - Art der Interventionen - Dauer	Kontrollgruppe	Dauer des Follow-up
Bilderbecke et al. [685] (Großbritannien)	- N=121 (60/61) - Bipolare Störung Typ I (65 Prozent), Bipolare Störung Typ II (35 Prozent) - Erkrankungsbeginn mit ca. 20 Jahren (Range: 4 bis 47) - 44 Jahre (Range: 16 bis 76) - Ambulant	- Direkte Psychoedukation + Standardmedikation - 5 individuelle Sitzungen in 12 Wochen	- Psychoedukation im Selbsthilfeformat (Manual) + Standardmedikation - Arbeit mit dem Manual über 12 Wochen	- 12 Monate
Kallestad et al. [686] (Norwegen)	- N=85 (42/43) - Bipolare Störung Typ I, hypomanische Phase - Stationäre Aufenthalte im Vorfeld: Median 1,5 - MW: 38,1 (±13,0) Jahre - Stationär und ambulant	- Gruppenpsychoedukation + TAU - 10 wöchentliche Sitzungen, im Anschluss 8 Booster-Sitzungen über 2 Jahre	- Individuelle Psychoedukation + TAU - 3 Sitzungen	- 8 Jahre
Hubbard et al. [682] (Australien)	- N=32 Angehörige (18/14) - Von Menschen mit bipolarer Erkrankung - K. A. - Alter der Angehörigen: 48,1 (±15,2) - Ambulant	- Psychoedukation für Angehörige/ Gruppenformat - Kurzformat: 2 Sitzungen von 150 Minuten *Angehörige*: Beziehung zum Patient: 34 Prozent Partner, 56 Prozent Eltern, 3 Prozent Geschwister	- Warteliste	- 1 Monat

De Souza et al. [684] (Brasilien)	- N=53 Angehörige (25/28) - Von Menschen mit bipolarer Erkrankung - MW: PE: 6,4 [±4,3] vs. TAU: 6,0 [±5,4] Jahre - MW: 44,1 [±12,1] - Ambulant	- Psychoedukation für Angehörige - 6 individuelle Sitzungen 1 bis 2 × wöchentlich von 90 Minuten *Angehörige*: Beziehung zum Patient: ca. 58 Prozent Mütter, ca. 28 Prozent Partner	- TAU	- 6 Monate
Morris et al. [235] (Großbritannien)	- N=304 (153/151) - Bipolare Erkrankung (Typ I: 75 Prozent vs. 85 Prozent) - Anzahl vorausgegangener Episoden: 1–7: 14 Prozent vs. 12 Prozent; 8–19: 33 Prozent vs. 30 Prozent; ≥20: 54 Prozent vs. 58 Prozent - MW: PE: 44,2 [±11,1] vs. Peer-Support: 46,5 [±11,4] - Ambulant	- Strukturierte Gruppenpsychoedukation - 21 wöchentliche Sitzungen von 2 Stunden	- Unstrukturierter Peer-Support - 21 wöchentliche Sitzungen von 2 Stunden	- 24 Monate
Shimazu et al. [688] (Japan)	- N=57 (25/32) - Major Depression - MW: PE: 11,6 [±2,7] vs. TAU: 11,0 [±2,0] Jahre - MW: PE: 59,2 [±14,6] vs. TAU: 60,9 [±13,0] Jahre - Ambulant	- Gruppenpsychoedukation für ein Familienmitglied - 4 Sitzungen alle 2 Wochen von 90 bis 120 Minuten *Angehörige*: N=57; Beziehung zum Patienten: Partner (N=46), Eltern (N=5), Kinder (N=3)	- TAU allein (ambulante psychiatrische Behandlung)	- 9 Monate
Morokuma et al. [687] (Japan)	- N=34 (18/14) - Major Depression - MW: 36,8 Monate - MW: 42,8 Jahre - Ambulant (Praxis)	- Gruppenpsychoedukation - 6 wöchentliche Sitzungen von 90 Minuten	- TAU allein (ambulante psychiatrische Behandlung)	- 9 Monate

(Fortsetzung)

◻ Tab. 11.6 (Fortsetzung)

Autor	Patienten - Anzahl (IG/KG) - Diagnose - Erkrankungsdauer (in Jahren) - Alter (in Jahren) - Setting	Intervention - Art der Interventionen - Dauer	Kontrollgruppe	Dauer des Follow-up
Aagaard et al. [689] (Dänemark)	- N=80 (42/38) - Rezidivierende Depression mit ausgeprägter Symptomatik und deutlichen Beeinträchtigungen - MW (Dauer seit erster stationärer Aufnahme): 1,7 Jahre (bis 33 Jahre) - MW: 48 Jahre - Ambulant	- Gruppenpsychoedukation - 8 Sitzungen von 2 Stunden	- TAU (ambulante Behandlung in Community Mental Health Centern) allein	- 24 Monate

Erläuterungen: k. A. keine Angaben, IG Interventionsgruppe, KG Kontrollgruppe, PE Psychoedukation, TAU Treatment us usual, MW Mittelwert

Tab. 11.7 Effekte von Psychoedukation aus aktuellen Einzelstudien

	Bipolare Störungen						Major Depression			Diagnoseübergreifender Ansatz
	Angehörigen-PE		Patienten-PE				Angehörigen-PE	Patienten-PE		Patienten-PE + Angehörigen-PE
	Kolostoumpis et al. [683]	Hubbard et al. [682]	De Souza et al. [684]	Bilderbeck et al. [685]	Kallestad et al. [686]	Morriss et al. [235]	Shimazu et al. [688]	Morokuma et al. [687]	Aagaard et al. [689]	Rabovsky et al. [681]
N=Anzahl eingeschlossener Patienten/ Angehörige	N=80	N=32	N=53	N=121	N=85	N=304	N=57	N=34	N=80	N=82
	Gruppen-PE vs. TAU	Gruppen-PE vs. Warteliste	Individuelle PE vs. TAU	Face-to-Face PE vs. PE-Manual	Gruppen-PE vs. Individuelle PE	Gruppen-PE vs. Peer-Support	Gruppen-PE vs. TAU	Gruppen-PE vs. TAU	Gruppen-PE vs. TAU	Gruppen-PE vs. soziale Gruppe
Follow-up	6 Monate	1 Monat	6 Monate	12 Monate	Behandlungsende	96 Wochen	9 Monate	9 Monate	2 Jahre	12 Monate

Krankheits- und Behandlungsassoziierte Merkmale, soziale Inklusion (Patienten)

	Kolostoumpis et al. [683]	Hubbard et al. [682]	De Souza et al. [684]	Bilderbeck et al. [685]	Kallestad et al. [686]	Morriss et al. [235]	Shimazu et al. [688]	Morokuma et al. [687]	Aagaard et al. [689]	Rabovsky et al. [681]
↓ Symptomschwere				~		~		++		+
↓ Depressionsschwere								++	~	
↓ Psychosoziale Funktionen						++		++		+

(Fortsetzung)

◘ Tab. 11.7 (Fortsetzung)

	Bipolare Störungen						Major Depression			Diagnoseübergreifender Ansatz
	Angehörigen-PE			Patienten-PE			Angehörigen-PE	Patienten-PE		Patienten-PE + Angehörigen-PE
	Kolostoumpis et al. [683]	Hubbard et al. [682]	De Souza et al. [684]	Bilderbeck et al. [685]	Kallestad et al. [686]	Morriss et al. [235]	Shimazu et al. [688]	Moro-kuma et al. [687]	Aagaard et al. [689]	Rabovsky et al. [681]
N=Anzahl eingeschlossener Patienten/Angehörige	N=80	N=32	N=53	N=121	N=85	N=304	N=57	N=34	N=80	N=82
↓ Rückfallrisiko und stationäre Wiederaufnahmeraten				~	++	++[2]	++	++	~	+
↑ Zeit bis Rückfall					++	++[3]	++	++		
↑ Wissen				++[1]						
↓ Stationäre Behandlungsdauer					~					+
↑ Compliance									+	++[1]
↓ Behandlungsabbrüche									++	~
↑ Krankheitseinsicht										+
↑ Lebensqualität										+
↑ Arbeitssituation									+	

Angehörigenassoziierte Merkmale			
↑ Krankheitswissen	++	++	
↓ Belastungs- und Stresserleben	++	++	~
↑ Krankheitsbezogene Selbstwirksamkeit		++	~
↓ Depressive und Angstsymptome		~	
↑ Lebensqualität			~

Erläuterungen: ++ signifikanter Vorteil in Experimentalgruppe gegenüber Kontrollgruppe, + tendenzielle Überlegenheit ohne signifikanten Unterschied in Experimentalgruppe gegenüber Kontrollgruppe, oder kleine Stichprobe, ~ Ergebnisse vergleichbar in beiden Gruppen, KVT Kognitive Verhaltenstherapie, PE Psychoedukation, k. A. keine Angaben zu diesem Outcome-Kriterium, ↓ Reduktion, ↑ Erhöhung, [1]nach 3 Monaten; [2]bei Patienten mit 1 bis 7 Krankheitsepisoden [3]in manische Episode

Sitzungen) gegenüber einem unstrukturierten Peer-Support (N=151, 21 Sitzungen) bei Menschen mit langjähriger bipolarer Erkrankung (4 Wochen ohne akute Symptomatik). Für beide Interventionen wurde ein Manual adaptiert bzw. erstellt; das Psychoedukationsmanual orientierte sich an dem Manual von Colom und Mitarbeitern [665]. Die Patientenpräferenz hinsichtlich der Intervention unterschied sich nicht zwischen den Gruppen; allerdings war die Teilnahme an der Gruppe signifikant höher unter der Bedingung Psychoedukation (14 vs. 9 Sitzungen). Nach 96 Wochen kam es bei 58 Prozent der Patienten in der PE-Gruppe zu einem Rückfall in eine akute Erkrankungsphase; gegenüber 65 Prozent der Patienten in der Peer-Support-Gruppe. Die mittlere Zeit bis zum Rückfall betrug 67 Wochen respektive 48 Wochen in der Peer-Support-Gruppe (p=0,217). Ein signifikanter Einfluss durch Psychoedukation auf die rückfallfreie Zeit zeigte sich nur in der Patientengruppe mit vergleichsweise weniger Krankheitsepisoden (1 bis 7). Allerdings schien Psychoedukation die Rückfallwahrscheinlichkeit in eine manische Episode bei allen Patienten zu reduzieren (25 Prozent vs. 35 Prozent, p=0,049); nicht in eine depressive Episode. Es zeigten sich keine Unterschiede hinsichtlich psychischer und physischer Symptome; allerdings schien sich im Bereich psychosozialer Funktionen/zwischenmenschliche Beziehungen ein früherer Effekt durch Psychoedukation einzustellen. Ergänzende qualitative Daten verweisen auf die Bedeutsamkeit von „Wissenssteigerung" (bezogen auf die Krankheit im Allgemeinen aber auch auf individuelle Aspekte) sowie von „Menschen wie ich" und damit verbundenen Themen von Isolation, Stigma und Teilen ähnlicher Erfahrungen in beiden Gruppen. Einige der Befragten führten die geringere Teilnahme am Peer-Angebot auf die mangelnde Strukturierung des Angebotes zurück [235]. (**Evidenzebene Ib**).

Berücksichtigt wurden weiterhin drei Studien zur Effektivität von **Psychoedukation bei Patienten mit schwerer depressiver Erkrankung**. Bei den eingeschlossenen Patienten handelte es sich um chronisch psychisch kranke Menschen mit teilweise ausgeprägten Beeinträchtigungen und langjähriger Erkrankungsdauer. Im Rahmen der Studien wurde Psychoedukation im Gruppenformat angeboten und gegenüber TAU verglichen [687–689]. In einer der Studien wurden ausschließlich Angehörigengruppen ohne den Einbezug der Patienten untersucht [688] (⬛ Tab. 11.6).

An Angehörige gerichtete Gruppenpsychoedukation erwies sich effektiv hinsichtlich der Reduktion von Rückfällen in akute Krankheitsphasen (8 Prozent vs. 50 Prozent) und war durchaus in der Lage, die Zeit bis zu einem nächsten Rückfall eines erkrankten nahen Angehörigen zu reduzieren [688]. Gruppenpsychoedukation für Patienten konnte ebenfalls das Zeitintervall in einen nächsten Rückfall vergrößern (274 vs. 221 Tage) und zudem die allgemeine Symptomschwere und die depressive Symptomatik reduzieren sowie das psychosoziale Funktionsniveau verbessern [687]. In einer weiteren Studie ließen sich diese Ergebnisse hinsichtlich Depressionsschwere und stationärer Behandlungsbedürftigkeit nicht bestätigen. Allerdings wurden hier eine geringere Dropoutrate und höhere Compliance sowie eine verbesserte Inklusion in den Arbeitsmarkt evident [689] (⬛ Tab. 11.7) (**Evidenzebene Ib**).

11.1.3 Kosteneffektivität

Untersuchungen zur Kosteneffektivität von Psychoedukation liegen bisher kaum vor. Bei Pharoah et al. [670] findet sich eine entsprechende Analyse. Die Autoren kommen zu dem Schluss, dass alle Studien (k=3), in denen eine Kostenanalyse direkter und indirekter Kosten erfolgt ist, konsistent einen deutlichen Vorteil durch psychoedukative Familieninterventionen aufweisen [670] (**Evidenzebene Ib**).

In Großbritannien untersuchten Camacho et al. [690] die Kosteneffektivität von 21 Sitzungen andauernder Gruppenpsychoedukation (N=153) gegenüber unstrukturierter peerunterstützter Gruppe über eine vergleichbare Anzahl von Sitzungen (N=151) in der Behandlung von Patienten mit bipolarer Störung (vgl. [235]).

Psychoedukation verursacht zunächst höhere Kosten, die sich aber v. a. auf eine höhere und intendierte Inanspruchnahme von Gesundheitsleistungen, weniger durch die direkten mit dem Programm verbundenen Kosten zurückführen ließen. Unter dieser Voraussetzung ist Psychoedukation möglicherweise kosten-effektiver. Mit knapp £ 11 zusätzlicher Kosten ließe sich ein Rückfall durch Psychoedukation gegenüber Peer Unterstützung verhindern. Gegenüber TAU führe Psychoedukation bereits durch eine reduzierte und verzögerte Rückfall-wahrscheinlichkeit um 15 Prozent bzw. 10 Prozent zu einer höheren Kosteneffektivität. Die Daten sind laut Autoren mit Vorsicht zu interpretieren [690] **(Evidenzebene Ib).**

Die bisher einzige Studie zur Kosteneffektivität von Familienpsychoedukation gegenüber TAU allein bei Major Depression (N=57) liegt von Shimodera et al. [691] vor. Hingegen die Patienten der Interventionsgruppe während eines 9-monatigen Follow-up-Zeitraumes 272 rückfallfreie Tage verbrachten, waren es unter der Kontrollbedingung mit 214 Tagen signifikant weniger. Unter der Bedingung von US $ 20 Mehrkosten für die Intervention für einen rückfallfreien Tag sei eine höhere Kosteneffektivität der Intervention wahrscheinlich [691] **(Evidenzebene Ib).**

11.1.4 Von der Evidenz zur Empfehlung

■ **Zusammenfassende Bewertung**

Evidenz zur Effektivität von (manualisierter) Psychoedukation liegt v. a. für Erkrankungen aus dem schizophrenen Formenkreis vor. Inzwischen finden sich auch zahlreiche Studien zur Psychoedukation bei bipolarer Erkrankung. Für andere schwere psychische Störungen liegt weit weniger Evidenz vor. Da diagnoseunabhängige psychoedukative Konzepte für die praktische Versorgung von größter Relevanz sind, werden sie in diesen Leitlinien besonders berücksichtigt, auch wenn die wissenschaftliche Evidenz hierfür noch nicht sehr stark ist.

Erkrankungen aus dem schizophrenen Formenkreis

2009 schätzten die Autoren der **NICE-Leitlinie** die Befunde zur Wirksamkeit von Psychoedukation in der Behandlung von Erkrankungen aus dem schizophrenen Formenkreis noch wenig robust ein. Aufgrund der großen Heterogenität ließen sich lediglich Ergebnisse auf der Basis von Einzelstudien ableiten, die auf eine verbesserte Compliance, auf eine reduzierte Rückfallwahrscheinlichkeit, verringerte stationäre Behandlungszeiten und ein verbessertes psychosoziales Funktionsniveau verweisen. Dies galt umso mehr, wenn als Vergleichsintervention eine herkömmliche Behandlung herangezogen wurde [32].

Neben vier systematischen **Übersichtsarbeiten**, die bereits Eingang in die erste Auflage dieser Leitlinie gefunden hatten, sind weitere relevante Übersichtsarbeiten erschienen. Problematisch bleibt die hohe Varianz der Interventionsformen in Abhängigkeit von Dauer, Form und Intensität. Übersichtsarbeiten betrachten Interventionen, die sich explizit an Angehörige bzw. Familien richten [667, 668, 670, 671, 673], z. T. erfolgen diese ohne den Patienten selbst. Andere Autoren schließen gleichermaßen Angehörigen-, Familien- und Patientengruppen ein [628, 669, 672]. Eine Vergleichbarkeit ist zudem aufgrund unterschiedlich definierter Zielgrößen eingeschränkt. Grundsätzlich wurden in allen Metaanalysen hohe Qualitätsstandards bei der Auswahl der einzelnen Studien angewandt. Deutlich wird über alle Übersichtsarbeiten und Metaanalysen, dass Psychoedukation unabhängig vom Format das **Rückfallrisiko in eine akute Krankheitsphase und die stationäre Wiederaufnahmewahrscheinlichkeit** signifikant reduzieren kann [628, 667–670]. Lediglich Kurzzeitinterventionen erweisen sich hier weniger effektiv [671], wobei selbst Psychoedukation bis zu einer Sitzungszahl von 10 Sitzungen das Rückfallrisiko bei Schizophrenie reduzieren kann [672] und die Ergebnisse bei Okpokoro et al. [671] auf lediglich 4 RCTs beruhen. Das Rückfallrisiko ließ sich um 45 Prozent über 12 Monate gegenüber TAU [670] und 20 Prozent innerhalb eines 2-Jahres-Follow-up [667] reduzieren. Bei Lincoln et al. [669]

ließ sich ein mittlerer Effekt unmittelbar nach Behandlungsende finden, der aber innerhalb der nächsten 12 Monate an Stärke verlor [669]. Positive Effekte wurden auch für die Verbesserung der **medikamentösen Compliance** [628, 668, 670, 672] und für den **Wissenserwerb durch den Patienten** [696, 672] evident. Allerdings wurde an anderer Stelle die Befundlage für die Outcomes Compliance [696] und den Wissenserwerb [628] weniger konklusiv beurteilt. Wenig robust bleiben die Befunde aus den Metaanalysen auch für die Symptomschwere, Behandlungszufriedenheit und -abbrüche, für das psychosoziale Funktionsniveau und das Belastungserleben bei den Angehörigen sowie andere angehörigenbezogene Outcomes. Es wird vermutet, dass die Reduktion von Rückfällen, ohne eine überzeugende Evidenz für eine verringerte psychopathologische Symptomatik, auf eine Stärkung der Familien im Rahmen der Behandlung zurückzuführen ist. Offenbar werden die Familien durch entsprechende psychoedukative Intervention dazu befähigt, mit der Erkrankung und den verbundenen Besonderheiten besser umzugehen. Familiäre Unterstützung kann auch zu besserer medikamentöser Adhärenz führen [692].

Belege für die Bedeutung des Umfangs von Psychoedukation lassen sich bei Pitschel-Walz et al. [667] finden. Arbeiten verweisen auch auf die größere Effektivität durch den gleichzeitigen Einbezug von Patienten und deren Angehörigen [667, 696]. Aus einer Metaanalyse geht hervor, dass die Effekte auf ein reduziertes Rückfallrisiko und eine verringerte Wahrscheinlichkeit stationärer Wiederaufnahmen sowie auf ein vermindertes Belastungserleben in den Familien durch Einzel-Familien-Interventionen stabiler und anhaltender sind im Vergleich zu Mehr-Familiengruppen-Interventionen [668].

Bipolare Störungen

Evidenz zur Wirksamkeit von Psychoedukation bei bipolarer Störung liegt in zunehmendem Maße vor, ist aber aufgrund der großen Heterogenität zwischen den Studien und auswertungsspezifischer Aspekte weniger robust und eindeutig.

In den verschiedenen diagnosespezifischen **Leitlinien** wird Psychoedukation empfohlen.

Die britische Leitlinie empfiehlt hierbei v. a. Familieninterventionen bei engem Kontakt zu Familienmitgliedern sowie psychologische Interventionen, die auf eine Rückfallprophylaxe zielen [664]. In der S3-Leitlinie zur Behandlung von Menschen mit bipolarer Störung [1] wird aufgrund ausstehender Wirksamkeitsbefunde eine einfache Psychoedukation als Minimum jeder ärztlichen, psychologischen oder psychosozialen Behandlung von Patienten mit Bipolarer Störung auf der Ebene eines Statements empfohlen. Der ausführlichen und interaktiven Psychoedukation werden Therapiekonzepte mit starkem psychotherapeutischem Fokus, hier v. a. die Psychoedukative Therapie [665] zugeordnet. Entsprechende Empfehlungen finden sich in der phasenspezifischen Behandlung der akuten Manie/Hypomanie, der akuten Depression sowie der Phasenprophylaxe. Aufgrund mangelnder Evidenz findet sich eine Empfehlung mit Empfehlungsgrad 0 für die Anwendung von Psychotherapie mit psychoedukativem Bestandteil bei leichten Manien und Hypomanien. Zur rezidiv-prophylaktischen Behandlung einer Bipolaren Störung wird explizit eine ausführliche und interaktive Gruppenpsychoedukation mit dem Empfehlungsgrad B empfohlen.

Effekte aus **Übersichtsarbeiten** lassen sich v. a. aus einem reduzierten Rückfallrisiko ableiten; diese sind aber nicht konsistent und möglicherweise abhängig von Art und Struktur der Intervention. Bond und Anderson [674] ermittelten bei moderater Heterogenität einen Vorteil hinsichtlich des Rückfallrisikos durch primär patientenfokussierte Psychoedukation gegenüber jeglicher Kontrollintervention in jede Phase (NNT=5–7) und in manische Phasen (NNT=6–8), nicht jedoch in depressive Phasen. Effektiver hinsichtlich der Rückfallreduktion waren Gruppeninterventionen gegenüber individueller Psychoedukation [674]. Familienpsychoedukation gegenüber TAU kann zu positiven Effekten auf das Rückfallrisiko und die stationäre Wiederaufnahmewahrscheinlichkeit zu Behandlungsende und im Follow-up führen (Basis: Einzelstudien mit geringer Qualität) [675]. Ergebnisse zu den Effekten von

Family Focused Therapy sind laut Autoren aus qualitativer Sicht sehr mangelhaft [675]. Auch bei Chatterton et al. [676] fand sich ein Hinweis darauf, dass Psychoedukation Erkrankungsrückfälle in eine manische und depressive Phase gegenüber TAU reduzieren kann (Reduktion um knapp 40 Prozent); allerdings trifft das nur dann zu, wenn sich die Intervention auch an Angehörige bzw. Familien richtet. Durch Family Focused Therapy, Psychoedukation allein (in Gruppe oder individuell) und KVT konnte das Risiko gegenüber TAU lediglich tendenziell reduziert werden [676].

Für andere patientenbezogene Outcomes (psychopathologische Symptomatik, Lebensqualität, psychosoziale Funktionen) bleiben die Befunde in der Gegenüberstellung wenig übereinstimmend. Effekte lassen sich für eine verbesserte Compliance [674] und einen größeren Wissenserwerb bei den Patienten [674] finden. Effektiv erwies sich auch eine Kombination von Psychoedukation mit KVT; hierunter zeigte sich eine verbesserte medikamentöse Adhärenz (Risikoreduktion der Non-Adhärenz um 86 Prozent), manische Symptomatik und ein erhöhtes psychosoziales Funktionsniveau. Psychoedukation allein hat einen Einfluss auf die medikamentöse Adhärenz (Risikoreduktion der Non-Adhärenz um 73 Prozent) [676]. Keiner der bei Chatterton et al. [676] untersuchten Ansätze hatte einen Einfluss auf die depressive Symptomatik [676].

Befunde aus Einzelstudien verweisen auf positive Effekte auf Angehörigen-bezogene Outcomes durch Angehörigengruppen [682, 683], nicht aber durch eine individuelle Angehörigenpsychoedukation [684]. Auch eine an Patienten gerichtete Intervention im Gruppenformat schien hier effektiv im Gegenzug zu einer individuellen Intervention [686]. Gegenüber aktiver Kontrollintervention wurden kaum positive Effekte evident [235, 685]. Obwohl eine strukturierte Gruppenpsychoedukation mit einer unstrukturierten Peer-Support-Gruppe hinsichtlich des primären Outcomes (rückfallfreie Zeit) vergleichbar blieb, zeigten sich durch Psychoedukation einige Vorteile gegenüber dem Peer-Support: Für Patienten

mit weniger als 8 Erkrankungsepisoden im Vorfeld war die rückfallfreie Zeit größer; und unabhängig von der Anzahl vorausgegangener Episoden wurde die Zeit bis in eine manische Krankheitsepisode durch Psychoedukation verlängert und psychosoziale/interpersonale Fähigkeiten verbessert. Insgesamt war die Inanspruchnahme der Gruppenangebote unter der Bedingung Psychoedukation erhöht [235].

Depressive Störungen

Existierende Studien zur Wirksamkeit von Psychoedukation in Patientengruppen mit depressiven Erkrankungen beziehen sich in der Regel auf eine unterschiedliche Erkrankungsschwere. Eine eindeutige Zuordnung zu der von uns betrachteten Patientengruppe mit einer schweren psychischen Störung ist dabei nicht immer möglich. Zudem bleibt die Evidenzlage derzeit hinter der von Psychoedukation bei schizophrener und bipolarer Störung weit zurück.

Im Rahmen der Evidenzrecherche der **S3-Leitlinie/Nationalen VersorgungsLeitlinie Unipolare Depression** wird auf einige relevante Studien und positive Effekte auf Wissen und Einstellungen gegenüber der Erkrankung, auf die Medikamentenadhärenz sowie auf Erkrankungsverlauf und Behandlungserfolg verwiesen. Eine berücksichtigte systematische Übersichtsarbeit zeigt auf, dass erreichte positive Effekte mit einer günstigeren Prognose sowie Reduktion psychosozialer Belastung von Angehörigen verbunden sind [666]. Letztlich werden psychoedukative Angebote für Betroffene und Angehörige zur Verbesserung des Informationsstandes, der Akzeptanz und der Patientenmitarbeit als sinnvolle Ergänzung im Rahmen einer Gesamtbehandlungsstrategie empfohlen (Empfehlungsstärke B).

Vier **Einzelstudien** wurden weiterhin identifiziert; eine davon ist in Deutschland durchgeführt wurden [693]. Psychoedukation erwies sich hierbei gegenüber KVT hinsichtlich Rückfallrisiko und Intervall bis zu einem nächsten Rückfall gleichwertig [693]. In drei weiteren Studien wurde Psychoedukation gegenüber TAU verglichen. Dabei erwies sich Psychoedukation für Angehörige als effektiv bezogen auf die Reduktion des Rückfallrisikos [688]. Zwei der Studien fokussierten auf psychoedukative Angebote für Patienten. Wohingegen bei Morokuma et al. [687] positive Effekte auf Symptomatik, Rückfallrisiko und psychosoziales Funktionsniveau evident wurden, zeigten sich bei Aagaard et al. [689] keinerlei Vorteile.

Diagnoseunabhängige Ansätze

Die **Relevanz** diagnoseunabhängiger bzw. – übergreifender Ansätze in der Behandlung schwerer psychischer Erkrankungen lässt sich leicht begründen. Dennoch liegt der Beginn der Entwicklung entsprechender Ansätze nicht weit zurück. Eine erste explorative randomisierte kontrollierte Studie verweist auf tendenzielle Vorteile hinsichtlich verschiedener Outcomes gegenüber einer aktiven Kontrollintervention (Risiko stationärer Wiederaufnahmeraten, Psychopathologie, Lebensqualität, Krankheitseinsicht). Die Compliance ließ sich nach 3 Monaten signifikant verbessern [681].

Ein Review, dessen Ergebnisse sich in der Zusammenschau der Befunde am ehesten hier einordnen lassen, fasst Ergebnisse aus Studien, die gleichermaßen Patienten mit schizophrenen und psychotischen als auch mit bipolaren Erkrankungen einschließen, zusammen [677]. Dabei wurde deutlich, dass an Angehörige gerichtete Psychoedukation deren Belastungserleben auch nachhaltig signifikant reduzieren kann.

■ **Zusätzliche zu berücksichtigende Aspekte**

Anwendbarkeit und Erfahrungen im deutschsprachigen Raum

Ein in Deutschland konzipiertes und evaluiertes psychoedukatives Behandlungskonzept erwies sich bezogen auf verschiedene Zielgrößen auch über einen längeren Zeitraum hinweg als wirksam [694, 695]. In einer anderen Studie wurde deutlich, dass erst durch eine Kombination von Psychoedukation mit weiteren Ansätzen (Kognitive Therapie, Angehörigenarbeit) Effekte auf die Rückfallrate gegenüber einer Freizeitgruppe sichtbar werden; die allerdings bis zu 5 Jahren anhielten [696]. Gegenüber KVT erwies

sich Psychoedukation gleichwertig oder unterlegen [693, 697–699].[1]

In einer Multicenter-Studie in München mit 236 Patienten (**Psychose Informations Projekt, PIP**) wurden die Langzeiteffekte von kurzen bifokalen Psychoedukationsgruppeninterventionen (8 Sitzungen) bei Patienten mit Schizophrenie und deren Angehörigen untersucht [694, 695]. Die Patienten der Kontrollgruppe erhielten eine herkömmliche Behandlung in Form von medikamentöser Behandlung und monatlichen motivierenden Gesprächen. Nach dem vierten Follow-up-Jahr erfolgte die Weiterbehandlung durch einen niedergelassenen Facharzt für Psychiatrie. Nach 12 und 24 Monaten zeigten sich deutliche Vorteile in der Experimentalgruppe gegenüber der Kontrollgruppe bezogen auf behandlungs- und krankheitsassoziierte Merkmale. Innerhalb von 12 Monaten erfolgten für 21 Prozent der Patienten aus der Experimentalgruppe stationäre Wiederaufnahmen im Vergleich zu 38 Prozent wiederaufgenommener Patienten aus der Kontrollgruppe. Nach 24 Monaten betrug die durchschnittliche Aufnahmerate 41 Prozent in der Informationsgruppe und 58 Prozent in der Kontrollgruppe. Dabei schien die Anzahl vorausgegangener psychotischer Episoden einen starken Einfluss auf die Häufigkeit stationärer Wiederaufnahmen zu haben. Nach 24 Monaten war die Anzahl von stationären Behandlungstagen in der Kontrollgruppe doppelt so hoch im Vergleich zur Experimentalgruppe. Die durch die Behandler eingeschätzte Compliance schien deutlich höher in der Informationsgruppe. Psychopathologische Symptome waren innerhalb der Informationsgruppe auch nach 24 Monaten signifikant reduziert und das soziale Funktionsniveau erhöht. Sieben Jahre nach Intervention (Substichprobe von N=48) blieb die durchschnittliche Anzahl stationärer Wiederaufnah-

---

1   Die hier aufgeführten Studien wurden in der Mehrheit in den vorgestellten Metaanalysen berücksichtigt. Aufgrund der Bedeutsamkeit dieser Studien für diese Leitlinie sollen hier die wichtigsten Ergebnisse aufgeführt werden.

men pro Patient in der Experimentalgruppe signifikant reduziert (54 Prozent vs. 88 Prozent). Dabei erwies sich auch die Zeit bis zur ersten stationären Wiederaufnahme in Abhängigkeit von der Intervention zugunsten der Psychoedukationsgruppe signifikant unterschiedlich. Nach sieben Jahren betrug die durchschnittliche Anzahl stationärer Behandlungstage in der Experimentalgruppe 75 Tage im Vergleich zu 225 Tagen in der Kontrollgruppe. Ausgehend von einer durchschnittlichen stationären Behandlungspauschale pro Tag von ca. 250 Euro in Deutschland, ließen sich innerhalb des betrachteten Zeitraumes von sieben Jahren die anfallenden stationären Behandlungskosten um ca. 37.500 Euro pro Patient reduzieren. Es gab nach sieben Jahren keine signifikanten Unterschiede hinsichtlich der Ausprägung der psychopathologischen Symptomatik bzw. der sozialen Funktionen sowie der Lebensqualität (■ Tab. 11.8) (**Evidenzebene 1b**).

① Zusatzinformation: Die Münchner Kollegen untersuchten in einer weiteren randomisierten Studie den Einfluss kognitiver Funktionen und der Psychopathologie auf den Wissenserwerb durch Psychoedukation (Munich Cognitive Determinants of Psychoeducation and Information in Schizophrenic Psychoses (COGPIP) Study). Dabei wurden 116 Patienten mit einer Erkrankung aus dem schizophrenen Formenkreis und langer Erkrankungsdauer zufällig einem neurokognitiven Training oder der Kontrollgruppe (TAU: stationäre Routine-

■ Tab. 11.8 Effekte von Psychoedukation: Studien aus Deutschland

	Studien aus Deutschland			
	PIP-Studie [694, 695]	Münsteraner Studie [696]	Bechdolf et al. [273, 697, 698]	Stangier et al. [693]
N=Anzahl eingeschlossener Patienten	N=236	N=191	N=88	N=180
	PE vs. TAU	PE vs. TAU	KVT vs. PE	KVT vs. PE
Follow-up	2 Jahre/7 Jahre	2 Jahre	6 Monate	12 Monate
Krankheits- und Behandlungsassoziierte Merkmale				
↓ Symptomschwere (allgemein)	++/~			
↑ Compliance	++/~			
↓ Rückfallrisiko und stationäre Wiederaufnahmeraten	++/++	~	++	~
↓ Stationäre Behandlungszeiten	++/++			
↓ Behandlungsabbrüche			~	
Soziale Funktionen und Lebensqualität				
↑ Soziale Funktionen	++/~			
↑ Lebensqualität	/~		~	

Erläuterungen: ++ signifikanter Vorteil in Experimentalgruppe gegenüber Kontrollgruppe; + tendenzielle Überlegenheit ohne signifikanten Unterschied in Experimentalgruppe gegenüber Kontrollgruppe, oder kleine Stichprobe; ~ Ergebnisse vergleichbar in beiden Gruppen, KVT Kognitive Verhaltenstherapie, PE Psychoedukation; TAU Treatment Us Usual; PIP Psychose Informations Projekt; ↓ Reduktion, ↑ Erhöhung; [1]nach 3 Monaten

behandlung und psychosoziale Therapien ohne kognitives Training in vergleichbarem zeitlichen Umfang) zugewiesen. Unmittelbar im Anschluss erfolgte eine manualisierte Psychoedukation (8 Sitzungen, bifokal); beobachtet wurden die Patienten über 9 Monate. Neben dem krankheitsbezogenen Wissen zu Baseline erwiesen sich kognitive Funktionen (insbesondere verbale Lern- und Merkfähigkeit) im Rahmen von Psychoedukation hinsichtlich des Erwerbs von Krankheitswissen prädiktiv; nicht so das Ausmaß der psychopathologischen Symptomatik. Entgegen den Erwartungen zeigte das vorgeschaltete kognitive Training keinen signifikanten Effekt [700]. Die kognitiven Funktionen hatten keine Vorhersagekraft hinsichtlich weiterer Outcomes (Compliance, stationäre Wiederaufnahmewahrscheinlichkeit im 9-Monats-Verlauf) [701] (**Evidenzebene 1b**).

Im Rahmen der **Münsteraner Studie** wurden 191 ambulante Patienten mit einer schizophrenen Erkrankung und einer durchschnittlichen Erkrankungsdauer von 8,3 Jahren nach Entlassung aus einer stationären Behandlung untersucht. Die Patienten wurden fünf verschiedenen Behandlungsbedingungen zugeordnet. Positive Effekte wurden erst durch eine Kombination von Psychoedukation, Kognitiver Therapie und Angehörigenarbeit deutlich. Alleinige Psychoedukation erwies sich gegenüber der Kontrollintervention (Freizeitgruppe mit vergleichbarer Intensität) nicht überlegen (◘ Tab. 11.8). Nach zwei Jahren betrug die Rückfallrate im kombinierten Interventionssetting 24 Prozent, in der Kontrollgruppe dagegen 50 Prozent (Psychoedukationsgruppe: 44 Prozent). Mit Hilfe der Brief Psychiatric Rating Scale ließen sich ebenfalls Vorteile innerhalb der Therapiegesamtgruppe finden, die jedoch die Signifikanz knapp verfehlten. Vorteile zeigten sich in den Bereichen psychosozialer Funktionen und behandlungsrelevanter Einstellungen [702, 703]. Fünf Jahre nach Interventionsende zeigten sich anhaltende Vorteile bezogen auf die Anzahl der Patienten mit stationärer Behandlungsindikation (Psychoedukatives Training, kognitive Verhaltenstherapie und Angehörigenberatung: 41 Prozent bzw. Kontrollintervention: 68 Prozent), nicht jedoch bezogen auf psychopathologische Symptome und soziale Funktionen [696] (**Evidenzebene 1b**).

ⓘ Zusatzinformation: Im Rahmen einer randomisierten kontrollierten Studie wurde der Einfluss der Erkrankungsdauer vor Studienbeginn auf die Effekte einer psychoedukativen Intervention bei Patienten mit einer Schizophrenie untersucht [704]. Als Zielgröße wurde die Wahrscheinlichkeit einer stationären Wiederaufnahme innerhalb von fünf Jahren definiert. Patienten mit einer langen Erkrankungsdauer (mehr als sieben Jahre) schienen nicht von einer psychoedukativen Intervention zu profitieren, ebenso wenig Patienten mit einer sehr kurzen Erkrankungsdauer (weniger als fünf Jahre). Grundsätzlich wiesen die Ergebnisse darauf hin, dass eine Erkrankungsdauer von weniger als sieben Jahren, stärker noch eine mittlere Erkrankungsdauer von fünf bis sieben Jahren, die Wirksamkeit einer Psychoedukation hinsichtlich der Reduktion von stationären Wiederaufnahmen erhöht. Die Autoren argumentieren, dass schizophren erkrankte Menschen mit einer sehr langen Erkrankungsdauer aufgrund verhafteter dysfunktionaler Annahmen schwerer durch psychoedukative Interventionen erreichbar seien, hingegen Patienten in einem sehr frühen Krankheitsstadium möglicherweise dazu neigen, die eigene Erkrankung zu leugnen.

Bechdolf und Kollegen verglichen die Effekte einer 16 Sitzungen umfassenden kognitiven Verhaltenstherapie im Gruppenformat (KVT) gegenüber den Effekten eines psychoedukativen Gruppenprogramms (PE) über acht Sitzungen bei 88 stationär behandelten Patienten mit Schizophrenie in einer akuten Erkrankungsphase. Das Psychoedukationsprogramm umfasste wissensvermittelnde Inhalte zur Erkrankung und Rückfallprävention. Die KVT-Gruppe fokussierte auf die Erweiterung von Bewältigungs- und Problemlösestrategien sowie auf eine verstärkte Rückfallprävention. Während sich in einem Follow-up-Zeitraum von sechs Monaten signifikante Unterschiede hinsichtlich der Anzahl stationär wiederaufgenommener Patienten zuungunsten von PE zeigten, wurden nach 24 Monaten keine deutlichen Unterschiede bezogen auf die Anzahl stationär wiederaufgenommener Patienten evident. Auf deskriptiver Ebene zeigte sich jedoch, dass weniger Patienten der KVT-Gruppe (21,8 Prozent) stationär wiederaufgenommen wurden und durchschnittlich 71 Tage weniger in stationärer Behandlung verweilten sowie eine höhere Compliance aufwiesen. Auf Symptomebene fanden sich für beide Gruppen positive

Effekte in einem Prä-Post-Vergleich, nicht jedoch in einer Gegenüberstellung der beiden Gruppen [697, 698]. In einer Sekundäranalyse wurde deutlich, dass sich die Lebensqualität über fast alle untersuchten Domänen über einen Beobachtungszeitraum von sechs Monaten in beiden Gruppen signifikant verbesserte; es zeigten sich keine signifikanten Gruppenunterschiede [699] (◘ Tab. 11.8) (**Evidenzebene 1b**).

Ziel einer weiteren Studie war die Untersuchung der Wirksamkeit von KVT bei Patienten mit wiederholter depressiver Phase in aktueller Remission gegenüber Psychoedukation (◘ Tab. 11.8). Es ist anzunehmen, dass es sich hierbei bei der Mehrheit der Betroffenen um schwer psychisch kranke Menschen im Sinne der Zielgruppe der vorliegenden Leitlinie handelte; viele der Betroffenen waren bereits über viele Jahre erkrankt und blickten auf häufige stationäre Aufenthalte zurück. Innerhalb eines 12-monatigen Follow-up-Zeitraumes zeigten sich keine Vorteile durch eine der beiden Interventionen hinsichtlich des Rückfallrisikos (KVT: 51 Prozent vs. PE: 60 Prozent) sowie der Zeit bis zum nächsten Rückfall (Median: KVT: 607 Tage vs. PE: 531 Tage). Allerdings wurde ein Zusammenhang zwischen der Intervention und der Anzahl vorausgegangener Episoden beobachtet. Erst bei fünf oder mehr Episoden im Vorfeld wurde ein signifikanter positiver Effekt durch KVT hinsichtlich des Rückfallrisikos evident; dieses war unter der KVT-Bedingung um 38 Prozent reduziert [693] (**Evidenzebene Ib**).

Im Rahmen einer postalischen Umfrage zur **Häufigkeit und Durchführung von Psychoedukation bei Schizophrenie an psychiatrischen Kliniken in Deutschland, Österreich und der Schweiz im Jahre 2003** wurde deutlich, dass lediglich ein Fünftel der Patienten und etwa jeder 50. Angehörige Psychoedukation erhalten [705]. In 84 Prozent der an der Befragung teilnehmenden Kliniken (Rücklaufquote von 54 Prozent) wurde Psychoedukation bei Schizophrenie üblicherweise als Gruppenintervention mit bis zu 10 Patienten einmal pro Woche über 50 bis 60 Minuten in 8 bis 12 Sitzungen durchgeführt. Angehörigengruppen wurden 14-tägig für 6 bis 15 Teilnehmer in

sieben Sitzungen angeboten. Die Mehrheit der Antwortenden griff dabei auf Manuale zurück. Fehlendes Personal (35 Prozent) sowie mangelnde zeitliche Ressourcen (29 Prozent) wurden als Hauptursachen für eine fehlende Implementierung von Psychoedukation benannt.

In einer **Folgeerhebung fünf Jahre später** lag die Responserate bei 58 Prozent. 93 Prozent der Einrichtungen boten zum Befragungszeitpunkt psychoedukative Angebote an. Diese adressierten hauptsächlich Erkrankungen aus dem schizophrenen Formenkreis (86 Prozent) sowie depressive Erkrankungen (67 Prozent), seltener Angststörungen (18 Prozent) oder Abhängigkeitsstörungen (17 Prozent). 25 Prozent der Einrichtungen boten diagnoseunspezifische Gruppen an. Unter der 10 Prozent-Schwelle liegend wurden weitere diagnosespezifische Interventionen (u. a. Persönlichkeitsstörungen, bipolare Störungen, Posttraumatische Belastungsstörungen, Zwangsstörungen, Essstörungen, Komorbidität von Schizophrenie und Sucht, ADHS und frühe Psychosen) angeboten. Der Psychoedukation wird nach der Pharmakotherapie (99 Prozent) und der Ergotherapie (95 Prozent) die größte Relevanz zugeordnet. Im Vergleich zur ersten Erhebung wird ein Anstieg von Psychoedukation deutlich [706].

Ein weiterer Survey untersuchte die Verbreitung von **Gruppenpsychoedukation für Angehörige von Patienten mit einer depressiven Erkrankung in stationärer Akutbehandlung in Deutschland** (Responserate: 50,2 Prozent). Etwa ein Drittel aller Kliniken (35,4 Prozent) bot eine entsprechende Intervention an. Schätzungen zufolge erhielt circa ein Angehöriger von fünf im Jahre 2011 ein psychoedukatives Gruppenangebot. In 78 Prozent der Fälle wurde der erkrankte Angehörige nicht einbezogen. Ungefähr ein Drittel der Angebote fand in manualisierter Form statt. Die Anzahl der Sitzungen war eher gering. Gründe für fehlende Angebote wurden in erster Linie mangelnden Ressourcen zugeschrieben [707].

Auch im ambulanten Setting hat sich Psychoedukation bisher nicht regelhaft etablieren können. Angebote an Institutsambulanzen und Polikliniken können im Rahmen des pauschal vergüteten ärztlich-psychologischen Leistungskataloges durchgeführt werden. Eingeschränkte Möglichkeiten ergeben sich für den niedergelassenen Vertragsarzt oder den psychologischen Psychotherapeuten hinsicht- lich der Abrechnung psychoedukativer Interventionen [708]. Chancen für psychoedukative Angebote dürften sich im Rahmen der Integrierten Versorgung nach § 140 SGB V [709] oder in der seit dem 1. April 2017 geänderten Psychotherapie-Richtlinie eröffnen.

■ **Von der Evidenz zur Empfehlung: Berücksichtigung der GRADE-Kriterien**

Kriterien	Einschätzung
Qualität der Evidenz	Zur Bewertung wurden ausnahmslos RCTs bzw. systematische Reviews und Metaanalysen von RCTs berücksichtigt. Formal handelt es sich daher um Evidenz auf dem Evidenzlevel Ia–Ib. Allerdings ist die Studienqualität als überwiegend moderat bis schwach einzuschätzen, somit muss ein Bias in der Mehrheit der Studien angenommen werden (siehe Leitlinienreport). Die Stichprobenumfänge der Untersuchungen waren z. T. klein. Die Beobachtungszeiträume lagen mit wenigen Ausnahmen zwischen 6 und 24 Monaten. Trotz zahlreich existierender RCT's lassen sich aufgrund der Heterogenität der Studien hinsichtlich Intervention, Format, Zielgruppe, Dauer etc. und untersuchten Outcomes oft nur einige der Zielgrößen in einer quantitativen Analyse poolen.
Unsicherheit über Ausgewogenheit zwischen erwünschten und unerwünschten Effekten	Unerwünschte Ereignisse sind nicht systematisch evaluiert.
Unsicherheit/Schwankungen hinsichtlich der Werte und Präferenzen	Die Abbruchraten schwanken in den einzelnen Studien erheblich. Allerdings ist aus dem Großteil der bisher vorliegenden Studien nicht ersichtlich, dass die Abbruchraten in den Interventionsgruppen überwiegen. Familieninterventionen haben eher noch einen förderlichen Aspekt, Abbruchraten sinken tendenziell.
Unsicherheit darüber, ob die Intervention eine sinnvolle Nutzung der Ressourcen darstellt	Studien zur Kosteneffektivität liegen bisher kaum vor. Die wenigen Analysen verweisen unter dem Aspekt der Reduktion von Rückfällen und stationären Wiederaufnahmen auf eine mögliche Kosteneffektivität.
Breite Anwendbarkeit in Deutschland möglich?	*Versorgungsalltag*: Psychoedukation ist noch nicht regelhaft etabliert. PE wird eher im stationären Behandlungssetting als im ambulanten Sektor angeboten. Neben zahlreichen störungsspezifischen Ansätzen findet sich in der Praxis auch ein störungsübergreifendes Vorgehen. Patientenfokussierte Psychoedukation findet häufiger statt; Angehörige werden seltener in spezifische Interventionen einbezogen. *Evidenz*: Es existieren relevante Belege für die Wirksamkeit von Psychoedukation unter den Versorgungsbedingungen in Deutschland.
Empfehlungsgrad	**A**

■ **Empfehlungen**

In diesem Kapitel wurden Studien und Übersichtsarbeiten vorgestellt, in denen die Effektivität manualisierter psychoedukativer Interventionen in einem direkten Kontakt zwischen Betroffenen und Angehörigen sowie Behandlern und mit primärem Fokus auf Wissensvermittlung untersucht wurde. In der

Mehrheit der Studien wurden Angehörige einbezogen. Insgesamt handelt es sich um heterogene Interventionen, häufig auch um komplexe Familieninterventionen, die neben dem Aspekt der Wissenserweiterung auf eine Unterstützung der gesamten Familie zielen. Betrachtet wurden auch Ansätze, die stärker dem trialogischen Handeln folgen (Psychoseseminar, Trialogforen) und in der Vergangenheit auch als Gegenpol von Psychoedukation bezeichnet worden sind (vgl. [710]). Hier steht der wechselseitige und von allen Beteiligten gleichermaßen getragene Lernprozess im Vordergrund [711]. Obwohl hierzu bisher kaum entsprechende Arbeiten vorliegen, kann davon ausgegangen werden, dass ein trialogisches Handeln Empowerment und Recovery-orientierte Prozesse (▶ Abschn. 8.1) unterstützt [645, 710]. Der Einbezug der Angehörigen, ein Gruppenformat für den gegenseitigen Austausch und eine längere/intensivere Intervention scheinen die Wirksamkeit von Psychoedukation zu erhöhen und stellen möglicherweise auch eine Voraussetzung für diese dar. Wenn Psychoedukation „Sprachräume" bietet, in denen alle Perspektiven zum Tragen kommen, und Vielfalt und Subjektivität unterstützt werden, kann Psychoedukation Autonomie und Empowerment bei den Betroffenen stärken.

Empfehlung 24 (NEU):
Menschen mit schweren psychischen Erkrankungen soll zur Verbesserung des Behandlungsergebnisses und Krankheitsverlaufs eine strukturierte Psychoedukation im Rahmen eines Gesamtbehandlungsplanes ausreichend lange und möglichst in Gruppen angeboten werden. Angehörige sollen in die psychoedukative Intervention einbezogen werden.
Empfehlungsgrad: A, Evidenzebene: Ia
Ergebnis der Abstimmung: Konsens (Dezember 2017)

Empfehlung 25 (NEU):
Informationsvermittlung und -austausch mit dem Ziel der Förderung der Krankheitsverarbeitung und Verbesserung des Krankheitsverlaufs kann auch im Rahmen von Trialogforen und Psychoseminaren angeboten werden.
Empfehlungsgrad: KKP
Ergebnis der Abstimmung: starker Konsens (Dezember 2017)

Rahmen für die Durchführung von psychoedukativen Gruppeninterventionen

- Einbindung in den psychiatrisch-psychotherapeutischen Gesamtbehandlungsplan
- Angehörige und andere wichtige Bezugspersonen sind nach Möglichkeit einzubeziehen: Durchführung von separaten Angehörigengruppen oder bifokalen bzw. familieninterventiven Gruppen möglich
- Manualisiertes strukturiertes Vorgehen mit der Möglichkeit einer gemeinsamen, interaktiven Erarbeitung und Reflexion relevanter Inhalte im Sinne eines trialogischen Handelns und unter Berücksichtigung der subjektiven Perspektiven aller Beteiligten
- Vorgehen in geschlossenen, halb offenen oder offenen Gruppen möglich
- Frequenz der Sitzungen: 1 bis 2 mal wöchentlich bei Patienten, alle 1 bis 3 Wochen bei Angehörigen
- Einverständniserklärung der Patienten zum Einbezug der Angehörigen, insbesondere zum Zwecke bifokaler Gruppen erforderlich
- Eine individualisierte Anpassung der Psychoedukation ist stets erforderlich, um krankheitsassoziierten Besonder-

heiten (z. B. Ausmaß der formalen Denkstörungen, der produktiv-psychotischen Symptomatik, der psychomotorischen Unruhe oder der aktuellen Suizidalität) der Patienten zu jedem Zeitpunkt der Intervention Rechnung zu tragen
- Leitung und Ko-Leitung unter der Voraussetzung erforderlicher Qualifikationen*
- Adäquate und regelmäßige Reflexion des Interventionsprozesses durch Supervision oder Intervision

*Psychoedukative Gruppen werden schwerpunktmäßig im klinischen Kontext, zunehmend aber auch in unterschiedlichen ambulanten Behandlungs- und Versorgungszusammenhängen von einer Breite unterschiedlicher Berufsgruppen durchgeführt. Die Leitung psychoedukativer Gruppen setzt sowohl umfassende theoretische Kenntnisse zum jeweiligen Krankheitsbild als auch fundierte Erfahrungen im Umgang mit psychisch erkrankten Menschen voraus. Die Durchführung psychoedukativer Gruppen erfordert keine schulenspezifische Herangehensweise sondern vielmehr psychotherapeutische Grundfertigkeiten und verinnerlichte therapeutische Grundhaltungen (z. B. Empathie, Wertschätzung, Recovery-Orientierung, Kongruenz, Respekt, Ressourcenorientierung, Unterstützung von Empowerment und Selbstbestimmung) sowie Basisfertigkeiten zur Durchführung von Gruppensitzungen. Verweise auf Ausbildungs- und Weiterbildungsrichtlinien sowie berufsgruppenspezifische Ausbildungsstandards sind im Handbuch der Psychoedukation festgehalten [630].

11.2 Evidenzkapitel: Trainings von Alltags- und sozialen Fertigkeiten

11.2.1 Hintergrund

Schwere chronische psychische Erkrankungen sind häufig mit Beeinträchtigungen alltagspraktischer und sozialer Fertigkeiten verbunden, die wiederum den Erkrankungsverlauf und die Lebensqualität zusätzlich negativ beeinflussen. Es kommt oft zu Behinderungen in verschiedenen Lebensbereichen. So können die Bewältigung der Aufgaben des täglichen Lebens beeinträchtigt oder die Aufrechterhaltung sozialer Beziehungen in Familie, Freizeit und beruflichen Bezügen erschwert sein. Spezielle Ansätze psychosozialer Interventionen zielen darauf ab, die Betroffenen darin zu stärken, Fertigkeiten auszubauen, um selbstbestimmt ein weitgehend unabhängiges Leben gestalten zu können. Dabei werden breitere Ansätze, die persönliche Bedürfnisse der Betroffenen im Sinne einer unabhängigen Alltagsgestaltung berücksichtigen und durch den Begriff Training alltags- oder lebenspraktischer Fertigkeiten (Life Skills Training) beschrieben werden, von denen unterschieden, die auf die Verbesserung sozialer und kommunikativer Fertigkeiten (Social Skills Training) zielen.

> **Empfehlung 26 (2012):**
> Da schwere psychische Erkrankungen häufig mit Beeinträchtigungen von Alltagsfertigkeiten und sozialen Funktionen verbunden sind und dadurch die Teilhabe am sozialen Leben deutlich erschwert ist, haben Hilfen zur eigenen Lebensgestaltung und die Befähigung zur Teilhabe an sozialen Aktivitäten in verschiedenen Lebensbereichen (Selbstsorge, Familie, Freizeit, Arbeit, gesellschaftliche Teilhabe) einen hohen Stellenwert in der Behandlung.
> **Empfehlungsgrad: KKP**
> Ergebnis der Abstimmung: Konsens (11.08.2010)

Sowohl im Alltag als auch in der wissenschaftlichen Literatur lassen sich beide Interventionsformen nicht immer klar voneinander trennen. Es gibt erheblich mehr Studien zur Wirksamkeit des sozialen Fertigkeitentrainings im Vergleich zum Training von Alltagsfertigkeiten. Deshalb wird in diesem Abschnitt der Fokus auf das Training sozialer Fertigkeiten gelegt.

Beeinträchtigungen sozialer Kompetenzen bei psychischen Erkrankungen zeigen sich beispielsweise in der Schwierigkeit, zwischenmenschliche Beziehungen aufrecht zu erhalten, soziale Rollen auszufüllen, am gesellschaftlichen Leben teilzuhaben oder Freizeitaktivitäten nachzugehen. Soziale Fertigkeiten erstrecken sich auf zahlreiche Bereiche: Bereiche verbaler, nonverbaler und paralinguistischer Verhaltensweisen; der Orientierung an sozialen Regeln; der Durchsetzungsfähigkeit; der Fähigkeit zur Aufrechterhaltung einer Konversation und des situationsadäquaten Ausdrucks von Empathie und Emotionen [712]. Mit Hilfe des Social-Skills-Modells [713, 714] lassen sich drei Komponenten sozialer Fertigkeiten bündeln: 1) Wahrnehmung sozialer Reize und Situationen (receiving skills), 2) kognitive Verarbeitung dieser Informationen (processing skills) und 3) das angemessene Reagieren in sozialen Situationen (expressive skills) [715].

Trainingsansätze zur Verbesserung sozialer Fertigkeiten nutzen überwiegend verhaltenstherapeutische Prinzipien und Techniken. Ziel ist es zunächst, die Patienten darin zu stärken, eigene Gefühle und Erwartungen angemessen zu adressieren. Die Patienten werden dahingehend unterstützt, eigens gesetzte Ziele und formulierte Bedürfnisse im Hinblick auf ein unabhängiges Leben auf der Basis gut funktionierender zwischenmenschlicher Beziehungen zu erfüllen [712]. ◘ Tab. 11.9 beschreibt die Hauptmerkmale von Interventionsansätzen zur Verbesserung sozialer Fertigkeiten.

Ausgehend von einem Grundgerüst [716] lassen sich drei **Formen des Trainings sozialer Fertigkeiten** ableiten: ein Basismodell, ein soziales Problemlösemodell und ein sozialkognitives Modell [717]. Darüber hinaus existieren zahlreiche Variationen und Adaptationen [713]. Im Rahmen des Basismodells werden initial komplexe soziale Fertigkeiten in originäre Einzelschritte oder Einzelkomponenten zerlegt, korrigierendes Lernen durch verschiedene Techniken, z. B. durch Rollenspiele, angestrebt und deren Anwendung in alltäglichen Situationen erprobt. Das Modell des sozialen Problemlösens fokussiert auf eine Verbesserung von Beeinträchtigungen innerhalb der Informationsverarbeitung. Dabei werden drei Phasen des interpersonalen Kommunikationsprozesses betrachtet: 1) Wahrnehmung von Eingangssignalen 2) dessen Verarbeitung und Ableitung relevanter Strategien und 3) Senden einer angemessenen Antwort an die entsprechende Person [718]. Das kognitive Trainingsmodell zielt eher auf die Verbesserung wichtiger kognitiver Fertigkeiten ab, wie beispielsweise Aufmerksamkeit und exekutive Funktionen, von denen angenommen wird, dass sie das soziale Lernen entscheidend beeinflussen [717]. Neuere Ansätze fokussieren deshalb eine Kombination des sozialen Fertigkeitentrainings mit kognitiven Übungsstrategien (sozial-kognitives Training). Häufig zitiert wird dabei die Integrierte Psychologische Therapie (IPT), ein mehrstufiges Verfahren, das auf dem Training grundlegender kognitiver Fähigkeiten und sozialer Wahrnehmungsprozesse aufbauend soziale Fertigkeiten in zunehmend komplexer Form erweitert [719]. Ein weiterer Ansatz, der soziale Kognitionen berücksichtigt, ist beispielsweise mit dem Social Cognitive and Interaction Treatment Program (SCIT) entwickelt worden [720]. Das Manual beinhaltet ein gestaffeltes Training sozial-kognitiver Fähigkeiten, das auf Veränderungen emotionaler Wahrnehmungsprozesse, Attributionsstile und das Vergegenwärtigen von Intentionen, Gedanken und Gefühlen anderer (Theory of Mind) ausgerichtet ist. In einer Pilotstudie konnte gezeigt werden, dass sich sozial-kognitive Fähigkeiten messbar bessern und ein solches Training bei forensischen psychiatrischen Patienten mit schizophrener Erkrankung zu einer Stärkung der sozialen Kompetenz sowie zu einer Reduktion aggressiven Verhaltens führte [721].

◼ Tab. 11.9 Hauptmerkmale des Trainings sozialer Fertigkeiten nach Kopelowicz et al. [712]

Komponente	Beschreibung
Problemidentifikation	Erkennung bestehender Hindernisse und Barrieren im Leben des Patienten
Zielsetzung	Entwicklung „kleinster Schritte" im Hinblick auf eine Annäherung an persönliche Ziele, v. a. im sozial-emotionalen Kompetenzbereich Erforderlich dabei ist eine genaue Beschreibung der notwendigen sozialen Fertigkeiten und die Herstellung des genauen Kontextbezuges (Welche Fähigkeit benötigt der Patient wann, wo und wozu?)
Anwendung von Rollenspielen und konkreten Übungen	Demonstration konkreter verbaler, nonverbaler und paralinguistischer Verhaltensweisen durch den Patienten, welche für eine erfolgreiche soziale Interaktion erforderlich sind
Positive und negative Verstärker	Verstärker in Form von Feedback an den Patienten in Folge von demonstriertem Verhalten
Modelllernen	Ermöglicht dem Patienten indirektes Lernen durch die Beobachtung der erwünschten Verhaltensweisen am Trainer oder anderen Patienten
Übungsphase	Einüben der zu erlernenden Verhaltensweisen durch Wiederholungen
Positive soziale Verstärkung	Verstärkung in Abhängigkeit der verbesserten Verhaltensweisen
Hausaufgaben	Motivation des Patienten, erlernte soziale Kompetenzen in alltäglichen Situationen anzuwenden
Positive Verstärkung und Problemlösung	In Abhängigkeit neuer Erfahrungen des Patienten im Umgang mit den neu erlernten Strategien erfolgen entsprechend positive Verstärkung durch den Trainer und/oder die Erarbeitung weiterer Problemlösestrategien

Vor dem Hintergrund der Notwendigkeit der **Verallgemeinerung und des Transfers erlernter sozialer Kompetenzen in den Alltag** wurden spezielle Verfahren entwickelt, die beispielsweise die Unterstützung des Transfers durch einen Case Manager ermöglichen (z. B. In Vivo Amplified Skills Training (IVAST)) [722, 723]. Andere Weiterentwicklungen beinhalten spezielle Ansätze zur Behandlung von Menschen mit schweren psychischen Erkrankungen und einer zusätzlichen Suchtstörung [724] oder sind auf die Vermittlung sozialer Fertigkeiten bei älteren Menschen ausgerichtet [725–727].

Mit dem **Training alltagspraktischer Fertigkeiten** werden alle notwendigen Fertigkeiten angesprochen, die für ein unabhängiges Leben in der Gemeinde erforderlich sind.

Darunter können beispielsweise der Umgang mit finanziellen Ressourcen, die Pflege der Wohnung oder des eigenen Körpers, die regelmäßige Einnahme der Medikamente oder die Planung und Organisation alltäglicher Erfordernisse subsumiert werden. Es sind verschiedene Trainingsprogramme entwickelt worden, die oft verschiedene Module enthalten und dabei auch auf die Verbesserung bereits beschriebener sozialer Fertigkeiten fokussieren. Zu nennen sind dabei zum Beispiel das UCLA (University of California San Francisco) Social and Independent Living Skills Program, was neben dem Training sozialer Fertigkeiten auch Module zum Umgang mit der Medikation, der Symptomatik oder mit Alkohol enthält und auf die Gestaltung von Freizeitaktivitäten und die Planung alltäglicher Aktivitäten fokussiert [728]. Mit Hilfe des In Vivo Amplified Skills Trainings wird zudem der Transfer der erworbenen Fertigkeiten in den Alltag unterstützt [723]. Auch das Functional Adaptation Skills Training (FAST) [729] orientiert sich inhaltlich am Social and Independent Living Skills Program. Weitere relevante Konzepte wurzeln beispielsweise im Bereich der Pflege. Der zentrale Gedanke des hier beispielhaft benannten Selbstpflege- oder Selbstfürsorgedefizitmodells nach Dorothea Orem [730] ist die „Funktionstüchtigkeit" des Menschen, welche Selbstsorge ermöglicht und zur Aufrechterhatung von Gesundheit und Wohlbefinden beiträgt. Diese Fähigkeiten sind im Zusammenhang mit schweren psychischen Erkrankungen oft beeinträchtigt, sodass den pflegerischen Aktivitäten eine hohe Bedeutung beizumessen ist.

> **Statement 8 (2012):**
>
> Ohne die Durchführung der Selbstpflege (Körper-, Kleider- und Wohnungspflege) ist kein selbstbestimmtes Leben mit dauerhafter Integration in Familie, Arbeitsprozesse etc. möglich.

Trainingsangebote von Alltags- und sozialen Fertigkeiten finden im Alltag eine breite Anwendung. Manualisierte Trainingsangebote können hinsichtlich ihrer Wirksamkeit in wissenschaftlichen Studien einfacher untersucht werden als nicht-manualisierte; die konkrete Vorgehensweise ist transparenter und kann dadurch nach Abschluss der Studie auch leichter in die Praxis implementiert werden.

11.2.2 Internationale Evidenz

Evidenz: Training sozialer Fertigkeiten

Es existiert eine breite Fülle an Untersuchungen und Übersichtsarbeiten. Wenige Studien haben verschiedene Ansätze gegenüberge-

stellt. Dennoch konnten in der Vergangenheit bedeutende Wirkfaktoren wie beispielsweise kleine Gruppengrößen, verschiedene inhaltliche Curricula, 2 bis 3 wöchentliche Trainingseinheiten über einen längeren Zeitraum von 6 bis 24 Monaten oder die Verwendung audiovisueller Materialien identifiziert werden [715].

> **Evidenzgrundlage (Suche vom 23.11.2009)**
>
> Eingeschlossen und zur Bewertung herangezogen wurden:
> - die Leitlinie des National Institute for Health and Clinical Excellence zur Behandlung der Schizophrenie von 2009 bzw. 2014,
> - 4 Übersichtsarbeiten sowie
> - 10 weitere RCTs.
>
> Es wird zudem auf die systematische Übersicht der Cochrane Collaboration zur Effektivität von Trainingsprogrammen sozialer Fertigkeiten bei Menschen mit einer Erkrankung aus dem schizophrenen Formenkreis [731] verwiesen.

▪ a) Aggregierte Evidenz

Leitlinien

Die Ergebnisse der Metaanalyse im Rahmen der NICE-Leitlinie Schizophrenie (2009) lieferten keine Hinweise darauf, dass ein Training sozialer Fertigkeiten hinsichtlich der Verbesserung psychosozialer Funktionen, der Lebensqualität und der psychopathologischen Symptomatik wirksam ist. Ebenso wenig zeigten sich Veränderungen hinsichtlich der Reduktion von Rückfällen und notwendigen stationären Behandlungen. Eingeschränkte Evidenz fand sich allerdings im Hinblick auf die Verringerung der Negativsymptomatik. Vermutlich ist die breite Varianz der betrachteten Experimental- und Kontrollinterventionen für die widersprüchlichen Befunde der Metaanalysen verantwortlich. Zudem haben die Autoren der

NICE-Leitlinie jeweils nur wenige Studien pro Ergebnisparameter für die einzelnen quantitativen Informationssynthesen (Meta-Analysen) eingeschlossen – teilweise nur eine. Die Mehrzahl der Effekte ist nicht signifikant. Bei Kurtz und Mueser [732] hingegen sind pro Berechnung mehr Studien eingeschlossen worden, da hier auch verschiedene Outcome-Skalen berücksichtigt wurden. Durch die Bildung von breiteren Outcome-Parametern unter Verwendung ähnlicher, unterschiedlicher Skalen wird zum einen die Zahl der Studien, die für die Berechnung einer mittleren Effektstärke herangezogen wird, größer und zum anderen auch das Konfidenzintervall kleiner. In der aktuellen Auflage der NICE-Leitlinie erfolgte keine erneute Recherche [32].

Systematische Übersichtsarbeiten

Bei **Betrachtung der relevanten Metaanalysen** zeigt sich, dass es erwartungsgemäß Überschneidungen hinsichtlich der eingeschlossenen Studien gibt. Vier Übersichtsarbeiten greifen auf verschiedene strukturierte psychosoziale Interventionen zurück, in denen unter Verwendung verschiedener Techniken (Modellbildung, Verstärkung, Rollenspiele etc.) eine Verbesserung sozialer Funktionen fokussiert wird. Hinsichtlich allgemeiner Merkmale sind die eingeschlossenen Studien vergleichbar. Mehrheitlich wurden Patienten mit einer Erkrankung aus dem schizophrenen Formenkreis untersucht; seltener Patienten mit schweren affektiven oder anderen psychotischen Störungen. Dabei handelte es sich um Patienten mit langen und schweren Krankheitsverläufen und mehreren stationären Behandlungsaufenthalten in der Vergangenheit. Die untersuchten Populationen umfassten in der Mehrheit Männer zwischen ca. 18 und 60 Jahren. Hinsichtlich der Kontrollinterventionen ergibt sich eine breite Varianz. Überwiegend wurde die Effektivität von strukturiertem Fertigkeitentraining gegenüber einer aktiven Kontrollintervention verglichen (arbeitsrehabilitative Programme, Gesundheitsprogramme, unspezifische Gruppentherapien, künstlerisch-kreative Ansätze etc.). In einigen Studien galt eine Standardbehandlung (TAU)

als Vergleichsintervention. Die betrachteten Studien wurden sowohl in einem ambulanten als auch in einem stationären Setting durchgeführt; seltener im Rahmen einer tagesklinischen Behandlung oder in Pflegeeinrichtungen. Die Behandlungsdauer schwankte erheblich über alle Studien hinweg. Der Einbezug von Familienangehörigen wurde hier nahezu vernachlässigt. Bezogen auf methodische Aspekte wurden ausschließlich randomisierte kontrollierte Studien bei strenger Qualitätsbewertung berücksichtigt. Die in den vier Metaanalysen eingeschlossenen 39 Studien sind zwischen 1977 und 2007 erschienen. Die Mehrzahl der Studien wurde in den USA, andere in Kanada, Mexico, Polen, Italien, Türkei, Japan, China, Hong Kong, Taiwan, Korea und Australien durchgeführt. Aus Deutschland lag zum Zeitpunkt der ersten Recherche (2012) keine Evidenz vor.

Im Rahmen **einer ersten Metaanalyse** unter Einschluss randomisierter kontrollierter Studien konnte kein signifikanter Vorteil des Trainings sozialer Fertigkeiten gegenüber herkömmlicher Behandlung oder anderen spezifischen psychosozialen Interventionen gefunden werden [733]. Die Ergebnisse einzelner Studien geben Hinweise zur Wirksamkeit entsprechender Interventionen bezogen auf die Verbesserung sozialer Funktionen [734] und die Lebensqualität [735]. Das Training sozialer Fertigkeiten hatte jedoch keinen signifikanten Einfluss auf die Rezidiv- und Wiederaufnahmeraten und verbesserte die Compliance nicht (◘ Tab. 11.10).

Die **Metaanalyse von Pfammatter et al. (2006)** weist auf stabile positive Effekte hin (◘ Tab. 11.10). Unmittelbar nach Durchführung eines Trainings sozialer Fertigkeiten verfügten die Patienten über deutlich erweiterte soziale Fertigkeiten (ES=0,77) sowie über ein stärkeres Selbstbewusstsein (ES=0,43) im Vergleich zu herkömmlicher Behandlung oder einer unspezifischen psychosozialen Kontrollintervention. Soziale Funktionen wurden verbessert (ES=0,39) und psychopathologische Symptome reduziert (ES=0,23). Auch Erhebungen der Zielparameter zu einem späteren Zeitpunkt zeigten signifikante Vorteile gegen-

Tab. 11.10 Effekte des Trainings sozialer Fertigkeiten aus aggregierter Evidenz

	Pilling	Pfammatter	Kurtz und Mueser	NICE-Leitlinie Schizophrenie	Roder
	2002	2006	2008	2009	2006
Krankheitsassoziierte Merkmale					
↑ Soziale Fertigkeiten	+	++	++	~	
↑ Soziale Funktionen	++[1]	++	++	~	++
↓ Symptomschwere (allgemein)		++		~	++
- Negativsymptome			++	+	
- Andere Symptome			~		
↑ Lebensqualität	++[1]			~	
Behandlungsassoziierte Merkmale					
↓ Rückfallrisiko und stationäre Wiederaufnahmeraten	~	++[1]	++	~	
↓ Stationäre Behandlungszeiten				~	
↓ Behandlungsabbrüche	~			~	
Weitere Merkmale					
↑ Selbstbewusstsein		++			
↑ Kognitive Funktionen					++

Erläuterungen: ++ signifikanter Vorteil in Experimentalgruppe gegenüber Kontrollgruppe, + tendenzielle Überlegenheit ohne signifikanten Unterschied in Experimentalgruppe gegenüber Kontrollgruppe, oder kleine Stichprobe; ~ Ergebnisse vergleichbar in beiden Gruppen, ↓ Reduktion, ↑ Erhöhung; [1]Daten beziehen sich auf Einzelergebnisse

über anderen Behandlungen hinsichtlich der Verbesserung sozialer Funktionen (ES=0,32) sowie einer Reduktion stationärer Wiederaufnahmeraten (ES=0,48) [736].

Auf der Basis eines theoretischen Modells zur Wirkungsweise von Interventionen zur Verbesserung sozialer Fertigkeiten entwickelten **Kurtz und Mueser** [732] ein fünfdimensionales Kontinuum, in welches sie die betrachteten Zielvariablen in Abhängigkeit von ihrem Nähe-Distanz-Verhältnis zu den zu erwartenden Effekten des Trainings einordneten. Dabei nahmen sie an, dass der Einfluss durch ein entsprechendes Training am ehesten messbar sein sollte, wenn mit der Zielvariable inhaltsnahe soziale Fertigkeiten (z. B. Rollenspielaufgaben aus Trainingsmanualen, Fragebogentests) erhoben werden. Begründet durch die größte Distanz zwischen Trainingsinhalt und zu erwartenden Effekten ordneten die Autoren am anderen Ende des Kontinuums Zielvariablen ein, mit deren Hilfe Auswirkungen auf psychische Symptome (mit Ausnahme von negativen Symptomen) und die Wahrscheinlichkeit von Rückfällen erfasst wurden. Die größten Effekte des Trainings sozialer Fertigkeiten wurden wie erwartet unter Verwendung inhaltsnaher Zielparameter messbar. Entlang des Nähe-Distanz-Kontinuums wird eine Verringerung der Effektstärken mit größerer Entfernung zu den vermittelten Trainingsinhalten deutlich. Entsprechend der Hypothese scheint ein Training sozialer Fertigkeiten lediglich einen geringen Einfluss auf psychische Symptome und die Rückfallwahrscheinlichkeit zu haben, wobei Negativsymptome am ehesten beeinflussbar scheinen (◘ Tab. 11.11). Die Analyse der Moderatorvariablen zeigte bezogen auf die Verbesserung der Negativsymptome sowie der sozialen und alltagspraktischen Fertigkeiten, dass die Effekte des Trainings bei jüngeren Patienten größer sind [732].

NEU: Inzwischen liegt eine systematische Übersicht der Cochrane Collaboration zur Effektivität von Trainingsprogrammen sozialer Fertigkeiten bei Menschen mit einer Erkrankung aus dem schizophrenen Formenkreis vor [731]. Berücksichtigt werden konnten 13 RCTs (N=975). Die in den Studien untersuchten Programme erwiesen sich gegenüber TAU, nicht gegenüber einer aktiven Kontrollintervention (Diskussionsgruppe) hinsichtlich verschiedener Zielgrößen, wie soziale Funktionen und Fertigkeiten, Rückfallraten und stationäre Wiederaufnahmeraten, Lebensqualität überlegen. Die Studienqualität wird überwiegend mangelhaft eingeschätzt. Ein Großteil der Studien wurde in China durchgeführt; der Einfluss möglicher kultureller Unterschiede kann derzeit nicht beantwortet werden [731].

Das **Integrierte Psychologische Therapieprogramm** (IPT) vereint verschiedene Interventionsansätze in einem fünfstufigen, systematisch aufeinander aufbauenden Programm (kognitive Differenzierung, soziale Wahrnehmung, verbale Kommunikation, soziale Fertigkeiten und interpersonelles Problemlösen), verwendet dabei typische Anwendungen des sozialen Fertigkeitentrainings und zielt auf

◘ Tab. 11.11 Training sozialer Fertigkeiten: Nähe-Distanz-Kontinuum – Ergebnisse einer Metaanalyse (Kurtz 2008) [732]

Nähe	Nähe-Distanz-Kontinuum			Distanz
Programmnahe Aufgaben	Verhaltensbasierte Maße sozialer und alltagspraktischer Fertigkeiten	Psychosoziale Funktionen	Negativsymptomatik	Andere psychische Symptome/Rückfälle und Wiederaufnahmen
Z. B. Strukturierte Rollenspiele aus Manualen, Fragebogentests	Z. B. Rollenspiele zu simulierten sozialen Situationen	Z. B. Global Assessment Scale	Z. B. Scale for the Assessment of Negative Symptoms	Z. B. Positive and Negative Syndrome Scale
7 Studien	7 Studien	7 Studien	6 Studien	10/9 Studien
N=330	N=481	N=371	N=363	N=604/485
ES=1,20	ES=0,52	ES=0,52	ES=0,40	ES=0,15/0,23
95 Prozent CI=0,96 bis 1,43	95 Prozent CI=0,34 bis 0,71	95 Prozent CI=0,31 bis 0,73	95 Prozent CI=0,19 bis 0,61	95 Prozent CI=-0,01 bis 0,31/0,04 bis 0,41
p<0,01	p<0,01	p<0,01	p<0,01	n. s./p<0,05

Erläuterungen: N=Anzahl der Patienten, ES=Effektstärke, 95 Prozent CI=95 Prozent Konfidenzintervall, p=Signifikanzniveau, n. s. nicht signifikant

die Verbesserung kognitiver Grundfunktionen und sozialer Kompetenzen. Das IPT ist durch spezifische Erweiterungen (Emotional Management Therapy, Adressierung sozialer Fertigkeiten in einem beruflichen Kontext, im Bereich des Wohnens oder der Freizeit) mehrfach modifiziert worden [737–739]. In der vorliegenden Metaanalyse wurden zunächst 30 Studien mit insgesamt 1393 Patienten aus neun Ländern berücksichtigt, darunter einige Studien aus Deutschland. In einer zweiten Analyse wurden ausschließlich randomisierte kontrollierte Studien (k=7 Studien, N=362 Patienten) betrachtet. Die Patienten der Experimentalgruppe zeigten dabei signifikante Verbesserungen in drei relevanten Bereichen: Neurokognitionen (ES=0,48), psychosoziales Funktionsniveau (ES=0,62) und Psychopathologie (ES=0,49) [719].

■ b) Evidenz aus Einzelstudien

Es konnten im Rahmen der ersten Recherche fünf weitere randomisierte kontrollierte Studien identifiziert werden, die die Effekte eines Trainings sozialer Kompetenzen gegenüber einer Kontrollintervention bei Menschen mit schwerer psychischer Erkrankung (v. a. schizophrener Erkrankung) untersuchten und in den zitierten Metaanalysen keinen Einschluss fanden (◘ Tab. 11.12).

◘ Tab. 11.12 Effekte des Trainings sozialer Fertigkeiten aus Einzelstudien

	Horan 2009	Galderisi 2009	Xiang 2007	Kern 2005	Hogarty 2004
Krankheitsassoziierte Merkmale					
↑ Soziale Fertigkeiten	++[1]			++	
↑ Soziale Funktionen		++	++		++
↓ Symptomschwere					
- Negativsymptome	−[2]	~	++		~
- Andere Symptome	~	~	++		
Behandlungsassoziierte Merkmale					
↓ Rückfallrisiko und stationäre Wiederaufnahmeraten			++		
↓ Behandlungsabbrüche		++			
↑ Patientenzufriedenheit	~				
Merkmale sozialer Inklusion/Exklusion					
↑ Berufliche Wiedereingliederung			++		
Weitere psychologische Merkmale					
↑ Kognitive Funktionen	~	~			++
↑ Krankheitseinsicht			++		

Erläuterungen: ++ signifikanter Vorteil in Experimentalgruppe gegenüber Kontrollgruppe, ~ Ergebnisse vergleichbar in beiden Gruppen, − Nachteil in Experimentalgruppe gegenüber Kontrollgruppe, ↓ Reduktion, ↑ Erhöhung, [1] Verbesserungen in einer Domain (Wahrnehmung von facialen Affekten), [2] Verschlechterung in einer Domain (Anergie)

Horan und Kollegen untersuchten an einer Stichprobe von 34 Patienten die Effekte eines integrativen Interventionsansatzes zum Training sozialer Kognitionen (**Social Cognitive Skills Training**) gegenüber einem Training zum Krankheitsmanagement (UCLA Social and Independent Living Skills Program) [728]. Im Ergebnis wurden signifikante Verbesserungen hinsichtlich der Wahrnehmung mimischen Ausdrucks in der Experimentalgruppe gegenüber der Kontrollgruppe deutlich. Nach Trainingsende wurde allerdings auch eine erhöhte Antriebslosigkeit in der Interventionsgruppe gegenüber der Kontrollgruppe evident. Bezüglich anderer psychopathologischer Symptome gab es keine Unterschiede in beiden Gruppen, ebenso wenig bezogen auf weitere Zielkriterien (soziale Kognitionen, Neurokognitionen) [740].

Die Effekte des **Social Skills and Neurocognitive Individualized Training** (SSANIT) wurden gegenüber strukturierten Freizeitaktivitäten (Musikgruppe, Serviettentechnik, Tischlerarbeiten, Töpferarbeiten, Kochen, Bewegung etc.) bei 60 tagesklinisch behandelten Patienten beobachtet. Zur Unterstützung des Alltagstransfers wurden außerhalb des therapeutischen Settings erprobte Übungen immer wieder reflektiert. Kognitive Fertigkeiten wurden mit Hilfe eines computergestützten kognitiven Rehabilitationsprogramms mit verschiedenen Schwierigkeitsstufen trainiert. Nach Interventionsende zeigten sich in der Experimentalgruppe signifikante Vorteile hinsichtlich der psychosozialen Anpassung in verschiedenen Bereichen; jedoch keine Unterschiede zwischen den Gruppen bezogen auf psychopathologische Symptome oder neurokognitive Funktionen [741].

Die Anwendung einer chinesischen Version des **Community Re-Entry Module** (CRM) [728], eines standardisierten und strukturierten Trainings sozialer Fertigkeiten führte zu signifikanten Vorteilen hinsichtlich erweiterter sozialer Funktionen, der Reduktion psychopathologischer Symptome, einer verbesserten Krankheitseinsicht, einem geringeren Rückfallrisiko sowie einer verbesserten beruflichen Wiedereingliederung gegenüber der Kontroll-

gruppe (standardisierte Gruppenpsychoedukation) innerhalb eines Untersuchungszeitraumes von zwei Jahren [742].

Ebenfalls positive **Effekte auf soziale Problemlösefertigkeiten** wurden in einer Studie von Kern et al. [743] evident. An einer Stichprobe von 60 ambulanten Patienten wurden die Auswirkungen eines sozialen Problemlösetrainings auf der Basis von **Errorless Learning** gegenüber einem standardisierten Training zum Krankheitsmanagement untersucht. Unmittelbar nach dem Training sowie drei Monate später zeigten sich positive Effekte auf die trainierten Fertigkeiten innerhalb der Experimentalgruppe gegenüber der Kontrollgruppe mit Ausnahme der notwendigen Fähigkeit, soziale Probleme zu erkennen; diese näherten sich nach drei Monaten wieder an [743].

Die **Cognitive Enhancement Therapy** (CET) kombiniert ein begleitendes Gruppentraining neurokognitiver und sozialkognitiver Fähigkeiten als auch sozialer Fertigkeiten. Am Behandlungsende wurden signifikante Effekte auf die Verarbeitungsgeschwindigkeit, Denkstile, soziale Kognitionen und die soziale Anpassung evident [744]. Die Effekte blieben auch nach einem Jahr bestehen. Dabei erwies sich die Verbesserung der Verarbeitungsgeschwindigkeit als ein bedeutender Mediator für verbesserte soziale Anpassungsleistung [745].

Bereits in der ersten Auflage der Leitlinie wurden weitere aktuelle randomisierte kontrollierte Studien identifiziert, in denen **besondere Aspekte des Trainings sozialer Fertigkeiten** betrachtet werden (◘ Tab. 11.13).

Silverstein et al. [746] untersuchten Patienten mit einer Schizophrenie und ausgeprägten, bisher veränderungsresistenten Beeinträchtigungen von Aufmerksamkeit und sozialen Kompetenzen mittels eines erweiterten Trainingsprogrammes. Die Patienten erhielten entweder das UCLA Basic Conversation Skills Module (BCSM) erweitert durch **Attention Shaping** oder die standardisierte Version ohne die aufmerksamkeitsstärkende Intervention. Es zeigte sich eine signifikante Verbesserung sozialer Fertigkeiten mit Hilfe des Comprehensive Module Tests im Vergleich zur Baseline-Erhe-

◻ Tab. 11.13 Effekte spezifischer Trainingsansätze sozialer Fertigkeiten aus Einzelstudien

	Silverstein 2009	Glynn 2002	Kopelowicz 2003	Moriana 2006	Granholm 2005
	Zusätzliches Aufmerksamkeitstraining	Transfer in den Alltag			Adaptation für ältere Patienten
Krankheitsassoziierte Merkmale					
↑ Soziale Fertigkeiten	++		++		++
↑ Soziale Funktionen		++	++		++
↓ Symptomschwere			++	++	
- Negativsymptome			++		~
- Andere Symptome			++		~
↑ Lebensqualität			~		
Behandlungsassoziierte Merkmale					
↓ Rückfallrisiko und stationäre Wiederaufnahmeraten			++		
Weitere psychologische Merkmale					
↑ Selbstbewusstsein					++
↑ Kognitive Funktionen	++				
↑ Krankheitseinsicht					++

Erläuterungen: ++ signifikanter Vorteil in Experimentalgruppe gegenüber Kontrollgruppe, ~ Ergebnisse vergleichbar in beiden Gruppen; ↓ Reduktion, ↑ Erhöhung

bung in der Experimentalgruppe gegenüber der Kontrollgruppe, die von einer verbesserten Aufmerksamkeitsleistung abhängig war. Hinsichtlich der Ausprägung psychopathologischer Symptome ergaben sich keine signifikanten Unterschiede in beiden Gruppen [746].

Statement 9 (2012):

Es gibt Hinweise, dass eine Kombination von Interventionen, die gleichermaßen kognitive und soziale Funktionen stärken, positive Effekte zeigt.

Vielfach hinterfragt wurde die **Generalisierbarkeit der im klinischen Setting erlernten sozialen Fertigkeiten** in die Alltagssituation [715]. In einer aktuellen Studie wurde ein über 60 Wochen anhaltendes soziales Fertigkeitentraining (Alltagsfertigkeiten, Krankheitsmanagement und soziales Problemlösetraining) mit und ohne ergänzendes Training im unmittelbaren Lebensumfeld evaluiert. Das wöchentliche manualbasierte Zusatztraining in der Experimentalgruppe (**In Vivo Amplified Skills Training, IVAST**) zielte auf die Unterstützung der Fertigkeiten im Lebensumfeld und griff dabei auf 60 spezifische Aktivitäten

(z. B. Apothekenbesuche, Entwicklung von regelmäßigen Tagesabläufen, Suche nach nächstgelegener medizinischer Versorgungsmöglichkeit für Notfallsituationen, Aufsuchen und Umgang von/mit sozialen Situationen) zurück. In beiden Gruppen konnten nach Beendigung des Trainings Verbesserungen hinsichtlich sozialer Funktionen beobachtet werden, wobei in der Experimentalgruppe größere und/oder schneller entwickelte Effekte evident wurden [722].

Eine weitere Technik, einen erfolgreichen **Transfer erlernter Fertigkeiten in den Alltag** zu unterstützen, wird durch den **Einbezug von Familienangehörigen** verfolgt. Im Rahmen eines intensiven Gruppentrainings über drei Monate wurden mit Hilfe verschiedenster Techniken unterschiedliche Fertigkeiten (Krankheitsmanagement, Medikamentenmanagement, soziales Problemlösen) bei schizophren erkrankten Patienten in einem ambulanten Setting trainiert. Die Angehörigen wurden in wöchentlichen Trainingsseminaren als Coaches für ihre kranken Angehörigen ausgebildet. Ergänzt wurde diese Form der Intervention durch zwei Hausbesuche. Die Befunde weisen auf signifikante Vorteile in der Experimental- gegenüber der Kontrollgruppe (herkömmliche ambulante Behandlung) hinsichtlich reduzierter psychopathologischer Symptome, verbesserter Fertigkeiten im Symptom- und Medikamentenmanagement einschließlich deren Generalisierung, verbesserter sozialer Funktionen und einer verringerten Häufigkeit erneuter stationärer Behandlungen hin. Die Intervention zeigte keine Unterschiede hinsichtlich Lebensqualität und Belastungserleben der Angehörigen [747].

Eine spanische Studie untersuchte die Effekte einer adaptierten Form des **Social and Independent Living Skills Program (UCLA)** [728] im häuslichen Setting auf psychopathologische Symptome. 64 Patienten mit Schizophrenie einschließlich deren Angehörigen wurden über sechs Monate auf der Basis eines individuellen Interventionsplanes trainiert. Der Einbezug von Familienangehörigen während des Fertigkeitentrainings im Lebensumfeld der Betroffenen resultierte in einer größeren Symptomreduktion verglichen mit einer herkömmlichen Behandlung in einer Institution [748].

Aufgrund verschiedener somatischer, psychischer und sozialer Besonderheiten, die mit dem Älterwerden assoziiert sein können, wurde eine Adaptation des UCLA Social-and-Independent-Living-Skills-Moduls [728] für die **Behandlung älterer Menschen** mit schweren psychischen Erkrankungen vorgenommen und in einer Studie an 76 Patienten zwischen 42 und 74 Jahren mit Schizophrenie evaluiert. Das spezielle Behandlungsprogramm kombiniert Ansätze kognitiver Therapie, Unterstützung im Alltag und ein soziales Fertigkeitentraining sowie Aspekte von Pflege und medizinischer Versorgung. Nach entsprechender Intervention zeigten sich signifikante Vorteile bezogen auf die Frequenz sozialer Aktivitäten, auf Selbstreflexion und Selbstsicherheit sowie auf soziale Fertigkeiten in der Experimentalgruppe gegenüber der Kontrollgruppe (herkömmliche Behandlung). Es zeigten sich keine Unterschiede hinsichtlich der Ausprägung psychopathologischer Symptome [725]. Auch nach einer erneuten Untersuchung der Patienten 12 Monate nach Interventionsende zeigten sich signifikante Unterschiede zugunsten der Experimentalgruppe bezogen auf den Fertigkeitenerwerb sowie deren Anwendung im Alltag [749].

Evidenz zum Training von Alltagsfertigkeiten

> **Evidenzgrundlage (Suche vom 29.03.2010)**
>
> Eingeschlossen und zur Bewertung heran gezogen wurden:
> - 1 Cochrane Review [750] sowie
> - 1 RCT [751].
>
> Das Cochrane Review hat zwischenzeitlich ein Update erfahren. Die Ergebnisse werden aufgeführt [752].

▪ a) Aggregierte Evidenz

In einer Metaanalyse wurde die **Effektivität des Trainings von Alltagsfertigkeiten** bei Menschen mit schweren psychischen Erkrankungen untersucht. In den vier eingeschlossenen Studien (N=318 Patienten) wurden die Vorteile des Functional Adaptation Skills Training (FAST) [729, 753] bzw. die Anwendung kombinierter Trainingseinheiten zu verschiedenen Alltagsfertigkeiten (Hygiene, Stressmanagement, Ernährung, Zeitmanagement, Umgang mit finanziellen Ressourcen) [754, 755] im Vergleich zu verschiedenen Kontrollinterventionen (herkömmliche Rehabilitation mit Fokus auf Freizeitgestaltung, Kunst- und Beschäftigungstherapie, Gruppentherapie) betrachtet. Das Setting variierte zwischen einem stationären oder tagesklinischen Behandlungsrahmen. Die Behandlungsdauer erstreckte sich über sieben bis 24 Wochen. Es zeigten sich keinerlei Unterschiede zwischen Interventions- und Kontrollgruppen hinsichtlich verbesserter Alltagsfertigkeiten, psychopathologischer Symptome und der Anzahl von Behandlungsabbrüchen [750].

Bei **Betrachtung der Einzelstudien** von Patterson et al. [729, 753] werden Effekte durch das FAST (Training in den Bereichen Medikation, soziale Fertigkeiten, Kommunikation, Organisation und Planung, Transport, Finanzmanagement) gegenüber herkömmlicher Behandlung evident. Die Trainingsintensität umfasste 24 halbwöchentliche Einheiten über jeweils 120 Minuten. Eingeschlossen wurden schwerst psychisch kranke Menschen mit einer durchschnittlichen Krankheitsdauer von 21 Jahren. Es zeigten sich signifikante Vorteile innerhalb der Interventionsgruppe gegenüber der Kontrollgruppe bezogen auf die Erweiterung von Alltagsfertigkeiten sowie auf die Reduktion der Negativsymptomatik [729]. Im Rahmen einer erweiterten Studie wurde die Effektivität von FAST an 240 Patienten mit schweren psychischen Störungen untersucht (Alter: 40 bis 78 Jahre). Patienten der Interventionsgruppe demonstrierten am Ende der Behandlung signifikante Verbesserungen ihrer Alltags- sowie sozialen Fertigkeiten. Das Interventionsprogramm zeigte jedoch keine Auswirkungen auf einen verbesserten Umgang mit der Medikamenteneinnahme, auf psychopathologische Symptome oder auf das persönliche Wohlbefinden [753]. Die Patienten der Kontrollgruppe nutzten jedoch mehr als doppelt so häufig eine allgemeine medizinische Notfallversorgung und suchten signifikant häufiger eine psychiatrische Notfallbehandlung während der Interventionsphase auf [756].

NEU: Eine **aktualisierte systematische Recherche** verwies auf drei weitere Studien. Insgesamt konnten im Rahmen des Cochrane Reviews 7 RCTs inkludiert werden (N=483). Die drei neueren Studien umfassten die Untersuchung der Effektivität eines Alltagstrainings gegenüber alleiniger medikamentöser Therapie bzw. herkömmlicher Behandlung bei Patienten mit lang andauernder schizophrener Erkrankung [757–759]. Es zeigten sich keinerlei Unterschiede zwischen den Interventionsgruppen bezüglich verschiedener Zielgrößen (Fertigkeiten, Symptomatik, Lebensqualität). Allerdings beruhen alle Analysen auf Einzeldaten und sehr kleinen Stichproben [752].

▪ b) Evidenz aus Einzelstudien

Eine italienische Studie untersuchte die Effekte eines strukturierten rehabilitativen Programms zur Verbesserung sozialer Funktionen von Menschen mit schweren psychischen Erkrankungen.

VADO (Valutazione delle Abilità e Definizione degli Obiettivi; engl. Skills Assessment and Definition of Goals) bietet den professionellen Helfern eine Orientierung, Defizite und Stärken elementarer Alltagsfertigkeiten der Patienten zu erkennen, dementsprechend geeignete individuelle Rehabilitationsziele zu planen und zu fokussieren. Das Trainingsprogramm umfasst 26 Domänen (Körperhygiene, Kleidungspflege, Wohnungspflege, Organisation von alltäglichen Aufgaben, Sicherheit, Finanzen, Telefonate, Notfallprävention, Kinderbetreuung etc.). Die Kontrollintervention bildete die herkömmliche Betreuung und Behandlung vor Ort (z. B. Gruppendiskussionen, Lesen und Diskutieren der Tageszeitung, Kunsttherapie, Exkursionen). Es wurden sowohl nach sechs als auch nach 12 Monaten signifikante Unterschiede zugunsten der Experimentalgruppe hinsichtlich verbesserter sozialer und Alltagsfertigkeiten evident. Positive Veränderungen der Psychopathologie ließen sich lediglich tendenziell abbilden und waren im Verlauf nicht stabil [751].

11.2.3 Von der Evidenz zur Empfehlung

■ **Zusammenfassende Bewertung**

Es existiert mittlerweile eine Fülle an methodisch hochwertigen Studien, welche die **Effekte eines strukturierten Trainings sozialer Fertigkeiten** v. a. bei Menschen mit einer schizophrenen Erkrankung untersuchten. Während eine Metaanalyse, die erstmals ausschließlich randomisierte kontrollierte Studien einschloss, keine signifikante Überlegenheit der Intervention gegenüber anderen Ansätzen fand und lediglich einzelne Befunde auf verbesserte soziale Funktionen und eine höhere Lebensqualität in der Experimentalgruppe hinwiesen, liegt mittlerweile deutlich mehr Evidenz zur Wirksamkeit des Fertigkeitentrainings vor. Ein entsprechendes Training zeigte nahezu durchgehend signifikante positive Auswirkungen auf die Erweiterung sozialer Funktionen und erhöhte die Wahrscheinlichkeit einer besseren sozialen Anpassung der Betroffenen. Weniger

eindeutig waren die Effekte auf andere Zielgrößen. Die Symptomschwere scheint durch ein Fertigkeitentraining positiv beeinflussbar, wobei die Wirksamkeit eher an der Negativsymptomatik und nicht an der Positivsymptomatik bei Schizophrenie deutlich wurde. Die Befunde dazu sind jedoch nicht konsistent. Effekte auf die Lebensqualität, das Rückfallrisiko und stationäre Wiederaufnahmeraten sowie auf die Behandlungszufriedenheit, Krankheitseinsicht und auf erweiterte Chancen einer beruflichen Wiedereingliederung konnten lediglich vereinzelt aufgezeigt werden und waren seltener Gegenstand der Untersuchung.

> **Empfehlung 27 (2012):**
> Ein Training sozialer Fertigkeiten soll als Intervention bei Vorhandensein sozialer Beeinträchtigungen mit dem Ziel der Verbesserung sozialer Kompetenzen durchgeführt werden.
> **Empfehlungsgrad: A, Evidenzebene: Ia**
> Ergebnis der Abstimmung: Konsens (11.08.2010)

Erläuterung: An dieser Stelle konnte kein einheitliches Abstimmungsergebnis erzielt werden. Einige Experten (5/22 Stimmen) votierten für den Empfehlungsgrad B und damit eine „sollte"-Empfehlung. Als problematisch wurden zum einen die kaum erreichbare flächendeckende Umsetzung eines Trainings sozialer Fertigkeiten und zum anderen die Übertragbarkeit der meist in der Gruppe der Menschen mit schizophrenen Erkrankungen erhobenen Ergebnisse auf die Gesamtgruppe der Menschen mit schweren psychischen Störungen angesehen.

Verschiedene **Modifikationen und Erweiterungen bzw. Neuentwicklungen der Trainingsmanuale** zur Verbesserung sozialer Kompetenzen fokussieren zum Beispiel die Kombination mit kognitiven Verfahren (Attention Shaping, Integrated Psychological Therapy, Cognitive Enhancement Therapy, Errorless Learning). Positive Effekte wurden dabei in Bezug auf die Erweiterung sozialer Fertigkeiten sowie kognitiver Funktionen beobachtet. Die gezielte Anwendung eines Fertigkeitentrainings bei älteren Menschen, welches die besonderen Bedürfnisse dieser Personengruppe berücksichtigt, führte ebenfalls zu deutlichen Vorteilen in der Interventionsgruppe hinsichtlich sozialer Funktionen, größerer Unabhängigkeit im Alltag, Stärkung von Selbstbewusstsein und Krankheitseinsicht. Die Abhängigkeit des Trainingserfolgs vom Alter der Patienten konnte bereits in einer Metaanalyse aufgezeigt werden [732]. Eine spezielle Unterstützung, um erlernte Fertigkeiten in den Alltag zu transferieren, zeigte positive Auswirkungen auf die soziale Anpassungsleistung, auf eine Reduktion der Symptomschwere sowie die Reduktion des Rückfallrisikos und stationärer Wiederaufnahmeraten. Eine Übersicht über die Vielfalt der untersuchten Manuale findet sich bei Gühne et al. [622].

> **Empfehlung 28 (2012):**
> Das Training sozialer Fertigkeiten soll – gemessen an den individuellen Bedürfnissen der Betroffenen – in ein komplexes Behandlungsangebot eingebettet werden.
> **Empfehlungsgrad: KKP**
> Ergebnis der Abstimmung: Konsens (11.08.2010)

In den letzten Jahren sind strukturierte Manuale zur Stärkung von Alltagsfertigkeiten bei Menschen mit schweren psychischen Störungen entwickelt worden. Häufig richten sich diese verschiedenen Module gleichzeitig auf das Training sozialer Fertigkeiten. Während die Effekte des Trainings sozialer Fertigkeiten inzwischen gut evaluiert sind, liegen zum **Training von Alltagsfertigkeiten** kaum randomisierte kontrollierte Studien vor. In den wenigen Studien, die hauptsächlich auf sehr kleinen Stichproben beruhen, werden dennoch vereinzelt Vorteile hinsichtlich der Verbesserung von Alltagsfertigkeiten evident. Insbesondere vor dem Hintergrund der grundlegenden Bedeutung des Erhalts bzw. der Stärkung von Alltagsfertigkeiten für das Wohlergehen von Menschen mit schweren psychischen Erkrankungen sind weitere Wirksamkeitsstudien erforderlich.

Ergänzende Hinweise (2012)
In Deutschland findet das Training sozialer Fertigkeiten, auch als soziales Kompetenztraining bezeichnet, breite Anwendung. Die Durchführung des Trainings erfolgt in unterschiedlichen Behandlungs- und Versorgungskontexten und in der Verantwortung unterschiedlicher Berufsgruppen. Entscheidend ist eine entsprechende Qualifikation des Personals

Das Training sozialer Fertigkeiten sollte als systematische Intervention durchgeführt werden und möglichst an die Voraussetzungen, Bedürfnisse und Wünsche der einzelnen Patienten anknüpfen. Es sollte durch spezielle Aufgaben zum Alltagstransfer ergänzt werden, da diese die Wirksamkeit erhöhen. Dabei sollte der Einbezug von Angehörigen angestrebt werden. Unter Umständen ist eine Erweiterung durch kognitive Techniken indiziert. Die Länge der Behandlung sollte sich am Bedarf der Patienten orientieren. Systematische Untersuchungen zur Effektivität eines Fertigkeitentrainings in Abhängigkeit der Behandlungsdauer existieren bisher nicht.

In der Praxis sind unterschiedliche Vorgehensweisen implementiert. Wohingegen in einem stationären und teilstationären Behandlungssetting eher ein manualisiertes Vorgehen bei kürzerer Behandlungsdauer und unsicherem Alltagstransfer dominiert, finden im ambulanten Behandlungs- und Versorgungssektor eher an strukturierte Programme angelehnte und längerfristige Trainingsangebote durch verschiedene Berufsgruppen mit unterschiedlichen Verordnungs- und Zugangsmöglichkeiten statt. Letztere wurden in den betrachteten Studien nicht untersucht.

Ebenso essenziell ist die Unterstützung und Stärkung des alltagspraktischen Handelns der Patienten mit schwerer psychischer Erkrankung. Relevant für eine Stärkung der Alltagsfertigkeiten sind auch hier unterschiedliche Behandlungs- und Versorgungskontexte, die Verantwortung unterschiedlicher Professionen, sowie die Ausrichtung an den individuellen Bedürfnissen und Präferenzen der Patienten.

11.3 Evidenzkapitel: Künstlerische Therapien

11.3.1 Hintergrund

Verschiedene Formen des künstlerischen Ausdrucks bilden seit allen Zeiten einen festen Bestandteil menschlichen Lebens. Bereits vor der Entwicklung der Schrift wurden Bildsymbole benutzt, um kommunikativen Äußerungen Dauer zu verleihen [760]. Rhythmen, Gruppenrituale und tänzerische Ekstase sind Bestandteile der Lebenswelten archaischer Kulturen; sehr früh wurde z. B. der Tanz im Sinne eines Heilungsrituals zelebriert [761]. Künstlerische Therapien im heutigen Sinne entwickelten sich zu Beginn des zwanzigsten Jahrhunderts schwerpunktmäßig in den USA (Arts Therapies) und in Europa. In Deutschland und der Schweiz wurden **erste Ansätze zu Künstlerischen Therapien** seit den 1920er-Jahren im Kontext der (Heil-)Pädagogik, Sozialtherapie, Psychiatrie, Philosophie, der Inneren Medizin u. a. von Ärzten, Psychoanalytikern und akademisch ausgebildeten Künstlern und Pädagogen entwickelt [761–763].

Die **Vielfalt künstlerischer und therapeutischer Ansätze** ist groß. Zu den Künstlerischen Therapien werden Musik-, Kunst- und Tanztherapie gerechnet [...], sowie u. a. Psychodrama und Theatertherapie, Poesie- und Bibliotherapie, intermediale Kunsttherapie, Gestaltungstherapie und Sandspieltherapie. Gemeinsam ist diesen Verfahren der gezielte Einsatz von Medien und Prozessen innerhalb einer therapeutischen Beziehung. „Aktive [...] und rezeptive Formen der künstlerischen Betätigung dienen der Prävention, Therapie und Rehabilitation bei psychischen und physischen Störungen sowie der Förderung von Ausdruck, Kommunika-

tion, Selbstwahrnehmung und Persönlichkeitsentwicklung." ([764], S. 15). „Die Aufgabe des Kunsttherapeuten besteht unter anderem darin, dem Patienten die Konzentration auf sein inneres Erleben und den inneren Dialog mit dem Werk zu erleichtern." ([762], S. 38).

Nahezu alle Ansätze Künstlerischer Therapien sind vor allem durch psychotherapeutische **Theorie-Praxis-Modelle unterschiedlicher Schulenausrichtung** beeinflusst, die für die künstlerisch-therapeutische Praxis modifiziert und weiterentwickelt wurden [765]. Künstlerische Therapien stellen eine verfahrensübergreifende Methode dar, deren theoretische Konzeption aus verschiedenen Bezugswissenschaften, wie z. B. der Neurobiologie, der Bindungs-, Säuglings- und der Kognitionsforschung, abgeleitet wurde. Die Verfahren der Künstlerischen Therapien basieren auf einer theoriegeleiteten, heilkundlich-therapeutischen Verwendung von Mitteln und Medien der Künste sowie entsprechender Wahrnehmungs- und Handlungsprozesse innerhalb des therapeutischen Beziehungsgeschehens.

Die künstlerisch-therapeutische Behandlung ist personenzentriert und auf aktuelle Ereignisse innerhalb der Beziehungs- und Gestaltungsprozesse ausgerichtet. Der Patient ist daher stets unmittelbar beteiligt an der Regulation und Bestimmung des therapeutischen Prozessverlaufs und bleibt unter anderem hinsichtlich der Selbstaktualisierung, Selbstwirksamkeit und Eigenverantwortung positiv gefordert [766].

Generell decken sich die **übergreifenden Wirkfaktoren** Künstlerischer Therapien mit den psychotherapeutischen Wirkfaktoren, wie etwa: therapeutische Beziehung, therapeutische Rahmenbedingungen, Ressourcenaktivierung, Problemaktualisierung, Problembewältigung und motivationale Klärung [767–769]. Eine erschöpfende und eindeutige Benennung der Wirkfaktoren dürfte allerdings schwerfallen, da „sowohl Kunst als auch Therapie einen ganz individuellen Einfluss auf den Menschen" haben [762].

Die **allgemeine Wirkungsweise** Künstlerischer Therapien umfasst die Modulation der

Aufmerksamkeit und Wahrnehmung, des Verhaltens, der Emotionen, der Kognitionen sowie der kommunikativen und der sozialen Interaktion [770]. Künstlerische Prozesse entfalten ihre Wirkung im therapeutischen Kontext als dialektische Beziehungen von polaren Eigenschaften. Erfahrungen in der Arbeit mit künstlerischen Medien und Prozessen verbessern die Selbst- und Fremdwahrnehmung in hohem Maße. Patienten werden dazu angeleitet, die im therapeutischen Rahmen gewonnenen Fähigkeiten und Fertigkeiten der Selbstvergewisserung und der sozialen Kompetenz auch außerhalb des therapeutischen Settings einzusetzen [771]. Künstlerische Therapien sprechen durch prozessuale und perzeptuelle Aktivierung insbesondere Inhalte und Prozesse des impliziten und emotionalen Gedächtnisses an [772, 773]. Innerhalb der therapeutischen Allianz können durch künstlerische Prozesse und gestalterische Mittel diese Inhalte zum Ausdruck gebracht, wahrgenommen, reflektiert und (re-)integriert.

Insbesondere schwere psychische Erkrankungen gehen oftmals mit Kommunikationseinschränkungen einher, was in der Folge den Leidensdruck und vor allem auch die soziale Isolation verstärken kann. Künstlerische Therapien ermöglichen eine **Kommunikation jenseits konventioneller Sprachhandlung** und befähigen zu Wahrnehmung und Ausdruck von emotionalen und kognitiven Inhalten. Ein besonderes Merkmal ist hierbei der alle Sinnesorgane ansprechende, mediale und prozedurale Zugang sowie nicht zuletzt die „Evidenz" des Kunstproduktes oder Werkes, das eine nachfolgende intersubjektive Auseinandersetzung mit intrapsychischen Inhalten ermöglichen kann.

Anstelle einer rein selektiven, störungsbildbezogenen Indikation wird für die Künstlerischen Therapien (vor allem im Einzelsetting) zumeist das Konzept der sogenannten „adaptiven Indikation" [774] angewandt. Indikationen und Kontraindikationen für die Künstlerischen Therapien werden demnach hauptsächlich aus den Persönlichkeitsmerkmalen des Patienten abgeleitet, die seine Ansprechbarkeit durch eine bestimmte künstlerisch-therapeutische Verfahrensmethodik bedingen, zumal jede Künstlerische Therapieform sowohl über strukturierte und offene, aufdeckende und stützende, produzierende und rezeptive als auch über individuelle und interaktionelle Vorgehensweisen verfügt. So ist beispielsweise während einer suizidalen Krise oder einer akuten Psychosephase eine modifizierte, primär stabilisierende Vorgehensweise indiziert [775, 776]. Grundsätzlich hängt der Einsatz der verschiedenen Methoden und des individuellen Herangehens von verschiedenen Faktoren ab, z. B von Raum, Zeit, Beziehungsstruktur, Therapierahmen und tagesaktuellen Gegebenheiten [762].

Umschriebene Kontraindikationen für Künstlerische Therapien (insbesondere im Gruppensetting) sind akutpsychotische Phasen [777, 778] und fehlende Compliance eines Patienten zu einer aktivierenden Behandlungsmaßnahme [779, 780].

Folgende **künstlerisch-therapeutische Zielstellungen** stehen in der Behandlung von Patienten mit schweren psychischen Störungen im Vordergrund:

- *Wiedergewinnung, Erhaltung und Förderung von Gesundheit und Gesundheitsverhalten*, z. B. durch die Förderung von Ressourcen, Steigerung der Leistungsbereitschaft durch Stärkung von Eigenmotivation, Entwickeln eigener Ziele und Verbesserung der Selbststrukturierungs- und Konzentrationsfähigkeit sowie Verbesserung der Lebensqualität durch Stimulation und Zugang zu Entspannung, Achtsamkeit, Genuss- und Rekreationsfähigkeit, sowie positivem Affekterleben
- *Stabilisierung und Stärkung der Selbstregulation*, z. B. durch die Wiedergewinnung des Selbst- und Realitätsbezugs, Entwicklung der modalen und integrativen Wahrnehmung, Entwicklung affektiver Kompetenzen, Stärkung des Selbstwirksamkeits- und Kontrollerlebens sowie Entwicklung von Handlungskompetenzen
- *Entwicklung psychosozialer Kompetenzen*, z. B. durch Erweiterung der interpersonalen Kommunikation und Verbalisierungs-

fähigkeit durch die Verzahnung nonverbaler und verbaler Interaktion sowie Steigerung der emotionalen Anteilnahme und Schwingungsfähigkeit

Künstlerische Therapien sind innerhalb der psychosozialen Leistungen angesiedelt und erfahren eine explizite **Abgrenzung** gegenüber der Ergotherapie. Letztere ist auf die Anwendung spezifischer Aktivitäten zur Begrenzung der Folgen von Behinderung und zur Förderung der Unabhängigkeit und Teilhabe in allen Bereichen des täglichen Lebens gerichtet. Künstlerische Therapien zielen mit Gestaltungs- und Symbolisierungsprozessen primär durch die psychologisch fundierte Besserung der psychischen und sozialen Wahrnehmungs- und Regulationsfähigkeit der Patienten auf die Wiedergewinnung und Erhaltung von Gesundheit.

Es wurden Studien aus den Bereichen der Musiktherapie, der Kunsttherapie, der Dramatherapie sowie der Tanz- und Bewegungstherapie subsummiert. Allen gemeinsam sind die oben benannten allgemeinen Wirkmechanismen. Zusätzlich werden spezifische Wirkfaktoren beschrieben. Eine **Besonderheit** ergibt sich **bei den Interventionen im Bereich der Tanz- und Bewegungstherapien**, die sich auch den Körperpsychotherapeutischen Verfahren im Feld der Bewegungs- und Sporttherapien zuordnen lassen und in einem gesonderten Kapitel in dieser Leitlinie betrachtet werden. Sowohl in Übersichtswerken zu Körperpsychotherapien [781–783] als auch zu Künstlerischen Therapien [762, 765, 784, 785] wird die Tanztherapie genannt, ebenso wie im Lehrbuch zu Bewegungstherapien bei psychischen Erkrankungen [786].

Ulfried Geuter greift diese Schwierigkeiten hinsichtlich der **Abgrenzung** auf. Wohingegen bei den Tanz- und Bewegungstherapien eine gewisse Klarheit hinsichtlich der Begrifflichkeiten herrsche, so werden diese über die verwendeten Mittel in der Therapie, nämlich die Mittel von Bewegung und Tanz definiert, existiere bei den Begriffen von Körpertherapie und Körperpsychotherapie weit mehr Vielfalt der dahinterliegenden Ansätze und Konzepte. Allerdings ließe sich auch hier auf Grundlage der verwendeten

„Mittel" definieren, was körperpsychotherapeutische Verfahren sind; Krankheit und Leid werde hier mit körperlichen und psychischen Mitteln zugleich und systematisch begegnet. Körperpsychotherapie schließt also seelische Belange gleichermaßen ein, wie interpersonelle Geschehnisse im Rahmen der therapeutischen Beziehung und die körperliche Ebene [787].

Geuter [781] zieht eine **konzeptionelle Grenze** zwischen funktional orientierten Körpertherapien, Bewegungs- und Sporttherapien, die über physiologische Parameter auf die Seele einen Einfluss nehmen, und Körperpsychotherapie: „Körperpsychotherapie bezieht sich im Unterschied zur Körpertherapie immer auch auf psychologische und psychotherapeutische Modelle und geht von einem Verständnis der psychischen Funktionen, der Persönlichkeit und der Entwicklung aus" ([781], S. 19). Diese Konzeption trifft auch auf die Tanztherapie zu [761]. An verschiedenen Stellen wird die Tanz- und Bewegungstherapie unter den verschiedenen körperpsychotherapeutischen Verfahren subsumiert [788, 789].

Von ganz besonderer Bedeutung der **Tanz- und Bewegungstherapie** ist allerdings **die Dimension des Ästhetischen** und seiner positiven psychischen Wirkung, wie auch das reflexive Verarbeitungsmoment und sein Stellenwert in der therapeutischen Vor- und Nachbesprechung mit dem Patienten, die psychotherapeutisch orientiert sind [761, 765, 790]. Der Professor für Bewegungs- und Sporttherapie Gerd Hölter schreibt: „Sichtet man kritisch die bisher besonders in der Sporttherapie vorgeschlagenen Methoden, dann sind sie [...] mehr symptomfokussiert, supportiv, auf Aktion, Aktivität und Spiel beruhend und weniger einsichtsorientiert, klärend, nondirektiv und patientengesteuert. Dies entspricht auch weitgehend den bisherigen Professionalisierungsprofilen und der institutionellen Verankerung der Bewegungstherapeuten im Kliniksystem." ([786], S. 123). Vorgehensweisen wie kognitiv-affektive Klärung, personenbezogene, einsichts- oder emotionsorientierte Interventionen und die Anwendung von Reflexion und Gesprächen erfordern eine Zusatzqualifikation mit psychotherapeutischem Schwerpunkt, zu der er die Tanztherapie zählt [786]. In dem Fall findet quasi ein Verfahrenswechsel von der originären Sporttherapie zur Künstlerischen Therapie statt.

Es ist allerdings nicht Ziel und Aufgabe der vorliegenden Leitlinie, hier eine verbindliche Abgrenzung und Einordnung vorzunehmen. Die Ausführungen sollen in erster Linie die Schwierigkeit dabei aufzeigen. Es wird deshalb in beiden Kapiteln (Künstlerische Therapien, Bewegungs- und Sporttherapien) relevante Evidenz aufgeführt. Eine Empfehlung für diese Interventionen erfolgt als Ergebnis der Konsensuskonferenz am 14.11.2016 unter den ► Abschn. 11.5.

Es sei zudem darauf verwiesen, dass in der aktuellen Recherche nicht alle Ansätze der Künstlerischen Therapien berücksichtigt wurden. Wie bereits in der Einleitung dargestellt, gibt es hier eine große Breite. Gleichwohl gibt es auch hier zunehmend Evidenz, wie beispielsweise eine randomisierte kontrollierte Studie aus Deutschland zur Fototherapie auf kunsttherapeutischer Basis zeigt [791].

11.3.2 **Internationale Evidenz**

■ Ergebnisse der Recherche

Diese Leitlinie konzentriert sich auf wesentliche Ansätze Künstlerischer Therapien und verzichtet dabei auf eine Binnendifferenzierung innerhalb der einzelnen Ansätze. Den Schwerpunkt bildete vielmehr die Suche nach qualitativ hochwertigen Studien und Metaanalysen, um eine Aussage bezüglich der Effektivität Künstlerischer Therapien im Hinblick auf relevante Zielgrößen treffen zu können.

Die Ergebnisse der untersuchten Studien beziehen sich häufig auf Patienten mit Störungen aus dem schizophrenen Formenkreis, beziehen aber auch Patienten mit anderen schweren psychischen Erkrankungen ein. Daneben existieren Studien, die primär einen störungsübergreifenden Ansatz verfolgen und Patienten mit verschiedenen schweren psychischen Erkrankungen einbeziehen. Einige wenige Studien untersuchen Patienten mit schwerer

Depression und eine der Studien betrachtete schwer beeinträchtigte Patienten mit einer Posttraumatischen Belastungsstörung. Künstlerische Therapien wurden in der Regel als zusätzliche Behandlungsform im Rahmen herkömmlicher psychiatrischer Behandlung bzw. gegenüber Wartegruppe untersucht.

> **Evidenzgrundlage**
>
> Eingeschlossen und zur Bewertung herangezogen wurden:
> - die Leitlinie des National Institute for Health and Clinical Excellence zur Behandlung der Schizophrenie von 2009 bzw. 2014 und die schottische Leitlinie zum Management of Schizophrenia,
> - 6 Übersichtsarbeiten der Cochrane Collaboration sowie
> - 6 weitere RCTs zur Musiktherapie, 2 weitere RCTs zur Kunsttherapie und 2 weitere RCTs zur Tanz- und Bewegungstherapie. 2 RCTs zur Tanz- und Bewegungstherapie wurden nach Abschluss der systematischen Recherche publiziert. Sie wurden im Rahmen des Konsensusprozesses zugearbeitet und werden im entsprechenden Abschnitt aufgeführt.

■ a) Aggregierte Evidenz
Leitlinien

Die Autoren der **Leitlinie des National Institute for Health and Clinical Excellence zur Behandlung der Schizophrenie** von 2009 [792] greifen in ihrer Metaanalyse auf verschiedene kunsttherapeutische Ansätze gleichzeitig zurück. Sie leiten aus der vorliegenden Metanalyse eine konsistente Evidenz für die Reduktion der Negativsymptomatik verglichen mit einer herkömmlichen Behandlung ab und empfehlen allen Patienten mit einer Erkrankung aus dem schizophrenen Formenkreis eine solche Behandlung. Der mittlere bis starke Effekt am Ende der Behandlung

(SMD −0,59, 95 Prozent CI −0,83 bis −0,36, aus 5 Studien) blieb in zwei Studien auch bis zu sechs Monaten nach Behandlungsende nachweisbar (SMD −0.77, 95 Prozent CI −1,27 bis −0,26). Der Effekt erwies als sich unabhängig von der Modalität der Intervention (Musik-, Bewegungs- oder Kunsttherapie) und dem Behandlungssetting (ambulant vs. stationär). Allerdings sind die Stichprobengrößen der einzelnen Studien klein (N=24–90); die Studienqualität ist insgesamt eingeschränkt und die Abbruchraten sind z. T. recht hoch (>40 Prozent). In der aktuellen NICE-Leitlinie [32] erfolgte keine Überarbeitung der Evidenz und Empfehlungen zu Künstlerischen Therapien **(Evidenzebene Ia)**.

In der **schottischen Leitlinie zum Management of Schizophrenia** [33] werden **Künstlerische Therapien** mit einer Empfehlungsstärke B empfohlen. Die Evidenzbasis hierfür gründet sich auf der Metaanalyse der NICE-Leitlinie zur Behandlung der Schizophrenie sowie auf der weiter unten zitierten MATISSE-Studie.

Die relevanten S3-Behandlungsleitlinien aus Deutschland verweisen z. T. mangels entsprechender Evidenz hinsichtlich Künstlerischer Therapien auf die S3-Leitlinie „Psychosoziale Therapien bei schweren psychischen Störungen" [1] oder betrachten diese nicht explizit [3, 4, 29].

Systematische Übersichtsarbeiten

Berücksichtigt werden hier weiterhin die Metaanalysen der Cochrane Collaboration zu verschiedenen Ansätzen der Künstlerischen Therapien bei Patienten mit Schizophrenie und anderen schweren psychischen Erkrankungen (schwere affektive Störungen, Persönlichkeitsstörungen etc.). ☐ Tab. 11.14 gibt

☐ **Tab. 11.14** Übersicht aggregierter Evidenz zur Wirksamkeit Künstlerischer Therapien

Therapieform	Autoren Jahr	Anzahl eingeschlossener Studien	Patienten Diagnosen Anzahl (N)	Länge der Behandlung	Länge des Follow-up
Künstlerische Therapien	NICE 2009	6 RCTs	Schizophrenie SMI N=382	5–20 Wochen	Bis zu 6 Monaten
Musiktherapie NEU	Mössler 2011	8 RCTs	Schizophrenie SMI N=483	7–78 Sitzungen	Bis zu 4 Monaten
Musiktherapie	Maratos 2008*	1 RCT	Depression N=60	12 Sitzungen	Behandlungsende
Kunsttherapie	Ruddy und Milnes 2005	2 RCTs	Schizophrenie SMI N=137	12–20 Wochen	6 bis 9 Monate
Dramatherapie	Ruddy und Dent-Brown 2007	5 RCTs	Schizophrenie SMI N=210	4–22 Wochen	Behandlungsende
Tanztherapie NEU	Ren und Xia 2013	1 RCT	Schizophrenie SMI N=45	10 Wochen	4 Monate
	Mekums 2015*	1 RCT	Depression N=31	10 Wochen	Behandlungsende

Erläuterungen: RCTs randomisierte kontrollierte Studien, SMI schwere psychische Erkrankungen, * Extraktion relevanter Studien aus dem Review, gesonderte Darstellung erfolgt im Abschnitt Einzelstudien

einen Überblick zu wichtigen Merkmalen der betrachteten Arbeiten.

Mössler et al. [793] schlussfolgern in ihrer Arbeit zur **Wirksamkeit von Musiktherapie**, dass diese als zusätzliche Intervention in der Behandlung schizophrener Patienten die psychopathologische Symptomatik (einschließlich die Negativsymptomatik) und soziale Funktionen verbessern kann [793]. In den acht identifizierten Studien wurden sowohl rezeptive als auch aktive Ansätze untersucht; überwiegend handelte es sich um Gruppentherapien. In vier der eingeschlossenen Studien zeigte sich zum Follow-up (1 bis 3 Monate) eine Reduktion der Negativsymptomatik (SMD −0,74; 95 Prozent CI −1 bis −0,47); in zwei der Studien eine Verbesserung der allgemeinen psychopathologischen Symptomatik (SMD −0,73; 95 Prozent CI −1,16 bis −0,31). In sogenannten „high-dose"-Studien zeigte sich ebenfalls ein Effekt durch Musiktherapie hinsichtlich einer reduzierten depressiven Symptomatik (2 RCTs, N=90, SMD −0,63; 95 Prozent CI −1,06 bis −0,21). Alle anderen Ergebnisse resultieren aus Einzelstudien. Die Studienqualität ist als moderat bis hoch einzuschätzen. Es zeigte sich tendenziell ein höherer Effekt durch „high-dose"-Musiktherapie im Vergleich zu „low-dose"-Musiktherapie und innerhalb der höher frequenten Therapie ein tendenziell schwächerer Effekt durch eine weniger gut definierte Therapeutenkompetenz **(Evidenzebene Ia–Ib)**.

Die Autoren weiterer Übersichtsarbeiten sind zurückhaltender, eine Anwendung von Künstlerischen Therapien für die Gruppe der schwer psychisch Erkrankten in der Routinebehandlung zu empfehlen. Qualitative hochwertige Studien seien rar, die Stichprobenumfänge klein und Effekte kaum nachweisbar (**◘** Tab. 11.15).

Eine Arbeit der Cochrane Schizophrenia Group zur **Effektivität von Kunsttherapie** bei schizophrenen Erkrankungen [794] schloss zwei randomisierte kontrollierte Studien (N=137) [795, 796] ein. Beide Studien wurden auch in der Metaanalyse von NICE betrachtet (vgl. [792]). Es zeigte sich bezogen auf die Negativsymptomatik ein signifikanter Vorteil in der Experimentalgruppe gegenüber der Kontroll-

gruppe (Standardbehandlung). Am Ende der Behandlung schien die Negativsymptomatik stärker reduziert durch Kunsttherapie. Es zeigten sich keine signifikanten Unterschiede hinsichtlich anderer krankheitsassoziierter Merkmale sowie hinsichtlich sozialer Funktionen und Lebensqualität **(Evidenzebene Ib)**.

Rudy und Dent-Brown [797] untersuchten **den Effekt von Dramatherapie bei Menschen mit schweren psychischen Erkrankungen** (schizophrene Erkrankungen, affektive Erkrankung mit psychotischer Symptomatik, schwere Persönlichkeitsstörungen) [797]. Die Stichprobengröße der 5 Studien schwankte zwischen 15 und 87 Patienten. Alle Behandlungen wurden in einem stationären Setting und im Gruppenformat durchgeführt. In zwei chinesischen Studien wurde der Effekt von Dramatherapie hinsichtlich der Verbesserung des Selbstwertgefühls [798] bzw. der psychopathologischen Symptomatik [799] bei den Patienten untersucht. Die beschriebenen Interventionen in zwei weiteren Studien aus den USA [800, 801] lassen sich laut Autoren eher als soziale Rollenspielgruppen mit dem Ziel verbesserter sozialer Fertigkeiten einordnen und sind deshalb nicht in einer gemeinsamen Analyse vergleichbar. In allen Gruppen wurden Situationen und Szenen „gespielt" und im Anschluss auf unterschiedliche Art und Weise betrachtet und diskutiert. Bei den Kontrollinterventionen handelte es sich um herkömmliche Behandlungen in einem stationären Setting einschließlich medikamentöser Therapie. Aufgrund der kleinen Stichproben, beschriebener Unterschiede in den Interventionsansätzen und auf Einzeldaten beruhender Berechnungen ist eine zuverlässige Aussage zur Effektivität von Dramatherapie kaum möglich **(Evidenzebene Ib)**.

Xia und Grant schlossen in dem 2009 erschienenen Cochrane Review [802] lediglich eine britische randomisierte kontrollierte Studie ein, in der die **Effektivität einer Bewegungstherapie** (Body-oriented Psychological Therapy, BPT) gegenüber Supportive Counselling und herkömmlicher Versorgung untersucht wurde [789]. Diese Studie wurde auch in die Metaanalyse der Leitlinie des National

Tab. 11.15 Effekte von Künstlerischen Therapien aus aggregierter Evidenz

	Künstlerische Therapien	Musiktherapie	Kunsttherapie	Dramatherapie	Tanztherapie
	NICE [792]	Mössler [793]	Ruddy und Milnes [794]	Ruddy und Dent-Brown [797]	Ren und Xia [803]
Krankheitsassoziierte Merkmale					
↓ Symptomschwere (allgemein)	~	++			~
- Negativsymptomatik	++	++	++[1]		++[1]
- Positivsymptomatik	~				~
- Depressive Symptomatik		++			
- Angstsymptomatik		++[1]			
Behandlungsassoziierte Merkmale					
↓ Behandlungsabbrüche	~		~	~	
↑ Behandlungszufriedenheit	~				~
Soziale Funktionen und Lebensqualität					
↑ Soziale Funktionen	~	++[1]	~		
↑ Lebensqualität	~		~		~
↑ Selbstbewusstsein				++[1]	
↓ Minderwertigkeitsgefühle				++[1]	

Erläuterungen: ++ signifikanter Vorteil in Experimentalgruppe gegenüber Kontrollgruppe; + tendenzielle Überlegenheit ohne signifikanten Unterschied in Experimentalgruppe gegenüber Kontrollgruppe; ~ Ergebnisse vergleichbar in beiden Gruppen; – Nachteil in Experimentalgruppe gegenüber Kontrollgruppe; ↓ Reduktion, ↑ Erhöhung; [1]Ergebnisse beziehen sich auf Einzeldaten

Institute for Health and Clinical Excellence zur Behandlung der Schizophrenie von 2009 [792] aufgenommen. Es wurden erwachsene Patienten (Alter: 20–55 Jahre) mit einer Schizophrenie und sehr langer Erkrankungsdauer in einem gemeindenahen Setting ambulant behandelt. Die Experimentalintervention, die zusätzlich zur Routineversorgung angeboten wurde, umfasste bei einer Behandlungsintensität von 20 zweiwöchigen Sitzungen die Anwendung verschiedener Körperbewegungen und Kreationen von Skulpturen in der Gruppe und eine entsprechende Reflexion des Erlebten. 40 Prozent der Patienten in beiden Gruppen brachen die Behandlung vorzeitig ab. Am Ende der Behandlung wurde eine Reduktion der Negativsymptomatik um mehr als 20 Prozent auf der Negativsymptomatikskala häufiger in der Interventionsgruppe messbar. Ein signifikanter Effekt wurde auch hinsichtlich der Differenz der Skalenwerte bezogen auf die Negativsymptomatik am Ende der Behandlung zugunsten der BPT-Gruppe sichtbar, nicht jedoch bezogen auf die Positivsymptomatik. Es zeigten sich keine signifikanten Unterschiede hinsichtlich der Behandlungszufriedenheit durch die Patienten sowie der Lebensqualität am Behandlungsende **(Evidenzebene Ib)**. Eine aktuelle Recherche in 2012 führte nicht zur Identifikation neuer relevanter Studien [803].

Ein Cochrane Review zur Bewertung der Effektivität von **Tanz- und Bewegungstherapie** bei depressiven Patienten verweist auf einen für unsere Zielgruppe relevanten Treffer (Abschn. Evidenz aus Einzelstudien) [804].

Ein weiteres Cochrane Review zur Bewertung der Effektivität von **Musiktherapie** bei depressiven Patienten verweist auf einen für unsere Zielgruppe relevanten Treffer (Abschn. Evidenz aus Einzelstudien) [805].

■ b) Evidenz aus Einzelstudien

Musiktherapie

Musiktherapie - Summarische Bezeichnung für unterschiedliche musiktherapeutische Konzeptionen. Es existiert keine allgemeingültige, weltweit akzeptierte Definition von Musiktherapie. Die amerikanische National Association for Music Therapy (NAMT) bezeichnet Musiktherapie als „gezielte Anwendung von Musik oder musikalischen Elementen, um

therapeutische Ziele zu erreichen: Wiederherstellung, Erhaltung und Förderung seelischer und körperlicher Gesundheit. Durch Musiktherapie soll dem Patienten Gelegenheit gegeben werden, sich selbst und seine Umwelt besser zu verstehen, sich in ihr freier und flexibler zu bewegen und eine bessere physische und psychische Stabilität und Flexibilität zu entwickeln.“ (Übersetzung Eschen [806], S. 137).

Gruppenmusiktherapie bei Patienten mit schweren psychischen Erkrankungen in einem randomisierten Crossover-Design erwies sich bezogen auf eine höhere Lebensqualität effektiv (■ Tab. 11.16). Die Intervention umfasste (1) Singen vertrauter Lieder, (2) Schreiben und Proben eigener Songs und (3) die Produktion in einem professionellen Studio. Dieser Prozess wurde in Gruppendiskussionen eingebettet [807] **(Evidenzebene Ib)**.

Im Rahmen einer pragmatischen randomisierten kontrollierten Multicenter-Studie wurde der Effekt einer zweimal wöchentlich angebotenen **ressourcenorientierten Musiktherapie** im Einzelsetting für stationär und/oder ambulant behandelte Patienten mit schwerer psychischer Erkrankung und geringer Therapiemotivation gegenüber herkömmlicher Behandlung allein untersucht. Dabei erwies sich die zusätzliche Musiktherapie bezogen auf eine verbesserte Negativsymptomatik und das soziale Funktionsniveau überlegen [808] **(Evidenzebene Ib)**.

Ein **rezeptiver musiktherapeutischer Ansatz im Einzelsetting** (Hören von ruhiger Musik) führte bei Patienten mit schizophrener oder schwerer depressiver Erkrankung in einem stationären Setting zu einer signifikanten Reduktion der Angstsymptomatik. Unterstrichen wurde dieser Befund durch einen physiologischen Parameter; so ließ sich in der Experimentalgruppe eine größere Entspannung durch den Anstieg der Alpha-Wellen im EEG nachweisen [809] **(Evidenzebene Ib)**.

Sowohl ein **aktives als auch ein passives musiktherapeutisches Angebot** in der Tradition persischer Musik über 4 Wochen führte bei Patienten mit einer schizophrenen Erkrankung eher zu einer Verbesserung der Negativsymptomatik im Vergleich zur Positivsymptomatik gegenüber der Behandlung mit neuroleptischer Medikation allein. Besonders relevant erwies sich die Verbesserung auf der Subskala

Tab. 11.16 Effekte von Musiktherapie aus Einzelstudien

	Grocke et al. [807]	Gold et al. [808]	Yang et al. [809]	Mohammadi et al. [810]	Carr et al. [811]	Lu et al. [812]	Radulovic et al. [813]*
Patienten Teilnehmerzahl N (gesamt), Diagnose, Setting	N=75 SMI Gemeindepsychiatrie	N=144 SMI Stationär, ambulant	N=24 SMI stationär	N=96 Schizophrenie stationär	N=17 PTBS ambulant	N=80 Schizophrenie stationäre Pflege	N=60 Depression stationär
Merkmale der Intervention	Song-writing	Ressourcen-orientiert	Rezeptiv	Aktiv und rezeptiv	Aktiv und rezeptiv	Aktiv und rezeptiv	Rezeptiv
	Gruppe	Einzel	Einzel	Gruppe	Gruppe	Gruppe	Gruppe
Erhebung/Follow-up	Behandlungsende	9 Monate	1 Woche nach Behandlung	Behandlungsende	Behandlungsende	Behandlungsende 3 Monate*	Behandlungsende
Krankheitsassoziierte Merkmale							
↓ Symptomschwere (allgemein)	+	~				++/~*	
- Negativsymptomatik		++		++		++/~*	
- Positivsymptomatik				++1		++/~*	
- Depressive Symptomatik					++	++/~*	++
- Angstsymptomatik			++				
- PTBS-Symptome					++		

Behandlungsassoziierte Merkmale		
↓ Behandlungsabbrüche		~
Soziale Funktionen und Lebensqualität		
↑ Soziales Funktionsniveau		++
↑ Lebensqualität	++	
↑ Selbstbewusstsein/Selbstwirk-samkeitserleben	+	~

Erläuterungen: ++ signifikanter Vorteil in Experimentalgruppe gegenüber Kontrollgruppe, + tendenzielle Überlegenheit ohne signifikanten Unterschied in Experimentalgruppe gegenüber Kontrollgruppe; ~ Ergebnisse vergleichbar in beiden Gruppen; – ↓ Reduktion; ↑ Erhöhung; * bereits in erster Leitlinienversion enthalten; [1]Effekt bei weiblichen Studienteilnehmern; SMI Severe Mental Illness, PTBS Posttraumatische Belastungsstörung

Anhedonie/Asozialität. Unter Berücksichtigung des Geschlechts zeigte sich auch eine Reduktion der Positivsymptomatik (insbesondere auf der Subskala der Wahnphänomene) bei den weiblichen Patienten [810] **(Evidenzebene Ib)**.

Carr et al. [811] untersuchten in einer explorativen Studie, den Effekt von **Musiktherapie in der Gruppe** therapieresistenter Patienten (nach KVT) mit einer ausgeprägten posttraumatischen Belastungsstörung (PTBS). Unklar bleibt dennoch die Erkrankungsdauer; allerdings gibt die Beschreibung der Stichprobe Grund zu der Annahme, dass es sich um schwer psychisch kranke Menschen handelt. Gegenüber Wartegruppe zeichnete sich eine signifikante Verbesserung der charakteristischen Symptome der PTBS und der Depressionsschwere ab. Dabei schien Musiktherapie in allen wichtigen Symptombereichen der PTBS (Vermeidungsverhalten, Übererregung, Wiedererleben) einen Effekt zu haben [811] **(Evidenzebene Ib)**.

Musiktherapie bei schizophrenen Patienten in einer stationären Pflegeeinrichtung in Taiwan zeigte positive Effekte hinsichtlich der Verbesserung der psychopathologischen Symptomatik. Eine **Kombination rezeptiver und aktiver Elemente** wurde zweimal wöchentlich über 5 Wochen im Gruppenformat zusätzlich zur Routinebehandlung angeboten [812] **(Evidenzebene Ib)**.

Ein Review der Cochrane Collaboration zur Wirksamkeit von Musiktherapie bei depressiven Erkrankungen greift auf fünf randomisierte kontrollierte Studien zurück, in denen in der Mehrheit Menschen über 60 Jahre und älter behandelt und untersucht werden [805]. Eine Studie betrachtet Jugendliche im Kontext Schule. Damit ist die Mehrheit der eingeschlossenen Studien nicht relevant für die in dieser Leitlinie angesprochene Zielgruppe. Betrachtet werden soll hier eine einzelne Studie, in der die Effektivität einer zweimal wöchentlich durchgeführten **musiktherapeutischen Gruppenintervention** über sechs Wochen gegenüber stationärer Behandlung einschließlich antidepressiver medikamentöser Behandlung bei Patienten mit einer mittleren bis schweren Depression begleitet von psychotischen Symptomen überprüft wurde [813]. Die 60 eingeschlossenen Patienten waren zwischen 21 und 62 Jahre alt. In

den 12 Sitzungen hörten die Patienten gemeinsam mit einem psychoanalytisch orientierten Therapeuten Musik und reflektierten dabei entstandene Gefühle. Am Ende der Behandlung war die depressive Symptomatik in der Interventionsgruppe stärker reduziert im Vergleich zur Kontrollgruppe **(Evidenzebene Ib)**.

Kunsttherapie

Kunsttherapie – „Kunsttherapie subsumiert Verfahren, die Mittel der bildenden Kunst in einem psychoedukativen und psychotherapeutischen Kontext einsetzt. Die Methode ist ressourcen-, beziehungs-, handlungs- und erlebnisorientiert." ([814], S. 1079)

Im Bereich der Kunsttherapie wurden zwei neue Studien identifiziert; eine davon wurde an der Charité Berlin durchgeführt. Es handelt sich dabei um eine **Pilotstudie**, in der die Wirksamkeit von Kunsttherapie (2 × wöchentlich über 6 Wochen) in der Behandlung schizophrener Patienten in akuter Episode in einem stationären Setting untersucht wurde. Positive Effekte wurden hinsichtlich der Positiv- und Negativsymptomatik sowie im Bereich sozialer Funktionen messbar [815] **(Evidenzebene Ib)**.

Eher ernüchternde Ergebnisse resultierten aus der groß angelegten dreiarmigen, randomisierten kontrollierten **MATISSE- (Multicenter study of Art Therapy In Schizophrenia: Systematic Evaluation) Studie** von Crawford et al. [816]. Hierzu wurden 417 Patienten mit einer Schizophrenie und älter als 18 Jahre aus dem gemeindepsychiatrischen Setting in 4 Zentren Englands und Nordirlands über 12 Monate behandelt und untersucht. Die Kunsttherapie (N=140) bestand aus wöchentlichen Gruppensitzungen über 90 Minuten, in deren Rahmen den Patienten der Zugang zu verschiedenen Materialien ermöglicht wurde. Der zweite Interventionsarm (N=140) sah einen vergleichbaren zeitlichen Umfang vor; im Rahmen dieser Activity Groups wurden die Teilnehmer zu gemeinsamen Aktivitäten aufgefordert (z. B. Brettspiele, gemeinsames Sehen und Diskutieren von Filmen, Besuch eines lokalen Cafés). Die Kontrollgruppe (N=137) umfasste die alleinige herkömmliche indizierte Behandlung (fachärztliche ambulante Behandlung, Pharmakotherapie, Case Management) mit Ausnahme anderer kreativer Therapien. Es fanden sich 24 Monate nach Randomisierung keinerlei signifikante Effekte, weder hinsichtlich der primären Zielvariablen (soziales Funktionsniveau, Positiv- und Negativsymptomatik) noch hinsichtlich sekundärer Zielgrößen wie Behandlungszufriedenheit, Lebensqualität und Wohlbefinden (◻ Tab. 11.17). Als eine anzunehmende Erklärung für den ausgebliebenen Behandlungserfolg wird die mangelnde Teilnahme an der Kunsttherapie benannt. Nahezu 40 Prozent der Teilnehmer nahmen an keiner Gruppensitzung teil, ein anderer Teil der Patienten nahm lediglich unregelmäßig teil (im Median 11 Teilnahmen bei bis zu 51 angebotenen Sitzungen verteilt auf 1 Jahr). In diesem Zusammenhang werden Inakzeptanz der Intervention durch die Betroffenen bzw. mangelnde Ressourcen der Patienten (Motivation, Organisation, Mobilität) diskutiert [817] **(Evidenzebene Ib)**.

In einer **Sekundäranalyse der MATISSE-Studie** gingen Laurent et al. (2014) den Hypothesen nach, dass die Effektivität der Kunsttherapie möglicherweise von ganz bestimmten Faktoren, wie (a) der Schwere der Negativsymptomatik oder (b) der Präferenz für eine Kunsttherapie abhänge. Es fand sich keine Bestätigung. Die Effektivität der Kunsttherapie unterschied sich nicht zwischen denjenigen Studienteilnehmern mit mehr oder weniger ausgeprägter Negativsymptomatik und auch nicht zwischen denjenigen mit und ohne geäußerte Präferenz für eine solche Behandlung. Ebenso wenig zeigten sich Effekte in anderen Subgruppen (z. B. Geschlecht, Behandlungszufriedenheit, Erkrankungsdauer) [818] (◻ Tab. 11.17).

◻ Tab. 11.17 Effekte von Kunsttherapie aus Einzelstudien

	Montag et al. [815]	Crawford et al. [816]
Patienten Teilnehmerzahl N (gesamt), Diagnose, Setting	N=58 Schizophrenie akut stationär	N=417 Schizophrenie Gemeindepsychiatrie
Follow-up	12 Wochen nach Behandlungsende	24 Monate nach Randomisierung
Krankheitsassoziierte Merkmale		
↓ Symptomschwere		
- Negativsymptomatik	++	~
- Positivsymptomatik	++	~
- Depressive Symptomatik	~	
↑ Allgemeinbefinden		~
Behandlungsassoziierte Merkmale		
↓ Behandlungsabbrüche	~	~
↑ Behandlungszufriedenheit	~	~
Soziale Funktionen und Lebensqualität		
↑ Soziales Funktionsniveau	++	~
↑ Lebensqualität		~

Erläuterungen: ++ signifikanter Vorteil in Experimentalgruppe gegenüber Kontrollgruppe; + tendenzielle Überlegenheit ohne signifikanten Unterschied in Experimentalgruppe gegenüber Kontrollgruppe; ~ Ergebnisse vergleichbar in beiden Gruppen; ↓ Reduktion, ↑ Erhöhung

Dramatherapie

Drama- und Theatertherapie - „Die **Drama- und Theatertherapie** ist eine Kunsttherapie, die die verwandelnde Kraft des Theaterspielens zu individual- und sozialtherapeutischen Zwecken einsetzt, wobei wir die Bezeichnung ‚Dramatherapie' für eine primär prozessorientierte Arbeit verwenden und als ‚Theatertherapie' eine auch produktorientierte Arbeit beschreiben, bei der die Erarbeitung und Aufführung eines Theaterstücks integraler Bestandteil des therapeutischen Prozesses ist. […] Mit ‚Drama' ist hier der ästhetische, emotionale, expressive und kommunikative Prozess gemeint, der durch Theaterspiel stattfindet. Theater lädt dazu ein, im Spiel neue Handlungsmöglichkeiten zu entdecken und erweist sich somit als Potenzial für die Ver-Wandlung von Einzelnen und der Gemeinschaft. Die Dramatherapie konzentriert sich primär auf die gesunden Anteile der Persönlichkeit und stärkt diese. Der handlungs- und gegenwartsbezogene Aspekt steht im Vordergrund und der Einzelne wird immer als Teil und in Bezug zu einem größeren Ganzen gesehen. Dabei wird in der Drama-/Theatertherapie nicht nur auf biografisches Material, sondern v. a. auf fiktive Geschichten zurückgegriffen, die die gesamte Palette menschlicher Leidenschaften und ‚Dramen' enthalten und sie darstell- und handhabbar machen" [819].

Es wurden keine aktuellen Effektivitätsstudien zur Dramatherapie identifiziert.

Tanz- und Bewegungstherapie

Integrative Tanztherapie - „Die Integrative **Tanztherapie** ist eine kreative, ganzheitliche Behandlungsweise, die den Körper, die Bewegung und den Tanz für psychotherapeutische Zielsetzungen verwendet. Sie ist aufgrund ihres Mediums, des künstlerischen Tanzes, den kreativen und körpertherapeutischen Verfahren zuzuordnen. Sie fördert mit Hilfe des Mediums Tanz die psycho-physische Integration des Menschen" ([761], S. 13).

In einer explorativen RCT wurde der Effekt einer 10 wöchigen manualisierten **Körperpsychotherapie** (BPT) bei chronisch depressiven Patienten untersucht. Es zeigte sich eine statistisch und klinisch relevante Verbesserung der depressiven Symptomatik im Fremdrating, nicht aber eine Verbesserung von Selbstbewusstsein und subjektiver Lebensqualität (Tab. 11.18). Zudem zeichnete sich ein (nichtsignifikanter) Dosiseffekt ab [820] **(Evidenzebene Ib).**

Die Effektivität von BPT wurde jüngst auch an einer größeren Stichprobe schizophren erkrankter Menschen mit einer deutlichen Negativsymptomatik gegenüber einer aktiven Kontrollintervention (Pilates) untersucht. Die Abbruchraten waren in beiden Gruppen gering. Hinsichtlich des primären Outcomes, der Negativsymptomatik (gemessen mit Hilfe der PANSS Negative Subscale) zu Behandlungsende und 6 Monate später zeigte sich kein Vorteil durch BPT gegenüber Pilates. In beiden Gruppen zeichnete sich eine leichte Reduktion der Negativsymptomatik über den Behandlungsverlauf ab. Ein statistisch signifikanter Effekt wurde allerdings mit Hilfe des Clinical Assessment Interview for Negative Symptoms deutlich, der allerdings klinisch unbedeutend ist. Es zeigten sich auch darüber hinaus keine bedeutsamen Effekte [821]. Kritisch anzumerken ist hierbei, dass auch durch die Anwendung von Pilates positive Effekte auf die psychische Symptomatik zu erwarten sind. Eine kürzlich erschienene Meta-Analyse zur Effektivität von Pilates gegenüber TAU verweist zumindest auf der Basis weniger kontrollierter Studien auf eine Reduktion depressiver und ängstlicher Symptome [822]. Zu wenig erforscht sind dabei bisher die zugrunde liegenden Wirkmechanismen beider Ansätze. Abzuleiten bleibt deshalb aus der vorliegenden Studie, dass keine Effekte durch BPT gegenüber Pilates in der Behandlung der Negativsymptomatik mit Hilfe der PANSS nachweisbar sind. Stattdessen zeigte sich in beiden Gruppen eine Reduktion dieser im Behandlungsverlauf, die für einen allgemeinen Effekt durch Bewegungsinterventionen sprechen. Interessanterweise konnte in einer Sekundäranalyse aufgezeigt werden, dass sich in der Gruppe der weiblichen Studienteilnehmer sehr wohl ein statistisch signifikanter Effekt auf die Negativsymptomatik zeigte, nicht so in der Gruppe der männlichen Teilnehmer. Dieser Befund macht die Bedeutung der Charakteristika der Studienteilnehmer noch einmal sehr deutlich [823].

Im Rahmen der systematischen Recherche wurde das Protokoll zur inzwischen vorliegenden Publikation der Ergebnisse identifiziert **(Evidenzebene Ia)** (Tab. 11.18).

Tab. 11.18 Effekte von Tanz- und Bewegungstherapie aus Einzelstudien

	Röhricht et al. [820]	Priebe et al. [821]		Martin et al. [825]	Lee et al. [826]
Patienten Teilnehmerzahl N (gesamt), Diagnose, Setting	N=31 Depression, ambulant	N=275 Schizophrenie, ambulant		N=68 Schizophrenie, ambulant	N=38 Schizophrenie, stationär
Follow-up	Behandlungsende	Behandlungsende	Nach 6 Monaten	Behandlungsende	Behandlungsende
Krankheitsassoziierte Merkmale					
↓ Symptomschwere (allgemein)		~	~		
- Negativsymptomatik		~	~	++	++
- Positivsymptomatik		~	~		~
- Depressive Symptomatik	++	~	~		++
- Angstsymptomatik					~
- Ärger und -kontrolle					++
Behandlungsassoziierte Merkmale					
↑ Behandlungszufriedenheit		~	~		
Soziale Funktionen und Lebensqualität					
↑ Lebensqualität	~	~	~		
↑ Selbstbewusstsein	~				
↑ Soziale Aktivitäten/Kontakte		~	~		

Erläuterungen: ++ signifikanter Vorteil in Experimentalgruppe gegenüber Kontrollgruppe; + tendenzielle Überlegenheit ohne signifikanten Unterschied in Experimentalgruppe gegenüber Kontrollgruppe; ~ Ergebnisse vergleichbar in beiden Gruppen; ↓ Reduktion, ↑ Erhöhung

Nach Beendigung der systematischen Recherche sind zwei weitere relevante randomisierte kontrollierte Studien erschienen, die im Rahmen des Konsensusprozesses zugearbeitet und hinsichtlich der Einschlusskriterien geprüft wurden.

In einer Studie untersuchten Martin et al. [825] die Effekte von 20 Sitzungen manualisierter **Bewegungstherapie** (BPT und Dance and Movement Therapy (DMT)) [824] gegenüber TAU bei 68 Patienten mit einer Erkrankung aus dem schizophrenen Formenkreis und durchschnittlicher Erkrankungsdauer von ca. 16 Jahren in ambulanter Behandlung. Die Studie wurde an 3 Studienzentren in Deutschland (Heidelberg, Wiesloch, Mosbach) durchgeführt. Die Negativsymptomatik konnte signifikant um circa 20 Prozent reduziert werden. Im Bereich der Subskalen zeigten sich v. a. hinsichtlich der Aufmerksamkeit Verbesserungen [825] **(Evidenzebene Ib)**.

Lee et al. [826] untersuchten ebenfalls die Effektivität einer **Tanz- und Bewegungstherapie** an Patienten mit einer Erkrankung aus dem schizophrenen Formenkreis (N=38). Die Patienten der Experimentalgruppe erhielten einmal wöchentlich über 12 Wochen eine tanztherapeutische Intervention sowie eine medikamentöse Behandlung; die Patienten der Kontrollgruppe lediglich die Medikation. Am Ende der Behandlung wurden eine signifikante Reduktion der Negativsymptomatik, der depressiven Symptomatik sowie von Ärger und eine signifikante Verbesserung der Ärgerkontrolle evident [826] **(Evidenzebene Ib)**.

11.3.3 **Kosteneffektivität**

Es liegen nahezu keine Untersuchungen zur Kosteneffektivität Künstlerischer Therapien bei Menschen mit schweren psychischen Erkrankungen vor. Lediglich Priebe et al. [821] untersuchten die Kosteneffektivität von BPT gegenüber Pilates. Es zeigten sich keine bedeutsamen Unterschiede.

11.3.4 **Von der Evidenz zur Empfehlung**

- **Zusammenfassende Bewertung**

Deutlich wird ein Zuwachs an randomisierten kontrollierten Studien in den letzten Jahren, deren Ergebnisse allerdings nicht immer konsistent sind. Für die Musiktherapie sind die Ergebnisse überwiegend konsistent und im Vergleich aussagekräftiger. So lässt sich insbesondere eine Reduktion psychopathologischer Symptome, möglicherweise auch eine Verbesserung des sozialen Funktionsniveaus, der Lebensqualität und des Selbstwertgefühls der Patienten erreichen. Für andere Therapieformen liegen inkonsistente Befunde (Kunsttherapie, Tanztherapie) bzw. eine schwächere Befundlage (Dramatherapie) vor. Allerdings sind bei der Interpretation der einzelnen Ergebnisse zahlreiche Aspekte zu berücksichtigen, wie beispielsweise die Wahl der Kontrollintervention, Drop-out-Raten oder die Charakteristika der Studienteilnehmer. Festzustellen bleibt, dass weitere Studien dringend erforderlich sind, um die Evidenz in diesen Bereichen auf eine breitere Basis zu stellen und positive Effekte aus kleineren Studien replizierbar zu machen.

■ Von der Evidenz zur Empfehlung: Berücksichtigung der GRADE-Kriterien

Kriterien	Einschätzung
Qualität der Evidenz	Zur Bewertung wurden ausnahmslos RCTs bzw. systematische Reviews und Metaanalysen berücksichtigt. Formal handelt es sich daher um Evidenz auf dem Evidenzlevel Ia–Ib. Jedoch geben die Beschreibungen der Studien Anlass zur Annahme von Bias (siehe Leitlinienreport). Die Stichprobenumfänge sind hier mit wenigen Ausnahmen sehr klein. Die Studienqualität ist überwiegend moderat. Die Beobachtungszeiträume sind in der Regel kurz.
Unsicherheit über Ausgewogenheit zwischen erwünschten und unerwünschten Effekten	Keine unerwünschten Effekte berichtet.
Unsicherheit/Schwankungen hinsichtlich der Werte und Präferenzen	Die Abbruchraten in den einzelnen Studien schwanken. Es ist nicht auszuschließen, dass z. T. auch (krankheitsbedingte) motivationale Faktoren eine Rolle spielen. Allerdings ist aus den bisher vorliegenden Studien nicht ersichtlich, dass die Abbruchrate in der Interventionsgruppe überwiegt. Sicher sollte die Indikation für eine solche Therapie immer auch unmittelbar von den Präferenzen des Einzelnen abhängen.
Unsicherheit darüber, ob die Intervention eine sinnvolle Nutzung der Ressourcen darstellt	Studien zur Kosteneffektivität liegen bisher kaum vor. Behandlungen sind im Gruppenformat möglich, die eine kosteneffektivere Anwendung ermöglichen.
Breite Anwendbarkeit in Deutschland möglich?	*Versorgungsalltag*: Zahlreiche und sehr unterschiedliche Ansätze der Künstlerischen Therapien sind im psychiatrisch-psychotherapeutischen Versorgungsalltag in Deutschland weit verbreitet. In der Behandlung schwer psychisch Erkrankter spielen insbesondere, die im (teil-)stationären Setting etablierten Angebote eine große Rolle. Einheitliche Standards in der Ausbildung gibt es bisher nicht, viele Berufsbezeichnungen sind nicht geschützt. *Evidenz*: Eine der hier aufgezeigten Studien wurde an der Charité Berlin durchgeführt. In der Pilotstudie, in der die Wirksamkeit von Kunsttherapie in der Behandlung schizophrener Patienten in akuter Episode in einem stationären Setting untersucht wurde, wurden positive Effekte hinsichtlich der Positiv- und Negativsymptomatik sowie im Bereich sozialer Funktionen messbar (Montag et al. [815]).
Empfehlungsgrad	B

Empfehlungen

Empfehlung 29 (NEU):
Künstlerische Therapien: Musiktherapie, Kunsttherapie bzw. Dramatherapie, sollten im Rahmen eines Gesamtbehandlungsplanes und gemessen an den individuellen Bedürfnissen und Präferenzen der Betroffenen zur Verbesserung der psychopathologischen Symptomatik angeboten werden.
Empfehlungsgrad B, Evidenzebene Ia–Ib
Ergebnis der Abstimmung: Konsens (14.11.2016)

Hinweise: Der Empfehlungsgrad dieser Empfehlung in Bezug auf die angegebene Evidenzebene wurde herabgestuft, da die Studienlage nicht einheitlich genug war, um eine starke Empfehlung zu rechtfertigen.

Eine Empfehlung zur Tanz- und Bewegungstherapie erfolgt im Ergebnis der Abstimmung im Konsensusprozess in gemeinsamer Betrachtung der Körperpsychotherapeutischen Verfahren (▶ Abschn. 11.5).

Ergänzende Hinweise
Für die Durchführung von Künstlerischen Therapien lassen sich folgende Voraussetzungen und organisatorische Rahmenbedingungen nennen:
- Einbindung in den psychiatrisch-psychotherapeutischen Gesamtbehandlungsplan
- Anwendung im ambulanten, (teil-)stationären oder stationsäquivalentem Setting möglich
- Personenzentriertes und zielgerichtetes Vorgehen
- Anregung und Hinführung zur Fortführung der künstlerischen Tätigkeit nach Abschluss der Therapie
- Der kreative Prozess ist wichtiger als das künstlerische Produkt

- Differenzielle Indikation für die Anwendung im Einzel- oder Gruppensetting
- Entsprechende Modifikation des Vorgehens in Abhängigkeit von der Homogenität bzw. Inhomogenität der Gruppe
- Frequenz und Intensität der Sitzungen entsprechend der Schwere der Erkrankung
- Als Besonderheit sind die urheberrechtlichen Bestimmungen zu beachten

11.4 Evidenzkapitel: Ergotherapie

11.4.1 Hintergrund

Sinnvolle, praktische Tätigkeiten werden seit der Antike als Mittel der Behandlung psychisch kranker Menschen eingesetzt und gehören zu den ältesten Behandlungsformen psychischer Erkrankungen (Übersichten bei [827–829]). Reuster (2017) begründet die **lange Tradition** des Einsatzes praktischer Tätigkeiten mit der (auch heute noch gültigen) klinischen Erfahrung, wonach Menschen mit psychischen Erkrankungen subjektive Entlastung finden, wenn sie sich im Rahmen ihrer Möglichkeiten sinnvoll betätigen. Auch eine moderne psychiatrische Klinik ist danach ohne Formen organisierter Betätigung der Patienten kaum vorstellbar: Bei nahezu allen psychischen Störungen ist über weite Strecken keine Inaktivierung erforderlich; (gemeinsame) Betätigung wird aus verschiedenen Gründen als individuell hilfreich erlebt [830].

Auch die **moderne Ergotherapie** nutzt den Wert sinnvoller und bedeutsamer Betätigung für psychisch erkrankte Menschen. Sie nimmt in der psychiatrischen Versorgung eine wichtige Rolle ein. Nach einer Erhebung des deutschen Krankenhausinstituts ist Ergotherapie die am häufigsten angebotene nicht-medikamentöse Standard-Therapie für depressiv erkrankte Menschen in psychiatrischen Kliniken und

Fachabteilungen, d. h., sie wird auch häufiger angeboten als Psychotherapie [831]. Ein vergleichbares Bild ergab sich auch für Patienten mit schizophrenen Störungen [832].

Ergotherapie stützt sich auf Grundlagen verschiedener **Bezugswissenschaften** wie Medizin, Biologie, Psychologie, Soziologie und Pädagogik; in den letzten Jahren zunehmend aber auch auf die aus der eigenen Disziplin heraus entstandene Occupational Science [833].

Der Ergotherapie-Weltverband (World Federation of Occupational Therapists, WFOT) bezeichnet Ergotherapie als „klientenzentrierten Gesundheitsberuf zur Förderung von Gesundheit und Wohlbefinden durch Betätigung" [834]. Auch der Deutsche Verband der Ergotherapeuten (DVE) versteht Ergotherapie in diesem Sinn. Danach zielen ergotherapeutische Interventionen darauf ab, Menschen zu begleiten, zu unterstützen und zu befähigen, die in ihrer Handlungsfähigkeit eingeschränkt oder von Einschränkungen bedroht sind [835]. Den Menschen soll es ermöglicht werden, für sie bedeutungsvolle Betätigungen in den Lebensbereichen Selbstversorgung, Produktivität und Freizeit in ihrer Umwelt durchführen zu können. Ergotherapie zielt also auf das **(Wieder-)Erlangen sinnerfüllter Betätigungen im Alltag** ab. Gleichzeitig wird Betätigung auch als therapeutisches Medium eingesetzt; d. h., mit Patienten werden mögliche individuell bedeutungsvolle Aktivitäten erarbeitet und differenziert im Rahmen der Therapie angeboten und durchgeführt.

Die Einteilung der ergotherapeutischen **Zielbereiche** in Selbstversorgung, Produktivität und Freizeit ist in der Literatur weit verbreitet. Der Bereich **Selbstversorgung** beinhaltet Tätigkeiten wie beispielsweise das Ankleiden, das Einnehmen von Mahlzeiten, Hygieneverrichtungen, Mobilität sowie das Erledigen persönlicher Angelegenheiten. **Produktivität** umfasst nach ergotherapeutischem Verständnis zweckgebundene Betätigungen, die den eigenen Lebensunterhalt sichern (berufliche Tätigkeit, Ausbildung) und/oder einen Beitrag für andere Personen oder die Gesellschaft als Ganzes leisten (z. B. Kindererziehung, Haus-

haltsführung, Ehrenamt). Der Bereich der **Freizeit** umfasst Betätigungen, für die in der Regel keine formellen Verpflichtungen bestehen und die außerhalb von Produktivität und Selbstversorgung liegen. Ihr Hauptziel ist meist die eigene Entspannung und Freude an der Durchführung [836]. Es können jedoch auch Aktivitäten unter Freizeit fallen, die mit Anstrengung, Mühe und Herausforderungen verbunden sind (z. B. sportliche Aktivitäten, Garten- oder Heimwerkerprojekte).

Der **Schwerpunkt des vorliegenden Kapitels** liegt auf ergotherapeutischen Interventionen, die die Bereiche Selbstversorgung und Freizeit fokussieren. Ergotherapie mit explizitem Fokus auf Produktivität, hier die berufliche (Wieder-)Eingliederung (arbeitstherapeutischer Schwerpunkt), wird in ▶ Abschn. 10.4 behandelt.

Ergotherapeuten führen ihre Berufsbezeichnung in dieser Form seit 1999. „Ergo" leitet sich von dem griechischen Begriff *„ergon"* (Tätigkeit, Werk, Beschäftigung) ab. Die frühere, inzwischen obsolete Bezeichnung war Beschäftigungs- und Arbeitstherapeut.

Die **Ausbildung zum Ergotherapeuten** besteht weltweit überwiegend aus Bachelor- und Masterstudiengängen an Hochschulen. Das deutsche Fachschulwesen stellt im internationalen Vergleich eine Ausnahme dar. In den letzten Jahren wurden jedoch auch in Deutschland einige große Schritte in Richtung einer wissenschaftlichen Disziplin unternommen: Die traditionelle deutsche Fachschulausbildung wird seit den 2000er-Jahren ergänzt durch Bachelor- und Masterstudiengänge an immer mehr Hochschulen. Im Jahr 2018 kommt es zur Gründung einer eigenen wissenschaftlichen Gesellschaft für das Fachgebiet der Ergotherapie, die Deutsche Gesellschaft für Ergotherapiewissenschaft [837].

Die Psychiatrie ist für Ergotherapeuten eines von mehreren Arbeitsfeldern neben Pädiatrie, Neurologie, Orthopädie, Geriatrie, dem Einsatz in Schulen, in der beruflichen Rehabilitation oder im Bereich von Prävention und (betrieblicher) Gesundheitsförderung. Der gemeinsame **Gegenstand** in allen Arbeitsfeldern ist menschliche Betätigung (Occupation). Betätigungen werden seitens des Ergotherapie-Weltverbands (WFOT) definiert als Alltagsaktivitäten, für die Menschen einzeln als Individuen oder gemeinsam in Familien und in anderen Gemeinschaften Zeit aufwenden, um dem Leben Sinn und Bedeutung zu verleihen. Betätigungen schließen auch Aktivitäten ein, die notwendig sind und durchgeführt werden müssen, ebenso wie solche, die sich Menschen wünschen oder die von ihnen erwartet werden [834].

■ **Kernmerkmale der ergotherapeutischen Grundhaltung**

Kennzeichnend für die ergotherapeutische Grundhaltung ist die **Klientenzentrierung**. Ergotherapeuten orientieren sich an der individuellen Lebenssituation eines jeden Klienten, an dessen Befindlichkeit zum Zeitpunkt der Behandlung und an seinen Wünschen und Bedürfnissen. Sie entwickeln Behandlungsziele und planen therapeutische Aktivitäten gemeinsam mit dem Klienten, um sicherzustellen, dass diese für ihn von Bedeutung sind.

Ein weiteres Kernmerkmal der ergotherapeutischen Grundhaltung ist die Orientierung an den Ressourcen eines Klienten. **Ressourcen-Orientierung** lenkt den Fokus weniger auf die Dysfunktion eines Menschen als vielmehr darauf, wie er trotz bestehender Schwierigkeiten oder Behinderungen ein möglichst selbstbestimmtes Leben mit einem Maximum an Lebensqualität und Teilhabe führen kann.

Ziel der Ergotherapie ist, die Klienten zu aktivieren und zu befähigen, ihnen also Hilfe zur Selbsthilfe zu geben. Ergotherapeuten rücken dabei die Bewältigung des Alltags durch die Förderung von Alltagsbetätigungen in den Vordergrund. Dies berührt ein weiteres Kernmerkmal ergotherapeutischer Grundhaltung, die **Alltagsorientierung**.

Auch die für alle Bereiche psychiatrischer Versorgung von der WHO geforderte **Recovery-Orientierung** [838] wurde schon vor längerer Zeit seitens der Ergotherapie aufgegriffen [839] und wurde zu einer der wichtigsten Grundhaltungen psychiatrischer Ergotherapie [840, 841].

Ergotherapeutische Grundhaltungen, Sichtweisen und Fachbegriffe konvergieren auch deutlich mit dem **biopsychosozialen Modell** und der Sprache des d-Kapitels der Internationalen Klassifikation der Funktionsfähigkeit, Behinderung und Gesundheit (ICF) „Aktivitäten und Teilhabe" der WHO [842]. Es geht der ergotherapeutischen Profession vermehrt um die Förderung von Teilhaben, Wohlbefinden und Gesundheit [830]. Damit entstehen konzeptionelle Optionen zur Beteiligung an präventiven und gesundheitsförderlichen Maßnahmen außerhalb der unmittelbaren Krankenversorgung [843].

■ **Methoden und Ansätze und deren Einbettung in den Behandlungskontext**

Die Zahl der in der Ergotherapie verwendeten Methoden und Ansätze ist umfangreich, nimmt zu und hängt von Einsatzgebiet und Klientel, aber auch von der personellen Ausstattung ab. Sie werden (ohne Anspruch auf Vollständigkeit) im Folgenden differenziert und modifiziert aufgeführt [830, 844].

■ **Methoden und Ansätze zur Kompetenzförderung**

Die Förderung von Handlungskompetenz durch Übungen aus dem lebenspraktischen Bereich oder dem Freizeitbereich, durch spezifisch eingesetzte handwerkliche Techniken oder durch die Vermittlung spezifischer Bewältigungskompetenzen ist hier das wesentliche Anliegen.

- **Training von Alltagsaktivitäten:** Das Training der „activities of daily living" (ADL-Training) wird vorzugsweise für das Training defizitärer oder von Verlust bedrohter Fertigkeiten bzw. zur Erlernung von Kompensationsstrategien zur Bewältigung des Alltags eingesetzt. Neuere Formen des Alltagstrainings finden z. B. im Rahmen von Home Treatment im häuslichen Umfeld der Patienten statt [360]; klassische Formen werden u. a. in Übungsküchen oder Haushaltstrainingsbereichen von Einrichtungen durchgeführt. Letztlich findet ein Training von

Alltagsaktivitäten überall dort statt, wo Klienten Betätigungsprobleme benennen, z. B. bei der Bedienung eines Geldautomaten oder beim Kauf eines Straßenbahntickets am Automaten.

- **Therapeutische Gruppenarbeit in Werkräumen:** Dabei arbeiten alle Teilnehmer (8–12) gemeinsam in einem Werkraum an jeweils einem eigenen Produkt und müssen Vereinbarungen bezüglich der Nutzung des Arbeitsraums, des Materials und der Werkzeuge treffen. Bei dieser Form der therapeutischen Gruppenarbeit hat der Gruppenleiter zu jeder Person Kontakt. Es werden Fähigkeiten und Fertigkeiten vermittelt und vorhandene Fertigkeiten trainiert.

- **Kognitive Trainingsverfahren:** Diese Verfahren werden von Ergotherapeuten stationär und in der ambulanten ergotherapeutischen Praxis zur Behandlung nach depressiven und psychotischen Erkrankungen eingesetzt. Sie werden im Einzelsetting und in kleinen Gruppen und meist unter Verwendung eines PC, teilweise aber auch in Form von Papier und Bleistiftübungen durchgeführt. Die Verwendung eines PC als Therapiemittel stößt bei Patienten auf gute Resonanz [845]. Die Nutzung des Computers als ergotherapeutisches Mittel ist auch in der ergotherapeutischen Ausbildungsordnung (ErgThAPrV) dokumentiert; hier ist in den 200 Stunden für „Spiele, Hilfsmittel, Schienen und technische Medien" die Arbeit mit Computern explizit vorgesehen [846].

- **Symptombezogen-regulierende Methoden:** Es erfolgen niedrigschwellige kreative oder handwerkliche Tätigkeitsangebote, deren spannungsregulierende Wirkung im Sinne einer De- und Umfokussierung als entlastend wahrgenommen wird. Eine an dieses Prinzip angelehnte Vorgehensweise erwies sich in einer Studie von Tanaka (2014) als wirksam. Hier wurden akut kranke Psychose-Pa-

tienten direkt nach Klinikaufnahme mittels Ergotherapie an niedrigschwellige Tätigkeiten herangeführt [847]. Ergotherapie kann auf diese Weise gut zur Unterstützung der Ent-Aktualisierung und zu De- und Umfokussierungszwecken eingesetzt werden. Auf diesem Prinzip beruhende ergotherapeutische Vorgehensweisen zur Steuerung der eigenen Aufmerksamkeit müssen künftig manualisiert beschrieben werden, um ihre Wirksamkeit untersuchen zu können. Für verschiedene andere Kompetenzbereiche existieren bereits Manuale; sie werden im folgenden Abschnitt dargestellt.

- **Manualisierte Interventionen zur Förderung von Bewältigungskompetenzen:** Viele außerhalb der Ergotherapie empirisch entwickelte Interventionsprogramme, die mit der ergotherapeutischen Sicht auf Betätigung als eine wesentliche Voraussetzung für Gesundheit in Einklang stehen und von verschiedenen Berufsgruppen angewendet werden können, sind gut dafür geeignet, innerhalb der Ergotherapie durchgeführt zu werden [844]. Derartige manualisierte Interventionen erlangen in der ergotherapeutischen Fachdiskussion eine zunehmende Bedeutung (vgl. [848]). Für deren Einsatz in der Ergotherapie spricht, dass dort bereits eine bewährte Infrastruktur für kompetenzfördernde Gruppenangebote besteht. Auch finden Aspekte der Übertragung erlernter Bewältigungskompetenzen in alltägliche Betätigungsmuster in der Ergotherapie besondere Berücksichtigung. Beispiele für Ergotherapie-kompatible Interventionsprogramme zur Kompetenzförderung sind das Soziale Kompetenztraining (SKT) [849], das Metakognitive Training (MKT) [850], das STEPPS Training [851] oder das Stressbewältigungstraining für psychisch kranke Menschen (SBT) [852]. Insbesondere für das Training sozialer Fertigkeiten liegt weitreichende Evidenz vor (▶ Abschn. 11.2).

■ **Methoden und Ansätze zum Aktivitätsaufbau**

Eines der wichtigsten übergeordneten Ziele der Ergotherapie ist Betätigungsbalance [853, 854]. Im Falle von Menschen mit schweren psychischen Erkrankungen besteht mehrheitlich ein Mangel an Aktivitäten [855]. Zur Verbesserung der Betätigungsbalance ist daher meist ein Aktivitätsaufbau erforderlich. Ein solcher Aktivitätsaufbau ist insbesondere auch wegen komorbider somatischer Erkrankungen wichtig, da Risikofaktoren wie Rauchen, Übergewicht oder Bewegungsarmut bei Menschen mit schweren psychischen Erkrankungen gehäuft auftreten. Diese Menschen haben eine insgesamt extrem erhöhte Morbidität und eine verkürzte Lebenserwartung um bis zu 25 Jahren [856, 857].

In den zurückliegenden Jahren wurden einige Maßnahmen zum Aktivitätsaufbau bei psychisch erkrankten Menschen entwickelt und untersucht:

— **Körperliche Betätigung:** Gesundheitsförderung durch körperliche Betätigung für Personen mit schweren psychischen Erkrankungen ist primär ein Thema der Bewegungstherapie (▶ Abschn. 11.5 bzw. ▶ Abschn. 11.6). Darüber hinaus kann körperliche Betätigung auch durch andere Interventionsarten adressiert werden: So konnten Nyström et al. [858] bei depressiven Patienten die Wirksamkeit einer über das Internet applizierten Bewegungsintervention nachweisen. Die Patienten arbeiteten überwiegend mit über das Internet angebotenen Bewegungstagebüchern, mit Ausfüllbögen und Informationsmaterial [858]. Eine solche Vorgehensweise entspricht auch jener in der Ergotherapie. Hier werden u. a. auch körperliche Aktivitäten im Alltag berücksichtigt, die nicht als „Sport" im engeren Sinn gesehen werden, wie z. B. Gartenarbeit, Einkaufen gehen, Wandern oder einen Hund halten. Die Ergotherapie fokussiert zudem auf alltägliche Betätigungsmuster der Patienten im jeweiligen

Tages- und Wochenrhythmus sowie auf das Verhältnis und die Bedeutung körperlicher Aktivitäten zu anderen Betätigungen [844].

— **Verhaltensaktivierung (Behavioral Activation, BA):** BA ist eine bewährte, bereits seit Jahrzehnten bekannte Intervention aus der ersten Welle der Verhaltenstherapie [859]. Sie erlangt aktuell hohe Aufmerksamkeit als eine jener einfachen und gut erlernbaren Interventionen, deren Durchführung explizit keine Psychotherapie-Ausbildung erfordert [860]. Sie kann von Ergotherapeuten gut durchgeführt werden [844], ist bei Depressionen gut wirksam [861] und ist hierbei kognitiver Verhaltenstherapie in der Reduktion depressiver Symptomatik (gemessen mit dem PHQ-9) nicht unterlegen, selbst wenn letztere von ausgebildeten Psychotherapeuten durchgeführt wird [860]. Waller et al. [862] übertrugen ein solches Behandlungsprinzip auf Psychose-Patienten [862].

— **Zeitnutzungsmanuale zum Aktivitätsaufbau (Time Use):** Ergotherapeutische Time-Use-Interventionen sind erste psychiatrische Interventionsmanuale, die auf ergotherapeutischer Grundlage entwickelt wurden. Das erste derartige Manual wurde in Kanada unter dem Titel „Action over Intertia" veröffentlicht [863]. Einige Zeit später erschien in England ein zweites Manual [840]. Seit 2017 existiert auch eine deutsche Fassung des kanadischen Manuals [864]. Für die deutsche und die kanadische Fassung liegt je ein Pilot-RCT vor. Die Pilotstudien zeigten gute Anwendbarkeit und Akzeptanz der Intervention in der therapeutischen Arbeit. Wirksamkeitshinweise ergaben sich in der kanadischen Studie durch eine signifikante Verringerung der im Vergleich zur Normalbevölkerung vermehrten Schlafzeiten der psychisch erkrankten Teilnehmer [865] und in der deutschen Studie durch eine signifikante zeitliche

Zunahme von Aktivitäten im Bereich der Selbstversorgung [866].

- **Weitere Ansätze und Methoden**
  - **Subjektbezogen-ausdruckszentrierte Methoden:** In kreativer und gestalterischer Art und Weise werden die Therapiemittel zur Bearbeitung offener Themenstellungen benutzt. Der Therapeut bietet geeignete Therapiemittel und Themenvorschläge im Hinblick auf gemeinsam identifizierte Themenbereiche an. Der Patient bestimmt dann selbst, welche Themen er wie bearbeitet und welche der verfügbaren Therapiemittel er in welcher Art und Weise einsetzt. Der Therapeut unterstützt und moderiert den Gestaltungsprozess, um interpersonelle, emotionale und soziale Kompetenzen zu fördern. Im Unterschied zur Kunst- und Gestaltungstherapie erfolgt innerhalb der Ergotherapie keine psychotherapeutische Bearbeitung der durch die Gestaltung ggf. symbolisierten persönlichen Problembereiche.
  - **Soziozentriert-interaktionelle Methoden und Ansätze:** Kommunikative Gruppenprozesse werden hier zur Erfahrungsbildung und im Sinne sozialen Lernens eingesetzt. Der Therapeut hält sich im Hintergrund und beschränkt sich auf die indirekte Hilfestellung.

- **Sozialform (Gruppen- bzw. Einzeltherapie)**

Psychiatrische Ergotherapie wird oft in Gruppenform angeboten. Fast alle Angebote können aber auch als Einzeltherapie durchgeführt werden, wenn die Therapie-Situation dies erfordert (z. B. Alltagstraining im Rahmen von Home Treatment), wenn Patienten von Gruppen überfordert wären oder wenn je nach Patienten-Bedürfnissen und Behandlungszielen die höhere therapeutische Intensität der Einzeltherapie angezeigt ist.

- **Behandlungssetting ((teil)stationär/ambulant)**

Für alle hier genannten Methoden und Ansätze gilt grundsätzlich, dass sie sowohl im (teil-)stationären als auch im ambulanten Setting zum Einsatz kommen können. Ein besonderer Vorteil der Ergotherapie besteht in der Möglichkeit, dass Versorgungsstrukturen so gestaltet werden können, dass (teil-)stationär begonnene Ergotherapien ambulant fortgesetzt werden können, indem sie als Heilmittel weiterverordnet werden [867]. Auch die Möglichkeit aufsuchend tätig zu werden, ist im Rahmen der Heilmittelabgabe vorgesehen. Auf diesem Weg ist es schon seit Längerem möglich, starre Sektorengrenzen zwischen ambulant und stationär etwas durchlässiger zu gestalten. Ergotherapie-Angebote liefern auf diese Weise wertvolle Vorerfahrungen, die für den Aufbau künftiger stationsunabhängiger Leistungen, wie z. B. Home Treatment [868], genutzt werden können.

11.4.2 **Internationale Evidenz**

- **Ergebnisse der Recherche**

Neben den Standarddatenbanken wurde auch in ergotherapiespezifischen Datenbanken, wie OTseeker und OTDBASE, sowie in CINAHL recherchiert.

Studien, welche ausschließlich die Wirksamkeit von Ergotherapie mit berufsbezogenem/arbeitstherapeutischem Schwerpunkt untersuchten, wurden an dieser Stelle nicht berücksichtigt, sondern finden sich im Evidenzkapitel ▶ Abschn. 10.4. Einarmige Vorher-Nachher-Studien ohne Kontrollgruppe wurden nicht berücksichtigt. Systematische Reviews konnten nicht identifiziert werden. Ergotherapie als vergleichsweise junge Disziplin befindet sich in einem dynamischen Entwicklungsprozess. Frühere Konzepte und Interventionsformen psychiatrischer Ergotherapie der 1980er- und 1990er-Jahre haben sich gewandelt und entsprechen nicht mehr heutigen Vorstellungen. Einbezogen in die Evidenzbewertung wurden daher Studien ab dem Jahr 2000.

Evidenzgrundlage (Suche vom 10.08.2010)

Eingeschlossen und zur Bewertung herangezogen wurden:

- 7 randomisierte und nicht-randomisierte kontrollierte Einzelstudien seit 2000 [566, 828, 847, 869–873], davon 2 aktuellere Studien, die in der Überarbeitung eingeschlossen aber nicht systematisch identifiziert und bewertet wurden [847, 872]

Aus Deutschland liegt eine randomisierte kontrollierte Studie zur **Effektivität von Ergotherapie im psychiatrischen Krankenhaus** vor [828, 869]. Die Untersuchungsstichprobe (N=216) bestand aus stationären Patienten mit den Diagnosen Schizophrenie, manische Episode, bipolare Störung, depressive Episode oder rezidivierende depressive Störung. Die Teilnehmer der Interventionsgruppe erhielten in einem Gruppensetting über 4 Wochen hinweg täglich Ergotherapie im Sinne therapeutischer Gruppenarbeit in Werkräumen. Die Intervention fand in Form einer offenen Werkgruppe statt. In einem Werkraum arbeitete jeder Patient an einem eigenen Produkt, wobei Absprachen bezüglich der Nutzung der Materialien und Werkzeuge getroffen werden mussten und Kontakt des Ergotherapeuten zu jeder Person bestand. Die Intervention dauerte im Schnitt 126 Minuten täglich. Die Teilnehmer der Kontrollgruppe erhielten im gleichen Zeitumfang Materialien zur Selbstbeschäftigung und hatten keinen Kontakt zu Ergotherapeuten. Sie erhielten allenfalls Ermunterung durch Pflegepersonal. Die Patienten beider Gruppen erhielten als Basistherapien ärztlich-psychiatrische Betreuung, Psychopharmaka, Bewegungstherapie und Gruppensingen, even-

tuell kam zusätzlich Verhaltenstherapie, IPT oder tiefenpsychologische Einzeltherapie zum Einsatz. Zusammengefasst zeigten sich in Bezug auf die untersuchten klinischen Outcome-Variablen (z. B. Kommunikabilität, Kontrollüberzeugung, Konzentration, Selbstwertgefühl, Hoffnungslosigkeit, Angst, Psychopathologie) in beiden Gruppen Verbesserungen im Verlauf der Behandlung, ohne dass jedoch signifikante Gruppenunterschiede evident wurden. Die einzige Ausnahme bildete die Variable „Kommunikabilität", die zum Messzeitpunkt 2 (von insgesamt 3) in der Ergotherapie-Gruppe signifikant besser ausfiel. Die im Rahmen der Studie erhobenen subjektiven Patienten-Bewertungen von Ergotherapie und Selbstbeschäftigung fielen über alle Diagnosegruppen signifikant positiv zugunsten der Ergotherapie aus [869]. Eine getrennte Betrachtung nach Diagnosegruppen ergab zusätzliche Effekte insbesondere bei den Patienten mit depressiven Störungen. Depressive Patienten der Ergotherapiegruppe erfuhren, basierend auf der Ergebnissen invarianter Testungen, eine signifikant stärkere Besserung der depressiven Psychopathologie als Patienten der Kontrollgruppe (Selbstbeschäftigung) und reagierten auch mit einer signifikant stärkeren Reduktion von Angst als Eigenschaft. Erwähnenswert erscheint auch, dass – allerdings diskriminanzanalytisch ermittelt – die manischen Patienten signifikant stärker von Ergotherapie profitierten als von Selbstbeschäftigung. Für Patienten mit Schizophrenie ist auf der Basis einer Diskriminanzanalyse von einer schwach signifikanten Überlegenheit der Ergotherapie auszugehen. Der Autor betont jedoch, dass diskriminanzanalytische Verfahren eher Hinweise als Beweise darstellen und daher als Richtungsanzeiger verstanden und empirisch verifiziert werden sollten [828].

Eine brasilianische Studie untersuchte, ob bei einer Subgruppe behandlungsresistenter Patienten mit Schizophrenie (N=26) der **Einsatz von Ergotherapie zusätzlich zur Pharmakotherapie** mit Clozapin zu besseren Ergebnissen führt als die ausschließliche Behandlung mit Clozapin [870]. Die Ergotherapie in der Interventionsgruppe bestand aus zwei verschiedenen Formen von Gruppenarbeit: In der einen Form (Einzelarbeit in der Gruppe) gingen die Patienten in der Gruppe jeweils selbst gewählten individuellen Aktivitäten nach und der Hauptkommunikationspartner war der Therapeut, bei der anderen Form hingegen wurde eine gemeinsame Aktivität ausgeführt und die Interaktion der Gruppenmitglieder nahm einen hohen Stellenwert ein (Gruppenarbeit). Anhand der Effektstärken, die auf Basis der Scale for Interactive Observation in Occupational Therapy (EOITO) berechnet wurden, zeigte sich, dass die Patienten kontinuierlich über den gesamten Beobachtungszeitraum von sechs Monaten hinweg von der ergotherapeutischen Intervention profitierten. Die größten Effektstärken zeigten sich gegen Ende der Intervention und in Bezug auf die EOITO-Items zur Handlungsperformanz und den persönlichen Beziehungen. Die signifikante Überlegenheit einer zusätzlich zur Pharmakotherapie stattfindenden Ergotherapie gegenüber reiner medikamentöser Behandlung mit Clozapin konnte somit für die Gruppe der behandlungsresistenten Patienten mit Schizophrenie bestätigt werden. Bei der Interpretation dieser Befunde ist die kleine initiale Stichprobengröße (N=26) zu berücksichtigen, die sich durch eine hohe Studienabbruchrate noch auf 19 Patienten reduzierte, die die Intervention tatsächlich beendeten, sowie die Abwesenheit einer aktiven Kontrollgruppe. Zudem ist die Verwendung der Skala EOITO in Frage zu stellen, da diese nicht ausreichend validiert ist und bei den Kontrollpatienten nur eingeschränkt zur Anwendung kommen kann.

Längle et al. [566] untersuchten in einer randomisierten, kontrollierten multizentrischen Studie die Frage, ob (teil-)stationäre **arbeitstherapeutische Maßnahmen gegenüber einer nicht arbeitsweltorientierten ergotherapeutischen Behandlung** bei postakuten (teil-)stationären Patienten mit einer Schizophrenie eine überlegene Wirkung aufweisen (▶ Abschn. 10.4). Die Experimentalgruppe in der vier Wochen dauernden Intervention bestand aus Teilneh-

mern von fünf Kliniken mit jeweils verschiedenen arbeitstherapeutischen Modellen. Die Teilnehmer der Vergleichsgruppe erhielten im Rahmen von kreativitätsorientierter Ergotherapie im Gruppensetting die Möglichkeit zum freien Gestalten mit verschiedenen frei wählbaren Materialien (ausdruckszentrierte Methode). In Bezug auf den Ergebnisparameter Lernfähigkeit zeigte sich die kreativitätsorientierte Ergotherapie der Arbeitstherapie überlegen, bezogen auf Kommunikation, Anpassungsfähigkeit und kognitive Leistungsgeschwindigkeit ergaben sich keine Intergruppenunterschiede. Letzteres galt auch bezüglich des allgemeinen Funktionsniveaus, der Psychopathologie, der Lebensqualität, der krankheitsspezifischen Selbstwirksamkeitsüberzeugung, des Erlangens einer kompetitiven oder beschützten Arbeit sowie der Kosten künftiger psychiatrischer Behandlung [566]. In einer 89 Patienten einschließenden 2-Jahres-Katamnese zeigten sich – übereinstimmend mit den Ergebnissen direkt zu Studienende – weder hinsichtlich der Arbeitsmarktintegration noch hinsichtlich des Funktionsniveaus oder der Psychopathologie signifikante Unterschiede zwischen Experimental- und Vergleichsgruppe [606]. Auch hinsichtlich der Inanspruchnahme von psychiatrischen Leistungen und damit der Versorgungskosten im 2-Jahres-Zeitraum nach Studienende zeigten sich keine Unterschiede zwischen (teil-)stationärer Arbeitstherapie und kreativitätsorientierter Ergotherapie [606].

Cook et al. [871] untersuchten anhand einer Stichprobe von Patienten mit eine Psychose (N=44) die Effektivität einer **um Ergotherapie ergänzten gemeindepsychiatrischen Teambehandlung (CMHT)** im Vergleich zur Teambehandlung ohne Ergotherapie (TAU). Die ergotherapeutische Intervention erstreckte sich über 12 Monate, wobei die Anzahl der Sitzungen individuell auf jeden Teilnehmer zugeschnitten war. Zunächst erfolgte im Rahmen der Intervention eine Erhebung der tätigkeitsbezogenen Vorgeschichte, Präferenzen und Schwierigkeiten des Patienten, woraufhin individuelle Ziele der Behandlung festgelegt und ein individuell zugeschnittenes Therapieprogramm erarbeitet wurden. Zu diesem gehörte die Beschäftigung des Patienten mit sinnerfüllten Tätigkeiten, das Vermitteln spezifischer hierfür notwendiger Fertigkeiten, die Ermutigung zu eigenständigen Handlungsinitiativen sowie zum Suchen von Unterstützung und auch die Aufklärung über die Auswirkungen sinnerfüllter Tätigkeiten. In der Behandlung unter Einschluss von Ergotherapie wie auch unter der Kontrollbedingung verbesserten sich das soziale Funktionsniveau und die Negativsymptomatik der Patienten im Verlauf der Studie signifikant, ohne dass jedoch signifikante Gruppenunterschiede evident wurden. Bezüglich der Funktionsniveau-Subskalen „Beziehungen", „Unabhängigkeit" und „Erholung" verbesserte sich das Funktionsniveau in der Ergotherapie-Gruppe im Zeitverlauf signifikant, in der Kontrollgruppe hingegen nicht [871]. Für die Interpretation der Befunde ist bedeutsam, dass die Studie als Pilotstudie konzipiert war und daher nicht genügend statistische Power für die Berechnung statistisch signifikanter Gruppenunterschiede aufwies.

Duncombe [873] untersuchte in einer quasi-experimentellen Studie, ob in Bezug auf das **Erlernen des Kochens als Aktivität des täglichen Lebens** bei Patienten mit Schizophrenie (N=44) relevant ist, wo das entsprechende Fertigkeitentraining stattfindet. Patienten des einen Studienarmes erhielten drei Einheiten eines Koch-Trainings in der Klinik, die Patienten des anderen Studienarmes erhielten das Training daheim. In beiden Gruppen trat ein signifikanter Lerneffekt durch das Training ein, signifikante Unterschiede der Koch-Fähigkeiten in beiden gab es jedoch nicht [873].

Eine weitere Ergotherapie-Intervention für einen stationären Bereich wurde in Japan evaluiert [847]. Es handelte sich um eine Form von Früh-Ergotherapie für Patienten mit akuter Schizophrenie, die in einer kontrollierten Studie (N=46) in einem Universitätsklinikum untersucht wurde. Die Teilnehmer wurden entsprechend des Monats ihrer Klinikaufnahme der Interventionsgruppe oder der Kontrollgruppe zugewiesen. Die Früh-Ergotherapie begann immer unmittelbar nach der Aufnahme und fand in Form einer Einzeltherapie mit überwiegend nonverbalen, handlungsorientierten Elementen statt. Die Patienten in der Kontrollgruppe erhielten die reguläre Behandlung ohne Früh-Ergotherapie. Primärer Endpunkt war die Zunahme unabhängig durchgeführter Aktivitäten des täglichen Lebens, gemessen mit dem Functional Independence Measure (FIM) [874]. Die Patienten in beiden Gruppen zeigten drei Monate nach der Aufnahme verbesserte FIM-Werte, während diese in der Interventionsgruppe signifikant höher waren (■ Tab. 11.19).

Foruzandeh und Parvin [872] untersuchten im Rahmen eines zweiarmigen RCTs (N=60) die **Wirksamkeit von Ergotherapie im Sinne von „Gruppenarbeit in Werkräumen"** mit an Schizophrenie erkrankten Patienten in einer iranischen stationären Einrichtung. Die Ergotherapie in der oben genannten Form wurde in der Interventionsgruppe jeweils 18 Stunden pro Woche (6 Tage pro Woche, jeweils 3 Stunden) für die Dauer von 6 Monaten durchgeführt. SANS und SAPS wurden zu Beginn und nach 6 Monaten durchgeführt. Die Ergotherapie-Gruppe zeigte nach 6 Monaten eine signifikante Verbesserung der Gesamt-Scores für SANS und SAPS, die Kontrollgruppe (TAU, ohne Ergotherapie) zeigte keine signifikante Verbesserung [872].

11.4.3 Von der Evidenz zur Empfehlung

■ **Zusammenfassende Bewertung**

In Übereinstimmung mit anderen Autoren [830, 844] ist auf Basis derzeit vorliegender Evidenz festzustellen, dass größere aussagekräftige, kontrollierte Studien zur Wirksamkeit psychiatrischer Ergotherapie und ihrer Behandlungsverfahren bislang nicht vorhanden sind. Viele Studien haben sehr kleine Stichprobenumfänge und sind in ihren abschließenden Aussagen deshalb kaum zu verallgemeinern. Problematisch ist auch die Tatsache, dass es nur wenige Outcome-Parameter gibt, die in mehreren Studien übereinstimmend untersucht

Tab. 11.19 Effekte von Ergotherapie aus Einzelstudien

	Cook. 2009	Reuster 2002/2006	Buchain 2003	Längle 2006	Duncombe 2004	Tanaka et al. 2014	Foruzandeh und Parvin 2013
Vergleichsgruppen	CMHT + ET vs. CMHT allein	Kompetenz-zentrierte ET vs. Selbstbeschäfti-gung	Clozapin + ET vs. Clozapin allein	Ausdrucks-zentrierte ET vs. Arbeits-therapie	Koch-Fertigkeiten-Training in Klinik vs. zuhause	Früh-ET vs. TAU	Gruppenbehandlung mit handwerklicher ET vs. TAU (ohne Ergotherapie)
Zufriedenheit und Lebensqualität							
↑ Lebensqualität				~			
↑ Patientenzufriedenheit	+						
Merkmale sozialer Inklusion/Exklusion							
↑ Soz. Funktionsniveau	~			~		++ (ADL)	
↑ Kommunikabilität		++ (in einem von 3 Messpunkten)		~			
↑ Anpassungsfähigkeit				~			
↑ Erlangen kompetitiver/ beschützter Arbeit				~			
Krankheitsassoziierte Merkmale, psychologische Parameter und andere							
↓ Psychopathologie		~ (Gesamtgruppe) ++ (depressive Subgruppe)		~			++
↓ Negativsymptomatik	~						++
↑ Klinische Outcomes allgemein	(+)		++ (Basis: EOITO-Summenscore)				

(Fortsetzung)

◻ Tab. 11.19 (Fortsetzung)

	Cook. 2009	Reuster 2002/2006	Buchain 2003	Längle 2006	Duncombe 2004	Tanaka et al. 2014	Foruzandeh und Parvin 2013
Vergleichsgruppen	CMHT + ET vs. CMHT allein	Kompetenz-zentrierte ET vs. Selbstbeschäfti-gung	Clozapin + ET vs. Clozapin allein	Ausdrucks-zentrierte ET vs. Arbeits-therapie	Koch-Fertigkeiten-Training in Klinik vs. zuhause	Früh-ET vs. TAU	Gruppenbehandlung mit handwerklicher ET vs. TAU (ohne Ergotherapie)
↓ Angstsymptome		~ (Gesamtgruppe) ++ (depressive Subgruppe)					
↑ Kognitive Leistungsge-schwindigkeit				~			
↑ Konzentration	~						
↑ Lernfähigkeit				+			
↑ Selbstwirksamkeits-/ Kontrollüberzeugung	~			~			
↑ Selbstwertgefühl	~						
↓ Hoffnungslosigkeit	~						
Koch-Fähigkeiten					~		
Umsetzung von Fertigkeiten						++ (ADL)	
Kosteneffektivität							
Kostensenkung künftiger psychiatrischer Leistungen				~			

Erläuterungen: ++ signifikanter Vorteil in der Interventionsgruppe im Gegensatz zu den anderen Gruppen insgesamt; + tendenzielle Überlegenheit ohne signifi-kanten Unterschied in der Interventionsgruppe gegenüber den anderen Gruppen insgesamt; ~ Ergebnisse vergleichbar in allen Gruppen; ↓ Reduktion, ↑ Erhöhung; ET Ergotherapie; CMHT Community Mental Health Teams; ADL Aktivitäten des täglichen Leben; EOITO Scale for Interactive Observation in Occupational Therapy

wurden. Auch variierten die ergotherapeutischen Verfahren, die in den einzelnen Studien untersucht wurden, teilweise stark. Mehrere Studien erbrachten keine Vorteile einer zusätzlich zur Standardbehandlung durchgeführten Ergotherapie (während eines Klinikaufenthaltes bzw. während gemeindepsychiatrischer Behandlung) bezüglich sozialem Funktionsniveau, Negativsymptomatik, Psychopathologie und Arbeitsfähigkeit.

Neben vielen meist wenig empirisch untersuchten Ansätzen gehören zum Spektrum der in der Ergotherapie eingesetzten Verfahren auch Ansätze mit höherer Evidenz, wie Verhaltensaktivierung (Behavioral Activation, BA) oder die Förderung körperlicher Aktivität. Diese Ansätze wurden zwar nicht innerhalb der Ergotherapie entwickelt, stehen jedoch mit der ergotherapeutischen Sicht auf Betätigung als eine wesentliche Voraussetzung für Gesundheit in Einklang. Sie können von unterschiedlichen Berufsgruppen durchgeführt werden und kommen deshalb auch innerhalb der Ergotherapie zum Einsatz.

Weitere Forschung auf dem Niveau randomisierter kontrollierter Studien mit größeren Stichproben zur Wirksamkeit von Ergotherapie und ihren Methoden ist notwendig, um die Hinweise auf positive Wirkungen ergotherapeutischer Interventionen, die sich in den geannnten kleineren Studien schon gezeigt haben, zu bestätigen.

Künftige Evaluationsstudien müssen auch berücksichtigen, dass ergotherapeutische Interventionen komplexe Maßnahmen sind. Sie sollten daher auf der Grundlage von Evaluationsleitfäden für komplexe Interventionen geplant werden [875, 876]. Die derzeitige Entwicklung von Ergotherapie-Manualen [840, 863, 864] stellt eine wichtige Voraussetzung zur Durchführung künftiger Evaluationsstudien dar.

Zudem sollte die möglicherweise unterschiedliche Wirksamkeit von ergotherapeutischen Ansätzen während stationärer Behandlung im artifiziellen Klinikumfeld im Vergleich zur eher praxisorientierten ergotherapeutischen Behandlung im sozialen Umfeld untersucht werden.

> **Empfehlung 30 (2012):**
> Ergotherapeutische Interventionen sollten bei Menschen mit schweren psychischen Erkrankungen im Rahmen eines Gesamtbehandlungsplanes und orientiert an den individuellen Bedürfnissen und Präferenzen des Patienten angeboten werden.
> **Empfehlungsgrad B, Evidenzebene: Ib**
> Ergebnis der Abstimmung: starker Konsens (24.01.2011)

Hinweis: Der Empfehlungsgrad dieser Empfehlung in Bezug auf die angegebene Evidenzebene wurde herabgestuft, da die Studienlage nicht einheitlich genug war, um eine starke Empfehlung zu rechtfertigen.

11.5 Evidenzkapitel: Bewegungs- und Sporttherapien

11.5.1 Hintergrund

Der Einsatz körper- und bewegungsbezogener Maßnahmen zur Vorbeugung und Heilung von Krankheiten hat eine lange Tradition, die bis in die vorchristliche Zeit zurückgeht. Neben den körperlichen Wirkungen werden dabei seit jeher – entsprechend der Vorstellung eines Zusammenhanges zwischen einem gesunden Körper und einem gesunden Geist – auch psychische Veränderungen postuliert [877]. Für den Bereich der psychischen Erkrankungen ist die Anwendung von Maßnahmen der Bewegungsförderung bereits seit der Antike bekannt. Seit circa 50 Jahren gehört in Deutschland ein weites Spektrum unterschiedlicher Bewegungs- und Sporttherapien zur ambulanten und stationären Standardbehandlung bei vielen psychischen Erkrankungen [786].

Bewegungs- und Sporttherapie - In Anlehnung an eine Definition des Deutschen Verbands für Gesundheitssport und Sporttherapie e. V. (DVGS) soll Bewegungs- und Sporttherapie in dieser Leitlinie als „ärztlich indizierte und verordnete Bewegung mit verhaltensorientierten Komponenten" verstanden werden, „die vom Therapeuten geplant und dosiert

[…] mit dem Patienten alleine oder in der Gruppe durchgeführt wird". *(Definition vom Deutschen Verband für Gesundheitssport und Sporttherapie e. V. (DVGS),* ▶ *www.dvgs.de)*

Die Bewegungstherapie bei psychischen Störungen hat mehrere Wurzeln und aufgrund dessen auch unterschiedliche Schwerpunkte sowie eine **große Spannbreite**. Sie bezieht ihre Impulse aus der traditionellen Krankengymnastik, der Körperbildung, der Rhythmik und Bewegungskunst, der Leibphänomenologie, der anthropologischen Psychiatrie, der Psychotherapie und nicht zuletzt aus den Sportwissenschaften [878]. Zur groben Orientierung lässt sich die Bandbreite der Verfahren nach Hölter [879] auf einem **Kontinuum** zwischen den beiden Polen **Physiotherapie und Psychotherapie** darstellen [879] (◧ Abb. 11.1). In der Nähe von Physiotherapie werden dabei die Verfahren angeordnet, die von ihrem Anspruch her traditionell den Schwerpunkt auf die Beeinflussung körperlicher Zustände legen (somatisch-funktioneller Fokus). Als Beispiel kann die Sporttherapie genannt werden. In der Nähe des Pols Psychotherapie lassen sich dagegen solche Verfahren verorten, bei denen Bewegung primär auf eine psychische Beeinflussung abzielt (psychotherapeutisch akzentuierter Fokus). Beispiele hierfür sind die Integrative und die Konzentrative Bewegungstherapie. Schließlich gibt es in der Mitte der beiden Pole die Verfahren, die körperliche und psychische Veränderungen zum Ziel haben. Diese lassen sich durch einen edukativ-psychosozialen Fokus charakterisieren. Beispiele für Verfahren mit edukativ-psychosozialem Fokus sind die Kommunikative Bewegungstherapie oder die Mototherapie.

Die grobe **Systematisierung** in somatisch-funktionell, psychotherapeutisch und edukativ-psychosozial ausgerichtete Verfahren soll jedoch nicht darüber hinwegtäuschen, dass in der praktischen Anwendung eindeutige Abgrenzungen oft schwierig sind. Dies liegt daran, dass trotz einer bestimmten Schwerpunktsetzung bewegungstherapeutische Ansätze in ihrer Verfahrens- und Wirkungsweise mehrdimensional sind [880]. So ist zum Beispiel unbestritten, dass der Sporttherapie mehrere und

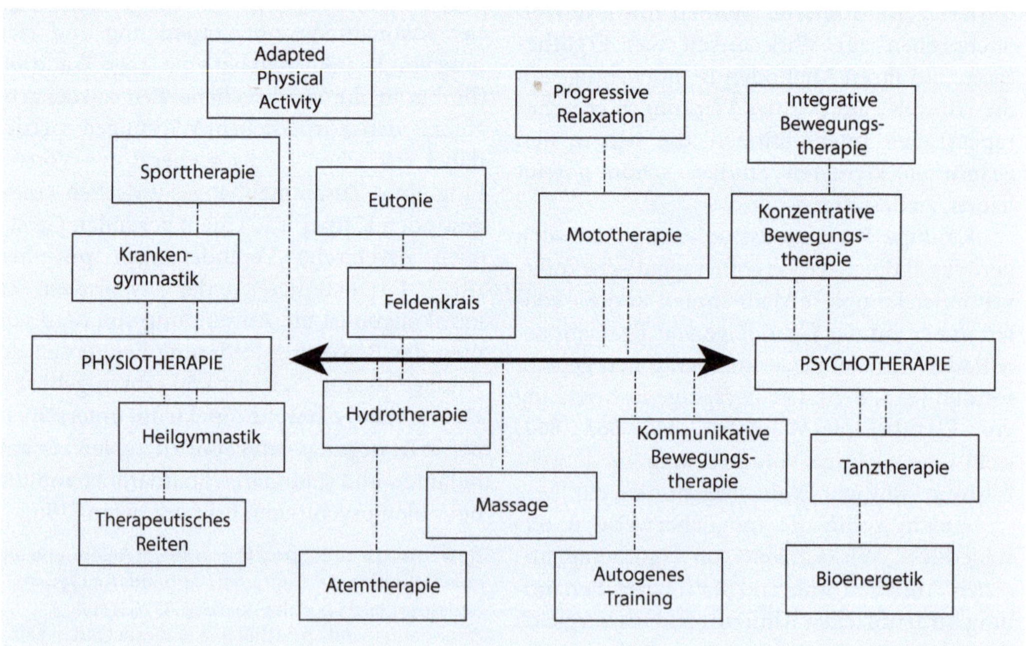

◧ **Abb. 11.1**   Körper- und bewegungsorientierte Verfahren in der Psychiatrie – eine Auswahl (modifiziert nach Hölter [879])

durchaus auch psychosoziale Dimensionen zugrunde liegen [881–883]. Der fachliche Hintergrund des Therapeuten entscheidet stark darüber, inwieweit und wie flexibel die Bewegungstherapie gezielt verschiedene therapeutische Dimensionen ansprechen kann.

Mit den sporttherapeutischen, den körperpsychotherapeutischen sowie den edukativ-psychosozialen Verfahren sollen im Folgenden drei für die psychiatrische Bewegungstherapie sehr **zentrale Ansätze** näher charakterisiert werden. Eine umfassende Beschreibung der jeweiligen Methoden kann an dieser Stelle nicht geleistet werden, da die meisten über eigene Lehrbücher und/oder oft mehrjährige Ausbildungen verfügen bzw. verlangen [882, 883].

- **Sporttherapeutische Verfahren:** Hierunter werden die Methoden verstanden, die mit Aspekten des Sports in erster Linie die Funktionalität des Körpers ansprechen. Unterscheiden lassen sich Ausdauertraining (z. B. Jogging, Walking, Nordic Walking), Kraft- bzw. Muskeltraining, Gymnastiken oder Sportspiele (Badminton, Volleyball etc.). In der Behandlung von Menschen mit psychischen Erkrankungen, insbesondere bei Menschen mit depressiven Störungen, findet vor allem das Ausdauertraining Anwendung. Ihm wird – stärker als anderen sporttherapeutischen Verfahren – das Potenzial zugesprochen, über physiologische Wirkmechanismen (Abschn. zu Wirkmechanismen von Bewegung) die Abmilderung psychopathologischer Symptome zu erreichen. Der Einsatz sporttherapeutischer Verfahren erfolgt jedoch häufig auch im Sinne allgemeiner Aktivierung der Patienten [879], gerade vor dem Hintergrund der erkrankungsbedingt erhöhten Inaktivität [882, 883]. In der englischsprachigen Literatur wird zumeist der Begriff Exercise für diese Gruppe von Verfahren verwendet, was auf den Übungs- bzw. Trainingscharakter der Interventionen verweist.
- **Körperpsychotherapeutische Verfahren:** Diese Verfahren (in der englischsprachigen

Literatur bezeichnet mit Body Psychotherapy, Body oriented Psychotherapy bzw. Body oriented Psychological Therapy) sind psychologisch fundiert und setzen Bewegung gezielt als Medium der Psychotherapie ein. Beispielhaft kann die Integrative Bewegungstherapie, die Konzentrative Bewegungstherapie oder die Tanztherapie genannt werden. Die Tanztherapie ist Körperpsychotherapie und künstlerische Therapieform in gleicher Weise. Deshalb ist sie mit ihren künstlerisch-ästhetischen Dimensionen und den damit verbundenen Wirkweisen in ▶ Abschn. 11.3 dargestellt. Zugrunde liegt allen körperpsychotherapeutischen Einzelverfahren die Annahme, dass Körper und Psyche eine untrennbare Einheit bilden. Es wird davon ausgegangen, dass in Situationen, die durch Handlung und Erleben gekennzeichnet sind, Probleme hautnah und offensichtlich zutage treten, sodass sie erlebbar und damit auch bearbeitbar werden [879, 882]. Entsprechende Problemlagen beziehen sich häufig auf psychotherapeutische Grundthemen wie etwa Bindung und Lösung, Vertrauen und Misstrauen, Nähe und Distanz, Aktivität und Passivität etc. Durch gezielte Bewegungsbeobachtungen kann der Therapeut auf Probleme aufmerksam machen sowie die verbale Bearbeitung von Problemlagen vorbereiten und begleiten. Insgesamt wird primär mittels körperlicher Übungen, körperlicher Berührungen und Körperachtsamkeit/Körperwahrnehmung gearbeitet. Das Erleben während des Therapieprozesses steht im Fokus der Aufmerksamkeit [882, 883]. In körperorientierten Psychotherapien wird ein ganz eigener Beitrag zur Behandlung psychischer Störungen gesehen und zwar insbesondere bei solchen Krankheitsbildern, die mit Verzerrungen des Körperbildes und anderer körperbezogener Psychopathologie einhergehen (bei Leibeserlebensstörungen wie etwa körperlichen Illusionen, Halluzinationen, Depersonalisierungssymptomen) [884].

– **Edukativ-psychosoziale Verfahren:**
Hierunter sollen all die Methoden verstanden werden, bei denen Bewegung in einem erlebniszentrierten Sinne eingesetzt wird. Ziel ist es, über das Medium der Bewegung ein soziales Lernfeld für die Patienten herzustellen. In erster Linie sollen Gruppen- und Kommunikationsprozesse nonverbaler und verbaler Art initiiert werden, um das Sozialverhalten zu schulen. Freude an der gemeinsamen Aktivität hat dabei einen hohen Stellenwert. Bestandteil vieler entsprechender Programme sind Spiele verschiedener Ausprägungen, so etwa kooperative Spiele (Spiele mit einer gemeinsam zu lösenden Aufgabe) oder kleine Spiele (Spiele ohne großen Aufwand).

■ **Bedeutung von Bewegung in der Behandlung psychischer Störungen**

Bevor im Folgenden detailliert auf die therapeutischen Effekte von Bewegungstherapie eingegangen wird, muss zumindest erwähnt werden, dass die unten geschilderten bewegungstherapeutischen Maßnahmen immer zugleich auch einen diagnostischen Aspekt haben können. Einschränkungen der Körperwahrnehmung und der Koordinationsfähigkeit können ebenso wie unerwünschte Medikamentenwirkungen im Rahmen der Bewegungstherapie leicht erkannt werden. Mangelndes Selbstvertrauen wird ebenso deutlich wie geringe Frustrationstoleranz, ein fehlendes Bewusstsein für die eigenen Leistungsgrenzen, Störungen der sozialen Interaktion oder ein problematischer Umgang mit Aggressionen. Für eine zielgerichtete Therapieplanung ist diese **multiprofessionelle Diagnostik** von großer Bedeutung.

Im Hinblick auf Therapiemaßnahmen wird in der Fachliteratur im Zusammenhang mit der Bedeutung von Bewegung bei psychischen Erkrankungen immer von einer sogenannten **Two Route Strategy** gesprochen [786]. Dies bedeutet, dass körperliche Aktivität die Lebensqualität von Menschen mit psychischen Erkrankungen auf zwei Wegen verbessern kann: über die Verbesserung der körperlichen Gesundheit und über die Abmilderung der psychischen und somit auch sozialen Behinderung [885].

Dass die Verbesserung der körperlichen Gesundheit allein schon als ein bedeutendes Ziel für die Behandlung psychisch kranker Menschen wahrgenommen werden sollte, wird durch epidemiologische Daten aufgezeigt: Menschen mit schweren psychischen Erkrankungen sind in signifikant geringerem Maße körperlich aktiv als die Normalbevölkerung [886–888]. Aus diesem Grund ist auch ihr Risiko für Erkrankungen hoch, welche mit körperlicher Inaktivität verbunden sind (▶ Abschn. 11.6). Die Integration körperlichen Trainings in multimodale Behandlungskonzepte erscheint bereits vor diesem Hintergrund sinnvoll.

Im Folgenden werden einige Erklärungsansätze für psychische Effekte von Bewegungen wiedergegeben.

■ **Wirkmechanismen von Bewegung**

Erklärungsansätze für psychische Effekte von Bewegungen lassen sich grob in physiologische und psychologische Erklärungsansätze differenzieren [786]. Die im Einzelnen vermuteten Wirkmechanismen sind sehr vielfältig und können daher im vorliegenden Beitrag nur umrissen werden. Bei den **physiologischen Erklärungsansätzen** gibt es zunächst die These, dass bestimmte motorische Tätigkeiten – und hier insbesondere das Ausdauertraining – den Endorphinspiegel sowie die Ausschüttung von Botenstoffen wie Noradrenalin, Serotonin und Dopamin erhöhen. Da depressive Zustände mit einem Mangel an diesen Substanzen in Verbindung gebracht werden, sollte gerade bei depressiven Patienten durch Ausdauertraining eine Stimmungsaufhellung erreichbar sein [877]. Weitere mögliche Effekte von Sporttraining auf psychische Störungen werden folgend in ▢ Tab. 11.20 überblicksartig dargestellt. Der Einfachheit halber wird lediglich eine Unterteilung in biologische und psychologische Wirkungen aufgezeigt.

☐ Tab. 11.20 Biologische und psychologische Effekte von Sporttraining im Überblick (modifiziert nach Oertel-Knoechel 2015) [889]

Sportliches Training	
Biologische Effekte	**Psychologische Effekte**
Kardiovaskulär - Aerobe Kapazität, Atmung, Herzrate - Blutdruck, Herz-Minuten-Volumen - Größe des Herzens	**Symptome** - Depressive Symptome, Angst - Selbstkonzept, Stress-Management - Kontrollüberzeugung, mentales Befinden
Stoffwechsel - Gewicht, Glukose, Cholesterol - Kortisol, Lipoproteine, Insulin-Produktion	**Kognitive Leistungsfähigkeit** - Exekutive Funktionen, kognitive Flexibilität - Informationsverarbeitung, selektive Aufmerksamkeit - Visuelles Gedächtnis, Arbeitsgedächtnis
Immunsystem - Infektionsrisiko, Risiko von Autoimmunerkrankungen	**Psychosoziale Effekte** - Soziale Kontakte, soziale Kompetenzen, Beziehungsaufbau
Hirnphysiologie/-morphometrie - Zerebraler Blutfluss, hippocampales Volumen	**Erläuterung:** BDNF Brain-derived Neurotrophic Factor; VEGF Vascular Endothelial Growth Factor; MAP Mitogen-activated Protein; ERK Extracellular Signal-regulated Protein Kinase; IGF-1 = Insulin-like Growth Factor 1
Neurobiologisch - Durchblutung, Neurogenese, neuronale Wiederaufnahme - Wachstumsfaktoren (VEGF, BDNF), Endorphine - Interleukine, MAP, ERK, IGF-1	

Neben diesen unmittelbaren Effekten auf biochemischer Grundlage wird auch vermutet, dass Ausdauertraining über eine Verbesserung der kardiovaskulären Funktionen zu einem erhöhten Wohlbefinden und besserem Stressmanagement führt oder dass über die nach sportlicher Betätigung geringere allgemeine Muskelspannung ein Entspannungszustand auch auf psychischer Ebene erfolgt. **Psychologische Erklärungsansätze** für psychische Veränderungen aufgrund von Bewegung rekurrieren häufig auf lerntheoretische, aktivierungstheoretische, motivations-theoretische und handlungstheoretische Prinzipien. Mit Hilfe gezielter Bewegungsmaßnahmen ließen sich bestimmte psychische Funktionen wie z. B. Wahrnehmung, Konzentration und Motivation verbessern. Ein zweiter psychologischer Erklärungsansatz geht von Veränderungen des

Selbstmodells aus. So könne beispielsweise die subjektive Bewertung der eigenen Trainingsleistung Gefühle der Stressbewältigung und der erhöhten Selbstwirksamkeit auslösen. Gelernte Hilflosigkeit könne somit abgebaut werden.

11.5.2 Internationale Evidenz

■ **Ergebnisse der Recherche**

Im Fokus der durchgeführten Recherche lag in Fortführung der Systematik aus der ersten Auflage dieser Leitlinie die Suche nach Wirksamkeitsstudien zu den drei vorgestellten Verfahrensgruppen: sporttherapeutische Verfahren, körperpsychotherapeutische Verfahren und edukativ-psychosoziale Verfahren. In Anlehnung an die eingangs verwendete Definition des Deutschen Verbands für Gesundheitssport und Sporttherapie und um einen nicht zu breiten Begriff von Bewegungs- und Sporttherapie zu verwenden, wurden rein bzw. primär entspannungszentrierte Verfahren – wie etwa Autogenes Training – nicht berücksichtigt.

Die eingesetzten Bewegungs- und Sporttherapien wurden in der Regel als zusätzliche Behandlungsform im Rahmen der herkömmlichen psychiatrischen Behandlung oder gegenüber einer Wartegruppe untersucht. Vorrangig beziehen die eingeschlossenen Studien Patienten mit schizophrenen Erkrankungen ein, wobei zusätzlich auch Populationen mit anderen (schweren) psychischen Störungen Berücksichtigung finden.

> **Evidenzgrundlage**
>
> Eingeschlossen und zur Bewertung herangezogen wurden:
> - 6 Übersichtsarbeiten unter Einschluss von Patienten mit einer Erkrankung aus dem schizophrenen Formenkreis
> - 1 Übersichtsarbeit unter Einschluss von Patienten mit einer depressiven Erkrankung
> - 1 Übersichtsarbeit unter Einschluss von Patienten mit einer Angsterkrankung
> - 9 zusätzliche randomisierte kontrollierte Studien unter Einschluss von Patienten mit einer Erkrankung aus dem schizophrenen Formenkreis
> - 6 zusätzliche randomisierte kontrollierte Studien unter Einschluss von Patienten mit einer depressiven Erkrankung
>
> Zusätzlich wurden 2 weitere RCTs nach Abschluss der systematischen Recherche identifiziert. Die Ergebnisse der vorliegenden angrenzenden Leitlinien können eher einer Orientierung dienen, da die hierin erfolgte Suche, insbesondere unter Berücksichtigung der Zielgruppe, von der dieser Leitlinie zu Grunde liegenden deutlich abwich.

■ a) Aggregierte Evidenz
Leitlinien

Die Autoren der **S3-Leitlinie/NVL Unipolare Depression** verweisen auf eine Vielzahl von Publikationen unterschiedlicher Qualität, in denen der Einfluss von körperlichem Training auf die Stimmung und depressive Symptomatik untersucht wurde. Insgesamt bestehen laut Autoren methodische Probleme bei der Untersuchung von Bewegung bei Depression u. a. darin, dass eine Verblindung hinsichtlich der körperlichen Aktivität kaum möglich und eine Kontrolle der Bewegung im Alltag außerhalb der Intervention schwierig ist. Die meisten Metaanalysen würden große Heterogenitäten der Studien aufweisen. Viele Studien seien recht klein und generierten die Probanden nicht aus klinischen Kollektiven. Auch ist laut Autoren mit einem Publikationsbias zu rechnen. Formal liegt laut Autoren ein Evidenzgrad A (mehrere Metaanalysen) vor. Da die Ergebnisse jedoch eine deutliche Heterogenität aufweisen und nicht ausreichend Studien sehr hoher Qualität vorliegen, die diese Aussage unterstützen, sei die Evidenzlage noch vorläufig und als geringer zu bewerten. Patienten mit einer depressiven Störung und ohne Kontraindikation für körperliche Belastungen sollte demnach die Durchführung eines strukturierten und supervidierten körperlichen Trainings empfohlen werden **(Empfehlungsstärke B)** [4].

Unter anderem stützen sich die Autoren auf die derzeit aktuellste Arbeit von Sportinterventionen bei Depressionen der Cochrane Collaboration, die in einer Metaanalyse 35 RCTs mit über 1300 Probanden zusammenfasst [890]. Untersucht wurden darin depressive Personen (definiert durch klinische Interviews oder durch Cut-Off-Werte in Selbst- oder Fremdbeurteilungsskalen), unabhängig vom Schweregrad (Ausschluss bei Dysthymie). Die Interventionen entsprachen den Definitionen für körperliches Training des American College of Sports Medicine (ACSM) und beinhalteten Gehen, Laufen (auch Laufband), Fahrradfahren (auch Ergometer), Tanzen, Rudern und Krafttraining. Die eingeschlossenen RCTs wiesen Kontrollgruppen mit einer Warteliste, Placebo- oder Standardintervention, einer sonstigen Intervention oder Bewegungstherapie als Zusatzintervention auf. Weitere Behandlungsarme (Pharmakotherapie, Psychotherapie oder alternative Verfahren) waren möglich. Die Dauer der Therapien variierte zwischen 10 Tagen und 16 Wochen. Die Autoren ermittelten eine moderate Effektstärke (SMD: −0,62 [95 Prozent CI: −0,81 bis −0,42], p<0,00001) für die Wirksamkeit von körperlichem Training auf depressive Symptome. Allerdings bestand eine erhebliche Heterogenität. Unter ausschließlicher Berücksichtigung von Studien dieser Metaanalyse, bei denen die Diagnose einer Depression anhand klinischer Kriterien gestellt wurde (k=23, N=967), wurde ebenfalls eine moderate Effektstärke von −0,57 ([95 Prozent CI: −0,81 bis −0,32], p<0,00001) bei moderater Heterogenität ermittelt. Wurden Studien betrachtet, die Langzeitdaten berichteten (k=8, N=377), ergab sich eine geringere Effektstärke von −0,33 bei moderater Heterogenität. Bei einer Auswertung von Studien besonders hoher Qualität, die kombiniert einen verdeckten randomisierten Studieneinschluss, eine Intention-To-Treat-Analyse und eine verblindete Auswertung beinhalteten (k=6, N=464), blieb die Effektstärke unter 0,2 und unterhalb der Signifikanzschwelle.

Unklar bleibt laut Autoren, welche Art von körperlichem Training am effektivsten ist. Die meisten Untersuchungen lägen zu aerobem Ausdauertraining vor. Subgruppenauswertungen zeigten höhere Effektstärken bei Krafttraining oder einer Mischung aus Kraft- und Ausdauertraining. Eindeutige Aussagen zu optimaler Art, Dauer und Intensität des körperlichen Trainings könnten anhand der Datenlage nicht gegeben werden. Andere Formen regelmäßiger körperlicher Aktivität wie Thai Chi oder Qigong scheinen ebenfalls positive Effekte auf depressive Symptome aufzuweisen [890].

Bislang liegen keine Studien mit hoher methodischer Qualität vor, die den **Effekt des Sports bzw. der Bewegung bei der Behandlung der Bipolaren Störung** untersucht haben [1].

In der S3-Leitlinie zur **Behandlung von Angststörungen** wird im Rahmen eines Expertenkonsenses Sport in Form eines Ausdauertrainings bei Panikstörung und Agoraphobie als adjunktive Therapie zur Standardbehandlung empfohlen. Insgesamt wird eingeschätzt, dass für Sport lediglich limitierte Evidenz hinsichtlich spezifischer Effekte existiere [29].

In der aktuellen **NICE-Leitlinie zur Behandlung der Schizophrenie (2014)** fokussieren die Autoren auf die Effektivität von Interventionen, die durch Steigerung körperlicher Aktivität, Gewichtsreduktion, Ernährungsumstellung und Reduktion des Nikotinkonsums auf die Förderung der körperlichen Gesundheit zielen. Betrachtet wird insbesondere die Effektivität von Interventionen, die auf der Basis von Information, Anleitung und Psychoedukation auf eine entsprechende Verhaltensänderung zielen. Acht Studien beinhalten dabei ein körperliches Training (aerobisches Training, Pedometer, Bewegungstherapie, Yoga). Die Autoren schlussfolgern, dass die bisherige Evidenz hinsichtlich der Wirksamkeit aktivierender Interventionen durch Bewegung und Sport auf Gewichtsreduktion, Lebensqualität und gesteigerter körperlicher Aktivität nicht überzeugend ist. Allerdings gebe es laut Autoren Evidenz von geringer Qualität dafür, dass eine Kombination von körperlicher Aktivierung und Ernährungsberatung zu einer Gewichtsreduktion und verbesserter Lebensqualität führen kann. Eine Empfehlung der Leitlinie lautet deshalb, Menschen mit Psychose oder Schizophrenie und insbesondere denjenigen mit antipsychotischer medikamentöser Therapie eine solche kombinierte Intervention anzubieten [32] (▶ Abschn. 11.6).

Systematische Übersichtsarbeiten

Neben der Aktualisierung der aggregierten Evidenz (ab 02/2011) findet im vorliegenden Abschnitt weiterhin die Übersichtsarbeit von Gorczynski und Faulkner [895] zur Wirksamkeit von trainingsorientierten Interventionen sowie die Arbeit von Röhricht [891] zur Effektivität von körperpsychotherapeutischen Verfahren bei schizophrenen Patienten Berücksichtigung. Im Rahmen der systematischen Literaturrecherche konnten für den Bereich der Bewegungs- und Sporttherapie sechs weitere Übersichtsarbeiten, mit überwiegend randomisiertem kontrolliertem Studiendesign, eingeschlossen werden. Die dabei eingesetzten und durchgeführten Therapieformen, wie z. B. Walking, Jogging, Yoga und allgemeine Kräftigungsübungen, wurden überwiegend im aeroben Leistungsbereich durchgeführt. Um mögliche Effekte der eingesetzten trainingsorientierten Maßnahmen darzustellen, wurden diese in der Regel mit einer herkömmlichen psychiatrischen Behandlung (Standardbehandlung) verglichen. Darüber hinaus fungierten vereinzelt Wartelisten oder andere sporttherapeutische Übungen als Vergleichseinheiten. Die ◘ Tab. 11.21 und 11.22 geben einen Überblick zu den grundlegendsten Charakteristiken der eingeschlossenen Arbeiten.

ERKRANKUNGEN AUS DEM SCHIZO-PHRENEN FORMENKREIS

Es liegt ein systematisches Review von Röhricht [891] zur **körperorientierten Psychotherapie** vor; dieser schloss allerdings unterschiedliche Studientypen ein [891]. Bezogen auf schizophrene Patienten wurden drei ältere randomisierte kontrollierte Studien berücksichtigt. May et al. [892] und Goertzel et al. [893] verglichen körperorientierte Psychotherapie mit Musiktherapie und zeigten eine Verbesserung der Psychopathologie und im Körperbild in beiden Gruppen [892, 893]. Untersucht wurde zudem ein kreativitätsbezogenes Bewegungsprogramm [894]. Zusammengefasst stellen die Autoren dar, dass körperorientierte Psychotherapie generell positive Effekte haben kann (◘ Tab. 11.21 und 11.26) **(Evidenzebene Ib)**.

Goertzel et al. [893] evaluierten die **Wirksamkeit der sogenannten Body-Ego-Technique (BET)** bei 115 stationären Patienten mit chronischer Schizophrenie. Dieser Ansatz, der von der Tanztherapeutin Trudi Schoop speziell für Patienten mit Schizophrenie entwickelt wurde, fokussiert auf die Wahrnehmung von Bewegung und Körperhaltung, auf das Zeitgefühl von Patienten, wahrgenommen über

verschiedene Bewegungsgeschwindigkeiten, auf Körpergrenzen, auf Realitätskontakt und Bewegungserfahrung. BET findet unter Verwendung von Musik statt, um den Rhythmus von Bewegungen zu unterstützen (individuell/Gruppentechnik). In der konkreten Studie gab es drei Experimentalbedingungen: 1. Gruppenbehandlung mit BET (über 6 Monate jeweils dreimal wöchentlich), 2. Einzelbehandlung mit BET (im selben Umfang), sowie 3. Gruppen- oder Einzelbehandlung mit BET (Setting durch Therapeuten bestimmt, über 3,5 Monate jeweils fünfmal wöchentlich). Die Patienten der Kontrollgruppe erhielten rezeptive Musiktherapie im Gruppenkontext. Ergebnisse wurden bei Goertzel et al. [893] für den Vergleich der Gesamt-Experimentalgruppe über alle drei Vergleichsgruppen hinweg im Vergleich zur Kontrollgruppe dargestellt. Die Verbesserung der allgemeinen psychischen Symptomatik/des allgemeinen psychischen Zustandes – verblindet bewertet von einem Psychiater – fiel signifikant zugunsten von BET aus, dasselbe galt für den affektiven Kontakt. Pflegekräfte, die allerdings nicht verblindet waren, bewerteten die BET-Teilnehmer nach der Intervention hinsichtlich ihrer Bewegungsfähigkeit und hinsichtlich des allgemeinen Funktionsniveaus besser als die Kontrollgruppenteilnehmer. Die Autoren schlussfolgerten, dass BET wertvoll für die Herstellung einer therapeutischen Beziehung sowie als Zusatz zu oder Vorbereitung von verbal orientierten Therapieformen sein kann **(Evidenzebene Ib)**.

Eine weitere Studie aus England evaluierte ein vergleichsweise kreativitätsbezogenes **Bewegungsprogramm (Movement and Drama Therapy)** bei langzeithospitalisierten Patienten mit einer chronischen Schizophrenie (N=24) [894]. Das Gruppenprogramm zielte auf die Verbesserung der Körperachtsamkeit und -koordination mittels körperlicher Bewegungen, den Ausdruck von Emotionen sowie ein besseres Gespür für soziale Situationen mittels der schauspielerischen Improvisation verschiedener Szenen. Die inhaltlichen Anforderungen an die Teilnehmer reichten vom einfachen Werfen und Fangen von Bällen bis hin zum Darstel-

Tab. 11.21 Übersicht aggregierter Evidenz zur Wirksamkeit von Bewegungs- und Sporttherapien bei Patienten mit einer Erkrankung aus dem schizophrenen Formenkreis

Autoren	Anzahl eingeschlossener Studien/Studiendesign/Autor	Patienten - Diagnose(n) - Alter, in Jahren - Anzahl (min, max) - Setting	Intervention - Art der Interventionen - Dauer (min, max) - Häufigkeit pro Woche - Intensität	Kontrollgruppe	Länge des Follow-up
Röhricht et al. [891] *Körperpsychotherapeutische Verfahren*	- 3 RCTs (selektiert): - May (1963) - Goertzel (1965) - Nitsun (1974)	- Schizophrenie - Unklar - N=139, (24; 115; May unklar) - Stationär	- Body Ego Technique (k=2), Bewegungs- und Dramatherapie (k=1) - 22 Wochen bis 6 Monate - 1–5 × wöchentlich - K. A.	- Musiktherapie (k=2), herkömmliche Therapie (k=1)	- k. A.
Gorczynski et al. [895]* *Sporttherapeutische Verfahren*	- 3 RCTs: - Beebe (2005) - Duraiswamy (2007) - Marzaloni (2009)	- Schizophrenie - 18–63 (Altersspanne) - N=86 (12; 61) - Stationär und ambulant	- Aerobe und kräftigende Übungen (k=1), Walking (k=1), lockeres Walking, Jogging, Stretching und Entspannungstechniken (k=1) - 12–16 Wochen - 2–5 × wöchentlich - k. A.	- Herkömmliche Therapie (k=2), Yoga (k=1)	- k. A.
NEU **Pearsall et al.** [899]* *Sporttherapeutische Verfahren*	- 8 RCTs: - Pelham (1993) - Beebe (2005) - Skrinar (2005) - Acil (2008) - Marzaloni (2009) - Beebe (2011) - Methapatara (2011) - Scheewe (2012)	- Schizophrenie, Psychosen, schizoaffektive Störungen, bipolare Störungen - 27–52 (Altersspanne) - N=374 (10; 118) - Ambulant und stationär	- Allgemeine aerobe und kardio-vaskuläre Übungsformen (k=4) Walking (k=3), Fahrrad fahren (k=1) - 10–24 Wochen - 2–4 × wöchentlich - Mäßige Intensität (k=7), spezifische Intensität (k=1)	- Herkömmliche Therapie (k=5), Muskelkräftigungsübungen (k=1), Lebensstilveränderungen (k=1), k. A. (k=1)	- k. A.

(Fortsetzung)

⬛ Tab. 11.21 (Fortsetzung)

Autoren	Anzahl eingeschlossener Studien/Studiendesign/Autor	Patienten - Diagnose(n) - Alter, in Jahren - Anzahl (min, max) - Setting	Intervention - Art der Interventionen - Dauer (min, max) - Häufigkeit pro Woche - Intensität	Kontrollgruppe	Länge des Follow-up
NEU **Rosenbaum et al.** [901][+] *Mix aus verschiedenen Verfahren*	- 8 RCTs (selektiert): - Su (1999) - Ning (2003) - Li (2005) - Acil (2008) - Wu (2008) - Visceglia (2011) - Behere (2011) - Gholipour (2012)	- Schizophrenie - 25–48 (Altersspanne) - k. A. - Ambulant und stationär	- (Betreute) aerobe Übungsformen (k=4), Fitnessstudio, Tischtennis und Gartenarbeit (k=1), Tanztherapie(k=1), Yoga (k=1), k. A. (k=1) - 5–12 Wochen - 2–12 × wöchentlich - k. A.	- Herkömmliche Therapie (k=5), Warteliste (k=2), Placebo (k=1)	- k. A.
NEU **Cramer et al. [904]*** *Yoga*	- 5 RCTs: - Xie (2006) - Duraiswamy (2007) - Vancampfort (2011) - Visceglia (2011) - Behere (2011) - Varambally (2012)[1]	- Schizophrenie - 28–48 (Altersspanne) - N=337 (18; 119) - Ambulant und stationär	- Yoga (k=2), Yogasana (k=2), Hatha Yoga (k=1) - 8–12 Wochen - 2–5 × wöchentlich - k. A.	- Herkömmliche Therapie (k=4), andere Übungen (k=1)	- Bis zu 12 Wochen
NEU **Malchow et al. [905]** *Sporttherapeutische Verfahren*	- 2 RCTs (selektiert): - Scheewe (2013a) - Scheewe (2013b)	- Schizophrenie - 30 Jahre (Ø Alter) - N=147 - Stationär	- Aerobes Ausdauertraining (Laufband, Ergometer, Rudergerät) mit Muskelkräftigung (Ganzkörper) (k=2) - 26 Wochen - 1–2 × wöchentlich - Steigerung von 45 Prozent Herzfrequenzreserve auf 75 Prozent	- Ergotherapie (k=2)	- k. A.

Erläuterungen: * vollständig eingeschlossen, RCT randomisierte kontrollierte Studie, k. A. keine Angabe, [+] Extraktion einer Meta-Analyse zur Wirkung trainingsorientierter Therapien bei Patienten mit Schizophrenie
[1]Anmerkung: Behere et al. (2011) und Varambally et al. (2012) beziehen sich auf eine Studie, deren Ergebnisse in zwei Artikeln berichtet werden.

◘ Tab. 11.22 Übersicht aggregierter Evidenz zur Wirksamkeit von Bewegungs- und Sporttherapien bei schweren Depressionen und Angststörungen

	Autoren	Anzahl eingeschlossener Studien/ Studiendesign/Autor	Patienten - Diagnose(n) - Alter, in Jahren - Anzahl N (min, max) - Setting	Intervention - Art der Interventionen - Dauer (min, max) - Häufigkeit pro Woche - Intensität	Kontrollgruppe	Länge des Follow-up
Schwere Depression	**NEU Danielsson et al.** [908] *Sporttherapeutische Verfahren*	14 RCTs: - Doyne (1985) - Klein (1985) - Veale (1992) - Blumenthal (1999) - Babyak (2000) - Mather (2002) - Dunn (2005) - Blumenthal (2007) - Pilu (2007) - Foley (2008) - Krogh (2009) - Hoffman (2011) - Mota-Pereira (2011) - Trivedi (2011)	- Schwere Depression - 18–60 (Altersspanne) - N=1.137 (23, 202) - Ambulant, Tagesklinik	- Betreute aerobe Gruppengymnastik (k=4), Laufen (k=3), Muskelkräftigung (k=3), betreute Sporteinheiten (Laufen, Ergometer oder Walking, k=2), Walking (k=1), kardiovaskuläres Ergometer (k=1), - 8–32 Wochen - 2–5 × wöchentlich - 60–80 Prozent der Herzfrequenz	- Medikation oder Placebo (k=7), Entspannung (k=3), Gruppenpsychotherapie (k=1), Stretching (k=1), Muskelkräftigung Gewichte (k=1), Gesundheitskurse (k=1), aerobe Übungen (k=1),	- Bis zu 52 Wochen
Angststörung	**NEU Bartley et al.** [909] *Sporttherapeutische Verfahren*	7 RCTs: - Martinsen (1989) - Broocks (1998) - Merom (2008) - Wedekind (2010) - Herring (2011) - Jazaieri (2012) - Hovland (2012)	- Angststörungen - k. A. - N=407 (30; 85) - k. A.	- Walking/Laufen (k=4), Walking/Laufen + Muskelkräftigungsübungen (k=1), Walking/ laufen + Medikation (k=1), k. A. (k=1) - k. A. - k. A. - k. A.	- MBSR (k=1), KVT (k=1), Placebo oder Medikation (k=1), Muskelkräftigung- und Entspannungsübungen (k=1), Lebensstilveränderungen (k=1), Warteliste (k=1), Entspannung + Medikation oder Placebo (k=1)	- k. A.

Erläuterungen: RCT randomisierte kontrollierte Studie, MBSR Mindfulness-Based Stress Reduction, KVT Kognitive Verhaltenstherapie

len komplexer Improvisationsaufgaben. Auch Alltagssituationen (Treffen von Freunden auf der Straße) sollten von den Teilnehmern gespielt werden. Die Therapiesitzungen fanden einmal wöchentlich über 22 Wochen für eine Stunde statt. Die Kontrollgruppenteilnehmer erhielten im selben Zeitrahmen Gruppenpsychotherapie. Hinsichtlich der allgemeinen Krankheitsschwere verbesserte sich die bewegungstherapeutische Gruppe zwischen Beginn und Ende der Studie signifikant stärker als die Kontrollgruppe. Bezüglich der intellektuellen Performanz bzw. des psychomotorischen Funktionsniveaus verbesserte sich die Interventionsgruppe deutlicher **(Evidenzebene Ib)**.

Zur Wirksamkeit von **sporttherapeutischen/trainingsorientierten Interventionen** bei schizophrenen Patienten liegt ein älteres Cochrane Review vor [895]. Entsprechend der eingeschlossenen Studien wurden einerseits die therapeutischen Effekte von körperlichem Training gegenüber der Standardbehandlung (Basis: 2 Studien) und andererseits die Wirkung eines körperlichen Trainings versus einer Yoga-Therapie (Basis: 1 Studie) untersucht (■ Tab. 11.21).

- **Körperliches Training versus Standardbehandlung**

Hinsichtlich der psychischen Gesundheit zeigte sich – basierend auf den Ergebnissen einer Studie [896] – nur eine tendenzielle, jedoch keine signifikante Überlegenheit des körperlichen Trainings gegenüber der reinen Standardbehandlung. Depressivität und Angst als einzelne Dimensionen des psychischen Gesundheitsstatus ließen sich durch das Training jedoch signifikant besser reduzieren als durch Standardbehandlung. Hinsichtlich der Beeinflussung von positiven Emotionen und Verhalten der Studienteilnehmer fanden sich keine Gruppenunterschiede. Die Psychopathologie wurde in nur einer Studie erfasst [897]. Sowohl hinsichtlich Negativ- als auch Positivsymptomatik war das körperliche Training der Standardbehandlung signifikant überlegen. In Bezug auf die aerobe Fitness wurde in beiden Studien erhoben, wie weit die Teilnehmer in sechs

Minuten laufen können (Six Minute Walking Distance). Die Interventionsteilnehmer beider Studien konnten die zurückgelegte Wegstrecke erhöhen, signifikante Überlegenheit gegenüber Standardbehandlung wurde nur in einer der beiden Studien dokumentiert [896]. Die in einer Studie untersuchte Maximalkraft erwies sich signifikant höher unter der Bedingung eines regelmäßigen Trainings. Die kardiovaskuläre Fitness, der Body Mass Index, der Taillen- und Hüftumfang sowie das Körpergewicht ließen sich durch das angebotene Training dagegen nicht signifikant beeinflussen [896]. Der prozentuale Anteil an Körperfett konnte unter der Trainingsbedingung im Vergleich zur Standardbehandlung signifikant reduziert werden (■ Tab. 11.23) [897]. Basierend auf beiden Studien dieses Vergleichs konnte kein Unterschied gefunden werden, was die Abbruchraten der Interventionen betrifft.

- **Körperliches Training vs. Yoga-Therapie**

Die allgemeine Psychopathologie (Score im Gesamt-PANSS) verbesserte sich bei Teilnehmern der Yoga-Therapie signifikant stärker als unter der Bedingung des körperlichen Trainings. Gleiches galt für den Grad an Depressivität sowie Inaktivität. Was die Positivsymptomatik betrifft, so zeigte sich keine Überlegenheit der Yoga-Therapie; hinsichtlich der Verbesserung der Negativsymptomatik jedoch ein signifikanter Vorteil. Das soziale und berufliche Funktionsniveau unterschied sich nicht signifikant zwischen Yoga und dem körperlichen Training, genauso wenig das Risiko von Nebenwirkungen oder Bewegungsstörungen. Einen signifikanten Vorteil hatte die Yoga-Therapie jedoch hinsichtlich aller Dimensionen von Lebensqualität (■ Tab. 11.23). Die Abbruchraten unterschieden sich zwischen körperlichem Training und Yoga nicht signifikant [898].

Die methodische Qualität der Studien ist als moderat einzustufen. Formal handelt es sich um Evidenz auf der **Evidenzebene 1b**.

Pearsall et al. [899] untersuchen in ihrer Arbeit den Einfluss von **körperlicher Aktivität bzw. körperlichen Übungen (Fokus:**

◻ Tab. 11.23 Effekte von Bewegungs- und Sportinterventionen aus aggregierter Evidenz

	Schizophrenie/SMI							Schwere Depression			Angststörung
	Pearsall 2014	Rosenbaum 2014*	Cramer 2013		Malchow 2013*	Gorczynski 2010[1]		Danielsson 2013			Bartley 2013
Intervention vs. Kontrolle	Aerobe Übungen vs. TAU	Körperliche Aktivität vs. TAU	Yoga vs. TAU	Yoga vs. Übungen[1]	Aerobes Training + Kräftigung vs. Ergotherapie	Körperliches Training vs. TAU	Körperliches Training vs. Yoga	Aerobe Übungen + TAU vs. TAU	Aerobe Übungen vs. Medikation	Aerobe Übungen vs. körperliche Aktivität	Körperliche Aktivität vs. TAU/ Placebo/ Warteliste
Biologische Effekte											
↑ Körperliche Fitness						~[1]/(+)[1]					
6-Minuten-Gehtest	++[1]					++[1]					
↓ (Über-)Gewicht	~					~[1]					
↓ Taillenumfang					~[1]	~[1]					
↓ BMI	+				~[1]	~[1]					
↑ Maximalkraft						++[1]					
↓ Körperfett						++[1]					
↓ Aktivitätsmangel							-				
W_{peak}					++[1]						
VO_{2peak}					~[1]						
Krankheitsassoziierte Effekte											
↓ Allgemeine Psychopathologie		++			~[1]	+[1]	-[1]				
↓ Negativsymptome	~		~	~		++[1]	-[1]				

(Fortsetzung)

◘ Tab. 11.23 (Fortsetzung)

	Schizophrenie/SMI							Schwere Depression			Angststörung
	Pearsall 2014	Rosenbaum 2014*	Cramer 2013		Malchow 2013*	Gorczynski 2010[1]		Danielsson 2013			Bartley 2013
↓ Positivsymptome	+		~	+		++[1]	~[1]				
↓ Depressivität	~				~[1]	++[1]	-	++	~	~	
↓ Angstsymptomatik	~					++[1]					~
↑ Kognitive Funktionen			~[1]	~[1]							
↑ Lebensqualität	~		++	~[1]			-				
↑ Soziales/berufliches Funktionsniveau			~[1]	~[1]			~				
Sonstige Effekte											
↑ Teilnahmeaktivität	~[1]										
↑ Teilnahmebeharrlichkeit	~[1]										
↓ Abbruch der Intervention						~	~				
↑ Risiko von Nebenwirkungen/Bewegungsstörungen							~				
↑ Hippocampusvolumen					~[1]						
↑ Graue/Weiße Substanz					~[1]						

Erläuterungen: ++ signifikanter Vorteil in Experimentalgruppe gegenüber Kontrollgruppe, + tendenzielle Überlegenheit ohne signifikanten Unterschied in Experimentalgruppe gegenüber Kontrollgruppe, ~ Ergebnisse vergleichbar in beiden Gruppen, – Nachteil in Experimentalgruppe gegenüber Kontrollgruppe, ↓ Reduktion, ↑ Erhöhung; * Meta-Analyse schließt eine Untersuchung mit Tanztherapie ein; [1]Ergebnisse beziehen sich auf Einzeldaten; TAU herkömmliche Therapie, SMI Severe Mental Illness, W_{peak} kardiovaskuläre Fitness in peak work rate, VO_{2peak} Maß für die kardiovaskuläre Fitness

sporttherapeutische Verfahren) auf das allgemeine Aktivitätsniveau von psychisch schwer erkrankten Menschen sowie den Effekt der eingesetzten Therapien auf das psychische sowie allgemeine Wohlbefinden (◘ Tab. 11.21). Die Ergebnisse zeigen einen statistisch signifikanten bzw. tendenziell positiven Einfluss der eingesetzten Aktivitäten auf den 6-Minuten-Gehtest, den BMI und die Positivsymptomatik. Kein therapeutischer Effekt konnte hingegen für die Negativsymptomatik, das Körpergewicht sowie die Angst- und Depressionssymptomatik festgestellt werden (◘ Tab. 11.23). Unklarheit besteht bei der Beurteilung der Lebensqualität im Allgemeinen. Für psychische und körperliche Domänen der Lebensqualität konnten geringfügige tendenzielle Verbesserungen aufgezeigt werden (◘ Tab. 11.23) [899]. Ferner zeigte das Ergebnis einer Einzelstudie, dass der zusätzliche Einsatz motivierender Elemente innerhalb der Interventionsgruppe zu keiner erhöhten Teilnahmeaktivität und -beharrlichkeit führt [900]. Die moderaten Ergebnisse führen die Autoren auf eine möglicherweise unzureichende Intensität der Übungen, auf kurze Trainingszeiträume und einen schlechten körperlichen Allgemeinzustand der untersuchten Patienten zurück. Als grundsätzlich vorteilhaft erwies sich in diesem Zusammenhang die Umsetzung der trainingsorientierten Interventionen in einem stärker strukturierten Umfeld [899]. Die methodische Qualität der Studien ist als moderat einzustufen. Eine Differenzierung der angesprochenen Ergebnisse nach Studienqualität wurde nicht durchgeführt. Formal handelt es sich um Evidenz auf der **Evidenzebene 1a.**

Die Übersichtsarbeit von Rosenbaum et. al. [901] beschäftigt sich im weiteren Sinne mit psychischen Erkrankungen[2] und den entsprechenden Wirkungen von physischer Aktivi-

tät. Aufgrund der Breite an berücksichtigten psychischen Erkrankungen wurde für die vorliegende Leitlinie ausschließlich der speziell in einer Meta-Analyse aufgezeigte Effekt von physischer Aktivität auf die Gesamtsymptomstärke bei Patienten mit Schizophrenie aus der Arbeit extrahiert [901]. Neben den üblichen sporttherapeutischen Interventionen und Yoga wurde innerhalb der Meta-Analyse von Rosenbaum et al. auch jeweils eine Untersuchung mit Tanztherapie [902] bzw. einem Lifestyle-Ansatz [903] berücksichtigt (◘ Tab. 11.21). Im Rahmen der Auswertung zeigte sich ein statistisch signifikanter Effekt der sporttherapeutischen Intervention gegenüber der herkömmlichen Therapie im Hinblick auf die Reduzierung der Gesamtsymptomschwere bei Patienten mit Schizophrenie (◘ Tab. 11.23). Die für die Meta-Analyse eingeschlossenen Studien wurden überwiegend im chinesischen Raum publiziert und waren nicht Bestandteil anderer Übersichtarbeiten mit ähnlicher Fragestellung [901]. Eine Beurteilung der methodischen Qualität fand nur für Untersuchungen statt, deren primärer Fokus auf die depressive Symptomatik ausgerichtet war. Für Studien an Patienten mit einer schizophrenen Erkrankung erfolgte keine Bewertung der methodischen Qualität. Formal handelt es sich um Evidenz auf der **Evidenzebene 1a.**

Die Effekte von **Yoga** bei Patienten mit Schizophrenie untersuchten und dokumentierten Cramer et al. [904]. Im Mittelpunkt der Arbeit stand die Frage, inwieweit die Positiv- und Negativsymptomatik, die Lebensqualität, das soziale Funktionsniveau und die kognitiven Funktionen bei Patienten mit Schizophrenie durch Yoga positiv beeinflusst werden können. Als Vergleichs- bzw. Kontrollgruppen fungierten die herkömmliche Therapie oder andere sporttherapeutische Übungen. Alle Patienten erhielten zudem weiterhin eine medikamentöse Behandlung (◘ Tab. 11.21) [904].

■ **Vergleich Yoga vs. herkömmlicher Therapie**

In zwei der eingeschlossenen Studien zeigte sich bezüglich der Lebensqualität ein statis-

---

2   Eingeschlossen wurden neben Patienten mit Schizophrenie auch Patienten mit Depressionen, bipolaren Störungen, Psychosen, postnatalen Depressionen und weiteren psychischen Erkrankungen.

tisch signifikanter Effekt gegenüber der herkömmlichen Therapie (SMD=2,28 [95 Prozent CI 0,42 bis 4,14]; p=0,02). Für die Positiv- und Negativsymptomatik, das soziale Funktionsniveau und die kognitiven Funktionen konnten gegenüber der herkömmlichen Therapie keine signifikanten und vorteilhaften Unterschiede dokumentiert werden. Lediglich eine Subgruppenanalyse aus einer Einzelstudie zeigte eine tendenzielle Verbesserung der Positiv- und Negativsymptomatik gegenüber der herkömmlichen Therapie an, obgleich dieser Effekt nur für die ersten drei Wochen und ausschließlich bei Patienten mit unklarer Methodik bei der Diagnosestellung beobachtet werden konnte [904].

■ **Vergleich Yoga vs. (andere) sporttherapeutische Übungen**

Die vergleichende Analyse von Yoga und anderen sporttherapeutischen Übungen führte zu ähnlichen Ergebnissen. Entsprechend stellte sich für die Outcomeparameter Positiv- und Negativsymptomatik, kognitive Funktionen und das soziale Funktionsniveau kein überlegener Effekt gegenüber der Kontrollbedingung heraus [904] (◘ Tab. 11.23). Zudem verschwand bei benannter Konstellation die positive Wirkung bezüglich der Lebensqualität [904].

Die vorliegenden moderaten Ergebnisse von Cramer et al. [904] reihen sich nicht in die Konvergenz bisheriger Untersuchungen ein, die **Yoga** durchaus als zusätzliche Behandlungsoption im Rahmen der herkömmlichen psychiatrischen Therapie zur Verbesserung der allgemeinen Psychopathologie einstuften. Die bisherigen Übersichtsarbeiten mit ähnlicher Zielstellung verzichteten jedoch darauf, entsprechende Ergebnisse im Zuge einer Meta-Analyse zu prüfen. Die Beurteilung der Studien bezüglich der methodischen Qualität ist als gering einzuschätzen. Formal handelt es sich um Evidenz auf der **Evidenzebene 1a**.

Im Rahmen der Arbeit von Malchow et al. [905] wurden die Einflüsse von **körperlicher Aktivität (Fokus: sporttherapeutische Verfahren)** auf Personen mit schweren psy-

chischen Erkrankungen (Schizophrenie und affektive Störungen) analysiert [905]. Neben randomisierten kontrollierten Studien schlossen die Autoren weitere Studiendesigns in ihre Arbeit ein. Im Rahmen der Leitlinie wurden aus der Arbeit von Malchow und Kollegen zwei randomisierte kontrollierte Einzelstudien [906, 907] identifiziert und extrahiert. Diese beiden selektierten Studien setzten inhaltlich eine **Kombination von Ausdauer- und Kräftigungsübungen** ein, um mögliche positive Effekte gegenüber der Kontrollgruppe (Ergotherapie) zu erzielen (◘ Tab. 11.21). Neben einem wöchentlichen Ganzkörpertraining, bestehend aus sechs Übungen zu je drei Sätzen, wurden zudem ausdauernde Trainingskomponenten, wie Fahrradergometer, Laufband und Rudergerät, angeboten und durchgeführt (◘ Tab. 11.21). Pro Woche waren für das Training ein bis zwei Stunden, aufgeteilt auf ein bis zwei Trainingseinheiten, vorgesehen. Die Trainingsintensität wurde innerhalb vorab definierter Zeiträume von 45 Prozent der Herzfrequenzreserve auf 75 Prozent gesteigert [906, 907]. Die körperliche Fitness der Teilnehmer der Interventionsgruppe, gemessen in Form des kardiorespiratorischen Volumens, konnte dabei signifikant gesteigert werden. Die Auswirkungen des Trainings auf weitere Parameter wie BMI, Taillenumfang, bestimmte Stoffwechselprozesse und das Hippocampusvolumen zeigten gegenüber der Kontrolltherapie keine weiteren signifikanten Effekte (◘ Tab. 11.23). Im Zuge der Per-Protokoll-Analyse, nicht jedoch im Rahmen der Intention-To-Treat-Analyse, konnten zusätzlich die PANSS-Scores gegenüber der Kontrollgruppe signifikant gesenkt werden [906, 907] **(Evidenzebene 1b)**.

SCHWERE DEPRESSIONEN

Eine Arbeit von Danielsson et al. [908] zur Wirkung von **aeroben Interventionen** auf die Erkrankungsschwere bei Patienten mit schweren Depressionen schloss 14 randomisierte kontrollierte Studien mit insgesamt 1.139 Teilnehmern ein. Zum Einsatz kamen vermehrt Jogging und Walking sowie Geräte zum Ausdauertraining (z. B. Fahrradergometer). Nur sehr vereinzelt wurden kombinierte Trainingsmethoden, bestehend aus Übungen zur Kräftigung und Steigerung der kardiovaskulären Fitness, angewandt (◘ Tab. 11.22) [908].

■ **Vergleich aerobe Übungen plus herkömmliche Therapie vs. herkömmliche Therapie allein**

Eine hohe Effektstärke in Bezug auf die Verringerung der depressiven Erkrankungsschwere wurde erreicht, wenn sporttherapeutische Verfahren als zusätzlicher Bestandteil der herkömmlichen Therapie eingesetzt wurden (SMD= −0,44 [95 Prozent CI: −0,79 bis −0,09])[908].

■ **Vergleich aerobe Übungen vs. Medikation**

Die vergleichende Analyse von aeroben Übungen mit einer Pharmakotherapie (Antidepressiva) zeigte keinen überlegenen Einfluss der Intervention hinsichtlich der Reduzierung der Erkrankungsschwere [908].

■ **Vergleich aerobe Übungen vs. körperlicher Aktivität**

Gleiches gilt für die Analyse einer aeroben Übungsform gegenüber einer anderen aktiven körperlichen Therapieform (◘ Tab. 11.23). Auch in diesem Zusammenhang konnte keine der Interventionen wirkungsvollere Effekte vorweisen [908].

Prinzipiell wird durch die Untersuchung von Danielsson et al. [908] aufgezeigt, dass zwischen aeroben Übungsformen und anderen Formen physischer Aktivität keine Unterschiede in der Verringerung der Erkrankungsschwere festgestellt werden konnte. Die methodische Qualität der Studien wurde mit moderat bis gut eingeschätzt. Formal handelt es sich um Evidenz auf der **Evidenzebene 1a**.

SCHWERE ANGSTSTÖRUNGEN

Die allgemeine Wirkung von langfristig angelegten und **trainingsorientierten Übungen** bei Patienten mit Angststörungen untersuchten Bartley et al. [909]. Ein weiterer Fokus der Arbeit lag darin, mögliche Unterschiede der Effekte hinsichtlich der unterschiedlichen Arten der Angststörungen sowie der diversen Kon-

trollbedingungen zu erkennen. Patienten mit der Diagnose Posttraumatische Belastungsstörung wurden für die Arbeit nicht berücksichtigt und ausgeschlossen. Vorrangig wurden als Trainingsmethoden Jogging und Walking eingesetzt. Eine Studie stattete ihre Teilnehmer mit einer zweimonatigen Fitnessstudiomitgliedschaft aus. Hinsichtlich der eingesetzten Kontrollbedingungen bestand eine größere Bandbreite (◘ Tab. 11.22). Insgesamt zeigten die eingesetzten und untersuchten Interventionen im Therapieprozess keine vorteilhafte therapeutische Wirkung bei der Behandlung einer Angststörung gegenüber den Kontrollbedingungen. Jedoch unterstreichen die Resultate, dass die angewandten Kontrollkonditionen einen statistisch signifikanten Einfluss auf die Stärke des Effektes der aeroben sporttherapeutischen Übungen haben. So ergab sich für Studien, die als Kontrollkonditionen Wartelisten oder Placebos einsetzten ein größerer Effekt (SMD=1,42 [95 Prozent CI: 0,80 bis 2,04], p<0,001). Gleichzeitig verringerte sich der Effekt in Untersuchungen mit nicht-aeroben Kontrollbedingungen sowie gänzlich anderen aktiven Kontrollgruppen. Die Art der jeweiligen Angststörung hatte dabei keinen Einfluss auf die Effektstärke (◘ Tab. 11.23). Eine weitere Analyse zweier Untersuchungen zeigte zudem keinen statistisch signifikanten Unterschied einer Pharmakotherapie gegenüber einer aeroben sporttherapeutischen Therapieform. Die deutliche Verbesserung der Paniksymptomatik auf Grundlage einer kognitiven Verhaltenstherapie gegenüber einem sporttherapeutischen Ansatz dokumentiert das Ergebnis einer Einzelstudie (◘ Tab. 11.23) [909]. Der Großteil der Arbeiten weist eine moderate Qualität auf. Formal handelt es sich um Evidenz auf der **Evidenzebene 1a**.

■ **b) Evidenz aus Einzelstudien**

Analog zu den systematischen Übersichtsarbeiten wurden während der Recherche nach Einzelstudien gleichermaßen alle drei Verfahrensgruppen (sporttherapeutische Verfahren, körperpsychotherapeutische Verfahren und edukativ-psychosoziale Verfahren) berücksichtigt. Im Fließtext des folgenden Abschnitts werden ausschließlich randomisierte kontrollierte Studien aufgeführt, die nicht in den oben zitierten Übersichtsarbeiten enthalten sind. In den Ergebnistabellen werden allerdings die Ergebnisse aus den aus Übersichtsarbeiten extrahierten Einzelstudien (wenn möglich) berücksichtigt. Auch hier wird die Störungsspezifik der Studien deutlich; so ließen sich Studien mit Patienten mit einer Erkrankung aus dem schizophrenen Formenkreis sowie schweren Depressionen finden.

ERKRANKUNGEN AUS DEM SCHIZO-PHRENEN FORMENKREIS

Die Wirksamkeit einer **körperzentrierten Gruppenpsychotherapie** bezüglich der Ich-Funktionen bei akut erkrankten stationären Patienten mit Schizophrenie untersucht eine ältere schweizerische randomisierte kontrollierte Studie (N=37) [910]. Die Teilnehmer der Interventionsgruppe (N=21, davon N=11 mit Leib-Erlebensstörungen) erhielten zusätzlich zur klinischen Behandlung über durchschnittlich sechs Wochen hinweg dreimal wöchentlich für eine Stunde körperzentrierte Gruppenpsychotherapie, ein Verfahren, das an anderer Stelle eingehend beschrieben ist [911]. Nach einem einleitenden Gruppengespräch werden hierbei körperliche Übungen durchgeführt, die im Wesentlichen aus der Betastung der eigenen Körperoberfläche, Lockerungsbewegungen und der Konzentration auf den entspannten Körper bestehen. Die Kontrollgruppenteilnehmer (N= 16, davon 14 Patienten mit Leib-Erlebensstörungen) erhielten in einem vergleichbaren Zeitumfang eine nicht weiter charakterisierte Beschäftigungs- und Arbeitstherapie (■ Tab. 11.24). Die Ich-Funktionen, welche vor und nach der Intervention gemessen wurden, waren die des Realitätssinns, der Realitätsprüfung, des Denkens sowie des Reizschutzes. Der Besserungsfortschritt (Ausgangs-Endwert-Differenzvergleich) hinsichtlich jeder einzelnen Ich-Funktion sowie der Ich-Funktionen insgesamt unterschied sich nicht signifikant zwischen der Interventions- und Kontrollgruppe. Betrachtet man jedoch nur die Subgruppe der Patienten mit Leib-

Erlebensstörungen, so wurde eine signifikante Überlegenheit der Experimentalintervention evident, was den Besserungsfortschritt der Ich-Funktionen insgesamt betrifft. Somit konnte zwar für die Gesamtgruppe der Patienten mit Schizophrenie durch körperzentrierte Gruppenpsychotherapie keine Überlegenheit gegenüber Beschäftigungs- und Arbeitstherapie erzielt werden, wohl aber für die Untergruppe der Patienten mit Leib-Erlebensstörungen (■ Tab. 11.26) **(Evidenzebene 1b)**.

Zur Evaluation eines weniger ausdauerzentrierten, sondern mehr **gymnastischen und spielorientierten Bewegungsprogramms** bei Menschen mit einer chronischen Schizophrenie (N=70) liegt eine tschechische Studie vor [912]. Die Teilnehmer der Interventionsgruppe 1 erhielten über sechs Monate hinweg zweimal wöchentlich eine Sitzung mit aktivierenden Sport- und Spielelementen, die Teilnehmer der Versuchsgruppe 2 im selben Zeitumfang ein spür- und entspannungsorientiertes Programm. Außerdem gab es eine Kontrollgruppe, deren Teilnehmer keinerlei Bewegungsintervention erhielten. Teilnehmer beider Versuchsgruppen profitierten von den Interventionen, die Teilnehmer der Versuchsgruppe mit dem spür- und entspannungsorientierten Programm (VG2) verbesserten ihren psychischen Gesundheitsstatus jedoch stärker als die Teilnehmer des aktivierenden Programms. Angaben zu Signifikanzberechnungen lagen nicht vor. Die Studienqualität ist insgesamt sehr schwach. (■ Tab. 11.24 und 11.25) **(Evidenzebene 1b)**.

In England untersuchten Röhricht und Priebe [789] die Wirksamkeit einer manualisierten **körperorientierten Psychotherapie** speziell in Bezug auf die Verbesserung der Negativsymptomatik bei Patienten mit einer chronischen Schizophrenie (N=45) [789]. Die Therapie zielte durch ihren Fokus auf nonverbales Arbeiten auf das Überwinden von Kommunikationsbarrieren, die Fokussierung der Aufmerksamkeit auf den Körper (physische Realität, Koordination, Orientierung im Raum), die Stimulation von Aktivität und emotionaler Empfindlichkeit, das Entdecken eigener kör-

◘ Tab. 11.24 Charakteristika eingeschlossener Einzelstudien zur Wirksamkeit von Bewegungs- und Sportinterventionen (Erkrankungen aus dem schizophrenen Formenkreis)

Autor/ Jahr	Patienten - Diagnose - Alter, in Jahren - Anzahl (N) - Dauer d. Erkrankung, in Jahren - Setting	Intervention - Art - Dauer (gesamt) - Intensität - Häufigkeit pro Woche	Kontrollgruppe
Maurer-Groeli 1976	- Schizophrenie - 33,5 (∅ Alter) - N=37 - Hospitalisierte Patienten in akuter Phase - Stationär	- Körperzentrierte Gruppen-psychotherapie - 6 Wochen - Nicht relevant - 3 × pro Woche über 60 min	- Beschäftigungs- und Arbeitstherapie
Hátlová 1995	- Schizophrenie - K. A. - N=70 - K. A. - Stationär	- Spür- und entspannungs-orientiertes Programm (EG 1), Aktivierendes Bewegungspro-gramm (EG 2) - 24 Wochen - k. A. - 2 × wöchentlich (Steigerung von 30 auf 50 min)	- Keine Bewegungsinterven-tion
Röhricht und Priebe 2006	- Schizophrenie - 38 (∅ Alter) - N=45 - k.A. - Ambulant	- Körperorientierte Psychothe-rapie - 10 Wochen - Nicht relevant - 2 × pro Woche (60–90 min)	- Supportive Gespräche
Pajonk 2010	- Schizophrenie - 35 (∅ Alter) - N=24 - 10,5 (∅ Erkrankungs-dauer) - Tagesklinik/ambulant	- Fahrradergometertraining - 12 Wochen - Herzfrequenz während des Trainings 130 Schläge/Minute - 3 × wöchentlich (jeweils 30 min)	- Tischfußball (Schizophrenie) - Fahrradergometertraining (gesunde Pat.)
NEU Ho 2012	- Schizophrenie - 53 Jahre (∅ Alter) - N=30 - 11* (∅ Erkrankungs-dauer) - Tagesklinik	- Tai-Chi - 6 Wochen - Nicht relevant - 2 × wöchentlich	- Warteliste
NEU Oertel-Knoechel 2014	- Schizophrenie und schwere Depression - 40 (∅ Alter) - N=51 - 10,2 (∅ Erkrankungs-dauer) - Stationär	- Sportliche Übungen + kognitives Training - 4 Wochen - k. A. - 3 × wöchentlich	- Kognitives Training + Entspannung - (Warteliste)

(Fortsetzung)

▪ Tab. 11.24 (Fortsetzung)

Autor/ Jahr	Patienten - Diagnose - Alter, in Jahren - Anzahl (N) - Dauer d. Erkrankung, in Jahren - Setting	Intervention - Art - Dauer (gesamt) - Intensität - Häufigkeit pro Woche	Kontrollgruppe
NEU Sailer 2015	- Schizophrenie - 30 (Ø Alter) - N=36 - K. A. - Tagesklinik	- Jogging (MCII-Strategie) - 4 Wochen - k. A. - Je nach Bedarf	- Keine aeroben (körperlichen) Übungsformen
NEU Priebe et al. 2016	- Schizophrenie - 42,2 (Ø Alter) - N=275 - 12,6 (Ø Erkrankungsdauer) - Ambulant (CMHT)	- Körperpsychotherapie - 10 Wochen - Nicht relevant - 2 × wöchentlich (90 min)	- Pilates in vergleichbarem Umfang
NEU Ho et al. 2016	- Schizophrenie - 54 (Ø Alter) - N=151 - 29,9 (Ø Erkrankungsdauer) - Stationäre Langzeit-Rehabiliation	- Tai-Chi-Gruppe vs. Exercise-Gruppe (Erwärmung, Stretching, Ausdauer und Kräftigungsübungen) - 12 Wochen - Moderates Training (Exercise) - 1 × 60 min (Anleitung) und 2 × 45 min (Praxis) Pro Woche	- Herkömmliche Behandlung (Wartegruppe)
NEU Lee et al. 2015**	- Schizophrenie - 41,5 (Ø Alter) - N=38 - 8,7 (Ø Erkrankungsdauer) - Ambulant	- Dance/Movement Therapy - 12 Wochen - Nicht relevant - 1 × pro Woche (60 min)	- Ausschließlich medikamentöse Therapie
NEU Martin et al. 2016**	- Schizophrenie - 39,8 (Ø Alter) - N=68 - 15,9 (Ø Erkrankungsdauer) - Ambulant	- Bewegungstherapie (Body Psychotherapy/Dance and Movement Therapy) - 10 Wochen - Nicht relevant - 2 × pro Woche	- Ausschließlich medikamentöse Therapie

Erläuterungen: * bezogen auf die gesamte durchschnittliche Verweildauer im stationären Setting auf Grund der Erkrankung; ** zusätzlich, nach Abschluss der systematischen Suche identifiziert; MCII-Strategie Mental Contrasting and Implementation Intentions Strategy

Tab. 11.25 Effekte von Bewegungs- und Sporttherapie bei Patienten mit einer Erkrankung aus dem schizophrenen Formenkreis aus Einzelstudien

	Schizophrenie							Gemischte Diagnose-gruppe
	Ho et al. [915]	Sailer et al. [917]	Ho et al. [914]	Pajonk et al. [913]		Hátlová et al. [912]		Oertel -Knoechel et al. [916][1]
Intervention vs. Kontrolle	Tai Chi bzw. Exercise vs. herkömmliche Behandlung	MCII vs. Information + ohne aerobe Übungen	Tai Chi vs. Warteliste	Ausdauertraining vs. Tischfußball	Ausdauertraining, Tischfußball vs. Ausdauertraining (gesunde Pat.)	Sport und Spiel vs. konzentrative Entspannung	Sport und Spiel vs. Standardbehandlung	Körperliche Aktivität + kognitives Training vs. Entspannung + kognitives Training vs. Warteliste
Biologische Effekte								
↑ Körperliche Fitness/Aktivität		~			~			
↑Hippocampusvolumen				++	~			
Psychologische Effekte								
↑ Psych. Gesundheitsstatus gesamt							-	
↓ Negativsymptome	~/++	~	~					++[2]
↓ Positivsymptome	~/++	~						~
↓ Depressivität		~						++[3]
↓ Angstsymptomatik								++[4]

(Fortsetzung)

Tab. 11.25 (Fortsetzung)

	Schizophrenie					Gemischte Diagnosegruppe
	Ho et al. [915]	Sailer et al. [917]	Ho et al. [914]	Pajonk et al. [913]	Hátlová et al. [912]	Oertel -Knoechel et al. [916][1]
↑ Kognitive Verarbeitungsgeschwindigkeit					~	~
↑ Visuelles Gedächtnis						++[6]
↑ Verbales Gedächtnis						~
Selbstständigkeit und Teilhabe						
↑ Mobilität			~			
↑ Lebensqualität					~	~
↑ Selbstpflege			~			
↑ Zwischenmenschliche Beziehungen			++			
↑ Tägliche Aktivitäten	~/++		~			
↑ Partizipation			~			
Sonstige						
↑ Teilnahmeaktivität		+[5]				
↑ Teilnahmebeharrlichkeit		+[5]				

| ↑ Motorische Geschick-lichkeit | ++/++ | ~ |
| ↓ Auge-Hand-Koordina-tion | | ~ |

Erläuterungen: MCII Mental Contrasting and Implementation Intentions Strategy; ++ signifikanter Vorteil in Experimentalgruppe gegenüber Kontrollgruppe; + tendenzielle Überlegenheit ohne signifikanten Unterschied in Experimentalgruppe gegenüber Kontrollgruppe; ~ Ergebnisse vergleichbar in beiden Gruppen; – Nachteil in Experimentalgruppe gegenüber Kontrollgruppe; ↓ Reduktion, ↑ Erhöhung; [1]gemischte Diagnosegruppen, sowohl Patienten mit Schizophrenie als auch Patienten mit schweren Depressionen eingeschlossen (Aufteilung der Experimental- und Kontrollgruppen erfolgt krankheitsspezifisch); [2]Wirkung gilt für die Trainings- und Entspannungsgruppe der Patienten mit Schizophrenie gegenüber der Wartelistengruppe; [3]Wirkung bezieht sich auf die Trainings- und Entspannungsgruppen der Patienten mit schweren Depressionen gegenüber den Teilnehmern der Warteliste; [4]Effekt konnte sowohl für Patienten mit Schizophrenie als auch Patienten mit schweren Depressionen in beiden Gruppen (Trainings- und Entspannungsgruppe) gegenüber der Warteliste festgestellt werden; [5]bezieht sich nur auf die vergleichende Analyse zwischen Interventions- und Kontrollgruppe in einem eher selbstständigen/autonomen Umfeld der Teilnehmer, in einem sehr strukturierten Bereich war für die Teilnehmer kein Effekt vorhanden; [6]Effekt betrifft sowohl die Trainings- als auch Entspannungsgruppe der Pat. mit Schizophrenie; [7]Effekt bezieht sich auf Pat. mit Schizophrenie in der Trainingsgruppe (körperliche Aktivität + kognitives Training)

perlicher Fähigkeiten sowie die Veränderung dysfunktionaler Selbstwahrnehmung (vgl. Manual in Röhricht [884]). Die körperorientierte Psychotherapie fand in Gruppen mit maximal acht Patienten statt, wobei über 10 Wochen hinweg 20 Sitzungen zu je 60 bis 90 Minuten Dauer absolviert wurden. Die Teilnehmer der Kontrollbedingung erhielten im gleichen zeitlichen Umfang und ebenfalls im Kleingruppenkontext unterstützende Beratungsgespräche. Die Studienergebnisse zeigten zum Ende der Intervention sowie zu einem Follow-up nach vier Monaten eine signifikant stärkere Reduktion der Negativsymptomatik (insbesondere Affektarmut und motorische Hemmung) bei den Teilnehmern der Experimentalgruppe. Es gab keine Gruppenunterschiede bezüglich der Parameter Positivsymptomatik, generelle Psychopathologie und subjektive Lebensqualität. Die Patientenzufriedenheit mit der Behandlung sowie die Beurteilung der therapeutischen Beziehung durch die Patienten fielen in beiden Gruppen positiv aus. Die Einflüsse möglicher Drittvariablen auf die Negativsymptomatik wurden im Rahmen der Studie kontrolliert, sie veränderten das Untersuchungsergebnis aber nicht. Dies spricht dafür, dass die positive Beeinflussung der Negativsymptomatik tatsächlich auf die Intervention zurückzuführen ist. Vor dem Hintergrund, dass es bisher keine Evidenz für die konsistente Wirksamkeit anderer nicht-pharmakologischer Therapien auf die Negativsymptomatik bei Schizophrenie gibt, bewerten die Autoren die Potenziale körperorientierter Psychotherapie als vielversprechend (◘ Tab. 11.24 und 11.26) (**Evidenzebene 1b**).

Eine Studie aus Deutschland untersuchte, ob sich das Hippocampus-Volumen im Gehirn durch ein Ausdauertraining vergrößern lässt, und ob mit einer trainingsinduzierten Vergrößerung ggf. Verbesserungen klinischer oder kognitiver Parameter einhergehen [913]. Ambulant oder tagesklinisch behandelte Patienten (N=24) wurden auf die **Trainingsintervention Fahrrad-Ergometertraining** bzw. eine **Tischfußball-Vergleichsgruppe** randomisiert. Außerdem wurde eine gematchte gesunde Kontrollgruppe gebildet,

die ebenfalls Ergometer-Training absolvierte. Im Ergebnis zeigte sich ein signifikant vergrößertes Hippocampus-Volumen sowohl in der Gruppe der Ausdauer trainierenden Patienten mit Schizophrenie als auch in der (ebenfalls Ausdauer trainierenden) gesunden Kontrollgruppe. Betrachtet man ausschließlich die Patienten mit einer Schizophrenie, so resultierte Ausdauertraining in einer signifikant stärkeren Hippocampus-Vergrößerung als Tischfußball. Dieses Resultat bekräftigt die Hypothese, dass das Ausdauertraining für die Vergrößerung des Hippocampus verantwortlich ist und spricht dafür, dass die neuronale Plastizität bei Patienten mit einer Schizophrenie relativ intakt bleibt. Die aerobe Fitness nahm in der Gesamtgruppe der Ausdauer-Trainierenden (Patienten mit einer Schizophrenie plus gesunde Kontrollgruppe) über die Zeit zu, die Zunahme unterschied sich jedoch nicht signifikant von der bei der Tischfußball-Gruppe (tendenzielle Überlegenheit von Ausdauertraining). Die maximale Sauerstoffaufnahme war unter allen Ausdauer-trainierenden Probanden höher als bei den Teilnehmern des Tischfußballs. Die Zunahme des Hippocampus-Volumens korrelierte positiv mit aerober Fitness sowie maximaler Sauerstoffaufnahme (◘ Tab. 11.25) [913] (**Evidenzebene b**).

Die Effektivität eines 6-wöchigen **Tai-Chi-Programms** bei Menschen mit langjähriger schizophrener Erkrankung in einem rehabilitativem Setting war Gegenstand der Pilot-Untersuchung von Ho et al. [914]. Dreißig Patienten wurden randomisiert auf eine Tai-Chi-Gruppe und eine Wartelistengruppe ohne Intervention verteilt (◘ Tab. 11.24). Das Tai-Chi-Programm führte gegenüber der Wartelistenkondition im Bereich zwischenmenschlicher Beziehungen (Domaine der World Health Organization Disability Assessment Schedule, WHODAS-II) zu einer signifikanten Verbesserung. Auf alle weiteren untersuchten Outcomes zeigten sich keine interventionsbedingten Auswirkungen [914] (◘ Tab. 11.25) (**Evidenzebene 1b**).

Ho et al. [915] konnten in einer weiteren Untersuchung feststellen, dass **Tai-Chi** gegenüber einer herkömmlichen Therapie zu einer

Tab. 11.26 Effekte von Körperpsychotherapeutischen Verfahren bei Patienten mit einer Erkrankung aus dem schizophrenen Formenkreis aus Einzelstudien

	Goertzel et al. [893]	Nitsun et al. [894]	Maurer-Groeli [910]	Röhricht und Priebe [789]	Priebe et al. [821]		Martin et al. [825]	Lee et al. [826]
Patienten Teilnehmerzahl N (gesamt), Diagnose, Setting	N=115 Schizophrenie stationär	N=24 Schizophrenie stationär	N=37 Schizophrenie stationär	N=45 Schizophrenie ambulant	N=275 Schizophrenie ambulant		N=68 Schizophrenie ambulant	N=38 Schizophrenie stationär
Intervention vs. Kontrollintervention	Body Ego Technique (BET) vs. rezeptive Musiktherapie	Kreatives Bewegungsprogramm (Movement and Drama Therapy) vs. Gruppenpsychotherapie	Körperzentrierte Gruppenpsychotherapie vs. Beschäftigungs- und Arbeitstherapie	Körperorientierte Psychotherapie vs. supportive Gespräche	Körperorientierte Psychotherapie vs. Pilates		Körper- und bewegungsorientierte Therapie vs. Medikation allein	Dance/ Movement Therapy vs. Medikation allein
Beobachtungszeitraum	Behandlungsende	Behandlungsende	Behandlungsende	4 Monate	Behandlungsende	6 Monate	Behandlungsende	Behandlungsende
Krankheitsassoziierte Merkmale								
↓ Symptomschwere (allgemein)	++	++		~	~	~		
- ↓ Negativsymptomatik				++	~	~	++	++
- ↓ Positivsymptomatik				~	~	~		~
- ↓ Depressive Symptomatik					~	~		++
- ↓ Angstsymptomatik								~
- ↓/↑ Ärger und -kontrolle								++

(Fortsetzung)

◧ Tab. 11.26 (Fortsetzung)

	Goertzel et al. [893]	Nitsun et al. [894]	Maurer-Groeli [910]	Röhricht und Priebe [789]	Priebe et al. [821]	Martin et al. [825]	Lee et al. [826]
- ↑ Psychomotorisches Funktionsniveau		+					
- ↑ Ich-Funktionen			~*/++**				
Behandlungsassoziierte Merkmale							
↑ Behandlungszufriedenheit				~	~	~	
Zufriedenheit mit therapeutischer Beziehung				~			
Soziale Funktionen und Lebensqualität							
↑ Lebensqualität				~	~	~	
↑ soziale Aktivitäten/ Kontakte					~	~	

Erläuterungen: ++ signifikanter Vorteil in Experimentalgruppe gegenüber Kontrollgruppe; + tendenzielle Überlegenheit ohne signifikanten Unterschied in Experimentalgruppe gegenüber Kontrollgruppe; ~ Ergebnisse vergleichbar in beiden Gruppen; ↓ Reduktion, ↑ Erhöhung; * Rating nach Bellak et al. 1973: Realitätssinn, Realitätsprüfung, Denken, Reizschutz/ ** bei Leib-Erlebensstörungen (funktionelle Beschwerden, körperliche Illusionen, Halluzinationen und körperliche Depersonalisierungssymptome)

Reduktion motorischer Defizite und einer Verbesserung des Kurzzeitgedächtnisses führen kann [915]. Im Rahmen eines moderaten Trainings bestehend aus verschiedenen Komponenten von Ausdauer und Kräftigung (Exercise) können gegenüber herkömmlicher Behandlung ebenfalls motorische Funktionen verbessert und darüber hinaus die Negativ- und Positivsymptomatik, die Aufmerksamkeitsleistung sowie das psychosoziale Funktionsniveau verbessert werden. Zwischen diesen beiden Interventionen zeigten sich mit Ausnahme einer größeren psychopathologischen Symptomreduktion in der Exercise-Gruppe keine signifikanten Unterschiede (◘ Tab. 11.24 und 11.25). Die Effekte waren nach sechs Monaten kaum mehr nachweisbar **(Evidenzebene 1b)**.

Die Wirkung von **aerobem Training** auf die kognitive Leistungsfähigkeit sowie die Psychopathologie von Menschen mit Schizophrenie oder schweren Depressionen untersuchten Oertel-Knoechel et al. [916]. Die Teilnehmer wurden je nach Krankheitsbild auf drei verschiedene Experimentalgruppen verteilt: eine Übungsgruppe mit dem Schwerpunkt eines kognitiven Trainings und aeroben Übungsformen, eine Entspannungsgruppe, deren Fokus gleichermaßen im kognitiven Training und in der Durchführung von Entspannungsübungen lag, sowie einer Wartelistengruppe. Grundsätzlich zeigten die Ergebnisse, dass Patienten mit Schizophrenie vor allem in den kognitiven Domänen Verarbeitungsgeschwindigkeit und Merkfähigkeit und Teilnehmer mit schweren Depressionen insbesondere im Bereich der Psychopathologie Verbesserungen vorweisen konnten (◘ Tab. 11.24 und 11.25). Bei der fokussierten Betrachtung der Interventionsgruppen ergaben sich speziell für die Teilnehmer der Trainingsgruppen (sportliche Übungen + kognitives Training), unabhängig vom Krankheitsbild, aussichtsreichere Resultate. Hingewiesen sei in diesem Zusammenhang auf die hohe Drop-Out-Quote von 32 Prozent. Die Autoren führen dies auf organisatorische sowie motivationale Gründe zurück [916] **(Evidenzebene 1b)**.

Im Rahmen der Pilotstudie von Sailer et al. [917] erhielten Patienten mit Schizophrenie eine **Bewegungstherapie** kombiniert mit zusätzlichen Elementen einer kognitiven Verhaltenstherapie (Mental Contrasting and Implementation Intentions Strategy, kurz MCII-Strategy). Die MCII-Methode ist eine Variante der kognitiven Verhaltenstherapie und dient der zusätzlichen Motivation und Unterstützung von sportlichen Aktivitäten. Die Teilnehmer der Interventionsgruppe nahmen zum einen an einem Jogging-Programm teil und zum anderen wurden sie zusätzlich aufgefordert, drei positive Auswirkungen (z. B. Gewichtsverlust) und drei mögliche Hemmnisse (z. B. Erschöpfung) der Bewegungsintervention zu benennen (◘ Tab. 11.24). Zentral dabei war die Auseinandersetzung mit den Hemmnissen und deren Reduzierung durch geeignete Lösungs- und Handlungsansätze der Patienten. Für die Kontrollgruppe stand ein Informationsblatt, welches sich inhaltlich mit den möglichen positiven Auswirkungen von Sport auf die Erkrankung beschäftigte, zur Verfügung. Die Untersuchungsdurchführung fand in unterschiedlich stark strukturierten Settings statt [917]. Die Studienteilnehmer in einem stärker auf Autonomie ausgerichteten Behandlungssetting (offene Station mit tagesklinischem Charakter) nahmen unter der MCII-Bedingung tendenziell stärker und anhaltender am Training teil im Vergleich zur Kontrollbedingung. Kein Effekt hingegen wurde in einem hoch strukturierten Behandlungssetting beobachtet; vermutlich wegen eines Deckeneffekts. Es zeigten sich positive Auswirkungen der Bewegungsintervention in Kombination mit der MCII-Strategie vor allem bei der Reduzierung der Depressionssymptomatik sowie der Positiv- und Negativsymptomatik im Verlauf; aber keine Effekte zwischen den Gruppen. Allerdings zeigt diese Studie, dass Interventionen, die das Selbstmanagement stärken, durchaus dazu geeignet sind, auch die Motivation schwer psychisch kranker Menschen für sportliche Aktivität zu erhöhen [917] (◘ Tab. 11.25) **(Evidenzebene 1b)**.

Die Effektivität von **Körperpsychotherapie** (engl. Body Psychotherapy, BPT) wurde jüngst auch an einer größeren Stichprobe schizophren erkrankter Menschen mit einer deutlichen Negativsymptomatik gegenüber einer aktiven Kontrollintervention (Pilates) untersucht [821] (◘ Tab. 11.24). Die Abbruchraten waren in beiden Gruppen gering; die Inanspruchnahme in beiden Gruppen vergleichsweise hoch. Hinsichtlich des primären Outcomes, der Negativsymptomatik zu Behandlungsende und 6 Monate später zeigte sich kein Vorteil. In beiden Gruppen zeichnete sich eine leichte Reduktion der Negativsymptomatik über den Behandlungsverlauf ab. Ein statistisch signifikanter Effekt wurde mit Hilfe des Clinical Assessment Interview for Negative Symptoms deutlich, der allerdings klinisch unbedeutend ist (◘ Tab. 11.26). Es zeigten sich auch darüber hinaus keine bedeutsamen Effekte [821]. Kritisch anzumerken ist hierbei, dass auch durch die Anwendung von Pilates positive Effekte auf die psychische Symptomatik zu erwarten sind. Eine kürzlich erschienene Meta-Analyse zur Effektivität von Pilates gegenüber TAU verweist zumindest auf der Basis weniger kontrollierter Studien auf eine Reduktion depressiver und ängstlicher Symptome [822]. Zu wenig erforscht sind dabei bisher die zugrundeliegenden Wirkmechanismen beider Ansätze. Abzuleiten bleibt deshalb aus der vorliegenden Studie, dass keine Effekte durch Körperpsychotherapie gegenüber Pilates in der Behandlung der Negativsymptomatik (mit Hilfe der Subskala für Negativsymptomatik der PANSS) nachweisbar sind. Stattdessen zeigte sich in beiden Gruppen eine Reduktion dieser im Behandlungsverlauf, die für einen allgemeinen Effekt durch Bewegungsinterventionen sprechen. Interessanterweise konnte in einer Sekundäranalyse aufgezeigt werden, dass sich in der Gruppe der weiblichen Studienteilnehmer sehr wohl ein statistisch signifikanter Effekt auf die Negativsymptomatik zeigte, nicht so in der Gruppe der männlichen Teilnehmer. Dieser Befund macht die Bedeutung der Charakteristika der Studienteilnehmer noch einmal sehr deutlich [823].

Im Rahmen der systematischen Recherche wurde das Protokoll zur inzwischen vorliegenden Publikation der Ergebnisse identifiziert **(Evidenzebene Ia).**

Nach Beendigung der systematischen Recherche wurden im Rahmen des Konsensusprozesses zwei weitere RCTs zugearbeitet und hinsichtlich der Einschlusskriterien geprüft (◘ Tab. 11.24 und 11.26).

Lee et al. [826] untersuchten die Effektivität einer **Tanz- und Bewegungstherapie** an Patienten mit einer Erkrankung aus dem schizophrenen Formenkreis (N=38). Die Patienten der Experimentalgruppe erhielten einmal wöchentlich über 12 Wochen eine tanztherapeutische Intervention sowie eine medikamentöse Behandlung; die Patienten der Kontrollgruppe lediglich die Medikation. Am Ende der Behandlung wurden eine signifikante Reduktion der Negativsymptomatik, der depressiven Symptomatik sowie von Ärger und eine signifikante Verbesserung der Ärgerkontrolle evident [826] **(Evidenzebene Ib).**

In einer Studie untersuchten Martin et al. [825] die Effekte von 20 Sitzungen manualisierter **Bewegungstherapie (BPT/DMT)** [824] gegenüber TAU bei 68 Patienten mit einer Erkrankung aus dem schizophrenen Formenkreis und durchschnittlicher Erkrankungsdauer von ca. 16 Jahren in ambulanter Behandlung. Die Studie wurde an 3 Studienzentren in Deutschland (Heidelberg, Wiesloch, Mosbach) durchgeführt. Die Negativsymptomatik konnte signifikant um ca. 20 Prozent reduziert werden. Im Bereich der Subskalen zeigten sich v. a. hinsichtlich der Aufmerksamkeit Verbesserungen [825] **(Evidenzebene Ib).**

DEPRESSIONEN

Einzelstudien zu depressiven Erkrankungen enthielten mitunter unzureichende Angaben zur Dauer der Erkrankung und/oder der Anzahl der Erkrankungsepisoden, sodass für die Einschätzung der Erkrankungsschwere in diesen Fällen das Kriterium der Symptomausprägung mit Hilfe von Schwellenwerten gängiger Depressionsskalen herangezogen wurde. Für einen Einschluss musste mindestens ein moderater bis schwerer Depressionsgrad vorliegen.

Eine der ersten klinisch relevanten Untersuchungen zum Ausdauertraining stellt eine randomisierte US-amerikanische Studie dar. Die Autoren verglichen eine über zehn Wochen stattfindende **Jogging-Intervention** für moderat bis schwer depressiv erkrankte Menschen mit zwei Formen von Einzel-Psychotherapie: zehn Sitzungen zeitbegrenzte Psychotherapie vs. zehn Sitzungen zeitlich unbegrenzter Therapie [918]. Joggen zeigte sich in dieser Untersuchung als ebenso wirkungsvoll in der Reduktion depressiver Symptome (Depression Symptom Checklist Score) wie zeitlich limitierte oder unlimitierte Psychotherapie (◘ Tab. 11.27 und 11.28). Die Studie weist große methodische Mängel auf **(Evidenzebene 1b)**.

Im Rahmen einer randomisierten kontrollierten Studie aus Norwegen erhielten 43 moderat bis schwer depressiv erkrankte Patienten in stationärer Behandlung entweder **aerobes Ausdauertraining** (über neun Wochen dreimal wöchentlich eine Stunde) oder im selben Zeitumfang Ergotherapie. Die Teilnehmer beider Gruppen erhielten als Basisbehandlung Psychotherapie, ca. die Hälfte wurde mit Antidepressiva behandelt [919]. In der Ausdauergruppe kam es zu einem signifikant stärkeren Absinken der Depressivität (gemessen mit dem Beck-Depressions-Inventar) sowie zu einem signifikant stärkeren Anstieg der maximalen Sauerstoffaufnahme (◘ Tab. 11.27 und 11.28) **(Evidenzebene 1b)**.

Pinchasov (2000) untersuchte im Rahmen einer randomisierten kontrollierten Studie, für saisonale (Gruppe 1) und nicht-saisonale Depressionen (Gruppe 2), die Effektivität von **Ausdauertraining** [920]. Eine Kontrollbedingung bestand aus Lichttherapie (im selben Zeitumfang), in einer weiteren Kontrollgruppe erhielten die Teilnehmer keinerlei antidepressive Behandlung. Von Interesse für die vorliegende Leitlinie war hauptsächlich die Betrachtung der Resultate für die Gruppe der nicht-saisonal Depressiven. Die kardiovaskuläre Fitness verbesserte sich bei den nicht-saisonal und saisonal depressiven Teilnehmern von Trainings- und Lichttherapie signifikant, stärker jedoch bei den Teilnehmern des Ausdauertrainings. Signifikant war der Effekt von Lichttherapie nur in der Gruppe der saisonal depressiv erkrankten Menschen. Die Depressionsschwere bei nicht-saisonalen Depressionen konnte signifikant besser durch Training gesenkt werden

als durch Lichttherapie. Während die saisonale (Winter)Depression gleich gut auf Training und Lichttherapie reagierte, gab es bei nicht-saisonaler Depression eine therapeutische Überlegenheit des Ausdauertrainings (◘ Tab. 11.27 und 11.28) **(Evidenzebene 1b)**.

In einer randomisierten kontrollierten Studie (England) untersuchten Knubben et al. (2007) (N=38) die Effektivität eines **Ausdauertrainings** im Vergleich zu einer Placebo-Intervention, in deren Rahmen lediglich leichte Stretching- und Entspannungsübungen stattfanden [921]. Das Ausdauertraining fand über 10 Tage hinweg täglich als Laufbandtraining statt. Die Studienergebnisse zeigten eine signifikant stärkere Reduktion der Depressionsschwere in der Interventionsgruppe (Ausdauertraining) als in der Placebo-Gruppe. Das Ansprechen auf die Therapie, definiert als Reduktion des BRMS (Bech-Rafaelsen Melancholy Scale) um 6 oder mehr Punkte, war bei 65 Prozent der Ausdauergruppen-Teilnehmer zu beobachten, jedoch nur bei 22 Prozent der Placebo-Teilnehmer. Auch subjektiv bewerteten die Teilnehmer des Ausdauertrainings ihre Depressionsschwere nach der Studie signifikant besser als die Teilnehmer der Placebo-Gruppe. Die Länge des Krankenhausaufenthaltes war bei den Teilnehmern des Ausdauertrainings zwar tendenziell, aber nicht signifikant kürzer als bei den Teilnehmern der Placebo-Gruppe. Die Autoren schlussfolgern, dass regelmäßiges Ausdauertraining bereits relativ kurzfristig Depressionssymptome lindern kann und demnach besonders dafür geeignet ist, die Latenzzeit bis zum Wirkungseintritt von Antidepressiva zu überbrücken [921] (◘ Tab. 11.27 und 11.28) **(Evidenzebene 1b)**. Ein gewisser Widerspruch dieser Ergebnisse zur Studie von Blumenthal et al. (1999) [922] wird deutlich, wo die Wirksamkeit des Antidepressivums schneller eintrat als die des Ausdauertrainings.

Schuch et al. (2011) prüften in einer weiterführenden Untersuchung den Einfluss von **sportlicher Aktivität** bei schwer depressiv erkrankten Patienten auf die Lebensqualität sowie die Depressionsschwere (◘ Tab. 11.27).

◻ Tab. 11.27 Charakteristika eingeschlossener Einzelstudien zur Wirksamkeit von Bewegungs- und Sportinterventionen bei Patienten mit schweren Depressionen

Autor/Jahr	Patienten - Diagnose - Alter (Jahre) - Anzahl (N) - Durchschnittliche Erkrankungsdauer - Erkrankungsschwere - Setting	Intervention - Art - Dauer (gesamt) - Intensität - Häufigkeit pro Woche	Kontrollgruppe
Greist 1979	- Depression - 18–30 Jahre - N=28 - K. A. - K. A. - Ambulant	- Aerobes Ausdauertraining - 10 Wochen - K. A. - 1-4 × wöchentlich	- (Individuelle) Psychotherapie
Martinsen 1985	- Schwere Depression - Ø 40 Jahre - N=43 - K. A. - K. A. - Stationär	- Aerobes Ausdauertraining - 9 Wochen - K. A. - 3 × wöchentlich (jeweils 1 h)	- Ergotherapie
Pinchasov 2000	- Schwere und mittelschwere Depression - Ø 35,2 Jahre - N=66 - K. A. - Hamilton Score Ø 24,5 - Stationär	- Körperliches Training (Fahrradergometer) - 1 Woche - 75 Prozent der individuellen Leistungsfähigkeit - Täglich (1 h)	- Lichttherapie (KG 1), keine antidepressive Behandlung (KG 2)
Knubben 2007	- Schwere Depression - Ø 49,5 Jahre - N=38 - K. A. - Bech-Rafaelsen Melancholy Scale 26 Score > 12 - Stationär	- Ausdauertraining - 10 Tage - Leichte bis mittlere Belastung - Täglich (30 min)	- Placebo-Training
NEU Schuch 2011	- Schwere Depression - Ø 42 Jahre - N=26 - K. A. - Hamilton Score Ø 26,7 - Stationär	- Aerobe Übungen (Laufband oder Ergometer u. a.) - 3 Wochen - K. A. - 3 × wöchentlich	- Herkömmliche Therapie
NEU Röhricht 2013	- Chronische Depression - BPT: Ø 46,9 Jahre; KG: Ø 48,5 Jahre - N=31 - BPT: 16,3 Jahre; KG: 12,1 Jahre - HAMD total score: BPT: 28,2, KG: 27,2 - Ambulant	- Körperpsychotherapie (BPT, Gruppe) - 10 Wochen - Nicht relevant - 2 × wöchentlich (90 min)	- Wartegruppe

Erläuterung: BPT Körperpsychotherapie, KG Kontrollgruppe

⬛ Tab. 11.28 Effekte von Bewegungsinterventionen bei Patienten mit (schweren) Depressionen aus Einzelstudien

	(Schwere) Depression				
	Schuch et al. [923]	Knubben et al. [921]	Pinchasov et al. [920]	Martinsen et al. [919]	Greist et al. [918]
Intervention vs. Kontrolle	Aerobe Übungen vs. TAU	Aerobes Ausdauertraining vs. Placebo (Low Intensity Program)	Aerobes Ausdauertraining vs. Lichttherapie	Aerobes Ausdauertraining + Psychotherapie vs. Ergotherapie + Psychotherapie	Jogging vs. Einzelpsychotherapie
Körperliche Fitness/Aktivität			+		
Max. O_2-Aufnahme				++	
Depressionssymptome	++	++	++	++	~
Stationäre Verweildauer		+			
Lebensqualität	+				

Erläuterung: ++ signifikanter Vorteil in Experimentalgruppe gegenüber Kontrollgruppe; + tendenzielle Überlegenheit ohne signifikanten Unterschied in Experimentalgruppe gegenüber Kontrollgruppe; ~ Ergebnisse vergleichbar in beiden Gruppen; – Nachteil in Experimentalgruppe gegenüber Kontrollgruppe; TAU herkömmliche Behandlung

Der bewegungstherapeutische Ansatz führte nach Beendigung der Untersuchung zu einem statistisch signifikanten Rückgang der depressiven Symptome. Gleiches galt für die Kontrollgruppe. Auch dort konnte die depressive Symptomatik bis zum Tag der stationären Entlassung signifikant verringert werden. Jedoch zeigte sich ein größerer Effekt für die Experimentalgruppe. Weitere, die Lebensqualität betreffende Domänen konnten keine positiven Effekte gegenüber der herkömmlichen Therapie hervorbringen [923] (⬛ Tab. 11.28) **(Evidenzebene 1b)**.

In einer explorativen RCT wurde der Effekt einer 10-wöchigen manualisierten Körperpsychotherapie (Body Oriented Psychological Therapy) bei chronisch depressiven Patienten untersucht. Es zeigte sich eine statistisch und klinisch relevante Verbesserung der depressiven Symptomatik im Fremdrating, nicht aber eine Verbesserung von Selbstbewusstsein und subjektiver Lebensqualität (⬛ Tab. 11.27). Zu-

dem zeichnete sich ein (nichtsignifikanter) Dosiseffekt ab [820] **(Evidenzebene 1b)**.

11.5.3 Kosteneffektivität

Es liegen keine aussagekräftigen Untersuchungen zur Kosteneffektivität von Bewegungs- und Sporttherapien bei Menschen mit schweren psychischen Erkrankungen vor.

11.5.4 Von der Evidenz zur Empfehlung

■ **Zusammenfassende Bewertung**

Deutlich wird in der Zusammenschau der Befunde, dass es einen Zuwachs an Arbeiten im Bereich der Bewegungs- und Sporttherapie bei schweren psychischen Erkrankungen gibt. Methodische Limitationen und Heterogenität der einzelnen Arbeiten sowie mangelnde Stringenz der Effekte erschweren jedoch die Beurteilung zum aktuellen Zeitpunkt.

Alle identifizierten Arbeiten haben einen störungsspezifischen Fokus, der sich im Einzelnen auf die Diagnosen Schizophrenie (sowie Kombination aus Schizophrenie und bipolarer Störung), (schweren) Depressionen und Angststörungen bezieht. Unter dem Blickwinkel aller eingeschlossenen Diagnosegruppen sowie den entsprechenden eingesetzten Interventionen aus dem Bereich der Bewegungs- und Sporttherapie ergeben sich Hinweise, dass insbesondere aerobes Ausdauertraining eine tendenziell positive Wirkung sowohl auf psychische als auch biologische Outcomeparameter bei schwer psychisch kranken Menschen haben kann. Befunde liegen auch im Bereich körperpsychotherapeutischer Ansätze vor. Dennoch liegt der Forschungsschwerpunkt aktuell auf funktionell, sportlich aktivierenden Verfahren. Die Wirksamkeit edukativ-psychosozialer Verfahren bei Menschen mit schweren psychischen Erkrankungen wurde bisher kaum in randomisierten kontrollierten Studien untersucht.

▪ Sporttherapeutische Verfahren

Speziell für **Menschen mit einer Schizophrenie** kann auf Basis der vorliegenden Evidenz geschlussfolgert werden, dass ein ausdauerorientiertes (aerobes) regelmäßiges Training in der Lage ist, die psychopathologische Symptomatik gegenüber einer Standardtherapie (herkömmliche Therapie) zu verbessern [895, 899]. Allerdings sind die Ergebnisse insgesamt inkonsistent und beruhen in der Hauptsache auf Einzelergebnissen. Die biologischen Kennzahlen betreffend führt die Anwendung sporttherapeutischer Verfahren möglicherweise zu positiven Effekten hinsichtlich der Steigerung der Maximalkraft, der Reduzierung von Körperfett und Verbesserung der Fitness [895, 899]. Eine weitere Studie ergab zudem Hinweise darauf, dass Ausdauertraining im Vergleich zu Tischfußball bei Patienten mit Schizophrenie eine stärkere Vergrößerung des Hippocampus-Volumens hervorruft [913]. Möglicherweise lässt sich durch Yoga-Interventionen die Lebensqualität verbessern [904].

Die dargestellte Evidenz sporttherapeutischer Interventionen beim **Erkrankungsbild der (schweren) Depression** ist in der Gesamtbetrachtung homogener. Die Resultate verdeutlichen einen nahezu durchweg positiven und signifikanten Einfluss der überwiegend aeroben körperlichen Aktivitäten gegenüber einer herkömmlichen Therapie bezüglich der Reduzierung der Depressionssymptomatik [908, 920, 921, 923]. Der antidepressive Effekt von Bewegung, der bezüglich leicht erkrankter Patienten bereits länger als gesichert gilt [924], scheint sich auch bei mittelschwer bis schwer erkrankten Patienten einzustellen. Der Effekt verlor an Stärke, wurden die aeroben körperlichen Aktivitäten mit anderen trainingsorientierten Maßnahmen oder einer Pharmakotherapie verglichen.

Der Einsatz von aeroben Übungen bei **Menschen mit Angststörungen** führte zu keinen vorteilhaften Effekten gegenüber der herkömmlichen Therapie [909].

▪ Körperpsychotherapeutische Verfahren

Untersucht wurden verschiedene körperpsychotherapeutische Ansätze in randomisiert kontrollierten Studien hauptsächlich bei Patienten mit einer Erkrankung aus dem schizophrenen Formenkreis. Allerdings wurde ein solcher Ansatz auch in der Behandlung von Menschen mit chronischer Depression untersucht [820]. Die Vergleichsinterventionen sind mindestens genauso vielfältig wie die in den Studien untersuchten körperpsychotherapeutischen Ansätze und umfassen neben herkömmlicher Therapie Musiktherapie, Beschäftigungs- und Arbeitstherapie, supportive Gesprächsangebote und Pilates. Es zeigen sich inkonsistente Effekte in verschiedenen Bereichen psychopathologischer Symptomatik. Wünschenswert sind weitere Studien in diesem Bereich, um die Effektivität und die zugrunde liegenden Wirkmechanismen der einzelnen Ansätze besser beurteilen zu können.

▪ Edukativ-psychosoziale Verfahren

Im Rahmen der systematischen Recherche wurde eine Einzelstudie identifiziert, die sich der edukativ-psychosozialen Verfahrensgruppe (und gleichzeitig der körperpsychotherapeutischen Gruppe) zuordnen lässt. Verglichen wurde hier ein gymnastisches und spielorientiertes Bewegungsprogramm bei Menschen mit einer schizophrenen Erkrankung gegenüber einem spür- und entspannungsorientierten Programm (Konzentrative Entspannung) und TAU. Für beide aktive Gruppen wurden Verbesserungen hinsichtlich des psychischen Gesundheitsstatus deutlich; stärker jedoch in der Gruppe der Konzentrativen Entspannung [912].

Es existieren auch weitere nicht-randomisierte Studien aus Deutschland, die in der Erstauflage der Leitlinie inkludiert sind und hier Erwähnung finden sollen.

Knobloch und Kollegen untersuchten dabei die Effektivität eines **spielorientierten bewegungstherapeutischen Gruppenprogramms** in Bezug auf die Verbesserung sozialer Kompetenzen bei stationären Patienten mit einer Schizophrenie. Es zeigten sich positive Effekte im Bereich sozialer Kompetenz [925].

Eine weitere nicht-randomisierte kontrollierte Studie betrachtet die Wirksamkeit eines erlebniszentrierten, aus Sportspielen, Progressiver Muskelrelaxation, Koordinationsübungen und psychomotorischen Übungen zusammen-

gesetzten sporttherapeutischen Programms bei stationären Patienten mit Schizophrenie (N=43). Die Teilnehmer der Vergleichsgruppe erhielten die standardmäßige Bewegungstherapie der Klinik mit ihrem Schwerpunkt auf Gymnastik und Konzentrativer Bewegungstherapie. Bei den Teilnehmern des sporttherapeutischen Programms verbesserten sich im Untersuchungszeitraum das motorische Verhalten, das Sozialverhalten sowie die Emotionalität signifikant, während beim Antriebsverhalten nur eine tendenzielle, nicht signifikante Verbesserung eintrat. Die Überlegenheit der Interventionsgruppe gegenüber der Kontrollgruppe hinsichtlich motorischem Verhalten, Sozialverhalten sowie Emotionalität war statistisch signifikant [926].

■ **Zusätzliche zu berücksichtigende Aspekte**

Patientenerfahrungen und Motivation
Motivationale Aspekte spielen bei der Umsetzung von Bewegung und Sport eine erhebliche Rolle und wurden auch in einigen Studien untersucht. Häufige Techniken sind Zielvereinbarungen sowie Ansätze der motivierenden Gesprächsführung. Evidenz zu deren Wirksamkeit liegt jedoch bisher kaum vor [927].

■ **Von der Evidenz zur Empfehlung: Berücksichtigung der GRADE-Kriterien**

Kriterien	Einschätzung
Qualität der Evidenz	Zur Bewertung wurden ausnahmslos RCTs bzw. systematische Reviews und Metaanalysen von RCTs berücksichtigt. Formal handelt es sich daher um Evidenz auf dem Evidenzlevel Ia–Ib. Allerdings ist die Studienqualität als überwiegend moderat bis schwach einzuschätzen, somit muss Bias in der Mehrheit der Studien angenommen werden (siehe Leitlinienreport). Die Stichprobenumfänge der Untersuchungen waren mit wenigen Ausnahmen sehr klein und die Beobachtungszeiträume in der Regel sehr kurz. Zur allgemeinen Verständlichkeit ist darüber hinaus zu berücksichtigen, dass die Durchführung der eingesetzten Interventionen und deren Wirkung in Folge differierender Belastungsintensität, -umfang, -dauer, -häufigkeit, -dichte und verschiedenartiger, zum Teil nicht standardisierter, gemessener Outcome-Parameter sowie diverser Kontrollbedingungen die Beurteilung und Bewertung der Resultate erschweren.
Unsicherheit über Ausgewogenheit zwischen erwünschten und unerwünschten Effekten	Der überwiegende Teil der eingeschlossenen Untersuchungen thematisiert den Bereich unerwünschter Ereignisse nicht. Lediglich in der Übersichtsarbeit von Cramer et al. [904] erwähnt eine Untersuchung (Visceglia et al., 2011), dass keine unerwünschten Ereignisse aufgetreten sind.

Kriterien	Einschätzung
Unsicherheit/Schwankungen hinsichtlich der Werte und Präferenzen	Die Abbruchraten schwanken in den einzelnen Studien erheblich bzw. fehlen konkrete Angaben. Es ist nicht auszuschließen, dass für die Abbruchraten z. T. auch (krankheitsbedingte) motivationale Faktoren und unterschiedliche persönliche (sportliche) Präferenzen eine Rolle spielen. Allerdings ist aus dem Großteil der bisher vorliegenden Studien nicht ersichtlich, dass die Abbruchraten in den Interventionsgruppen überwiegen. 　　Eine sehr hohe Drop-Out-Rate wird bei Oertel-Knoechel et al. [916] angezeigt (32 Prozent), wobei die Verteilung gleichmäßig auf die Experimental- bzw. Kontrollgruppe verteilt ist. Als mögliche Ursachen wurden motivationale und organisatorische Gründe benannt.
Unsicherheit darüber, ob die Intervention eine sinnvolle Nutzung der Ressourcen darstellt	Studien zur Kosteneffektivität liegen bisher nicht vor. Behandlungen sind im Gruppenformat möglich, die eine kosteneffektivere Anwendung ermöglichen.
Breite Anwendbarkeit in Deutschland möglich?	*Versorgungsalltag*: Der Einsatz von körperlicher Aktivität und Sport im psychiatrisch-psychotherapeutischen Versorgungsalltag in Deutschland hat eine lange Tradition. Als vorteilhaft erweist sich, dass eine Sporttherapie sowohl im ambulanten als auch stationären Setting realisiert werden kann. Das gleiche gilt für körperpsychotherapeutische Verfahren. 　　*Evidenz*: Zwei der hier aufgezeigten Studien, Sailer et al. [917] und Oertel-Knoechel et al. [916], wurden in Deutschland durchgeführt. Sailer et al. untersuchte, inwieweit kognitiv-verhaltenstherapeutische Elemente (MCII-Strategie) die Integration von sportlichen Aktivitäten in den Alltag verbessern. Die Resultate der Untersuchung unterstützten einen entsprechenden positiven Effekt der MCII-Strategie v. a. in wenig strukturierten Settings. 　　Den Einfluss von aeroben Übungen auf die individuelle Psychopathologie und die kognitiven Funktionen untersuchten Oertel-Knoechel et al. [916]. Auch in diesem Zusammenhang stellte sich die sportliche Aktivität der Teilnehmer als zusätzlicher aussichtsreicher Ansatz für die Besserung der kognitiven Funktionen und der Reduzierung psychopathologischer Symptome bei Patienten mit Schizophrenie dar.
Empfehlungsgrad	**B (Empfehlungen im Wortlaut siehe unten)**

Empfehlungen

Empfehlung 31 (NEU):

Bei Menschen mit schweren psychischen Erkrankungen sollten – je nach Beschwerdebild und Neigung sowie unter Berücksichtigung der körperlichen Leistungsfähigkeit – Bewegungsinterventionen als Teil eines multimodalen Gesamttherapiekonzeptes zur Anwendung kommen.

　　Empfehlungsgrad: B, Evidenzebene: Ia-Ib

　　Ergebnis der Abstimmung: starker Konsens (Juni bis September 2017)

Hinweis: Der Empfehlungsgrad dieser Empfehlung in Bezug auf die angegebene Evidenzebene wurde herabgestuft, da die Studienlage nicht einheitlich genug war, um eine starke Empfehlung zu rechtfertigen.

Empfehlung 32 (NEU):

Körperpsychotherapeutische Verfahren sollten bei Menschen mit schweren psychischen Erkrankungen zur Anwendung kommen.

　　Empfehlungsgrad: B, Evidenzebene: Ib

　　Ergebnis der Abstimmung: starker Konsens (Juni bis September 2017)

Hinweis: Der Empfehlungsgrad dieser Empfehlung in Bezug auf die angegebene Evidenzebene wurde herabgestuft, da die Studienlage nicht einheitlich genug war, um eine starke Empfehlung zu rechtfertigen. Evidenz hierzu liegt bisher hauptsächlich aus Wirksamkeitsstudien vor, in denen Menschen mit einer Erkrankung aus dem schizophrenen Formenkreis oder einer schweren Depression behandelt wurden.

Ergänzende Hinweise (NEU)
In jedem Fall sollte vor Beginn von Bewegungsinterventionen der körperliche Gesundheitsstatus des Patienten und somit seine Eignung für eine körperliche Belastung überprüft werden. Um die Ressourcen körper- und bewegungsorientierter Interventionen in der Behandlung von Menschen mit schweren psychischen Störungen ausschöpfen zu können, ist eine spezifische Qualifikation mit Kompetenzen im Bereich der Bewegungsförderung und achtsamkeitsbasierter körperorientierter Therapieverfahren einschließlich störungsorientierten Spezialwissens (zur Gruppenleitung, zur Einschätzung psychopathologischer Symptome, zu Effekten der Medikation) und eine Einbindung in das multiprofessionelle Behandlerteam erforderlich.

In der therapeutischen Praxis ist neben der Dosierung der körperlichen Belastung v. a. die Berücksichtigung psychosozialer Aspekte (z. B. Körper- und Selbstwahrnehmung, Verhaltenskontrolle, Interaktion) von Bedeutung.

11.6 Evidenzkapitel: Gesundheitsfördernde Interventionen

11.6.1 Hintergrund

Bereits im alten Griechenland wurde einem gesundheitsfördernden Lebensstil eine zentrale Rolle zur Erhaltung der körperlichen und geistigen Gesundheit beigemessen. Die sogenannte „**Diaita**" war ein Modell einer ausgewogenen und natürlichen Lebensweise. Zurückzuführen ist dieses Therapiekonzept auf den griechischen Arzt Hippokrates (ca. 460 – ca. 370 v. Chr.). Die elementaren Prinzipien der „Diaita" sahen unter anderem einen maßvollen Umgang mit Essen und Trinken sowie einen abwechselnden Rhythmus von Ruhe und Bewegung vor [928].

Der **gesundheitsbezogene Lebensstil von Personen mit schweren psychischen Erkrankungen** entspricht häufig nicht dem ausgewogenen Prinzip der „Diaita". Häufig ist er gekennzeichnet durch eine Vielzahl von modifizierbaren Risikofaktoren, wie beispielsweise Rauchen, ungünstigen Ernährungsgewohnheiten und Bewegungsmangel [885, 929]. Erschwerend kommt hinzu, dass eine Reihe von Antipsychotika, Antidepressiva und anderen Psychopharmaka zu Gewichtszunahme und metabolischen Veränderungen führen, die Risikofaktoren für körperliche Erkrankungen darstellen [930–932].

Die Kombination aus ungesundem Lebensstil und unerwünschten pharmakologischen Wirkungen führt schließlich zu einem erhöhten Risiko für vermeidbare Begleiterkrankungen wie Diabetes, kardiovaskulären Erkrankungen, Atemwegsleiden und durch Übergewicht verursachte Beschwerden [933, 934] (⬛ Abb. 11.2). Zudem mündet die erhöhte psychische wie auch physische Krankheitslast der Patienten in einer negativ beeinträchtigten Lebensqualität und einer um durchschnittlich 25 Jahre geminderten Lebenserwartung [935, 936]. Einen wichtigen Bestandteil im Genesungsprozess von Menschen mit schweren psychischen Erkrankungen stellen deshalb auch **gesundheitsfördernde Maßnahmen** dar [937]. Lebensstil und die damit einhergehenden gesundheitsfördernden Interventionen werden in der Leitlinie wie folgt definiert.

Lebensstil - Unter Lebensstil werden die individuell praktizierten und zu verantwortenden Handlungsdispositionen und Einstellungen bezeichnet ([938] S. 817). Ein Aspekt des Lebensstils ist die Lebensführung, welche auch das persönliche Gesundheitsverhal-

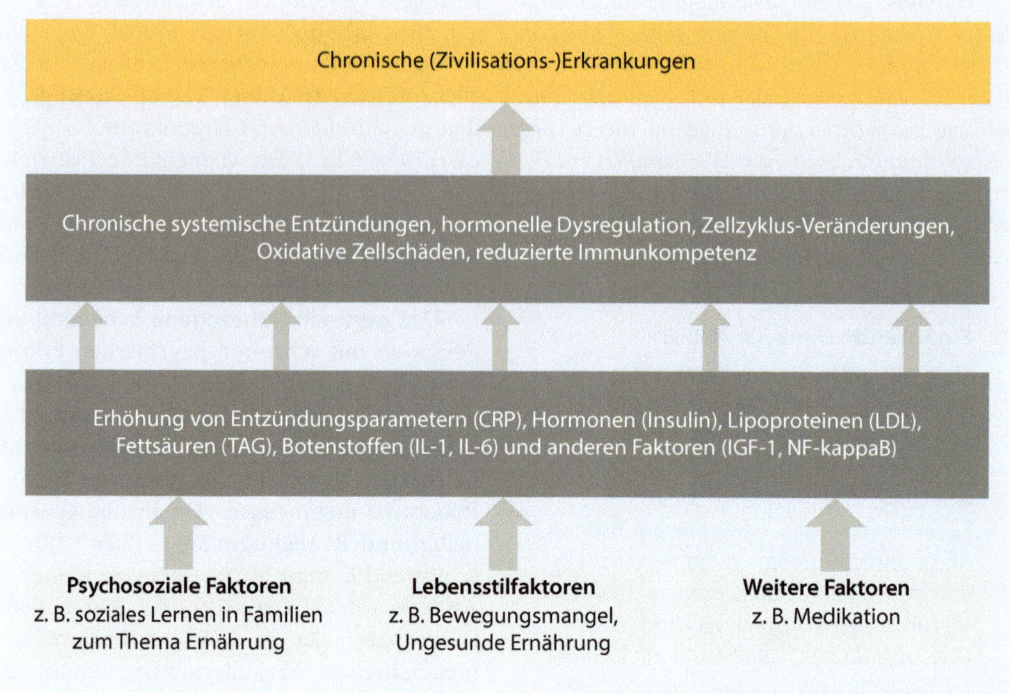

Abb. 11.2 Mögliche pathologische Effekte eines unphysiologischen Lebensstiles und weiterer Faktoren (modifizierte Darstellung [943])

ten beinhaltet ([939] S. 44). Zu den klassischen Lebensstilfaktoren zählen Ernährung, Bewegung und Rauchen [940]

Deshalb fokussiert diese Leitlinie auf **verhaltenspräventive Interventionen** zur Förderung gesunder Ernährung und körperlicher Aktivität. Obgleich bedeutsam, ist die Verhältnisprävention, welche auf die Verringerung struktureller Ungleichheiten zielt, die es den Betroffenen besonders schwer machen, sich gesundheitsförderlich zu verhalten (über Maßnahmen wie beispielsweise die Verbesserung der Wohn-, Arbeits- und Lebensbedingungen oder besondere Angebote gesunder Ernährung und Sport in psychiatrischen Einrichtungen) nicht Gegenstand dieser Leitlinie. Für die Behandlung von schädlichem Tabakkonsum, von Suchterkrankungen und Adipositas wird auf andere Leitlinien verwiesen [30, 31, 941].

Für die **Gestaltung gesundheitsfördernder psychosozialer Interventionen** bei Menschen mit schweren psychischen Erkrankungen ist zu berücksichtigen, dass die Behandlung selbst (insbesondere die Medikation) zur Verringerung, aber auch zur Verstärkung gesundheitlicher Risiken beitragen kann. Die erwünschten psychischen Effekte sind daher gegenüber den ungünstigen somatischen Wirkungen abzuwägen [942]. Die Auswahl der Behandlungsstrategie sollte auch diese präventiven Aspekte berücksichtigen, worauf mehrere Initiativen wie beispielsweise „Choosing Wisely" des American Board of Internal Medicine (ABIM) hingewiesen haben (▶ http://www.choosingwisely.org/?s=psychiatry).

Für die Veränderung des gesundheitsbezogenen Lebensstils geht man von einem Phasenmodell aus. Erprobte **Konzepte der Verhaltensänderung** stellen beispielsweise das transtheoretische Modell von Prochaska [944] oder das Precaution-Adoption-Process-Model von Weinstein et al. [945] dar. Darüber hinaus existiert eine Vielzahl weiterer Modelle. Auf-

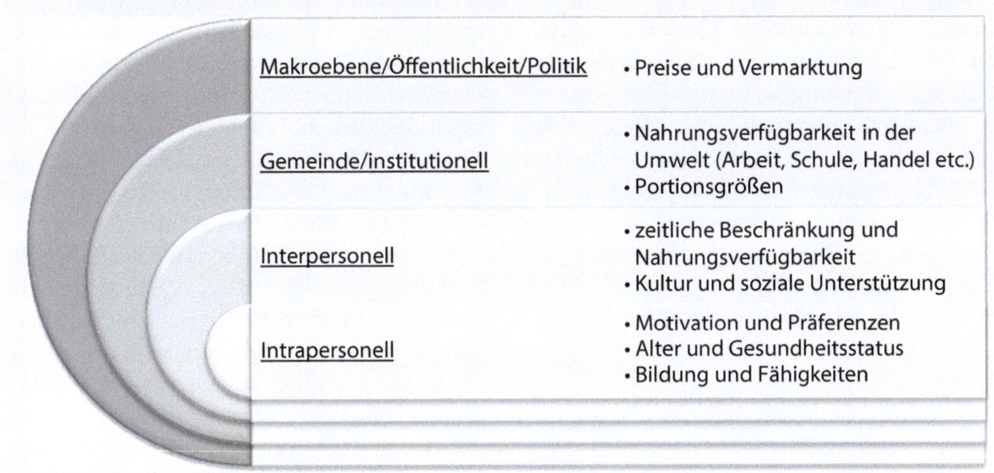

Abb. 11.3 Ökologisches Modell der Einflussfaktoren auf Ernährung und körperliche Bewegung [948]

grund der Komplexität der verschiedenen Ansätze wird auf eine detaillierte Beschreibung in dieser Leitlinie verzichtet. Jedem Modell gemein ist jedoch die Tatsache, dass Individuen im Prozess der Verhaltensänderung verschiedene Barrieren überwinden müssen, um eine Veränderung der Lebensweise herbeizuführen. Eine exemplarische Darstellung der Barrieren, die man speziell für eine gesunde Ernährung gekoppelt mit einem aktiven Lebensstil überwinden muss, wird in **Abb. 11.3** dargestellt.

Für die benannten und als nachweislich elementar geltenden Faktoren eines gesundheitsfördernden Lebensstils werden anschließend die wesentlichen und grundlegenden Empfehlungen aus national und international veröffentlichten Leitlinien dargestellt.

Ernährung

Die evidenzbasierten Leitlinien der Deutschen Gesellschaft für Ernährung e. V. (DEG) zur Kohlenhydrat- (2011) und Fettzufuhr (2015) weisen auf das präventive Potenzial einer ausgewogenen Ernährung zur Vermeidung ernährungsbedingter Erkrankungen (Diabetes mellitus Typ II, Dyslipoproteinämie, Hypertonie, koronare Herzkrankheit,

Krebskrankheiten) hin. Eine auf Grundlage der vorhandenen Evidenz allgemeingültige optimale Nährstoffzufuhr lässt sich daraus jedoch nicht ableiten, da die Aufnahme der verschiedenen Nahrungsbestandteile durch eine Vielzahl individueller Faktoren beeinflusst wird [946, 947].

Für die Proteinaufnahme wird eine tägliche Zufuhr von circa 0,8 Gramm pro Kilogramm Körpergewicht empfohlen. Für die Fett- und Kohlenhydratzufuhr lässt sich kein durchschnittlicher Bedarf ermitteln. Als Orientierungshilfe lassen sich jedoch Energierichtwerte für die jeweilige Nährstoffgruppe ableiten. Demnach liegt der Richtwert für den Energieanteil, der aus Kohlenhydraten gewonnen werden sollte, bei 50 Prozent und bei Fett zwischen 30–35 Prozent. Grundsätzlich empfiehlt die DGE eine fettmoderate und -reduzierte Ernährung sowie speziell für die Kohlenhydratzufuhr eine Aufnahme von ausreichend Ballaststoffen (erwachsene Personen circa 30 Gramm pro Tag) [946, 947]. Darüber hinaus wird zusätzlich der tägliche Verzehr von 650 Gramm Obst und Gemüse angeraten [949]. Hinsichtlich der Flüssigkeitszufuhr empfiehlt die DGE täglich 1,5 Liter in Form von wasserhaltigen Getränken [950].

■ Bewegung

Ein aktiver Lebensstil mit ausreichend körperlicher Bewegung kann das Risiko vieler chronischer Erkrankungen vermindern. Um aus der körperlichen Aktivität einen wesentlichen gesundheitlichen Nutzen zu ziehen, sollten folgende Empfehlungen umgesetzt werden:

- 150 Minuten pro Woche moderates Training (z. B. zügiges Laufen, Wassergymnastik etc.) oder
- 75 Minuten pro Woche mit intensiver Beanspruchung (z. B. Jogging, Schwimmen etc.) oder
- Kombination aus moderatem und intensivem Training [951].

Beachtung sollte in diesem Zusammenhang dem Aspekt gelten, dass eine Einheit körperlichen Trainings mindestens eine Dauer von zehn Minuten beanspruchen sollte und auf die Woche verteilt zwischen drei bis fünf Einheiten absolviert werden sollte. Eine zeitliche Anpassung des Trainings auf 300 Minuten moderate körperliche Aktivität bzw. 150 Minuten intensive Belastung erhöht die positiven Effekte auf die Gesundheit. Zusätzlich wird empfohlen, (mindestens) zwei Mal wöchentlich ein Muskel-Kräftigungsprogramm für alle größeren Muskelgruppen durchzuführen. Die Vorzüge körperlicher Aktivität liegen vor allem in der Reduzierung des Risikos vorzeitiger Mortalität, kardiovaskulärer Erkrankungen wie z. B. Schlaganfall und Bluthochdruck, Diabetes Typ II, bestimmter Krebsarten, Depression und einer Gewichtszunahme [951]. Ferner wurde zwischen dem Umfang der wöchentlichen körperlichen Aktivität und den daraus resultierenden Zusatznutzen ein positiver Zusammenhang festgestellt [951].

Schließlich ist speziell im Rahmen der Gewichtsabnahme eine Kombination aus körperlicher Aktivität sowie gesunder Ernährung und Diäten am effektivsten [952].

■ Raucherentwöhnung/-reduzierung

Wenngleich Interventionen zur Raucherentwöhnung/-reduzierung nicht Gegenstand dieser Leitlinie sind, soll aus Gründen der Vollständigkeit an dieser Stelle auf sie verwiesen werden. Alle Formen des Tabakkonsums (Rauchen, Schnupfen, Kauen) führen langfristig zu gesundheitlichen Problemen. Inhalt der Leitlinie der Deutschen Gesellschaft für Suchtforschung und Suchttherapie e.V. ist jedoch schwerpunktmäßig die schädlichste Form des Tabakkonsums – die Inhalation der Tabak-Verbrennungsprodukte. Die regelmäßige Inhalation des Tabakrauchs ist verbunden mit der Aufnahme großer Mengen an karzinogenen, teratogenen und atherogenen Stoffen. Zu den daraus resultierenden tabakassoziierten Erkrankungen gehören in erster Linie Gefäßprozesse, die zu kardialen Infarkten, zu zerebralen Insulten oder peripheren Gefäßverschlüssen führen, sowie Karzinomerkrankungen und Malignome [31].

Die Maßnahmen zur Raucherentwöhnung/-reduzierung sind vielfältig und reichen von Motivationsbehandlungen über psychotherapeutische Ansätze bis hin zu pharmakologischen Maßnahmen und somatischen Therapieverfahren wie z. B. Akupunktur. Trotz der unterschiedlichen Ansätze ist speziell im Rahmen der Raucherentwöhnung in der Regel mit mehreren Aufhörversuchen und einem hohen Rückfallrisiko zu rechnen [953]. Es sei auf hier auf die S3-Leitlinie „Screening, Diagnostik und Behandlung des schädlichen und abhängigen Tabakkonsums" verwiesen, welche in einem Kapitel auch auf Aspekte der Behandlung bei psychischer Komorbidität eingeht [31].

11.6.2 Internationale Evidenz

■ Ergebnisse der Recherche

Im Fokus der systematischen Recherche lag die Identifizierung von qualitativ hochwertigen Metaanalysen und Studien zu gesundheitsfördernden Interventionen bei Menschen mit schweren psychischen Erkrankungen, die im Wesentlichen auf die zwei Bereiche Ernährung und Bewegung abzielen. Grundsätzlich stellen die eingeschlossenen Arbeiten und die darin durchgeführten Maßnahmen rein nicht-medikamentöse Ansätze dar, die auf eine Verhaltensänderung zielen.

Im Zuge der systematischen Literaturrecherche stellte sich heraus, dass bisher vorwiegend Interventionen zur Reduzierung medikamentös bedingter Gewichtszunahme, wie zum Beispiel Gewichtsmanagementprogramme, in Studien untersucht wurden. Es sei noch angemerkt, dass ▶ Abschn. 11.5 für schwer psychisch kranke Menschen in einem gesonderten Kapitel dargestellt werden. Hier wurden Bewegungs- und Sportinterventionen dann berücksichtigt, wenn diese Bestandteile einer kombinierten Strategie im Rahmen einen multimodalen Programms zur Beeinflussung des gesundheitsbezogenen Lebensstils waren.

Entsprechende Studien wurden bisher überwiegend mit Personen mit Störungen aus dem schizophrenen Formenkreis durchgeführt. Vereinzelt wurden in die Untersuchungen auch Teilnehmer mit einer anderen schweren psychischen Erkrankung eingeschlossen. Die untersuchten gesundheitsfördernden Interventionen wurden i. d. R. als zusätzliche Behandlungsform im Rahmen der herkömmlichen psychiatrischen Behandlung untersucht. Andere Kontrolloptionen fanden seltener Anwendung.

Die systematische Literaturrecherche in den wesentlichen medizinischen Datenbanken erfolgte am 31.03.2016 und sah keine zeitliche Eingrenzung vor.

> **Evidenzgrundlage**
>
> Eingeschlossen und zur Bewertung herangezogen wurden:
> - 7 Übersichtsarbeiten [957–958, 962–966]
> - 3 zusätzliche randomisierte kontrollierte Studien [954–956]
>
> Zudem werden die Ergebnisse aus zwei angrenzenden Leitlinien berichtet, deren Ergebnisse zunächst einer Orientierung dienen.

■ **a) Aggregierte Evidenz**
Leitlinien

Aggregierte Evidenz zu gesundheitsfördernden Interventionen (engl. Lifestyle Interventions) bei Menschen mit schweren psychischen Erkrankungen konnte aus den Leitlinien des National Institute for Health and Care Excellence (NICE) und des Scottish Intercollegiate Guidelines Network (SIGN) identifiziert werden.

Die Autoren der **NICE-Leitlinie „Psychosis and Schizophrenia in Adults" (2014)** unterteilen dabei die entsprechenden Interventionen in verhaltensbasierte Interventionen zur Förderung von körperlicher Aktivität und gesunder Ernährung sowie in Aktivitäten zur Raucherentwöhnung und -reduzierung [32]. Im Bereich psychosozialer Maßnahmen zur Förderung körperlicher Aktivität und gesunder Ernährung konnten insgesamt 15 Untersuchungen mit einem randomisierten kontrollierten Studiendesign zur Überprüfung des therapeutischen Effektes eingeschlossen werden (N=1337). Die im Folgenden aufgeführten Ergebnisse der NICE-Leitlinie basieren auf eigens durchgeführten Meta-Analysen des National Institute for Health and Care Excellence. Die Qualität der Evidenz wird durch die Autoren überwiegend als moderat bis niedrig eingeschätzt.

Verhaltensbedingte Interventionen zur Förderung körperlicher Aktivität und gesunder Ernährung haben demnach einen statistisch signifikanten Einfluss auf die Reduzierung des Körpergewichtes/BMI (−2,8 [95 Prozent CI: −3,6 bis −1,99], p<0,00001, k=14). Die positive Wirkung der Maßnahmen auf Körpergewicht/BMI konnte auch für einen kurzfristigen Zeitraum von sechs Monaten nach Beendigung der Untersuchungen dokumentiert werden (−2,3 [95 Prozent CI: −3,3 bis −1,34], p<0,00001, k=5). Zudem bestätigte eine Untersuchung die vorteilhafte Wirkung von körperlicher Aktivität auch für einen darüber hinausgehenden Zeitraum von 12 Monaten (−3,2 [95 Prozent CI: −5,17 bis −1,23], p<0,001, k=1). Neben dem Körpergewicht zeigten sich ähnlich positive Effekte nach Studienende hinsichtlich der

Lebensqualität und der Teilnehmerzufriedenheit. Eine Analyse der Veränderung des Aktivitätslevels der Teilnehmer zeigte hingegen inkonsistente Ergebnisse [32].

Die Autoren der **Leitlinie „Management of Schizophrenia" (2013) des Scottish Intercollegiate Guidelines Network (SIGN)** [33] stützen sich in ihrer Leitlinie bezüglich der Effektivität gesundheitsfördernder Interventionen auf die systematische Übersichtsarbeit von Álvarez-Jiménez et al. [957]. In dieser wird der therapeutische Effekt nicht-pharmakologischer Interventionen, speziell bei Antipsychotika-induzierter Gewichtszunahme, untersucht. Zum Einsatz kamen dabei verhaltenstherapeutische Strategien (Gruppen-/Einzelbehandlung), Ernährungsberatung und eine Kombination aus Ansätzen zur Ernährungsveränderung und körperlicher Aktivität. Die Autoren schlussfolgerten, dass entsprechende nicht-pharmakologische Interventionen dazu geeignet sind, das Körpergewicht signifikant zu reduzieren (durchschnittliche Gewichtsabnahme −2,56 kg [95 Prozent CI −3,20 bis −1,92 kg], $p<0{,}001$).

11

In der schottischen Leitlinie wird die Durchführung von gesundheitsfördernden Interventionen bei medikamentös induzierter Gewichtszunahme mit einer Empfehlungsstärke A empfohlen [33]. Ebenso umfassen die Empfehlungen der NICE-Leitlinie zur Behandlung von Patienten mit einer Schizophrenie kombinierte Angebote, die auf gesunde Ernährung und physische Aktivität zielen [32].

Systematische Übersichtsarbeiten

Im vorliegenden Abschnitt wird die aggregierte Evidenz aus systematischen Übersichtsarbeiten zur Wirksamkeit von gesundheitsfördernden Interventionen bei Patienten mit schweren psychischen Erkrankungen dargestellt. Durch die systematische Suche konnten insgesamt zehn relevante systematische Übersichtsarbeiten identifiziert werden.

Im Wesentlichen liegt der inhaltliche Fokus der Arbeiten auf der Überprüfung möglicher positiver Effekte auf entsprechende Outcome-Parameter, wie z. B. Body Mass Index (BMI), Gewicht, Taillenumfang. Dabei kamen am häufigsten multimodale und nichtmedikamentöse Konzepte, bestehend aus einer ernährungsspezifischen Maßnahme (Diät, gesunde Ernährung) in Kombination mit einer verhaltenstherapeutischen Intervention (z. B. KVT) und ggf. einer sportlichen Komponente, zum Einsatz.

Ferner lag der Fokus einer Arbeit neben der Beurteilung der bereits erwähnten Outcomes auf der Bewertung der Kosteneffektivität entsprechender Maßnahmen [958]. Die Ergebnisse werden im Abschnitt zur Kosteneffektivität erwähnt. Die grundlegenden Charakteristiken der eingeschlossenen Arbeiten zu den gesundheitsfördernden Interventionen werden im Anschluss aufgelistet (◘ Tab. 11.29).

Es gilt zu berücksichtigen, dass in der anschließenden Darstellung nur sieben von insgesamt zehn Übersichtsarbeiten Berücksichtigung finden. Ausschlaggebend hierfür ist der Einschluss identischer Studien in einzelnen Arbeiten [959–961]. Der endgültige Einschluss erfolgte nach den Kriterien Aktualität sowie Form der Datenauswertung (Metaanalyse). Unter den ausgeschlossenen Arbeiten befindet sich auch das Cochrane Review von Faulkner et al. [959], in den mehrheitlich pharmakologische Interventionen zur Gewichtsreduktion eingeschlossen wurden [959]. Zudem werden in den folgenden Ergebnistabellen zunächst die Ergebnisse der Studien innerhalb der regulären Studiendauer angezeigt. Weiterführende Auswertungen in Folge von Follow-up-Daten (falls vorhanden) finden im Fließtext Erwähnung.

Von den in ◘ Tab. 11.29 beschriebenen sechs Übersichtsarbeiten konnten fünf komplett eingeschlossen werden [957, 962–965]. Die Ergebnisauswertungen in den fünf Übersichtsarbeiten erfolgten mittels Meta-Analysen, wobei überwiegend Studienteilnehmer mit Erkrankungen aus dem schizophrenen Formenkreis untersucht wurden. Gleichwohl wird darauf verwiesen, dass sich die Patientenkollektive insgesamt zum Teil durch uneinheitlich lange Krankheitsverläufe, heterogene Patientengruppen und weitere relevante Parameter, wie z. B. divergierende BMI-Klassen, unterscheiden. Hingegen wiesen die durch-

Tab. 11.29 Übersicht aggregierter Evidenz zur Wirksamkeit von gesundheitsfördernden Interventionen

Autor	Anzahl eingeschlossener Studien Studiendesign Originalstudien (Autor, Jahr)	Patienten - Diagnose - Alter, in Jahren - Ø BMI - Anzahl (min; max) - Setting	Intervention - Art der Interventionen - Dauer - Häufigkeit pro Woche - Einzel-/Gruppentherapie - Ausrichtung der Intervention	Kontrollgruppe	Dauer des Fol-low-up
Bruins et al. [962]	*25 RCTs:* - Littrell 2003 - Skrinar 2005* - Scocco 2005** - Brar 2005 - Evans 2005 - Brown 2006 - Weber 2006** - Alvarez-Jimenez 2006 - Kwon 2006 - McKibbin 2006 - Khazaal 2007 - Milano 2007 - Jean Baptiste 2007** - Wu 2007 - Poulin 2007 - Wu 2008 - Forsberg 2008 - Mauri 2008 - Brown 2009 - Iglesias Garcia 2010** - Methapatara 2011* - Brown 2011 - Daumitt 2013 - Attux 2013 - Scheewe 2013	- Schwere psychische Erkrankungen aus dem schizophrenen Formenkreis - Ø 26,1–54,1 - K.A. - 1518 (14; 291) - Ambulant (k=12), Stationär (k=3), keine Angabe (k=6), sonstige (k=4)	- Kombination aus Ernährung, Beratung, VT und/oder sportlicher Aktivität (k=23), rein sportliche Maßnahmen (k=2) - 6 bis 24 Wochen - Große Varianz: 2 × wöchentlich bis 2 × monatlich - Gruppentherapie (k=10), Einzeltherapie (k=5), Kombination aus Gruppen- und Einzelthera-pie (k=5), K.A. (k=5) - Gewichtsreduzierung (k=16), Prävention (k=8), K.A. (k=1)	- Herkömmliche Therapie (k=15), herkömmliche Therapie + zusätzliche Informationen (k=4), Warteliste (k=2), Beschäftigungstherapie/körperliche Akti-vität (k=2), sonstige (k=2)	- 8 bis 24 Wochen

(Fortsetzung)

□ Tab. 11.29 (Fortsetzung)

Autor	Anzahl eingeschlossener Studien Studiendesign Originalstudien (Autor, Jahr)		Patienten - Diagnose - Alter, in Jahren - Ø BMI - Anzahl (min; max) - Setting	Intervention - Art der Interventionen - Dauer - Häufigkeit pro Woche - Einzel-/Gruppentherapie - Ausrichtung der Intervention	Kontrollgruppe	Dauer des Fol-low-up
Fernandez-San et al. [963]***	*20 RCTs:* - Ball 2001 - Littrell 2003 - Brar 2005 - Evans 2005 - McCreadie 2005 - Skrinar 2005 - Beebe 2005** - McKibbin 2006 - Alvarez-Jimenez 2006 - Kwon 2006 - Scocco 2006 ** - Weber 2006** - Poulin 2007 - Wu 2007	- Jean-Baptiste 2007 ** - Forsberg 2008 - Wu 2008 - Marzolini 2009 ** - Iglesias Garcia 2010 ** - McKibbin 2010 *6 kontrollierte nicht randomi-sierte Studien:* - May 1985 - Vreeland 2003 - Menza 2004 - Melamed 2008 - Blouin 2009 ** - Porsdal 2010	- Schwere psychische Erkrankungen, überwiegend aus dem schizophrenen Formenkreis - Überwiegend 18 bis 65 Jahre - K.A. - 1495 (8; 337) - Ambulant (k=19), Stationär (k=4), andere (k=3)	- Überwiegend Kombina-tion aus sportlicher Aktivität und Ernährungs-beratung/Diät, seltener ausschließlich Sport/ Ernährung - K.A. - K.A. - Sowohl Gruppen- als auch Einzeltherapien - K.A.	- Überwiegend herkömmliche Therapie	- 12 bis 104 Wochen

Caemmerer et al. [964]	*18 RCTs:* - Littrell 2003 - Beebe 2005** - Brar 2005 - Evans 2005 - Skrinar 2005 - Scocco 2006** - Weber 2006** - Kwon 2006 - McKibbin 2006 - Alvarez-Jimenez 2006 - Khazaal 2007	- Poulin 2007 - Wu 2007 - Mauri 2008 - Melamed 2008 - Wu 2008 - Alvarez-Jimenez 2010**** - Cordes 2014+	- Erkrankungen aus dem schizophrenen Formenkreis (52,2 %), uni-/ bipolare Störungen (5,7 %) - Ø 38,1 Jahre (IG), Ø 37,2 Jahre (KG) - Ø 29,6 kg/m² (IG), 28,5 kg/m² (KG) - 810 (10; 110) - Ambulant (k=12), Stationär (k=3), Mix (k=2)	- Ernährungsmaßnahmen- und/oder sportliche Aktivitäten (k=10), KVT (k=7) - 8 bis 72 Wochen - K.A. - Gruppentherapie (k=12), Einzeltherapie (k=5), - Gewichtsreduzierung (k=11), präventiv (k=6)	- Überwiegend herkömmliche Therapie	- 8 bis 52 Wochen
Bonfioli et al. [965]	*13 RCTs:* - Littrell 2003 - Brar 2005 - Evans 2005 - Kwon 2006 - Alvarez-Jimenez 2006 - McKibbin 2006 - Weber 2006** - Khazaal 2007 - Milano 2007	- Wu 2007 - Mauri 2008 - Forsberg 2008 - Brown 2009	- Schizophrenien und andere schwere Erkrankungen (z. B. bipolare Störungen) - 18 bis 65 Jahre - 30 bis 39 (k=5), < 25 (k=4), 25 bis 29 (k=3), K.A. (k=1) - 626 (17; 72) - Ambulant (k=11), Stationär (k=1), betreutes Wohnen (k=1)	- Psychoedukative Ansätze (k=8) oder KVT (k=5) zum Teil in Kombination mit Diät und Sport - 8 bis 52 Wochen - K.A. - Gruppentherapie (k=9), Einzeltherapie (k=1) - K.A.	- Herkömmliche Therapie mit zum Teil kurzen Hinweisen zur Ernährung	- 8 bis 12 Wochen

(Fortsetzung)

Tab. 11.29 (Fortsetzung)

Autor	Anzahl eingeschlossener Studien Studiendesign Originalstudien (Autor, Jahr)	Patienten - Diagnose - Alter, in Jahren - Ø BMI - Anzahl (min; max) - Setting	Intervention - Art der Interventionen - Dauer - Häufigkeit pro Woche - Einzel-/Gruppentherapie - Ausrichtung der Intervention	Kontrollgruppe	Dauer des Fol- low-up
Alvarez- Jimenez et al. [957]	*10 RCTs:* - Litrell 2003 - Brar 2005 - Evans 2005 - Scocco 2006** - Kwon 2006 - Alvarez- Jimenez 2006 - McKibbin 2006 — - Weber 2006** - Khazall 2007 - Wu 2007	- Mind. 75 % der Teilnehmer mit Erkrankungen aus schizophrenem Formenkreis - Ø 39,3 > 25 kg/m^2 (k=3), K.A. (k=7) - 482 (15; 71.) - Ambulant (k=9), Stationär(k=1)	- KVT (k=6), Ernährungsberatung (k=3), Kombination aus Ernährungsberatung und Sport (k=1) - 8 bis 26 Wochen - K.A. - Einzeltherapie (k=5), Gruppentherapie (k=5) - Präventiv (k=4), Gewichtsreduzierung (k=6)	- Überwiegend herkömmliche Therapie	- 8 bis 24 Wochen
Faulkner et al. [966] (nicht vollständiges Review)	*1 RCT:* - Harmatz 1968	- Schizophrenie - K.A. - K.A. - 21 - Stationär	- VT - 10 Wochen - K.A. - Gruppentherapie - K.A.	- Diät	- K.A.

Erläuterungen: * Ausschließlich Maßnahmen zur Förderung körperlicher Aktivität, ** Studienteilnehmer gesamt < 20, *** Meta-Analyse beinhaltet 6 nicht-randomisierte Studien, **** Follow-up-Studie zu Alvarez-Jimenez 2006, + Befand sich zum Zeitpunkt der Veröffentlichung des Reviews von Caemmerer et al. (2012) in Druck, reguläre Veröffentlichung 2014, KVT Kognitive Verhaltenstherapie, K. A. keine Angaben, IG Interventionsgruppe, KG Kontrollgruppe, VT Verhaltenstherapie

geführten Interventionen nur unwesentliche und geringfügige Unterschiede auf. Mehrheitlich folgten die angewandten Behandlungsansätze einem verhaltenstherapeutischen Muster in Kombination mit einer Ernährungsmaßnahme und/oder sportlichen Aktivität. Die Mehrzahl der beschriebenen Maßnahmen zielte während des Studienzeitraumes auf eine direkte Gewichtsabnahme. Seltener waren die Maßnahmen rein präventiv ausgerichtet.

Abweichend von den im Vorfeld definierten Einschlusskriterien zum Studiendesign wurde die Arbeit von Fernandez-San et al. [963] aufgrund ihrer Relevanz eingeschlossen. Diese berücksichtigt neben zwanzig randomisierten kontrollierten Untersuchungen darüber hinaus sechs nicht-randomisierte Arbeiten. Die weiteren Arbeiten beinhalten ausschließlich Studien mit randomisierten und kontrollierten Studiendesign.

■ Ergebnisse

Neben den kurz- und langfristigen Auswirkungen von gesundheitsfördernden Interventionen bei Personen mit Erkrankungen aus dem schizophrenen Formenkreis auf das Körpergewicht und metabolische Parameter, untersuchten **Bruins et al.** [962] zudem die Wirkung entsprechender Maßnahmen auf die depressive Symptomatik [962]. Mehrheitlich wurde zur Umsetzung der Interventionen speziell ausgebildetes und geschultes Personal (Psychologen, Diätassistenten, Trainer) eingesetzt. Die Teilnehmer der Interventionsgruppen erreichten gegenüber den Kontrollprobanden eine stärkere Gewichtsreduktion (ES: −0,63 [95 Prozent CI: −0,84 bis −0,42], p<0,00001; k=24). Bestätigung fand dieser positive Effekt auf das Körpergewicht im Follow-up-Zeitraum (ES: −0,62 [95 Prozent CI: −0,93 bis −0,31], p<0,0001, k=7; Follow-up-Dauer 2–6 Monate). Der gemessene Langzeiteffekt ist bei Präventionsstudien deutlich ausgeprägter. Im Zusammenhang mit weiteren Outcomes zeigten die untersuchten Interventionen ähnlich positive Wirkungen. So konnten der Taillenumfang, der Insulin-, der Blutzucker- und der Triglyzeridspiegel

sowie die depressive Symptomatik statistisch signifikant verringert werden. Die Wirkung auf die genannten metabolischen Indikatoren fiel jedoch weniger stark aus (nicht statistisch signifikant), wenn ausschließlich Studien mit hoher methodischer Qualität (k=3) berücksichtigt wurden. Im Hinblick auf Blutdruck und Cholesterinspiegel zeigte sich gegenüber der Kontrollgruppe kein überlegener Effekt[3] (◘ Tab. 11.30) [962]. Formal handelt es sich um Evidenz auf der **Evidenzebene 1a**; allerdings ist die methodische Qualität überwiegend als moderat einzustufen (Evidenzebene 1a).

Fernandez-San et al. [963] untersuchen in ihrer Arbeit den Einfluss von gesundheitsfördernden Interventionen auf die Verringerung des kardiovaskulären Risikos bei Patienten mit schweren psychischen Erkrankungen [963]. Insbesondere wurde die Wirkung auf die Parameter Gewicht, Body Mass Index (BMI) und Taillenumfang sowie auf den Blutdruck und weitere biochemische Zielgrößen gemessen. Der BMI konnte gegenüber der Kontrolloption während des regulären Untersuchungszeitraumes und ebenso in allen Phasen des Follow-up, nach drei Monaten (WMD=−1,16 kg/m² [95 Prozent CI: −1,72 bis −0,58], p=0,000, k=15 Studien), sechs Monaten (WMD=−1,42 kg/m² [95 Prozent CI: −1,83 bis −1,00], p=0,0158, k=6 Studien) und zwölf Monaten (WMD=−2,03 kg/m² [95 Prozent CI: −3,01 bis −1,05], p=0,000, k=4 Studien) statistisch signifikant gesenkt werden. Selbiges konnte für den Taillenumfang erreicht werden. Parallel sanken die Werte für den Glukose- (Ausnahme nach 6 Monaten), Cholesterin- und Triglyzeridspiegel in der Interventionsgruppe über den gesamten Beobachtungszeitraum (inklusive Follow-up) ab. In Bezug auf das Körpergewicht war die Stärke des Effektes nach drei Monaten am deutlichsten ausgeprägt und statistisch signifikant. Im weiteren Verlauf (nach 6 bzw. 12 Monaten) verringerte bzw. stabilisierte sich die Gewichtsabnahme bei

---

3   Anmerkung: Die Resultate für die kardiometabolischen Outcomes beziehen sich nur auf die reguläre Studiendauer. Ergebnisse auf Grundlage von Follow-up-Daten werden nicht erwähnt.

Tab. 11.30 Effekte von gesundheitsfördernden Interventionen aus aggregierter Evidenz

	Bruins et al. [962]	Fernandez-San et al. [963]	Caemmerer et al. [964]	Bonfioli et al. [965]	Alvarez-Jimenez et al. [957]	Faulkner et al. [966]*
Intervention vs. Kontrolle	Gesundheitsfördernde Interventionen vs. TAU	Gesundheitsfördernde Interventionen vs. TAU	Gesundheitsfördernde Interventionen in Kombination mit KVT vs. TAU	Gesundheitsfördernde Interventionen vs. TAU	Gesundheitsfördernde Interventionen in Kombination mit KVT vs. TAU	Diät vs. VT vs. Gruppentherapie
Biologische Outcomes						
Gewichtsreduktion	++	+	++	++	++	+[1] (VT-Gruppe)
↓ BMI		++	++		++	
↓ Taillenumfang	++	++	++			
↓ Körperfettanteil			++			
↓ Blutdruck	~		~			
↓ Cholesterinspiegel	~	++	++			
↓ Triglyzeridspiegel	++	++	++			
↓ Blutzuckerspiegel	++	++	++			
↓ Insulinspiegel	++		++			

Psychologische Outcomes

↓ Depressive Symptome	++		
↑ Lebensqualität			++[1]/~[1]

Behandlungsassoziierte Outcomes

↓ Abbruchraten	~	

Erläuterung: ++ signifikanter Vorteil in Experimentalgruppe gegenüber Kontrollgruppe; + tendenzielle Überlegenheit ohne signifikanten Unterschied in Experimentalgruppe gegenüber Kontrollgruppe; ~ Ergebnisse vergleichbar in beiden Gruppen; – Nachteil in Experimentalgruppe gegenüber Kontrollgruppe; ↓ Reduktion, ↑ Erhöhung; [1]Ergebnisse beziehen sich auf Einzeldaten; TAU Treatment as Usual (herkömmliche Therapie); KVT kognitive Verhaltenstherapie; VT Verhaltenstherapie; * Selektion einer RCT: Harmatz et al. 1986

den Teilnehmern in den Interventionsgruppen (◻ Tab. 11.30) [963]. Formal handelt es sich um Evidenz auf der **Evidenzebene 1a**; allerdings ist die methodische Qualität überwiegend als moderat einzustufen.[4]

Eine sehr ähnliche Zielstellung verfolgten die Autoren um **Caemmerer (2012)** in ihrer systematischen Übersichtsarbeit zur Wirkung nicht-pharmakologischer Maßnahmen bei Gewichtszunahme durch antipsychotische Medikation [964]. Zur Evaluation der entsprechenden Interventionen wurde das Augenmerk durch die Autoren auf wesentliche primäre Zielgrößen (Gewicht, BMI) gerichtet. Darüber hinaus fanden weitere gemessene metabolische Kenngrößen Berücksichtigung. Die gepoolten Daten der Teilnehmer der Interventionsgruppen verzeichneten gegenüber den Kontrollen eine Gewichtsabnahme von $-3,12$ Kilogramm (95 Prozent CI: $-4,03$ bis $-2,21$; p<0,0001) sowie eine Reduzierung des BMI um $-0,94$ kg/m^2 (95 Prozent CI: $-1,45$ bis $-0,43$; p=0,0003). Allerdings konnten die Effekte anhand von Follow-up-Daten von fünf Studien (Dauer des Follow-up zwischen 2 und 12 Monaten) nicht in dieser Stärke bestätigt werden. Rein statistisch betrachtet verzeichneten die Teilnehmer der Experimentalgruppen nach 3,6 Monaten die größte Gewichtabnahme. Im weiteren zeitlichen Verlauf büßten die Maßnahmen an Wirkungsstärke ein. Die analysierten Folgedaten der Interventionsteilnehmer zum BMI zeigten von vornherein keine Wirkung gegenüber der Kontrolloption. Für die sekundären Outcomes, wie beispielsweise den Blutzucker-, Insulin-, Cholesterin- und Triglyzeridspiegel sowie den Körperfettanteil und Hüftumfang, konnten innerhalb der beobachteten Untersuchungszeiträume (ohne Follow-up-Daten) positive Effekte gegenüber den Kontrollgruppen erzielt werden. Schließlich wurde im Rahmen einer Sensitivitätsanalyse dargestellt, dass die benannten Effekte in einem ambulanten Setting stärker ausfielen als einem stationären (◻ Tab. 11.30) [964].

Formal handelt es sich um Evidenz auf der **Evidenzebene 1a**; allerdings ist die methodische Qualität überwiegend als moderat einzustufen.

Gesundheitsfördernde Maßnahmen, die in erster Linie zur Gewichtsreduzierung und -kontrolle bei Patienten mit Erkrankungen aus dem schizophrenen Formenkreis Anwendung fanden, untersuchten **Bonfioli et al.** [965]. Die wesentliche Zielkomponente stellte in diesem Zusammenhang das Gewicht dar. Dieses konnte bis zum Studienende im Vergleich deutlicher bei den Teilnehmern in den Interventionsgruppen reduziert werden (BMI: $-0,98$ kg/m^2 [95 Prozent CI: $-1,31$ kg/m^2 bis $-0,65$ kg/m^2], p<0,00001). Eine Subgruppenanalyse zeigte weiterhin, dass Programme mit präventiver Ausrichtung sowie einem psychoedukativen Einzeltherapieansatz mit inhaltlicher Fokussierung auf Ernährung und/oder Sport die größte Wirkung bezüglich der Gewichtsabnahme erzielte. Keinen Einfluss auf die Größe des Gewichtsverlustes hatte die Länge der Erkrankung (Erst-Episoden vs. chronische Verläufe). Für beide Gruppen konnte ein ähnlicher Effekt eruiert werden (◻ Tab. 11.30). Formal handelt es sich um Evidenz auf der **Evidenzebene 1a**; allerdings ist die methodische Qualität überwiegend als moderat einzustufen.

Derartige positive Resultate auf das Körpergewicht (WMD=$-2,56$ kg [95 Prozent CI $-3,20$ bis $-1,92$ kg], p<0,001) sowie den BMI (WMD=$-0,91$kg/m^2 [95 Prozent CI $-1,13$ bis $-0,68$kg/m^2], p<0,001) zeigten sich auch in der systematischen Übersichtsarbeit von **Alvarez-Jiménez et al.** [957]. Im Vordergrund der Arbeit standen die durch antipsychotische Medikation bedingte Gewichtszunahme bei Patienten mit Erkrankungen aus dem schizophrenen Formenkreis und deren Regulierung durch nicht-medikamentöse gesundheitsfördernde Maßnahmen. Die positiven Effekte auf das Gewicht sowie den BMI konnten auch nach Beendigung der Follow-up-Phasen bestätigt werden (WMD=$-4,14$ kg [95 Prozent CI: $-5,80$ bis $-2,49$ kg], p<0,001, k=3 Studien, Dauer Follow-up 2 bis 3 Monate). Zusätzliche Subgruppenanalysen, die den gewichtsreduzierenden Effekt hinsichtlich der Ausrichtung der

---

4   Sechs von 26 eingeschlossen Arbeiten haben ein nicht-randomisiertes Studiendesign.

Intervention (Prävention vs. Gewichtsreduzierung), des Therapieformats (Einzeltherapie vs. Gruppentherapie), des Interventionsansatzes (kognitive Verhaltenstherapie vs. Ernährungsberatung) und der Dauer der Erkrankung (Erst-Episode vs. chronischer Verlauf) untersuchten, deuteten keine nennenswerten Unterschiede an (□ Tab. 11.30). Formal handelt es sich um Evidenz auf der **Evidenzebene 1a**; allerdings ist die methodische Qualität überwiegend als moderat einzustufen.

Die einzig selektierte Studie von Harmatz et al. [967] aus dem Review von **Faulkner et al.** [966] untersuchte die Effektivität einer Diät gegenüber einer Verhaltenstherapie zur Gewichtsreduzierung, die an eine Bonus-Malus-Regelung gekoppelt war, und einer Gruppentherapie mit dem gleichen Ziel, allerdings wurde hierbei der mögliche soziale Druck auf die Teilnehmer berücksichtigt. Anhand der Follow-up-Daten konnte lediglich für die Teilnehmer, die an der Verhaltenstherapie teilnahmen, eine stabile Gewichtsreduzierung beobachtet werden (□ Tab. 11.30) **(Evidenzebene 1b).**

- ■ **b) Evidenz aus Einzelstudien**

Im vorliegenden Abschnitt wird die Evidenz aus Einzelstudien zur Wirksamkeit von gesundheitsfördernden Interventionen bei Patienten mit schweren psychischen Erkrankungen dargestellt. Im Wesentlichen wurden durch die systematische Recherche zur vorliegenden Leitlinie insgesamt 3 zusätzliche Untersuchungen identifiziert [954–956] (□ Tab. 11.31).

Die dabei überwiegend untersuchten Programmteilnehmer bezüglich der gesundheitsbezogenen Lebensstilmodifikationen stellen Patienten mit bipolaren Störungen, affektiven Psychosen, schizophrenen Störungen sowie seltener mit Angststörungen dar. In der Regel stellen die eingesetzten Therapien in den Experimentalgruppen multimodale Behandlungsansätze (häufige Komponenten: Ernährung, Sport, Verhaltenstherapie, Beratung) dar.

Ergebnisse Gesundheitsfördernde Interventionen

Die **CAPiCOR-Studie** [954] setzt einen sehr umfangreichen und mehrstufigen Ansatz ein, um den Lebensstil von schwer psychisch kranken Menschen positiv zu beeinflussen und insbesondere kardiovaskuläre Risikofaktoren zu minimeren. Diesbezüglich konnte festgestellt werden, dass zwar die körperliche Aktivität in der Interventionsgruppe zunahm, allerdings keine der untersuchten Zielgrößen (überwiegend metabolische Kenngrößen und die Lebensqualität betreffend), bis auf den Glukosewert, durch die Intervention verbessert werden konnte. Indes verzeichneten die Teilnehmer der herkömmlichen Therapie in der Kontrollgruppe eine um durchschnittlich 0,26 kg/m^2 größere und statistisch signifikante Abnahme des BMI als die Teilnehmer der Experimentalgruppe. Schließlich wird darauf verwiesen, dass diese Resultate eine vorläufige Darstellung des bisher durchgeführten dreimonatigen Follow-up-Zeitraumes darstellen. Der volle zeitliche Umfang der Untersuchung beträgt zwölf Monate (□ Tab. 11.31 und 11.32) **(Evidenzebene 1b).**

Carla A. Green et al. [955] untersuchen in ihrer Arbeit die Effekte der **STRIDE-Intervention** bei Patienten mit schweren psychischen Störungen. Die STRIDE-Intervention ist ein multimodales Behandlungskonzept zur Förderung der Gewichtsreduzierung durch Ernährungsumstellungen, einer verringerten Kalorienzufuhr und körperlicher Aktivität. Parallel sollen durch die Modifikation des Lebensstiles kardiovaskuläre Risikofaktoren minimiert werden. Im Hinblick auf das Körpergewicht nahmen die Teilnehmer der STRIDE-Intervention im Vergleich 4,4 Kilogramm (nach 6 Monaten) bzw. 2,6 Kilogramm (nach 12 Monaten) mehr ab als die Teilnehmer der Kontrollgruppe. Ähnliche Ergebnisse konnten für den BMI nachgewiesen werden. Ferner wird im Zeitverlauf deutlich, dass die Stärke des Effektes sowohl für das Gewicht als auch den BMI etwas abnimmt, jedoch über den gesamten Zeitverlauf betrachtet (Basis-Erhebung bis zum 12. Monat) eine statistische Signifikanz vorweist. Die weiteren kardio-metabolischen Outcomeparameter, wie z. B. der Blutdruck, der Nüchternglukosewert, der Nüchterninsulinspiegel und das allgemeine Diabetesrisiko zeigten im Vergleich

◘ Tab. 11.31 Charakteristika aktueller Einzelstudien zur Wirksamkeit von gesundheitsfördernden Interventionen

Autor	Patienten - Diagnose - Alter, in Jahren - Ø BMI - Anzahl (IG/KG) - Setting	Intervention - Art der Intervention - Dauer - Häufigkeit pro Woche - Einzel-/Gruppentherapie - Ausrichtung der Intervention	Kontrollgruppe	Dauer des Follow-up
Masa-Font et al. [954] (CAPiCOR-Studie)	- Schizophrenie, schizo-affektive, bipolare Störungen - Ø 46,7 - Überwiegend ≥ 30 kg/m² - 332 (169/163) - Ambulant	- Bildungsangebote in Kombination mit körperlicher Aktivität und Diät - 12 Wochen - 2 × wöchentlich - Gruppentherapie - Gewichtsreduzierung	Herkömmliche Therapie	3 bis 12 Monate
Green et al. [955]	- Bipolare Störungen, affektive Psychosen (N=138), Schizophrene Störungen (N= 58), posttraumatische Belastungsstörung (N=4) - Ø 47,2 - ≥ 27 kg/m² - 200 (104/96) - Ambulant	- Multimodales Lifestyle-Programm (Kalorienreduzierung, Diät, Sport) - 6 Monate - 1 × wöchentlich - Gruppentherapie - k. A.	Herkömmliche Therapie	6 Monate
Gillhoff et al. [956]	- Bipolare Störungen - Ø 48 - 25 bis 29,9 kg/m² (52 Prozent), 30 bis 39,9 kg/m² (30 Prozent), 20 bis 24,9 kg/m² (18 Prozent) - 50 (26/24) - Ambulant	- Multimodales Lifestyle-Programm (Sport, gesunde Ernährung und kochen, Stressbewältigung etc.) - 20 Wochen - 1 × wöchentlich Fitnesstraining (keine konkrete Angabe zu den weiteren Maßnahmen) - k. A. - k. A.	Warteliste	6 Monate

Erläuterung: IG Interventionsgruppe; KG Kontrollgruppe, k. A. keine Angaben

zur Kontrolloption vergleichbare Resultate (◘ Tab. 11.31 und 11.32) **(Evidenzebene 1b).**

Ein ebenfalls multimodaler Behandlungsansatz bei Patienten mit bipolarer Störung wird in der **Untersuchung von Gillhoff et al.** [956] untersucht. Den Teilnehmern der Interventionsgruppe wurden Maßnahmen aus drei verschiedenen Modulen (Motivation, Ernährungsberatung und Sport) offeriert. Die primäre Zielgröße BMI konnte im gesamten Verlauf statistisch signifikant gesenkt werden. Auffallend war jedoch die Tatsache, dass dieser Effekt ausschließlich für weibliche Teilnehmer beobachtet wurde. Für das Gewicht und die metabolischen Zielgrößen konnte kein überlegener Effekt gegenüber der Kontrolloption konstatiert werden (◘ Tab. 11.31 und 11.32) **(Evidenzebene 1b).**

◻ Tab. 11.32 Effekte von gesundheitsfördernden Interventionen aus Einzelstudien

Autor	Masa-Font et al. [954]*	Green et al. [955]***	Gillhoff et al. [956]
Intervention vs. Kontrolle	Multimodales Lifestyle-Programm vs. TAU	Multimodales Lifestyle-Programm vs. TAU	Multimodales Lifestyle-Programm vs. Warteliste
↓ Gewicht		++	~
↓ BMI	-	++	++
↓ Taillenumfang			~
↓ Blutdruck	~	~	~
↓ (Nüchtern-)Glukose	++	~	
↓ (Nüchtern-)Insulin		~	
↓ HOMA-IR		~	
↓ Diabetes Risiko[+]		~	
↓ Nüchtern-Triglyzeride	~	~	~
↓ Nüchtern LDL-Cholesterin	~	~	~
↓ Nüchtern HDL-Cholesterin	~	~	~
↓ Glykohämoglobin			~
Gesundheitszustand gesamt	~**		

Erläuterung: ++ signifikanter Vorteil in Experimentalgruppe gegenüber Kontrollgruppe; ~ Ergebnisse vergleichbar in beiden Gruppen; – Nachteil in Experimentalgruppe gegenüber Kontrollgruppe; ↓ Reduktion, ↑ Erhöhung; TAU Treatment as Usual; * es werden noch weitere, sehr spezifische Outcome-Parameter gemessen.; ** Teilweise werden bestimmte Dimensionen des SF 36 positiv beeinflusst, andere wiederum nicht; *** Ergebnisse auf Grundlage einer Intention-To-Treat-Analyse (Baseline -12 Monate); [+] basierend auf den Framingham-Diabetes-Risiko-Score; HOME-IR Homöostase Bewertungsmodell zur Insulinresistenz (weitere Informationen siehe Green et al. [955]).

11.6.3 Kosteneffektivität

Im Rahmen der **systematischen Übersichtsarbeit von Verhaeghe et al.** [958] zur Bewertung der Wirksamkeit und Kosteneffektivität von Maßnahmen zur Förderung von körperlicher Aktivität sowie zur Veränderung von Ernährungsgewohnheiten bei Personen mit schweren psychischen Erkrankungen konnten keine Studien mit gesundheitsökonomischen Daten identifiziert werden, die Aussagen zur Kosteneffektivität der Interventionen erlauben würden. Es wird lediglich darauf verwiesen, dass sich künftige Forschungsarbeiten im Kontext von gesundheitsfördernden Maßnahmen verstärkt mit ökonomischen Aspekten auseinandersetzen sollten **(Evidenzebene 1a).**

11.6.4 Von der Evidenz zur Empfehlung

■ **Zusammenfassende Bewertung**

Der überwiegende Teil der eingeschlossenen Arbeiten untersuchte die Interventionen störungsspezifisch und schloss im Wesentlichen

Menschen mit einer Schizophrenie oder einer bipolaren Störung ein. Gelegentlich sind die Studienteilnehmer jedoch heterogen hinsichtlich der Diagnosen sowie der Dauer der Erkrankung. Entsprechend gelten die beschriebenen Effekte insbesondere für Personen mit Erkrankungen aus dem schizophrenen Formenkreis und solche mit bipolaren Störungen.

Auf Grundlage der vorliegenden Evidenz lassen sich Hinweise ableiten, dass die untersuchten Interventionen bei Personen mit schweren psychischen Erkrankungen einen positiven Beitrag zur Reduzierung des Body Mass Indexes sowie zur allgemeinen Gewichtsabnahme leisten. Die häufig durch Medikamente (vor allem antipsychotische Medikation) und durch einen inaktiven Lebensstil geförderte Gewichtszunahme konnte in vielen Studien sowohl zum Ende des regulären Studienzeitraumes als auch für anschließende Follow-up-Phasen reduziert werden. Nachgewiesene Langzeiteffekte (bezogen auf den Follow-up-Zeitraum) demonstrieren die Nachhaltigkeit entsprechender Interventionen. Möglicherweise ist der stärkste Effekt nach circa 3 Monaten nachweisbar, wohingegen sich im weiteren Verlauf eine gewisse Stabilisierung einstellt. Parallel zeigte sich auch für die metabolischen Outcomes, wie beispielsweise den Cholesterin-, Triglyzerid- und den Blutzuckerspiegel, eine positive (senkende) Wirkung, wenngleich Follow-up-Daten zur Beurteilung der Nachhaltigkeit der Veränderungen seltener vorhanden sind und entsprechend weitere Forschung notwendig ist. Die Verbesserung der metabolischen Indikatoren hat vor allem klinische Relevanz im Hinblick auf die Entwicklung von koronaren Gefäßerkrankungen. Es zeigte sich zudem eine Reduktion der depressiven Symptomatik.

Möglicherweise sind die Effekte stärker bei einer präventiven Ausrichtung der Interventionen und in einem ambulanten Setting gegen-über einem stationären Setting. Allerdings sind die Befunde nicht konsistent.

■ Zusätzliche zu berücksichtigende Aspekte

Patientenerfahrungen und Motivation

(Krankheitsbedingte) motivationale Aspekte sowie Aspekte von Selbstwirksamkeit und Selbstmanagement spielen neben zahlreichen anderen **Barrieren bei der Umsetzung** von Interventionen, die auf eine Änderung des Verhaltens abzielen, eine wichtige Rolle [968]. Die in dieser Leitlinie identifizierten Studien zur Wirksamkeit gesundheitsfördernder Interventionen beziehen sich im Wesentlichen auf die zwei Bereiche Ernährung und Bewegung. Grundsätzlich stellen die eingeschlossenen Arbeiten und die darin durchgeführten Maßnahmen rein nicht-medikamentöse Ansätze dar, die auf eine Verhaltensänderung zielen. Dabei kamen am häufigsten multimodale Konzepte, bestehend aus einer ernährungsspezifischen Maßnahme (Diät, gesunde Ernährung) in Kombination mit einer verhaltenstherapeutischen Intervention und ggf. einer sportlichen Komponente, zum Einsatz. Allerdings lassen sich hierbei keine Effekte aus einer umschriebenen Komponente des multimodalen Ansatzes ableiten, da in der Regel gegenüber der Standardbehandlung untersucht wurde.

Insbesondere im Bereich von Bewegung und Sport liegen zahlreiche **motivationale Ansätze** vor; diese wurden auch in einigen Studien untersucht. Häufige Techniken sind Zielvereinbarungen sowie Ansätze der motivierenden Gesprächsführung. Evidenz zu deren Wirksamkeit liegt jedoch bisher kaum vor [927].

Soundy und Kollegen untersuchten mit Hilfe eines Meta-ethnografischen Ansatzes – basierend auf einer systematischen Literaturrecherche nach qualitativen Arbeiten – die Erfahrungen von Menschen mit einer Erkrankung aus dem schizophrenen Formenkreis hinsichtlich körperlicher Aktivität. Berücksichtigt wurden die Erfahrungen der Nutzer (N=108) sowie deren Behandler (N=65). Wie die Befunde dieser qualitativen Metastudie zeigen, verknüpfen die Betroffenen mit erfolgreicher physischer Aktivität nicht nur unmittelbare Verbesserungen wie beispielsweise Gewichtsreduktion und ein besseres Körpergefühl, sondern auch darüber hinausreichende positive Effekte auf andere Lebensbereiche, wie z. B. Eigeninitiative, Autonomie, Selbstbewusstsein oder Tagesstruktur. Neben Barrieren auf der individuellen und Umweltebene werden auch förderliche Bedingungen aufgezeigt. Hierbei kommen der sozialen Unterstützung durch Peers und professionelle Unterstützer sowie Gruppenfaktoren (soziale Kontakte, Modelllernen, Motivation) eine große Bedeutung zu [969].

■ **Von der Evidenz zur Empfehlung: Berücksichtigung der GRADE-Kriterien**

Kriterien	Einschätzung
Qualität der Evidenz	Zur Bewertung wurden (mit Ausnahme eines systematischen Reviews, das auch wenige nicht-randomisierte Studien einschloss) RCTs bzw. systematische Reviews und Metaanalysen von RCTs berücksichtigt. Formal handelt es sich daher um randomisierte Studien (Evidenzlevel Ia–Ib). Allerdings sind die Stichprobenumfänge hier mit wenigen Ausnahmen sehr klein. Die Studienqualität ist überwiegend moderat bis schwach. Bias müssen in der Mehrheit der Studien angenommen werden (siehe Leitlinienreport). Die Beobachtungszeiträume variieren, sind aber größtenteils kurz. Für die Maßnahmen zur Gewichtsreduktion sind die Ergebnisse der Studien überwiegend, aber nicht durchgehend positiv und daher nicht vollständig konsistent. Bei den meisten Studien konnte eine im Vergleich zur Standardbehandlung stärkere Reduktion des Körpergewichtes sowie des BMI erreicht werden. Tendenziell positive Resultate lassen sich auch für die metabolischen Parameter feststellen.
Unsicherheit über Ausgewogenheit zwischen erwünschten und unerwünschten Effekten	Unerwünschte Ereignisse werden in keiner der eingeschlossenen Arbeiten zu psychosozialen Interventionen zur Förderung von körperlicher Aktivität und gesunder Ernährung thematisiert.
Unsicherheit/Schwankungen hinsichtlich der Werte und Präferenzen	Nicht bekannt.
Unsicherheit darüber, ob die Intervention eine sinnvolle Nutzung der Ressourcen darstellt	Belastbare Studien zur Kosteneffektivität liegen nicht vor.
Breite Anwendbarkeit in Deutschland möglich?	*Versorgungsalltag*: Es muss davon ausgegangen werden, dass psychosoziale Maßnahmen zur Verhaltensänderung mit dem Ziel der Unterstützung einer gesundheitsfördernden Lebensweise bei Menschen mit schweren psychischen Erkrankungen im Versorgungsalltag in Deutschland bisher nicht systematisch etabliert sind. *Evidenz*: In Deutschland durchgeführte Studien finden sich in den eingeschlossenen Arbeiten nicht wieder.
Empfehlungsgrad	**A**

Empfehlungen

Empfehlung 33 (NEU):
Menschen mit schweren psychischen Erkrankungen sollen multimodale gesundheitsfördernde Interventionen mit den Schwerpunkten gesunde Ernährung und körperliche Aktivität angeboten werden.
Empfehlungsgrad: A, Evidenzebene: Ia–Ib
Ergebnis der Abstimmung: starker Konsens (März/April 2017)

Ergänzende Hinweise (NEU)
Multimodale gesundheitsfördernde Interventionen sollen immer die (krankheitsbedingten) motivationalen Faktoren der Betroffenen und im Hinblick auf eine Erweiterung der Adhärenz die individuellen Bedarfe, Erfahrungen und Präferenzen berücksichtigen.

Bei der psychopharmakologischen Behandlung sollen unerwünschte Wirkungen auf die körperliche Gesundheit berücksichtigt und ggf. die Leitliniengerechtigkeit der psychopharmakologischen Behandlung hinsichtlich Präparat und Dosierung überprüft werden.

Die Notwendigkeit einer effizienten Schnittstellengestaltung zwischen Hausarzt und fachspezifischer Behandlung wird ganz besonders im Bereich der Prävention und Behandlung somatischer Komorbidität bei schweren psychischen Erkrankungen deutlich.

Erforderlich ist in diesem Zusammenhang ein regelmäßiges Monitoring, in dessen Rahmen Gewicht, gesundheitsbezogene Lebensstilfaktoren und metabolische Indikatoren gemessen und dokumentiert werden. Zentrale Parameter werden im Folgenden aufgelistet:

- Gewicht, Taillenumfang, BMI
- Blutdruck
- Blutzuckerspiegel
- Ermittlung des kardiovaskulären Risikos inkl. notwendiger Laborparameter
- Medikamentenspezifische Laborkontrollen
- Ohne Hinweise auf mögliche spezifische organbezogene Pathologien der Grunderkrankung (wie bei Essstörungen, Sucht, etc.) oder abzuklärende Differenzialdiagnose kann auf weitere Untersuchungen von Laborparametern ohne klinische Verdachtsdiagnose verzichtet werden; ansonsten richtet sich die weitere Diagnostik nach der klinischen Verdachtsdiagnose
- Dentalstatus
- Erfragen von gesundheitsbeeinflussenden Lebensstilfaktoren: Ernährung, Ausmaß körperlicher und sportlicher Aktivität, Umgang mit schädigenden Substanzen (Tabak, Alkohol, andere Substanzen)

Matrix des Deutschen Versorgungssystems: Hilfen für Menschen mit schweren psychischen Erkrankungen

Inhaltsverzeichnis

Hintergrund

© DGPPN (Deutsche Gesellschaft für Psychiatrie und Psychotherapie, Psychosomatik und Nervenheilkunde) 2019
U. Gühne et al., *S3-Leitlinie Psychosoziale Therapien bei schweren psychischen Erkrankungen*,
https://doi.org/10.1007/978-3-662-58284-8_12

Seit mehr als 40 Jahren besteht Einvernehmen in der Psychiatrie, dass Versorgungsangebote für Menschen mit psychischen Erkrankungen gemeindeintegriert und damit möglichst dicht an der Lebenswirklichkeit angesiedelt sein sollten. 1975 legte die Enquête-Kommission des Deutschen Bundestages zur Lage der Psychiatrie in Deutschland ihren 1800-seitigen Bericht vor. „Menschenunwürdige Zustände" wurden vorgefunden und eine **Psychiatrie-Reform** angestoßen. Bereits 1963 wurden mit den „Rodewischer Thesen" sozialpsychiatrische Forderungen auch in der ehemaligen DDR laut [970]. Neben der Orientierung an den Prinzipien einer gemeindeintegrierten und bedarfsgerechten Versorgung wurden Forderungen nach Gleichstellung psychisch kranker Menschen mit körperlich kranken Menschen sowie nach bedarfsgerechter Koordination aller Versorgungsdienste formuliert. Im Einzelnen bedeutete dies die Umstrukturierung der bis dahin existierenden großen psychiatrischen Krankenhäuser, den Aus- und Aufbau komplementärer und ambulanter Dienste, die Förderung von Beratungsdiensten und Selbsthilfegruppen, die Förderung der Aus-, Fort- und Weiterbildung sowie die Entwicklung von Modellversorgungsgebieten in städtischen wie in ländlichen Regionen [971]. Besondere Berücksichtigung fand dabei auch die Personengruppe der chronisch kranken Menschen, deren soziale und berufliche Integration im Vordergrund stehen sollte.

In Deutschland hat sich daher in den letzten 40 Jahren die **psychosoziale Versorgungslandschaft** weitreichend entwickelt. In den 1960er-Jahren erfolgte die stationäre Versorgung durch 130 psychiatrische Krankenhäuser mit durchschnittlich 1200 Betten und damit für die meisten der Patienten wohnortfern. Die mehrheitlich zwangseingewiesenen Patienten verweilten auf den überwiegend geschlossen geführten Stationen durchschnittlich ein Jahr; knapp 60 Prozent der Patienten lebten länger als zwei Jahre im Fachkrankenhaus. Die Personalausstattung war mehr als ungenügend (Verhältnis von Arzt zu Patient 1:78; Psychologe zu Patient 1:500). Teilstationäre, ambulante sowie komplementäre Dienste waren deutlich unter-

entwickelt [971]. Im stationären Bereich existieren heute zum einen wesentlich verkleinerte und umstrukturierte Fachkrankenhäuser und zum anderen sind zunehmend mehr psychiatrische Abteilungen an Allgemeinkrankenhäusern entstanden. Mit der Abnahme von stationären Bettenzahlen wurde gleichzeitig der Ausbau tagesklinischer Behandlungsplätze forciert. Die Tagesklinik nimmt in Deutschland an der Schnittstelle zwischen stationärer und ambulanter Behandlung einen bedeutenden Platz ein und stellt eine Alternative zum psychiatrischen Krankenhaus dar. Im ambulanten Versorgungsbereich hat sich die Zahl niedergelassener Fachärzte substanziell erhöht. Zahlreiche weitere ambulante Behandlungs- und Rehabilitationsangebote sind entstanden und der Bereich der komplementären Versorgung wurde ausgebaut.

Dennoch gestaltet sich die Umsetzung der Gleichstellung von psychisch erkrankten Menschen schwierig. Der größte Teil der chronisch psychisch erkrankten Menschen bleibt vom Arbeitsmarkt ausgeschlossen und lebt in einer Nische der Gesellschaft [554]. Im Hinblick auf die Basis des Lebens in der Mitte der Gesellschaft, dem Wohnen, ist Deutschland in der Behindertenpolitik bislang weit von den Prinzipien der UN-BRK entfernt. Dies wurde in der ersten Staatenprüfung [972] festgestellt.

Die **Versorgung** von Menschen mit schweren psychischen Erkrankungen lässt sich folgendermaßen abbilden: Maßnahmen der psychiatrisch-psychotherapeutischen Behandlung und Pflege stehen in ambulanter, teilstationärer und stationärer Form zur Verfügung und sind darauf ausgerichtet, Gesundheit zu unterstützen, Symptome zu lindern sowie Krankheitsfolgen zu überwinden bzw. zu reduzieren. Insbesondere für psychisch kranke Menschen mit chronischen und schweren Krankheitsverläufen, häufig verbunden mit Beeinträchtigungen in verschiedenen Lebensbereichen, sind darüber hinaus Leistungen der medizinischen Rehabilitation sowie Leistungen zur Teilhabe an Bildung und Arbeit sowie zur sozialen Teilhabe von großer Bedeutung. Leistungen zur medizinischen Rehabilitation werden laut § 42 SGB IX n. F. erbracht, um Behinderungen einschließlich chronischer Krankheiten oder Einschränkungen der Erwerbsfähigkeit und Pflegebedürftigkeit abzuwenden, zu beseitigen, zu mindern, auszugleichen oder eine Verschlimmerung zu vermeiden. Darüber hinaus sind unterhaltssichernde und andere ergänzende Leistungen (z. B. Kinderbetreuungskosten) möglich. Sind Rehabilitationsmöglichkeiten ohne ein Erreichen der Rehabilitationsziele erschöpft, finden psychosoziale Hilfen Anwendung, die lange Zeit unter dem Begriff der „komplementären Versorgung" zusammengefasst wurden. Hierzu zählen insbesondere Unterstützungsangebote im Bereich des Wohnens. Letztere obliegen nicht der ärztlichen Verordnung. Niedrigschwellige Leistungen stehen beispielsweise in Form kommunaler Beratungsstellen oder Psychiatrie-Beschwerdestellen zur Verfügung (Abb. 12.1).

Die **sozialrechtliche Trennung** zwischen den Bereichen Behandlung/Pflege, Rehabilitation und Teilhabe ist in Deutschland durch das gegliederte Sozialrechtssystem unvermeidbar.

Für die Leistungserbringung ist sie insbesondere bei psychischen Erkrankungen problematisch und bedarf inhaltlich einer personenzentrierten Leistungsgestaltung [973]. Durch das im Jahr 2016 verabschiedete Bundesteilhabegesetz (BTHG) und die ab 2020 erfolgende Verlagerung der Eingliederungshilfe aus dem Sozialhilfegesetz SGB XII in das Rehabilitationsgesetz SGB IX besteht die Chance, dass auch Menschen mit schweren und längerfristigen psychischen Beeinträchtigungen die für ihre Teilhabe erforderlichen Leistungen erhalten [974].

Hinsichtlich der Klassifikationssysteme erhält damit die Internationale Klassifikation der Funktionsfähigkeit, Behinderung und Gesundheit (ICF) eine zentrale Bedeutung für die ganzheitliche Versorgung von Menschen mit psychischen Erkrankungen und seelischen Behinderungen. Die krankheitsbedingten Funktionsstörungen und Teilhabeeinschränkungen werden in Wechselwirkung mit einstellungs- und umweltbedingten Barrieren erfasst und

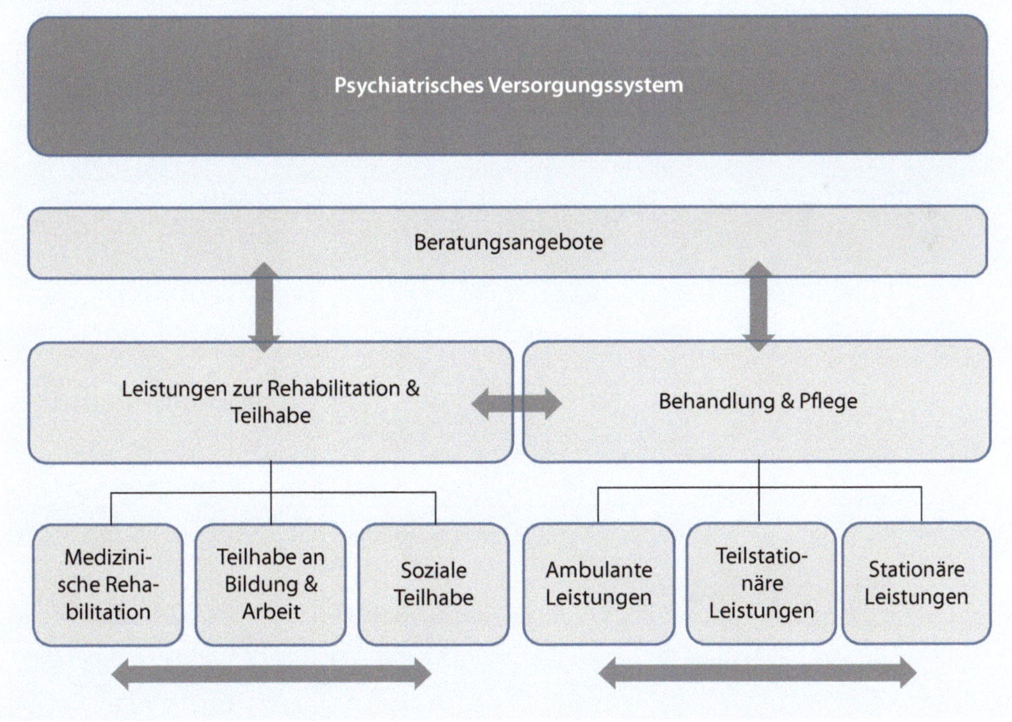

 Abb. 12.1   Versorgungssystem für Menschen mit (schweren) psychischen Erkrankungen

bilden die Grundlage für eine umfassende Rehabilitations- und Teilhabeplanung [975]. Die Basis bildet hierbei das **Bio-psycho-soziale Modell** (vgl. [976]). Eine Gesundheitsstörung oder Krankheit kann von beeinträchtigten Körperfunktionen und -strukturen (z. B. mentale Funktionen und Struktur des Nervensystems), von beeinträchtigten Aktivitäten des Betroffenen (z. B. Selbstpflege) sowie von einer eingeschränkten Partizipation an verschiedenen Lebensbereichen (z. B. berufliche Beschäftigung) begleitet sein. Zudem wird die funktionale Gesundheit von verschiedenen fördernden oder hemmenden Kontextfaktoren beeinflusst. Dabei wird zwischen Umweltfaktoren (z. B. soziales Netz, Infrastruktur, gesellschaftliche Werte) und personenbezogenen Faktoren (z. B. Alter, Geschlecht, Bildung) unterschieden. Für eine umfassende Behandlungs- und Rehabilitationsplanung ist deshalb nicht nur die Berücksichtigung der psychischen (Grund-)Erkrankung, sondern darüber hinaus Art und Ausmaß der Funktionsstörungen sowie Beeinträchtigungen der Aktivitäten und Teilhabe vor dem Hintergrund der Kontextfaktoren von Bedeutung.

Die **Sicherstellung der Teilhabe** schwer psychisch kranker Menschen erfordert die Kombination verschiedenster Behandlungs- und Rehabilitationsmöglichkeiten bei hoher Flexibilität im Management der Schnittstellen sowie deren krankheits- und behinderungsspezifischer Anwendung im Verlauf. Dabei ist neben einem rechtzeitigen Beginn auch eine ausreichende Dauer der Interventionen von Bedeutung. Zudem gilt, Behandlungs- und Rehabilitationsangebote personen- und bedürfnisorientiert sowie wohnort- und alltagsnah auszurichten sowie Versorgungsbausteine im Rahmen eines funktionalen Basismodells gemeindepsychiatrischer Versorgung zu koordinieren [977].

In den folgenden Abschnitten werden **relevante Angebote der Behandlungs- und Rehabilitationslandschaft** beschrieben. Hierbei wird versucht, Querverweise zu den Evidenzkapiteln herzustellen. Vorangestellt werden Aspekte zu sozialrechtlichen Rahmenbedingungen in der Versorgung psychisch kranker Menschen in Deutschland. Grundsätzlich sind die in den Evidenzkapiteln beschriebenen Einzelinterventionen (z. B. Psychoedukation, Ergotherapie) in allen Versorgungszusammenhängen möglich. Gleiches gilt für den Bereich des Selbstmanagements und der Selbsthilfe.

Sozialrechtliche Rahmenbedingungen

© DGPPN (Deutsche Gesellschaft für Psychiatrie und Psychotherapie, Psychosomatik und Nervenheilkunde) 2019
U. Gühne et al., *S3-Leitlinie Psychosoziale Therapien bei schweren psychischen Erkrankungen*, https://doi.org/10.1007/978-3-662-58284-8_13

13.1 Die Sozialgesetzbücher im Überblick

Wichtige gesetzliche Grundlage bilden die **Sozialgesetzbücher I–XII**, in denen entsprechend dem gegliederten deutschen Sozialrechtssystem die Leistungen für Behandlung, Rehabilitation, Teilhabe am gesellschaftlichen Leben sowie Pflege geregelt sind (Tab. 13.1).

Mit dem Vierten Gesetz für moderne Dienstleistungen am Arbeitsmarkt wurden 2005 die Arbeitslosen- und die Sozialhilfe zur **Grundsicherung für Arbeitsuchende (SGB II)** zusammengelegt. Die Träger der Grundsicherung für Arbeitsuchende nach dem SGB II sind die Agenturen für Arbeit sowie die kreisfreien Städte und Kreise als kommunale Träger. Im Regelfall haben Agenturen für Arbeit und

Tab. 13.1 Überblick über die Finanzierungsgrundlagen im SGB

Gesetzesbuch	Titel	Relevante Leistungen*
SGB II	Grundsicherung für Arbeitssuchende	Trainingsmaßnahmen, Arbeitsgelegenheiten, Mobilitätshilfen, Übernahme von Bewerbungskosten
SGB III	Arbeitsförderung	Berufsberatung, Ausbildungs- und Arbeitsvermittlung, Maßnahmen zur Förderung der beruflichen Teilhabe
SGB V	Gesetzliche Krankenversicherung	Maßnahmen der Prävention und Selbsthilfe, Leistungen zur Behandlung einer Krankheit (ärztliche Behandlung, ärztliche und psychologische Psychotherapie, ambulante psychiatrische Fachpflege, ambulante Ergotherapie, Versorgung mit Arzneimitteln, ambulante Soziotherapie, (teil-)stationäre Komplexbehandlungen, Entzugsbehandlung)
SGB VI	Gesetzliche Rentenversicherung	Ambulante und stationäre medizinische und berufliche Rehabilitation, Umschulungs- und Fortbildungsmaßnahmen, Haushaltshilfe, Rehabilitationsnachsorge
SGB VII	Gesetzliche Unfallversicherung	Medizinische und berufsfördernde Leistungen zur Rehabilitation sowie Lohnersatz- bzw. Entschädigungsleistungen in monetärer Form. Sach- und Dienstleistungen betreffen insbesondere ambulante und stationäre ärztliche Behandlungen, häusliche Krankenpflege, Haushaltshilfe, Teilhabeleistungen sowie Heil- und Hilfsmittel
SGB VIII	Kinder- und Jugendhilfegesetz	Beratungsangebote, gemeinsame Wohnformen für Mütter/Väter und Kinder, Hilfen zur Erziehung (z. B. sozialpädagogische Familienhilfe, Tagesgruppe, Heimerziehung), Eingliederungshilfe
SGB IX	Rehabilitation und Teilhabe behinderter Menschen NEUFASSUNG Bundesteilhabesetz	Leistungen zur medizinischen Rehabilitation sowie zur Teilhabe am Arbeitsleben, an Bildung und sozialer Teilhabe (ab 01.01.2020)
SGB XI	Soziale Pflegeversicherung	Verschiedene Dienst-, Sach- und Geldleistungen für den Bedarf an Grundpflege und hauswirtschaftlicher Versorgung sowie Kostenerstattung
SGB XII	Sozialhilfe	Hilfe zum Lebensunterhalt, Hilfen zur Gesundheit, Eingliederungshilfe (bis 31.12.2019), Hilfen zur Überwindung besonderer sozialer Schwierigkeiten

*Es erfolgt hier keine erschöpfende Darstellung

Kommunen gemeinsame Einrichtungen (gE) zur gemeinsamen Durchführung der Grundsicherung für Arbeitsuchende gebildet. Die Agenturen für Arbeit sind hier u. a. für die Regelleistung zur Sicherung des Lebensunterhalts und die Eingliederungsleistungen zuständig. Leistungen zur Eingliederung in Arbeit können erbracht werden, soweit sie zur Vermeidung oder Beseitigung, Verkürzung oder Verminderung der Hilfebedürftigkeit für die Eingliederung erforderlich sind (§ 3 Abs. 1 SGB II). Dabei definiert § 2 SGB II aber bereits vorab, dass erwerbsfähige Leistungsberechtigte aktiv an allen Maßnahmen zu ihrer Eingliederung mitwirken, insbesondere eine Eingliederungsvereinbarung abschließen müssen. Die Kommunen sind für die Leistungen für Unterkunft und Heizung, besondere einmalige Leistungen und kommunale Eingliederungsleistungen, wie Schuldner- und Suchtberatung sowie psychosoziale Betreuung, zuständig. Als Ausnahme zum Regelfall sind derzeit 105 Landkreise und kreisfreie Städte zugelassen, die Grundsicherung für Arbeitsuchende in alleiniger Zuständigkeit wahrzunehmen (diese werden als zugelassene kommunale Träger (zkT) bezeichnet). Anspruch auf Leistungen nach dem SGB II haben alle Personen, die (1) mindestens das 15. Lebensjahr und noch nicht das 65. Lebensjahr bzw. das individuelle Rentenalter vollendet haben, (2) erwerbsfähig sind (nach § 8 Abs. 1 SGB II ist erwerbsfähig, wer nicht wegen Krankheit oder Behinderung auf absehbare Zeit außerstande ist unter den üblichen Bedingungen des allgemeinen Arbeitsmarktes mindestens drei Stunden täglich erwerbstätig zu sein), (3) hilfebedürftig sind und (4) ihren gewöhnlichen Aufenthalt in der Bundesrepublik Deutschland haben (vgl. [978]).

Paragraf 16 SGB II ermöglicht einen Rückgriff auf diverse arbeitsmarktpolitische Maßnahmen des **SGB III (Arbeitsförderung durch die Bundesagentur für Arbeit)** und ergänzt diese durch zusätzliche „SGB-II-Angebote" in den §§ 16a bis 16 f (in der 2015 gültigen Gesetzesfassung). Der Rückgriff auf die Angebote des SGB III ermöglicht dabei u. a. die Inanspruchnahme von Beratung und Vermittlung

(z. B. Berufsberatung und Berufsorientierung), der Leistungen zur Aktivierung und beruflichen Eingliederung, der Leistungen zur Berufsausbildung, der Leistungen zur beruflichen Weiterbildung, der Leistungen zur beruflichen Rehabilitation und der Leistungen zur Aufnahme einer sozialversicherungspflichtigen Beschäftigung.

Im **SGB V** sind die **Leistungen der gesetzlichen Krankenversicherung** geregelt. Aufgabe der gesetzlichen Krankenversicherung ist es, die Gesundheit der Versicherten zu erhalten, wiederherzustellen oder ihren Gesundheitszustand zu bessern (§ 1 SGB V). Der Anspruch auf Leistungen der gesetzlichen Krankenversicherung ist nach dem Umfang im Fünften Buch Sozialgesetzbuch (SGB V) festgelegt und durch § 12 Abs. 1 SGB V begrenzt. Danach müssen die Leistungen ausreichend, zweckmäßig und wirtschaftlich sein und dürfen das Maß des Notwendigen nicht überschreiten. Das Maß des Notwendigen wird entsprechend der Diagnosen F0 bis F9 ICD-10 festgelegt. Leistungen der gesetzlichen Krankenversicherung umfassen z. B. Maßnahmen der Prävention und Selbsthilfe, Leistungen zur Behandlung einer Krankheit (ärztliche Behandlung einschließlich Psychotherapie, zahnärztliche Behandlung, Versorgung mit Arzneimitteln sowie Heil- und Hilfsmitteln, häusliche Krankenpflege, Haushaltshilfe, Soziotherapie) sowie Leistungen zur medizinischen Rehabilitation, insofern diese dazu dienen, eine Behinderung oder Pflegebedürftigkeit abzuwenden, zu beseitigen oder zu minimieren. Obgleich die Prinzipien „ambulant vor stationär" sowie „Rehabilitation vor Pflege" bestehen, wurden die rechtlich geltenden Maßnahmen bei Menschen mit schweren psychischen Erkrankungen oft stationär und über Leistungen der Eingliederungshilfe bzw. Hilfe zur Pflege nach SGB XII erbracht [979].

Das bis zur Verabschiedung des Bundesteilhabegesetzes geltende SGB IX stellt kein Leistungsgesetz dar, sondern regelt ausschließlich die Voraussetzungen für die verschiedenen Rehabilitationsmaßnahmen. Die Gewährung der Leistungen erfolgt durch die in den Sozialgesetzbüchern festgelegten Leistungsträger.

Die **gesetzliche Rentenversicherung (GRV)** hat ihre Grundlage im **Sechsten Buch (SGB VI)**. Neben Leistungen im Alter (Altersrente), bei verminderter Erwerbsfähigkeit und im Todesfall (Hinterbliebenenrente) erbringen die Träger der GRV auch Leistungen im Rahmen der medizinischen und beruflichen Rehabilitation, wenn diese zur Wiederherstellung bzw. Verbesserung der Erwerbsfähigkeit und Teilhabe am Arbeitsleben dienen. Vor Erreichen des Renteneintrittsalters gilt der Grundsatz „Rehabilitation vor Rente".

Mit Hilfe der **gesetzlichen Unfallversicherung** sollen Arbeitsunfälle, Berufskrankheiten und arbeitsbedingte Gesundheitsgefahren verhütet und nach Eintritt von Arbeitsunfällen oder Berufskrankheiten die Gesundheit und die Leistungsfähigkeit der Versicherten mit allen geeigneten Mitteln wiederhergestellt werden. Grundlage hierfür bildet das **Siebte Buch des Sozialgesetzbuches (SGB VII)**. Daneben schafft die Berufskrankheitenverordnung (BKV) eine wichtige rechtliche Grundlage bei Berufskrankheiten. Träger sind gewerbliche und landwirtschaftliche Berufsgenossenschaften sowie verschiedene Unfallkassen. Leistungen der gesetzlichen Unfallversicherung umfassen im Wesentlichen medizinische und berufsfördernde Leistungen zur Rehabilitation sowie Lohnersatz- bzw. Entschädigungsleistungen in monetärer Form. Sach- und Dienstleistungen betreffen insbesondere ambulante und stationäre ärztliche Behandlungen, häusliche Krankenpflege, Haushaltshilfe, Teilhabeleistungen sowie Heil- und Hilfsmittel. Im Gegensatz zur kassenärztlichen Versorgung ist die freie Arztwahl durch den Versicherten stark eingeschränkt; Erstbehandlungen werden in der Regel durch einen Durchgangsarzt durchgeführt.

Unter **Jugendhilfe (SGB VIII)** werden in Deutschland alle Leistungen und Aufgaben öffentlicher und freier Träger (Jugendämter bzw. Jugend- und Wohlfahrtsverbände) zur Unterstützung von Kindern und Jugendlichen unter 27 Jahren und deren Familien zusammengefasst. Leistungen umfassen neben der Jugend- und Jugendsozialarbeit sowie der Förderung und Erziehung in der Familie und in Tageseinrichtungen unterschiedliche Hilfen zur Erziehung (z. B. Erziehungsberatung, Vollzeitpflege, Sozialpädagogische Familienhilfe, Heimerziehung) und Eingliederungshilfen für seelisch behinderte Kinder und Jugendliche bzw. von seelischer Behinderung bedrohte Kinder und Jugendliche. Weitere Aufgaben der Jugendhilfe stellen beispielsweise die Übernahme von Beistands-, Vormund- und Pflegschaften für Minderjährige, die Inobhutnahme bei Kindswohlgefährdung sowie die Mitwirkung am Familien- und Vormundschaftsgericht dar. Leistungen der öffentlichen Jugendhilfe unterliegen dem Grundsatz des Nachrangs, d. h. zuvor wird die Zuständigkeit anderer relevanter Träger geprüft. Zudem sind Verpflichtungen unterhaltspflichtiger Angehöriger zu berücksichtigen.

Die **soziale Pflegeversicherung, vgl. Elftes Buch (SGB XI)**, hat die Aufgabe, pflegebedürftigen Menschen Hilfe zu leisten, die wegen der Schwere der Pflegebedürftigkeit auf solidarische Unterstützung angewiesen sind (§ 1 SGB XI). Träger sind die Pflegekassen. Leistungen umfassen verschiedenste Dienst-, Sach- und Geldleistungen für den Bedarf an Grundpflege, eingeschränkter Alltagskompetenz nach § 45b, Pflegehilfsmittel und Wohnumfeld verbessernde Maßnahmen. Leistungen der hauswirtschaftlichen Versorgung müssen vom Versicherten übernommen werden oder können bei Bedürftigkeit über Hilfe zur Pflege im Rahmen der Sozialhilfe nach SGB XII übernommen werden. Im Rahmen der häuslichen Pflege werden Pflegesachleistungen nach § 36 SGB XI, Pflegegeld zur Entlohnung einer nahestehenden Person oder die Kombination aus beidem durch die Pflegekasse geleistet. Zudem erbringt die Pflegeversicherung Leistungen im Bereich von Kurzzeit-, Tages- oder Nachtpflege und vollstationärer Pflege. Voraussetzung für die Inanspruchnahme von Leistungen der Pflegeversicherung ist die Feststellung der Pflegebedürftigkeit gemäß § 18 SGB XI. Mit dem **Pflegestärkungsgesetz II** wurden im Jahr 2017 der Begriff und das Verfahren zur Feststellung der Pflegebedürftigkeit grundlegend geändert.

Mit dem **Neuen Begutachtungsinstrument (NBI) zur Feststellung von Pflegebedürftigkeit** wird Pflegebedürftigkeit in sechs Modulen erhoben. Neben den Bereichen Mobilität und Selbstversorgung, die in der Vergangenheit allein die Pflegebedürftigkeit bestimmten, wird die selbstständige Ausführung von Handlungen bei der Bewältigung krankheitsbedingter Belastungen (ärztliche Verordnung), die Gestaltung des Alltagslebens sowie die Häufigkeit problematischer Verhaltensweisen und psychischer Problemlagen und die Einschränkung der kognitiven und kommunikativen Fähigkeiten erhoben. Die Pflegeleistung soll die festgestellten Beeinträchtigungen kompensieren. Sie wird gewährt, solange die Pflegebedürftigkeit besteht. Für die Leistungen der Pflege gilt aber der grundsätzliche Vorrang von Leistungen zur Rehabilitation und Teilhabe nach SGB IX. In der Begründung zu § 103 Abs. 2 SGB IX neue Fassung (n. F.) heißt es: „Eingliederungshilfe und Hilfe zur Pflege haben auch nach Einführung des neuen Pflegebedürftigkeitsbegriffs grundsätzlich unterschiedliche Aufgaben. Aufgabe der Pflege ist die Kompensation von gesundheitlich bedingten Beeinträchtigungen der Selbstständigkeit oder der Fähigkeiten. Aufgabe der Eingliederungshilfe ist die Förderung der vollen, wirksamen und gleichberechtigten Teilhabe am Leben in der Gesellschaft."

Bei Bedürftigkeit erhalten psychisch kranke Menschen Versorgungsleistungen, wie z. B. Haushaltshilfen aus Mitteln der **Sozialhilfe,** deren Vorschriften im **Zwölften Buch (SGB XII)** geregelt sind. Unter dem Grundsatz der Nachrangigkeit der Leistungen haben sie Anspruch auf Hilfen zur Gesundheit entsprechend den Vorschriften der Gesetzlichen Krankenversicherung, Eingliederungshilfen zur medizinischen Rehabilitation, zur Teilhabe am Arbeitsleben sowie Hilfen zur Pflege. Zudem werden im SGB XII Hilfen zur Überwindung besonderer sozialer Schwierigkeiten, z. B. bei Wohnungslosigkeit, Suchtproblemen oder zur Wiedereingliederung nach einem Gefängnisaufenthalt, definiert.

Das **Neunte Buch (SGB IX)** enthält die Vorschriften für die **Rehabilitation und Teilhabe behinderter Menschen** und wurde als Übergangsrecht zum Jahr 2017 durch **Artikel 1 des Bundesteilhabegesetzes** vollkommen verändert. Eine wesentliche Veränderung des SGB IX besteht darin, dass die Fachleistungen der Eingliederungshilfe aus dem SGB XII in den zweiten Teil des SGB IX integriert wurden und dieses sich dadurch in ein Leistungsgesetz verwandelt hat. Bei Feststellung einer wesentlichen Behinderung[1] erhielten Menschen mit einer psychischen Erkrankung bisher Leistungen zum Leben in der Gemeinschaft nach § 53 SGB XII, i. d. R. in Formen des betreuten Wohnens und der Beschäftigung in einer Werkstatt für behinderte Menschen (WfbM). Die bisherigen Leistungen des betreuten Wohnens erhalten sie ab 2020 als Leistungen der sozialen Teilhabe über den neu eingefügten Teil 2 SGB IX. Diese Leistungen erhalten die Leistungsberechtigten nicht mehr im Rahmen einer institutionellen Finanzierung wie eines Wohnheims, sondern als personenzentrierte Leistungen. Dem ursprünglichen Zweck des SGB IX, die Selbstbestimmung und gleichberechtigte Teilhabe am Leben in der Gesellschaft für behinderte und für von Behinderung bedrohte Menschen zu unterstützen, wird damit eine sozialrechtliche Grundlage geschaffen.

Das SGB IX n. F. setzt damit konsequent die Vorgaben der UN-Behindertenrechtskonvention um. Nach **Artikel 19 UN-BRK** [980] ist zu gewährleisten, dass:

- Menschen mit Behinderungen gleichberechtigt mit anderen die Möglichkeit haben, ihren Aufenthaltsort zu wählen und zu entscheiden, wo und mit wem sie leben,

---

1 Menschen mit Behinderungen sind Menschen, die körperliche, seelische, geistige oder Sinnesbeeinträchtigungen haben, die sie in Wechselwirkung mit einstellungs- und umweltbedingten Barrieren an der gleichberechtigten Teilhabe an der Gesellschaft mit hoher Wahrscheinlichkeit länger als 6 Monate hindern können. Eine Beeinträchtigung nach Satz 1 liegt vor, wenn der Körper- und Gesundheitszustand von dem für das Lebensalter typischen Zustand abweicht (§ 2 SGB IX n.F.).

und nicht verpflichtet sind, in besonderen Wohnformen zu leben,

- Menschen mit Behinderungen Zugang zu einer Reihe von gemeindenahen Unterstützungsdiensten zu Hause und in Einrichtungen sowie zu sonstigen gemeindenahen Unterstützungsdiensten haben, einschließlich der persönlichen Assistenz, die zur Unterstützung des Lebens und der Einbeziehung in die Gemeinde nötig ist, um Isolation und Ausgrenzung aus der Gemeinde zu verhindern,
- gemeindenahe Dienstleistungen und Einrichtungen für die Allgemeinheit Menschen mit Behinderungen auf der Grundlage der Gleichberechtigung zur Verfügung stehen und ihren Bedürfnissen Rechnung tragen.

§ 1 SGB IX n. F. regelt daher die **„Selbstbestimmung und Teilhabe am Leben in der Gesellschaft"**: „Menschen mit Behinderungen oder von Behinderung bedrohte Menschen erhalten Leistungen nach diesem Buch und den für die Rehabilitationsträger geltenden Leistungsgesetzen, um ihre Selbstbestimmung und ihre volle, wirksame und gleichberechtigte Teilhabe am Leben in der Gesellschaft zu fördern, Benachteiligungen zu vermeiden oder ihnen entgegenzuwirken. Dabei wird den besonderen Bedürfnissen von Frauen und Kindern mit Behinderungen (…) sowie Menschen mit seelischen Behinderungen oder von einer solchen Behinderung bedrohter Menschen Rechnung getragen."

Für die Weiterentwicklung der Versorgung psychisch kranker Menschen ist allerdings deren explizite Nennung weniger wichtig als der Geltungsbereich des Gesetzes. Mit dem neuen SGB IX sollen die anderen für die Rehabilitation relevanten Rehabilitationsträger mit deren Leistungsgesetzen in die personenzentrierte Leistungserbringung einbezogen werden. § 9 SGB IX n. F. regelt dementsprechend die **„Vorrangige Prüfung von Leistungen zur Teilhabe"**: „Werden bei einem Rehabilitationsträger Sozialleistungen wegen oder unter Berücksichtigung einer Behinderung oder einer drohenden Behinderung beantragt oder erbracht, prüft dieser unabhängig von der Entscheidung über diese Leistungen, ob Leistungen zur Teilhabe voraussichtlich zur Erreichung der Ziele nach § 1 und § 4 erfolgreich sein können. Er prüft auch, ob hierfür weitere Rehabilitationsträger im Rahmen ihrer Zuständigkeit zur Koordinierung der Leistungen zu beteiligen sind."

Aufgabe der **Eingliederungshilfe** (§ 90 SGB IX n. F., tritt ab 01.01.2020 in Kraft) ist es, Leistungsberechtigten eine individuelle Lebensführung zu ermöglichen, die der Würde des Menschen entspricht, und die volle, wirksame und gleichberechtigte Teilhabe am Leben in der Gesellschaft zu fördern. Die Leistung soll sie befähigen, ihre Lebensplanung und -führung möglichst selbstbestimmt und eigenverantwortlich wahrnehmen zu können.

Geregelt sind Leistungen zur medizinischen Rehabilitation, zur Teilhabe am Arbeitsleben, unterhaltssichernde und andere ergänzende Leistungen sowie Leistungen zur sozialen Teilhabe und neuerdings auch zur Teilhabe an Bildung. Rehabilitationsträger umfassen alle bisher benannten Träger, wie die gesetzlichen Krankenkassen, die Bundesagentur für Arbeit oder die Träger der gesetzlichen Rentenversicherung und Unfallversicherung. In Teil 3 werden besondere Regelungen zur **Teilhabe schwerbehinderter Menschen** beschrieben, die auch psychisch kranken Menschen Leistungen zur Teilhabe bieten können („Schwerbehindertenrecht"). Als schwerbehindert gelten Personen, bei denen längerfristige Funktionseinschränkungen bestehen und der Grad der Behinderung auf mindestens 50 Prozent geschätzt wird. Grundlage der Schweregradeinschätzung bei psychischen Erkrankungen ist das Ausmaß der sozialen Anpassungsschwierigkeiten. Regelungen des Schwerbehindertenrechts umfassen z. B. besondere Bedingungen des Kündigungsschutzes, die Gewährung von Nachteilsausgleich in Zusammenhang mit der Erwerbstätigkeit (z. B. durch Zusatzurlaub), begleitende Hilfen zur Teilhabe am Arbeitsleben (Integrationsprojekte zur Beschäftigung schwerbehinderter

Menschen auf dem allgemeinen Arbeitsmarkt und Integrationsfachdienste mit den Aufgaben von Beratung, Unterstützung und Vermittlung schwerbehinderter Menschen). Über die Integrationsämter der Bundesländer werden die für die berufliche Eingliederung wichtigen Integrationsfachdienste (IFD) finanziert.

13.2 Konsequenzen des Bundesteilhabegesetzes (BTHG)

Mit der Einführung des BTHG werden zwei **Ziele** verfolgt, die sich auf den ersten Blick zu widersprechen scheinen: a) die Umstellung der Leistungen für Menschen mit Behinderung von institutionszentrierten Hilfen auf personenzentrierte Unterstützung und b) die Eindämmung der Kostendynamik in der Eingliederungshilfe, die seit der Jahrtausendwende in erster Linie durch die Zunahme seelisch behinderter Leistungsempfänger [981] bedingt ist. Der Gesetzgeber hat zu diesem Zweck ein Artikelgesetz gewählt, mit dessen Hilfe die Leistungen der Eingliederungshilfe aus der Sozialhilfe herausgelöst werden; damit können diese nicht mehr als Ersatz für Teilhabeleistungen vorrangiger Leistungsträger genutzt werden. In Artikel 1 BTHG wird das „Sozialgesetzbuch Neuntes Buch – SGB IX – Rehabilitation und Teilhabe von Menschen mit Behinderungen" neu gestaltet, indem als Teil 2 die Leistungen der Eingliederungshilfe eingefügt werden. Die Leistungen der Eingliederungshilfe, die im Wesentlichen in § 53 SGB XII beschrieben waren, wurden allerdings nicht 1:1 in das SGB IX übertragen. Teil 2 SGB IX wurde genutzt, um die vier Leistungsbereiche der Eingliederungshilfe profiliert hervorzuheben. Nach § 102 (1) SGB IX umfassen die Leistungen der Eingliederungshilfe:

- Leistungen zur medizinischen Rehabilitation,
- Leistungen zur Teilhabe am Arbeitsleben,
- Leistungen zur Teilhabe an Bildung und
- Leistungen zur sozialen Teilhabe.

Die drei erstgenannten Leistungen gehen gem. § 102 (2) den Leistungen zur sozialen Teilhabe

vor. Die **Leistungen zur sozialen Teilhabe** sind nicht mehr wie bisher in § 55 SGB IX (alt) geregelt, in Form von Hilfen in betreuten Wohnmöglichkeiten zu gewähren, sondern in Form von Assistenzleistungen „zur selbstbestimmten und eigenständigen Bewältigung des Alltags einschließlich Tagesstrukturierung" gemäß § 78 SGB IX n. F. Für die Gewährung der Leistungen der sozialen Teilhabe ist der gem. § 94 (1) nach Landesrecht bestimmte Träger der Eingliederungshilfe zuständig. Der Inhalt und die Zuständigkeit für die Leistungen nach den Nummern 1 bis 3 ist in Teil 1 § 6 geregelt und fällt auf die verschiedenen Rehabilitationsträger entsprechend deren Leistungsgesetzen. Um die Verschiebung der Rehabilitationsleistungen auf den Träger der Eingliederungshilfe zu verhindern, hat der Gesetzgeber direkte Bezüge zwischen den allgemeinen Regelungen in Teil 1 und den Regelungen für die Leistungen der Eingliederungshilfe in Teil 2 festgelegt.

Zentraler Ausgangspunkt für die Leistungen der Eingliederungshilfe ist die Unabhängigkeit der Leistungen von der Wohn- und Lebensform und der rechtliche Anspruch auf eine selbstbestimmte Wohnform. Dieser Grundsatz wird in § 104 geregelt, der alle Leistungen der Eingliederungshilfe umfasst, also auch die Leistungen der medizinischen Rehabilitation, der Teilhabe am Arbeitsleben und der Teilhabe an Bildung: (1) „Die Leistungen der Eingliederungshilfe bestimmen sich nach der Besonderheit des Einzelfalls, insbesondere nach der Art des Bedarfs, den persönlichen Verhältnissen, dem Sozialraum und den eigenen Kräften und Mitteln, dabei ist auch die Wohnform zu ermitteln. Sie werden so lange geleistet, wie die Teilhabeziele nach Maßgabe des Gesamtplans (§ 121) erreichbar sind." Wünschen der Leistungsberechtigten, die sich auf die Gestaltung der Leistung richten, ist zu entsprechen, soweit sie angemessen sind (§ 104 (2)).

Im Gegensatz zu der bisherigen Regelung ist damit nicht mehr die Schwere der Behinderung der Ausgangspunkt für die Leistungsgestaltung, sondern der **Wunsch des Leistungsberechtigten**. Hinsichtlich der Wünsche entstehen unabhängig von der Angemessenheit häufig Missverständnisse. Es ist darauf abzuheben, dass es dabei um die Form der Leistungsgestaltung im Rahmen der Eingliederungshilfe geht, zum einen um die Wohnform, zum anderen um die Art der Unterstützungsleistung, z. B. durch einen selbst gewählten Anbieter (§ 123 Abs. 5 SGB IX), mit dem keine Leistungsvereinbarung nach § 125 SGB IX besteht. Die Angemessenheit wird eingeschränkt durch die Höhe der Kosten der gewünschten Leistung gegenüber einem selbst gewählten Anbieter. Die Zumutbarkeit der von den Wünschen abweichenden Leistung wird gem. Absatz 3, Sätze 1 und 2 geprüft. Kommt danach ein Wohnen außerhalb von besonderen Wohnformen in Betracht, ist dem unabhängig von den Kosten der Vorzug zu geben, wenn dies von der leistungsberechtigten Person gewünscht wird.

Das **BTHG stärkt die Rechte der Menschen mit Behinderung**, übergibt ihnen damit aber auch die Aufgabe, ihre Rechte wahrzunehmen. Diese Aufgabe manifestiert sich in der Regelung ab 2020, einen Antrag auf Leistungen der Eingliederungshilfe stellen zu müssen. Für Menschen mit Körper- und Sinnesbehinderung ist dies – zumal nach der Nutzung der im Gesetz verankerten vielfältigen Beratungsangebote – kein grundsätzliches Problem. Für Menschen mit geistiger und seelischer Behinderung stellen sich meist massive Probleme, eine eigene Entscheidung für Unterstützungsleistungen zu einem selbstbestimmten Leben zu treffen. Menschen mit schweren psychischen Beeinträchtigungen nehmen meist erst nach langer Erkrankungsdauer mit mehreren Klinikeinweisungen und Arbeits- und Wohnungsverlust Leistungen der Eingliederungshilfe in Anspruch [982]. Und dann häufig widerwillig durch die stellvertretende Entscheidung des rechtlichen Betreuers. Für Menschen mit geistiger Behinderung wird bei dem Schritt zum Erwachsenwerden die Entscheidung für das Leben in einer Einrichtung, in der Wohnen und Arbeit verbunden sind, häufig von den Angehörigen getroffen.

Das Bundesteilhabegesetz verändert die leistungsrechtlichen Grundlagen der Hilfen für Menschen mit schweren psychischen Erkrankungen und hat vor allem **Konsequenzen für die Erbringung gemeindeintegrierter psychosozialer Leistungen**. Zum einen wird eine klare Trennung von Leistungen der Akutbehandlung, der medizinischen und beruflichen Rehabilitation sowie der Leistungen zur sozialen Teilhabe vorgenommen. Zum anderen werden Regelungen getroffen, um die Schnittstellen der voneinander abgegrenzten Leistungen zu harmonisieren und die Leistungen „wie aus einer Hand" zu gestalten. Eine zentrale Funktion bei der Festlegung der Leistungen kommt dabei den Trägern der Eingliederungshilfe zu, die von den Bundesländern bestimmt werden. Für die einheitliche Leistungserbringung über die verschiedenen Sozialgesetzbücher hinweg erscheint ein **gemeindepsychiatrischer Verbund** erforderlich (▶ Kap. 17), der gemeinsam von Leistungsträgern und Leistungserbringern gebildet wird. Eine institutionelle Basis des Verbundes könnten die in einigen Regionen etablierten gemeindepsychiatrischen bzw. sozialpsychiatrischen Zentren sein.

13.3 Weitere Neuentwicklungen sozialrechtlicher Rahmenbedingungen

Die Weiterentwicklung der psychiatrischen Versorgungsstrukturen ist im Hinblick auf die ambulante Versorgung zum Teil den gesetzlichen Rahmenbedingungen vorausgegangen, andererseits haben sie eine Grundlage für innovative Entwicklungen geboten. So sind zahlreiche Neuerungen entstanden, die neben Entstigmatisierung und Gleichstellung, die Versorgung psychisch kranker und seelisch behinderter Menschen deutlich verbessern konnten.

Beispielhaft benannt werden soll hier § 140 SGB V, in dem die Bedingungen für eine **Integrierte Versorgung** geregelt sind. Mit diesem Versorgungsangebot besteht seit 2004 die Möglichkeit, strukturellen Problemen in Zusammenhang mit der Fragmentierung des psychiatrischen Versorgungssystems durch größere Patientenorientierung, Kooperation und Kosteneffizienz zu begegnen. Als Fragmentierung wird die strikte kostenrechtliche Trennung zwischen stationärer und ambulanter Versorgung sowie zwischen den Zuständigkeitsbereichen der Sozialgesetzbücher für Behandlung, Rehabilitation, Wiedereingliederung und Pflege bezeichnet [359]. Eine weitere Möglichkeit zur Umsetzung sektorenübergreifender Versorgungsmodelle bietet u. a. § 64b SGB V (Modellvorhaben zur Versorgung psychisch kranker Menschen).

BEISPIEL

Seit 2009 haben verschiedene Träger ambulanter psychiatrischer Behandlungsangebote mit der Techniker Krankenkasse unter der Bezeichnung „Netzwerk Psychische Gesundheit" (NWpG) Verträge zur integrierten Versorgung von Menschen mit psychischen Erkrankungen abgeschlossen. Inhalte der Verträge sind vor allem die Koordination und die Erbringung aufsuchender ambulanter psychiatrischer Behandlungs- und Betreuungsleistungen durch mobile multiprofessionelle Teams unter fachärztlicher Leitung. Zu den Leistungen gehören das Fallmanagement, die Erbringung aufsuchender medizinischer, therapeutischer und pflegerischer psychiatrischer Leistungen sowie eine umfassende Krisenversorgung außerhalb des Krankenhaussettings. Als zentrale Grundlage für eine adäquate Erbringung dieser Leistungen wird eine enge Vernetzung sowohl der professionellen (Psychiater, Psychologen, psychologische Psychotherapeuten, Sozialarbeiter, Fachpflegepersonen, Ergotherapeuten, Physiotherapeuten) als auch der nichtprofessionellen (Betroffene, Angehörige, Betreuer) Akteure des Behandlungsprozesses betrachtet. Die Leistungsvergütung im Rahmen der NWpG-IV-Verträge erfolgt über fallbezogene Pauschalbeträge (Kopfpauschale). Zentrales Ziel der NWpG-IV-Verträge ist die Überwindung struktureller und organisatorischer Defizite der ambulanten psychiatrischen Versorgung und dadurch eine Verbesserung der Wirksamkeit und der Effizienz psychiatrischer Behandlung. Begleitforschung liegt vor und verweist auf positive Effekte bei den Betroffenen [363, 364] und positive Erfahrungen bei den Angehörigen [352] und Leistungserbringern [983].

Neue Wege lassen sich auch mit den Bestimmungen zur **Stationsäquivalenten Behandlung (§ 115d, SGB V)** gehen. Mit Hilfe des Gesetzes zur Weiterentwicklung der Versorgung und der Vergütung für psychiatrische und psychosomatische Leistungen (PsychVVG) im Dezember 2016 wurde eine wesentliche Voraussetzung zur Verbesserung evidenzbasierter Behandlung für Menschen mit psychischen Erkrankungen geschaffen [312]. Das neue Angebot der Stationsäquivalenten Behandlung (StäB) erlaubt es nun auch Krankenhäusern, Behandlung im Lebensumfeld anzubieten. Eine solche erforderlichenfalls intensive Behandlung ohne Bett auch bei komplexen Störungen kann die seit der Psychiatrie-Enquete geforderte Ambulantisierung psychiatrischer Behandlung weiter vorantreiben. Doch bis zu einer flächendeckenden Implementierung dieser Behandlungsform ist es ein weiter Weg; die damit verbundenen Herausforderungen sind nicht unerheblich. Bei der Implementierung der neuen Leistung StäB sollten die bereits bestehenden regionalen Versorgungsstrukturen unbedingt berücksichtigt werden. Denn in vielen Regionen Deutschlands besteht eine gemeindepsychiatrische Kultur der vernetzten Kooperation, die es schwer psychisch erkrankten Menschen und ihren Angehörigen ermöglicht, Behandlung und Unterstützung im persönlichen Lebensumfeld zu erfahren.

Bereits mit dem seit 01.01.2008 bestehenden Rechtsanspruch behinderter und von Behinderung bedrohter Menschen auf Leistungen in Form des **Persönlichen Budgets** (§ 29 SGB IX n. F.) hat sich die Möglichkeit der Eigenverantwortung im Umgang mit Teilhabeleistungen erweitert. Die Betroffenen können damit selbst über Einsatzmodalitäten der ihnen zustehenden Mittel unter Berücksichtigung von Zielvereinbarungen entscheiden (im Rahmen eines trägerübergreifenden Budgets können weitere SGB V-Leistungen neben der medizinischen Rehabilitation einbezogen werden). Im Rahmen des Bundesteilhabegesetzes blieb der Inhalt des Paragrafen zum Persönlichen Budget im Wesentlichen unverändert. Die Entscheidung des Leistungsberechtigten über die Gestaltung der Leistungen ist mit dem BTHG zum Grundprinzip der Eingliederungshilfe geworden, sodass das Persönliche Budget nur noch eine Finanzierungsform über Geldleistung oder Gutscheine darstellt.

Seit April 2017 gilt die **neue Psychotherapie-Richtlinie**, deren Ziele eine Flexibilisierung des Angebotes und eine Verkürzung von

Wartezeiten sind. Neuerungen bilden die Psychotherapeutische Sprechstunde, die Möglichkeiten einer Akutbehandlung und reduzierter Bewilligungsschritte. Als Sprechstunde müssen mindestens zwei Stunden in der Woche angeboten werden. Ein erwachsener Patient kann bis zu 6 × 25-minütige Termine erhalten; Kinder, Jugendliche und deren Eltern bis zu 10 × 25-minütige Termine. Eltern können auch ohne ihre Kinder Termine in der Sprechstunde wahrnehmen. Psychisch kranken Menschen mit sofortigem Behandlungsbedarf wird mit der Akutbehandlung eine Möglichkeit geboten, rasch erforderliche Hilfe zu erhalten und hier einer chronischen Entwicklung vorzubeugen. Diese kurzfristige Intervention besteht aus bis zu 24 Gesprächseinheiten à 25 Minuten, die sehr rasch nach der Sprechstunde beginnen können. Diese Leistungen müssen auch nicht bei der Krankenkasse beantragt werden. Trotz der Neuerungen gibt es noch erhebliche Kritikpunkte an der aktuellen Richtlinie [984].

Seit 01.01.2000 besteht nach § 37a SGB V die Möglichkeit, Menschen mit schwerer psychischer Erkrankung **soziotherapeutische Leistungen** bis zu 120 Stunden in 3 Jahren je Krankheitsfall zu verordnen. Aufgaben werden in der Koordination verschiedener Versorgungsleistungen sowie der Begleitung der Betroffenen und deren Motivation dahingehend, bestehende Unterstützungsangebote selbstständig in Anspruch zu nehmen, gesehen. Ziel ist es, die Möglichkeit von Kooperation und vermehrter Abstimmung aller am Behandlungsprozess Beteiligten zu verbessern. So ist in den Empfehlungen zur Soziotherapie die Zugehörigkeit der verordnenden Ärztinnen und Ärzte zum GPV oder vergleichbaren Strukturen geregelt. Obwohl ein Bundesgesetz, verlief die Entwicklung des Angebots in den Bundesländern sehr unterschiedlich. In Baden-Württemberg beispielsweise erhielten per Rechtsverordnung die i. d. R. in Trägerschaft der freien Wohlfahrtspflege stehenden Sozialpsychiatrischen Dienste in den Stadt- und Landkreisen die bevorzugte Möglichkeit, einen Versorgungsvertrag für ambulante Soziotherapie abzuschließen. Daher gibt es bis heute

nur wenige selbstständige Soziotherapeuten. In anderen Bundesländern gab es einige Initiativen eigenständiger Soziotherapeuten, die z. T. an Nervenarztpraxen angegliedert waren bzw. blieb die Leistung der Soziotherapie lange Zeit nahezu ungenutzt. Dies lag insbesondere an der unzureichenden Finanzierung der Leistung und dem restriktiven Zugang zu der Leistung, durch den einige Diagnosegruppen ausgeschlossen waren. Erst im Rahmen von Projekten der Integrierten Versorgung wurde die Leistung der ambulanten Soziotherapie umfassender genutzt. Die Soziotherapie-Richtlinien 2001 des Gemeinsamen Bundesausschusses der Ärzte und Krankenkassen wurden auf Grundlage dieser Erfahrungen seit 2015 mehrfach neu gefasst. Darin finden sich wichtige Neuregelungen hinsichtlich des anspruchsberechtigten und verordnungsberechtigten Personenkreises. So können jetzt auch Psychiatrische Institutsambulanzen und Psychologische Psychotherapeutinnen und Psychotherapeuten Soziotherapie verordnen. Aber auch die Indikationen für die Verordnung von Soziotherapie wurden neu gefasst. Unter definierten Umständen kann nun Soziotherapie bei allen Diagnosen aus dem F-Spektrum der ICD 10 verordnet werden [985].

Im Jahre 2006 wurde **Häusliche psychiatrische Krankenpflege** durch den G-BA in die Häusliche-Krankenpflege-Richtlinie aufgenommen. Häusliche Krankenpflege ist Teil des ärztlichen Behandlungsplans und wird von diesem verordnet. Sie beinhaltet die Sicherung der ärztlichen Behandlung bzw. die Vermeidung oder Verkürzung eines Krankenhausaufenthalts. Die derzeit 32 beschriebenen Pflegeleistungen sind mit einer Ausnahme somatisch orientiert. 2006 wurde in die „Häusliche Krankenpflege-Richtlinie" in § 4 die „Psychiatrische Krankenpflege" mit der Leistung Nr. 27a eingefügt. Die Leistung Nr. 27a umfasst (1) das Erarbeiten der Pflegeakzeptanz, (2) das Durchführen von Maßnahmen zur Bewältigung von Krisensituationen und (3) das Entwickeln kompensatorischer Hilfen bei krankheitsbedingten Beeinträchtigungen der Aktivitäten (Fähigkeitsstörungen). Die Medikamentengabe gehört nicht zu der Leistung 27a, kann aber von den Diensten als ärztlich verordnete Leistung der Behandlungspflege bei Bedarf zusätzlich erbracht werden. Die Leistung der psychiatrischen Krankenpflege ist in der Regel auf 4 Monate beschränkt, kann aber in den ersten 2 Wochen mit maximal 28 Einsätzen erbracht werden und eignet sich daher zur Krisenintervention. Derzeit werden die bestehenden Richtlinien durch den G-BA bearbeitet. Es soll klargestellt werden, dass die häusliche psychiatrische Krankenpflege länger als vier Monate verordnet werden kann. Außerdem soll die Beschreibung der Indikationen, bei denen häusliche psychiatrische Krankenpflege verordnet werden kann, erweitert werden.

Von Bedeutung war auch die Veränderung des Betreuungsrechts durch das **Gesetz zur Reform des Rechts der Vormundschaft und Pflegschaft für Volljährige** (Betreuungsgesetz – BtG) vom 12.09.1990. Das Betreuungsrecht ist ein Teilgebiet des Familienrechts und wird im Bürgerlichen Gesetzbuch (BGB) in den §§ 1896 ff. unter der Bezeichnung Rechtliche Betreuung geregelt. Das BGB ist somit das zentrale Gesetzeswerk für die Betreuung. Seit Inkrafttreten der UN-Konvention über die Rechte von Menschen mit Behinderung wird das Betreuungsrecht viel diskutiert.

Der „Ausschuss für die Rechte von Menschen mit Behinderungen der Vereinten Nationen" vermerkte in seinen abschließenden Bemerkungen über den ersten Staatenbericht Deutschlands [972]: „Der Ausschuss ist besorgt über die Unvereinbarkeit des im deutschen Bürgerlichen Gesetzbuch (BGB) festgelegten und geregelten Instruments der rechtlichen Betreuung mit dem Übereinkommen. Der Ausschuss empfiehlt dem Vertragsstaat:

a. in Anbetracht der Allgemeinen Bemerkung Nr. 1 (2014) des Ausschusses alle Formen der ersetzenden Entscheidung abzuschaffen und ein System der unterstützten Entscheidung an ihre Stelle treten zu lassen;

b. professionelle Qualitätsstandards für Mechanismen der unterstützten Entscheidung zu entwickeln;

c. in enger Zusammenarbeit mit Menschen mit Behinderungen auf Bundes-, Länder- und Kommunalebene für alle Akteure, einschließlich öffentliche Bedienstete, Richter, Sozialarbeiter, Fachkräfte im Gesundheits- und Sozialbereich, und für die Gesellschaft im weiteren Sinne Schulungen zu Artikel 12 des Übereinkommens anzubieten, die der Allgemeinen Bemerkung Nr. 1 entsprechen." (S. 4 inoffizielle Übersetzung).

Der zweite Staatenbericht steht im Jahr 2019 an, bei dem die Umsetzung der Empfehlungen geprüft wird. Die staatliche Koordinierungsstelle bei der Bundesbeauftragten der Menschen mit Behinderung hat in dem Fachausschuss Freiheits- und Schutzrechte ein Positionspapier erarbeitet, in dem u. a. die Alternativlosigkeit des bestehenden Rechts ohne niedrigschwelliges System der unterstützten Entscheidung sowie die fehlenden berufsrechtlichen Regelungen für die professionelle Betreuungstätigkeit aufgegriffen wird. Strittig ist, ob die rechtliche Betreuung mit ihrer Vertretungsorientierung gänzlich abgeschafft gehört, oder ob es lediglich erforderlich ist, eine Praxis der unterstützten Entscheidungsfindung in dem bestehenden Betreuungsrecht zu etablieren [986].

Durch das Bundesteilhabegesetz erhält diese Diskussion eine neue Basis. Das Recht der Eingliederungshilfe ist nach SGB IX n. F. so konstruiert, dass die Entscheidung für die Gestaltung der Leistungen der Eingliederungshilfe bei den Leistungsberechtigten liegt. Die Stärkung des Wunsch- und Wahlrechts, insbesondere hinsichtlich der Wohnform, ermöglicht nun, mit Unterstützung selbstbestimmte Lebensformen zu gestalten. In der geplanten Novellierung des Betreuungsrechts stellt sich deshalb vor allem die Frage, wie der Vorrang fachlicher Betreuung gestärkt werden kann. In jedem Fall wird die Praxis der unterstützten Entscheidung die Praxis der Behandlung, Rehabilitation und Unterstützung bei der Teilhabe wesentlich prägen und entsprechend dem Buchstaben b) der abschließenden Bemerkungen nachhaltig verändern [987].

Niedrigschwellige Angebote

U. Gühne et al., *S3-Leitlinie Psychosoziale Therapien bei schweren psychischen Erkrankungen*, https://doi.org/10.1007/978-3-662-58284-8_14

Beratungsangebote stellen niedrigschwellige, unbürokratische Leistungen dar und stehen beispielsweise in Form kommunaler Beratungsstellen oder Psychiatrie-Beschwerdestellen zur Verfügung. Beratung zu gesetzlichen Hilfen und regionalen Behandlungsangeboten ermöglichen auch die Gesundheitsämter. Gemeinsame Servicestellen boten noch bis zum 31.12.2018 zu Fragen rund um Rehabilitation und Teilhabe trägerübergreifende Beratungs- und Unterstützungsangebote für Menschen mit Behinderung und Menschen, die von einer Behinderung bedroht sind, an. Koordinierende Aufgaben und Aufgaben in der Behandlung und Versorgung psychisch kranker Menschen übernehmen auch die Sozialpsychiatrischen Dienste. Viele dieser Angebote sind Ländersache und werden aus Steuermitteln erbracht. Selbsthilfegruppen und Angehörigengruppen finden eine Regelung im § 20 SGB V.

Beratungsangebote und Begleitung

Ergänzende unabhängige Teilhabeberatung

- nach § 32 SGB IX n. F. zielt auf die Stärkung der Selbstbestimmung von Menschen mit Behinderung und von Behinderung bedrohter Menschen. Das niedrigschwellige Angebot erfolgt unabhängig von Leistungsträgern und -erbringern und kann bereits vor der Beantragung konkreter Leistungen erfolgen. Absatz 3 des Paragrafen macht auf die besondere Berücksichtigung einer ergänzenden Beratung durch (ehemals) Betroffene für Betroffene aufmerksam.

Gemeinsame Servicestellen

- bieten trägerübergreifende Beratungs- und Unterstützungsangebote für Menschen mit Behinderung und Menschen, die von einer Behinderung bedroht sind. Entsprechend dem SGB IX a. F. wurden die unterschiedlichen Rehabilitationsträger dazu verpflichtet, gemeinsame regionale Servicestellen einzurichten, um den Betroffenen den Zugang zu entsprechenden Leistungen zu verbessern. Diese Servicestellen sollten Menschen, die Auskünfte über Leistungen aus den Bereichen Rehabilitation und Teilhabe am Arbeitsleben wünschen bzw. diese in Anspruch nehmen möchten, eine umfassende und neutrale Beratung bieten. Gemeinsame Servicestellen haben sich jedoch nur in Baden-Württemberg flächendeckend etabliert.

- Zum 31.12.2017 ist die gesetzliche Grundlage für die Gemeinsamen Servicestellen aufgrund des Bundesteilhabegesetzes entfallen. Bestehende Gemeinsame Servicestellen konnten aber übergangsweise noch bis zum 31.12.2018 weitergeführt werden. Ob die bestehenden Gemeinsamen Servicestellen weiter bestehen bleiben, aufgelöst werden oder in ein anderes Beratungsangebot umgewandelt werden, wird sich in den nächsten Jahren zeigen.

Gesundheitsämter

- leisten insbesondere für Menschen mit schweren psychischen Erkrankungen und deren Angehörige Beratungsangebote zu gesetzlichen Hilfen und entsprechenden regionalen Unterstützungsangeboten. U. U. kann eine Vermittlung an Spezialdienste, wie z. B. **Sozialpsychiatrische Dienste** erfolgen. Zum Leistungsspektrum gehören auch Kriseninterventionen. Grundsätzlich sind Hausbesuche möglich. Eine „Kann"-Leistung stellt die Initiierung, Beratung und Begleitung von Selbsthilfegruppen dar.

Sozialpsychiatrische Dienste (SpDi)

- übernehmen zum einen Aufgaben in der Versorgung und Betreuung schwer psychisch kranker Menschen und zum anderen koordinierende Aufgaben im psychiatrischen Hilfesystem.

Organisatorisch sind SpDis überwiegend an die kommunalen bzw. staatlichen Gesundheitsämter angegliedert. Anbindung und Finanzierung werden jedoch länderspezifisch geregelt. In Baden-Württemberg beispielsweise sind die SpDis in der Regel bei Trägern der Wohlfahrtsverbände angesiedelt und Bestandteil der im PsychKHG verankerten Gemeindepsychiatrischen Verbünde. Patientenbezogene Leistungen umfassen niederschwellige Angebote (sozialpsychiatrische Grundversorgung), Soziotherapie, Beratung sowie Maßnahmen zum Erhalt von Arbeits- und Beschäftigungsverhältnissen. Unter Umständen ist der SpDi auch an Unterbringungs- und Betreuungsverfahren beteiligt. Die sozialpsychiatrische Grundversorgung wird in erster Linie schwer und chronisch psychisch kranken Menschen angeboten und umfasst umfangreiche Leistungen: Beratung über mögliche Leistungen und Hilfen, Einleitung geeigneter Maßnahmen der Unterstützung zur Krankheits- und Alltagsbewältigung, Kriseninterventionen, bei Bedarf nachgehende, aufsuchende Sozialarbeit, soziale Gruppenangebote, Unterstützung bezogen auf sozialrechtliche Ansprüche sowie fallbezogene Koordinationsaufgaben und Mitarbeit bei Fallkonferenzen. Bei Einwilligung erfolgt der Einbezug der Angehörigen. Die Frequenz der Kontakte ist abhängig vom Bedarf und der personellen Ausstattung, beschränkt sich aber i. d. R. auf ein- bis zweiwöchige Kontakte.

Kommunale Kontakt- und Beratungsstellen

— sind in vielen Bundesländern verbreitet und werden gelegentlich auch als pauschal finanzierte Tagesstätten geführt. Vorgehalten werden diese durch unterschiedliche Träger, oft aus dem Bereich der Freien Wohlfahrtspflege. In der Regel bieten sie niedrigschwellige Beratung sowie Kontakt- und Freizeitangebote an. Manche richten sich an bestimmte Zielgruppen. Daneben werden Ehe- und Familienberatungsstellen und Beratungsstellen für Menschen mit Abhängigkeitserkrankungen vorgehalten. Mancherorts wurden zusätzlich **Psychiatrie-Beschwerdestellen** aufgebaut.

Selbsthilfegruppen, Angehörigengruppen

— Selbsthilfe findet in Deutschland experteninduziert und -mitgestaltet sowie ohne eine solche Unterstützung statt. Einflussreiche Angehörigeninitiativen entstanden in den 70er und 80er Jahren des letzten Jahrhunderts. Initiativen von Betroffenen- und Angehörigen-Selbsthilfe-Aktivitäten sind heute auf Bundesebene organisiert. In Deutschland wurde der Bundesverband der Angehörigen psychisch Kranker e. V. Bonn (BApK) gegründet. 1982 gründete sich die Deutsche Arbeitsgemeinschaft Selbsthilfegruppen (DAG SHG), die zwei Jahre darauf ihr Projekt NAKOS (Nationale Kontakt- und Informationsstelle zur Anregung und Unterstützung von Selbsthilfegruppen) eröffnete. 1992 bildete sich der Bundesverband Psychiatrie-Erfahrener e. V. (BPE), von dem wichtige Impulse für den Aufbau lokaler Betroffenen-Selbsthilfegruppen ausgingen. Die gesetzliche Krankenversicherung ist über den § 20, Abs. 4, SGB V zur Förderung von Selbsthilfe verpflichtet (► Kap. 9 Selbstmanagement und Selbsthilfe).

Leistungen der ambulanten, teilstationären und stationären Behandlung sowie der Pflege

© DGPPN (Deutsche Gesellschaft für Psychiatrie und Psychotherapie, Psychosomatik und Nervenheilkunde) 2019
U. Gühne et al., *S3-Leitlinie Psychosoziale Therapien bei schweren psychischen Erkrankungen*, https://doi.org/10.1007/978-3-662-58284-8_15

15.1 Ambulante Leistungen

Im folgenden Abschnitt werden ambulante Angebote für Menschen mit schweren psychischen Störungen skizziert, die als **kurative Behandlungsleistungen** zu verstehen sind und in der Hauptsache im SGB V geregelt sind. Es erfolgt dabei eine Verknüpfung mit den entsprechenden Leistungsanbietern. Darüber hinaus wird auf Pflegeangebote verwiesen. Die Palette an ambulanten Unterstützungsangeboten ist breit. Es gilt das Paradigma „ambulant vor stationär".

Benannt werden sollen an dieser Stelle auch **Gremien für die Steuerung und Planung von Hilfen**. Dazu zählen beispielsweise die Sozialpsychiatrischen oder Gemeindepsychiatrischen Verbünde, die regionale Verbünde von Leistungserbringern mit dem Ziel einer engeren Vernetzung, Kooperation und Steuerung, bilden. Zentrales Element ist hierbei eine koordinierende Bezugsperson (Exkurs: ▶ Case Management in Deutschland) für die Betroffenen und deren Angehörige in ihrer Lotsenfunktion.

Case Management in Deutschland

Die kontinuierliche Veränderung des psychiatrischen Versorgungssystems als Folge der Psychiatrie-Enquête ließ eine Vielzahl neuer Möglichkeiten der Versorgung von psychisch kranken Menschen entstehen. Dabei blieben insbesondere die schwer und chronisch kranken Patienten oft auf sich selbst gestellt und damit überfordert, aus der vielgestaltigen Angebotslandschaft die geeigneten Hilfen in Anspruch zu nehmen [1015]. So hat sich auch in Deutschland der Ansatz des Case Management (CM) sukzessive als ein innovatives Konzept etabliert, wenngleich diese klassische Methode der Sozialarbeit nicht als eigenständige Angebotsform sozialrechtlich verankert wurde und sich am ehesten in dem Konzept der koordinierenden Bezugsperson im Rahmen des personenzentrierten Ansatzes findet [1016].

Es gibt keine Untersuchungen über die Verbreitung von CM und in den einzelnen Anwendungsfeldern gibt es beträchtliche Unterschiede [1017]. Wendt [1018] unterscheidet zwei Konzepte von CM. Zum einen findet Case Management in Deutschland als ein methodisches Konzept auf der personalen Handlungsebene (Fallmanagement) und zum anderen als Organisations- oder Systemkonzept in administrativer Funktion (System-

management) Anwendung. Ein wirkungsvolles Gelingen von CM in der Praxis hängt von beiden Ebenen gleichermaßen ab. Die auf den Einzelfall fokussierte Prozesssteuerung im CM beinhaltet eine Lotsenfunktion, die Auswahl optimaler Hilfen, die Begleitung des erkrankten Menschen und die Überprüfung der Wirksamkeit. Auf der Organisationsebene setzt ein erfolgreiches Case Management eine Organisation voraus, die ein Netzwerk zur Koordination und Kooperation der beteiligten Stellen und Fachkräfte sicherstellt [1018].

Erwähnt werden soll ein Projekt, dass maßgeblich durch die Initiative der Aktion Psychisch Kranke mit dem Ziel der Implementierung des personenzentrierten Ansatzes in der psychiatrischen Versorgung in einzelnen Referenzregionen unterstützt wurde [1019]. Zentrale Instrumente der Entwicklung personenzentrierter regionaler Hilfen waren dabei:

- *Der **Integrierte Behandlungs- und Rehabilitationsplan (IBRP)** mit Ziel einer integrierten individuellen Hilfeplanung durch die Erstellung eines Gesamthilfeplanes, der mit dem Patienten und allen beteiligten Therapeuten und Helfern, gemessen an den Kriterien von Zielorientierung, Lebensfeldbezogenheit und Integration aller erforderlichen*

Leistungen, abgestimmt wird. Die integrierte Hilfeplanung bezieht sich dabei auf die Bereiche Selbstversorgung im Wohnbereich, Arbeit/Ausbildung, Tagesgestaltung, Teilhabe am öffentlichen Leben, sozialpsychiatrische Grundversorgung, spezielle Therapieverfahren, Koordination, Hilfeplanung und Abstimmung sowie nicht-psychiatrische Hilfen wie Grundpflege, Haushaltshilfe etc.

- *Die **Hilfeplankonferenz** als „Dreh- und Angelpunkt der regionalen einzelfallbezogenen Steuerung", die Psychiatriekoordinatoren und Vertretern von Leistungserbringern und Leistungsträgern sowie Betroffenen, Angehörigen und gesetzlichen Betreuern die Diskussion des Hilfeplanes ermöglicht.*

- *Die **koordinierende Bezugsperson** als psychiatrische Fachkraft, die einrichtungs- und leistungsbereichsübergreifend als Ansprechpartner für den Patienten und beteiligte Therapeuten fungiert. Diese Person übernimmt im Sinne eines Case Managers für einen festgelegten Zeitraum eine koordinierende Funktion. Sie ist zuständig für die nächste Hilfeplanung, verfügt über ein Informationsrecht und stellt*

die erforderliche Kontinuität im Hilfeprozess sicher, da sie auch bei Einrichtungswechsel oder Unterbrechung von Hilfeleistungen zuständig bleibt.
— *Andere Bestrebungen verfolgten eine regionale Bedarfsdeckung und Pflichtversorgung sowie eine Flexibilisierung der Leistungsangebote [1019].*

*Für das Implementierungsprojekt wurden damals die Regionen Berlin-Reinickendorf, Gera, Kaiserslautern, Kaufbeuren/Ostallgäu, Mainz sowie München-Süd ausgewählt. Inzwischen sind am IBRP orientierte Formen und Instrumente der Integrierten Hilfeplanung in verschiedenen Regionen gut implementiert [441]. Die rechtlichen Grundlagen sind im SGB IX festgehalten. Verbunden mit der Umsetzung personenzentrierter, einrichtungs- und leistungsträgerübergreifender Hilfen war der **Aufbau Gemeindepsychiatrischer Verbünde (GPV)**. Wesentliche Ziele eines solchen Verbundes sind die Sicherstellung bedarfsgerechter und lebensfeldbezogener Hilfen in der jeweiligen Region sowie die Kooperation der Leistungserbringer durch die Etablierung entsprechender Kooperationsstrukturen.*

Insgesamt gibt es vielfältige Modelle der Koordinierung psychiatrischer Hilfen durch verschiedene Berufsgruppen (z. B. Ärzte, Psychologen, psycho-logische Psychotherapeuten, psychiatrische Pflege, Sozialarbeiter, Ergotherapeuten). Case Management soll Fachkräfte im Sozial- und Gesundheitswesen befähigen, Hilfemöglichkeiten unter komplexen Bedingungen abzustimmen und die vorhandenen institutionellen Ressourcen im Gemeinwesen oder Arbeitsfeld koordinierend heranzuziehen. CM bedeutet die Übernahme verschiedener Funktionen, so z. B. als „Anwalt" des Patienten, als Organisator und Vermittler, als Unterstützer und als „Gate Keeper". Der Case Manager übernimmt Aufgaben der Planung, Koordination, Durchführung und Weiterleitung im gesamten Behandlungs- und Rehabilitationsprozess. Ein erfolgreiches CM setzt deshalb umfassende sozialrechtliche Kenntnisse sowie eine Vertrautheit mit der regionalen und überregionalen Versorgungsstruktur voraus [38]. Verschiedene Evaluationen von CM in der Behandlung schwer psychisch erkrankter Menschen sind auch im deutschen Versorgungskontext erfolgt [1015, 1020].

Als eine Form von Case Management kann die ambulante Soziotherapie nach § 37a SGB V betrachtet werden. Sie wird zwar von einem Arzt verordnet, übernimmt dann aber viele Funktionen von Case Management. Sie soll u. a. dazu dienen,
Patientinnen und Patienten zu motivieren, ärztliche und ärztlich verordnete Maßnahmen in Anspruch zu nehmen.

Die widersprüchlichen Befunde zur Wirksamkeit von Case Management in verschiedenen Ländern wurden u. a. vor dem Hintergrund kultureller Unterschiede viel diskutiert. Insbesondere in den USA sind sowohl Assertive Community Treatment als auch CM in der Behandlung von Menschen mit schweren psychischen Störungen gut etabliert, wohingegen die Forschungsergebnisse europäischer Studien nicht eindeutig sind. Drei Erklärungsansätze wurden diskutiert: (1) ungenaue Programmtreue bei der Implementierung, (2) unterschiedliche Kontextbedingungen und (3) unterschiedliche Versorgungsbedingungen für die Patienten der Kontrollgruppen. Im Rahmen eines Symposiums wurden verschiedene Studien aus vier europäischen Ländern (Großbritannien, Schweden, Deutschland und Italien), deren Ergebnisse, methodische Aspekte und Kontextbedingungen verglichen, wobei sich ein signifikanter Einfluss der nationalen Kultur zeigte. Deutschland unterscheidet sich in seinen Kontextbedingungen deutlich durch eine fehlende Integration des ambulanten und stationären Sektors sowie weiterer Rahmenbedingungen [1021].

Ambulante ärztliche und nichtärztliche Versorgungsleistungen

Hausärzte, insbesondere Fachärzte für Allgemeinmedizin und hausärztlich tätige Internisten sowie niedergelassene praktische Ärzte
— bilden vielfach eine erste Anlaufstelle für psychisch Kranke und sind auch an der Diagnostik und Behandlung schwer und chronisch psychisch Kranker beteiligt.
— Hausärzte können u. a. durch entsprechende Überweisungen für eine hilfreiche Weichenstellung im Versorgungssystem sorgen und ggfs. eine somatische und medikamentöse Begleitbehandlung durchführen.

- Zudem können Hausärzte bis zu 3 Stunden Soziotherapie sowie häusliche und psychiatrische (nach Diagnosesicherung durch einen Facharzt) Krankenpflege verordnen.

Niedergelassene Fachärzte, insbesondere für Psychiatrie und Psychotherapie bzw. Nervenheilkunde sowie für Psychosomatische Medizin und Psychotherapie
- bieten insbesondere Diagnostik, Beratung der Patienten und ihrer Angehörigen, Einzel- und Gruppengespräche, Pharmakotherapie, Psychotherapie, Notfallbehandlungen und Kriseninterventionen an. Sie sind beteiligt bei der Erstellung von Hilfeplänen und haben die Möglichkeit zur Verordnung von Ergotherapie, ambulanter Soziotherapie und häuslicher Krankenpflege. Fachärzte erstellen gutachterliche Stellungnahmen sowie Indikationen für ggfs. notwendige Zuweisungen zu Psychotherapie, Krankenhausbehandlung oder Rehabilitationsleistungen. Die Feststellung einer längerfristigen Arbeitsunfähigkeit ist durch Fachärzte möglich.
- Eine Besonderheit stellen **sozialpsychiatrische Schwerpunktpraxen** dar, die mit Anbietern anderer gemeindepsychiatrischer Angebote (z. B. Sozialpsychiatrische Dienste, ergotherapeutische Praxen, psychiatrische Pflegedienste) vernetzt sind.
- Für schwer psychisch kranke Menschen, die oft eine **Komplexleistung sowie eine aufsuchende Behandlung** benötigen, können vom Facharzt zusätzliche Dienstleistungen herangezogen und koordiniert werden oder eine Überweisung an eine psychiatrische Institutsambulanz erwogen werden.

Ⓘ **Zahlen:** In Deutschland arbeiten insgesamt 13.767 Fachärzte für Psychiatrie und Psychotherapie bzw. Nervenheilkunde. Davon sind 5997 ambulant und 6424 stationär tätig. Pro Quartal werden etwa 1,8 Millionen gesetzlich versicherte Patienten bei niedergelassenen Fachärzten für Psychiatrie und Psychotherapie bzw. Nervenheilkunde behandelt (vgl. [988]). 2014 waren bei den Ärztekammern in Deutschland 4123 Fachärzte für Psychosomatische Medizin und Psychotherapie registriert. Allerdings liegt der Fokus in der Psychosomatischen Medizin und Psychotherapie auf psychosomatischen oder somatopsychischen Störungen, hierunter fallen u. a. auch die Bereiche der Psychoonkologie, Schmerztherapie sowie alle anderen medizinischen Gebiete, in denen es Überschneidungen zur Psychosomatik gibt (z. B. HNO, Neurologie, Orthopädie).

Psychiatrische Institutsambulanzen (PIA)
- sind oft an psychiatrischen Kliniken, an psychiatrisch-psychotherapeutischen Abteilungen von Allgemeinkrankenhäusern oder Universitätskliniken sowie an Zentren für Psychiatrie angegliedert und durch die Tätigkeit multiprofessioneller Teams geprägt.
- Das krankenhausnahe Versorgungsangebot soll sich an Kranke richten, die aufgrund der Art, Schwere und Dauer ihrer Erkrankung von anderen Versorgungsangeboten unzureichend erreicht werden. Die Behandlung richtet sich an diejenigen Personen mit psychischen Krankheiten und der Besonderheit eines chronischen oder chronisch rezidivierenden Verlaufes, welche eine langfristige, kontinuierliche Behandlung erfordern (§ 118 SGB V). Dazu gehören insbesondere Patienten mit einer Erkrankung aus dem schizophrenen Formenkreis, Patienten mit lang andauernden und therapieresistenten affektiven Störungen und Persönlichkeitsstörungen oder mit schweren komorbiden

Verläufen einer Abhängigkeitserkrankung sowie gerontopsychiatrischen Störungen.

- Ziel ist die Vermeidung oder Verkürzung von stationären Aufnahmen und die Optimierung von Behandlungsabläufen, um die soziale Integration der Betroffenen in ihr soziales Umfeld zu stärken.
- Leistungsinhalte der psychiatrischen Institutsambulanzen umfassen neben psychopathologischer Befunderhebung und psychiatrisch-psychologisch multimodaler Diagnostik das gesamte Spektrum psychiatrischer, psychotherapeutischer und psychosozialer Therapie einschließlich Psychopharmakotherapie und Psychoedukation. Im Zentrum der Arbeit sollte die Gewährleistung der Behandlungskontinuität stehen.
- Darüber hinaus wird die Tätigkeit durch Kooperationen mit niedergelassenen Ärzten, Psychologischen Psychotherapeuten und komplementären Einrichtungen sowie ergänzenden Leistungsanbietern und den Einbezug von Bezugspersonen unterstützt. Obwohl psychiatrische Institutsambulanzen krankenhausnah sind, ist explizit auf die Möglichkeit von Regionalambulanzen in Flächenlandkreisen hinzuweisen.

① Zahlen: 2010 waren bundesweit mehr als 491 PIAs an 451 Kliniken und 186 PIAs der Kinder- und Jugendpsychiatrie an 174 Kliniken etabliert. Aktuelle Zahlen der Länder sowie Daten der Krankenhausträger verweisen auf etwa 1,6 Millionen Behandlungsfälle 2010. Etwa ein Fünftel davon wurde im kinder- und jugendpsychiatrischen Bereich registriert. Insgesamt wurden mehr als 700.000 Personen versorgt, wobei jährlich etwa ein Viertel der Fälle neu übernommen wird. In Ratingskalen wie der GAF-Skala zeigen sich zwei Drittel aller Patienten deutlich bis schwer krank bzw. beeinträchtigt [321].

Niedergelassene Psychologische Psychotherapeuten, Kinder- und Jugendlichenpsychotherapeuten, ärztliche Psychotherapeuten

- Psychotherapie kann von ärztlichen Psychotherapeuten, Psychologischen Psychotherapeuten und Kinder- und Jugendlichenpsychotherapeuten als Leistung der gesetzlichen Krankenkasse (SGB V) angeboten werden. Diese bieten Diagnostik und psychotherapeutische Einzel- und Gruppenbehandlungen von Patienten, aber auch Kriseninterventionen an. Als Leistung der gesetzlichen Krankenkasse (SGB V) werden aktuell die psychoanalytisch begründeten Verfahren sowie die Verhaltenstherapie getragen.
- Seit April 2017 gilt die **neue Psychotherapie-Richtlinie** (▶ Abschn. 13.3), deren Ziele eine Flexibilisierung des Angebotes und eine Verkürzung von Wartezeiten sind. Neuerungen bilden die Psychotherapeutische Sprechstunde, die Möglichkeiten einer Akutbehandlung und reduzierter Bewilligungsschritte.

① Zahlen: In Deutschland waren 2016 insgesamt 41.657 Psychologische sowie Kinder- und Jugendlichenpsychotherapeuten in verschiedenen Bereichen tätig. Davon haben 33.517 in ambulanten Strukturen und 6.933 in stationären oder teilstationären Einrichtungen gearbeitet. Darüber hinaus verfügten 2016 16.059 Fachärzte anderer Disziplinen über die Zusatzbezeichnung „Psychotherapie" oder „Psychoanalyse", von welchen 11.265 niedergelassen sind. In einem Quartal nehmen etwa 1,2 Millionen gesetzlich versicherte Patienten psychotherapeutische Leistungen bei niedergelassenen

Psychotherapeuten in Anspruch. Die häufigsten Behandlungsdiagnosen für ambulante Richtlinien-Psychotherapie sind neurotische, Belastungs- und somatoforme Störungen (82 Prozent) sowie affektive Störungen (70 Prozent) (vgl. [988]).

Häusliche Pflege für psychisch kranke Menschen

- **Häusliche Krankenpflege** (HKP) nach § 37 SGB V erhalten Versicherte in ihrem Haushalt, ihrer Familie oder sonst an einem geeigneten Ort, z. B. in betreuten Wohnformen, neben der ärztlichen Behandlung. Die häusliche Krankenpflege umfasst die im Einzelfall erforderliche Grund- und Behandlungspflege sowie hauswirtschaftliche Versorgung. Der Anspruch besteht bis zu vier Wochen je Krankheitsfall. In begründeten Ausnahmefällen kann die Krankenkasse die häusliche Krankenpflege für einen längeren Zeitraum bewilligen. Für schwer psychisch kranke Menschen ist die Hilfe bei der Medikamentengabe – insbesondere bei mangelnder Compliance – geeignet, akute Krisen und Krankenhausaufenthalte zu vermeiden.
- **Häusliche psychiatrische Krankenpflege** (pHKP) gehört als psychiatrische Fachpflege mit zur häuslichen Krankenpflege, ist ärztlich verordnungspflichtig und wird von der Krankenkasse getragen. Die aufsuchende Pflegefachkraft begleitet und unterstützt psychisch erkrankte Menschen, die aufgrund einer Krankheitsphase oder/und belastenden Lebenssituationen einen Hilfebedarf haben. pHKP soll das Selbsthilfepotenzial schwer psychisch kranker Menschen fördern. Ziel ist die Verringerung oder Beseitigung der krankheitsbedingten Funktionseinschränkungen und Fähigkeitsstörungen. Durch Behandlungseinsichtsförderung und Beziehungsaufbau, Anleitung zur Alltagsbewältigung und Unterstützung in Krisensituationen sollen Krankenhausbehandlungen verkürzt oder verhindert werden. Eine entsprechende Verordnung ist an bestimmte Diagnosen und Fähigkeitsstörungen gebunden. Suchterkrankungen und Persönlichkeitsstörungen sind Ausschlussdiagnose. pHKP wird von Fachärzten für Psychiatrie und Psychotherapie, von Fachärzten für Neurologie und/oder Ärzten mit psychotherapeutischer Zusatzausbildung verordnet. Ebenso können auch Hausärzte bei vorliegender oder nachfolgender Diagnosesicherung durch einen Facharzt pHKP verordnen. pHKP wird in Deutschland nicht flächendeckend vorgehalten und steht daher zum Teil Patienten nicht als Bestandteil des regionalen Versorgungssystems zur Verfügung [439].
- **Häusliche Pflege** im Rahmen der sozialen Pflegeversicherung (SGB XI), soll pflegebedürftigen Menschen Hilfe gewährleisten, die wegen der Schwere der Pflegebedürftigkeit auf solidarische Unterstützung angewiesen sind (§ 1 SGB XI). Im Rahmen der ambulanten Versorgung bei häuslicher Pflege können hierbei Pflegesachleistungen, Pflegegeld, Pflegehilfsmittel und Wohnumfeld-verbessernde Maßnahmen betroffen sein.

① Die **Pflegestärkungsgesetze** haben einen neuen Pflegebedürftigkeitsbegriff eingeführt, der von den Ressourcen des Pflegebedürftigen und dessen Selbstständigkeit ausgeht und somit deutlich weniger defizitorientiert ist. Mit dem neuen Pflegebedürftigkeitsbegriff, der mit dem zweiten Pflegestärkungsgesetz eingeführt wurde und seit dem 01.01.2017 gilt, verschwindet die unterschiedliche

Behandlung von körperlich bedingten Beeinträchtigungen auf der einen und geistig beziehungsweise seelisch bedingten Beeinträchtigungen auf der anderen Seite. Bezog sich Pflegebedürftigkeit bis dahin vor allem auf körperlich bedingte Beeinträchtigungen, werden jetzt auch geistige und psychisch bedingte Beeinträchtigungen der Selbstständigkeit stärker berücksichtigt [989]. Selbstbestimmung der Betroffenen (§ 2 SGB XI) und Beratungsangebote zu Leistungen für die Betroffenen und deren Angehörige (§ 7a SGB XI) werden unterstützt.

Ambulante Soziotherapie
- Seit 01.01.2000 besteht für Fachärzte für Psychiatrie und Psychotherapie bzw. Nervenärzte nach § 37a SGB V die Möglichkeit, Menschen mit schweren psychischen Erkrankungen soziotherapeutische Leistungen bis zu 120 Stunden in drei Jahren und je Krankheitsfall zu verordnen.
- Soziotherapie soll die Koordinierung der verschiedenen Versorgungsleistungen unterstützen und die Betroffenen, die häufig nicht in der Lage sind, bestehende Unterstützungsangebote selbstständig in Anspruch zu nehmen, motivieren. Mit Hilfe von Soziotherapie sollen die Möglichkeiten von Kooperation und vermehrter Abstimmung aller am Behandlungsprozess Beteiligten verbessert werden. So ist in den Richtlinien zur Soziotherapie die Zugehörigkeit der verordnungsberechtigten Ärzte zum Gemeindepsychiatrischen Verbund oder vergleichbaren Strukturen geregelt. Darüber hinaus sieht das Leistungsspektrum von Soziotherapie vor, Hilfen in Krisensituationen zur Verfügung zu stellen, beim Aufbau und Erhalt von Tagesstrukturen zu unterstützen, soziale Kompetenzen zu fördern, Arbeit im sozialen Umfeld

zu leisten und somit auch Klinikaufenthalte zu vermeiden bzw. zu verkürzen.
- Leistungserbringer von Soziotherapie sind z. B. Diplom-Sozialarbeiter, Diplom-Sozialpädagogen oder Pflegefachpersonen der Psychiatrie in hauptberuflicher Tätigkeit und mit einem entsprechenden Vertrag mit Leistungsträgern.
- Die Soziotherapie-Richtlinien 2001 des Gemeinsamen Bundesausschusses der Ärzte und Krankenkassen erfuhren zwischenzeitlich zwei Neuerungen, die letzte Änderung datiert auf den 16.03.2017 (in Kraft getreten am 08.06.2017). Darin finden sich wichtige Neuregelungen hinsichtlich des anspruchsberechtigten und verordnungsberechtigten Personenkreises.

Ambulante Ergotherapie
- ist eine Leistung der Krankenkassen (SBG V) und kann von allen niedergelassenen Ärzten verordnet werden. Mittels unterschiedlicher Methoden (▶ Abschn. 11.4) wird im Rahmen ambulanter Ergotherapie gezielt mit dem Patienten an der Förderung der individuellen Ressourcen und Interessen zur Stabilisierung der seelischen Gesundheit und Lebensqualität gearbeitet. Ambulante Ergotherapie wird in niedergelassenen Praxen angeboten, kann auch in das Angebot von Tagesstätten oder Gemeindepsychiatrischen Zentren eingebunden sein.
- Ein besonderer Vorteil der Ergotherapie besteht in der Möglichkeit, dass Versorgungsstrukturen so gestaltet werden können, dass (teil-)stationär begonnene Ergotherapien ambulant fortgesetzt werden können, indem sie als Heilmittel weiterverordnet werden [867]. Auch die Möglichkeit, aufsuchend tätig zu werden,

ist im Rahmen der Heilmittelabgabe vorgesehen. Auf diesem Weg ist es schon seit Längerem möglich, starre Sektorengrenzen zwischen ambulant und stationär etwas durchlässiger zu gestalten.

Sektorübergreifende Versorgung

- Trotz erschwerter Finanzierungsvoraussetzungen gibt es in Deutschland erfolgreiche aufsuchende multiprofessionelle Behandlungsangebote für Menschen mit schweren psychischen Erkrankungen und besonderen Hilfebedarfen. Solche Versorgungsangebote orientieren sich an den in der internationalen Literatur beschriebenen gemeindepsychiatrischen multiprofessionellen Versorgungsformen; sie können durch die sog. Integrierte Versorgung begünstigt werden.
- Ziel der **Integrierten Versorgung** (§ 140 SGB V) ist, die sektorenübergreifende Leistungserbringung (stationär, ambulant, rehabilitativ) zu überwinden. Dabei werden mit einzelnen oder mehreren Krankenkassen Pauschalen für die Behandlung einer definierten Patientengruppe vereinbart. Definiert werden auch strukturelle Merkmale sowie spezifische Leistungsinhalte. Die Integrierte Versorgung unterscheidet sich von anderen Angeboten dahingehend, dass sie durch eine engere Verzahnung aller Bereiche und damit ein interdisziplinär fachübergreifendes Herangehen den gesamten Behandlungsbedarf des Patienten abdeckt. Für Versicherte ist die Teilnahme freiwillig. Da es sich hierbei um Selektivverträge handelt, stellen diese Angebote keine flächendeckende, regelhafte Vollversorgung dar. Allerdings eignen sie sich zur Erprobung innovativer Versorgungsmodelle [990].
- Ein Beispiel ist das NetzWerk Psychische Gesundheit (NWpG) von der Techniker Krankenkasse (TK), welches inzwischen in zahlreichen Regionen Deutschlands angeboten wird und gemeindepsychiatrische Leistungsanbieter einbezieht. Der Schwerpunkt liegt hier auf der Alltagswelt der Patienten. Multiprofessionelle Teams behandeln die Patienten zu Hause bei den Betroffenen, in den Räumen der Leistungserbringer oder auch an öffentlichen Orten [990].
- Im Bereich der Psychiatrie existieren vergleichsweise wenige Verträge zur Integrierten Versorgung. Ein Überblick findet sich beispielsweise bei Schmid et al. [359] oder im Abschlussbericht des IGES Instituts [991]. Vereinzelt liegen Evaluationen vor (▶ Abschn. 10.2).
- Neben den Möglichkeiten, die Verträge zur sektorenübergreifenden integrierten Versorgung (§ 140 SGB V) bieten, kann auch mit Hilfe des **Modells des Regionalen Psychiatriebudgets (RPB)** (§ 64b SGB V) eine sektorübergreifende Versorgung erreicht werden. Beide Modelle zielen auf die Überbrückung der sektoralen Grenzen und verfolgen einen personenzentrierten Ansatz bei gleichzeitig ökonomischem Anreiz für einen effizienten Ressourceneinsatz [359]. Der Unterschied des RPBs zu einem IV-Projekt liegt v. a. darin, dass eine Aufhebung der üblicherweise bestehenden Trennung in unterschiedliche Finanzierungsformen der Klinikleistungen für alle Patienten innerhalb einer Region erfolgen kann.
- Im Kreis Steinburg (Schleswig-Holstein) wurde im Rahmen eines Modellprojektes ein solches Regionales Budget für den klinisch psychiatrischen Bereich (RPB) erprobt. Ein auf fünf Jahre festgeschriebenes Budget war dabei mit einer umfassenden Flexibilisierung der Behandlungsmodalitäten

und des Behandlungsortes sowie der Sicherstellung von Behandlungskontinuität verbunden [992, 993]. In einer gesundheitsökonomischen Analyse der Auswirkungen des RPBs im Rahmen einer nicht-randomisierten kontrollierten Studie wurden Daten von 502 Patienten (N=258 Modellregion, N=244 Kontrollregion) berücksichtigt. Nach 18 Monaten zeigte sich eine Senkung stationärer Behandlungskosten ohne sichtbare Einschränkungen der Versorgungsqualität. Die institutsambulante und teilstationäre Behandlung wurde in der Modellregion intensiviert. Das Funktionsniveau in der Patientengruppe mit schizophrenen Störungen besserte sich in der Modellregion signifikant. Hinsichtlich krankheitsspezifischer Zielgrößen fanden sich keine Unterschiede zwischen beiden Untersuchungsregionen. Betrachtet man die Gesamtheit aller anfallenden psychiatrischen Behandlungskosten zu diesem Zeitpunkt, die pro Patient und Sechs-Monate-Zeitraum erhoben wurden, ist in der Modellregion tendenziell ein stärkerer Rückgang zu beobachten. Innerhalb der Personengruppe mit einer Erkrankung des schizophrenen Formenkreises war der Effekt signifikant [994]. Auch nach 3,5 Jahren ließen sich tendenzielle Kostenvorteile bei weiterhin verbessertem Funktionsniveau in der Gesamtstichprobe für das RPB beobachten [995].

Ein Modell, das alle erforderlichen Behandlungs- und Unterstützungsfunktionen für die bedarfsgerechte Versorgung von Menschen mit schweren psychischen Erkrankung vereint, wurde mit dem **Funktionalen Basismodell** entwickelt [996]. Das Modell ist sektoren- sowie SGB-übergreifend ausgerichtet und berücksichtigt damit Behandlungs-, Rehabilitations- sowie

Teilhabeleistungen und den Zugang zu Pflegeleistungen. Im Zentrum stehen die ambulante multiprofessionelle und mobile Behandlung und Unterstützung der Betroffenen. Erforderlichenfalls können weitere ergänzende Behandlungs- und Teilhabeleistungen (z. B. Peer-Arbeit, Psychotherapie, Leistungen zur Teilhabe an Arbeit) erschlossen werden. Die Steuerung erfolgt über zwei Mechanismen: eine fallunspezifische – und eine fallspezifische Steuerung.

15.2 Krankenhausbehandlung

Eine **Krankenhausbehandlung** kann vollstationär, teilstationär, ambulant, vor- und nachstationär und spätestens mit der Änderung des Fünften Buches des Sozialgesetzbuches vom Dezember 2016 (§ 39 Absatz 1) auch stationsäquivalent erbracht werden. Patienten haben insofern Anspruch auf eine vollstationäre oder stationsäquivalente Behandlung durch ein nach § 108 zugelassenes Krankenhaus, wenn nach entsprechender Einschätzung des Krankenhauses eine teilstationäre, vor- und nachstationäre oder ambulante Behandlung nicht zielführend ist [997]. Die ambulante Behandlung hat Vorrang vor der stationären Behandlung, wenn das Behandlungsziel zweckmäßig und ohne Nachteil für den Patienten mit den Mitteln der vertragsärztlichen Versorgung erreicht werden kann.

15.2.1 Vollstationäre Krankenhausbehandlung

„Die **Krankenhausbehandlung** umfasst im Rahmen des Versorgungsauftrags des Krankenhauses alle Leistungen, die im Einzelfall nach Art und Schwere der Krankheit für die medizinische Versorgung der Versicherten im Krankenhaus notwendig sind, insbesondere ärztliche Behandlung (§ 28 Abs. 1), Krankenpflege, Versorgung mit Arznei-, Heil- und Hilfsmitteln, Unterkunft und Verpflegung; die akutstationäre Behandlung umfasst auch die im Einzelfall erforderlichen und zum frühestmöglichen Zeitpunkt einsetzenden Leistungen zur Frührehabilitation." (§ 39 Abs. 1, SGB V). Die Finanzierung der Behandlung erfolgt durch die Krankenkassen.

Eine stationäre Behandlung kann einen erheblichen **Eingriff in die Lebenskontinuität** bedeuten. Grundsätzlich besteht das Bestreben, ambulante Behandlungs- und Unterstützungsangebote auszuweiten und die Anzahl und Dauer stationärer Behandlungen zu verringern. Trotz zunehmender gemeindepsychiatrischer Angebote erscheint das Vorhalten stationärer Betten für schwer psychisch kranke Menschen dennoch sinnvoll und notwendig. In jedem Fall muss die Indikation für eine stationäre Aufnahme sorgfältig geprüft werden.

Die **Behandlung von Patienten mit schweren psychischen Erkrankungen** erfolgt vorrangig an psychiatrischen Fachkrankenhäusern und an Fachabteilungen der Allgemeinkrankenhäuser. In psychosomatischen Krankenhausabteilungen kommen überwiegend psychotherapeutische Behandlungsansätze zum Tragen. Die Einweisung in die Klinik erfolgt durch den niedergelassenen Arzt oder den Notarzt. Die Entscheidung über eine vollstationäre Behandlung trifft letztlich der behandelnde Krankenhausarzt. Die stationäre psychiatrische Behandlung umfasst diagnostische und therapeutische Leistungen, die durch ein multiprofessionelles Team erbracht werden. Neben ärztlichen und pflegerischen Hilfeleistungen gibt es die Möglichkeit psycho- und soziotherapeutischer Maßnahmen sowie weiterer Therapien. Von Bedeutung sind eine hohe Personaldichte und die Komplexität des Behandlungssettings.

- **Indikationen als Entscheidungsgrundlage [998]**
  - Selbstgefährdendes Verhalten, suizidale Krisen, Vernachlässigung eigener Belange
  - Akute, schwere Krankheitssymptome
  - Fehlende Krankheitseinsicht verknüpft mit gravierender Symptomatik
  - Ungünstige Krankheitsverläufe, Therapieresistenz, psychische und somatische Komorbidität
  - Notwendigkeit von aufwändiger und komplexer Diagnostik und/oder Therapie

- Eine den Krankheitsverlauf irritierende schwere häusliche psychosoziale Konfliktsituation
- Ausschöpfung der Mittel der Rehabilitation bzw. Rehabilitation nicht möglich

Aus der amtlichen Krankenhausstatistik geht reformbedingt ein deutlicher Rückgang der Anzahl der Krankenhäuser verbunden mit einem **Bettenabbau** in Deutschland hervor [999]. Demgegenüber stehen eine deutliche Zunahme der Fallzahlen in psychiatrischen Fachabteilungen [1000, 1001] und ein erheblicher Kostenfaktor. So wurden beispielsweise in Deutschland im Jahr 2015 rund 263.000 Patienten aufgrund einer Depression vollstationär im Krankenhaus behandelt. Die Zahl der Behandlungsfälle hat sich damit seit der Jahrtausendwende mehr als verdoppelt – damals waren es 110.000 Fälle [1002]. Neben den affektiven Störungen sind es v. a. psychische und Verhaltensstörungen durch psychotrope Substanzen, vergleichsweise seltener neurotische, Belastungs- und somatoforme Störungen sowie Erkrankungen aus dem schizophrenen Formenkreis. Zugleich sank die Verweildauer auf ein Drittel. Dieser negativ konnotierte Effekt wird als sog. „Drehtüreffekt" bezeichnet. Die Wiederaufnahmerate wegen psychiatrischer Erkrankungen kann auf 55–65 Prozent innerhalb eines Jahres nach Entlassung geschätzt werden [1003].

Im Jahr 2008 gab es in Deutschland ca. 53.061 psychiatrische Betten und 6.228 Betten an den Fachabteilungen für Psychotherapeutische Medizin. Bei einer Bettenauslastung von 93 bzw. 90 Prozent betrug die durchschnittliche Verweildauer 23 bzw. 40 Tage. Das entspricht einer Bettendichte von 65 bzw. 8 Betten pro 100 000 Einwohner [1004]. Dabei hat sich die Zahl der „speziellen" Krankenhausbetten für Psychiatrie/Psychotherapie/Psychosomatik ohne Pflichtversorgungsauftrag bis 2010 fast verdoppelt. Behandelt werden hier leichter erkrankte Menschen.

15.2.2 Stationsäquivalente Behandlung

Dem § 39 Abs. 1 SGB V ist zu entnehmen, dass die **stationsäquivalente Behandlung** (StäB)

„eine psychiatrische Behandlung im häuslichen Umfeld durch mobile ärztlich geleitete multiprofessionelle Behandlungsteams umfasst." Eine solche Behandlung entspricht hinsichtlich ihrer Inhalte, ihrer Flexibilität und Komplexität einer vollstationären Behandlung. Präziser definiert wird die stationsäquivalente Behandlung im § 115d, SGB V: „Psychiatrische Krankenhäuser mit regionaler Versorgungsverpflichtung sowie Allgemeinkrankenhäuser mit selbstständigen, fachärztlich geleiteten psychiatrischen Abteilungen mit regionaler Versorgungsverpflichtung können in medizinisch geeigneten Fällen, wenn eine Indikation für eine stationäre psychiatrische Behandlung vorliegt, anstelle einer vollstationären Behandlung eine stationsäquivalente psychiatrische Behandlung im häuslichen Umfeld erbringen. Der Krankenhausträger stellt sicher, dass die erforderlichen Ärzte und nichtärztlichen Fachkräfte und die notwendigen Einrichtungen für eine stationsäquivalente Behandlung bei Bedarf zur Verfügung stehen. In geeigneten Fällen, insbesondere wenn dies der Behandlungskontinuität dient oder aus Gründen der Wohnortnähe sachgerecht ist, kann das Krankenhaus an der ambulanten psychiatrischen Versorgung teilnehmende Leistungserbringer oder ein anderes zur Erbringung der stationsäquivalenten Behandlung berechtigtes Krankenhaus mit der Durchführung von Teilen der Behandlung beauftragen." [997].

Mit den Bestimmungen zur stationsäquivalenten Behandlung existiert eine wesentliche Voraussetzung zur **Verbesserung evidenzbasierter Behandlung** für Menschen mit psychischen Erkrankungen. Evidenz für die Wirksamkeit aufsuchender multiprofessioneller Behandlungsformen in der Behandlung psychisch kranker Menschen existiert und zeigt, dass Behandlungen auch schwer psychisch kranker Menschen ohne Klinikbett keinesfalls nachteilig sind (▶ Abschn. 10.2). Positive Erfahrungen aus Deutschland liegen vor. Das in Deutschland erste aufsuchende Behandlungsangebot wurde mit der Integrativen Psychiatrischen Behandlung (IPB) bereits 1996 in Krefeld etabliert. Behandelt werden hier psychisch kranke Menschen in akuter Erkrankungsphase mit stationärer Behandlungsindikation oder auch im Anschluss an eine stationäre Behandlung durch ein mobiles multiprofessionelles Team, das durchgängig erreichbar ist. Mittlerweile existieren weitere Angebote z. B. in Frankfurt am Main, Günzburg, Hamburg, Berlin, München, Itzehoe, Düsseldorf, Donauwörth und Uchtspringe. Die wenigen Evaluationen verweisen auf die Umsetzbarkeit und eine Reihe positiver Effekte. Die DGPPN hat in einem Positionspapier eine Leistungsbeschreibung der StäB bei Erwachsenen erarbeitet [312].

15.2.3 Teilstationäre Krankenhausbehandlung

Tageskliniken sind ein wichtiger und seit Jahrzehnten etablierter Baustein in der Versorgung psychisch kranker Menschen. Die Behandlung in einer psychiatrischen Tagesklinik ist Teil der Krankenhausbehandlung und meistens an psychiatrisch-psychosomatische Krankenhäuser oder an psychiatrisch-psychosomatische Abteilungen von Allgemeinkrankenhäusern angegliedert. Eine tagesklinische Behandlung kann (1) eine Alternative zur stationären Behandlung bei akuten psychischen Problemen darstellen, (2) im Sinne einer Übergangsbehandlung die Behandlungsdauer stationärer Aufenthalte verkürzen, (3) der Rehabilitation von Patienten mit chronischen Verläufen dienen oder (4) eine Intensivierung einer (nicht ausreichenden) ambulanten Behandlung zum Ziel haben [1005]. Mit einer tagesklinischen Behandlung sind multidisziplinäre Behandlungsansätze, vergleichbar mit denen einer vollstationären Behandlung (d. h. alle medizinischen, diagnostischen, psychiatrischen, psychosozialen und komplementären Leistungen) mit dem Erhalt bestehender Sozialkontakte im gewohnten Lebensumfeld des Patienten verknüpft.

Grundsätzlich richtet sich das Angebot an Patienten mit psychischen Erkrankungen, die am Tage einen stabilen Behandlungsrahmen benötigen, in der Nacht und an den Wochenenden jedoch über ausreichend Selbstständigkeit und Stabilität verfügen, um ohne einen solchen therapeutischen Rahmen zurecht zu kommen. Wesentliche Schnittstellen existieren zu den komplementären Rehabilitationsbereichen. So können während einer tagesklinischen Behandlung Abklärung und Diagnostik hinsichtlich des Bedarfs an weitergehenden Rehabilitationsmaßnahmen (Wohnen, Arbeit und Freizeit/soziale Integration) sowie entsprechende Vorbereitungen erfolgen. Eine Besonderheit der tagesklinischen Behandlung, die in einem regelmäßigen Wechsel zwischen Therapie und Lebensalltag zum Tragen kommt, erleichtert die Übertragung von Therapiefortschritten in das eigene Lebensumfeld des Patienten.

Hintergrundinformation
Eine **tagesklinische Akutbehandlung** bleibt bezogen auf Abbruch- und Wiederaufnahmeraten sowie Arbeitsrate und Behandlungszufriedenheit mit den Effekten einer stationären Behandlung vergleichbar. Die Dauer der Indexhospitalisierung bei tagesklinischer Behandlung ist jedoch länger verglichen mit stationärer Behandlung [1006]. Hinsichtlich der Behandlungszufriedenheit liegen auch positive Befunde vor [1007]. Auch das Belastungserleben der Angehörigen wird positiv beeinflusst [1008].

Im Rahmen der **EDEN-Studie**, einer multizentrischen randomisierten kontrollierten Studie wurde die Effektivität von akutpsychiatrischer tagesklinischer gegenüber vollstationärer Behandlung untersucht. In Übereinstimmung mit vorausgegangenen Studien ließen sich ca. 30 Prozent der Patienten mit einer akuten psychischen und (stationär-) behandlungsbedürftigen Störung in einem tagesklinischen Setting behandeln. Dabei erwies sich die akutpsychiatrische tagesklinische Behandlung einer konventionellen vollstationären Behandlung gleichwertig bezogen auf die Ausprägung psychopathologischer Symptome, die Behandlungszufriedenheit und Lebensqualität. Beim erreichten sozialen Funktionsniveau zum Entlasszeitpunkt, sowie 3 und 12 Monate nach Entlassung war die tagesklinische Behandlung der vollstationären Behandlung überlegen [1009]. Die Effektivität der tagesklinischen Akutbehandlung ließ sich auch für den deutschen Sprachraum belegen [1010]. Ein Vergleich der direkten Versorgungskosten zeigte, dass eine akutpsychiatrische tagesklinische Behandlung kostengünstiger als eine vollstationäre Versorgung ist. Die Behandlung in einem tagesklinischen Setting führte im untersuchten Gesamtzeitraum zu einer Kostenreduktion um ca. 22 Prozent, was sich v. a. auf die direkten Kosten der tagesklinischen bzw. vollstationären Behandlung zurückführen ließ [1011].

15.2.4 Nachtkliniken und andere alternative Rückzugsorte

Nachtkliniken bilden für psychisch kranke Menschen, die aufgrund von Ängsten oder in Ermangelung eines tragfähigen sozialen Milieus nicht zu Hause übernachten können eine Möglichkeit, vorübergehend therapeutisch intensiven Schutz sowie eine Übernachtungsmöglichkeit zu erhalten. Die Patienten können tagsüber einer Beschäftigung nachgehen und abends in die Klinik zurückkehren. Indikation kann die diagnostische Abklärung, Veränderung oder Stabilisierung der Lebenssituation oder die Integration nach akuter Erkrankungsphase sein.

Alternative Rückzugsorte ermöglichen Menschen mit psychischen Erkrankungen in Krisen eine Möglichkeit des Rückzugs und der Unterstützung fernab der regulären stationären oder teilstationären Behandlungsmöglichkeiten. Hierunter lassen sich beispielsweise Krisenpensionen oder -häuser, Soteria oder auch Gastfamilien subsumieren [996]. Derartige Angebote sind bisher in Deutschland jedoch nicht flächendeckend angesiedelt.

Hintergrundinformation
Rückzugsräume der besonderen Art für akut behandlungsbedürftige Patienten in Krisensituationen sind z. B. im Rahmen des integrierten Behandlungskonzeptes **„Integrierte Versorgung Rückzugsräume" (Projekt „GAPSY")** entstanden. Mittelpunkt bildet ein Krisenhaus, das „Rückzugshaus" der Gesellschaft für ambulante psychiatrische Dienste GmbH (GAPSY) in Bremen. Zehn niedergelassene Nervenärzte, die ausnahmslos die Indikation für eine Versorgung in den „IV Rückzugsräumen" stellen, sichern im Wechsel täglich über 24 Stunden ärztliche Erreichbarkeit und die Möglichkeit täglicher ärztlicher Kontakte. Die Versorgung in den „IV Rückzugsräumen" erfolgt täglich zwischen 17.00 und 9.00 Uhr. Dort wird, oft durch Experten aus eigener Erfahrung, Wert auf Begleitung, Akzeptanz und Entspannung, weniger auf Behandlung oder Betreuung gelegt. In der Zeit zwischen 9.00 und 17.00 Uhr erfolgt eine aufsuchende Behandlung in der Häuslichkeit der Betroffenen durch Mitarbeiter der ambulanten psychiatrischen

Pflege sowie der Fachabteilung Soziotherapie. Die ersten Erfahrungen zeigen, dass insbesondere Menschen mit chronisch psychischen Erkrankungen (v. a. schizophrene und affektive Erkrankungen) durch dieses Angebot erreicht werden (▶ https://www.gapsy.de/).

Die **„Krisenpension und Hometreatment" gGmbH in Berlin** ist ein innovatives Projekt zur außerstationären, intensiven Begleitung für Menschen in existenziellen psychischen Krisen. In einer eigens dafür eingerichteten Wohnung (Krisenpension) können Betroffene in psychischen Krisen, die eine Alternative zur stationären Behandlung suchen, am Tage oder in der Nacht einen Aufenthaltsort finden. Das Projekt wird trialogisch durchgeführt, d. h. von Psychiatrie-Erfahrenen, Angehörigen und Professionellen. Der Aufbau des Projektes erfolgte ehrenamtlich. Die Finanzierung wird im Rahmen der Integrierten Versorgung von der City BKK (Berlin weit) und der Techniker Krankenkasse (Bezirk Tempelhof-Schöneberg) realisiert (▶ https://www.pinel-netzwerk.de).

Wichtige Merkmale von **Soteria-Einrichtungen** sind kleine, gemeindenahe und heimartige Settings in einer zuverlässigen, haltenden, Sicherheit und Schutz gewährenden sozialen Umgebung. „Die *interpersonelle Phänomenologie*, das behutsame, unaufdringliche, mitfühlende Begleiten, stellt sicherlich bis heute den Kern der Soteria-Idee dar und wurde mit dem Begriff *Dabeisein* auf eine griffige Formel gebracht" ([1012], S. 165). Eine weitere Besonderheit liegt in dem niedrigdosierten Einsatz von Neuroleptika. Bereits in den 1980er-Jahren wurde unter der damaligen Leitung von Luc Ciompi die Soteria Bern eröffnet [1013]. Auch in Deutschland gibt es einige am Soteria-Konzept orientierte Einrichtungen: Soteria Zwiefalten, Soteria Berlin, Soteria München, Soteria Reichenau und Soteria Gangelt. Allen gemeinsam ist die Einbettung in Klinikstrukturen [1012]. Die Wirksamkeit wurde in wenigen Studien belegt, zumindest scheint es keine nachteiligen Effekte zu geben [1014].

Leistungen zur medizinischen Rehabilitation, Teilhabe an Bildung und Arbeit sowie zur sozialen Teilhabe

© DGPPN (Deutsche Gesellschaft für Psychiatrie und Psychotherapie, Psychosomatik und Nervenheilkunde) 2019
U. Gühne et al., *S3-Leitlinie Psychosoziale Therapien bei schweren psychischen Erkrankungen*, https://doi.org/10.1007/978-3-662-58284-8_16

16.1 Leistungen zur medizinischen Rehabilitation

„Medizinische Rehabilitationsmaßnahmen sind zielgerichtete, komplexe und strukturierte medizinische Leistungen, die von fachärztlich geleiteten und funktionsorientierten multiprofessionellen Teams in besonders qualifizierten und spezialisierten Rehabilitationseinrichtungen erbracht werden." ([1022], S. 4). In erster Linie soll Rehabilitation dazu beitragen, chronische Krankheit, Behinderung, Erwerbsunfähigkeit, Pflegebedürftigkeit zu bessern beziehungsweise zu verhindern und eine Wiedereingliederung in Beruf und Gesellschaft zu fördern.

Die **Leistungserbringung medizinischer Rehabilitationsmaßnahmen** erfolgt durch ambulante und stationäre Einrichtungen (N = 1187 Vorsorge-/Rehabilitationskliniken). Die Kliniken (2013: ca. 170.000 Betten) erbringen dabei annähernd 90 Prozent aller Rehabilitationsmaßnahmen. Behandelt werden hier ca. zwei Millionen Patienten jährlich. Die Gesamtausgaben für stationäre Vorsorge- und Rehabilitationsmaßnahmen betrugen im Jahr 2012 rund 8,71 Milliarden Euro (2,9 Prozent der gesamten Gesundheitsausgaben aller Ausgabenträger) [1022]. Hinsichtlich der Rehabilitationsindikationen wurden 2013 am häufigsten orthopädische Erkrankungen (31,9 Prozent) gefolgt von psychischen Erkrankungen (15,1 Prozent) dokumentiert.

Speziell ausgerichtete Rehabilitationskliniken behandeln auch Menschen mit schweren psychischen Erkrankungen [1023]. Allerdings stellen diese Indikationen eher die Ausnahme dar. Grundsätzlich nehmen Frauen häufiger eine Behandlung in Anspruch als Männer. Frauen werden in erster Linie wegen affektiver Störungen, vor allem Depressionen, behandelt. Bei Männern hingegen ist die häufigste Diagnose eine psychische und Verhaltensstörung durch psychotrope Substanzen. Dahinter verbirgt sich meist eine Entwöhnung bei Alkoholabhängigkeit. Der mit Abstand größte Teil der Behandlungen bei den psychischen Indikationen findet stationär statt, die ambulante Reha spielt hier kaum eine Rolle [1024].

▪▪ *Stationäre medizinische Rehabilitation*

Für die in dieser Leitlinie betrachtete Gruppe von Menschen mit schweren psychischen Erkrankungen, wurde in den 1980er-Jahren mit der **Rehabilitationseinrichtung für psychisch kranke und behinderte Menschen (RPK)** eine Möglichkeit der integrierten medizinisch-beruflichen Rehabilitation geschaffen. RPK's sind kleine (möglichst) gemeindenahe und überwiegend stationäre Einrichtungen mit engen regionalen Vernetzungsstrukturen. Im Rahmen einer integrierten Versorgung und gezielter Organisation werden durch ein multiprofessionelles Team Leistungen der medizinischen Rehabilitation und Leistungen zur Teilhabe am Arbeitsleben gleichermaßen angeboten. Eine weitere Besonderheit stellt das Bezugstherapeutensystem dar, dessen Umsetzung die Betreuungskontinuität erhöht. In der RPK-Empfehlungsvereinbarung (2005) werden die Kriterien der sozialmedizinischen Indikation für eine Rehabilitation definiert. Neben ausgewählten Diagnosen (Schizophrenie, schizotype und wahnhafte Störungen, affektive und schwere Persönlichkeits- sowie Verhaltensstörungen) werden „Schädigungen" psychischer Funktionen, Beeinträchtigungen von verschiedenen Aktivitäten und der sozialen Teilhabe und Integration benannt. Darüber hinaus sind die individuelle Lebenssituation, die persönlichen Bewältigungsstile und Ressourcen der Betroffenen sowie das soziale Netzwerk bei der Beurteilung der Indikationsstellung zu berücksichtigen [1025].

Nach umfangreicher Rehabilitationsdiagnostik auf der Grundlage der Internationalen Klassifikation der Funktionsfähigkeit, Behinderung und Gesundheit (ICF) erfolgt die Formulierung eines individuellen Rehabilitationsplanes, der regelmäßig hinsichtlich seiner Zielerreichung überprüft und ggfs. modifiziert wird. Die wesentlichen **Behandlungselemente** der medizinischen Rehabilitation bei psychischen Erkrankungen umfassen z. B. die ärztliche/psychotherapeutische Behandlung, ggf. einschließlich der Psychopharmakotherapie, weiterhin indikative psychoedukative Gruppen,

Ergotherapie, Arbeitstherapie und Belastungserprobung, psychiatrische Krankenpflege, Physiotherapie/Bewegungs- und Sporttherapie sowie psychosoziale Beratung und Hilfen. Im Rahmen der Leistungen zur Teilhabe am Arbeitsleben werden z. B. Leistungen zur Abklärung der beruflichen Eignung und Arbeitserprobung sowie Trainings- und Berufsvorbereitungsmaßnahmen durchgeführt [1025].

Rehabilitationsdauer und -dichte richten sich nach der Schwere der Beeinträchtigungen. Für die Leistungen zur medizinischen Rehabilitation in der RPK ist entweder der Rentenversicherungs- oder der Krankenversicherungsträger zuständig; für Leistungen zur Teilhabe am Arbeitsleben der Rentenversicherungsträger oder auch die Bundesagentur für Arbeit, sofern nicht ein anderer Rehabilitationsträger nach § 6 SGB IX zuständig ist. Daneben können im Einzelfall z. B. die Beihilfe oder private Versicherungen die Kosten übernehmen. Die Antragstellung erfolgt zunächst an die Krankenversicherung. Eine solche medizinische Rehabilitation ist oft mit längeren Wartezeiten verbunden, da keine flächendeckenden Angebote in Deutschland existieren.

Hintergrundinformation

ⓘ **Zahlen:** Bundesweit existieren 52 RPK-Einrichtungen, in denen insgesamt 1723 Plätze vorgehalten werden. Davon arbeiten 14 RPKs ausschließlich ganztägig ambulant, 8 RPKs nur stationär und 30 RPKs arbeiten stationär und ambulant. 1005 RPK-Plätze entfallen auf den stationären Bereich; dementsprechend stehen 718 Plätze für eine ambulante Rehabilitation bereit. Durchschnittlich verfügt eine RPK über 34 Plätze; die Größe variiert zwischen 10 und 106 Plätzen. Hinsichtlich Dichte und inhaltlicher Ausrichtung der Einrichtungen gibt es große regionale Unterschiede. Die Mehrzahl der RPKs liegt in Nordrhein-Westfalen und in Niedersachsen; in den ostdeutschen Bundesländern haben sich nur wenige RPKs, vor allem in Sachsen und Sachsen-Anhalt, etabliert [627].

▪▪ *Ambulante Rehabilitation bei psychischen und psychosomatischen Erkrankungen*

Eine ambulante Rehabilitation ist immer dann indiziert, wenn durch kurative Behandlung das Behandlungsziel nicht erreicht werden kann. Der ganzheitliche Behandlungsansatz zielt da-

rauf, eine drohende/manifeste Beeinträchtigung der Teilhabe am Arbeitsleben und/oder in der Gemeinschaft abzuwenden bzw. zu mildern. Voraussetzungen werden über die Rehabilitationsbedürftigkeit, -fähigkeit sowie -prognose definiert. Dieses Angebot richtet sich v. a. an Rehabilitanden mit depressiven Störungen, Belastungs- und Anpassungsstörungen, Angststörungen, somatoformen Störungen, psychosomatischen Erkrankungen, wie z. B. Essstörungen und körperlichen Störungen mit psychischer Komponente. **Nicht indiziert** ist eine solche Behandlung hingegen bei akuten Psychosen, bei chronischen psychotischen Verläufen, bei manifester Suizidalität, stoffgebundenen Abhängigkeitserkrankungen sowie fremdgefährdendem dissozialem Verhalten. Für die Rehabilitation schwer psychisch Erkrankter wurden die bereits beschriebenen Rehabilitationseinrichtungen für psychisch kranke und behinderte Menschen (RPK) geschaffen. Darüber hinaus gehende Ausschlusskriterien sind in den Rahmenempfehlungen zur ambulanten Rehabilitation der BAR aufgeführt [1026]. Grundsätzlich handelt es sich um ein differenziertes wohnortnahes Angebot, getragen durch ein multiprofessionelles Team und ein komplexes Behandlungsangebot einschließlich der Maßnahmen zur Teilhabe am Arbeitsleben sowie in der Gemeinschaft. Dauer und Frequenz: 4 bis 6 Stunden Therapiezeit an 5 bis 6 Tagen der Woche. Obwohl die zugrunde liegenden Richtlinien Menschen mit Psychosen ausschließen, haben diese auch einen gesetzlichen Anspruch auf medizinische Rehabilitation. In diesem Zusammenhang wird auf die Empfehlungsvereinbarung zur RPK verwiesen, die seit 2005 auch eine ambulante Leistungserbringung ermöglicht [1027].

16.2 Leistungen zur Teilhabe an Bildung und Arbeit

In Deutschland steht zum einen ein **breites Spektrum von Leistungen zur Teilhabe am Arbeitsleben** zur Verfügung und zum anderen existiert ein umfassendes, sehr **differenziertes**

System an Einrichtungen, Diensten und weiteren Angeboten zur beruflichen Rehabilitation psychisch kranker Menschen. Dabei gibt es Einrichtungen, die speziell für die Rehabilitation psychisch kranker Menschen konzipiert wurden. Dazu zählen insbesondere die Rehabilitationseinrichtungen für psychisch Kranke (RPK) und die beruflichen Trainingszentren (BTZ). Andere Einrichtungen sind auch auf die Rehabilitation von Menschen mit Beeinträchtigungen körperlicher oder geistiger Verursachung ausgerichtet.

Den **Aspekt des Rehabilitationsprinzips** betreffend kommen in Deutschland bislang überwiegend arbeitsrehabilitative Programme, die nach dem Prinzip „Erst trainieren – dann platzieren" ausgerichtet sind, zum Einsatz. Allerdings ist ein Trend dahin gehend erkennbar, dass in viele dieser Programme zunehmend Elemente von Supported Employment (SE) (▶ Abschn. 10.4) einfließen, weshalb „Mischformen" zwischen vorbereitendem Training und SE existieren. In solchen Mischformen findet sich trotz eines (kurzen) vorbereitenden Trainings eine deutliche Ausrichtung auf eine Beschäftigung auf dem ersten Arbeitsmarkt.

Die **Kostenzuständigkeit für die verschiedenen rehabilitativen Leistungen** richtet sich nach den Spezialvorschriften, wie sie in den verschiedenen Teilen des Sozialgesetzbuchs niedergelegt sind; dementsprechend groß ist die Vielfalt der Finanzierungsträger. Diese Vielfalt wurde immer wieder kritisiert, da sie eine gegenseitige Verschiebung der Finanzierungslasten begünstigt [330] und der Auffassung über ein grundsätzlich bestehendes Versorgungskontinuum aus Prävention, kurativer Behandlung und Rehabilitation entgegenwirkt [973].

Für schwer psychisch kranke Menschen kommen als Träger für Leistungen im Sinne der Rehabilitation insbesondere die Krankenkassen, die Rentenversicherungsträger, die Träger der landwirtschaftlichen Sozialversicherung, die Bundesagentur für Arbeit, die Sozialhilfeträger und die Träger der Jugendhilfe in Betracht. Die Zuständigkeit hängt von verschiedenen Faktoren, insbesondere den Zielen und Inhalten der einzelnen Behandlung und den Anspruchsvoraussetzungen ab. Wichtige gesetzliche Grundlage bildet das **deutsche Sozialgesetzbuch (SGB)**, in dem u. a. wesentliche Bereiche im Rahmen der Behandlung, Rehabilitation und weiterer Hilfen für Menschen mit psychischen Erkrankungen geregelt sind.

Im ▶ **Kap. 7 SGB IX n. F.** werden Leistungen zur Teilhabe am Arbeitsleben definiert. In (1) heißt es „Zur Teilhabe am Arbeitsleben werden die erforderlichen Leistungen erbracht, um die Erwerbsfähigkeit von Menschen mit Behinderungen oder von Behinderung bedrohter Menschen entsprechend ihrer Leistungsfähigkeit zu erhalten, zu verbessern, herzustellen oder wiederherzustellen und ihre Teilhabe am Arbeitsleben möglichst auf Dauer zu sichern." Die Leistungen zur Teilhabe am Arbeitsleben (3) umfassen insbesondere:

- Hilfen zur Erhaltung oder Erlangung eines Arbeitsplatzes einschließlich Leistungen zur Aktivierung und beruflichen Eingliederung,
- eine Berufsvorbereitung einschließlich einer wegen der Behinderung erforderlichen Grundausbildung,
- die individuelle betriebliche Qualifizierung im Rahmen Unterstützter Beschäftigung,
- die berufliche Anpassung und Weiterbildung, auch soweit die Leistungen einen zur Teilnahme erforderlichen schulischen Abschluss einschließen,
- die berufliche Ausbildung, auch soweit die Leistungen in einem zeitlich nicht überwiegenden Abschnitt schulisch durchgeführt werden,
- die Förderung der Aufnahme einer selbstständigen Tätigkeit durch die Rehabilitationsträger nach § 6 Absatz 1 Nummer 2 bis 5 und
- sonstige Hilfen zur Förderung der Teilhabe am Arbeitsleben, um Menschen mit Behinderungen eine angemessene und geeignete Beschäftigung oder eine selbstständige Tätigkeit zu ermöglichen und zu erhalten.

In Absatz 6 heißt es weiterhin, dass die Leistungen auch medizinische, psychologische und pädagogische Hilfen umfassen, soweit diese Leistungen im Einzelfall erforderlich sind, um die in Absatz 1 genannten Ziele zu erreichen oder zu sichern und Krankheitsfolgen zu vermeiden, zu überwinden, zu mindern oder ihre Verschlimmerung zu verhüten. Leistungen sind hierbei beispielsweise Hilfen zur Unterstützung bei der Krankheits- und Behinderungsverarbeitung, Hilfen zur Aktivierung von Selbsthilfepotenzialen, die Information und Beratung von Partnern und Angehörigen sowie von Vorgesetzten und Kollegen, wenn die Leistungsberechtigten dem zustimmen, die Vermittlung von Kontakten zu örtlichen Selbsthilfe- und Beratungsmöglichkeiten, Hilfen zur seelischen Stabilisierung und zur Förderung der sozialen Kompetenz, unter anderem durch Training sozialer und kommunikativer Fähigkeiten und im Umgang mit Krisensituationen, das Training lebenspraktischer Fähigkeiten.

Im Folgenden werden bedeutsame Einrichtungen/Angebote beruflicher Rehabilitation mit Relevanz für Menschen mit schwerer psychischer Erkrankung aufgeführt. Ausführliche Informationen dazu finden sich beispielsweise bei Gühne und Riedel-Heller [554] sowie im Teilhabekompass zu beruflichen Integrationsmaßnahmen für Menschen mit psychischen Erkrankungen der DGPPN [1028]. Die einzelnen Maßnahmen orientieren sich an der **Belastbarkeit der Leistungsempfänger**. Unterschieden werden Angebote auf dem allgemeinen von Angeboten auf dem „besonderen" Arbeitsmarkt. Für Angebote auf dem allgemeinen Arbeitsmarkt wird eine Belastbarkeit von mindestens 3 Stunden pro Tag vorausgesetzt. Hierzu zählen beispielsweise Angebote der Integrationsfachdienste bei der Begleitung an einem Arbeitsplatz, Integrationsfirmen (ab 01.01.2018 Inklusionsfirmen) und Zuverdienstangebote. Letztere sind ein Beispiel dafür, dass sich die einzelnen Angebote sozialrechtlich, aber auch arbeits- und steuerrechtlich nicht immer eindeutig zuordnen lassen. Auf dem freien Arbeitsmarkt

lassen sich weiterhin Angebote in temporären Strukturen, wie sie beispielsweise Rehabilitationseinrichtungen für psychisch Kranke (RPKs) oder Berufstrainingszentren (BTZs) bieten, finden. Dem „besonderen" Arbeitsmarkt lassen sich Beschäftigungsangebote in Tagesstätten und Tagesförderstätten, Berufsbildungs- und Arbeitsbereiche in den Werkstätten für behinderte Menschen (WfbM) oder auch ausgelagerte arbeitstherapeutische Plätze zuordnen (◘ Tab. 16.1).

Weitere bisher nicht benannte Maßnahmen, die u. a. auch dann zur Anwendung kommen können, wenn ein Arbeitsverhältnis besteht, sind beispielsweise das Persönliche Budget, die Erweiterte Arbeitserprobung (EAP), die stufenweise Wiedereingliederung nach dem Hamburger Modell oder vorbereitende Maßnahmen auf eine berufliche Rehabilitation oder Bildungsmaßnahme. Hinzu kommen diverse Kostenübernahmemöglichkeiten oder auch die Unterstützte Existenzgründung. Ausführliche Informationen zu den Zugangsvoraussetzungen, zu Dauer, Finanzierungsmöglichkeiten und Setting der Maßnahmen finden sich im **Teilhabekompass der beruflichen Teilhabe der DGPPN** [1033].

Eine Expertise zur Arbeitssituation von Menschen mit schweren psychischen Erkrankungen der DGPPN und Gesundheitsstadt Berlin e.V. konnte aufzeigen, dass der großen Zahl von Menschen mit (schweren) psychischen Erkrankungen eine **vergleichsweise geringe Zahl an Plätzen in Einrichtungen und an Maßnahmen beruflicher Rehabilitation** gegenübersteht [554]. Deutlich wurde vor allem, dass die Mehrheit der beruflichen Möglichkeiten für Menschen mit (schweren) psychischen Erkrankungen in den Werkstätten für behinderte Menschen (WfbM) angesiedelt ist. Der Anteil der Menschen mit einer psychischen Erkrankung in den WfbMs ist in den letzten Jahren kontinuierlich gestiegen und umfasst mittlerweile 21 Prozent aller Werkstattbesucher.

Ein Großteil der Maßnahmen zur beruflichen Teilhabe ist den Ansätzen des

Tab. 16.1 Maßnahmen/Anbieter von Leistungen zur beruflichen Teilhabe

Maßnahmen/Anbieter von Leistungen zur beruflichen Teilhabe auf dem besonderen Arbeitsmarkt

Arbeitstherapeutische Maßnahmen

- stellen ein Kernkonzept der Behandlung und Rehabilitation chronisch psychisch kranker Menschen dar. Vor allem in der stationär-psychiatrischen Behandlung ist Arbeitstherapie als Behandlungsform ein fester Bestandteil. Arbeitstherapie findet aber zunehmend auch in ambulanten Bereichen Anwendung. Ambulante Arbeitstherapie richtet sich an psychisch erkrankte Menschen, die (noch) gering belastbar sind und ist zumeist auf die Förderung von Grundarbeitsfähigkeiten wie etwa Konzentrationsfähigkeit und Durchhaltevermögen ausgerichtet. Die gemeinsame Grundlage verschiedener arbeitstherapeutischer Modelle ist die implizite Annahme, dass eine Nachbildung der Arbeitswelt durch Arbeitstherapie die Integration in diese langfristig fördert, da gerade die hierfür erforderlichen Fähigkeiten und Fertigkeiten angesprochen werden [604, 605]. Die Durchführung von Arbeitstherapie und Belastungserprobung ist im § 42 SGB V und im § 42 SGB IX geregelt. Genau genommen handelt es sich bei Arbeitstherapie um eine Methode, deren Wirkung zunächst auf die Person gerichtet ist. Sie kann eine Vorstufe auf dem Weg zu Leistungen der beruflichen Teilhabe sein.
- Die kontrollierte Überprüfung der Effekte arbeitstherapeutischer Maßnahmen hat bisher kaum stattgefunden. In einer randomisierten kontrollierten Studie aus Deutschland, in der arbeitstherapeutische Interventionen gegenüber Ergotherapie untersucht wurden, ließen sich kaum Effekte nachweisen [566]; gleichfalls ließen sich durch die im stationären Kontext erfolgten arbeitsrehabilitativen Maßnahmen keine langfristigen Versorgungskosten senken [607]. Im Rahmen der Münsteraner Arbeitsrehabilitationsstudie wurden die Rehabilitationsverläufe und -ergebnisse von Teilnehmern dreier verschiedener arbeitsrehabilitativer Angebotstypen (ambulante Arbeitstherapie, (teil-)beschützte Arbeitsplätze in Firmen für psychisch kranke Menschen sowie Werkstätten für psychisch behinderte Menschen) untersucht [568].

Tagesstätten und Tagesförderstätten

- Als Alternative für Menschen mit Behinderung, auch aufgrund schwerer psychischer Erkrankung, für die die Anforderungen selbst in einer Behindertenwerkstatt zu hoch sind, stehen auch Tagesstätten und Tagesförderstätten zur Verfügung. Die Anzahl entsprechender Plätze wird bundesweit auf 14.000 geschätzt [555].
- **Tagesförderstätten** sind oft einer WfbM angegliedert. Auf arbeitstherapeutischer Ebene werden einfache Arbeitsabläufe trainiert und manuelle Fertigkeiten gefördert. Soweit möglich sollen betreute Personen auf eine Maßnahme im Berufsbildungsbereich vorbereitet werden, evtl. mit dem Ziel einer späteren Eingliederung und Beschäftigung im Arbeitsbereich der Werkstätten. Organisatorisch und rechtlich sind Tagesförderstätten eigenständige Einrichtungen. Die in den Tagesförderstätten betreuten Personen haben formell keinen arbeitnehmerähnlichen Status. Sie sind nicht Beschäftigte der WfbM. Sie erhalten kein Arbeitsentgelt und unterliegen daher auch nicht der Sozialversicherungspflicht für Menschen mit Behinderung.
- **Tagesstätten** sind teilstationäre Einrichtungen für Menschen mit psychischer Erkrankung oder seelischer Behinderung und bieten diesen v. a. Tagesstruktur und soziale Teilhabe. Die gemeinsame Gestaltung des Alltags in der Tagesstätte und die vielfältigen Arbeits-, Beschäftigungs- und Freizeitangebote bieten die Möglichkeit, vorhandene Fähigkeiten zu erproben und zu erweitern. Bei Angeboten der sinnstiftenden Beschäftigung in Tagesstätten liegt das Ziel nicht in der Vermittlung auf den Arbeitsmarkt, sondern in der Einübung von alltäglich üblichem Sozialverhalten, dem Herstellen von sozialen Kontakten, dem Zugewinn inneren Selbstbewusstseins, etwas für andere Nützliches zu tun und im Erfahren von Handlungsabläufen.

(Fortsetzung)

■ **Tab. 16.1** (Fortsetzung)

Werkstätten für behinderte Menschen (WfbM)

- stellen ebenfalls vergleichsweise niedrige Anforderungen an die Belastbarkeit der Rehabilitanden. Werkstätten sind gegliedert in einen Berufsbildungsbereich, der den Teilnehmern eine angemessene berufliche Bildung ermöglichen soll, sowie einen Arbeitsbereich, der im Anschluss an die Berufsbildung eine unbefristete Beschäftigung zu einem leistungsgemäßen Entgelt sichert. Die Entlohnung in den Werkstätten für Behinderte bewegt sich allerdings auf einem niedrigen Niveau (im Mittel 180,00 Euro/Monat), sodass die Beschäftigten für ihren Lebensunterhalt auf weitere Sozialleistungen angewiesen sind. Zunehmend gibt es auch Werkstätten mit spezifischen Angeboten für psychisch kranke Menschen. Diese Spezialwerkstätten können hinsichtlich der Atmosphäre, der Arbeitsinhalte und auch der Entlohnung sehr viel günstigere Möglichkeiten bieten. Darüber hinaus hat der Besuch einer WfbM grundsätzlich den Vorteil, dass Kranken- und Rentenversicherungspflicht besteht. Die hierbei erarbeiteten Rentenansprüche orientieren sich nicht an den minimalen WfbM-Löhnen, sondern an einem Prozentsatz der bundesdeutschen Durchschnittslöhne [1029]. Zum Angebot an WfbM-Arbeitsplätzen gehören auch ausgelagerte Plätze auf dem allgemeinen Arbeitsmarkt. Diese werden zum Zwecke des Übergangs und als dauerhaft ausgelagerte Plätze angeboten. Der Übergang in ein Arbeitsverhältnis des allgemeinen Arbeitsmarktes gelingt allerdings nur sehr wenigen Teilnehmern.
ⓘ **Zahlen:** Die Anzahl amtlich anerkannter Werkstätten in ganz Deutschland betrug zum 01.01.2017 731. Zu diesem Zeitpunkt waren in den Mitgliedseinrichtungen der BAG WfbM (93,2 Prozent aller Werkstätten) 310.033 Menschen mit Behinderung integriert; der Großteil davon im Arbeitsbereich. Davon hatten 75,48 Prozent der Menschen eine geistige, 1,94 Prozent eine körperliche Beeinträchtigung und 21,07 Prozent eine psychische Erkrankung. Der Anteil der dort beschäftigten Menschen mit psychischer Erkrankung schwankte zwischen den einzelnen Bundesländern erheblich. Am 01.01.2010 betrug der Anteil derjenigen Menschen mit psychischer Erkrankung noch 18,5 und am 01.01.2006 16,8 Prozent. Es ist neben dem Anstieg des Anteils an Menschen mit psychischer Erkrankung ein genereller Anstieg an Einrichtungsplätzen zu verzeichnen (▶ https://www.bagwfbm.de).

Zuverdienstangebote

- Zuverdienst ist ein Instrument zur Inklusion besonders zu unterstützender Menschen mit Behinderung in sinnvolle und bezahlte Arbeit. Das Besondere hierbei ist, dass der Zuverdienst flexibel gestaltet und so an die Möglichkeiten der Betroffenen angepasst werden kann. Der Zuverdienst bietet in der Regel Beschäftigungsgelegenheiten von weniger als 15 Stunden wöchentlich an und ist deshalb für diejenigen Personen geeignet, die aufgrund ihrer Beeinträchtigung nur wenige Stunden am Tag bzw. in der Woche einer Arbeit nachgehen können. Beispielsweise können Erwerbsminderungsrenten sowie Grundsicherung nach SGB II und XII durch stundenweise Beschäftigung aufgestockt werden. Sie kann sowohl sozialversicherungspflichtig (Minijob) als auch sozialrechtlich organisiert sein. Zuverdienstangebote bestehen im Bereich der Integrationsunternehmen, daneben aber auch teilweise in Einrichtungen der gemeindepsychiatrischen Versorgung (beispielsweise in Tagesstätten) oder unter dem Dach von Vereinen. Sie bieten psychisch kranken Menschen geringfügige Teilzeitbeschäftigung bei zumeist frei vereinbarten Arbeitszeiten und unter Rücksichtnahme auf Leistungsschwankungen und Krankheitsausfälle.
- Die konkreten Bedingungen der Beschäftigung leiten sich aus der Zielgruppe und den vorhandenen Strukturen des jeweiligen Anbieters ab. Insgesamt ist in der Bundesrepublik eine große Vielfalt der entsprechenden Angebote zu verzeichnen. Gemeinsam ist allen Zuverdienstprojekten, dass wirtschaftlich verwertbare Produkte oder Dienstleistungen hergestellt bzw. erbracht werden, dass mindestens die unmittelbaren Kosten der Produktion bzw. der Dienstleistung und relevante Anteile der Entlohnung der Mitarbeiter erwirtschaftet werden müssen, dass der Erwerbscharakter der Arbeit im Vordergrund steht und die Entlohnung der Mitarbeiter an die Arbeitsleistung gekoppelt ist. Eine gute Übersicht bietet hierbei eine Arbeit der Bundesarbeitsgemeinschaft Integrationsfirmen e. V. [1030].

(Fortsetzung)

◻ Tab. 16.1 (Fortsetzung)

Maßnahmen/Anbieter von Leistungen zur beruflichen Teilhabe auf dem allgemeinen Arbeitsmarkt

Rehabilitationseinrichtungen für psychisch Kranke (RPK)

- ermöglichen eine integrierte medizinisch-berufliche Rehabilitation ausschließlich für psychisch kranke Menschen. Das Leistungsangebot zur beruflichen Rehabilitation umfasst zum Beispiel Berufsfindungsmaßnahmen, Arbeitserprobungen/Praktika, Arbeitstraining, berufliche Anpassungen im erlernten bzw. angelernten Berufsfeld oder Bewerbertraining. RPK's verfügen über die Möglichkeit, individuell auf den Ausbildungsstand und die Leistungsfähigkeit des Rehabilitanden zugeschnittene Maßnahmen anzubieten. Es werden in zahlreichen RPK's auch Angebote vorgehalten, die Merkmale von Supported Employment (▶ Abschn. 10.4) enthalten. Die Rehabilitation in einer RPK kann bis maximal 2 Jahre dauern. Angebote können im Einzel- oder Gruppensetting, mit unterschiedlich intensiver therapeutischer Unterstützung, gelegentlich auch außerhalb der Einrichtung erbracht werden.
ⓘ **Zahlen:** Eine Analyse der Aufnahme- und Entlassdaten der Rehabilitanden aller 52 RPK-Einrichtungen in Deutschland aus dem Jahre 2010 verweist darauf, dass knapp zwei Drittel der insgesamt 1311 RPK-Rehabilitanden die Diagnosekriterien für schizophrene bzw. affektive Erkrankungen erfüllten. Eine Subgruppe von 39,1 Prozent der Teilnehmer nahm nach medizinischen RPK-Maßnahmen Leistungen zur Teilhabe am Arbeitsleben in Anspruch. Nach Abschluss dieser Maßnahmen waren 38 Prozent der Rehabilitanden erwerbstätig und 26 Prozent waren in Ausbildung und Umschulung [627].

Berufliche Trainingszentren (BTZ)

- sind regionale, ambulante Einrichtungen der beruflichen Rehabilitation von Menschen mit psychischen Behinderungen. Aufgenommen werden sowohl Menschen, die noch im Arbeitsleben stehen, bei denen aber aufgrund der psychischen Probleme der Arbeitsplatz gefährdet ist, als auch Menschen ohne Arbeit, die nur mit Hilfe einer beruflichen und psychosozialen Förderung wieder eingegliedert werden können. Eine Belastbarkeit von mindestens vier Stunden pro Tag ist Voraussetzung für eine Aufnahme in ein BTZ. Die psychopathologische Symptomatik muss weitgehend bis vollständig abgeklungen oder kompensiert sein [1031].
- Berufliche Trainingszentren bedienen sich einer Vielfalt von Methoden und Förderangeboten, um die für eine (Wieder-)Eingliederung in den ersten Arbeitsmarkt notwendigen fachlichen und sozialen Kompetenzen bei den Teilnehmern zu fördern. Dazu begleiten Berufsfachkräfte, Psychologen, Sozialpädagogen und Ergotherapeuten in einem interdisziplinären Team die Teilnehmer bis zur Integration in eine Beschäftigung. Das Leistungsspektrum lässt sich dabei grob in berufliche Trainings (Anpassungsmaßnahmen), Vorbereitungsmaßnahmen auf Ausbildung oder Umschulung und Assessment-Maßnahmen (u. a. Berufsfindung/Arbeitserprobung) gliedern. Es kommen in den Maßnahmen sehr häufig betriebliche Praktika zur Anwendung. Zahlreiche berufliche Trainingszentren haben in ihrem Angebotsspektrum Maßnahmen, die Elemente von Supported Employment enthalten. Ein Beispiel ist das an mittlerweile vielen BTZ-Standorten angebotene Programm „Modulare Vermittlung" (MOVE), bei dem sich an ein kurzes Training im BTZ mit dem Ziel einer festen Anstellung ein gecoachtes Training in einem Betrieb des ersten Arbeitsmarktes anschließt und nach erfolgter Platzierung auch Nachbetreuung am Arbeitsplatz gewährleistet wird.
ⓘ **Zahlen:** Auf der Internetseite der BAG BTZ sind deutschlandweit 21 Standorte verzeichnet.

16

(Fortsetzung)

> **Tab. 16.1** (Fortsetzung)

Berufsförderungswerke (BFW)

- sind auf die besonderen Belange gesundheitlich eingeschränkter Menschen eingerichtete Bildungsunter-
nehmen, deren Fokus auf der Umschulung und Fortbildung von Menschen mit abgeschlossener Erstausbildung und Berufserfahrung liegt. Es wird mit einer achtstündigen Belastbarkeit zu Maßnahmebeginn von den
Teilnehmern mehr gefordert als in einem BTZ oder einer RPK. Einige BFW halten spezielle Angebote für
psychisch kranke Menschen vor. Das Angebotsspektrum von Berufsförderungswerken umfasst Lehrgänge,
die anerkannten Ausbildungsberufen entsprechen sowie Fortbildungslehrgänge und Leistungen zur
Berufsfindung und Arbeitserprobung. In einigen Einrichtungen werden auch Rehabilitations-
Vorbereitungslehrgänge (RVL) angeboten. Seit 2007 gibt es in allen Berufsförderungswerken Nachbetreu-
ungsangebote („JobTrains") für Teilnehmer, die nach Ende der Qualifizierung noch keinen Arbeitsplatz
gefunden haben. Berufsförderungswerke sind überwiegend im ländlichen oder kleinstädtischen Bereich
angesiedelt. Einrichtungen, die auf die Zielgruppe psychisch kranker Menschen ausgerichtet sind, gibt es in
jedem Bundesland.
ⓘ **Zahlen**: Die 28 BFWs an etwa 100 Standorten bundesweit halten über 250 verschiedene Qualifizierungs-
angebote bereit. Dabei stehen insgesamt rund 1200 Ausbildungsplätze zur Verfügung. (▶ https://www.
bv-bfw.de/files/bfw/downloads/Printmedien/Neustart_in_den_Beruf_2017_18_barrierefrei.pdf)

Berufsbildungswerke (BBW)

- sind auf die Erstausbildung und Berufsvorbereitung beeinträchtigter junger Menschen ausgerichtet, wobei
ein Großteil der bundesweit 52 Häuser (auch) Menschen mit psychischen Erkrankungen aufnimmt. Insgesamt
ist von 14.000 Ausbildungsplätzen auszugehen. Berufsbildungswerke bieten auch Arbeitserprobungen und
Eignungsabklärungen an, um für Jugendliche den passenden Beruf zu finden.

Unterstützte Beschäftigung (UB)

- Ziel der Unterstützten Beschäftigung nach § 55 SGB IX, die mit der Absicht einer stärkeren Umsetzung des
Ansatzes „Erst platzieren – dann trainieren" in Deutschland erstmalig Anfang 2009 gesetzlich verankert
wurde, ist es, Leistungsberechtigten mit besonderem Unterstützungsbedarf eine angemessene, geeignete
und sozialversicherungspflichtige Beschäftigung in Betrieben des allgemeinen Arbeitsmarktes zu ermöglichen und zu erhalten. Unterstützte Beschäftigung umfasst eine individuelle betriebliche Qualifizierung und
bei Bedarf Berufsbegleitung.
- Leistungen zur individuellen betrieblichen Qualifizierung erhalten Menschen mit Behinderungen insbesondere, um sie für geeignete betriebliche Tätigkeiten zu erproben, auf ein sozialversicherungspflichtiges
Beschäftigungsverhältnis vorzubereiten und bei der Einarbeitung und Qualifizierung in einer betrieblichen
Beschäftigung zu unterstützen. Die Leistungen umfassen auch die Vermittlung von berufsübergreifenden
Lerninhalten und Schlüsselqualifikationen sowie die Weiterentwicklung der Persönlichkeit der Menschen mit
Behinderungen. Die Leistungen werden vom zuständigen Rehabilitationsträger für bis zu zwei Jahre
erbracht; sie können unter bestimmten Voraussetzungen bis zu einer Dauer von weiteren zwölf Monaten
verlängert werden.

(Fortsetzung)

◘ Tab. 16.1 (Fortsetzung)

Inklusionsfirmen

- Bei den Inklusionsfirmen (bekannt auch als Integrationsprojekte oder Integrationsfirmen) nach SGB IX handelt es sich um ein Instrument zur dauerhaften beruflichen Eingliederung schwerbehinderter Menschen. Ursprünglich wurden die Integrationsprojekte für psychisch kranke und behinderte Menschen geschaffen; zwischenzeitlich existierten auch Integrationsprojekte für körperbehinderte, lern- und geistig behinderte Menschen sowie für Menschen mit anderen Behinderungen. 2016 wurde per Gesetz der beschäftigte Personenkreis in Integrationsprojekten um nicht förmlich als schwerbehindert anerkannte Menschen mit einer psychischen Erkrankung erweitert.
- Inklusionsfirmen sind rechtlich und wirtschaftlich selbstständige Unternehmen oder unternehmensinterne oder von öffentlichen Arbeitgebern geführte Betriebe oder Abteilungen, die schwerbehinderten Menschen Arbeitsplätze und arbeitsbegleitende Betreuung bieten, deren Teilhabe auf dem allgemeinen Arbeitsmarkt aufgrund von Art oder Schwere der Behinderung auf besondere Schwierigkeiten stößt. Weitere Zielgruppen sind Abgänger von Förderschulen oder Frauen und Männer, die bisher in einer Werkstatt für behinderte Menschen gearbeitet haben. Der Anteil schwerbehinderter Mitarbeiter liegt in Integrationsfirmen zwischen 25 und 50 Prozent und ist damit sehr viel höher als in anderen Unternehmen. Integrationsfirmen bieten Arbeitsplätze mit tariflicher oder ortsüblicher Bezahlung, arbeitsbegleitende Betreuung und nach Bedarf berufliche Qualifizierungsmaßnahmen. Manche Firmen unterstützen bei der Vermittlung in eine andere Beschäftigung auf dem allgemeinen Arbeitsmarkt. Neben regulären Arbeitsplätzen bieten einige Integrationsfirmen auch geringfügige Beschäftigungsmöglichkeiten als Zuverdienst an. Obwohl Integrationsprojekte rein rechtlich dem ersten Arbeitsmarkt zuzurechnen sind, stehen sie de facto im Übergangsfeld zwischen den beschützenden Werkstätten für behinderte Menschen und dem ersten Arbeitsmarkt. Sie können für Menschen nach dem Aufenthalt in einer psychiatrischen Einrichtung eine sinnvolle Station zur Vorbereitung auf den ersten Arbeitsmarkt sein oder aber längerfristige bzw. dauerhafte Beschäftigung bieten.
ⓘ **Zahlen:** 2016 wurden bundesweit 879 Integrationsprojekte durch Integrationsfachdienste unterstützt [1032].

Integrationsfachdienste (IFD)

- Die individuelle Unterstützung, Begleitung und Betreuung schwerbehinderter Menschen und ihrer Arbeitgeber ist das Kernstück der begleitenden Hilfe im Arbeitsleben. Die Integrationsämter nutzen dafür die Dienste Dritter, die der Integrationsfachdienste. Begriff, Aufgaben, Beauftragung und Finanzierung sind durch das SGB IX (§§ 102 und 109 ff.) sowie die Schwerbehinderten-Ausgleichsabgabeverordnung (§§ 27a und 28 SchwbAV) geregelt.
- Die wichtigsten Unterstützungsmöglichkeiten:
  - Bewertung der Fähigkeiten der zugewiesenen schwerbehinderten Menschen und Erstellung eines individuellen Fähigkeits-, Leistungs- und Interessenprofils
  - Begleitung der betrieblichen Ausbildung schwerbehinderter, insbesondere seelisch und lernbehinderter Jugendlicher
  - Unterstützung der Berufsorientierung und Berufsberatung in den Schulen
  - Akquise und Vermittlung geeigneter Arbeitsplätze auf dem allgemeinen Arbeitsmarkt
  - Vorbereitung der schwerbehinderten Menschen auf die vorgesehenen Arbeitsplätze
  - Begleitung der schwerbehinderten Menschen am Arbeitsplatz
  - Information von Vorgesetzten und Kollegen im Arbeitsplatzumfeld
  - Sorge für Nachbetreuung, Krisenintervention oder psychosoziale Betreuung
  - Funktion als Ansprechpartner für die Arbeitgeber
ⓘ **Zahlen:** Es gibt bundesweit ein flächendeckendes Netz an IFDs, sodass in jedem Bezirk einer Agentur für Arbeit mindestens ein solcher Dienst vorhanden ist.

Pre-Vocational-Trainings zuzuordnen. Damit verbunden ist das Prinzip „Erst trainieren – dann platzieren". Neben mangelnder Evidenz (▶ Abschn. 10.4) wird hieran kritisiert, dass eine lange Trainingsphase demotivierend wirken kann und der Transfer des unter Trainingsbedingungen Gelernten auf den realen Arbeitsplatz zu hinterfragen sei.

Das berufsvorbereitende Arbeitstraining gerate auch für zahlreiche Betroffene zu einem Dauerzustand mit unklarer Perspektive, es würden oft keine weiteren rehabilitativen Anstrengungen für psychisch kranke Menschen mehr unternommen, insbesondere nicht, um einen Arbeitsplatz außerhalb des geschützten Bereichs zu erreichen [535, 978]. Vor dem Hintergrund solcher Kritik sowie der Integrationserfolge auf dem ersten Arbeitsmarkt, die Supported-Employment-Maßnahmen unabhängig von geografischer Region und Arbeitslosenrate erzielten [570], weckte **Supported Employment (SE)** auch in Deutschland großes Interesse. Gleichzeitig stößt SE mitunter auf Widerstände, die zum einen auf die desolate Forschungs- und Datenlage beruflicher Rehabilitationsangebote in Deutschland und zum anderen auf die potenziell wahrgenommene Bedrohung etablierter Strukturen im großen Praxisfeld zurückzuführen sind [1034, 1035]. Hinzu kommen strukturelle Barrieren auf sozialrechtlicher Ebene [1035]. Eine direkte Übertragung des amerikanischen Supported-Employment-Modells auf Deutschland, Österreich oder die Schweiz ist aufgrund der unterschiedlichen Sozialsysteme und der unterschiedlichen Arbeitsmarktgegebenheiten im Vergleich zu den USA nicht möglich. Erforderlich sind vielmehr gewisse Adaptationen, definierte Qualitätsstandards, Anreizsysteme für die Arbeitgeber, eine Integration mit ambulanten Versorgungsanbietern und der Abbau sozialrechtlicher Hürden [1036].

Selbstverständlich sind beide Ansätze nicht austauschbar oder jeweils durch den anderen ersetzbar, vielmehr sollen SE-Angebote eine sinnvolle, notwendige und längst überfällige Erweiterung in der beruflichen Rehabilitationslandschaft in Deutschland darstellen. Insbesondere vor dem Hintergrund der UN-BRK-Forderung § 27 nach einem chancengleichen Recht auf Arbeit für Menschen mit Behinderungen bietet SE einen hochwirksamen Ansatz, Teilhabe und Inklusion für die Betroffenen zu verbessern [1034].

16.3 Leistungen zur sozialen Teilhabe

Seit 2009 gilt in Deutschland die UN-Behindertenrechtskonvention (UN-BRK). Neben dem Schutz vor Benachteiligung sind die „volle und wirksame Teilhabe an der Gesellschaft und Einbeziehung in die Gesellschaft" die zentralen Prinzipien der UN-BRK. Mit dem Bundesteilhabegesetz wird das deutsche Recht im Lichte der UN-BRK weiterentwickelt. Damit haben Menschen mit Behinderung oder Menschen, die von Behinderung bedroht sind, einen noch umfassenderen **Anspruch auf Leistungen zur sozialen Teilhabe**. Diese Rehabilitations- bzw. Sozialleistungen sind vorrangig im SGB IX verankert. Ziel dieser Teilhabeleistung ist es, die Behinderung abzuwenden, zu beseitigen, zu mindern, ihre Verschlimmerung zu verhüten oder ihre Folgen zu mildern. Leistungen zur sozialen Teilhabe werden erbracht, um die gleichberechtigte Teilhabe am Leben in der Gesellschaft zu ermöglichen oder zu erleichtern. Dazu gehört insbesondere die Befähigung und Unterstützung einer möglichst selbstbestimmten und eigenverantwortlichen Lebensführung im eigenen Wohn- und Sozialraum [1037]. Im Folgenden werden zentrale Leistungen beschrieben. Nähere Informationen finden sich z. B. im Teilhabekompass der sozialen Teilhabe der DGPPN [1038].

16.3.1 Sozialpsychiatrische Leistungen zu Beratung, Tagesgestaltung und Kontaktfindung

Kontaktstellen, Tageszentren und andere Möglichkeiten tagesstrukturierender Angebote helfen eine Lücke zwischen ambulanter und stationärer Versorgung psychisch kranker Menschen zu schließen und sind insbesondere dann von großer Bedeutung, wenn die Betroffenen ohne Beschäftigung sind und Unterstützung bei der Alltagsbewältigung und Gestaltung sozialer Kontakte benötigen.

Psychosoziale Kontakt- und Beratungsstellen sind in den einzelnen Bundesländern unterschiedlich weit verbreitet und unterscheiden sich in ihrer Ausrichtung und in den verwendeten Begrifflichkeiten. Grundsätzlich bieten sie einen niedrigschwelligen Zugang für Betroffene und Angehörige. Im Rahmen des Bundesteilhabegesetzes wird es eine „Ergänzende Unabhängige Teilhabeberatung" geben, die Menschen mit Behinderung über die Angebote und den Zugang zu den verschiedenen Rehabilitationsleistungen berät. Diese soll flächendeckend eingerichtet werden und auch Peer-Beratung erbringen. Angesichts der Vielfältigkeit einer bedarfsdeckenden ambulanten Versorgungsstruktur gewinnen die Beratungsangebote zunehmende Bedeutung. Darüber hinaus sind Hilfen zur Tagesgestaltung, Unterstützung im lebenspraktischen Training, Ergotherapie, Hilfen zum Aufbau und Erhalt sozialer Kontakte sowie zur Sicherung von häuslichen und materiellen Ansprüchen möglich [1026]. Einrichtungen mit Kontaktstellenfunktion werden oft aus freiwilligen Leistungen der Länder und/oder Kommunen finanziert.

Auch **Tagesstätten** verfügen über keine einheitliche Konzeption. Als teilstationäre Einrichtungen werden sie durch kleine multiprofessionelle Teams ohne ärztliche Mitarbeiter geführt. Oft finden sich regionale Kooperationen mit Trägern anderer Dienste (z. B. sozialpsychiatrischer Dienst, ambulantes Wohnen). Das Angebot wendet sich ganz besonders an schwer und chronisch psychisch kranke Menschen. Leistungen umfassen z. B. tagesstrukturierende Maßnahmen, die Unterstützung von Alltagsgestaltung, Selbstständigkeit und alltagspraktischen Fähigkeiten, Gesprächsmöglichkeiten in Kontakt- und Freizeitklubs, niedrigschwellige Beschäftigungsangebote, die Vermittlung in Praktika und die Koordination von Hilfsangeboten. Delcamp [1039] gibt einen Überblick über das Leistungsspektrum von Kontakt- und Begegnungsstätten, einschließlich bewährter Konzepte [1039].

Eine systematische Literaturrecherche bis September 2005 blieb ohne Erfolg. Die Autoren konnten keine randomisierten kontrollierten Studien identifizieren, in denen nicht-medizinische Tageszentren in ihrer Wirksamkeit bei der Behandlung schwer psychisch kranker Menschen untersucht wurden [1040].

16.3.2 Sozialpsychiatrische Leistungen zur Teilhabe am gesellschaftlichen Leben im Bereich Wohnen

Die Wohnbetreuung für Menschen mit chronischer psychischer Erkrankung im Rahmen der Eingliederungshilfe hat sich im Gegensatz zu den Formen für Menschen mit geistigen und Mehrfachbehinderungen erst in den letzten 15 Jahren maßgeblich entwickelt. Bis zur Psychiatrie-Enquête im Jahre 1975 wurden Menschen mit chronisch verlaufenden psychischen Erkrankungen, die im Anschluss an Aufenthalte auf der psychiatrischen Akutstation nicht mehr in das gesellschaftliche Leben reintegriert werden konnten, auf Langzeitstationen der psychiatrischen Kliniken versorgt. Dort verblieben sie in der Regel mehrere Jahrzehnte. Im Anschluss an die Psychiatrie-Enquête gab es eine **erste Welle der Enthospitalisierung**. Die Patienten wurden häufig innerhalb der Gruppen in Heime entlassen, die nicht für Menschen mit psychischen Erkrankungen geschaffen waren und vor allem Altenheime und ehemalige Tuberkuloseheime umfassten.

Im Anschluss an die Psychiatrie-Enquête wurden sogenannte **Übergangswohnheime** für schwer erkrankte und chronisch psychisch kranke Menschen eröffnet. Diese wurden über Leistungen der Eingliederungshilfe finanziert und sollten die Aufenthaltsdauer von zwei Jahren nicht überschreiten. Insbesondere durch alltagspraktische Trainings wurde versucht, die Bewohner auf ein Leben außerhalb von Institutionen vorzubereiten. In der Regel benötigte ein Teil der Personen anschließend das Angebot des Ambulant Betreuten Wohnens (ABW) mit Personalschlüssel 1:10. Der andere Teil benötigte weiterhin eine stationäre Wohnform. Daher wurden zunehmend Wohnheime für chronisch psychisch kranke Menschen in der Gemeinde eingerichtet.

Parallel hierzu wurde, angeregt durch den Bericht der Expertenkommission (1988) [1041], die **zweite Welle der Enthospitalisierung** aus den psychiatrischen Landeskliniken initiiert. Einige der Enthospitalisierungsprogramme wurden wissenschaftlich begleitet. Die meisten Studien kamen zu dem Ergebnis, dass bei einem Teil der Patienten eine Enthospitalisierung nicht möglich sei, sodass sie in den Kliniken verblieben. Bei einem Teil der Landeskliniken wurden die Langzeitstationen in Pflegeheime umgewandelt, andere wählten den Weg, auch jüngere Langzeitpatienten in Pflegeheime mit geschlossenen Gruppen zu verlegen (vgl. [463]). Die Enthospitalisierung wurde in einer Übersichtsarbeit als „Transhospitalisierung" bezeichnet, die die Integration chronisch psychisch kranker Menschen verfehlen würde [475] (Exkurs Untersuchungen im Rahmen der Enthospitalisierung ▶ Abschn. 10.3.1). Statt umfassender Integration in die Gemeinde wurde nach der Jahrtausendwende zunehmend die Diskussion der zivilrechtlichen Unterbringungen nach § 1906 BGB in geschlossenen Heimen geführt, exemplarisch in der Dokumentation von Beiträgen einer Tagung im Jahr 2012 in Köln in den Sozialpsychiatrischen Informationen [1042].

Übergangswohnheime mit dem Anspruch der psychiatrischen Rehabilitation in Kostenträgerschaft des Sozialhilfeträgers existieren in den meisten Bundesländern nicht mehr. In geringem Maße gingen sie in Rehabilitationseinrichtungen (RPKs) über, in größerem Maße in sogenannte Dauerwohnheime. Die vorherrschende betreuende Wohnform für Menschen mit psychischer Erkrankung wurden die **Angebote des Ambulant Betreuten Wohnens (ABW)**. Die Klienten wohnen dabei entweder allein oder in Gemeinschaft in der eigenen Wohnung oder als Mieter in der Wohnung eines Leistungsanbieters und erhalten von diesem Unterstützungsleistungen. Bis zur Jahrtausendwende wurde die Betreuung über eine Pauschale mit einem Betreuungsschlüssel von 1:10 finanziert, danach finanzierten örtliche und überörtliche Sozialhilfeträger einzelner Bundesländer Unterstützungsleistungen nach individuellem Hilfebedarf.

Die Zahl der Leistungsberechtigten in den Angeboten des ABW stieg nach der Jahrtausendwende in Deutschland immens an, insbesondere in den Stadtstaaten sowie in Nordrhein-Westfalen. Die Zahl der Leistungsberechtigten im Stationär Betreuten Wohnen (SBW) bzw. in den Wohnheimen nahm allerdings nicht ab, sondern blieb konstant. Es kann daher nicht von einer **Ambulantisierung der Wohnversorgung** gesprochen werden, sondern von einer Zunahme psychisch erkrankter Personen, die von Hilfen zur Bewältigung des Alltags abhängig sind. Ambulant betreutes Wohnen wurde zu dem Hilfeangebot, indem neu chronisch psychisch erkrankte Menschen eine Nische in der Gesellschaft fanden, in der sie meist verblieben. Die Teilhabe am Arbeitsleben blieb in der Regel auf die Werkstatt für behinderte Menschen und in geringem Maße auf Selbsthilfefirmen beschränkt [554]. Ambulante Leistungen der medizinischen und beruflichen Rehabilitation waren in der Regel aufgrund der Zergliederung des Sozialsystems nicht zugänglich.

Die Effekte dieser Sozialpolitik bei der Versorgung chronisch psychisch erkrankter Menschen ist in den Statistiken der Bundesarbeitsgemeinschaft überörtlicher Sozialhilfeträger (BAGüS) und den Untersuchungen über psychisch erkrankte Menschen in Pflegeheimen nachzulesen. Bei den Leistungen der Eingliederungshilfe im Bereich Wohnen nahm die Zahl der Leistungsempfänger in den letzten zehn Jahren so stark zu, dass sie im Jahr 2014 mit ca. 175.000 Personen die Zahl der Leistungsempfänger mit geistiger Behinderung erreicht hat. Zwar erhalten 70 Prozent der Personen mit seelischer Behinderung Leistungen im ABW. Es verbleiben allerdings immer noch knapp 50.000 Bewohner in Wohnheimen [981].

Bei aller Heterogenität können die Wohnformen der Eingliederungshilfe für Menschen mit seelischer Behinderung unter drei leistungsrechtliche Formen gefasst werden. Unter Betreutem Wohnen sind die Leistungen der Eingliederungshilfe zusammengefasst, die eine

Unterstützung zur Teilhabe am gesellschaftlichen Leben im Bereich Wohnen umfassen. Leistungsrechtlich können **drei Grundformen** unterschieden werden:

- Ambulant Betreutes Wohnen (ABW, schwerpunkmäßig Fachkräfte, selbstbestimmt in eigens finanzierter Wohnung)
- Betreutes Wohnen in Familien (BWF; Gastfamilien mit Begleitung durch Fachkräfte)
- Stationär Betreutes Wohnen (SBW, schwerpunktmäßig Fachkräfte, Wohnung oder Heim vom Einrichtungsträger bereitgestellt).

Das **Bundesteilhabegesetz** bietet die Chance, die Wohnbetreuung in Deutschland auf eine vollkommen neue Basis zu stellen. Nicht mehr die Schwere der Erkrankung entscheidet, ob eine leistungsberechtigte Person ambulante oder stationäre Unterstützung erhält, sondern deren Entscheidung, in einer eigenen Wohnung, bei einer Gastfamilie oder in einem Heim zu leben. Die **Trennung der Fachleistung von den existenzsichernden Leistungen** erleichtert den Umgang mit wechselnden Unterstützungsbedarfen erheblich. Ein großer Nachteil des bisherigen institutionellen Unterstützungssystems ist, dass der Wechsel des Unterstützungsbedarfs zwischen ambulant und stationär einen Wechsel der Wohnform zur Folge hatte. Befreundete Personen konnten nicht in derselben Wohnform leben, wenn die eine einen „ambulanten" und die andere einen „stationären" Hilfebedarf hatte. Verbesserungen der psychischen Beeinträchtigungen im stationär betreuten Wohnen hatten im bisherigen System zur Folge, dass das gewohnte Wohnumfeld verlassen werden musste und die Betroffenen dem Stress der Anpassung an ein neues Wohnumfeld ausgesetzt waren. Der erzwungene Wechsel des Wohnumfeldes kann daher als Barriere im Sinne der ICF bezeichnet werden. Nun orientiert sich die Unterstützung am Bedarf des Leistungsberechtigten und nicht am Angebot der Einrichtung. Sie folgt dem gemeindepsychiatrischen Paradigma der personenzentrierten Leistung, wie es von der Aktion Psychisch Kranke entwickelt wurde [1043].

Nachdem der Bedarf an Teilhabeleistung zur sozialen Teilhabe im Rahmen der Gesamtplanung geklärt ist, stellt sich die Frage nach der **Form der Leistungserbringung**. Die Zuordnung nach dem bisherigen Muster „ambulant, teilstationär, stationär" ist nicht mehr möglich. Die Angebote werden spezifische Leistungen zur Unterstützung der Teilhabe in den Lebensbereichen der ICF sein, unabhängig davon, ob sie in der eigenen Wohnung oder einer Wohngruppe erbracht werden. In einer Wohngruppe werden sie dann erbracht, wenn sie dem individuellen Hilfebedarf der leistungsberechtigten Person entsprechen und nicht weil sie zum Leistungsangebot des Heims gehören. Wohngruppen, die von einem Träger verantwortet werden und Assistenzleistungen mit der Überlassung von Wohnraum verbinden, unterliegen entsprechend der Wohn- und Teilhabegesetze als Nachfolger der Heimgesetze, ähnlichen Kriterien, wie sie für stationäre Einrichtungen gelten [1044]. Wie sich bei den Außenwohngruppen gezeigt hat, kann angesichts der Kriterien der Heimaufsicht jedoch nicht von einem selbstbestimmten Wohnen gesprochen werden. Es wird daher erforderlich sein, für Menschen mit besonderen Bedarfen entsprechende Zwischenformen in den Regelungen für betreute Wohnformen festzulegen. Das Land Baden-Württemberg hat dies durch die Zwischenform der Teilweise Selbstverantworteten Ambulant Betreuten Wohngemeinschaften ermöglicht. Andere Bundesländer haben das Leben in Wohngemeinschaften als ambulante Leistungen begriffen und trennen schon heute die Vergütungen für die Betreuung von derjenigen für die Wohnung und den Lebensunterhalt (z. B. Berlin, Bremen, Rheinland-Pfalz, Westfalen).

Für die Angebote der Eingliederungshilfe ist neben der räumlichen Verkleinerung die Fokussierung auf Leistungen der Teilhabe der erste wichtige Schritt. Dieser kann mit dem Übergang von stationären Gruppen auf Träger verantwortete ambulant betreute Wohngemeinschaften geleistet werden. Dieser Prozess ist kein Selbstläufer. Die Fachkräfte müssen sich als Spezialisten für die Erbringung qualifizierter Teilhabeleistungen definieren. Dazu müssen sie zunächst verinnerlichen, was das bedeuten kann. Das BTHG liefert hierfür den notwendigen Überbau. § 76 SGB IX n. F. löst mit dem Begriff **„Leistungen zur Sozialen Teilhabe"** den bisherigen Begriff der „Teilhabe am Leben in der Gemeinschaft" nach § 55 SGB IX ab und legt als grundlegende Leistungsform die Assistenzleistung fest. Assistenzleistungen nach § 78 werden „zur selbstbestimmten und eigenständigen Bewältigung des Alltags einschließlich der Tagesstrukturierung" erbracht. Damit wird das Verhältnis von Wohnraum und Unterstützungsbedarf vom Kopf auf die Füße gestellt. Während im traditionellen System der Eingliederungshilfe die leistungsberechtigte Person bestimmte Fähigkeiten besitzen muss, um Leistungen in einer ambulanten Wohnform zu erhalten, hat sie in Zukunft einen Anspruch auf Unterstützungsleistungen, die ihr das Leben in der von ihr gewünschten selbstbestimmten Wohnform ermöglichen.

Die **Assistenzleistungen** umfassen insbesondere Leistungen
- für die allgemeinen Erledigungen des Alltags, wie die Haushaltsführung,
- die Gestaltung sozialer Beziehungen,
- die persönliche Lebensplanung,
- die Teilhabe am gemeinschaftlichen und kulturellen Leben,
- die Freizeitgestaltung einschließlich sportlicher Aktivitäten sowie
- die Sicherstellung der Wirksamkeit der ärztlichen und ärztlich verordneten Leistungen.

Sie beinhalten die Verständigung mit der Umwelt in diesen Bereichen.

Die Leistungsbereiche der Assistenzleistungen sind klar definiert, ausbuchstabiert sind sie in der Komponente **„Aktivitäten und Partizipation" der ICF**. Der künftige „Fachassistent für Teilhabeleistungen" wird die neun Kapitel der ICF als Standardwerkzeug bei seiner Arbeit stets präsent haben müssen. Die Assistenzfachkraft benötigt die Kategorien der ICF, weil es ihre Aufgabe ist, die Wünsche und Vorstellungen der leistungsberechtigten Personen in konkrete Unterstützungsleistungen umzusetzen. Die Assistenzleistungen sind im Gesetz nicht nur inhaltlich bestimmt, sondern auch in der Art und Weise der Ausführung. Dabei gibt es eine gewichtige Unterscheidung: Die Leistungen können (1) die vollständige und teilweise Übernahme von Leistungen zur Alltagsbewältigung sowie die Begleitung der Leistungsberechtigten umfassen und (2) die Befähigung der Leistungsberechtigten zu einer eigenständigen Alltagsbewältigung.

Die **Befähigung zur eigenständigen Alltagsbewältigung** wird im Gesetz explizit als qualifizierte Fachleistung definiert. Der Begriff der Befähigung löst den Begriff der Förderung ab. Förderung bezieht sich auf Ziele, die sich aus der gesellschaftlichen Norm ableiten und von der helfenden Person definiert werden. Befähigung orientiert sich ausschließlich an den Zielen der leistungsberechtigten Person, die bereits im Verfahren der Leistungsgewährung bei der Bedarfsermittlung festgelegt werden. Der individuelle Hilfebedarf wird nicht mehr für eine bestimmte Wohnform festgelegt, sondern es kann ein wesentliches Thema der Bedarfsermittlung sein, die gewünschte Wohn- und Lebensform zu definieren und entsprechend der Praxis des Supported Housing (▶ Abschn. 10.3), die dafür erforderlichen personellen Unterstützungsmaßnahmen festzulegen. Die Bedarfsermittlung erfolgt mit einem ICF-basierten Instrument durch den Träger der Eingliederungshilfe. Das Instrument beschreibt nicht nur vorübergehende Beeinträchtigungen der Aktivitäten und Teilhabe in allen Lebensbereichen und kann gemäß § 118 SGB IX n. F. per Rechtsverordnung durch die Landesregierungen definiert werden. Die Bedarfsfeststellung erfolgt im Rahmen des Gesamtplanverfahrens, bei dem die leistungsberechtigte Person und auf deren Wunsch eine Person ihres Vertrauens in allen Verfahrensschritten beteiligt sein müssen und das mit einem rechtsfähigen Bescheid endet, der mindestens die bewilligten Leistungen und die Leistungsvoraussetzungen enthalten muss.

Die **Assistenzleistungen zur Sozialen Teilhabe** bilden ab 01.01.2020 die Basis für die Unterstützungsleistungen. Die Träger des Betreuten Wohnens können alle oben beschriebenen Assistenzleistungen anbieten und zusätzliche Assistenzleistungen entwickeln, da die Beschreibung in § 78 nicht abschließend ist. Ihr Angebot muss mit dem Träger der Eingliederungshilfe schriftlich vereinbart sein und gemäß § 125 SGB IX Inhalt, Umfang und Qualität einschließlich der Wirksamkeit der Leistungen beschreiben. Die Angebote zur sozialen Teilhabe sind auf Basis der Komponente „Aktivitäten und Partizipation" der ICF konzeptionell zu entwickeln und können auf diese Weise theoretisch und evidenzbasiert fundiert werden. Neben der Assistenzleistung für die Erledigungen des Alltags wird bei Menschen mit seelischer Behinderung vor allem die Assistenzleistung zur Gestaltung sozialer Beziehungen relevant sein. Diese basiert auf dem ► Kap. 7 „Interpersonelle Interaktionen und Beziehungen" [842] und ist geeignet, die wesentlichen Personen des Sozialraums wie die Angehörigen in die Leistungen einzubeziehen.

Beispielhaft könnte über diese **Assistenzleistung** der „Offene Dialog" (► Abschn. 10.2.2) als lebensweltlich relevante Leistung zur sozialen Teilhabe vereinbart werden. Darüber hinaus können Angebote aus anderen Sozialleistungssystemen nach dem BTHG-Prinzip „Leistungen wie aus einer Hand" in das Leistungsgeschehen integriert werden, wie z. B. die Leistung der häuslichen Pflege nach SGB XI [1045], die Leistung der häuslichen psychiatrischen Krankenpflege nach SGB V [1046] oder die Leistung der Unterstützten Beschäftigung, die nach den Erkenntnissen zum Supported Employment (► Abschn. 10.4) in Deutschland sozialrechtlich neu gestaltet werden muss. Ebenso müssen die Leistungen der medizinischen Rehabilitation nach § 42 SGB IX n. F. sozialrechtlich so angepasst werden, dass sie im Sozialraum, ggf. parallel zu Leistungen der sozialen Teilhabe erbracht werden können.

Der entscheidende **Vorteil des neuen Leistungssystems der Eingliederungshilfe** ist, dass die Leistungsanbieter nicht mehr „in Plätzen und der Auslastung der Plätze" denken müssen. Die Erbringung von Assistenzleistungen erfordert die Umstellung auf die Organisation von Personalkapazitäten. Dies eröffnet die Möglichkeit, die Leistungen der Eingliederungshilfe im Rahmen eines Gemeindepsychiatrischen Verbundes zu erbringen, in dem verschiedene Anbieter unterschiedliche Leistungen erbringen und diese untereinander koordinieren [1047]. Die in § 119 vorgesehene Gesamtplankonferenz, bei der alle relevanten Kostenträger der Eingliederungshilfe einbezogen sind und in der die mit dem Bedarfsermittlungsinstrument beschriebenen Bedarfe in Leistungen überführt werden, bietet hierfür eine gute Grundlage. Unverzichtbar in einem solchen vernetzten System ist dann das Konzept der Koordinierenden Bezugsperson (► Abschn. 15.1 Deutschland), das seit längerer Zeit existiert, aber bisher keine Finanzierungsgrundlage hat. Im Rahmen der Leistungen der Eingliederungshilfe kann die Koordinierende Bezugsperson über die Assistenzleistung zur Lebensplanung ordnungsgemäß finanziert werden.

Das einzige „institutionelle" Angebot, das im Rahmen der Eingliederungshilfe neu geregelt werden muss, ist das **Betreute Wohnen in Gastfamilien** (BWF), das als psychiatrische Familienpflege in Deutschland in den 1980er-Jahren neu eingeführt wurde und zwischenzeitlich eine bundesweite Verbreitung mit Schwerpunkten in Baden-Württemberg und Nordrhein-Westfalen erfahren hat. Das rehabilitative Potenzial des BWF besteht in einer außergewöhnlichen Kombination: Die Gastfamilie ist frei von verwandtschaftlichen Verstrickungen mit dem psychisch kranken Menschen und kann die sozialisatorischen Qualitäten einer (modernen) Familienstruktur unbelastet entfalten. Die Gastfamilie schafft eine Beziehung mit umfassender Begleitung durch ein Familiensystem, das nicht auf Fachkenntnisse und „professionelle Haltung" zurückgreift, sondern auf die eigene Lebensgeschichte. Die Aushandlung alltäglicher Konflikte zwischen Unterstützer und Unterstütztem wird zum biografisch bedeutsamen Lernfeld und damit zum therapeutischen

Wirkfaktor. Die Leistung der Gastfamilien kann als „diskrete Arbeit der Transformation" [1048] bezeichnet werden. Gleichzeitig steht sowohl der Gastfamilie als auch dem in ihr lebenden psychisch erkrankten Menschen eine sozialpädagogisch und systemisch geschulte Fachkraft zur Seite, die im Sinne einer koordinierenden Bezugsperson den Rehabilitationsprozess begleitet. Neben der Gastfamilie ist die qualifizierte Begleitung durch einen Fachdienst der entscheidende Faktor für gelingende Rehabilitation [1049].

Vernetzung und Kooperation

© DGPPN (Deutsche Gesellschaft für Psychiatrie und Psychotherapie, Psychosomatik und Nervenheilkunde) 2019
U. Gühne et al., *S3-Leitlinie Psychosoziale Therapien bei schweren psychischen Erkrankungen*,
https://doi.org/10.1007/978-3-662-58284-8_17

Das Versorgungssystem ist durch eine Vielzahl von Akteuren und Einrichtungen geprägt. Es gibt große regionale Unterschiede, insbesondere zwischen den alten und den neuen Bundesländern sowie zwischen Großstädten und kleinstädtisch-ländlichen Regionen [1050]. Die Vielfalt der Finanzierungsträger (z. B. gesetzliche Krankenversicherung, Renten- und andere Sozialversicherungsträger, öffentliche Hand, Kirchen) sowie eine unterschiedliche Organisation und Budgetierung des ambulanten und stationären Versorgungssektors erhöhen die Komplexität und Fragmentierung des Hilfesystems in Deutschland. Vor dem Hintergrund der noch wenig integrierten psychiatrischen Versorgungslandschaft in Deutschland stellt sich insbesondere in der Versorgung von schwer und chronisch psychisch kranken Menschen die **Aufgabe einer Vernetzung der notwendigen psychiatrischen Hilfen** – zum einen im Sinne der Behandlungsoptimierung über längere Zeiträume und zum anderen hinsichtlich der Integration medizinischer Behandlungs- und aller anderen Versorgungsleistungen [330].

Die Koordination der gemeindepsychiatrischen Versorgung lässt sich durch 9 Qualitätsprinzipien definieren [1051]:

- Autonomie/Selbstbestimmung des Patienten als Ziel einer effektiven Versorgung
- Versorgungskontinuität sowohl innerhalb einer Institution als auch zwischen verschiedenen Versorgungsleistern über einen bestimmten Zeitraum
- Effektivität unter dem Aspekt der Zielerreichung
- Erreichbarkeit von Diensten
- Umfassendes Angebot des Dienstes hinsichtlich Intensität und Umfang
- Gleichbehandlung durch eine transparente und gerechte Verteilung der Ressourcen
- Verlässlichkeit auf der Ebene der Patienten und Leistungserbringer
- Koordination der Versorgung auf der Basis definierter Behandlungs- und Rehabilitationsziele zwischen verschiedenen Versorgungsleistern über die Zeit
- Effizienz eines Dienstes unter dem Aspekt der bestmöglichen Zielerreichung bei hoher Wirtschaftlichkeit

Hilfen unterschiedlicher Leistungsbereiche sollten so organisiert werden, dass in einer Region alle notwendige Unterstützung personenbezogen und individuell abgestimmt für Menschen mit schweren psychischen Störungen zur Verfügung steht. Durch Hilfeplankonferenzen, in denen alle Anbieter der verschiedenen Leistungsbereiche eingebunden sind, kann die fallbezogene Abstimmung realisiert werden [405].

Aufgrund der strukturellen Hürden im deutschen psychiatrischen Versorgungssystem, die diesem Anspruch entgegenstehen, ist in den letzten Jahren eine Vielzahl von Behandlungs- und Versorgungsformen in neuen Vernetzungsstrukturen entstanden. Als vergleichsweise neues Modell sind Gemeindepsychiatrische Zentren zu nennen, die in einigen Regionen im Rahmen des Aufbaus **Gemeindepsychiatrischer Verbünde** entwickelt worden sind [405]. Gemeindepsychiatrische Verbünde zielen auf die Verbesserung der Versorgungsqualität über alle Leistungsbereiche und Sektoren hinweg. Sie sorgen durch verbindliche Vereinbarungen der beteiligten Leistungserbringer untereinander unter Einbezug der Kommune für die Gewährleistung der Versorgungsverpflichtung. Gleichzeitig schaffen sie die Voraussetzung für eine am individuellen Bedarf der psychisch kranken Menschen ausgerichtete und koordinierte Hilfeleistung. Damit gehen sie weiter als alle anderen in Deutschland bekannten Methoden regionaler Kooperation (Psychosoziale Arbeitsgemeinschaften, Sozialpsychiatrische Arbeitskreise etc.) [1052]. Zielgruppe sind dabei Menschen mit schweren akuten und langandauernden psychischen Erkrankungen und komplexem Hilfebedarf. Im März 2006 wurde die Bundesarbeitsgemeinschaft Gemeindepsychiatrischer Verbünde (BAG GPV) gebildet, deren Mitglieder regelmäßig die Qualitätsstandards für Qualität und Wirtschaftlichkeit im Rahmen einer regionalen Pflichtversorgung diskutieren.

Eine andere Form der Vernetzung ist durch **Medizinische Versorgungszentren** entstanden. Diese sehen den Zusammenschluss von zwei oder mehr ärztlichen Praxen unterschiedlicher Fachrichtungen vor. Darüber hinaus können andere Versorger wie Apotheker, Reha-Unternehmer, regionale Versorgungskliniken und Träger ambulanter psychiatrischer Pflege und Soziotherapie eingebunden sein.

Im Rahmen der **Integrierten Versorgung (IV)** können Leistungen mehrerer Anbieter integriert werden. Ziel ist v. a. die verbesserte Gestaltung der Schnittstellen zwischen stationärer und ambulanter Behandlung der Patienten. IV-Verträge werden zwischen den einzelnen Leistungsanbietern und einer einzelnen Krankenkasse geschlossen. Allgemeine Regel-Finanzierungsmöglichkeiten gibt es jedoch bisher nicht [359, 990].

Eine optimale Nutzung der vielfältigen Hilfen für psychisch schwer erkrankte Menschen erfordert ein stärkeres Problembewusstsein hinsichtlich einer adäquaten Versorgungsqualität, die nicht allein an der Wirksamkeit einzelner Komponenten gemessen werden kann. Es braucht eine Verständigung aller Beteiligten, um Angebote sowie Versorgungsbedarfe in einer Region zu beurteilen. Wesentlich scheinen dabei folgende Aspekte: (1) funktionierende regionale Koordinationsgremien unter Beteiligung aller Akteure (Leistungserbringer und Kostenträger, Betroffene und Angehörige, Kommune), (2) eine kontinuierliche regionale Psychiatrieberichterstattung sowie (3) der Abschluss regionaler Zielvereinbarungen.

Beispielhaft soll hier die **Zusammenarbeit im Sozialpsychiatrischen Verbund der Region Hannover** skizziert werden. Die Strukturen der psychiatrischen Versorgung in der Region orientieren sich dabei an den gesetzlichen Vorgaben in Niedersachsen (NPsychKG). Im Rahmen eines Arbeitskreises Gemeindepsychiatrie wird ein Erfahrungsaustausch zwischen Vertretern von Initiativen und Einrichtungen der Region angestrebt. In diesem Zusammenhang wurde ein Konzept für einen gemeinsamen Sozialpsychiatrischen Verbund entwickelt. Wichtige Ziele sind die Konzentration der Arbeit auf Personen mit schweren psychischen Erkrankungen und seelischen Behinderungen; die partnerschaftliche Zusammenarbeit zwischen den psychisch kranken Menschen, ihren Angehörigen, den professionellen und ehrenamtlichen Helfern; eine möglichst wohnortnahe und integrierte Hilfeleistung im Rahmen sektorisierter Versorgungsstrukturen und die Gewährleistung verbindlicher, bei Bedarf auch langfristiger kontinuierlicher und qualifizierter Hilfen für chronisch psychisch kranke Menschen, bei Bedarf mit fallbezogener Koordination und Hilfeplanung durch einen ambulant tätigen Bezugstherapeuten. Für die Umsetzung der definierten Zielvereinbarungen wurden verschiedene Gremien und Arbeitsgemeinschaften etabliert [1053]. Die Arbeit der Gremien wird durch eine Geschäftsstelle unterstützt; letztere ist zudem für die Fortschreibung eines jährlichen Sozialpsychiatrischen Plans (SPP) verantwortlich. Im Rahmen der regionalen Psychiatrieberichterstattung werden nach einheitlichem Vorgehen die aktuelle Versorgungslage beschrieben und daraus empirisch überprüfbare zukünftige Projekte der Neuplanung von regionalen Hilfen bzw. deren Modifizierung und Ergänzung abgeleitet. Bei der Konkretisierung regionaler Zielvereinbarungen sollten folgende Fragen diskutiert werden: (1) Was soll wann erreicht werden? (2) Woran lässt sich der Erfolg messen? (3) Wie soll das Ziel erreicht werden? (4) Wer ist dafür verantwortlich? [1054]

Der Vernetzungsgedanke spielt auch im Rahmen der **Sozialraumorientierten Gemeindepsychiatrie** eine bedeutende Rolle. „Die alleinige Orientierung am Fall erweitern und sich der Dynamik des sozialen Raumes widmen – nur so: Vernetzung, bürgerschaftliches Engagement, Prävention, Flexibilisierung, Lebensweltorientierung." (Hinte 2008 in [1055]). Sozialraumorientierung meint, über die personenzentrierten Hilfen hinaus die sozialen Lebensräume zu betrachten, zu entwickeln und in diese zu investieren. Hilfestrukturen sollen sich an den Bedürfnissen und Bedarfen der Menschen in ihren sozialen Räumen orientieren [1055]. Verbundstrukturen, so z. B. in Form regionaler Gemeindepsychiatrischer Verbünde, können als fachliches Handlungskonzept für die Umsetzung personenzentrierter und sozialraumorientierter Hilfen sowie der notwendigen Vernetzung aller an der Behandlung und Begleitung psychisch kranker Menschen Beteiligten betrachtet werden. In Verbundstrukturen finden sich Verknüpfungen von Leistungsangeboten und -arten eines oder mehrerer Leistungsträger und damit die Verbindung von unterschiedlichen Funktionen und Interessen. „Die Verbundstruktur selbst stellt eine Institutionalisierung und Organisation der Kooperation und Zusammenarbeit dar." ([1056], S. 405).

Auch im Rahmen des **Funktionalen Basismodells für die gemeindepsychiatrische Versorgung** [996] kommt der Sozialraumarbeit eine wichtige steuernde Funktion zu. Grundlage für die Sozialraumentwicklung bilden die Grundbedürfnisse der Menschen, die in ihnen leben. Die Perspektiven dabei können aus Sicht der verschiedenen Betrachter ganz unterschiedlich sein.

Hilfen für Kinder psychisch kranker und suchtbelasteter Eltern

© DGPPN (Deutsche Gesellschaft für Psychiatrie und Psychotherapie, Psychosomatik und Nervenheilkunde) 2019
U. Gühne et al., *S3-Leitlinie Psychosoziale Therapien bei schweren psychischen Erkrankungen*,
https://doi.org/10.1007/978-3-662-58284-8_18

Kinder von psychisch kranken und suchtbelasteten Eltern sind nicht nur besonderen Belastungen im Entwicklungsverlauf ausgesetzt, sondern haben darüber hinaus ein deutlich erhöhtes Risiko, selbst eine psychische Erkrankung zu entwickeln und bilden damit eine besondere **psychiatrische Risikogruppe** [1057, 1058]. Angaben zur Größe der betroffenen Gruppe schwanken erheblich, zeigen jedoch übereinstimmend, dass die Zahl der Kinder von psychisch erkrankten Eltern nicht zu unterschätzen ist [1059]. Untersuchungen von „Erwachsenenpopulationen" weisen auf einen Anteil psychisch kranker Eltern mit Kindern zwischen 9 und 61 Prozent hin [181, 1060]. Weibliche Patienten haben weit häufiger Kinder als männliche Patienten [1061, 1062]. Bezogen auf die Diagnosen muss festgestellt werden, dass unter den Patienten in Elternschaft von Kindern unter 18 Jahren alle großen Diagnosegruppen vertreten sind [181, 1063]. Eine aktuelle repräsentative Erhebung im deutschsprachigen Raum an schizophren/schizoaffektiv erkrankten Patienten zeigte, dass 26,5 Prozent der Patienten eigene Kinder haben, dabei haben weibliche Patienten etwa dreimal so oft Kinder im Vergleich zu Männern. Lediglich 41 Prozent der Patienten in Elternschaft lebt mit den eigenen Kindern in einem Haushalt [1060]. Schätzungen zufolge leben in Deutschland etwa zwei bis drei Millionen Kinder mit mindestens einem psychisch erkrankten Elternteil. Es ist davon auszugehen, dass gut 500.000 Kinder davon bei Eltern mit schweren psychischen Störungen aufwachsen [37].

2,65 Millionen Kinder sind im Laufe ihres Lebens dauerhaft oder zeitweise von elterlicher Alkoholabhängigkeit betroffen; das entspricht ca. 10 bis 15 Prozent der Kinder und Jugendlichen. Ca. 40.000 Kinder haben Eltern mit einer Drogenabhängigkeit (0,1–0,5 Prozent). Man geht davon aus, dass mehr als 30 Prozent der Kinder aus suchtbelasteten Familien selbst suchtkrank werden oder andere psychische Störungen, Verhaltensauffälligkeiten oder auch körperliche Störungen entwickeln. Über die Hälfte der Betroffenen zwischen 14 und 21 Jahren mit einer Abhängigkeitserkrankung stammen aus einer Familie mit (mindestens) einem alkoholabhängigen Elternteil [37].

Eine Untersuchung innerhalb eines stationären kinder- und jugendpsychiatrischen Settings deutete darauf hin, dass etwa 50 Prozent der dort behandelten Kinder und Jugendlichen bei einem psychisch kranken Elternteil lebt [1064]. Studien konnten zeigen, dass das **Risiko für Kinder,** selbst eine affektive Störung zu entwickeln, bei elterlicher depressiver Erkrankung zwei- bis sechsmal erhöht ist; leiden beide Eltern an einer Depression, steigt das Risiko weiter an [1065, 1066]. Die Auftretensraten schizophrener Störungen bei Kindern mit einem an Schizophrenie erkrankten Elternteil liegen zwischen 8 und 20 Prozent. Darüber hinaus liegt das allgemeine Risiko, eine psychische Störung zu entwickeln, für diese Kinder bei 30 bis 40 Prozent [1067]. Eine andere Studie weist auf erhöhte Prävalenzraten von Depressionen, Abhängigkeitserkrankungen und schulischen Problemen bei Kindern psychisch kranker Eltern hin [1068]. Es gibt auch Hinweise auf eine erhöhte Rate kindlicher Auffälligkeiten bei Eltern mit einer Persönlichkeitsstörung [1069].

Die **Anpassung des Kindes an die besonderen Entwicklungsumstände** ist dabei nicht unbedingt von der elterlichen Diagnose abhängig, sondern eher von Schweregrad, Art und Chronizität der Symptomatik, Komorbidität und Rückfallhäufigkeit sowie von allgemeinen familiären und psychosozialen Bedingungen der Entwicklungsumgebung [1070]. Mit einer schweren psychischen Erkrankung sind oft vielfältige Belastungen verbunden, die zusätzliche Auswirkungen auf die kindliche Entwicklung haben können. Bekannt ist zudem, dass nicht selten die sozialen und sozioökonomischen Lebensbedingungen für Familien mit psychisch kranken Eltern nachteilig sind; so gehören beispielsweise Arbeitslosigkeit, Armut und schwierige Wohnverhältnisse oft zum Alltag der betroffenen Familien [1071]. Ungeachtet dessen haben auch genetische Faktoren einen Einfluss auf die Entwicklungsverläufe von Kindern psychisch kranker Eltern (vgl. [1072]). Spezifische, mit der psychischen Erkrankung der Eltern verbundene Faktoren, die sich auf die kindliche

Entwicklung auswirken können, sind beispielsweise in der Angemessenheit der Krankheitsbewältigung in der Familie, im Grad der innerfamiliären Tabuisierung des Themas psychische Erkrankung sowie in der Ausprägung und Stabilität der Erziehungsfähigkeit der Eltern zu sehen. Die Familien erleben sich zum Teil sozial isoliert und stigmatisiert. Klinikeinweisungen des erkrankten Elternteils wecken zudem oft ein traumatisches Erleben im Kind. Darüber hinaus ist für Kinder von psychisch erkrankten Eltern im Vergleich zur Allgemeinbevölkerung die Wahrscheinlichkeit für ein Erleben von Vernachlässigung, Misshandlung und sexuellem Missbrauch um das Zwei- bis Fünffache erhöht [37].

Dennoch entwickeln etwa ein Drittel der betroffenen Kinder auch langfristig keine (gravierenden) Störungen [1069]. Einige Studien konnten aufzeigen, dass während der frühen Kindheit und im Jugendalter offensichtlich Phasen erhöhter Vulnerabilität bei diesen Kindern bestehen [1073]. Zum anderen werden besondere **Resilienz- und Bewältigungsfaktoren** für eine gesunde psychische Entwicklung von Kindern psychisch kranker Eltern angeführt ([1071], S. 61):

Kindzentrierte Schutzfaktoren:
- Temperamentsmerkmale wie Flexibilität, Anpassungsvermögen an Veränderungen, Soziabilität und eine überwiegend positive Stimmungslage
- Soziale Empathie und Ausdrucksfähigkeit (Wahrnehmung eigener Gefühle und sozialer Signale, Verbalisierung und Modulation eigener Gefühle, Wahrnehmung und Verstehen sozialer Regeln, Handlungsausrichtung nach sozialen Regeln, Umgang mit Konflikten)
- Effektive Problemlösefähigkeit und realistische Einschätzung persönlicher Ziele
- Gute bzw. überdurchschnittliche Intelligenz und positive Schulleistungen
- Positive Selbstwertkonzepte, Selbstwirksamkeitsüberzeugungen und internale Kontrollüberzeugungen
- Ausgeprägtes Kohärenzgefühl

Familienzentrierte Schutzfaktoren:
- Emotional sichere und stabile Beziehung zu mindestens einem Elternteil oder einer anderen Bezugsperson
- Emotional positive, zugewandte und akzeptierende sowie zugleich normorientierte, angemessen fordernde und kontrollierende Erziehung
- Gute Paarbeziehung der Eltern, in der Konflikte offen und produktiv ausgetragen werden
- Familiäre Beziehungsstrukturen, die sich durch emotionale Bindung der Familienmitglieder und Anpassungsvermögen an Veränderungen bzw. Entwicklungen auszeichnen

Soziale Schutzfaktoren:
- Soziale Unterstützung und sozialer Rückhalt durch Personen außerhalb der Familie
- Einbindung in ein Peer-Netzwerk
- Soziale Integration in Gemeinde, Vereine, Kirche etc.

Neben diesen generellen Schutzfaktoren gibt es aus qualitativen Studien Hinweise darauf, dass eine alters- und entwicklungsadäquate Aufklärung und Informationsvermittlung über die psychische Erkrankung der Eltern, die an den Bedürfnissen und Fragen der Kinder anknüpft, sowie ein adäquater Umgang mit der Erkrankung innerhalb der Familie bedeutende **spezielle Schutzfaktoren** darstellen [1071].

Bewältigungsstrategien sind abhängig vom Alter und Entwicklungsverlauf. Bislang liegen wenige Befunde zur Effektivität verschiedener Bewältigungsstrategien im Kindesalter vor. Dennoch gibt es Hinweise, dass manche Copingstrategien protektiven Charakter haben [181]. Eine Querschnittstudie zur Erfassung der Bewältigungsstrategien von Kindern schizophren erkrankter Eltern im Alter zwischen 8 und 13 Jahren zeigte, dass stark belastete Kinder auf Bewältigungsversuche in Form von erhöhtem instrumentellem Problemlösen zurückgreifen, bei einer geringen Fähigkeit, Verantwortung abzugeben oder nicht zu bewältigende Situationen zu vermeiden. Deutlich wurde, dass die Kinder trotz des ausgeprägten Bedürfnisses nach sozialer Unterstützung diese nicht wirklich in Anspruch nehmen können. Bei geringer Fähigkeit einer positiven Emotionsregulation finden sich oft aggressive Verhaltensweisen [1074]. Das Wissen um wirksame Resilienzfaktoren und geeignete Bewältigungsstrategien ist bedeutende Voraussetzung für die Ableitung konkreter Unterstützungsangebote für die Kinder psychisch kranker Eltern und ihre Familie [181].

Im Diskussionspapier der Arbeitsgemeinschaft für Kinder- und Jugendhilfe werden **zentrale Bedarfe der betroffenen Kinder und Jugendlichen und ihrer Familien** formuliert, die sich aus bisherigen Forschungsergebnissen und Praxiserfahrungen ableiten lassen [37]. Aufgeführt werden die Stärkung bzw. Schaffung präventiver und Resilienz fördernder Angebote für Kinder und Jugendliche (z. B. gemeinsame Freizeitaktivitäten, Patenfamilien) und die Notwendigkeit altersgerechter Informations-, Beratungs- und Therapieangebote für Kinder und Jugendliche. Informations- und Beratungsangebote müssen gleichzeitig für die erkrankten Eltern und ggf. ihre Partner sowie weitere Angehörige zur Verfügung stehen. Unterstützende präventive sowie entlastende Angebote für betroffene Familien sollten möglichst niedrigschwellig sein (z. B. Frühe Hilfen, Erziehungsberatung, ambulante Erziehungshilfen). Ebenso notwendig erscheint die Erarbeitung von Krisenplänen mit allen Beteiligten, die Bereitstellung von Anlaufstellen für Eltern in akuten Krisen sowie von Hilfenetzen.

Ein internationaler Ansatz, der sich insbesondere an Eltern mit schweren psychischen Erkrankungen richtet, wird mit **Supported Parenting** verfolgt. Ziel hierbei ist die Stärkung der Elternrolle in betroffenen Familien. Analog zu Supported Employment oder Supported Housing geht es um die Unterstützung der elterlichen Fähigkeiten durch instrumentale, emotionale und soziale Assistenzleistungen. Insbesondere mit der Mutterschaft sind bedeutende emotionale Erfahrungen verknüpft. Mütter mit schweren psychischen Erkrankungen berichten trotz möglicher Belastungen von positiven Konsequenzen, die sich mit einer Mutterschaft verknüpfen und beispielsweise Auswirkungen auf das Selbstwerterleben haben, zu einem Einstellen übermäßigen Substanzmissbrauches oder einer erhöhten Motivation für eine psychiatrische Behandlung führen können (vgl. [94]). Bisher liegen kaum Studien in diesem Bereich vor.

Zentrales Ziel sollte zudem eine koordinierte Behandlungs- und Hilfeplanung und deren Umsetzung sein, die alle beteiligten Institutionen und Personen einbezieht. An dieser Stelle sei beispielsweise auf das bewährte Netzwerk für Kinder psychisch kranker Eltern in Duisburg hingewiesen [1075]. Ein breit gefächertes Spektrum an Hilfen wird beispielsweise auch im Rahmen des KIPKEL-Projektes im Kreis Mettmann (Nordrhein-Westfalen), der AURYN-Beratungsstelle in Leipzig oder der Fachstelle für Kinder psychisch kranker Eltern der Waisenhausstiftung Frankfurt am Main angeboten (vgl. [181]).

① Seit 2006 existiert die **BAG „Kinder psychisch erkrankter Eltern"**. Auf der Internetseite (▶ http://bag-kipe.de/) werden Projekte und Mitgliedseinrichtungen vorgestellt, die sich besonders für Familien mit einem psychisch erkrankten Elternteil engagieren. Darüber hinaus finden sich Informationen zu Veranstaltungen und zahlreiche Literaturhinweise.

Psychologen und Pädagoginnen, aber auch Familienrichterinnen sowie die Polizei müssen verbindlich" und fachübergreifend zusammenarbeiten „und die jeweils anderen Hilfesysteme im Blick haben". Weitere Beachtung sollte zudem „der Errichtung niedrigschwelliger Angebote, der Öffentlichkeitsarbeit, der Schulung von Mitarbeiterinnen und Mitarbeitern in den Hilfesystemen und den Möglichkeiten der Finanzierung der Hilfen zuteilwerden." (AGJ 2010 [37], S. 2).

Die Bedeutung psychosozialer Interventionen in benachbarten Praxisfeldern

Inhaltsverzeichnis

Psychosoziale Therapien bei schweren psychischen Erkrankungen in der Kinder- und Jugendpsychiatrie

© DGPPN (Deutsche Gesellschaft für Psychiatrie und Psychotherapie, Psychosomatik und Nervenheilkunde) 2019
U. Gühne et al., *S3-Leitlinie Psychosoziale Therapien bei schweren psychischen Erkrankungen*, https://doi.org/10.1007/978-3-662-58284-8_19

19.1 Bedeutung

Psychosoziale Therapien sind bei Kindern und Jugendlichen mit schweren, über Jahre bestehenden psychischen Erkrankungen unabdingbar. Zunächst, da die Kinder zumeist in Familienkontexten leben, sind regelhaft auf die Familie bezogene Interventionen erforderlich, oft unter Einbezug von Maßnahmen der Jugendhilfe nach SGB VIII. Des Weiteren sind Schritte der schulischen Integration vor solchen der beruflichen Eingliederung zu planen, die in gemeindepsychiatrischen Verbünden für Kinder und Jugendliche deutlich andere Player erfordern würden als im Erwachsenenbereich.

Stationär und teilstationär halten die Kliniken und Abteilungen für Kinder- und Jugendpsychiatrie und -psychotherapie neben der völlig selbstverständlich gewordenen Familientherapie in diversen Settings meist alle Behandlungsformen dieser Leitlinie auch für Kinder und Jugendliche vor: Ergotherapie, körperbezogene Verfahren, künstlerische Therapien, Psychoedukation u. a. m.

Im weitaus überwiegenden **ambulanten Bereich** zeichnet sich die Kinder- und Jugendpsychiatrie durch vorhandene Strukturen für psychosoziale Therapien durch die „Sozialpsychiatrie-Vereinbarung" aus: Niedergelassene Kinder- und Jugendpsychiater und andere kinder- und jugendpsychiatrisch qualifizierte Kinderärzte, Nervenärzte oder Psychiater können mindestens 1,5 sozial- und heilpädagogische oder psychologische Fachkräfte beschäftigen und eine Quartalspauschale abrechnen (Vereinbarung gemäß § 85 Abs. 2 Satz 4 und § 43a SGB V). Diese „SPV-Vereinbarung" wird regelmäßig durch das Zentralinstitut für die Kassenärztliche Versorgung evaluiert. Mittlerweile haben sich ihr mehr als die Hälfte der Praxen angeschlossen. Die beeinträchtigte psychosoziale Anpassung stellt laut der SPV-Evaluation den stärksten negativen Prädiktor für eine positive Bewertung des Behandlungserfolgs durch den Arzt dar [1076].

19.2 Internationale Evidenz

Zu den schweren, die soziale Teilhabe dauerhaft beeinträchtigenden Störungen gehören bei Kindern und Jugendlichen z. B. die stärker ausgeprägten Aufmerksamkeitsdefizit-Hyperaktivitätsstörungen (ADHS), Autismus-Spektrum-Störungen, depressive Störungen, beginnende Persönlichkeitsstörungen, chronifizierte Essstörungen und auch die bei Jugendlichen zehnmal seltener als bei Erwachsenen auftretenden psychotischen Erkrankungen. Mittlerweile existieren S2- oder S3-Leitlinien für die meisten dieser **schweren Störungen**[1] im Kindes- und Jugendalter unter Beteiligung von bis zu 30 verschiedenen Verbänden.

Der Einbezug von Eltern als **Angehörigenarbeit**, v. a. im Rahmen von **Familientherapie** ist laut dem Gutachten des Wissenschaftlichen Beirats Psychotherapie (2013) bei vielen Störungen als gut evidenzbasiert zu betrachten [1077]. Die in Überarbeitung begriffene S3-Leitlinie Essstörungen spricht davon, dass es mehr methodisch gute RCTs zur Familientherapie als zu anderen Verfahren bei Anorexia nervosa gibt.

Psychoedukation wird sowohl bei circa 80 Prozent der Patienten als auch deren Eltern bei SPV-Behandlung in den entsprechenden Praxen eingesetzt [1076], wo hyperkinetische Störungen (F90) die häufigste Diagnose darstellen. In der S3-Leitlinie zum ADHS (AWMF Reg.Nr. 028-045) werden **Psychoedukation und Elterntraining** auf der Grundlage der sozialen Lerntheorie im Vorschulalter mit einem hohen Evidenzgrad, für Kinder im Schulalter mit einem mittleren Evidenzgrad bei 6 vorliegenden RCTs als wirksam befunden. In zwei dieser Studien verbesserte die Psychoedukation zusätzlich zur Medikation die Behandlungsergebnisse oder war in der Parallelbedingung einer Medikation in der Wirkung gleich. Vorliegende Katamnesen bestätigten

---

1   Suchterkrankungen, Traumafolgestörungen und Sozialverhaltensstörungen werden entsprechend der Ausrichtung dieser Leitlinie nicht näher betrachtet, wenngleich diese auch im Einzelfall schwer beeinträchtigend sein können.

Langzeiteffekte, und eine Prä-Poststudie zur Modifikation eines Elterntrainings über Teletherapie zeigte ebenfalls moderate Effekte (s. Methodenreport zur ADHS-Leitlinie, Anhang 11.4). Ein Gruppenformat ist vorzuziehen. Die Empfehlung zum Einbezug von Pädagoginnen im Kindergarten oder der Schule erreichte den Evidenzgrad B. Evidenzbasierte Manuale liegen vor (Anhang IV.5. der Leitlinie ADHS).

In einer Meta-Analyse über 11 RCTs wurde nachgewiesen, dass auch ein Elterntraining in Form angeleiteter **Selbsthilfe** bei Kindern mit ADHS wirksam ist [1078]. Zu Selbsthilfeprogrammen für Jugendliche mit Depression, überwiegend PC-gestützt, ist laut der S3-Leitlinie Depression (AWMF. Reg. Nr. 028–043) eine Evidenz bei Jugendlichen zwar in Einzelergebnissen vorhanden, insgesamt jedoch nicht überzeugend.

Die Evidenz zu **Sporttherapie** bei depressiven Jugendlichen ist laut der S3-Leitlinie Depression widersprüchlich: 5 RCTs wiesen eine Verbesserung der Depressionswerte nach, 2 kleinere RCTs und eine Studie bei Kindern in Behandlung verblieben ohne Effekt.

Für **Musiktherapie** fand sich in der S3-Leitlinie zu Depression keine hinreichende Evidenz, ein Cochrane Review zu Autismus-Spektrum-Störungen [1079] konnte aber jüngst an 10 Studien positive Effekte auf die soziale Interaktion inner- und außerhalb der Therapie sowie auf die verbale Kommunikation im therapeutischen Kontext – ohne bisher belegte Langzeiteffekte – nachweisen.

Evidenz zu **Ergo- und Beschäftigungstherapie** scheint für Autismus-Spektrum-Störungen mit mäßigen Effektstärken vorzuliegen, v. a. für die Vorgehensweise der sensorischen Integration [1080].

Mittlerweile sehr überzeugend ist die Evidenzlage zu **Home Treatment** bei verschiedenen schweren psychiatrischen Störungen von Kindern und Jugendlichen. Boege et al. [1081, 1082] geben eine Übersicht zur Evidenz dieses inzwischen in den USA und in Europa (Deutschland, Dänemark, Schweiz) verbreiteten Vorgehens und belegen auch dessen Kos-

teneffizienz [1081, 1082]. Home Treatment hat sich für alle Störungsbilder und als gleichwertig gegenüber stationärer Behandlung mit günstigen Langzeiteffekten und sehr guter Akzeptanz bei Patienten und Eltern bestätigt. Der Grundsatz aufsuchender Behandlung wurde inzwischen sozialrechtlich in Form der „Stationsäquivalenten Behandlung" nach § 115 SGB V etabliert (► Abschn. 15.2.2).

Schulbasierte Interventionen, bisher eher als präventive Programme verstanden, haben sich mittlerweile auch zur Behandlung von Depression und Reduktion von Suizidalität bei Jugendlichen bewährt [1083, 1084]. Sie haben in Deutschland allerdings, trotz hinreichender Evidenz, noch einen Experimentierstatus.

19.3 Praxis

Neben den oben genannten evidenzbasierten Verfahren haben sich weitere kinder- und jugendspezifische Vorgehensweisen etabliert, z. B. der Pädagogik entlehnte diverse Formen von **Sozialkompetenztrainings** und nicht zuletzt die handlungsorientierte, erfahrungsbasierte **Erlebnispädagogik/Erlebnistherapie.** Mittels verschiedener Medien (Bogenschießen, Hoch- und Niederseilgarten, Bewegungsspiele, Paddeln, Klettern) wird Aktivierung, Bewältigung von Partneraufgaben sowie Angsttoleranz geübt und anschließend ressourcenorientiert verbalisiert. Leider fehlen neben einzelnen Dissertationen kontrollierte Studien zur Evidenz. Andere Zugänge stellen die verbreiteten, an die DBT-A-Methode[2] angelehnten **Skills-Trainings** bei Selbstverletzungen und beginnenden Persönlichkeitsstörungen dar, ergänzt durch Achtsamkeitsübungen.

Insbesondere in der (teil-) stationären Kinder- und Jugendpsychiatrie werden auch Verfahren körperbezogener Behandlung oder auch kreative Verfahren wie Theater- oder Kunsttherapie eingesetzt. Diesen fehlen ebenfalls noch weitergehende Evidenznachweise.

---

2   Dialektisch-Behaviorale-Therapie für Adoleszente.

Vernetzungsstrategien in der Versorgung werden bereits SGB-übergreifend und sektorenübergreifend erprobt, so als aufsuchende Tätigkeit der kinderpsychiatrischen Institutsambulanzen in Jugendhilfe und Behindertenhilfe, in Kinderkliniken oder im Austausch mit SPV-Praxen. An Rehabilitationsangeboten für schwer psychisch erkrankte Jugendliche mangelt es dennoch stark.

19.4 Herausforderungen

Die wenig ausgebaute Verbreitung schulbasierter Interventionen mit hinreichender Evidenz oder von Maßnahmen der Arbeitsanbahnung mit schlechter Evidenzlage für Jugendliche ist möglicherweise auf Hürden in der Sozialgesetzbuch-überschreitenden Forschung zurückzuführen. Leider ist eine Kooperation zwischen Gesundheits- und Schulsystem nicht systematisch etabliert und föderal sehr unterschiedlich ausgestaltet, was auch für die Schulform der Schulen für Kranke gilt. Für die schweren seelischen Störungen von schulpflichtigen Kindern und Jugendlichen müssten diese flächendeckend etabliert sein und auch ambulante Beschulung anbieten dürfen, was sich erst sehr langsam durchsetzt. Mit den Arbeitsagenturen hat sich insbesondere in den letzten Jahren eine bessere Vernetzung etabliert, und die Möglichkeiten beruflicher Eingliederung haben sich stark differenziert.

„Jugendpsychiatrisch-gemeindepsychiatrische Verbünde" wären sehr wünschenswert, sie existieren nur als Modell. Sie hätten jedoch das sozialrechtlich im SGB VIII festgelegte Primat der Jugendämter hinsichtlich der Hilfeplanung zu respektieren und bedürften einer hohen Verbindlichkeit – anstelle Konkurrenz – aller Teilnehmenden, ferner müssten sie das Schulamt, die Arbeitsagentur und die erwachsenenpsychiatrischen Strukturen einbeziehen. Gerade für seelisch behinderte Kinder und Jugendliche mit schweren Störungen wirkt sich die Versäulung des Sozialhilfesystems nachteilig aus. Eine Leitlinie, wie sie jüngst die Kollegen in den USA vorgelegt haben [1085], muss für Deutschland aus vielen existierenden Einzelprojekten noch entwickelt werden.

Aktuell rückt die Transition Adoleszenter in die erwachsenenpsychiatrischen Behandlungs- und Eingliederungshilfe-Strukturen deutschlandweit und auf EU-Ebene in den Fokus.

Insgesamt wären der Versorgungsforschung für die besonders schwer beeinträchtigten Kinder und Jugendlichen mehr Aufmerksamkeit und mehr Ressourcen zu wünschen.

Psychosoziale Therapie für Menschen mit Intelligenzminderung und psychischer Erkrankung

© DGPPN (Deutsche Gesellschaft für Psychiatrie und Psychotherapie, Psychosomatik und Nervenheilkunde) 2019
U. Gühne et al., *S3-Leitlinie Psychosoziale Therapien bei schweren psychischen Erkrankungen*, https://doi.org/10.1007/978-3-662-58284-8_20

20.1 Bedeutung

Die **Prävalenz der Intelligenzminderung (IM)** liegt in der Durchschnittsbevölkerung zwischen 1 und 3 Prozent, wobei ca. 80 Prozent der Menschen mit einer IM unter einer leichten Intelligenzminderung (IQ 50–69), ca. 12 Prozent unter einer mittelgradigen IM (IQ 35–49) und ca. 7 Prozent unter einer schweren IM (IQ 20–34) leiden [1086]. Menschen mit einer leichten IM sind im Alltag zu einer weitgehend normalen Kommunikation fähig und erlangen Unabhängigkeit in der Selbstversorgung; in ihren emotionalen und sozialen Schwierigkeiten ähneln sie eher der Allgemeinbevölkerung als Personen mit mittelgradiger oder schwerer IM, die in ihrer sprachlichen Leistungsfähigkeit zumindest deutlich beeinträchtigt sind [1087].

Angaben zur **Prävalenz psychischer Störungen** bei Menschen mit IM schwanken erheblich. Die Variabilität der berichteten Prävalenzraten resultiert aus einer Heterogenität der methodologischen Herangehensweisen und variiert nicht nur in Abhängigkeit von der Methodik der Stichprobenziehung, sondern ganz wesentlich in Abhängigkeit vom verwendeten diagnostischen Klassifikationssystem sowie dem Ein- oder Ausschluss von Verhaltensauffälligkeiten. In einer der meistzitierten epidemiologischen Arbeiten [1088] fanden sich Punktprävalenzen zwischen 15,7 und 40,9 Prozent bzw. zwischen 15,6 und 28,3 Prozent, in Abhängigkeit davon, ob die Diagnosen nach klinischem Eindruck oder nach DSM-IV-TR gestellt wurden und ob Verhaltensauffälligkeiten ein- oder ausgeschlossen wurden. Der Zusammenhang zwischen psychischen Störungen, definiert als ein konsentiertes Cluster von psychopathologischen Phänomenen, und Verhaltensauffälligkeiten, definiert als kulturell unangemessenes Verhalten, das für die Betroffenen bzw. das Umfeld zu Belastungen führt und vielfältig verursacht sein kann (z. B. durch Schmerzen, Umweltfaktoren oder das Vorliegen einer psychischen Störung), ist bislang allerdings unklar, weswegen dafür plädiert wird, strikt zwischen beiden Konzepten zu unterscheiden. In einer in Deutschland durchgeführten epidemiologi-

schen Erhebung fanden sich bei einem entsprechenden Vorgehen Prävalenzraten von 10,8 Prozent für das Vorliegen einer psychischen Störung und von 45,3 Prozent für Verhaltensauffälligkeiten [1089].

Es ist angesichts dieser Prävalenzschätzungen davon auszugehen, dass in Deutschland ca. 75.000 bis 300.000 Personen mit IM unter einer psychischen Störung und ca. 300.000 bis 1,25 Mio. Personen mit IM unter Verhaltensauffälligkeiten leiden.

Der **Versorgungsbedarf** von Menschen mit IM ist komplex. Aufgrund ihrer intellektuellen Beeinträchtigung sowie zusätzlicher, oft chronischer körperlicher Erkrankungen und psychischer Störungen benötigen sie Hilfen sehr unterschiedlicher Art, die in Deutschland aus sozialrechtlich unterschiedlichen Hilfesystemen erbracht werden. Die Versorgungsfragmentierung erfordert, dass sich die handelnden Personen als Versorgungspartner verstehen und sich in ihrer interdisziplinären Zusammenarbeit z. B. bezüglich der Zielstellungen einig sind. Das Verhältnis zwischen Heilpädagogik und Psychiatrie gilt jedoch (noch immer) als belastet [1090, 1091].

Mit Blick auf die im Wesentlichen von Angehörigen oder im heilpädagogischen Versorgungssystem erbrachten basalen Versorgungsleistungen (z. B. bzgl. Ernährung und Wohnen) oder auch mit Blick auf die häufig auftretenden Anfallsleiden scheint der **Versorgungsbedarf** von Menschen mit IM in Deutschland als hinreichend gedeckt. In einer kürzlich vorgelegten Untersuchung fand sich aber überproportional häufig ein ungedeckter Versorgungsbedarf bei signifikanten psychischen Belastungen und schwerwiegenden psychischen Störungen [1092]. Dieser Befund deckt sich mit der in den letzten Jahren wiederholt – unter anderem in einem Positionspapier der DGPPN [1093] – geäußerten Kritik an der psychiatrisch-psychotherapeutischen Versorgung von Menschen mit Intelligenzminderung (IM): Der Versorgungsbedarf von Menschen mit IM und zusätzlichen psychischen Beschwerden gilt vielfach als nicht ausreichend beachtet, ein zielgruppenspezifisches Angebot als vor allem im ambulanten Sektor unzureichend ausgebaut und das Regelversorgungssystem als fachlich, organisatorisch und strukturell nicht adäquat ausgestattet. Psychopharmaka seien zwar bei klarer Indikationsstellung ein wesentlicher Bestandteil einer in der Regel multimodalen Behandlung, würden aber zu häufig und trotz fehlender Evidenz auch zur Behandlung von Verhaltensauffälligkeiten verschrieben (vgl. [1094]). Die Thematik ist allerdings nur selten Gegenstand wissenschaftlicher Studien, sodass der Forschungsstand zu zahlreichen Fragestellungen unbefriedigend ist. Die Wirksamkeit psychopharmakologischer Behandlungen von Menschen mit IM wird speziell mit Blick auf die Behandlung von Verhaltensauffälligkeiten vielfach kritisch bewertet [1095–1097]. Die Wirksamkeit psychotherapeutischer Interventionen, die ebenfalls nicht Gegenstand dieser S3-Leitlinie sind, scheint in Teilbereichen zwar vielversprechend, ist aber noch immer zu wenig untersucht [1098]. Vor diesem Hintergrund ist die Wirksamkeit psychosozialer System- oder Einzelinterventionen von besonderer Bedeutung.

20.2 Internationale Evidenz

Die Untersuchung der **Wirksamkeit psychosozialer Interventionen** in der Behandlung von erwachsenen Menschen mit einer psychischen Erkrankung oder mit Verhaltensauffälligkeiten und dem Vorliegen einer Intelligenzminderung in qualitativ hochwertigen Studien ist bisher kaum erfolgt.

Dagnan postulierte 2007 lediglich den wahrscheinlichen Nutzen psychosozialer Interventionen, ohne hier Evidenzen liefern zu können. Bis dahin erfolgte Untersuchungen konzentrierten sich auf individualtherapeutische Ansätze, insbesondere verhaltenstherapeutisch geprägte Interventionen, sowie auf Organisationsaspekte in der Behandlung der Zielgruppe. Zudem richteten sich einige wenige Interventionen an Angehörige oder berücksichtigten den Einfluss von **Angeboten in den Bereichen Arbeit, Wohnen und Freizeit** [1099]. Auch Hemmings et al. [392] konstatierten wenig später einen eklatanten Mangel an wissenschaftlicher Evidenz

hinsichtlich der Effektivität **gemeindepsychiatrischer und multiprofessioneller Versorgung** von Menschen mit IM und psychischen Problemen [392].

Gustafsson et al. [1101] verweisen im Ergebnis einer systematischen Suche nach Übersichtsarbeiten zur Wirksamkeit psychosozialer Interventionen bei erwachsenen Menschen mit IM und/oder einer autistischen Störung sowie begleitenden psychischen Problemen auf drei relevante Arbeiten. In der Hauptsache wurden Verhaltenstherapie bzw. KVT beschrieben. Darüber hinaus wurde in qualitativer Hinsicht schwache Evidenz für **Formen einer integrierten Versorgung** und Unterstützung [1100] identifiziert [1101].

Ein aktuelles Review liefert kaum mehr Evidenz. Koslowski et al. [1098] konnten für psychosoziale Interventionen, u. a. für **Assertive Community Treatment** (ACT) [1102, 1103], keine Effekte auf Verhaltensprobleme, psychopathologische Symptomatik, Lebensqualität und psychosoziale Funktionen im Rahmen quantitativer Synthesen aufzeigen [1098]. Interventionen, die auf eine verbesserte und gezielte Inanspruchnahme von Gesundheitsdienstleistungen bei Menschen mit Intelligenzminderung und psychischen Problemen zielen, bleiben hinsichtlich ihrer Effekte derzeit ebenfalls kaum beurteilbar [1104].

Smith et al. untersuchten kürzlich die Effektivität von Interventionen zur **Verbesserung der beruflichen Teilhabe** beeinträchtigter Menschen. Identifiziert wurden drei Studien mit Menschen mit IM; psychische Probleme wurden nicht explizit herausgestellt. Untersuchte Ansätze waren hierbei Supported Employment, elektronische Assistenzsysteme und spezifische Trainingsansätze [1105].

In einer Metanalyse zeigte sich, dass **kontextbezogene Interventionen** (z. B. multidisziplinäre Ansätze oder Methoden, welche auf eine Veränderung der Umwelt fokussieren), Verhaltensauffälligkeiten bei Menschen mit Intelligenzminderung wirksam reduzieren können [1106].

Die Wirksamkeit von **Schulungen des Betreuungspersonals** mit dem Ziel, problematische Verhaltensweisen von Menschen mit IM positiv zu unterstützen, konnte in einer Cluster-randomisierten Studie hinsichtlich klinischer Outcomes nicht bestätigt werden [1107].

Auch im Bereich der Einzelinterventionen lassen sich nur vereinzelt Studien finden. Pitschel-Walz et al. [1108] fanden für eine Gruppe von 22 schizophren erkrankten Menschen mit Lernbehinderung (IQ 70 bis 85) ein durchaus positives Ergebnis für **manualisierte, interaktive Psychoedukation** [1108]. Eine Pilotstudie, in die 8 Patienten mit einer Psychose und leichter IM eingeschlossen wurden, konnte ebenfalls aufzeigen, dass durch Psychoedukation Wissen und Verständnis für die Erkrankung, die medikamentöse Behandlung und den Erkrankungsverlauf beeinflussende Faktoren verbessert werden konnten [1109].

Spanos et al. [1110] verglichen ein **multidimensionales Programm zur Gewichtsreduktion** zwischen einer Gruppe von intelligenzgeminderten und nicht-intelligenzgeminderten Personen und konnten in beiden Gruppen ähnlich gute Ergebnisse erreichen [1110]. Die Effektivität multimodaler Programme zur Gewichtsreduktion ließ sich auch an anderer Stelle zeigen [1111]. Demgegenüber konnte im Rahmen einer aktuellen Meta-Analyse auf der Basis von 6 RCTs (N = 698) aufgezeigt werden, dass multimodale Programme zur Gewichtsreduktion bei Menschen mit leichter bis mittelgradiger IM und Übergewicht gegenüber einer Nicht-Behandlung nicht wirksamer sind. Allerdings wird kritisiert, dass die Programme hinsichtlich ihrer empfohlenen Komponenten (Diät, körperliche Aktivität und Techniken, die eine Verhaltensänderung stimulieren) deutlichen Entwicklungsbedarf haben. Ansätze, die allein auf eine Gesundheitserziehung zielen, sind ineffektiv [1112]. Zu berücksichtigen ist hierbei, dass psychiatrische Komorbidität nicht explizit beschrieben wurde. Eine ähnliche Fragestellung wurde im Rahmen eines weiteren systematischen Reviews untersucht. Die Autoren konnten aufzeigen, dass gesundheitsfördernde Interventionen bei Menschen mit IM dazu beitragen können, den Hüftumfang zu reduzieren [1113].

In einer Übersicht, in deren Rahmen die Effektivität von **Bewegungsinterventionen** (Laufen, Rollerskating, Aerobic, Ballspiele, Trampolin springen u. a.) auf Verhaltensauffälligkeiten bei Menschen mit IM untersucht wurde, konnte ein Effekt auf deren Reduktion um ca. 30 Prozent nachgewiesen werden. Allerdings war die Mehrheit der Studien von geringer Qualität. Lediglich 2 der 20 identifizierten Studien schlossen eine Kontrollgruppe ein. Mit insgesamt 91 Studienteilnehmern sind die Stichprobenumfänge als sehr klein einzuordnen [1114].

Betrachtet wurden auch **Sensorische Ansätze und Musiktherapie**; doch auch hier ist die Befundlage nicht ausreichend [1115]. Möglicherweise führen **Musiktherapie und Ergotherapie** zur Reduktion bzw. zu einem verminderten Anstieg von Stress bei Patienten mit IM und einer autistischen Störung [1116]. Eine Pilotstudie zeigte zudem positive Effekte einer **Langzeitmusiktherapie** auf das psychopathologische Verhalten von Menschen mit einer schweren Autismus-Spektrum-Störung [1117].

Tiergestützte Therapien haben in der Gruppe intelligenzgeminderter Menschen durchaus eine praktische Bedeutung. Doch liegen hierzu keine Untersuchungen höheren Evidenzgrades vor. Ein erstes systematisches Review zur Effektivität von tiergestützter Therapie auf der Basis von RCTs verweist auf 11 relevante Studien; 7 Studien davon schlossen Menschen mit verschiedenen psychischen Erkrankungen ein; eine Intelligenzminderung der Betroffenen lag hierbei nicht vor. Genutzt wurden in den Therapien Hunde, Katzen, Delphine, Vögel, Kaninchen, Kühe, Frettchen sowie Meerschweinchen [1118]. Ein aktuelles Review, berücksichtigt wurden hierbei Studien unterschiedlicher methodischer Designs, verweist auf 10 Studien zu tiergestützten Therapien bei Menschen mit Intelligenzminderung und ihre positiven Effekte auf Verhalten sowie soziale, kognitive und emotionale Zielgrößen. Die Studienteilnehmer waren überwiegend Kinder und Jugendliche. In der Mehrheit der Fälle lagen eine tiefgreifende Entwicklungsstörung oder ein Downsyndrom vor. Die methodische Qualität wird überwiegend als gering eingeschätzt [1119].

Eine verhaltenstherapeutische Intervention erwies sich in einem aktuellen Trial gegenüber dem **Selbsthilfe-Ansatz** gleichwertig. Die Teilnehmer waren 161 Menschen mit einer Intelligenzminderung und einer Depression [1120]. In Deutschland existiert mit People First (▶ www.menschzuerst.de) der größte Selbsthilfeverband für Menschen mit IM. Weiterhin gibt es verschiedenste Selbsthilfeverbände für Angehörige von Menschen mit IM, insbesondere bzgl. spezifischer genetischer Syndrome. Eine Evaluation dieser Tätigkeiten liegt jedoch nicht vor.

20.3 Praxis

■ Systeminterventionen

Im Rahmen der Eingliederungshilfe leben Menschen mit Intelligenzminderung und zusätzlichen psychischen Störungen oder Verhaltensauffälligkeiten (Menschen mit Doppeldiagnosen) häufig in stationären Wohnstätten für volljährige Menschen mit geistiger oder mehrfacher Behinderung oder in daran angegliederten Außenwohngruppen. Diese **Wohnangebote** richten sich häufig an Bewohner, die einer externen Tagesstruktur, z. B. einer Beschäftigung in einer Werkstatt für behinderte Menschen, nachgehen. Es gibt außerdem sogenannte Intensivpädagogische Wohnstätten bzw. Wohnbereiche, welche an reguläre Wohnstätten angegliedert bzw. als eigenständige Wohnstätten für Menschen mit Doppeldiagnosen vorhanden sind. Es handelt sich dabei um Fachpflegeeinrichtungen für Menschen, die individuellere und intensivere Pflege benötigen, z. B. weil ihr Verhalten zu Problemen und Herausforderungen führt. Intensivpädagogische Einrichtungen verfügen in der Regel über eine interne Tagesstruktur, sind durch einen höheren Betreuungsschlüssel gekennzeichnet und verfügen über inhaltlich und fachlich auf die Zielgruppe zugeschnittene Betreuungskonzepte [1121]. Menschen mit Doppeldiagnosen können bei ausreichendem Funktionsniveau und gegebener Selbstständigkeit im Wohnen auch ambulant unterstützt werden, entweder in einer eigenen angemieteten Wohnung (z. B. „Ambulant betreutes Wohnen flex") oder in einer über den Einrichtungsträger angemieteten Wohnung (z. B. „Ambulant betreutes Wohnen"). Im Wohnbereich wird die alltägliche Versorgung und Betreuung von Menschen mit Doppeldiagnosen in der Regel durch ausgebildete Heilpädagogen geleistet.

Zur **Teilhabe am Arbeitsleben** steht für Menschen mit Doppeldiagnosen eine reguläre Beschäftigung in einer Werkstatt für behinderte Menschen (WfbM) zur Verfügung. WfbMs verfügen in der Regel über Berufsbildungs-, Arbeits- und Förderbereiche. Letztere stehen speziell für Menschen mit IM und erhöhtem Betreuungsbedarf und -aufwand zur Verfügung, welche aufgrund der Art oder Schwere der Behinderung aktuell nicht in den regulären WfbM-Bereichen beschäftigt werden können und z. B. aufgrund der derzeitigen Wohnsituation eine externe Tagesstrukturierung benötigen. Sofern die entsprechenden Voraussetzungen erfüllt sind, ist auch eine Tätigkeit auf dem ersten Arbeitsmarkt an einem an eine WfbM angegliederten Außenarbeitsplatz möglich. Die Betreuung von Menschen mit Doppeldiagnosen im Arbeitsbereich wird in der Regel durch Fachkräfte des jeweiligen Berufsbereichs übernommen, welche im Idealfall über eine sonderpädagogische Zusatzausbildung verfügen.

Leistungen zur Teilhabe am sozialen Leben existieren auch für Menschen mit Doppeldiagnosen. Sie werden durch örtliche Sozialhilfeträger bzw. über die betreuenden Wohneinrichtungen angeboten und stehen z. B. in Form von Wohnstätten mit interner Tagesstrukturierung zur Verfügung. Bei diesen Angeboten geht es um den Erwerb bzw. Erhalt von alltagspraktischen Fähigkeiten, die Unterstützung der Selbstständigkeit und der Gestaltung sozialer Kontakte. Die Betreuung wird durch Heilpädagogen übernommen. Vereinzelt stehen auch Kontakt- und Beratungsstellen für Menschen mit Behinderungen zur Verfügung, welche verschiedene Beratungsangebote, z. B. Beratung bei psychosozialen Problemen, Selbsthilfegruppen, Unterstützung in Notsituationen oder die Organisation und

Betreuung von behindertengerechten Gruppenaktivitäten und Ausflüge anbieten.

■ **Einzelinterventionen**

Menschen mit Doppeldiagnosen haben, wie Menschen mit Intelligenzminderung ohne zusätzliche psychische Auffälligkeiten oder problematische Verhaltensweisen, die Möglichkeit zur **Teilnahme an psychosozialen Einzelinterventionen**, wie z. B. Ergotherapie, Musik oder Kunsttherapie, Bewegungstherapie, Tiergestützte Interventionen oder Alltagstrainings. Training von Betreuungspersonen im Umgang mit herausforderndem Verhalten sind ergänzende Angebote. Diese Einzelinterventionen werden häufig durch kooperierende Partner in Verbindung mit tagesstrukturierenden Maßnahmen in den Wohnstätten oder über individuelle Leistungserbringer angeboten.

In Deutschland liegen bisher kaum Studien zur Evaluation der Wirksamkeit der aufgeführten System- und Einzelinterventionen bei Menschen mit Doppeldiagnosen vor. Es besteht Klinischer Konsens dahingehend, dass die Angebote intensivpädagogischer Wohnstätten für die Bedürfnisse von Menschen mit Doppeldiagnosen hilfreich sind und ausgebaut werden sollten. Fath [1122] beschreibt in ihrer Arbeit die positiven Auswirkungen von Bewegungs und Sporttherapien auf Verhaltensauffälligkeiten. Bezüglich der Einzelinterventionen besteht Klinischer Konsens, dass Ergotherapie und Sport Behandlungsoptionen bei herausforderndem Verhalten sein sollten [1122].

20.4 Herausforderungen

Die Integration pädagogischer und heilpädagogischer Ansätze mit biopsychosozialen Handlungsansätzen ist eine zentrale Herausforderung auf dem Weg, Menschen mit IM psychiatrisch-psychotherapeutische Angebote im Allgemeinen und psychosoziale Interventionen im Besonderen in angemessener, zielgerichteter Form nahezubringen und die Inanspruchnahme solcher Interventionen in der Zielgruppe zu stärken. Dies stellt hohe Anforderungen an die Dialogbereitschaft der Partner in (gemeinde-)psychiatrischen Teams einerseits sowie in den Teams von Wohneinrichtungen, Werkstätten und anderen Angeboten für Menschen mit IM andererseits. Gefordert sind Dialogbereitschaft und das Interesse an den Arbeitsweisen und der Expertise der jeweils anderen Seite. Daneben sind die Anbieter von Hilfen auf beiden Seiten aufgefordert, Wege zu integrierten Behandlungsangeboten im Gesundheitswesen und außerhalb des Gesundheitswesens zu definieren, Modellprojekte zu wagen und so Schritte auf dem Weg zu einem Inklusion fördernden Hilfesystem zu gehen.

Psychosoziale Therapien im höheren Lebensalter

© DGPPN (Deutsche Gesellschaft für Psychiatrie und Psychotherapie, Psychosomatik und Nervenheilkunde) 2019
U. Gühne et al., *S3-Leitlinie Psychosoziale Therapien bei schweren psychischen Erkrankungen*,
https://doi.org/10.1007/978-3-662-58284-8_21

21

21.1 Bedeutung

Demenz und Depression sind die häufigsten psychischen Erkrankungen des höheren Lebensalters. Es liegen bislang nur wenige randomisiert-kontrollierte Studien bei alten Menschen mit diesen Erkrankungen vor, die der Frage nachgehen, ob durch Interventionen im sozialen Umfeld oder durch eine Veränderung der Interaktion der Erkrankten mit ihrem Umfeld ein therapeutischer Einfluss auf die Symptome und den Erkrankungsverlauf gelingen kann. Dafür dürften nicht zuletzt methodische Gründe ausschlaggebend sein. So stellen Studiendesigns dadurch eine komplexe Herausforderung dar, dass bei der Demenz, aber auch bei der Depression im höheren Lebensalter, mit sehr unterschiedlichen Profilen kognitiver und affektiver Beeinträchtigung, somatischer Komorbidität (z. B. Verschlechterung der Sinneswahrnehmungen, Schmerzen, Beeinträchtigungen des Allgemeinzustandes), sowie mit Besonderheiten des Wohnumfelds (häusliches Setting, Wohngemeinschaft, stationäre Pflegeeinrichtung) zu rechnen ist. Zudem bedarf es der Entwicklung von Instrumentarien, die den Erfolg nichtmedikamentöser Interventionen zielgenauer abbilden [1123]. Durch soziotherapeutische Interventionen kann im Kontext von Alter, Demenz und Depression eine Fokussierung auf Erlebnisfähigkeit und individuelle Ressourcen gelingen. Die Aufgabe der Therapeuten besteht bei Menschen mit Demenz darin, die Therapien zu individualisieren, indem sie zentrale Faktoren wie vergangene soziale Rollen, aktuell präsente lebensgeschichtliche Erfahrungen sowie biografische Themen, für die eine Aktivierung wieder wichtig wäre, zu erkennen. Auch die Behandlung der Depression bei älteren Menschen muss auf die spezifischen Bedürfnisse der Erkrankten zugeschnitten sein und erfordert daher auch ein multiprofessionelles Behandlungssystem, das sich am individuellen Lebensumfeld orientiert. Im höheren Lebensalter sind affektive Erkrankungen gleichermaßen häufig mit kognitiven Einbußen und somatischen Erkrankungen verbunden und bergen neben dem hohen Risiko des Verlustes von Selbstständigkeit auch die Gefahr einer erhöhten Mortalität [1124].

21.2 Internationale Evidenz

■ **Evidenz zu psychosozialen Therapien in der Demenzbehandlung**

Die fehlende Standardisierung von Interventionen und die Vielfalt von Behandlungsansätzen erschwert eine Beurteilung der Wirksamkeit von psychosozialen Interventionen. Daher beschränken sich die S3-Leitlinien „Demenzen" (gültig bis 2021; ▶ http://www.awmf.org/leitlinien/detail/ll/038-013.html) auf wenige Handlungsempfehlungen.

Dem Begriff **Training** kommt bei der Demenz eine spezifische Bedeutung zu: Auch Demenzerkrankte können mit Aussicht auf Erfolg trainieren, allerdings sollte das Üben im Alltag stattfinden und an den Bedürfnissen und Notwendigkeiten der individuellen Lebensrealität orientiert sein. Während der Effekt von kognitiv stimulierenden Verfahren auf Verhaltensparameter auch noch nach wenigen Monaten nachweisbar sein kann [1125, 1126], sollte auf ein kognitives Training im engeren Sinne im Fortschreiten des Demenzprozesses verzichtet werden.

Kognitive Stimulations- und Trainingsverfahren bei Menschen mit leichter und moderater Demenz, die gezielt Altgedächtnisinhalte, Problemlösefähigkeit, verbale Kommunikation und kreative Aktivitäten aktivieren, können nachhaltige Effekte zeigen [1127], insbesondere wenn sie vertraute Fähigkeiten aktivieren, die den Patienten aus dem Alltag bekannt sind [1126, 1128, 1129]. Neben einer kognitiven Stimulation profitieren Patienten auch von der Anregung zur Kommunikation und sozialen Interaktion [1127]. Die Aktivierung von Reminiszenzen kann bei allen Erkrankungsgraden klinisch nutzbare und auch nachhaltige, wenn auch kleine Effekte erzeugen [1130]. Bei der Reminiszenztherapie werden Menschen mit Demenz, auch unter Zuhilfenahme von Erinnerungshilfen wie Gegenständen, Musikstücken und Fotos, ermutigt, sich an

Vergangenes zu erinnern, darüber zu sprechen und eine Chronologie ihrer Erinnerungen herzustellen. In einer Metaanalyse über vier sehr heterogene Studien zeigte sich im Follow-up ein Effekt auf Stimmung und Kognition sowie auf lebensqualitätsbezogene Faktoren [1131].

Individualisierte **Ergotherapie** führt bei Menschen mit leichter bis mittelschwerer Demenz unter Einbezug der Bezugspersonen [1132] zum Erhalt von Alltagsfunktionen, indem die Handlungsfähigkeit im individuellen Alltag geübt und gestärkt wird [1133–1137]. Darüber hinaus können ergotherapeutische Strategien negative Verhaltensveränderungen reduzieren und die Belastung der Angehörigen minimieren sowie deren Lebensqualität und Stimmung verbessern [1138, 1139].

Über den gesamten Erkrankungsverlauf zeigt sich die Bedeutung von **Schulungen** für Menschen mit Demenz, ihre Angehörigen und ihr soziales Umfeld. Zentrale Themen der Therapie sind individueller Kontrollverlust, Stigmatisierung, Scham, Angst und Veränderungen vertrauter Beziehungen [1140]. Der Effekt einer **Psychotherapie** bei Patienten mit sehr früher Demenzerkrankung und einem nahen Angehörigen im Gruppentherapiesetting konnte eine signifikante Reduktion depressiver Symptomatik und eine Verbesserung der Lebensqualität bewirken [1141]. Die Therapie bestand aus einem personenzentrierten Ansatz mit multiplen Komponenten und gemeinsamen oder getrennten Sitzungen von Patienten und Angehörigen. Im Mittelpunkt stand jeweils der Einzelne mit seiner jeweiligen Lebensgeschichte und seinem Lebensbild. Kognitiv-behaviorale Interventionen konnten in ersten Studien einen signifikanten Effekt auf Angst bei Menschen mit Demenz bewirken [1142, 1143].

Musiktherapie berührt Emotionalität und Kreativität und regt eine nonverbale und verbale Interaktion und Kommunikation mit den Patienten an. Sie zielt auf die Stärkung der Wahrnehmung, Aufmerksamkeit, Konzentration und aktiven Gestaltung sowie auf die Stimulation visueller, auditiver und taktiler Wahrnehmung und gilt als eine der effektivsten Interventionen zur Beeinflussung von Verhaltensstörungen bei Menschen mit Demenz [1144]. Ein Gruppensetting fördert darüber hinaus die soziale Interaktion zwischen den Patienten [1145, 1146]. In der psychosozialen Behandlung von Menschen mit fortgeschrittener Demenz spielen sensorische Verfahren eine bedeutende Rolle. Bei der **multisensorischen Stimulation**, als Therapieverfahren „Snoezelen" genannt, werden biografiebezogene Stimuli gezielt zur Verarbeitung von Sinneseindrücken (taktil, vestibulär, propriozeptiv, visuell, akustisch, olfaktorisch) in entspannter Atmosphäre vermittelt. Snoezelen kann innere Ruhe, Freude und Aktivität befördern und somit Apathie entgegenwirken [1147, 1148]. Bei Schläfrigkeit tagsüber und bei Schlafstörungen kann eine ausgeprägte **Tagesstrukturierung** mit sozialen und motorischen Aktivitäten in der ersten Tageshälfte eine nachhaltige Akzentverschiebung zugunsten eines erholsamen Nachtschlafes bewirken [1149].

Studien legen nahe, dass **körperliche Aktivierung** einen positiven Effekt auf Alltagsfunktionen [1150], psychische und Verhaltenssymptome [1151] sowie auf Beweglichkeit und Balance [1152] haben kann. Spezifisches körperliches Training bei Demenzerkrankten kann die Fähigkeit zur geteilten Aufmerksamkeitsleistung steigern und damit auch die Sturzgefahr bei Demenz mindern [1153, 1154]. Bei psychomotorischer Unruhe, wie dem sogenannten „Wanderverhalten" bei Demenzerkrankten in der stationären Pflege, weisen Untersuchungen darauf hin, dass Spaziergänge nicht nur die Unruhe, sondern auch die Agitation sowie depressive Symptomatik reduzieren können [1155]. In einer Übersichtsarbeit werden 10 Studien zu verschiedenen Ansätzen der Behandlung des erhöhten Bewegungsdrangs aufgeführt [1156], wobei sich eine, allerdings methodisch schwach belegte, Evidenz für die Wirkung einer gezielten Anwendung körperlicher Aktivität und für multisensorische Stimulation abzeichnet. Schließlich sollten auch **tiergestützte Interventionen** trotz einiger ermutigender Resultate [1157] noch intensiver untersucht werden, bevor eine allgemeine Empfehlung ausgesprochen werden kann [1158].

21

■ **Evidenz zu psychosozialen Therapien in der Behandlung von Depression im Alter**

Bei der Behandlung der Altersdepression leisten neben der evidenzbasierten antidepressiven Pharmakotherapie insbesondere auch multiprofessionelle psychosoziale Behandlungsstrategien einen wesentlichen Beitrag (S3-Leitlinie/ Nationale Versorgungsleitlinie Unipolare Depression 2015; gültig bis 15.11.2020; ▶ http:// www.awmf.org/leitlinien/detail/ll/nvl-005.html). Die Befunde zu Alterspsychotherapie wurden allerdings hauptsächlich auf Basis der Untersuchung „junger" (d. h. 60 bis 80 Jahre) und selbstständig lebender Alter generiert, während sehr alte, kognitiv beeinträchtigte, multimorbide bzw. pflegebedürftige depressiv erkrankte Menschen bisher nur sehr selten als Patientengruppe berücksichtigt wurden [1159]. Dagegen machen Multimorbidität und Immobilität für ältere Patienten **flexiblere Versorgungsstrategien** notwendig, die aufsuchende medizinische und psychosoziale Interventionen einschließen. Es gibt bereits Evidenz für aufsuchende multiprofessionelle und sektorenübergreifende Behandlungsansätze, die im klinischen Alltag der Depressionsbehandlung im Alter erfolgreiche neue Wege aufzeigen könne [1160].

Die kognitiven Einbußen bei Depressionen im Alter umfassen typischerweise Leistungen der Verarbeitungsgeschwindigkeit und der Exekutivfunktionen [1161]. In **kognitivbehavioralen Therapien**, die die Problemlösefähigkeit der Patienten verbessern, werden adäquate Strategien und Handlungsalternativen zur effektiven Problemlösung in den aufeinander aufbauenden Modulen trainiert, die sich sehr nahe am persönlichen sozialen und räumlichen Umfeld der Patienten orientieren [1162, 1163]. Interventionen, deren zentrale Komponenten **Übungs- und Trainingselemente** darstellen, fanden hinsichtlich ihrer potenziellen antidepressiven Wirksamkeit in den letzten Jahren zunehmendes wissenschaftliches Interesse. So konnte der antidepressive Effekt von **Ausdauertraining** mittlerweile gut belegt werden, auch gibt es Hinweise, dass Sport auch bei Patienten mit therapieresistenter Depression einen Zusatznutzen erbringen kann [1164, 1165].

Die Integration von psychosozialer Expertise (psychosoziale und medizinische Evaluierung, Tagesaktivierung, Psychoedukation) in eine **multiprofessionelle und sektorübergreifende Versorgung** von Patienten mit Altersdepression, sowie das Angebot eines stufenweisen Zugangs zu immer spezifischeren Leistungsangeboten, führte zu signifikanten klinischen Effekten auf depressive Symptome, Lebensqualität, Empowerment und Aktivitäten des täglichen Lebens [1163, 1166–1168].

21.3 Praxis

Das Ziel der Behandlung von Menschen mit Demenz ist es, dem Patienten mehr Sicherheit und das Gefühl von Selbstbefähigung und Selbstbestimmtheit zu vermitteln und im klinischen Alltag Gesundheit, Wohlbefinden und Lebensqualität zu fördern. Pflegende Angehörige stellen im klinischen Alltag eine substanzielle Säule in der Therapie dar [1169], etwa bei multimodalen Strategien zur Förderung von Selbstständigkeit oder zum Abbau von auffälligem Verhalten. Neben der Einbindung und Schulung pflegender Angehöriger haben sich als besonders wichtig folgende **Wirkfaktoren** herausgestellt: Individualisierung der Therapie, kurze und eindeutige Anleitungen während der Aktivität, räumliche Anpassung sowie der Einsatz von technischen Hilfen, die den spezifischen und individuellen Bedürfnissen angepasst werden [1170].

Integraler Bestandteil einer akuten Depressionsbehandlung im Alter sollte eine am individuellen Lebensumfeld orientierte und auch auf kognitive Symptome abzielende psychosoziale Intervention sein. Auch hier ist der **Bezug zur Biografie und gegenwärtigen persönlichen Situation** von zentraler Bedeutung. Die Studienlage begründet die Annahme, dass eine kontinuierliche psychosoziale und medizinische Evaluierung und daraus abgeleitete Handlungsstrategien vor Ort einen signifikanten und nachhaltigen Effekt nicht nur auf die Minimierung depressiver Symptome, sondern auch auf den Grad der Behinderung bei der Depression im Alter haben.

21.4 Herausforderungen

Ursachen für bisher nicht genutzte Therapie- und Versorgungsoptionen sind wahrscheinlich nicht zuletzt defizitorientierte Altersbilder sowohl seitens der Hausärzte und Psychotherapeuten wie auch der alten Patienten und Angehörigen selbst [1171, 1172]. So sollten im klinischen Alltag der Behandlung der Depression im Alter persistierende kognitive Leistungseinbußen trotz affektiver Remission kein Grund sein, die Bemühungen einzuschränken. Vielmehr sollten sie als eine therapeutische Herausforderung angesehen werden, da sie den Verlauf der Erkrankung verschlechtern, die Rückfallgefahr erhöhen und die Patienten der Einbuße ihrer Alltagsaktivitäten und einer zunehmenden Abhängigkeit aussetzen können [1173]. Es ist wenig hilfreich, wenn in Leitlinien aufgrund der positiven Evidenzlage Psychotherapie zur Behandlung depressiver Erkrankungen im Alter empfohlen wird, dies aber solange nur theoretische Bedeutung hat, wie in Deutschland nur ein Bruchteil der Depressiven über 60 Jahre auch tatsächlich psychotherapeutisch behandelt werden [1174]. Ebenso wenig hilft es allerdings, wenn in Leitlinien Empfehlungen zu spezifischen psychosozialen Therapien kaum formuliert werden [1175]. Alle therapeutischen Interventionen sollten am persönlichen sozialen und räumlichen Umfeld der Patienten orientiert sein und müssen häufig aufsuchend erfolgen. Schließlich sollte in zukünftigen Studien mehr als bisher darauf geachtet werden, Klinikern klarere Indikationen für einzelne Interventionen an die Hand zu geben, um das Verordnungsverhalten zu optimieren [1176]. Abschließend muss daran erinnert werden, dass sich die psychiatrische Versorgung einer steigenden Zahl von Pflegebedürftigen in Deutschland durch wenig Fantasie und innovativen Mut sowie durch unzureichende Umsetzung evidenzbasierter Empfehlungen auszeichnet [1171]. Eine spezifische psychotherapeutische Versorgung dieses Klientels findet praktisch ebenso wenig statt, wie eine systematische Nutzung wenigstens derjenigen soziotherapeutischen Interventionen, für die befriedigende bis gute Evidenz vorliegt.

Die Bedeutung interkultureller Aspekte in Psychiatrie und Psychotherapie

© DGPPN (Deutsche Gesellschaft für Psychiatrie und Psychotherapie, Psychosomatik und Nervenheilkunde) 2019
U. Gühne et al., *S3-Leitlinie Psychosoziale Therapien bei schweren psychischen Erkrankungen*, https://doi.org/10.1007/978-3-662-58284-8_22

22.1 Bedeutung

Laut Statistischem Bundesamt [1177] belief sich der Anteil der Ende 2016 in Deutschland lebenden **Personen mit Migrationshintergrund** auf 22,5 Prozent der Gesamtbevölkerung (18,6 Millionen, Migrationsbericht des Bundesamts für Migration und Flüchtlinge); hiervon betrug der Anteil der Deutschen mit Migrationshintergrund 11,7 Prozent, der Ausländeranteil 10,9 Prozent [1177].

Europa ist weiterhin die wichtigste **Herkunftsregion** der Bevölkerung mit Migrationshintergrund. Inzwischen haben 2,3 Millionen Menschen ihre Wurzeln im Nahen und Mittleren Osten. Zudem gewinnt Afrika ebenfalls an Bedeutung. Rund 740.000 Menschen sind afrikanischer Herkunft. Nach wie vor ist die Türkei mit Abstand das wichtigste Herkunftsland. 48 Prozent der Bevölkerung mit Migrationshintergrund sind Ausländerinnen beziehungsweise Ausländer und etwa 52 Prozent sind deutsche Staatsbürger mit Migrationshintergrund. Die überwiegende Mehrheit der ausländischen Bevölkerung ist zugewandert (85 Prozent), bei den Deutschen mit Migrationshintergrund ist es etwas mehr als die Hälfte (53 Prozent). Die meisten Deutschen mit Migrationshintergrund besitzen die deutsche Staatsangehörigkeit seit ihrer Geburt (42 Prozent). Sie haben einen Migrationshintergrund, weil mindestens ein Elternteil ausländisch, eingebürgert oder (Spät-)Aussiedler ist. Weitere 33 Prozent sind selbst als (Spät-)Aussiedler nach Deutschland zugewandert. Die übrigen 25 Prozent sind eingebürgert.

Bei der Inanspruchnahme von psychiatrisch-psychotherapeutischen Versorgungsangeboten spielt der **ethnisch-kulturelle Hintergrund eine bedeutende Rolle** [1178]. Nicht selten sind subjektive Entstehungsmodelle psychischer Störungen, Krankheitsverständnis und damit auch Behandlungserwartungen von kulturellen Prägungen und Einflüssen abhängig. Nicht zuletzt wirken sich die häufig schwierigen psychosozialen Rahmenbedingungen von Migranten erschwerend auf die erforderlichen adaptiven Prozesse im Gast-

land aus. Gleichzeitig ist bekannt, dass eine gelungene Akkulturation in Zusammenhang mit psychischer Stabilität und seelischer Gesundheit steht [1179]. Seelische Gesundheit im Rahmen von Migration kann also als Resultat verschiedener interagierender Entwicklungsprozesse betrachtet werden [1180]. Hier spielt neben kulturbezogenen Aspekten, dem Lebensalter und der Identität mit ihrer biografischen Prägung auch der Prozess der Migration eine Rolle.

In der Begegnung mit dem Fremden besteht nach Simmel [1181] zu Beginn Distanz und der Fremde wird zunächst nicht als Element der Gruppe identifiziert [1181], Vorstellungen und Haltungen sind auf beiden Seiten unklar [1182]. Das betrifft auch die wechselseitigen Erwartungen von Behandlern und Patienten mit Migrationshintergrund in der **Arzt-Patient-Beziehung**. Diese können nicht von vornherein deckungsgleich sein. Die Grundlagen der Beziehung müssen erst geschaffen werden, die gegenseitigen Erwartungen bedürfen einer Klärung und Annäherung [1183]. Tseng [1184] fordert, neben der Kultur des Arztes auch die Kultur des Patienten und die Kultur der Medizin(ischen Institutionen) zu berücksichtigen [1184].

Bei Anamnese und Therapie müssen also familiäre, kulturelle, ethnische, sprachliche, politische und religiöse Einflussfaktoren beachtet werden [1185]. Es besteht daher eine prinzipielle Notwendigkeit zur **interkulturellen Öffnung** der Krankenhäuser sowie ambulanten und komplementären Behandlungseinrichtungen. Als wesentlich für interkulturelle Kompetenz ist das Wahrnehmen und Hinterfragen des eigenen kulturellen Standorts anzusehen [1186]. Offenheit, Interesse und respektvolle Neugier auf Ungewohntes stellen nach Oestereich und Hegemann die Grundpfeiler interkultureller Kompetenz dar [1187]. Es geht darum, sich Menschen aus anderen Kulturen nicht schablonenhaft zu nähern, sondern anhand der Biografie des Gegenübers und der Selbstreflexion eigener Werte einen individuellen Zugang zu finden [1188].

Das **Cultural Formulation Interview** (CFI) kann zur Erfassung der unterschiedlichen Gesundheits- und Krankheitskonzepte sowie Behandlungserwartungen eingesetzt werden und trägt dazu bei, Personen mit Migrationshintergrund mit ihren individuellen Vorgeschichten, Lebensumständen und Haltungen besser zu verstehen und zu behandeln [1189].

Da in vielen traditionellen Kulturen die **Familie** die Instanz ist, die Einstellungen ausbildet und Entscheidungen trifft, ist es hilfreich, wichtige Angehörige möglichst in den Therapieprozess einzubeziehen. Auch die Entscheidungsfindung bezüglich einer Therapie kann in vielen Kulturen eine Familienangelegenheit sein [1190], weshalb eine davon abweichende Entscheidung des Einzelnen dazu führen kann, dass der Patient die Unterstützung der Familie verliert. Die kohäsiven sozialen und familiären Strukturen haben nicht selten protektive oder stabilisierende Auswirkungen.

Im Bereich der **Psychopharmakologie** wird zunehmend bekannt, dass Patienten mit nicht-westeuropäischem ethnischem Hintergrund nicht selten einen anderen Medikamentenstoffwechsel aufweisen und daher einer spezifischen Therapie und Überwachung (z. B. Therapeutisches Drug Monitoring) bedürfen. Beim Ansprechen auf die Behandlung mit Psychopharmaka bestehen aufgrund pharmakokinetischer und -dynamischer Unterschiede deutliche Schwankungen zwischen verschiedenen Ethnien [1191, 1192]. Eine große Studie mit schwarzen und lateinamerikanischen Ambulanzpatienten [1193] zeigte, dass Angehörige ethnischer Minderheiten, insbesondere Schwarze, auf die Behandlung mit Antidepressiva (in dieser Studie Citalopram) weniger stark ansprachen. Für einzelne ethnische Gruppen sind inzwischen pharmakogenetische Unterschiede gut bekannt, die bei der Verordnung von Psychopharmaka und bei der klinischen Beurteilung der Response beachtet werden müssen.

Dass der Anteil an Migranten an der Gesamtpatientenzahl der Erwachsenenpsychiatrie aktuell in etwa dem epidemiologischen Bevölkerungsanteil der Migranten entspricht,

wurde mittlerweile in mehreren Studien bestätigt [1194].

22.2 Internationale Evidenz und Praxis

Es gibt zunehmende Evidenz für einen **Einfluss psychosozialer Aspekte** – wie beispielsweise migrationsspezifischer Stressoren – auf Manifestation und Verlauf seelischer Erkrankungen bei Migranten. So finden sich in der Literatur durchaus gewichtige indirekte Hinweise, die nahelegen, dass schwere psychische Störungen bei Migrationshintergrund sogar signifikant vermehrt auftreten können [1195]. Cantor-Graae und Selten [1196] und Selten et al. [1197] beispielsweise wiesen bereits darauf hin, dass Migration einen wichtigen Risikofaktor für die Ätiologie schizophrener Störungen darstellen kann [1196, 1197]. Veling et al. [1198] berichteten, dass die Schizophrenierate unter Migranten in Stadtvierteln Den Haags, in denen nur eine geringe Zahl von Migranten leben, signifikant höher war als in Gebieten mit hoher ethnischer Dichte [1198]. Diese Ergebnisse machen deutlich, dass der Faktor Migration in Zusammenhang mit schweren psychischen Störungen zu beachten und genauer zu untersuchen ist.

Die **Datenlage** aus der Literatur über die Entwicklung psychischer Störungen im Zusammenhang mit dem Migrationsprozess ist jedoch insgesamt noch **inkongruent** und je nach Herkunfts- und Aufnahmeland durchaus heterogen.

Die Komplexität der Fragestellung zeigt sich in weiteren Variablen. Igel, Brähler und Grande [1199] untersuchten den **Einfluss von Diskriminierungserfahrungen** auf die subjektive Gesundheit von Migranten. Personen mit Diskriminierungserfahrungen berichteten von einer signifikant schlechteren Gesundheit [1199]. Diesem Aspekt wird neben sozioökonomischen Faktoren zunehmend stärkere Beachtung geschenkt. Aichberger et al. [1200] fanden in einer Auswertung der deutschen Daten einer bevölkerungsrepräsentativen Untersuchung zu Gesundheit, Altern und sozioökonomischer Lage älterer Menschen in Europa (Survey of Health, Ageing, and Retirement – SHARE) bei Migranten (in diesem Fall nur Personen mit eigener Migrationserfahrung) eine höhere Prävalenz depressiver Symptome (28 Prozent versus 19 Prozent) als bei Nicht-Migranten [1200].

Spezifische Leitlinien für Gesundheitsförderung und Prävention bei Migranten werden (WHO [1201]) zwar nicht dargestellt, jedoch weist die WHO daraufhin, dass Programme und Interventionen an regionale und kulturelle Charakteristika angepasst werden müssen [1201]. Bislang fehlen systematische Untersuchungen in Form von Metaanalysen sowie Fall-Kontroll-Studien in diesem Bereich weitgehend, sodass **evidenzbasierte Leitlinien** auch für den Bereich Gesundheitsförderung und Prävention psychischer Störungen bei Menschen mit Migrationshintergrund noch nicht umfassend formulierbar sind.

Ein Bericht der IMHPA (European Network for Mental Health Promotion and Mental Disorder Prevention) aus dem Jahr 2006 zeigt, dass auf europäischer Ebene zahlreiche **Gesundheitsförderungs- und Präventionsprogramme** existieren, jedoch finden sich unter den 30 Länderbeschreibungen nur aus Luxembourg und Norwegen Hinweise auf die Implementierung von Programmelementen, die spezifisch auf Migrantengruppen fokussiert sind [1202]. Eine Veröffentlichung zu Suizidprävention [1203] fordert einen Zuschnitt der Maßnahmen bezüglich Alter, Bildung, Ethnizität und Sprache. Auch in anderen Studien wird darauf hingewiesen, dass die Präventions- und Interventionsmaßnahmen auf die jeweilige Subgruppe gezielt erfolgen sollten [1204]. Dies wurde von Schouler-Ocak et al. [1205] in einem Suizidpräventionsprojekt auf die Zielgruppe junger Frauen mit türkischem Migrationshintergrund angewandt [1205]; es konnte gleichzeitig nachgewiesen werden, dass eine kulturspezifische Intervention die Zielgruppe erreichen und präventiv wirken kann [1206].

Zeef et al. [1207] beschreiben mögliche **allgemeine Präventionsansätze** für Menschen mit Migrationshintergrund am Beispiel der Sucht [1207]. Für die Rekrutierung und Weiterbildung von muttersprachlichen Experten ist eine enge Zusammenarbeit mit den einzelnen kulturellen Vertretergemeinden zentral. Des Weiteren wird betont, dass Aufklärungs- und Informationsmaterial, sowie mehrsprachige Aufklärungskampagnen zur Verfügung stehen und die Darstellung kulturspezifisch gestaltet sein sollte. Zusätzlich kann das Erreichen einzelner Migrantengruppen durch Stigmatisierung erschwert sein [1208].

Künstlerische Therapien mit einem nonverbalen Therapieansatz könnten gerade bei der Behandlung von Patienten aus anderen Kulturen den therapeutischen Zugang erleichtern. Die Literatur bietet diesbezüglich aber nur wenige Hinweise [1209]. Grube [1210] weist anhand von Fallbeispielen darauf hin, dass Bilder kollektive und archaische Symbole und Bildelemente enthalten, die das sprachfreie Verstehen erweitern könnten. Dieser Zugang weise zwar sprach- und kulturübergreifende Elemente auf, nicht alle Migranten seien jedoch offen für kreativ-gestaltende Ansätze [1210]. Das betrifft auch kulturübergreifende musiktherapeutische Ansätze, über die ebenfalls kaum Publikationen vorliegen.

22.3 Herausforderungen

Die Notwendigkeit der Verbesserung der Gesundheitsförderung von Migranten wird im **Nationalen Integrationsplan** explizit betont: „Gesundheitsförderung für Menschen mit Migrationshintergrund kann und sollte neben übergeordneten Ansätzen in Politik und Lebensraumgestaltung die Ziele Integration bzw. interkulturelle Öffnung, ganzheitliche Ressourcenförderung zur Selbstbestimmung über die eigene Gesundheit und die Prävention spezifischer Risikofaktoren spezieller Risikogruppen beinhalten (…) Zur Verbesserung der gesundheitlichen Versorgung von Migranten bedarf es bedarfsorientierter Angebote, einer interkulturellen Regelversorgung, einer interdisziplinären Vernetzung, der Erschließung adäquater Zugangswege und der Sicherung der Datenbasis." ([1211], S. 100). Das erfordert interkulturelle Öffnung, die Sensitivität und Reflexion von kulturellen Einflüssen und interkulturelle Kompetenz als Teil einer integrativen psychiatrischen und psychosozialen Versorgung [1212]. Kulturell bedingte Unterschiede der Weltbilder, der Wertesysteme und damit der Lebensziele sind nicht selten Ursachen für Missverständnisse in interkulturellen Begegnungen (cultural bias). Dies betrifft nicht nur die Behandlung von Patienten, sondern auch den Umgang von Mitarbeitern und das Leitbild von Institutionen [1184, 1213].

Eine nachhaltige und alltagsfähige Verbesserung der psychiatrisch-psychotherapeutischen Versorgung von Migranten ist nur gewährleistet, wenn die Einrichtungen verbindliche Aktivitäten zur interkulturellen Öffnung entwickeln und diese auch personell zuordnen (Migrationsbeauftragte). Der Einfluss von kultur- und migrationsspezifischen Aspekten auf Ätiologie, Pathoplastik und schwere psychische Störungen ist grundsätzlich unbestritten [1178]. Erfolgreiche Good-Practice-Beispiele in Deutschland sind publiziert, allerdings bislang nicht ausreichend evaluiert [1214].

Alle Institutionen, die sich mit der Versorgung von Patienten mit schweren psychischen Störungen befassen, müssen auch für Patienten mit geringen Kenntnissen der deutschen Sprache eine angemessene Behandlung gewährleisten. Das erfordert Kenntnisse im Umgang mit Dolmetschern und deren Verfügbarkeit (gut organisierte und preiswerte Dolmetscherdienste). Dabei kann es sich z. B. um Gemeindedolmetscherdienste handeln, es sind aber in größeren Kliniken auch Dolmetscherdienste von bilingualem Fachpersonal denkbar [1215]. Der Einsatz von Sprach- und Kulturmittlern sollte routinemäßig dann erfolgen, wenn sprachliche Verständigung nicht ausreichend gewährleistet ist [1216].

Es gibt mittlerweile Leitfäden für einen professionellen Einsatz von Sprach- und Kulturmittlern, die nicht nur einmalig – z. B. bei der stationären Aufnahme – hinzugezogen werden sollten, sondern sich auch eignen, psychiatrische und psychotherapeutische Behandlungen (z. B. Psychoedukation) kontinuierlich zu begleiten. Einfache Regeln helfen hier, Missverständnisse zu vermeiden und die Möglichkeiten, die in einer dolmetschergestützten Behandlung liegen, nutzen zu können [1217]. Auch sollte gewährleistet sein, Manuale und Informationsmaterial in den gängigen Fremdsprachen zur Verfügung zu haben.

Auf dem Gebiet der Psychoedukation und interkulturellen Psychotherapie haben sich mittlerweile diverse Ansätze einer unter kulturellen Gesichtspunkten modifizierten Vorgehensweise entwickelt [1218, 1219].

Leitlinienimplementierung, Qualitätsindikatoren und Desiderate

Inhaltsverzeichnis

Maßnahmen zur Leitlinienimplementierung

© DGPPN (Deutsche Gesellschaft für Psychiatrie und Psychotherapie, Psychosomatik und Nervenheilkunde) 2019
U. Gühne et al., *S3-Leitlinie Psychosoziale Therapien bei schweren psychischen Erkrankungen*,
https://doi.org/10.1007/978-3-662-58284-8_23

Die Bedeutung von Leitlinien ist mittlerweile in allen Bereichen der Gesundheitsversorgung anerkannt. Leitlinien sind sowohl für die individuelle Behandlung von Menschen mit psychischen Erkrankungen als auch für die weitere Ausgestaltung des psychiatrischen Hilfesystems auf der Ebene von Anbietern von Leistungen, Leistungsträgern, in der Finanzierung und allgemein auf politischer Ebene relevant. Die **Wirksamkeit einer Leitlinie in der Routineversorgung** ist letztendlich entscheidend von der methodischen Qualität der gesamten Leitlinie, aber auch von der Akzeptanz bei Betroffenen und Anbietern von Hilfeleistungen und von der Umsetzbarkeit durch die Anwender abhängig. Die konsequente Anwendung von Leitlinien und die Umsetzung der Empfehlungen bedeuten oft und insbesondere dann, wenn einzelne oder mehrere psychosoziale Versorgungsbestandteile oder bestimmte Versorgungsmodule betroffen sind, dass diagnostische und therapeutische Vorgehensweisen verändert werden müssen. Damit müssen neben der methodischen Qualität der Leitlinie auch die kognitiven und emotionalen Gründe sowohl auf Seiten der Anwender als auch politische, ökonomische und gesellschaftliche Faktoren berücksichtigt werden, die der Umsetzung der Leitlinienempfehlungen entgegenstehen. Daher können – beabsichtigte und nicht beabsichtigte – Steuerungswirkungen des Versorgungssystems die Umsetzung behindern oder fördern. Die Implementierung ist von ebenso großer Bedeutung wie die Erarbeitung der Leitlinie.

Mittlerweile ist eine Reihe von Verfahren bekannt, welche die Verbreitung (**Dissemination**) und die **Implementierung von Leitlinien** erleichtern können. So können kognitive Theorien herangezogen werden, die den Wunsch nach Hinzulernen, Kompetenzgewinn und rationalem Handeln nutzen. Außerdem können Verhaltenstheorien (die auf eine Veränderung aufgrund externer Einflüsse und Kontrollen zielen), Sozialtheorien (welche die Reaktion auf sozialen Druck der Leistungsebene oder des Teams untersuchen), Verkaufstheorien (die Reaktionen auf Aufmerksamkeit schaffende Vermarktungsaktivitäten nutzen) und Organisationstheorien (welche Anpassungen des Handelns an Veränderungen organisatorischer Rahmenbedingungen untersuchen) genutzt werden ([1220] in Anlehnung an [1221, 1222]). In Anlehnung an diese Theorien sollten zusätzlich zur passiven Verbreitung (Dissemination) der Leitlinie auch Audits, die den Stand der Umsetzung von Leitlinienempfehlungen überprüfen, Rückmeldungen (Benchmarks) im Rahmen von Vergleichen zwischen verschiedenen Einrichtungen sowie Maßnahmen der Beteiligung von Betroffenen und ihren Angehörigen zum Einsatz kommen [1223].

Insgesamt ist aber weiterhin auffällig, wie wenig Evidenz es zur **Wirksamkeit der Implementierungsstrategien** psychiatrischer Leitlinien hinsichtlich der Nutzung oder gar des Behandlungsergebnisses gibt [1224]. Es besteht weiterhin Unklarheit darüber, welche Maßnahmen der Leitlinienimplementierung unter welchen speziellen Umständen wirksam sind. Ein Cochrane Review zur Frage der Auswirkungen einer systematischen Implementierung psychiatrischer Leitlinien auf Behandlungsprozesse und Behandlungsergebnisse (am Beispiel der Schizophrenie) fand kaum klinisch bedeutsame und nachhaltige Auswirkungen einer Implementierung von Leitlinien [1225]. Auch das naheliegende Potenzial der Patientenversionen von Leitlinien für deren Implementierung wurde bisher noch nicht untersucht.

Es gibt Hinweise, dass der **Einsatz multifaktorieller Strategien der Leitlinienimplementierung** (kontinuierliche Unterstützung mit Expertenkonsultationen, Nutzung psychologischer Methoden zum Umgang mit Umsetzungsbarrieren, Techniken sozialen Marketings) mit einer höheren Effektivität verbunden ist als die Anwendung von Einzelstrategien wie reine Fortbildung und Einzelqualitätssicherungsmaßnahmen [1226].

Erfahrungen bei der Implementierung evidenzbasierter psychosozialer Interventionen verweisen auf zahlreiche Aspekte, die sich fünf Schlüsselbereichen zuordnen lassen und deren Berücksichtigung entscheidend zum Verständnis und Gelingen beitragen können. Das betrifft (i) Merkmale der Intervention selbst (z. B. Evidenzlevel, Komplexität, Manualtreue vs. Adaptation an lokale Verhältnisse), (ii) Merkmale aller an der Intervention Beteiligten (z. B. Kompetenzerweiterung durch Trainingsmaßnahmen, persönliche Widerstände) oder auch (iii) Merkmale der Institution, in der die Intervention implementiert werden soll (z. B. Aspekte der Organisation, Unternehmensphilosophie). Beeinflusst wird der Erfolg einer Implementierung auch von (iv) Settingvariablen außerhalb der Institution sowie (v) von Aspekten des Implementierungsprozesses selbst (z. B. Unterstützung, Zusammenarbeit, Monitoring) [1227].

Die vorliegende Leitlinie hat mehrere Bestandteile, die es ermöglichen, dass die Nutzer sich in unterschiedlicher Tiefe mit den Empfehlungen beschäftigen können. Sie wird im Volltext in Buchform mit der zugrunde liegenden Evidenz und der Kurzfassung der Empfehlungen publiziert. Außerdem wird die Kurzfassung im Internet zugänglich sein, ebenso die ausführlichen Evidenzgrundlagen. Im Methodenreport wird dargestellt, auf welche Weise Evidenz recherchiert und bewertet und wie die Empfehlungen zustande gekommen sind. Des Weiteren gibt es eine Patientenversion der Leitlinie, in der in verständlicher Sprache die wichtigsten Empfehlungen beschrieben sind. Eine Ultra-Kurz-Version bzw. Wartezimmerversion ermöglicht eine große Verbreitung.

Qualitätsindikatoren

U. Gühne et al., *S3-Leitlinie Psychosoziale Therapien bei schweren psychischen Erkrankungen*, https://doi.org/10.1007/978-3-662-58284-8_24

24

Wesentliche Instrumente der Leitlinienimplementierung sind **Qualitätsindikatoren**, welche die Qualität der Behandlung und Versorgung, wie sie in der Leitlinie definiert ist, abbilden sollen. Die Qualität der Behandlung und Versorgung allgemein ist definiert als das „Ausmaß, in dem Gesundheitsdienste für Individuen und Populationen die Wahrscheinlichkeit erwünschter gesundheitlicher Outcomes erhöhen und mit dem gegenwärtigen Wissen des Fachgebiets übereinstimmen" [1228]. Die Qualität der Versorgung von Menschen mit schweren psychischen Erkrankungen ergibt sich daraus, ob die Betroffenen die therapeutischen Maßnahmen erhalten, die sie benötigen, und ob die Maßnahmen so durchgeführt werden, dass die in den Studien beschriebenen positiven Effekte auch eintreten.

Die Beurteilung, ob eine qualitativ hochwertige Behandlung vorliegt, kann in der Routineversorgung nicht generell mittels gesonderter Erhebungen erfolgen, sondern muss sich auf Maße verlassen, die das komplexe Phänomen Behandlungsqualität möglichst gut und vereinfacht abbilden.

Es besteht kein Konsens, wie die Qualität der Behandlung von Menschen mit schweren psychischen Erkrankungen zu erfassen ist. Qualitätsindikatoren kommen auch in Deutschland eine zunehmende Rolle als zentrale Elemente der Qualitätssicherung zu. Die Qualitätsindikatoren basieren in der Regel auf den Empfehlungen evidenzbasierter Leitlinien. Sie eignen sich somit, den Ist-Zustand der Versorgung mit dem in den Leitlinien formulierten Soll-Zustand abzugleichen. Die **Messbarkeit der Qualität der Behandlung** von Menschen mit schweren psychischen Erkrankungen ist allerdings eines der zentralen Probleme, um die Entwicklung und Anwendbarkeit von Qualitätsindikatoren beurteilen zu können. Wesentliche Ergebnisse einer psychiatrischen Behandlung wie die Symptomreduktion und die subjektive Beeinträchtigung bzw. Lebensqualität der Betroffenen können nicht mittels Routinedaten, sondern nur mittels der Anwendung komplexer Messinstrumente erfasst werden. Die Anwendung dieser Instrumente ist jedoch in der Regel mit einem großen personellen Aufwand bei der Datenerfassung und mit hohen Anforderungen an die Analyse und Interpretation der Daten verbunden.

Qualitätsindikatoren für psychosoziale Therapien bei schweren psychischen Erkrankungen stoßen an **Grenzen der Messbarkeit und der Validität**, da die Gesundheitsoutcomes von individuellen Faktoren der Patienten, dem Krankheitsverlauf und soziodemografischen Charakteristika, wie Herkunft, soziale Schicht, finanzielle Ressourcen, psychosoziale Einbindung und familiäre Unterstützungssysteme, abhängen. Qualität zeigt sich in der Art der Interaktion zwischen Betroffenen und einzelnen Komponenten, Teilsystemen und dem Gesamtbehandlungs- und -versorgungssystem. Die Tatsache, dass eine Intervention, die von der Leitlinie empfohlen wird, stattgefunden hat, kann noch nichts über die Angemessenheit im Einzelfall und die Qualität der Durchführung aussagen. Daher geben Qualitätsindikatoren auf der Ebene der Struktur- und Prozessqualität Hinweise auf die Qualität, insbesondere aber auf Unterschiede zwischen verschiedenen Regionen, Einrichtungen und Versorgungssystemen, die Anlass für weitergehende Prüfung sein sollten. Es gibt wenig Literatur zu Indikatoren der Behandlungsqualität [1229].

In den letzten Jahren sind mehrere Initiativen in Deutschland entstanden, in denen **Qualitätsindikatoren für die Behandlung von Menschen mit psychischen Erkrankungen** entwickelt und formuliert wurden. Insbesondere für die Schizophrenie liegen Vorschläge für (teilweise sektorübergreifende) Indikatorensets vor [1229–1231]. Außerdem wurde das Institut für Qualitätssicherung und Transparenz im Gesundheitswesen (IQTiG) durch den Gemeinsamen Bundesausschuss der Ärzte und Krankenkassen beauftragt, das vom AQUA vorgelegte Indikatorenset [1231] zu überarbeiten und weiterzuentwickeln.

Alle Indikatorensets basieren auf einer systematischen Recherche von geeigneten Behandlungsempfehlungen und Schlüsselempfehlungen von S3-Leitlinien. Diese wurden dann in Gruppen aus verschiedenen Interessensvertretern konsentiert. Für zwei Indikatorensets liegen Machbarkeitsstudien vor [1232].

Derzeit sind keine geeigneten Studien verfügbar, die den Zusammenhang von Sammlungen spezifischer Indikatoren oder auch einzelner Qualitätsindikatoren mit dem Behandlungsergebnis bei Menschen mit einer Schizophrenie oder anderer schwerer psychischer Erkrankungen untersuchen. Eine Überprüfung der Validität der Qualitätsindikatoren steht somit noch aus. Aus diesem Grunde kann die Auswahl spezifischer Indikatoren nur vorläufig sein. Für die Beurteilung der psychosozialen Versorgung könnten z. B. folgende Qualitätsindikatoren in Frage kommen:

- Mittlere jährliche kumulative Verweildauer in stationär-psychiatrischer Behandlung
- Krankenhaus-Wiederaufnahmeraten innerhalb von 30 Tagen nach Entlassung
- Arbeit auf dem ersten Arbeitsmarkt
- Besuch einer Selbsthilfegruppe

- Teambasierte gemeindepsychiatrische Behandlung
- Bedarfsdeckung im Wohnbereich
- Einbezug von Angehörigen in die Behandlung
- Teilnahme an Psychoedukation bzw. trialogischen Gruppen
- Unterstützung im Rahmen von Supported Employment
- Angebot eines Krankheits-Selbstmanagementprogramms
- Recovery-Orientierung einzelner Einrichtungen bzw. des gesamten Hilfesystems

Im Rahmen der Erarbeitung der vorliegenden Leitlinie wurden keine Qualitätsindikatoren abgestimmt und konsentiert. Es wird darauf hingewiesen, dass die Festlegung von Qualitätsindikatoren zur Messung der Leitlinienkonformität und der Behandlungsqualität sowie der Anschluss an andere Projekte zwar vorbereitet werden kann, die eigentliche Umsetzung der Leitlinie aber in der Verantwortung der jeweiligen Einrichtung liegt [1220].

Berücksichtigung der Steuerungswirkungen des Versorgungssystems

© DGPPN (Deutsche Gesellschaft für Psychiatrie und Psychotherapie, Psychosomatik und Nervenheilkunde) 2019
U. Gühne et al., *S3-Leitlinie Psychosoziale Therapien bei schweren psychischen Erkrankungen*,
https://doi.org/10.1007/978-3-662-58284-8_25

Was letztendlich an Versorgungsangeboten bei schwer psychisch kranken Menschen ankommt, hängt von vielen Faktoren ab. Zu diesen Faktoren zählen neben persönlichen Faktoren, wie den eigenen Präferenzen und Bedingungen des sozialen Umfelds, auch das **Vorhandensein von regionalen Versorgungsangeboten,** wie niedergelassenen Ärzten und ambulanten Diensten, Kliniken, Rehabilitationseinrichtungen und Angeboten zum unterstützten Wohnen oder Selbsthilfeangeboten [1233].

Die Entscheidungen, wie Behandlungs- und Unterstützungsangebote für schwer psychisch kranke Menschen im Allgemeinen ausgerichtet werden, werden auf überörtlicher oder auch auf Bundesebene getroffen. **Akteure** auf Bundesebene sind beispielsweise der Bundestag, die zuständigen Ministerien, Organe der Selbstverwaltung oder bundesweit agierende Organisationen und Interessenvertretungen, wie z. B. die medizinischen Fachgesellschaften oder Interessenvertretungen von Patienten und Angehörigen. Bei der Regulierung der Versorgung kommen Instrumente zum Tragen, die nach direkten und indirekten Instrumenten unterschieden werden können. Unter direkte Instrumente fallen Gesetze und Durchführungsrichtlinien; unter indirekten Instrumenten können beispielsweise Forschungs- und Entwicklungsprojekte subsummiert werden, in denen neue Leistungsformen entwickelt und evaluiert werden. Aber auch den Ländern und Kommunen kommt eine große Verantwortung bei der Steuerung der Versorgung präventiver, kurativer und rehabilitativer Leistungen zu [1234].

Wie kann die Steuerung des Versorgungssystems für die Implementation von Leitlinien förderlich gestaltet werden? In Deutschland weist das Gesundheits- und Sozialsystem einige Merkmale auf, mit denen es sich von den Systemen in anderen Ländern unterscheidet. Die **Fragmentierung** hat in den vergangenen Jahrzehnten erheblich zugenommen, weil die meisten Differenzierungen von psychosozialen Leistungen durch institutionsbezogene Finanzierungen realisiert wurden, die hinder-

liche Schnittstellen erzeugen. In den Analysen dieser Praxisleitlinie wird z. B. darauf hingewiesen, dass die Übergänge vom Wohnen in Wohnheimen zu Betreuungsformen mit mehr Selbstständigkeit (Außenwohngruppen, ambulant betreutes Wohnen) bis zur Unabhängigkeit derzeit wenig erfolgreich sind, d. h. die meisten Klienten in der stationären Betreuungsform des Wohnheims verbleiben, wenn sie dort „starten".

Ein **Beispiel aus dem Beginn der 1970er-Jahre** zeigt bereits, dass eine stärkere personenzentrierte Versorgung auch unter kostentechnisch ungünstigen Voraussetzungen umsetzbar ist. Damals gab es nur das stationäre Wohnheim. In diesem Zeitraum entwickelten sich verschiedene Enthospitalisierungsprojekte, z. B. in Heilbronn, wo ein Wohnheim mit 100 Plätzen entstand [1235]. Die Betreuung erfolgte durch ein mobiles Team. Die Klienten kamen zu ihren Therapeuten oder diese machten Hausbesuche in den Wohnungen. So konnte die Betreuungsintensität (inkl. Rufbereitschaft, ggf. mobil eingesetzte Nachtbereitschaft in den Wohnungen) zwischen 100 und 0 Prozent individuell dosiert werden ohne Umzug für die Klienten und Unterbrechungen der therapeutischen und sozialen Beziehungen. Mit der Entlassung konnte der Klient in „seiner Wohnung" mit einem Mietvertrag bleiben, dort wo er real eingegliedert worden war, und ggf. zu einem selbst gewählten Zeitpunkt umziehen.

Das „Heim" war keine räumlich geschlossene Immobilie mit Zweckbindung, sondern eine Organisation, die die individuell „dosierbare" Leistung zur Eingliederung mit dezentralen Plätzen zum Wohnen verknüpfte. Die Wohnplätze des „Heims" bildeten ein Fließgleichgewicht: Einem Klienten konnte bei Entlassung seine Wohnung mitgegeben werden, und der Träger suchte sich entsprechenden Ersatz. Klientenbezogene Erwägungen standen im Zentrum. Aus zahlreichen Praxiserfahrungen wurden in den Projekten der Aktion Psychisch Kranke zum „personenzentrierten Ansatz" aus der Kritik der „Rehabilitationskette" Anforderungen an die Personenorientierung auf der Ebene der therapeutischen Arbeit und des Versorgungssystems entwickelt [1043, 1236–1238].

Eine Leitlinie spiegelt immer auch **gesellschaftliche Entwicklungen** wider, kann wiederum aber auch politische und planerische Entscheidungen beeinflussen. So haben die 2006 verabschiedete und 2008 in Kraft getretene UN-Behindertenrechtskonvention (UN-BRK), die eine Art Paradigmenwechsel für die Gestaltung der Hilfen und die Förderung der Autonomie psychisch Erkrankter mit sich bringt, als auch das Bundesteilhabegesetz (BTHG, das in vier Reformstufen von 2017 bis 2023 umgesetzt werden soll), eine erhebliche Auswirkung auf die psychiatrische Versorgung, was auch in der Bewertung der verfügbaren Literatur und den Leitlinienempfehlungen zum Ausdruck kommt.

Mit dem Inkrafttreten der **UN-BRK** wurde die rechtliche Stellung von Menschen mit Behinderungen weiter gestärkt. Formuliert werden als Ziele eine unabhängige Lebensführung sowie gleichberechtigte Möglichkeiten in den Bereichen Wohnen, Ausbildung und Arbeit sowie Freizeit für die Betroffenen [980]. Nachdem große Bereiche der psychiatrischen Rehabilitation lange Zeit dem sogenannten Stufenleiterprinzip folgten, nach dem eine stufenweise Entwicklung in Abhängigkeit persönlicher Meilensteine unterstützt wird, ist zur Erfüllung der Behindertenrechtskonvention ein Paradigmenwechsel erforderlich. Ansätze des Supported Employment (▶ Abschn. 10.4) und des Supported Housing (▶ Abschn. 10.3) beispielsweise zielen auf eine Unterstützung Betroffener im realen Leben [1239]. Unter Berücksichtigung der Nutzer-Präferenzen erhalten Menschen mit (psychischen) Behinderungen die gleichberechtigte Möglichkeit, einer Tätigkeit auf dem ersten Arbeitsmarkt nachzugehen oder ihren Lebensort frei zu wählen

und die erforderliche Unterstützung vor Ort zu erhalten. Insbesondere für Supported Employment liegt überzeugende Evidenz vor [588]. Im Zuge des Updates wurde deshalb für eine Empfehlung dieses arbeitsrehabilitativen Ansatzes die höchste Empfehlungsstärke formuliert. Es besteht Einigkeit, dass die Befähigung zum unabhängigen Wohnen in der Gemeinde eine wichtige Zielgröße psychiatrischer Behandlung schwer psychisch kranker Menschen darstellt und die Prinzipien des Supported Housing diese unterstützt [1240].

2016 wurde das BTHG unter umfassender Beteiligung der Menschen mit Behinderungen und nach intensiver kontroverser Diskussion als **„Gesetz zur Stärkung der Teilhabe und Selbstbestimmung von Menschen mit Behinderungen"** verabschiedet [1241]. Das SGB IX zur „Rehabilitation und Teilhabe behinderter Menschen" wurde dabei nicht nur sprachlich an die Vorgaben der UN-BRK angepasst, sondern durch die Einfügung der Leistungen der Eingliederungshilfe zu einem Leistungsgesetz erhoben. Damit wird den betroffenen Menschen der Zugang zu Leistungen der medizinischen und beruflichen Rehabilitation wesentlich erleichtert. Die Leistungen der Eingliederungshilfe werden ab dem Jahr 2020 aus dem zwölften Sozialgesetzbuch der Sozialhilfe (SGB XII) herausgelöst und damit aus dem Fürsorgestatus in ein Teilhaberecht überführt. Verbunden mit der Herauslösung der Eingliederungshilfe aus der Sozialhilfe ist dann auch die Trennung der existenzsichernden Leistungen von den Fachleistungen der Eingliederungshilfe. Damit entfällt zukünftig die Unterscheidung von ambulanten und stationären Leistungen. Dem Wunsch- und Wahlrecht der Betroffenen wird so eher gerecht werden können [1047] (▶ Abschn. 13.2 Konsequenzen des Bundesteilhabegesetzes (BTHG)).

Desiderate für die Forschung

© DGPPN (Deutsche Gesellschaft für Psychiatrie und Psychotherapie, Psychosomatik und Nervenheilkunde) 2019
U. Gühne et al., *S3-Leitlinie Psychosoziale Therapien bei schweren psychischen Erkrankungen*,
https://doi.org/10.1007/978-3-662-58284-8_26

Diese Leitlinie zielt auf Menschen mit schweren psychischen Störungen. Obwohl diese Gruppe zahlenmäßig umschrieben ist, kommt ihr eine große **Bedeutung** zu. Menschen mit schweren psychischen Störungen sind meist über lange Zeit auf das Versorgungssystem angewiesen. Ein substanzieller Teil der Behandlungsressourcen wird für die Behandlung von Menschen mit schweren psychischen Störungen aufgewandt. Neben der psychopharmakologischen und psychotherapeutischen Behandlung spielen die psychosozialen Interventionen gerade bei dieser Patientengruppe eine besonders große Rolle. Wirksamkeitsforschung ist wichtig. Randomisierte kontrollierte Studiendesigns sind der Goldstandard, um die Wirksamkeit und Kosteneffektivität von Interventionen zu untersuchen [1242]. Das trifft auch für komplexe psychosoziale Interventionen zu.

Psychosoziale Intervention ist nicht gleich psychosoziale Intervention: Was wird genau angeboten? Durch wen? Mit welcher Qualifikation, in welcher Intensität und Dauer? Treatment as usual (TAU) bedeutet heutzutage nicht mehr das, was es vor 40 Jahren bedeutete. Wenn die Kontrollbedingung, gegen die verglichen wird, besser, komplexer oder zumindest anders wird, kann es schwerer werden, selbst die Effekte innovativer Interventionen aufzuzeigen. Bezogen auf gemeindepsychiatrische Ansätze ist bekannt, dass zunehmend häufiger wesentliche Prinzipien der aufsuchenden, teamorientierten und gemeindepsychiatrischen Behandlung auch im Rahmen der Routinebehandlung zur Anwendung kommen, sodass Effekte der zu untersuchenden Interventionen über die Zeit weniger deutlich werden [310]. Diese Herausforderungen müssen in der Aufarbeitung der Evidenz und der Formulierung von Behandlungsempfehlungen berücksichtigt werden.

Zur Beantwortung der Frage: „Was wird genau angeboten?", trägt auch die begriffliche Unterscheidung zwischen Funktion, institutioneller Realisierung und Finanzierung bei. Eine Funktion kann von verschiedenen Institutionen realisiert werden, eine Institution kann verschiedene Funktionen erfüllen. Eine Funktion kann als Teil einer Institution oder als personenbezogene Leistung, die als Komplexleistung für Personen oder als Funktion einer Einrichtung realisiert wird, finanziert werden.

Die Ergebnisse der Evidenzrecherche zu dieser Leitlinie zeigen, dass sich psychosoziale Einzelinterventionen gut mit dem klassischen RCT-Ansatz untersuchen lassen, auch außerhalb des klassischen klinischen Settings. Dies ist auch für sogenannte Systeminterventionen möglich, d. h. wenn es darum geht, zu zeigen, dass eine bestimmte Organisation der Versorgung günstiger und wirksamer ist als eine andere. Dann muss auf Cluster-randomisierte Designs zurückgegriffen werden oder in bestimmten Fällen auch auf nicht-randomisierte kontrollierte Studien. International ist es unstrittig, dass sich nicht nur psychosoziale Einzelinterventionen, sondern die Gestaltung des Versorgungssystems insgesamt auf wissenschaftliche Evidenz stützen muss (Evidence-based Mental Health Services) [330, 1243]. Hier liegen wichtige **Aufgaben der Versorgungsforschung** [1244, 1245]. Mehr Augenmerk sollte hierbei auf Abbruchraten und deren Gründe als auch auf die Erfassung von unerwünschten Wirkungen gelegt werden [1246].

Neben den genannten Interventionen behandelt diese Leitlinie auch die **Grundlagen psychosozialer Interventionen**. Genannt seien hier die Recovery-Orientierung als Grundhaltung im therapeutischen Prozess sowie der Empowerment-Ansatz oder der Ansatz der Partizipativen Entscheidungsfindung. Diese Grundhaltungen sind schwer in experimentellen Designs zu untersuchen. Dort wo es versucht wurde, z. B. im Bereich des Empowerment, reduziert sich die Grundhaltung auf eine umschriebene Intervention im Sinne eines Trainingsmoduls. Es wird deutlich, dass Versorgungsforschung nicht auf qualitative Forschung verzichten kann und sollte [1247]. Gerade das Verständnis komplexer Interventionen, bei denen sich einzelne wirksame Bestandteile und Wirkmechanismen durch randomisierte Studien nur schwer abbilden lassen, kann vom sequenziellen oder gar triangulatorischen Einsatz qualitativer Methoden profitieren [1247, 1248].

Welches Ergebnis sollen gute psychosoziale Interventionen bringen? Was sind die sogenannten **„Outcome-Parameter"** oder **Zielgrößen**, an denen sie sich messen lassen? Die mögliche Palette ist groß: krankheitsassoziierte Merkmale (z. B. Symptomschwere), behandlungsassoziierte Merkmale (z. B. stationäre Behandlungszeiten), Merkmale sozialer Inklusion (z. B. soziale Funktionen, Beschäftigungssituation), Zufriedenheit und Lebensqualität sowie Kosteneffektivität. Viele der genannten Zielgrößen sind sogenannte PROs, Patient-reported Outcomes, also Messgrößen, die auf Patienteneinschätzungen basieren. Eine Konvergenz der Outcome-Parameter und eine Harmonisierung der dahinter stehenden Messinstrumente wären wünschenswert, um insgesamt die Vergleichbarkeit der Studien zu erhöhen. Gleichwohl muss es hier eine Dynamik geben. Waren in Zeiten der Deinstitutionalisierung noch verkürzte stationäre Behandlungszeiten ein zentraler und wichtiger Outcome-Parameter, so treten unter den heutigen Bedingungen mit kurzen stationären Behandlungszeiten und einem ausgebauten ambulanten System andere Parameter, wie z. B. die soziale Inklusion in den Vordergrund. Der Grad der sozialen Inklusion erscheint als Outcome-Parameter psychosozialer Interventionen immer wichtiger, denn trotz gemeindenaher Versorgung sind psychisch kranke Menschen noch immer von Teilbereichen der Gesellschaft ausgeschlossen [554]. Die Entwicklung von Instrumenten, die genau diese Parameter messen, gilt als wichtige Forschungsaufgabe. Hier hat es neue Entwicklungen gegeben, so legten Schützwohl et al. [1249] ein Instrument zur Erfassung der sozialen Inklusion bei schweren psychischen Erkrankungen vor (F-FINK) [1249].

Eine zunehmende Beachtung erfährt die **Patientenrelevanz von Zielgrößen** in Studien. Laut Definition des Instituts für Qualität und Wirtschaftlichkeit im Gesundheitswesen (IQWiG) aus dem Jahr 2006 sind patientenrelevante Outcomes an ihrem Einfluss auf

gesundheitliche Aspekte sowie auf Entscheidungen des Patienten und des Klinikers, mit Ausnahme sog. Surrogatparameter und ökonomischer Ergebnisparameter, zu erkennen. Darüber hinaus umfassen sie alle häufigen und wichtigen unerwünschten Wirkungen der zu untersuchenden Intervention [1242].

Um die **Patientenrelevanz von Studien** zu erhöhen, ist es wünschenswert, Betroffene auch in das Design und die Durchführung von Studien stärker miteinzubeziehen. Partizipative und kollaborative Forschungsansätze wurzeln in unterschiedlichen Forschungstraditionen, in der Aktions- und Praxisforschung, in der konstruktivistischen, feministischen und Empowerment-Forschung sowie den Disability-Studien [1250]. Sie nutzen ein breites Methodenarsenal, wobei qualitative Ansätze dominieren. Menschen mit Erfahrungsexpertise werden dabei sowohl bei der Entwicklung von Fragestellung und Studiendesign als auch der Durchführung, Auswertung und Publikation der Daten beteiligt [1251, 1252]. Es kann davon ausgegangen werden, dass die Berücksichtigung der Sichtweisen von Psychiatrie-erfahrenen Menschen dazu führt, dass weniger symptomorientierte Ergebnisparameter und mehr Outcome-Kriterien im Bereich der subjektiven Lebensqualität, der sozialen Funktionen und Beeinträchtigungen und der sozialen Inklusion verwendet werden.

Die Übersicht zu den **Systeminterventionen** zeigt, dass die Evidenzlage im Bereich der gemeindepsychiatrischen Versorgungsansätze gut ist. Allerdings wurden viele der Studien außerhalb Deutschlands durchgeführt. Aber auch in Deutschland bzw. im deutschsprachigen Raum liegt zunehmend Evidenz vor, die die Wirksamkeit von innovativen und komplexen Interventionen bei Menschen mit schweren psychischen Erkrankungen mittels experimenteller wissenschaftlicher Studien untermauert [361, 363, 364, 400–404]. Gemeindepsychiatrische Ansätze im Rahmen der Frühintervention werden im Update erstmals adressiert. Eine systematische Recherche hierzu ist allerdings (noch) nicht erfolgt. Eine breite Evidenz existiert im Bereich der Arbeitsrehabilitation, insbesondere hinsichtlich des Supported-Employment-Ansatzes (SE) mit rascher Platzierung am Arbeitsplatz im Vergleich zu traditioneller beruflicher Rehabilitation. Auch hierzu liegen mittlerweile Befunde aus dem deutschsprachigen Raum vor [576, 601, 602]. Ganz besonders deutlich wird in den Untersuchungen zur manualisierten Form von SE, dem IPS, wie wichtig die Modelltreue insbesondere bei komplexen Interventionen ist. Wenngleich sich bisher kaum wirksame Elemente herausgreifen lassen, so weiß man, dass mit der Höhe der Modelltreue die Wiedereingliederungsraten in den Arbeitsmarkt größer werden. Dieses Wissen spielt bei der Adaptation komplexer Interventionen an regionale Verhältnisse eine große Rolle.

Vergleichsweise spärlich sind die Befunde zu Wohnangeboten für psychisch kranke Menschen. Es existieren große Unterschiede hinsichtlich der Begrifflichkeiten und der dahinterliegenden Konzepte [473]. Internationale Befunde verweisen insbesondere auf die Effektivität von Ansätzen nach den Prinzipien von Supported Housing. Auch wenn sich die Ergebnisse der internationalen Studien nicht unmittelbar auf die Verhältnisse in Deutschland übertragen lassen, weisen die mit den existierenden Studien verbundenen Prinzipien von Wahlfreiheit, Kontinuität, Bedarfsorientierung und Normalität auch vor dem Hintergrund der Forderungen in der geltenden UN-BRK auf eine große Bedeutung für Deutschland hin. In Artikel 19 der UN-BRK wird das Recht auf eine selbstbestimmte Lebensführung und die Integration in die Gesellschaft betont; eng verbunden sind damit die vergleichbaren Wahlmöglichkeiten, den Lebensort frei zu wählen, die auch anderen Menschen zur Verfügung stehen. Die Präferenzen der Betroffenen werden damit ins Zentrum der Bemühungen gerückt. Bei weiteren empirischen Bemühungen in diesem Bereich sollten die Charakteristika der Leistungsangebote sehr gut definiert werden. Eine Taxonomie dazu findet sich beispielsweise bei Siskind et al. [473].

Bei der Betrachtung der **Einzelinterventionen** ist eine umfangreiche Evidenzlage für die Wirksamkeit psychoedukativer Interventionen zu verzeichnen. Dabei geraten jüngst Ansätze in den Fokus, die diagnoseübergreifend ausgerichtet sind [681]. Für das Training sozialer Fertigkeiten liegt gute Evidenz vor, die die Bewertung sehr differenzierter Ansätze erlaubt [622]. Bei weiteren Arbeiten sollte der Transfer erlernter Fähigkeiten in den Alltag stärker in den Mittelpunkt gerückt werden. Die Bereiche der künstlerischen Therapien und der Ergotherapie würden von weiteren hochwertigen Studien an großen Stichproben profitieren. Die Überlagerung der Effekte psychosozialer Interventionen mit anderen Therapieeffekten, z. B. von pharmakologischer oder psychotherapeutischer Behandlung, erfordert eine aufwendige (aber lohnenswerte) Isolierung der Effekte [1253]. Im Bereich der Bewegungs- und Sporttherapien liegen bisher keine randomisierten kontrollierten Studien für die in dieser Leitlinie betrachtete übergreifende Zielgruppe von Menschen mit schweren psychischen Erkrankungen vor. Vereinzelte Studien existieren, ähnlich wie bei anderen psychosozialen Interventionen, zur Wirksamkeit von Bewegungs- und Sporttherapien bei Menschen mit spezifischen Störungsbildern. Auch hier erschwert die Vielfalt an bewegungstherapeutischen Maßnahmen allgemeingültige Aussagen, die Vergleichsinterventionen variieren stark. Gute Evidenz liegt bisher für die Wirksamkeit des aeroben Ausdauertrainings für verschiedene Diagnosegruppen vor. Viel diskutiert werden in diesen Bereichen motivationale Aspekte. Hohe Drop-out-Raten sind keine Seltenheit und schränken die Bewertung der Ergebnisse deutlich ein. Auch hier können zukünftige Bemühungen dahin gehen, das Phänomen der Abbrüche in den Studien stärker zu untersuchen und zu beschreiben.

Der Bereich der Selbsthilfe und des Selbstmanagements hat in den letzten Jahren einen großen Auftrieb erfahren. Hier geht es nicht nur darum, die Effektivität und Effizienz der einzelnen Angebote zu untersuchen. Im Jahr 2003 hat eine deutsche Expertengruppe aus Vertretern von Wissenschaft, Politik, Sozialversicherung, Ärzteschaft und Selbsthilfe forschungsrelevante Themenkreise definiert. Es gelte, neue Formen der Selbsthilfe, wie z. B. die Nutzung „virtueller" Selbsthilfe durch das Internet, näher zu untersuchen. Von großer Bedeutung sei die Frage nach unterschiedlichen Selbsthilfepotenzialen bei unterschiedlichen Personengruppen, z. B. in Abhängigkeit von Alter, Schichtzugehörigkeit oder Geschlecht. Anwendungsorientierte Fragen sollten sich auf die Aktivierung von Selbsthilfepotenzialen bei den Betroffenen konzentrieren und der Frage nachgehen, wie eine gelungene Kooperation zwischen Selbsthilfe und Professionellen im Gesundheitssystem gestaltet bzw. wie eine Beteiligung und Mitwirkung von Selbsthilfezusammenschlüssen im Gesundheitssystem weiterentwickelt werden kann [27]. Inhärentes Problem der Selbsthilfeforschung bleibt die Unmöglichkeit, Selbsthilfe zu verordnen. Damit ist der Einsatz experimenteller Forschungsdesigns hier begrenzt [210]. Allerdings liegen zunehmend Studien zur Peer-Arbeit vor. Die wissenschaftliche Evidenz zu Ansätzen der Peer-Arbeit ist vielversprechend [223]. Eine aktuelle Untersuchung dazu wurde jüngst in Hamburg durchgeführt [238]. Für die trialogische Arbeit können Erfahrungen aus der Forschung zu den EX-IN- oder Recovery-Kursen hilfreich sein [1254].

Das Update stellt sich auch weiteren „neuen" Interventionsbereichen in der Behandlung schwerer und chronischer psychischer Erkrankungen und legt erstmals Ergebnisse systematischer Recherchen zur **Wirksamkeit gesundheitsfördernder Interventionen** vor. Eine vergleichsweise hohe somatische Morbi-

dität und erhöhte Mortalität in dieser Patientengruppe erfordern geeignete Ansätze, um die körperliche Gesundheit Betroffener zu stärken [26, 968]. Empfohlen werden sie in dieser Leitlinie mit der höchsten Empfehlungsstärke. Gleichwohl sind auch hier weitere qualitativ hochwertige Studien erforderlich, um differenzierte Aussagen zu den einzelnen Komponenten, zu Dauer, Umfang, zu Langzeiteffekten und zu motivationalen Faktoren treffen zu können.

Betrachtet man den bisherigen Erkenntnisstand zur Wirksamkeit psychosozialer Interventionen bei Menschen mit schweren psychischen Erkrankungen, so wird deutlich, dass in den einzelnen Bereichen unterschiedlich starke Evidenz vorliegt, die sich zu großen Teilen aus Studien generiert, die nicht in deutschsprachigen Ländern durchgeführt wurden. Differenzierte Fragestellungen, so z. B. zur Intensität und Dauer einer bestimmten Intervention, zu Setting-spezifischen Aspekten (Wo wird die Intervention durchgeführt?) oder zur Wirksamkeit personengruppenspezifischer Modifikationen bestimmter Anwendungen, müssen derzeit oft unbeantwortet bleiben. Die Beobachtungsintervalle sind insbesondere vor dem Hintergrund der chronisch verlaufenden langen Zeiträume schwerer psychischer Erkrankungen viel zur kurz. Auch hier werden weitere Studien Antworten auf die alte Frage finden müssen: „Welche Behandlungsmaßnahme durch wen, zu welchem Zeitpunkt, führt bei diesem Individuum mit diesem spezifischen Problem unter welchen Bedingungen zu welchem Ergebnis in welcher Zeit?" [1255, 1256].

Serviceteil

Literatur – 444

Literatur

1. DGPPN, DGBS. S3-Leitlinie zur Diagnostik und Therapie Bipolarer Störungen. AWMF-Registernr.: 038-019. Deutsche Gesellschaft für Psychiatrie und Psychotherapie. Psychosomatik und Nervenheilkunde. https://www.dgppn.de/_Resources/Persistent/02c5331d181fbf33dfb4c774c6e6a23e80f358aa/S3_Leitlinie%20Bipolar_11052012_pdf. Zugegriffen am 06.06.2018.

2. DGPPN. S3-Behandlungsleitlinie Schizophrenie. AWMF-Registernr.: 038-009. Darmstadt: Steinkopff; 2006.

3. Kordon A, Lotz-Rambaldi W, Muche-Borowski C, Hohagen F. S3-Leitlinie Zwangsstörungen. Im Auftrag der DGPPN. AWMF-Registernummer 038/017. http://www.dgppn.de/publikationen/leitlinien.html. Zugegriffen am 26.01.2017.

4. DGPPN, BÄK, KBV, AWMF. S3-Leitlinie/Nationale Versorgungsleitlinie Unipolare Depression (2015). http://www.dgppn.de/publikationen/leitlinien.html. Zugegriffen am 26.01.2017.

5. Field MJ, Lohr KN. Clinical practice guidelines: directions for a new program. Washington, DC: The National Academies Press; 1990.

6. AWMF. AWMF-Regelwerk. http://www.awmf.org/leitlinien/awmf-regelwerk/ll-entwicklung.html. Zugegriffen am 30.05.2018.

7. Kösters M, Weinmann S, Becker T. Psychosoziale Therapien bei der Schizophrenie. In: Voderholzer U, Hohagen F, Herausgeber. Therapie psychischer Erkrankungen – State of the Art. München: Urban & Fischer; 2011. S. 94–104.

8. Gühne U, Becker T, Salize H, et al. Wie viele Menschen sind in Deutschland schwer psychisch krank? Psychiatr Prax. 2015;42(8):415–23.

9. Schinnar AP, Rothbard AB, Kanter R, et al. An empirical literature review of definitions of severe and persistent mental illness. Am J Psychiatry. 1990;147(12):1602–8.

10. Ruggeri M, Leese M, Thornicroft G, et al. Definition and prevalence of severe and persistent mental illness. Br J Psychiatry. 2000;177:149–55.

11. Parabiaghi A, Bonetto C, Ruggeri M, et al. Severe and persistent mental illness: a useful definition for prioritizing community-based mental health service interventions. Soc Psychiatry Psychiatr Epidemiol. 2006;41:457–63.

12. Slade M, Powell R, Strathdee G. Current approaches to identifying the severely mentally ill. Soc Psychiatry Psychiatr Epidemiol. 1997;32:177–84.

13. Ceron CC, Moreno PP, Morales AJ, et al. Opinions of health care professionals on the definition of severe mental illness. A qualitative study. An Sist Sanit Navar. 2014;37:223–33.

14. Delespaul P. Consensus regarding the definition of persons with severe mental illness and the number of such persons in the Netherlands. Tijdschr Psychiatr. 2013;55:427–38.

15. Lora A, Bezzi R, Erlicher A. Estimating the prevalence of severe mental illness in mental health services in Lombardy (Italy). Community Ment Health J. 2007;43:341–57.

16. NIMH. National Survey on Drug Use and Health. http://www.nimh.nih.gov/statistics/SMI_AASR.shtml. Zugegriffen am 10.10.2014.

17. Kohn R, Saxena S, Levav I, et al. The treatment gap in mental health care. Bull World Health Organ. 2004;82:858–66.

18. Völlm B, Becker H, Kunstmann W. Psychiatrische Morbidität bei allein stehenden wohnungslosen Männern. Psychiatr Prax. 2004;31(5):236–40.

19. Torchella I, Anbrecht F, Buchkrämer G, et al. Wohnungslose Frauen mit psychischer Erkrankung – eine Feldstudie. Psychiatr Prax. 2004;31:228–35.

20. Salize HJ, Dressing H. Psychiatrische Versorgung im europäischen Strafvollzug. Forensische Psychiatr Psychol Kriminol. 2010;4:70–8.

21. DIMDI. DIMDI – ICD-10-WHO Version 2013 (15.12.2014). http://www.dimdi.de/static/de/klassi/icd-10-who/kodesuche/onlinefassungen/htmlamtl2013/. Zugegriffen am 17.09.2015.

22. Office of the Deputy Prime Minister. Social Exclusion Unit. Mental health and social exclusion. London: Office of the Deputy Prime Minister; 2004.

23. Kilian R, Becker T. Macro-economic indicators and labour force participation of people with schizophrenia. J Ment Health. 2007;16:211–22.

24. Marwaha S, Johnson S. Schizophrenia and employment. Soc Psychiatry Psychiatr Epidemiol. 2004;39:337–49.

25. Leucht S, Burkard T, Henderson J, et al. Physical illness and schizophrenia: a review of the literature. Acta Psychiatr Scand. 2007;116:317–33.

26. De Hert M, Correll CU, Cohen D. Physicall illness in patients with severe mental disorders. I. Prevalence, impact of medications and disparities in health care. World Psychiatry. 2011;10:52–77.

27. Borgetto B. Selbsthilfe und Gesundheit. Analysen, Forschungsergebnisse und Perspektiven in der Schweiz und in Deutschland. Buchreihe des Schweizerischen Gesundheitsobservatoriums. Bern: Huber; 2004.

28. Mueser KT, Frances Deavers F, Penn DL, et al. Psychosocial treatments for schizophrenia. Annu Rev Clin Psychol. 2013;9:465–97.

29. Bandelow B, Lichte T, Rudolf S, Wiltink J, Beutel M. S3-Leitlinie Behandlung von Angststörungen. AWMF-Registernr.: 051-028; 2014.

30. DG – Sucht, DGPPN. S3-Leitlinie Screening, Diagnose und Behandlung alkoholbezogener Störungen. AWMF-Registernr.: 076-001. Arbeitsgemeinschaft der Wissenschaftlichen Medizinischen Fachgesellschaften (AWMF); 2015.

31. Deutsche Gesellschaft für Suchtforschung und Suchttherapie e. V., Deutsche Gesellschaft für Psychiatrie und Psychotherapie, Psychosomatik und Nervenheilkunde e. V. S3-Leitlinie Screening, Diagnostik und Behandlung des schädlichen und abhängigen Tabakkonsums. AWMF-Register Nr. 076-006. Arbeitsgemeinschaft der Wissenschaftlichen Medizinischen Fachgesellschaften; 2015.

32. NICE. Psychosis and schizophrenia in adults. The NICE guideline on treatment and management – Updated edition 2014 [National Clinical Guideline Number 178]. https://www.nice.org.uk/Guidance/CG178.

33. Scottish Intercollegiate Guidelines Network. Management of schizophrenia. [SIGN publication no. 131] 2013. http://www.sign.ac.uk.

34. Moher D, Liberati A, Tetzlaff J, et al. Preferred reporting items for systematic reviews and meta-analyses: the PRISMA statement. PLoS Med. 2009;6(7):e1000097.

35. Guyatt GH, Oxman AD, Kunz R, et al. Going from evidence to recommendations. BMJ. 2008;336(7658): 1049–51.

36. Muijen M, Holloway F, Goldman H. Mental health services. In: Hirsch SR, Weinberger DR, Herausgeber. Schizophrenia. Oxford: Blackwell; 2003. S. 688–700.

37. AGJ. Kinder von psychisch erkrankten und suchtkranken Eltern. Diskussionspapier der Arbeitsgemeinschaft für Kinder- und Jugendhilfe. https://www.agj.de/pdf/5/Kinder_psychisch_kranker_Eltern%20(2).pdf. Zugegriffen am 07.12.2017.

38. Jäckel D, Hoffmann H, Weig W (Eds). Praxisleitlinien. Rehabilitation für Menschen mit psychischen Störungen. Bonn: Psychiatrie; 2010.

39. Davidson L, Lawless MS, Leary F. Concepts of recovery: competing or complementary? Curr Opin Psychiatry. 2005;18(6):664–7.

40. Leucht S, Lasser R. The concepts of remission and recovery in schizophrenia. Pharmacopsychiatry. 2006;39(5):161–70.

41. Andreasen NC, Carpenter WT, Kane JM, et al. Remission in schizophrenia: proposed criteria and rationale for consensus. Am J Psychiatry. 2005; 162(3):441–9.

42. Schrank B, Amering M. „Recovery" in der Psychiatrie. Neuropsychiatr. 2007;21(1):45–50.

43. Liberman RP, Kopelowicz A. Recovery from schizophrenia: a criterion-based definition. In: Ralph RO, Corrigan PW, Herausgeber. Recovery in mental illness: broadening our understanding of wellness. Washington, DC: American Psychological Association; 2005. S. 101–29.

44. Jaeger M, Hoff P. Recovery: conceptual and ethical aspects. Curr Opin Psychiatry. 2012;25:497–502.

45. Vita A, Barlati S. Recovery from schizophrenia: is it possible? Curr Opin Psychiatry. 2018;31(3):246–55.

46. van Eck RM, Burger TJ, Vellinga A, et al. The relationship between clinical and personal recovery in patients with schizophrenia spectrum disorders: a systematic review and meta-analysis. Schizophr Bull. 2018;44(3):631–42.

47. Deegan PE. Recovery: the lived experience of rehabilitation. Psychosoc Rehab J. 1988;11(4):11–9.

48. Kelly M, Gamble C. Exploring the concept of recovery in schizophrenia. J Child Adolesc Psychiatr Ment Health Nurs. 2005;12:245–51.

49. Zipursky RB, Agid O. Recovery, not progressive deterioration, should be the expectation in schizophrenia. World Psychiatry. 2015;14:94–6.

50. Anthony W. Recovery from mental illness: the guiding vision of the mental health service system in the 1990s. Psychosoc Rehab J. 1993;16(4):11–23.

51. Cranach M. Von Rehabilitation zu Recovery – zur Weiterentwicklung des Rehabilitationsbegriffs. In: Becker T, Bäuml J, Pitschel-Walz G, Weig W, Herausgeber. Rehabilitation bei schizophrenen Erkrankungen. Köln: Ärzteverlag; 2007. S. 333–9.

52. Amering M. Recovery und seine Bedeutung für unsere wissenschaftliche Verantwortung. Psychiatr Danub. 2012;24:422–8.

53. Whitley R, Drake RE. Recovery: a dimensional approach. Psychiatr Serv. 2010;61(12):1248–50.

54. Leamy M, Bird V, Le Boutillier C, et al. Conceptual framework for personal recovery in mental health: systematic review and narrative synthesis. Br J Psychiatry. 2011;199(6):445–52.

55. Stuart SR, Tansey L, Quayle E. What we talk about when we talk about recovery: a systematic review and best-fit framework synthesis of qualitative literature. J Ment Health. 2017;26(3):291–304.

56. Knuf A. Selbstbefähigung fördern. Empowerment und psychiatrische Arbeit. Bonn: Psychiatrie; 2004.

57. Reichhart T, Kissling W, Scheuring E, et al. Patientenbeteiligung in der Psychiatrie – eine kritische Bestandsaufnahme. Psychiatr Prax. 2008;35(3):111–21.

58. Prins S. Empowerment und Rehabilitation schizophren Erkrankter aus Betroffenensicht. In: Becker T, Bäuml J, Pitschel-Walz G, Weig W, Herausgeber. Rehabilitation bei schizophrenen Erkrankungen. Köln: Ärzteverlag; 2007. S. 17–22.

59. Lauber C, Rössler W. Empowerment: Selbstbestimmung oder Hilfe zur Selbsthilfe. In: Rössler W, Herausgeber. Psychiatrische Rehabilitation. Berlin: Springer; 2004. S. 146–56.

60. Stevenson C, Jackson S, Barker P. Finding solutions through empowerment: a preliminary study of a solution-orientated approach to nursing in acute psychiatric settings. J Psychiatr Ment Health Nurs. 2003;10(6):688–96.

61. Brandes S, Stark W. Empowerment/Befähigung (09.02.2016). https://www.leitbegriffe.bzga.de/

systematisches-verzeichnis/kernkonzepte-und-entwicklungen-der-gesundheitsfoerderung/empowerment-befaehigung/. Zugegriffen am 13.03.2018.

62. Loss J. Der Empowerment-Ansatz: unscharf, unbequem, unberechenbar – und unentbehrlich. Gesundheitswesen. 2008;70:713–4.

63. Kliche T, Kröger G. Empowerment in Prävention und Gesundheitsförderung – Eine konzeptkritische Bestandsaufnahme von Grundverständnissen, Dimensionen und Erhebungsproblemen. Gesundheitswesen. 2008;70:715–20.

64. Corrigan PW, Faber D, Rashid F, Leary M. The construct validity of empowerment among consumers of mental health services. Schizophr Res. 1999; 1:77–84.

65. Hansson L, Björkman T. Empowerment in people with a mental illness: reliability and validity of the Swedish version of an empowerment scale. Scand J Caring Sci. 2005;1:32–8.

66. Lloyd C, King R, Moore L. Subjective and objective indicators of recovery in severe mental illness: a cross-sectional study. Int J Soc Psychiatry. 2010; 56(3):220–9.

67. Lecomte T, Cyr M, Lesage AD, et al. Efficacy of a self-esteem module in the empowerment of individuals with schizophrenia. J Nerv Ment Dis. 1999; 187(7):406–13.

68. Borras L, Boucherie M, Mohr S, et al. Increasing self-esteem. Efficacy of a group intervention for individuals with severe mental disorders. Eur Psychiatry. 2009;24(5):307–16.

69. Stickley T, Felton A. Promoting recovery through therapeutic risk taking. Ment Health Pract. 2006; 9:26–30.

70. Burr C, Richter D. Zwischen Offenheit und Ablehnung – Die Einstellung von Psychiatriepflegenden gegenüber dem Risikoverhalten ihrer Patienten: Eine qualitative Studie. Psychiatr Prax. 2017;44(6):348–55.

71. Schrank B, Bird V, Rudnick A, et al. Determinants, self-management strategies and interventions for hope in people with mental disorders: systematic search and narrative review. Soc Sci Med. 2012;74(4):554–64.

72. Schrank B, Woppmann A, Grant Hay A, et al. Validation of the Integrative Hope Scale in people with psychosis. Psychiatry Res. 2012;198(3):395–9.

73. Mueser K, Gingerich S. Relapse prevention and recovery in patients with psychosis: the role of psychiatric rehabilitation. Psychiatr Times. 2011;28: 66–71.

74. Nuechterlein KH, Dawson ME. A heuristic vulnerability/stress model of schizophrenic episodes. Schizophr Bull. 1984;10(2):300–12.

75. Rüesch P, Neuenschwander M. Soziale Netzwerke und soziale Unterstützung. In: Rössler W, Herausgeber. Psychiatrische Rehabilitation. Berlin: Springer; 2004. S. 7–20.

76. Chen S, Krupa T, Lysaght R, et al. The development of recovery competencies for in-patient mental health providers working with people with serious mental illness. Adm Policy Ment Health. 2013; 40:96–116.

77. Whitley R, Harris M, Fallot R, et al. The active ingredients of intentional recovery communities: Focus group evaluation. J Ment Health. 2008;17: 173–82.

78. Lakeman R. Mental health recovery competencies for mental health workers: a Delphi study. J Ment Health. 2010;19(1):62–74.

79. Morin L, Franck N. Rehabilitation interventions to promote recovery from schizophrenia: a systematic review. Front Psychiatry. 2017;8:100.

80. Slade M, Amering M, Farkas M, et al. Uses and abuses of recovery: implementing recovery-oriented practices in mental health systems. World Psychiatry. 2014;13:12–20.

81. Warner R. Recovery from schizophrenia and the recovery model. Curr Opin Psychiatry. 2009;22(4): 374–80.

82. Knuf A, Bridler S. Recovery konkret. Psychiatr Prax. 2008;4:26–9.

83. Repper J, Perkins R. Social inclusion and recovery. A model for mental health practice. Edinburgh/New York: Baillière Tindall; 2003.

84. Borg M, Kristiansen K. Recovery-oriented professionals: helping relationships in mental health services. J Ment Health. 2004;13(5):493–505.

85. Coleman R. Recovery: an alien concept. Gloucester: Handsell Publishing; 1999.

86. Le Boutillier C, Leamy M, Bird VJ, et al. What does recovery mean in practice? A qualitative analysis of international recovery-oriented practice guidance. Psychiatr Serv. 2011;62(12):1470–6.

87. Le Boutillier C, Chevalier A, Lawrence V, et al. Staff understanding of recovery-orientated mental health practice: a systematic review and narrative synthesis. Implement Sci. 2015;10:87. https://doi.org/10.1186/s13012-015-0275-4.

88. Burgess P, Pirkis J, Coombs T, et al. Assessing the value of existing recovery measures for routine use in Australian mental health services. Aust N Z J Psychiatry. 2011;45(4):267–80.

89. Campbell LA, Kisely SR. Advance treatment directives for people with severe mental illness. Cochrane Database Syst Rev. 2009;(1):CD005963. https://doi.org/10.1002/14651858.CD005963.pub2.

90. Kemp K, Zelle H, Bonnie RJ. Embedding advance directives in routine care for persons with serious mental illness: implementation challenges. Psychiatr Serv. 2015;66(1):10–4.

91. Mueser KT, Meyer PS, Penn DL, et al. The Illness Management and Recovery program: rationale, development, and preliminary findings. Schizophr Bull. 2006;32(Suppl 1):S32–43.

92. Doughty C, Tse S, Duncan N, et al. The Wellness Recovery Action Plan (WRAP): workshop evaluation. Australas Psychiatry. 2008;16:450–6.

93. Slade M, Bird V, Le Boutillier C, et al. REFOCUS trial: protocol for a cluster randomised controlled trial of a pro-recovery intervention within community based mental health teams. BMC Psychiatry. 2011;11:185.

94. David DH, Styron T, Davidson L. Supported parenting to meet the needs and concerns of mothers with severe mental illness. Am J Psychiatr Rehabil. 2011;14(2):137–53.

95. Slade M. 100 Wege um Recovery zu unterstützen. Ein Leitfaden für psychiatrische Fachpersonen. http://www.pflege-in-der-psychiatrie.eu/files/recovery/100Wege_0813%20(2).pdf. Zugegriffen am 22.05.2018.

96. Zuaboni G, Abderhalden C, Schulz M, Winter A. Recovery praktisch! Schulungsunterlagen. Bern: Universitäre Psychiatrische Dienste (UPD); 2012.

97. Perkins R, Rinaldi M. Das Leben wieder in den Griff bekommen. Ein Handbuch zur Planung deiner eigenen Recovery. 2. Aufl. Bern: Universitäre Psychiatrische Dienste (UPD) Bern Abteilung Forschung Entwicklung Pflege und Pädagogik; 2010.

98. Barker PJ, Buchanan-Barker P. Das Gezeitenmodell. Der Kompass für eine recovery-orientierte, psychiatrische Pflege. Programmbereich Pflege. Bern: Huber; 2013.

99. Deister A. Milieutherapie. In: Möller H-J, Laux G, Kapfhammer H-P, Herausgeber. Psychiatrie und Psychotherapie. 2. Aufl. Berlin/Heidelberg: Springer; 2003. S. 772–91.

100. Linden M, Baudisch F, Popien C, et al. Das ökologisch-therapeutische Milieu in der stationären Behandlung. PPmP. 2006;56(09/10):390–6.

101. Abderhalden C. Milieugestaltung. In: Sauter D, Abderhalden C, Needham I, Wolff S, Herausgeber. Lehrbuch psychiatrische Pflege. 3. Aufl. Bern: Huber; 2012. S. 475–91.

102. Kellam SG, Goldberg SC, Schooler NR, et al. Ward atmosphere and outcome of treatment of acute schizophrenia. J Psychiatr Res. 1967;5(2):145–63.

103. Klass DB, Growe GA, Strizich M. Ward treatment milieu and posthospital functioning. Arch Gen Psychiatry. 1977;34(9):1047–52.

104. Barton R. Hospitalisierungsschäden in psychiatrischen Krankenhäusern. In: Finzen A, Herausgeber. Hospitalisierungsschäden in psychiatrischen Krankenhäusern. München: Piper; 1974. S. 11–79.

105. Heim E. Praxis der Milieutherapie. Berlin: Springer; 1984.

106. Abroms GM. Defining milieu therapy. Arch Gen Psychiatry. 1969;21(5):553–60.

107. Gunderson JG. Defining the therapeutic processes in psychiatric milieus. Psychiatry. 1978;41(4): 327–35.

108. Tuck I, Keels MC. Milieu therapy: a review of development of this concept and its implications for psychiatric nursing. Issues Ment Health Nurs. 1992;13(1):51–8.

109. Ellsworth R, Maroney R, Klett W, et al. Milieu characteristics of successful psychiatric treatment programs. Am J Orthopsychiatry. 1971;41(3): 427–41.

110. Ellsworth RB, Collins JF, Casey NA, et al. Some characteristics of effective psychiatric treatment programs. J Consult Clin Psychol. 1979;47(5):799–817.

111. Moos R, Shelton R, Petty C. Perceived ward climate and treatment outcome. J Abnorm Psychol. 1973;82(2):291–8.

112. Ellsworth RB. Characteristics of effective treatment milieus. In: Gunderson JG, Will OA, Mosher LR, Herausgeber. Principles and practice of milieu therapy. New York: Jason Aronson; 1983. S. 87–123.

113. Vaglum P, Friis S, Irion T, et al. Treatment response of severe and nonsevere personality disorders in a therapeutic community day unit. J Pers Disord. 1990;4(2):161–72.

114. Friedman AS, Glickman NW, Kovach JA. Comparisons of perceptions of the environments of adolescent drug treatment residential and outpatient programs by staff versus clients and by sex of staff and clients. Am J Drug Alcohol Abuse. 1986;12(1–2):31–52.

115. Peterson KA, Swindle RW, Phibbs CS, et al. Determinants of readmission following inpatient substance abuse treatment: a national study of VA programs. Med Care. 1994;32(6):535–50.

116. Pedersen G, Karterud S. Associations between patient characteristics and ratings of treatment milieu. Nord J Psychiatry. 2007;61(4):271–8.

117. Moos RH. Evaluating treatment environments. New York: Wiley; 1974.

118. Engel RR, Knab B, von Doblhoff-Thun C. Stationsbeurteilungsbogen SBB. Weinheim: Beltz; 1983.

119. Collins JF, Ellsworth RB, Casey NA, et al. Treatment characteristics of effective psychiatric programs. Hosp Community Psychiatry. 1984;35(6):601–5.

120. Sauter D, Abderhalden C, Needham I, Wolff S. Lehrbuch Psychiatrische Pflege. 3. Aufl. Bern: Huber; 2011.

121. Krüger H. Therapeutische Gemeinschaften. In: Argelander H, Herausgeber. Soziale und Angewandte Psychiatrie. Psychiatrie der Gegenwart. Berlin: Springer; 1975. S. 711–42.

122. Lees J, Manning N, Rawlings B. Therapeutic community effectiveness: a systematic international review of therapeutic community treatment for people with personality disorders and mentally disordered offenders. Centre for Reviews and Dissemination (CRD Report no. 17). York: University of York; 1999.

123. Haigh R. Therapeutic communities enter the world of evidence-based practice. Br J Psychiatry. 2017;210(5):313–4.

124. Jones M. Social psychiatry in the community in hospitals, and prisons. Springfield: Thomas; 1962.

125. Jones M. Beyond the therapeutic community: social learning and social psychiatry. New Haven: Yale Univerity Press; 1986.

126. Vandevelde S, Broekaert E, Yates R, et al. The development of the therapeutic community in correctional establishments: a comparative retrospective account of the ‚democratic' Maxwell Jones TC and the hierarchical concept-based TC in prison. Int J Soc Psychiatry. 2004;50(1):66–79.

127. Pearce S, Scott L, Attwood G, et al. Democratic therapeutic community treatment for personality disorder: randomised controlled trial. Br J Psychiatry. 2017;210(2):149–56.

128. Hodge S, Barr W, Gopfert M, et al. Qualitative findings from a mixed methods evaluation of once-weekly therapeutic community day services for people with personality disorder. J Ment Health. 2010;19(1):43–51.

129. Loat M. ‚Sharing a struggle': an exploration of mutual support processes in a therapeutic community. Therapeutic Commun Int J Therapeutic Support Organ. 2006;7(2):211–28.

130. Smith LA, Gates S, Foxcroft D. Therapeutic communities for substance related disorder. Cochrane Database Syst Rev. 2006;(1):CD005338. https://doi.org/10.1002/14651858.CD005338.pub2.

131. Hubble MA, Duncan BL, Miller SD (Eds). So wirkt Psychotherapie. Empirische Ergebnisse und praktische Folgerungen. Systemische Studien, Bd. 21. Dortmund: Modernes Lernen; 2001.

132. Grawe K. Psychologische Therapie. Göttingen: Hogrefe; 1998.

133. Antonovsky A. Salutogenese. Zur Entmystifizierung der Gesundheit. Deutsche Herausgabe von Alexa Franke. Tübingen: dgvt; 1997.

134. Scheibler F, Pfaff H. Shared decision-making. Der Patient als Partner im medizinischen Entscheidungsprozess. Juventa Materialien. Weinheim: Juventa; 2003.

135. Loh A, Simon D, Kriston L, et al. Patientenbeteiligung bei medizinischen Entscheidungen: Effekte der Partizipativen Entscheidungsfindung aus systematischen Reviews. Dtsch Arztebl. 2007;21:53–81.

136. Bieber C, Gschwendtner K, Müller N, et al. Partizipative Entscheidungsfindung (PEF) – Patient und Arzt als Team. Psychother Psychosom Med Psychol. 2016;66(5):195–207.

137. Donner-Banzhoff N. Partizipative Entscheidungsfindung. In: Pfaff H, Neugebauer E, Glaeske G, Schrappe M, Herausgeber. Lehrbuch der Versorgungsforschung: Systematik – Methodik – Anwendung. Stuttgart: Schattauer; 2011. S. 64–7.

138. Duncan E, Best C, Hagen S. Shared decision making interventions for people with mental health conditions. Cochrane Database Syst Rev. 2010;(1): CD007297. https://doi.org/10.1002/14651858.CD007297.pub2.

139. Laine C, Davidoff F, Lewis CE, et al. Important elements of outpatient care: a comparison of patients' and physicians' opinions. Ann Intern Med. 1996;125(8):640–5.

140. Alguera-Lara V, Dowsey MM, Ride J, et al. Shared decision making in mental health: the importance for current clinical practice. Australas Psychiatry. 2017;25(6):578–82.

141. Joseph-Williams N, Elwyn G, Edwards A. Knowledge is not power for patients: a systematic review and thematic synthesis of patient-reported barriers and facilitators to shared decision making. Patient Educ Couns. 2014;94(3):291–309.

142. Kiesler DJ, Auerbach SM. Optimal matches of patient preferences for information, decision-making and interpersonal behavior: evidence, models and interventions. Patient Educ Couns. 2006;61(3):319–41.

143. Stacey D, Bennett CL, Barry MJ, et al. Decision aids for people facing health treatment or screening decisions. Cochrane Database Syst Rev. 2011;(10): CD001431. https://doi.org/10.1002/14651858.CD001431.pub3.

144. Loh A, Simon D, Wills CE, et al. The effects of a shared decision-making intervention in primary care of depression: a cluster-randomized controlled trial. Patient Educ Couns. 2007;67(3):324–32.

145. Hamann J, Cohen R, Leucht S, et al. Do patients with schizophrenia wish to be involved in decisions about their medical treatment? Am J Psychiatry. 2005;162(12):2382–4.

146. Hamann J, Langer B, Winkler V, et al. Shared decision making for in-patients with schizophrenia. Acta Psychiatr Scand. 2006;114(4):265–73.

147. Link BG, Phelan JC. Stigma and its public health implications. Lancet. 2006;367(9509):528–9.

148. Thornicroft G, Brohan E, Rose D, et al. Global pattern of experienced and anticipated discrimination against people with schizophrenia: a cross-sectional survey. Lancet. 2009;373(9661):408–15.

149. Schlier B, Lincoln TM. Blinde Flecken? Der Einfluss von Stigma auf die psychotherapeutische Versorgung von Menschen mit Schizophrenie. Verhaltenstherapie. 2016;26(4):279–90.

150. Corrigan PW, Larson JE, Rüsch N. Self-stigma and the „why try" effect: impact on life goals and evidence-based practices. World Psychiatry. 2009; 8(2):75–81.

151. Angermeyer MC, Matschinger H, Schomerus G. Attitudes towards psychiatric treatment and people with mental illness: changes over two decades. Br J Psychiatry. 2013;203(2):146–51.

152. Schomerus G, Schwahn C, Holzinger A, et al. Evolution of public attitudes about mental illness: a systematic review and meta-analysis. Acta Psychiatr Scand. 2012;125(6):440–52.
153. Clement S, Schauman O, Graham T, et al. What is the impact of mental health-related stigma on help-seeking? A systematic review of quantitative and qualitative studies. Psychol Med. 2015;45(1): 11–27.
154. Schnyder N, Panczak R, Groth N, et al. Association between mental health-related stigma and active help-seeking: systematic review and meta-analysis. Br J Psychiatry. 2017;210(4):261–8.
155. Corrigan PW, Druss BG, Perlick DA. The impact of mental illness stigma on seeking and participating in mental health care. Psychol Sci Public Interest. 2014;15(2):37–70.
156. Stolzenburg S, Freitag S, Evans-Lacko S, et al. The stigma of mental illness as a barrier to self labeling as having a mental illness. J Nerv Ment Dis. 2017;205(12):903–9.
157. Fung KMT, Tsang HWH, Corrigan PW. Self-stigma of people with schizophrenia as predictor of their adherence to psychosocial treatment. Psychiatr Rehabil J. 2008;32(2):95–104.
158. Schomerus G, Angermeyer MC. Psychiatrie – endlich entstigmatisiert? Psychiatr Prax. 2013;40(2): 59–61.
159. Zippay AL. Psychiatric residences: notification, NIMBY, and neighborhood relations. Psychiatr Serv. 2007;58(1):109–13.
160. Angermeyer MC, Matschinger H, Holzinger A, et al. Psychiatric services in the community? The German public's opinion in 1990 and 2011. Epidemiol Psychiatr Sci. 2013;22(4):339–44.
161. Stadler SM. Einstellungen und Soziale Distanz gegenüber psychisch Kranken. Positive Wirkung sozialer Kontakte im Umfeld einer gemeindepsychiatrischen Tagesstätte im Vergleich zu einer Kontrollregion. Z Psychiatr Psychol Psychother. 2010;58(4):265–73.
162. Link BG, Phelan J. Stigma power. Soc Sci Med. 2014;103:24–32.
163. Schomerus G, Bauch A, Elger B, et al. Das Stigma von Suchterkrankungen verstehen und überwinden. Sucht. 2017;63(5):253–9.
164. Corrigan PW. Best practices: strategic stigma change (SSC): five principles for social marketing campaigns to reduce stigma. Psychiatr Serv. 2011;62(8):824–6.
165. Schulze B, Richter-Werling M, Matschinger H, et al. Crazy? So what! Effects of a school project on students' attitudes towards people with schizophrenia. Acta Psychiatr Scand. 2003;107(2):142–50.
166. Thornicroft G, Mehta N, Clement S, et al. Evidence for effective interventions to reduce mental-health-related stigma and discrimination. Lancet. 2016;387(10023):1123–32.
167. Aktionsbündnis Seelische Gesundheit. Entstigmatisierung psychischer Erkrankungen. https://www.seelischegesundheit.net/images/stories/themendienst/entstigmatisierung-psychischer-erkrankungen/2013-12-11-themendienst-entstigmatisierung-psychischer-erkrankungen.pdf. Zugegriffen am 11.04.2018.
168. Steinhart I, Wienberg G. Das Funktionale Basismodell für die gemeindepsychiatrische Versorgung schwer psychisch kranker Menschen – Mindeststandard für Behandlung und Teilhabe. Psychiatr Prax. 2016;43:65–8.
169. Rüsch N, Xu Z. Strategies to reduce mental illness stigma. In: Gaebel W, Rössler W, Sartorius N, Herausgeber. The stigma of mental illness-end of the story? Berlin/Heidelberg: Springer; 2017. S. 451–67.
170. Corrigan PW, Kosyluk KA, Rüsch N. Reducing self-stigma by coming out proud. Am J Public Health. 2013;103(5):794–800.
171. Rüsch N, Abbruzzese E, Hagedorn E, et al. Efficacy of Coming Out Proud to reduce stigma's impact among people with mental illness: pilot randomised controlled trial. Br J Psychiatry. 2014;204: 391–7.
172. Rothbauer J, Spiessl H, Schön D. Angehörigen-Informationstage. Einstellungen und Bedürfnisse von Angehörigen schizophrener Patienten. Psychiatr Prax. 2001;28(3):118–22.
173. Fähndrich E, Kempf M, Kieser C, et al. Die Angehörigenvisite (AV) als Teil des Routineangebotes einer Abteilung für Psychiatrie und Psychotherapie am Allgemeinkrankenhaus. Psychiatr Prax. 2001; 28(3):115–7.
174. Schmid R, Schielein T, Jakob W, et al. Entlassungsbriefe an Angehörige von psychisch Kranken: Vermittlung von Unterstützungsangeboten und Psychoedukation. Psychiatr Prax. 2008;35(6):302–5.
175. Spießl H, Straube D, Neulinger H, et al. Patienteninformationsblatt bei Entlassung aus der psychiatrischen Klinik. Krankenhauspsychiatrie. 2001; 12(3):129–30.
176. Schmid R, Cording C, Spießl H. Bedeutung emotionaler Belastungen für die Angehörigenarbeit – Hintergründe und praktische Konsequenzen. Psychoneuro. 2007;33(01/02):34–42.
177. Schmid R, Spießl H, Vukovich A, et al. Belastungen von Angehörigen und ihre Erwartungen an psychiatrische Institutionen. Literaturübersicht und eigene Ergebnisse. Fortschr Neurol Psychiatr. 2003;71(3):118–28.
178. Ostacher MJ, Nierenberg AA, Iosifescu DV, et al. Correlates of subjective and objective burden among caregivers of patients with bipolar disorder. Acta Psychiatr Scand. 2008;118(1):49–56.
179. Perlick DA, Rosenheck RA, Miklowitz DJ, et al. Caregiver burden and health in bipolar disorder: a cluster analytic approach. J Nerv Ment Dis. 2008;196(6):484–91.

180. Jungbauer J, Wittmund B, Dietrich S, et al. The disregarded caregivers: subjective burden in spouses of schizophrenia patients. Schizophr Bull. 2004;30(3):665–75.
181. Lenz A. Riskante Lebensbedingungen von Kindern psychisch und suchtkranker Eltern – Stärkung ihrer Resilienzressourcen durch Angebote der Jugendhilfe. Expertise im Rahmen des 13. Kinder – und Jugendberichts der Bundesregierung; 2009.
182. Hyde JA. Bipolar illness and the family. Psychiatric Q. 2001;72(2):109–18.
183. Kanfer FH, Reinecker H, Schmelzer D. Selbstmanagement-Therapie. Ein Lehrbuch für die klinische Praxis. Heidelberg: Springer Medizin; 2006.
184. Scheidhauer H. Entwicklung eines Selbstmanagement-Trainingsprogramms für Menschen in Selbsthilfegruppen mit bipolaren Störungen. Freiburg: Pädagogische Hochschule Freiburg; 2005.
185. Levitt AJ, Mueser KT, DeGenova J, et al. Randomized controlled trial of illness management and recovery in multiple-unit supportive housing. Psychiatr Serv. 2009;60:1629–36.
186. Färdig R, Lewander T, Melin L, et al. A randomized controlled trial of the illness management and recovery program for persons with schizophrenia. Psychiatr Serv. 2011;62(6):606–12.
187. Hasson-Ohayon I, Roe D, Kravetz S. A randomized controlled trial of the effectiveness of the illness management and recovery program. Psychiatr Serv. 2007;58(11):1461–6.
188. McGuire AB, Kukla M, Green A, et al. Illness management and recovery: a review of the literature. Psychiatr Serv. 2014;65(2):171–9.
189. Morgan AJ, Jorm AF. Self-help interventions for depressive disorders and depressive symptoms: a systematic review. Ann Gen Psychiatry. 2008;7:13.
190. Anderson L, Lewis G, Araya R, et al. Self-help books for depression: how can practitioners and patients make the right choice? Br J Gen Pract. 2005;55(514):387–92.
191. Gregory RJ, Canning SS, Lee TW, Wise JC. Cognitive bibliotherapy for depression: a meta-analysis. Prof Psychol Res Prax. 2004;35(3):275–80.
192. Cuijpers P. Bibliotherapy in unipolar depression: a meta-analysis. J Behav Ther Exp Psychiatry. 1997;28(2):139–47.
193. Gellatly J, Bower P, Hennessy S, et al. What makes self-help interventions effective in the management of depressive symptoms? Meta-analysis and meta-regression. Psychol Med. 2007;37(9):1217–28.
194. Fanner D, Urquhart C. Bibliotherapy for mental health service users Part 1: a systematic review. Health Info Libr J. 2008;25(4):237–52.
195. Finn J. An exploration of helping processes in an online self-help group focusing on issues of disability. Health Soc Work. 1999;24(3):220–31.
196. Klein JP, Gerlinger G, Knaevelsrud C, et al. Internetbasierte Interventionen in der Behandlung psychischer Störungen. Überblick, Qualitätskriterien, Perspektiven. Nervenarzt. 2016;87(11):1185–93.
197. Stein J, Röhr S, Luck T, et al. Indikationen und Evidenz von international entwickelten Online-Coaches zur Intervention bei psychischen Erkrankungen – ein Meta-Review. Psychiatr Prax. 2018;45(1):7–15.
198. Andrews G, Basu A, Cuijpers P, et al. Computer therapy for the anxiety and depression disorders is effective, acceptable and practical health care: an updated meta-analysis. J Anxiety Disord. 2018;55:70–8.
199. Sander L, Ebert DD, Baumeister H. Internet- und mobilebasierte Psychotherapie der Depression. Fortschr Neurol Psychiatr. 2017;85(1):48–58.
200. Karyotaki E, Riper H, Twisk J, et al. Efficacy of self-guided internet-based cognitive behavioral therapy in the treatment of depressive symptoms: a meta-analysis of individual participant data. JAMA Psychiat. 2017;74(4):351–9.
201. Karyotaki E, Kemmeren L, Riper H, et al. Is self-guided internet-based cognitive behavioural therapy (iCBT) harmful? An individual participant data meta-analysis. Psychol Med. 2018:1–11. https://doi.org/10.1017/S0033291718000648.
202. Alvarez-Jimenez M, Alcazar-Corcoles MA, González-Blanch C, et al. Online, social media and mobile technologies for psychosis treatment: a systematic review on novel user-led interventions. Schizophr Res. 2014;156(1):96–106.
203. Hidalgo-Mazzei D, Mateu A, Reinares M, et al. Internet-based psychological interventions for bipolar disorder: review of the present and insights into the future. J Affect Disord. 2015;188:1–13.
204. Löbner M, Stein J, Rost T, et al. Innovative E-Health-Ansätze für komorbide Depressionen bei Patienten mit Adipositas: Nutzungsakzeptanz aus Patienten- und Expertenperspektive. Psychiatr Prax. 2017;44(5):286–95.
205. Schrank B, Seyringer ME, Berger P, Katschnig H, Amering M. Schizophrenie und Psychose im Internet. Psychiatr Prax. 2006;33(6):277–81.
206. Wenzel J. Vertraulichkeit und Anonymität im Internet. Problematik von Datensicherheit und Datenschutz mit Lösungsansätzen. In: Etzersdorfer E, Fiedler G, Witte M, Herausgeber. Neue Medien und Suizidalität. Gefahren und Interventionsmöglichkeiten. Göttingen: Vandenhoeck & Ruprecht; 2003. S. 56–70.
207. Becker K, El-Faddagh M, Schmidt MH. Cybersuizid oder Werther-Effekt online: Suizidchatrooms und -foren im Internet. Kindheit Entwickl. 2004;13(1):14–25.
208. Schielein T, Schmid R, Dobmeier M, Spießl H. Selbsthilfe aus dem Cyberspace? Psychiatr Prax. 2008;35(1):28–32.

209. Haker H, Lauber C, Rossler W. Internet forums: a self-help approach for individuals with schizophrenia? Acta Psychiatr Scand. 2005;112(6):474–7.

210. Borgetto B. Wirkungen und Nutzen von Selbsthilfegruppen. Pub Health Forum. 2007;15:6–8.

211. Borgetto B, Dick G. Gesundheitsbezogene Selbsthilfe in Deutschland. Stand der Forschung. Schriftenreihe des Bundesministeriums für Gesundheit und Soziale Sicherung, Bd. 147. Baden-Baden: Nomos; 2002.

212. Gaber E, Hundertmark-Mayser J. Gesundheitsbezogene Selbsthilfegruppen – Beteiligung und Informiertheit in Deutschland: Ergebnisse des Telefonischen Gesundheitssurveys 2003. Gesundheitswesen. 2005;67(8/9):620–9.

213. Matzat J. Selbsthilfegruppen für psychisch Kranke – Ergebnisse einer Umfrage bei Selbsthilfe-Kontaktstellen. https://www.dag-shg.de/data/Fachpublikationen/2004/DAGSHG-Jahrbuch-04-Matzat.pdf. Zugegriffen am 23.04.2018.

214. Segal SP, Silverman CJ, Temkin TL. Self-help and community mental health agency outcomes: a recovery-focused randomized controlled trial. Psychiatr Serv. 2010;61(9):905–10.

215. Burti L, Amaddeo F, Ambrosi M, et al. Does additional care provided by a consumer self-help group improve psychiatric outcome? A study in an Italian community-based psychiatric service. Community Ment Health J. 2005;41(6):705–20.

216. Leung J, Arthur DG. Clients and facilitators' experiences of participating in a Hong Kong self-help group for people recovering from mental illness. Int J Ment Health Nurs. 2004;13(4):232–41.

217. Höflich A, Matzat J, Meyer F, et al. Inanspruchnahme von Selbsthilfegruppen und Psychotherapie im Anschluss an eine stationäre psychosomatisch-psychotherapeutische Behandlung. Psychother Psychosom Med Psychol. 2007;57(5):213–20.

218. Schulze Mönking H. Self-help groups for families of schizophrenic patients: formation, development and therapeutic impact. Soc Psychiatry Psychiatr Epidemiol. 1994;29(3):149–54.

219. Hundertmark-Mayser J, Möller B, Balke K (Eds). Selbsthilfe im Gesundheitsbereich. Gesundheitsberichterstattung des Bundes, Bd. 23. Berlin: Robert-Koch-Institut; 2004.

220. Vogel R. Gesprächs-Selbsthilfegruppen. Interviews mit Aussteigern und Dabeigebliebenen. Dissertation am Fachbereich Gesellschafts- und Planungswissenschaften der TU Berlin. Berlin; 1990.

221. Wohlfahrt N, Breitkopf H, Thiel W. Selbsthilfegruppen und soziale Arbeit. Freiburg: Lambertus; 1995.

222. Utschakowski J, Sielaff G, Bock T, Winter A. Experten aus Erfahrung. Peerarbeit in der Psychiatrie. Köln: Psychiatrie; 2016.

223. Mahlke C, Krämer U, Kilian R, et al. Bedeutung und Wirksamkeit von Peer-Arbeit in der psychiatrischen Versorgung. Übersicht des internationalen Forschungsstandes. Nervenheilkunde. 2015;34(4):235–9.

224. Faulkner A, Sadd J, Hughes A, Thompson S, Nettle M, Wallcraft J, Collar J, de la Haye S, McKinley S. Mental health peer support in England: piecing together the jigsaw (September 2013). https://www.mind.org.uk/media/418953/Peer-Support-Report-Peerfest-2013.pdf. Zugegriffen am 19.02.2018.

225. Armstrong NP, Steffen JJ. The recovery promotion fidelity scale: assessing the organizational promotion of recovery. Community Ment Health J. 2009;45:163–70.

226. Davidson L, Chinman M, Kloos B, et al. Peer support among individuals with severe mental illness. A review of the evidence. Clin Psychol Sci Pract. 1999;6(2):165–87.

227. Balogun-Mwangi O, Rogers ES, Maru M, et al. Vocational peer support: results of a qualitative study. J Behav Health Serv Res. 2017. https://doi.org/10.1007/s11414-017-9583-6.

228. Gillard S, Gibson SL, Holley J, et al. Developing a change model for peer worker interventions in mental health services: a qualitative research study. Epidemiol Psychiatr Sci. 2014;24(5):435–45.

229. Watson E. The mechanisms underpinning peer support: a literature review. J Ment Health. 2017:1–12. https://doi.org/10.1080/09638237.2017.1417559.

230. Pitt V, Lowe D, Hill S, et al. Consumer-providers of care for adult clients of statutory mental health services. Cochrane Database Syst Rev. 2013. https://doi.org/10.1002/14651858.CD004807.pub2.

231. Fuhr DC, Salisbury TT, de Silva MJ, et al. Effectiveness of peer-deliverd interventions for severe mental illness and depression on clinical and psychosocial outcomes: a systematic review and meta-analysis. Soc Psychiatry Psychiatr Epidemiol. 2014;49:1691–702.

232. Lloyd-Evans B, Mayo-Wilson E, Harrison B, et al. A systematic review and meta-analysis of randomised controlled trials of peer support for people with severe mental illness. BMC Psychiatry. 2014;14(39). https://doi.org/10.1186/1471-244X-14-39.

233. Chien WT, Thompson DR. An RCT with three-year follow-up of peer support groups for Chinese families of persons with schizophrenia. Psychiatr Serv. 2013;64:997–1005.

234. Chien WT, Chan SW. The effectiveness of mutual support group intervention for Chinese families of people with schizophrenia: a randomised controlled trial with 24-month follow-up. Int J Nurs Stud. 2013;50:1326–40.

235. Morriss R, Lobban F, Riste L, et al. Clinical effectiveness and acceptability of structured group psychoeducation versus optimised unstructured peer support for patients with remitted bipolar disorder (PARADES): a pragmatic, multicentre, observer-blind, randomised controlled superiority trial. Lancet Psychiatry. 2016;3(11):1029–38.

236. Salzer MS, Rogers J, Salandra N, et al. Effectiveness of peer-delivered Center for Independent Living supports for individuals with psychiatric disabilities: a randomized, controlled trial. Psychiatr Rehabil J. 2016;39(3):239–47.

237. Kelly E, Duan L, Cohen H, et al. Integrating behavioral healthcare for individuals with serious mental illness: a randomized controlled trial of a peer health navigator intervention. Schizophr Res. 2017;182:135–41.

238. Mahlke CI, Priebe S, Heumann K, et al. Effectiveness of one-to-one peer support for patients with severe mental illness – a randomised controlled trial. Eur Psychiatry. 2017;42:103–10.

239. O'Connell MJ, Flanagan EH, Delphin-Rittmon ME, et al. Enhancing outcomes for persons with co-occurring disorders through skills training and peer recovery support. J Ment Health. 2017;10:1–6. https://doi.org/10.1080/09638237.2017.1294733.

240. Davidson L. Supported socialization for people with psychiatric disabilities: lessons from a randomized controlled trial. J Community Psychol. 2004;32(4):453–77.

241. Solomon P, Draine J. One-year outcomes of a randomized trial of consumer case management. Eval Program Plann. 1995;18(2):135–46.

242. Cabassa LJ, Camacho D, Velez-Grau CM, et al. Peer-based health interventions for people with serious mental illness: a systematic literature review. J Psychiatr Res. 2017;84:80–9.

243. Goldberg RW, Dickerson F, Lucksted A, et al. Living well: an intervention to improve self-management of medical illness for individuals with serious mental illness. Psychiatr Serv. 2013;64:51–7.

244. Druss BG, Zhao L, von Esenwein SA, et al. The Health and Recovery Peer (HARP) program: a peer-led intervention to improve medical self-management for persons with serious mental illness. Schizophr Res. 2010;118:264–70.

245. Kelly E, Fulginiti A, Pahwa R, et al. A pilot test of a peer navigator intervention for improving the health of individuals with serious mental illness. Community Ment Health J. 2014;50:435–46.

246. Stubbs B, Williams J, Shannon J, et al. Peer support interventions seeking to improve physical health and lifestyle behaviours among people with serious mental illness: a systematic review. Int J Ment Health Nurs. 2016;25(6):484–95.

247. Bellamy C, Schmutte T, Davidson L. An update on the growing evidence base for peer support. Ment Health Soc Incl. 2017;21:161–7.

248. Chinman M, George P, Dougherty RH, et al. Peer support services for individuals with serious mental illnesses: assessing the evidence. Psychiatr Serv. 2014;65(4):429–41.

249. EX-IN Deutschland e. V. EX-IN Genesungsbegleiter: Die Ausbildung zum EX-IN Erfahrungsexperten für Menschen mit Psychiatrieerfahrung. http://www.ex-in.de/index.php/ausbildung-und-kurse.html. Zugegriffen am 25.01.2018.

250. Heumann K, Janßen L, Ruppelt F, et al. Auswirkungen von Peer-Begleitung für Angehörige auf Belastung und Lebensqualität. Eine Pilotstudie. Z Psychiatr Psychol Psychother. 2016;64(1):45–53.

251. Vandewalle J, Debyser B, Beeckman D, et al. Peer workers' perceptions and experiences of barriers to implementation of peer worker roles in mental health services: a literature review. Int J Nurs Stud. 2016;60:234–50.

252. Bird V, Premkumar P, Kendall T, et al. Early intervention services, cognitive-behavioural therapy and family intervention in early psychosis: systematic review. Br J Psychiatry. 2010;197(5):350–6.

253. Lambert M, Schöttle D, Sengutta M, et al. Early detection and integrated care for adolescents and young adults with severe psychotic disorders. Rationales and design of the Integrated Care in Early Psychosis Study (ACCESS III). Early Interv Psychiatry. 2018;12(1):96–106.

254. WHO. The world health report 2001 – mental health: new understanding, new hope. Geneva: WHO; 2002.

255. OECD. Making mental health count: the social and economic costs of neglecting mental health care. OECD health policy studies. Paris: OECD; 2014.

256. Barbato A, Vallarino M, Rapisarda F, et al. EU Compass for action on mental health and wellbeing. Access to mental health care in Europe. Scientific Paper; 2016.

257. Häfner H, Bechdolf A, Klosterkötter J, et al. Psychosen – Früherkennung und Frühintervention. Stuttgart: Schattauer; 2012.

258. Bechdolf A, Ratheesh A, Cotton SM, et al. The predictive validity of bipolar at-risk (prodromal) criteria in help-seeking adolescents and young adults: a prospective study. Bipolar Disord. 2014;16(5):493–504.

259. Chanen A, Sharp C, Hoffman P. Global Alliance for prevention and early intervention for borderline personality disorder. World Psychiatry. 2017;16(2):215–6.

260. Vieta E, Salagre E, Grande I, et al. Early intervention in bipolar disorder. Am J Psychiatry. 2018;175(5):411–26.

261. Yung AR, Phillips LJ, Yuen HP, et al. Psychosis prediction: 12-month follow up of a high-risk („prodromal") group. Schizophr Res. 2003;60:21–32.

262. Klosterkötter J, Hellmich M, Steinmeyer EM, et al. Diagnosing schizophrenia in the initial prodromal phase. Arch Gen Psychiatry. 2001;58:158–64.

263. Bechdolf A, Wagner M, Ruhrmann S, et al. Preventing progression to first-episode psychosis in early initial prodromal states. Br J Psychiatry. 2012;200(1):22–9.

264. Hartmann A, Nelson B, Spooner R, et al. Broad clinical high-risk mental state (CHARMS): methodology of a cohort study validating criteria for pluripotent risk. Early Interv Psychiatry. 2017. https://doi.org/10.1111/eip.12483.

265. Miller TJ, McGlashan TH, Rosen JL, et al. Prospective diagnosis of the initial prodrome for schizophrenia based on the Structured Interview for Prodromal Syndromes: preliminary evidence of interrater reliability and predictive validity. Am J Psychiatry. 2002;159:863–5.

266. Schultze-Lutter F, Michel C, Schmidt SJ, et al. EPA guidance on the early detection of clinical high risk states of psychoses. Eur Psychiatry. 2015; 30(3):405–16.

267. APA. Diagnostic and statistical manual of mental disorders, fifth edition. Arlington: American Psychiatric Pub Incorporated; 2013.

268. Addington J, Cornblatt BA, Cadenhead KS, et al. At clinical high risk for psychosis: outcome for nonconverters. Am J Psychiatry. 2011;168(8):800–5.

269. Lin A, Wood SJ, Nelson B, et al. Outcomes of nontransitioned cases in a sample at ultra-high risk for psychosis. Am J Psychiatry. 2015;172(3): 249–58.

270. McGorry PD, Tanti C, Stokes R, et al. Headspace: Australia's National Youth Mental Health Foundation – where young minds come first. Med J Aust. 2007;187:68–70.

271. Malla A, Iyer S, McGorry P, et al. From early intervention in psychosis to youth mental health reform: a review of the evolution and transformation of mental health services for young people. Soc Psychiatry Psychiatr Epidemiol. 2016;51: 319–26.

272. McGorry P, Bates T, Birchwood M. Designing youth mental health services for the 21st century: examples from Australia, Ireland and the UK. Br J Psychiatry. 2013;54:s30–5.

273. Bechdolf A, Pützfeld V, Güttgemanns J, Gross S. Kognitive Verhaltenstherapie bei Personen mit erhöhtem Psychoserisiko: Ein Behandlungsmanual. Bern: Huber; 2010.

274. Iyer SN, Boksa P, Lal S, et al. Transforming youth mental health: a Canadian perspective. Ir J Psychol Med. 2015;23(1):51–60.

275. Schmidt SJ, Schultze-Lutter F, Schimmelmann BG, et al. EPA guidance on the early intervention in clinical high risk states of psychoses. Eur Psychiatry. 2015;30:388–404.

276. Wang PS, Berglund P, Olfson M, et al. Failure and delay in initial treatment contact after first onset of mental disorders in the National Comorbidity Survey Replication. Arch Gen Psychiatry. 2005; 62(6):603–13.

277. Marshall M, Lewis S, Lockwood A, et al. Association between duration of untreated psychosis and outcome in cohorts of first-episode patients. Arch Gen Psychiatry. 2005;62:975–83.

278. Norman R, Malla A, Verdi M, et al. Understanding delay in treatment for first-episode psychosis. Psychol Med. 2006;34:255–66.

279. Penttilä M, Jääskeläinen E, Hirvonen N, et al. Duration of untreated psychosis as predictor of longterm outcome in schizophrenia: systematic review and meta-analysis. Br J Psychiatry. 2014; 205(2):88–94.

280. Lloyd-Evans B, Crosby M, Stockton S, et al. Initiatives to shorten duration of untreated psychosis: systematic review. Br J Psychiatry. 2011;198(4): 256–63.

281. Hegelstad WT, Larsen TK, Auestad B, et al. Longterm follow-up of the TIPS early detection in psychosis study: effects on 10-year outcome. Am J Psychiatry. 2012;169:374–80.

282. Birchwood M, Todd P, Jackson C. Early intervention in psychosis. The critical period hypothesis. Br J Psychiatry Suppl. 1998;172(33):53–9.

283. Birchwood M, McGorry P, Jackson H. Early intervention in schizophrenia. Br J Psychiatry. 1997; 170:2–5.

284. Lieberman JA, Fenton WS. Delayed detection of psychosis: causes, consequences, and effect on public health. Am J Psychiatry. 2000;157(11): 1727–30.

285. Correll CU, Galling B, Pawar A, et al. Comparison of early intervention services vs treatment as usual for early-phase psychosis: a systematic review, meta-analysis, and meta-regression. JAMA Psychiat. 2018;75(6):555–65.

286. Burkhardt E, Leopold K, Laier S, et al. Was tun, bevor es losgeht? FRITZ – Das Frühinterventions- und Therapiezentrum in Berlin. ZPPP. 2017;65(2):105–12.

287. Erikson EH. Identity: youth and crisis. New York: W. Norton & Co; 1968.

288. van der Gaag M, Smit F, Bechdolf A, et al. Preventing a first episode of psychosis: meta-analysis of randomized controlled prevention trials of 12 month and longer-term follow-ups. Schizophr Res. 2013;149(1-3):56–62.

289. Alvarez-Jimenez M, Parker AG, Hetrick SE, et al. Preventing the second episode: a systematic re-

view and meta-analysis of psychosocial and pharmacological trials in first-episode psychosis. Schizophr Bull. 2011;37:619–30.

290. Fusar-Poli P, McGorry PD, Kane JM. Improving outcomes of first-episode psychosis: an overview. World Psychiatry. 2017;16(3):251–65.

291. Ramsay CE, Broussard B, Goulding SM, et al. Life and treatment goals of individuals hospitalized for first-episode nonaffective psychosis. Psychiatry Res. 2011;189(3):344–8.

292. Bond GR, Drake RE, Campbell K. Effectiveness of Individual Placement and Support. Supported employment for young adults. Early Interv Psychiatry. 2016;10(4):300–7.

293. Kane JM, Robinson DG, Schooler NR, et al. Comprehensive versus usual community care for first-episode psychosis: 2-year outcomes from the NIMH RAISE early treatment program. Am J Psychiatry. 2016;173(4):362–72.

294. Lester H, Birchwood M, Bryan S, et al. Development and implementation of early intervention services for young people with psychosis: case study. Br J Psychiatry. 2009;194:446–50.

295. McCrone P, Craig TK, Power P, et al. Cost-effectiveness of an early intervention service for people with psychosis. Br J Psychiatry. 2010; 196(5):377–82.

296. Mihalopoulos C, Harris M, Henry L, et al. Is early intervention in psychosis cost-effective over the long term? Schizophr Bull. 2009;35(5):909–18.

297. Mihalopoulos C, McGorry PD, Carter RC. Is phase-specific, community-oriented treatment of early psychosis an economically viable method of improving outcome? Acta Psychiatr Scand. 1999; 100(1):47–55.

298. Cullberg J, Mattsson M, Levander S, et al. Treatment costs and clinical outcome for first episode schizophrenia patients: a 3-year follow-up of the Swedish ,parachute project' and two comparison groups. Acta Psychiatr Scand. 2006;114:274–81.

299. Serretti A, Mandelli L, Bajo E, et al. The socio-economical burden of schizophrenia: a simulation of cost-offset of early intervention program in Italy. Eur Psychiatry. 2009;24(1):11–6.

300. Hastrup LH, Kronborg C, Bertelsen M, et al. Cost-effectiveness of early intervention in first-episode psychosis: economic evaluation of a randomised controlled trial (the OPUS study). Br J Psychiatry. 2013;202(1):35–41.

301. Ising HK, Lokkerbol J, Rietdijk J, et al. Four-year cost-effectiveness of cognitive behavior therapy for preventing first-episode psychosis: the Dutch Early Detection Intervention Evaluation (EDIE-NL) Trial. Schizophr Bull. 2017;43(2):365–74.

302. Ising HK, Smit F, Veling W, et al. Cost-effectiveness of preventing first-episode psychosis in ultra-high-risk subjects: multi-centre randomized controlled trial. Psychol Med. 2015;45(7):1435–46.

303. Phillips L, Cotton S, McGorry P, et al. Cost-effectiveness of a preventive intervention for young people at ultrahigh risk of developing psychosis. Acta Neuropsychiatr. 2006;18(6):326. https://doi.org/10.1017/S0924270800032166.

304. Nordentoft M, Rasmussen JO, Melau M, et al. How successful are first episode programs? A review of the evidence for specialized assertive early intervention. Curr Opin Psychiatry. 2014;27(3):167–72.

305. Lambert M, Schöttle D, Ruppelt F, et al. Early detection and integrated care for adolescents and young adults with psychotic disorders: the ACCESS III study. Acta Psychiatr Scand. 2017;136(2): 188–200.

306. Becker T, Hoffmann H, Puschner B, Weinmann S. Versorgungsmodelle in Psychiatrie und Psychotherapie. Stuttgart: Kohlhammer; 2008.

307. Marshall M Lockwood A. Assertive community treatment for people with severe mental disorders. Cochrane Database Syst Rev. 1998, Update in: Cochrane Database Syst Rev. 2011;(4): CD001089.

308. Merson S, Tyrer P, Onyett S, et al. Early intervention in psychiatric emergencies: a controlled clinical trial. Lancet. 1992;339(8805):1311–4.

309. Schaedle R, McGrew JH, Bond GR, et al. A comparison of experts' perspectives on assertive community treatment and intensive case management. Psychiatr Serv. 2002;53(2):207–10.

310. Weinmann S, Gühne U, Kösters M, et al. Teambasierte Gemeindepsychiatrie. Nervenarzt. 2012;83(7): 825–31.

311. Dieterich M, Irving CB, Park B, et al. Intensive case management for severe mental illness. Cochrane Database Syst Rev. 2010;(10):CD007906. https://doi.org/10.1002/14651858.CD007906.pub2.

312. Hauth I. Stationsäquivalente psychiatrische Behandlung nach §115d SGB V – ein erster Schritt zu Behandlungsformen im häuslichen Umfeld. Psychiatr Prax. 2017;44:309–12.

313. Elisei S, Agius M, Bongards EN, et al. Comparing a Community Mental Health team in Bedford (UK) with Community Mental Health Services in Perugia (Italy): description of teams and caseloads. Psychiatr Danub. 2013;25(2):315–23.

314. Tan SC, Lee MW, Lim GT, et al. Motivational interviewing approach used by a community mental health team. J Psychosoc Nurs Ment Health Serv. 2015;53(12):28–37.

315. Dalum HS, Korsbek L, Mikkelsen JH, et al. Illness management and recovery (IMR) in Danish community mental health centres. Trials. 2012;12:195.

316. Malone D, Newron-Howes G, Simmonds S, et al. Community mental health teams (CMHTs) for people with severe mental illnesses and disordered personality. Cochrane Database Syst Rev. 2007;(3): CD000270. https://doi.org/10.1002/14651858. CD000270.pub2.

317. Tyrer P, Evans K, Gandhi N, et al. Randomised controlled trial of two models of care for discharged psychiatric patients. BMJ. 1998;316(7125):106–9.
318. Gater R, Goldberg D, Jackson G, et al. The care of patients with chronic schizophrenia: a comparison between two services. Psychol Med. 1997; 27(6):1325–36.
319. Burns T, Beadsmoore A, Bhat AV, et al. A controlled trial of home-based acute psychiatric services. I: clinical and social outcome. Br J Psychiatry. 1993;163:49–54.
320. El Ansari W, Lyubovnikova J, Middleton H, et al. Development and psychometric evaluation of a new team effectiveness scale for all types of community adult mental health teams: a mixed-methods approach. Health Soc Care Community. 2016;24(3):309–20.
321. Spengler A. Psychiatrische Institutsambulanzen. Leistungsfähig, bedarfsgerecht und innovativ. Dt Ärztebl. 2012;109(40):1981–4.
322. Seikkula J, Aaltonen J, Alakare B, et al. Five-year experience of first-episode nonaffective psychosis in open-dialogue approach: treatment principles, follow-up outcomes, and two case studies. Psychother Res. 2006;16:214–28.
323. Lehtinen K, Aaaltonen J, Koffert T, et al. Two-year out-come in first-episode psychosis treated according to an integrated model. Is immediate neuroleptisation always needed? Eur Psychiatry. 2000;15:312–20.
324. Seikkula J, Alakare B, Aaltonen J. Open dialogue in psychosis II: a comparison of good and poor outcome cases. J Constr Psychol. 2001;14:267–84.
325. Seikkula J, Alakare B, Aaltonen J, et al. Open Dialogue approach: treatment principles and preliminary results of a two-year follow-up on first episode schizophrenia. Ethical Hum Sci Serv. 2003;5(3):163–82.
326. Seikkula J, Alakare B, Aaltonen J. The comprehensive open dialogue approach in Western Lapland: II. Long-term stability of acute psychosis outcomes in advanced community care. Psychosis. 2011;3(3):192–204.
327. Aaltonen J, Seikkula J, Lehtinen K. The Comprehensive Open Dialogue Approach in Western Lapland: I. The incidence of non-affective psychosis and prodromal states. Psychosis. 2011;3(3): 179–91.
328. Burns T, Knapp M, Catty J, et al. Home treatment for mental health problems: a systematic review. Health Technol Assess. 2001;5(15):1–139.
329. Sammut R, Leff J. The effect of reprovision on the acute services. In: Leff J, Herausgeber. Care in the community: illusion or reality. Chichester: Wiley; 1997. S. 121–36.
330. Weinmann S, Gaebel W. Versorgungserfordernisse bei schweren psychischen Erkrankungen. Wissenschaftliche Evidenz zur Integration von klinischer Psychiatrie und Gemeindepsychiatrie. Nervenarzt. 2005;76:809–21.
331. Vázquez-Bourgon J, Salvador-Carulla L, Vázquez-Barquero JL. Community alternatives to acute inpatient care for severe psychiatric patients. Actas Esp Psiquiatr. 2012;40(6):323–32.
332. Paton F, Wright K, Ayre N, et al. Improving outcomes for people in mental health crisis: a rapid synthesis of the evidence for available models of care. Health Technol Assess. 2016;20(3):1–162.
333. Murphy SM, Irving CB, Adams CE, et al. Crisis intervention for people with severe mental illnesses. Cochrane Database Syst Rev. 2015;(12):CD001087. https://doi.org/10.1002/14651858.CD001087. pub5.
334. Fenton FR, Tessier L, Struening EL. A comparative trial of home and hospital psychiatric care. One-year follow-up. Arch Gen Psychiatry. 1979; 36(10):1073–9.
335. Hoult J, Reynolds I, Charbonneau-Powis M, et al. Psychiatric hospital versus community treatment: the results of a randomised trial. Aust N Z J Psychiatry. 1983;17(2):160–7.
336. Johnson S, Nolan F, Pilling S, et al. Randomised controlled trial of acute mental health care by a crisis resolution team: the north Islington crisis study. BMJ. 2005;331(7517):599.
337. Muijen M, Marks I, Connolly J, et al. Home based care and standard hospital care for patients with severe mental illness. A randomised controlled trial. BMJ. 1992;304(6829):749–54.
338. Pasamanick B, Scarpitti FR, Lefton M, et al. Home vs hospital care for schizophrenics. JAMA. 1964; 187(3):177–81.
339. Stein LI, Test MA, Marx AJ. Alternative to the hospital: a controlled study. Am J Psychiatry. 1975; 132(5):517–22.
340. Onyett S, Linde K, Glover G, et al. Implementation of crisis resolution/home treatment teams in England: National survey 2005–2006. Psychiatr Bull. 2008;32:374–7.
341. Lloyd-Evans B, Bond GR, Ruud T, et al. Development of a measure of model fidelity for mental health Crisis Resolution Teams. BMC Psychiatry. 2016;16:427.
342. Lloyd-Evans B, Fullarton K, Lamb D, et al. The CORE Service Improvement Programme for mental health crisis resolution teams: study protocol for a cluster-randomised controlled trial. Trials. 2016;17:158.
343. Fenton WS, Mosher LR, Herrell JM, et al. Randomized trial of general hospital and residential alternative care for patients with severe and persistent mental illness. Am J Psychiatry. 1998;155(4): 516–22.
344. Howard L, Flach C, Leese M, et al. Effectiveness and cost-effectiveness of admissions to women's crisis houses compared with traditional psychia-

tric wards: pilot patient-preference randomised controlled trial. Br J Psychiatry. 2010;197:32–40.

345. McCrone P, Johnson S, Nolan F, et al. Economic evaluation of a crisis resolution service: a randomised controlled trial. Epidemiol Psichiatr Soc. 2009;18(1):54–8.

346. Wheeler C, Lloyd-Evans B, Churchard A, et al. Implementation of the Crisis Resolution Team model in adult mental health settings: a systematic review. BMC Psychiatry. 2015;15:74.

347. Hubbeling D, Bertram R. Crisis resolution teams in the UK and elsewhere. J Ment Health. 2012;21(3): 285–95.

348. Hepp U, Maeck L, Hilpert M, Lerzer H, Wyder L, Zander E, Schnyder U, Stulz N. Home Treatment für die psychiatrischen Akutbehandlung. Vortrag präsentiert am Kongress der Deutschen Gesellschaft für Psychiatrie, Psychotherapie und Nervenheilkunde (DGPPN). Berlin; 2016.

349. Zelen M. Randomised consent trials. Lancet. 1992;340(8815):375.

350. Jacobs R, Barrenho E. The impact of crisis resolution and home treatment teams on psychiatric admissions in England. Br J Psychiatry. 2011; 199(1):71–6.

351. Winness MG, Borg M, Kim HS. Service users' experiences with help and support from crisis resolution teams. A literature review. J Ment Health. 2010;19(1):75–87.

352. Valentini J, Ruppert D, Magez J, et al. Integrated care in German mental health services as benefit for relatives – a qualitative study. BMC Psychiatry. 2016;16:48.

353. Magez J, Ruppert D, Valentini J, et al. „Die Krücke steht in der Ecke …" – Erfahrungen psychisch kranker Menschen in einem Versorgungsmodell der ambulanten sektorenübergreifenden vernetzten Versorgung. Eine qualitative Studie. Psychiatr Prax. 2017. https://doi.org/10.1055/s-0043-107472.

354. Kapur N, Hunt IM, Windfuhr K, et al. Psychiatric in-patient care and suicide in England, 1997 to 2008: a longitudinal study. Psychol Med. 2013; 43:61–71.

355. Hunt I, Rahman MS, While D, et al. Safety of patients under the care of crisis resolution home treatment services in England: a retrospective analysis of suicide trends from 2003 to 2011. Lancet Psychiatry. 2014;1(2):135–41.

356. Kapur N, Ibrahim S, While D, et al. Mental health service changes, organisational factors, and patient suicide in England in 1997–2012: a before-and-after study. Lancet Psychiatry. 2016;3(6): 526–34.

357. Becker T, Rüsch N. Balancing care for patients at risk of death by suicide. Lancet. 2014;1(2):98–9.

358. Hubbeling D. Transfer of suicide risk versus looking at suicides outside hospital in general. Psychol Med. 2012;42:2685–6.

359. Schmid P, Steinert T, Borbé R. Systematische Literaturübersicht zur Implementierung der sektorübergreifenden Versorgung (Regionalbudget, integrierte Versorgung) in Deutschland. Psychiatr Prax. 2013;40:414–24.

360. Sturm D, Arends S, Henke T. Assessmentgesteuertes Home Treatment für Patienten mit schweren psychotischen Störungen. Psychiatr Prax. 2016;43(6): 333–8.

361. Munz I, Ott M, Jahn H, et al. Vergleich stationärpsychiatrischer Routinebehandlung mit wohnfeldbasierter psychiatrischer Akutbehandlung („Home Treatment"). Psychiatr Prax. 2011;38(3): 123–8.

362. Kilian R, Becker T, Frasch K. Effectiveness and cost-effectiveness of home treatment compared with inpatient care for patients with acute mental disorders in a rural catchment area in Germany. Neurol Psychiatry Brain Res 2016; 22: 81–86.

363. Mueller-Stierlin AS, Helmbrecht MJ, Herder K, et al. Does one size really fit all? The effectiveness of a non-diagnosis-specific integrated mental health care program in Germany in a prospective, parallel-group controlled multi-centre trial. BMC Psychiatry. 2017;17:283. https://doi.org/10.1186/s12888-017-1441-9.

364. Bauer E, Kleine-Budde K, Stegbauer C, et al. Structures and processes necessary for providing effective home treatment to severely mentally ill persons: a naturalistic study. BMC Psychiatry. 2016;16:242. https://doi.org/10.1186/s12888-016-0945-z.

365. Thornicroft G, Tansella M. Components of a modern mental health service: a pragmatic balance of community and hospital care. Overview of systematic evidence. Br J Psychiatry. 2004;185: 283–90.

366. Thornicroft G, Tansella M. What are the arguments for community-based mental health care? Kopenhagen: WHO Regional Office for Europe Health Evidence Network; 2003.

367. Cotton M, Johnson S, Bindman J, et al. An investigation of factors associated with psychiatric hospital admission despite the presence of crisis resolution teams. BMC Psychiatry. 2007;7:52.

368. Stein LI, Test MA. Alternative to mental hospital treatment. I. Conceptual model, treatment program, and clinical evaluation. Arch Gen Psychiatry. 1980;37(4):392–7.

369. Bond GR, Drake RE. The critical ingredients of assertive community treatment. World Psychiatry. 2015;14(2):240–2.

370. Shern DL, Surles RC, Waizer J. Designing community treatment systems for the most seriously

mentally ill. A state administrative perspective. J Soc Issues. 1989;45(3):105–17.

371. Surles RC, Blanch AK, Shern DL, Donahue SA. Case management as a strategy for systems change. Health Aff. 1992;11(1):151–63.

372. Mueser KT, Bond GR, Drake RE, et al. Models of community care for severe mental illness: a review of research on case management. Schizophr Bull. 1998;24(1):37–74.

373. van Veldhuizen JR, Bähler M. Manual flexible assertive community treatment. The Netherlands: FACT manual. Groningen; 2013.

374. van Veldhuizen R, Delespaul P, Kroon H, et al. Flexible ACT & resource-group ACT: different working procedures which can supplement and strengthen each other. A response. Clin Pract Epidemiol Ment Health. 2015;11:12–5.

375. Bak M, van Os J, Delespaul P, et al. An observational, ‚real life‘ trial of the introduction of assertive community treatment in a geographically defined area using clinical rather than service use outcome criteria. Soc Psychiatry Psychiatr Epidemiol. 2007;42:125–30.

376. Drukker M, Maarschalkerweerd M, Bak M, et al. A real-life observational study of the effectiveness of FACT in a Dutch mental health region. BMC Psychiatry. 2008;8:93.

377. Drukker M, van Os J, Sytema S, et al. Function assertive community treatment (FACT) and psychiatric service use in patients diagnosed with severe mental illness. Epidemiol Psychiatr Sci. 2011; 20:273–8.

378. Drukker M, Visser E, Sytema S, et al. Flexible assertive community treatment: severity of symptoms and psychiatric health service use, a real life observational study. Clin Pract Epidemiol Ment Health. 2013;9:202–9.

379. Sood L, Owen A, Onyon R, et al. Flexible assertive community treatment (FACT) model in specialist psychosis teams: an evaluation. BJPsych Bull. 2017;41(4):192–6.

380. Nugter MA, Engelsbel F, Bähler M, et al. Outcomes of FLEXIBLE Assertive Community Treatment (FACT) implementation: a prospective real life study. Community Ment Health J. 2016;52(8):898–907.

381. Lexén A, Svensson B. Mental health professional experiences of the flexible assertive community treatment model: a grounded theory study. J Ment Health. 2016;25(4):379–84.

382. McGrew JH, Bond GR. Critical ingredients of assertive community treatment: judgments of the experts. J Ment Health Adm. 1995;22(2):113–25.

383. McGrew JH, Bond GR, Dietzen L, et al. Measuring the fidelity of implementation of a mental health program model. J Consult Clin Psychol. 1994; 62(4):670–8.

384. Dieterich M, Irving CB, Bergman H, et al. Intensive case management for severe mental illness. Cochrane Database Syst Rev. 2017;(1):CD007906. https://doi.org/10.1002/14651858.CD007906. pub3.

385. Burns T, Catty J, Dash M, et al. Use of intensive case management to reduce time in hospital in people with severe mental illness: systematic review and meta-regression. BMJ. 2007;335 (7615):336.

386. Nordén T, Malm U, Norlander T. Resource Group Assertive Community Treatment (RACT) as a tool of empowerment for clients with severe mental illness: a meta-analysis. Clin Pract Epidemiol Ment Health. 2012;8:144–51.

387. Nordén T, Eriksson A, Kjellgren A, et al. Involving clients and their relatives and friends in the psychiatric care. Case managers' experiences of training in Resource group Assertive Community Treatment. PsyCh J. 2012;1:15–27.

388. Nelson G, Aubry T, Lafrance A. A review of the literature on the effectiveness of housing and support, assertive community treatment, and intensive case management interventions for persons with mental illness who have been homeless. Am J Orthopsychiatry. 2007;77(3):350–61.

389. Coldwell CM, Bender WS. The effectiveness of assertive community treatment for homeless populations with severe mental illness: a meta-analysis. Am J Psychiatry. 2007;164(3):393–9.

390. Drake RE, O'Neal EL, Wallach MA. A systematic review of psychosocial research on psychosocial interventions for people with co-occurring severe mental and substance use disorders. J Subst Abuse Treat. 2008;34(1):123–38.

391. Hunt GE, Siegfried N, Morley K, et al. Psychosocial interventions for people with both severe mental illness and substance misuse. Cochrane Database Syst Rev. 2013;(10):CD001088. https://doi.org/ 10.1002/14651858.CD001088.pub3.

392. Hemmings CP. Community services for people with intellectual disabilities and mental health problems. Curr Opin Psychiatry. 2008;21(5): 459–62.

393. Ito J, Oshima I, Nishio M, et al. The effect of Assertive Community Treatment in Japan. Acta Psychiatr Scand. 2011;123(5):398–401.

394. Killaspy H, Bebbington P, Blizard R, et al. The REACT study: randomised evaluation of assertive community treatment in north London. BMJ. 2006;332(7545):815–20.

395. Killaspy H, Kingett S, Bebbington P, et al. Randomised evaluation of assertive community treatment: 3-year outcomes. Br J Psychiatry. 2009; 195(1):81–2.

396. Killaspy H, Mas-Expósito L, Marston L, et al. Ten year outcomes of participants in the REACT (Ran-

domised Evaluation of Assertive Community Treatment in North London) study. BMC Psychiatry. 2014;14:296.

397. Killaspy H, Johnson S, Pierce B, et al. Successful engagement: a mixed methods study of the approaches of assertive community treatment and community mental health teams in the REACT trial. Soc Psychiatry Psychiatr Epidemiol. 2009; 44(7):532–40.

398. McCrone P, Killaspy H, Bebbington P, et al. The REACT study: cost-effectiveness analysis of assertive community treatment in north London. Psychiatr Serv. 2009;60(7):908–13.

399. King R. Intensive case management: a critical re-appraisal of the scientific evidence for effectiveness. Adm Policy Ment Health. 2006;33(5): 529–35.

400. Lambert M, Bock T, Daubmann A, et al. Integrierte Versorgung von Patienten mit psychotischen Erkrankungen nach dem Hamburger Modell: Teil 1. Rationalen, Behandlungsmodell und Ergebnisse der Vorstudie. Psychiatr Prax. 2014;41:257–65.

401. Lambert M, Bock T, Schottle D, et al. Assertive community treatment as part of integrated care versus standard care: a 12-month trial in patients with first- and multiple-episode schizophrenia spectrum disorders treated with quetiapine immediate release (ACCESS trial). J Clin Psychiatry. 2010;71(10):1313–23.

402. Karow A, Reimer J, König HH, et al. Cost-effectiveness of 12-month therapeutic assertive community treatment as part of integrated care versus standard care in patients with schizophrenia treated with quetiapine immediate release (ACCESS trial). J Clin Psychiatry. 2012;73:402–8.

403. Schöttle D, Schimmelmann BG, Karow A, et al. Effectiveness of integrated care including therapeutic assertive community treatment in severe schizophrenia spectrum and bipolar I disorders: the 24-month follow-up ACCESS II study. Clin Psychiatry. 2014;75(12):1371–9.

404. Kästner D, Büchtemann D, Warnke I, et al. Clinical and functional outcome of assertive outreach for patients with schizophrenic disorder: results of a quasi-experimental controlled trial. Eur Psychiatry. 2015;30:736–42.

405. Längle G. Neue Modelle der Vernetzung. In: Schmidt-Zadel R, Kruckenberg P, Aktion Psychisch Kranke e. V, Herausgeber. Kooperation und Verantwortung in der Gemeindepsychiatrie. Bonn: Psychiatrie; 2009. S. 205–12.

406. Bond G, Drake RE, Mueser KT, et al. Assertive Community Treatment for people with severe mental illness. Critical ingredients and impact on patients. Dis Manag Health Out. 2001;9(3):141–59.

407. Monroe-DeVita M, Teague GB, Moser LL. The TMACT: a new tool for measuring fidelity to assertive community treatment. J Am Psychiatr Nurses Assoc. 2011;17(1):17–29.

408. Wholey DR, Zhu X, Knoke D, et al. The Teamwork in Assertive Community Treatment (TACT) scale: development and validation. Psychiatr Serv. 2012;63(11):1108–17.

409. Richter D, Schwarze T, Hahn S. Was ist gute Psychiatrische Pflege? Psych Pflege. 2014;20(03):125–31.

410. Schulz M. Mental health services in Germany. In: Brimblecombe N, Nolan P, Herausgeber. Mental health services in Europe. London: Radcliffe Publishing Ltd.; 2012. S. 97–120.

411. Schoppmann S, Lüthi R. Insights from inside: the duties and activities of nurses at the psychiatric clinic Münsterlingen (CH). A qualitative study. J Psychiatr Ment Health Nurs. 2009;16(7):606–20.

412. Spichiger E, Kesselring A, Spirig R, et al. Professionelle Pflege-Entwicklung und Inhalte einer Definition. Pflege. 2006;19(1):45–51.

413. Lakeman R. What is good mental health nursing? A survey of Irish nurses. Arch Psychiatr Nurs. 2012;26(3):225–31.

414. Schädle-Deininger H, Wegmüller D. Psychiatrische Pflege. Kurzlehrbuch und Leitfaden für Weiterbildung, Praxis und Studium. Bern: Hogrefe; 2017.

415. Horatio: European Psychiatric Nurses. Deklaration von Turku. Deutschsprachige Version: Der Beitrag der Psychiatrischen Pflege zur Versorgung von Menschen mit psychischen Beeinträchtigungen [Übersetzt unter der Schirmherrschaft der Deutschen Fachgesellschaft Psychiatrische Pflege (DFPP) und der Schweizer Akademischen Fachgesellschaft Psychiatrische Pflege]. http://www.horatio-web.eu/downloads/The_Turku_Declaration_-_German.pdf. Zugegriffen am 17.04.2018.

416. Richards DA, Hamers JPH. RCTs in complex nursing interventions and laboratory experimental studies. Int J Nurs Stud. 2009;46(4):588–92.

417. Richards DA, Coulthard V, Borglin G. The state of European nursing research: dead, alive, or chronically diseased? A systematic literature review. Worldviews Evid Based Nurs. 2014;11(3):147–55.

418. Richter D, Hahn S. Formelles und informelles Aufgabenprofil in der ambulanten psychiatrischen Pflege aus Sicht von Pflegenden: Eine Meta-Synthese. Pflege. 2009;22(2):129–42.

419. Serobatse MB, Du Plessis E, Koen MP. Interventions to promote psychiatric patients' compliance to mental health treatment: a systematic review. Health SA Gesondheid. 2014;19(1):1–10.

420. Curran J, Brooker C. Systematic review of interventions delivered by UK mental health nurses. Int J Nurs Stud. 2007;44(3):479–509.

421. Gray R, Bressington D, Ivanecka A, et al. Is adherence therapy an effective adjunct treatment for

patients with schizophrenia spectrum disorders? A systematic review and meta-analysis. BMC Psychiatry. 2016;16:90.

422. Happell B, Platania-Phung C, Scott D. A systematic review of nurse physical healthcare for consumers utilizing mental health services. J Psychiatr Ment Health Nurs. 2014;21(1):11–22.

423. Happell B, Hoey W, Gaskin CJ. Community mental health nurses, caseloads, and practices: a literature review. Int J Ment Health Nurs. 2012;21(2): 131–7.

424. Bradshaw T, Lovell K, Harris N. Healthy living interventions and schizophrenia: a systematic review. J Adv Nurs. 2005;49(6):634–54.

425. Joseph J, Basu D, Dandapani M, et al. Are nurse-conducted brief interventions (NCBIs) efficacious for hazardous or harmful alcohol use? A systematic review. Int Nurs Rev. 2014;61(2):203–10.

426. Crowe M, Whitehead L, Wilson L, et al. Disorder-specific psychosocial interventions for bipolar disorder-a systematic review of the evidence for mental health nursing practice. Int J Nurs Stud. 2010;47(7):896–908.

427. Christensen H, Griffiths KM, Gulliver A, et al. Models in the delivery of depression care: a systematic review of randomised and controlled intervention trials. BMC Fam Pract. 2008;9:25.

428. McDaid C, Trowman R, Golder S, et al. Interventions for people bereaved through suicide: systematic review. Br J Psychiatry. 2008;193(6):438–43.

429. Fung YL, Chan Z, Chien WT. Role performance of psychiatric nurses in advanced practice: a systematic review of the literature. J Psychiatr Ment Health Nurs. 2014;21(8):698–714.

430. OECD. Health at a glance. https://read.oecdilibrary.org/social-issues-migration-health/health-at-a-glance-2017_health_glance-2017-en#page161. Zugegriffen am 17.04.2018.

431. WHO. Mental Health Atlas 2014. http://apps.who.int/iris/bitstream/handle/10665/178879/9789241565011_eng.pdf;jsessionid=0CF669CC32868F4652E6E616EB278E46?sequence=1. Zugegriffen am 17.04.2018.

432. Löhr M, Schulz M, Kunze H. Wegfall der Psych-PV – was dann? PPH. 2014;20(03):140–55.

433. Sauter D. Bereitschaft zur Verantwortungsübernahme psychiatrisch Pflegender. Eine qualitative Studie. Wiesbaden: Springer; 2018.

434. Lehmann Y, Ayerle G, Beutner K, et al. Bestandsaufnahme der Ausbildung in den Gesundheitsfachberufen im europäischen Vergleich (GesinE) – zentrale Ergebnisse und Schlussfolgerungen. Gesundheitswesen. 2016;78(06):407–13.

435. Tannen A, Feuchtinger J, Strohbücker B, et al. Survey zur Einbindung von Pflegefachpersonen mit Hochschulabschlüssen an deutschen Universitätskliniken-Stand 2015. Z Evid Fortbild Qual Gesundhwes. 2017;120:39–46.

436. Meyer G, Balzer K, Kopke S. Evidenzbasierte Pflegepraxis – Diskussionsbeitrag zum Status quo. Z Evid Fortbild Qual Gesundheitswes. 2013;107(1): 30–5.

437. Schulz M, Sauter D. Ein langer Weg zur wissenschaftlichen Fundierung der psychiatrischen Pflege. Dr med Mabuse. 2015;216:34–5.

438. Thornicroft G, Tansella M. The balanced care model for global mental health. Psychol Med. 2013; 43(4):849–63.

439. Hemkendreis B, Hasslinger V. Ambulante Psychiatrische Pflege. Köln: Psychiatrie; 2014.

440. Melzer D, Hale AS, Malik SJ, Hogman GA, Wood S. Community care for patients with schizophrenia one year after hospital discharge. BMJ. 1991; 303(6809):1023–6.

441. Schreieder E. Methoden der Prozesssteuerung: Casemanagement und Hilfeplanung. In: Bischkopf J, Deimel D, Walther C, Zimmermann R-B, Herausgeber. Soziale Arbeit in der Psychiatrie. Köln: Psychiatrie; 2017. S. 273–91.

442. Intagliata J. Improving the quality of community care for the chronically mentally disabled: the role of case management. Schizophr Bull. 1982;8(4): 655–74.

443. Johnson S, Prosser D, Bindman J, et al. Continuity of care for the severely mentally ill: concepts and measures. Soc Psychiatry Psychiatr Epidemiol. 1997;32(3):137–42.

444. Thornicroft G. The concept of case management for long-term mental illness. Int Rev Pschiatry. 1991;3:125–32.

445. Holloway F. Case management for the mentally ill: looking at the evidence. Int J Soc Psychiatry. 1991;37(1):2–13.

446. Marshall M, Gray A, Lockwood A, et al. Case management for people with severe mental disorders. Cochrane Database Syst Rev. 2000;(2): CD000050. https://doi.org/10.1002/14651858. CD000050.

447. Moore ST. A social work practice model of case management: the case management grid. Soc Work. 1990;35(5):444–8.

448. Kanter J. Clinical case management: definition, principles, components. Hosp Community Psychiatry. 1989;40(4):361–8.

449. Weick A, Rapp C, Sullivan WP, et al. Strengths perspective for social work practice. Soc Work. 1989;34:350–4.

450. Sullivan WP. Reclaiming the community: the strengths perspective and deinstitutionalization. Soc Work. 1992;37(3):204–9.

451. Rapp CA. Theory, principles, and methods of the strengths model of case management. In: Harris M, Bergman HC, Herausgeber. Case management for mentally ill patients: theory and practice. Langhorn: Harwood Academic Publishers; 1993. S. 143–64.

452. Rapp C, Goscha R. The strengths model: a recovery-oriented approach to mental health services. New York: Oxford University Press; 2012.

453. Tsoi WE, Tse S, Fukui S, et al. Study protocol for a controlled trial of strengths model case management in mental health services in Hong Kong. BMJ Open. 2015;5(10):e008303. https://doi.org/10.1136/bmjopen-2015-008303.

454. Ibrahim N, Michail M, Callaghan P. The strengths based approach as a service delivery model for severe mental illness: a meta-analysis of clinical trials. BMC Psychiatry. 2014;14:243.

455. Fukui S, Goscha R, Rapp CA, et al. Strengths model case management fidelity scores and client outcomes. Psychiatr Serv. 2012;63(7):708–10.

456. Anthony WA, Cohen M, Farkas M, et al. The chronically mentally ill case management – more than a response to a dysfunctional system. Community Ment Health J. 1988;24(3):219–28.

457. Anthony WA, Forbess R, Cohen MR. Rehabilitation oriented case management. In: Harris M, Bergmann HC, Herausgeber. Case management for mentally ill patients: theory and practice. Langhorn: Harwood Academic Publishers; 1993. S. 99–118.

458. Maylath E, Stark FM. Würde Managed Care die psychiatrische Versorgung in der Bundesrepublik Deutschland verbessern? Psycho. 1999;25(12):744–51.

459. Leff HS, Chow CM, Pepin R, et al. Does one size fit all? What we can and can't learn from a meta-analysis of housing models for persons with mental illness. Psychiatr Serv. 2009;60(4):473–82.

460. Kyle T, Dunn JR. Effects of housing circumstances on health, quality of life and healthcare use for people with severe mental illness: a review. Health Soc Care Community. 2008;16(1):1–15.

461. Shepherd G, Murray A. Residential care. In: Thornicroft G, Szmukler G, Herausgeber. Textbook of community psychiatry. Oxford: Oxford University Press; 2001. S. 309–20.

462. Vock R, Zaumseil M, Zimmermann R, Manderla S. Mit der Diagnose „chronisch psychisch krank" ins Pflegeheim? Eine Untersuchung der Situation in Berlin. Frankfurt: Mabuse; 2007.

463. Blankenfeld C, Haug-von Schnakenburg D, Konrad M. Menschen mit psychischer Erkrankung unter 65 Jahren in Pflegeheimen. Eine empirische Untersuchung in Baden-Württemberg. Sozialpsychiatrische Informationen. 2017;47(4):47–52.

464. Konrad M, Rosemann M. Vom Wohnheim zur mobilen Unterstützung. In: Rosemann M, Konrad M, Herausgeber. Handbuch Betreutes Wohnen. Köln: Psychiatrie; 2011. S. 23–49.

465. Konrad M. Betreutes Wohnen in Familien – Vernachlässigte Alternative zur Heimversorgung für schwer psychisch erkrankte Menschen. Psychiatr Prax. 2016;43:239–41.

466. Konrad M, Becker J, Eisenhut R. Inklusion leben. Betreutes Wohnen in Familien für Menschen mit Behinderung. Freiburg: Lambertus; 2012.

467. BAGüS. Kennzahlenvergleich der überörtlichen Träger der Sozialhilfe 2014. http://www.bagues.de. Zugegriffen am 16.02.2016.

468. AOLG/AG Psychiatrie. Weiterentwicklung der psychiatrischen Versorgungsstrukturen in Deutschland – Bestandsaufnahme und Perspektiven. Beschluss der Gesundheitsministerkonferenz der Länder vom 28. Juni 2012. http://www.masgf.brandenburg.de/cms/detail.php/bb1.c.348046.de. Zugegriffen am 28.09.2016.

469. DGSP. Eingliederungshilfe auf dem Weg zur Inklusion. Positionspapier des DGSP-Fachausschusses Menschen in Heimen. http://www.psychiatrie.de/dgsp. Zugegriffen am 26.01.2016.

470. Steinhart I, Speck A, Freyberger H. Blackbox geschlossene Heime. Psychosoziale Umschau. 2013;1:6–8.

471. Salize HJ, Dillmann-Lange C, Kentner-Figura B, et al. Drohende Wohnungslosigkeit und psychische Gefährdung – Prävalenz und Einflussfaktoren bei Risikopopulationen. Nervenarzt. 2006;77(11):1345–54.

472. Rosemann M, Konrad M. Handbuch Betreutes Wohnen. Von der Heimversorgung zur ambulanten Unterstützung. Bonn: Psychiatrie; 2011.

473. Siskind D, Harris M, Pirkis J, et al. A domains-based taxonomy of supported accommodation for people with severe and persistent mental illness. Soc Psychiatry Psychiatr Epidemiol. 2013;48:875–94.

474. Busch-Geertsema V. „Housing First", ein vielversprechender Ansatz zur Überwindung von Wohnungslosigkeit. Widersprüche: Zeitschrift für sozialistische Politik im Bildungs-, Gesundheits- und Sozialbereich. 2011;31(121):39–54.

475. Bitter D, Entenfellner A, Matschnig T. Da-Heim im Heim!? Bedeutet Ent-Hospitalisierung auch Ent-Institutionalisierung? Psychiatr Prax. 2009;36:261–9.

476. Benston EA. Housing programs for homeless individuals with mental illness: effects on housing and mental health outcomes. Psychiatr Serv. 2015;66(8):806–16.

477. Ly A, Latimer E. Housing First impact on costs and associated cost offsets: a review of the literature. Can J Psychiatry. 2015;60(11):475–87.

478. Rog DJ, Marshall T, Dougherty RH, et al. Permanent supportive housing: assessing the evidence. Psychiatr Serv. 2014;65(3):287–94.

479. Tabol C, Drebing C, Rosenheck R. Studies of „supported" and „supportive" housing: a comprehensive review of model descriptions and measurement. Eval Program Plann. 2010;33:446–56.

480. Taylor TL, Killaspy H, Wright C, et al. A systematic review of the international published literature relating to quality of institutional care for people

with longer term mental health problems. BMC Psychiatry. 2009;9:55.

481. Macpherson R, Edwards TR, Chilvers R, et al. Twenty-four hour care for schizophrenia. Cochrane Database Syst Rev. 2009;(2):CD004409. https://doi.org/10.1002/14651858.CD004409.pub2.

482. McHugo GJ, Bebout RR, Harris M, et al. A randomized controlled trial of integrated versus parallel housing services for homeless adults with severe mental illness. Schizophr Bull. 2004;30(4):969–82.

483. Bastian H, Bender R, Ernst AS, Kaiser T, Kirchner H, Kolominsky-Rabas P, Lange S, Sawicki PT, Weber M. Methoden. https://www.iqwig.de/download/Methoden_IQWiG_Entwurf_V-2-0.pdf. Zugegriffen am 23.09.2016.

484. Aubry T, Nelson G, Tsemberis S. Housing First for people with severe mental illness who are homeless: a review of the research and findings from the at Home-Chez soi demonstration project. Can J Psychiatry. 2015;60(11):467–74.

485. Veldhuizen S, Adair CE, Methot C, et al. Patterns and predictors of attrition in a trial of a housing intervention for homless people with mental illness. Soc Psychiatry Epidmiol. 2015;50:195–202.

486. Aubry T, Goering P, Veldhuizen S, et al. A multiple-city RCT of Housing First with assertive community treatment for homeless Canadiens with severe mental illness. Psychiatr Serv. 2016;67(3):275–81.

487. Stergiopoulos V, Hwang SW, Gozdzik A, et al. Effect of scattered-site housing using rent supplements and intensive case management on housing stability among homeless adults with mental illness. A randomized trial. JAMA. 2015;313(9):905–15.

488. Patterson M, Moniruzzaman A, Palepu A, et al. Housing First improves subjective quality of life among homeless adults with mental illness: 12-month findings from a randomized controlled trial in Vancouver, British Columbia. Soc Psychiatry Psychiatr Epidemiol. 2013;48(8):1245–59.

489. Stergiopoulos V, Gozdzik A, Misir V, et al. Effectiveness of Housing First with intensive case management in an ethnically diverse sample of homeless adults with mental illness: a randomized controlled trial. PLoS One. 2015;10(7). https://doi.org/10.1371/journal.pone.0130281.

490. Kirst M, Zerger S, Misir V, et al. The impact of a Housing First randomized controlled trial on substance use problems among homeless individuals with mental illness. Drug Alcohol Depend. 2015;146:24–9.

491. Palepu A, Patterson ML, Moniruzzaman A, et al. Housing First improves residential stability in homeless adults with concurrent substance dependence and mental disorders. Am J Public Health. 2013;103(Suppl 2):e30–6. https://doi.org/10.2105/AJPH.2013.301628.

492. Segal S, Baumohl J, Moyles E. Neighborhood types and community reaction to the mentally ill: a paradox of intensity. J Health Soc Behav. 1980;21(4):345–59.

493. Patterson ML, Moniruzzaman A, Somers JM. Community participation and belonging among formerly homeless adults with mental illness after 12 months of Housing First in Vancouver, British Columbia: a randomized controlled trial. Community Ment Health J. 2014;50:604–11.

494. Somers JM, Rezansoff SN, Moniruzzaman A, et al. Housing First reduces re-offending among formerly homeless adults with mental disorders: results of a randomized controlled trial. PLoS One. 2013;8(9). https://doi.org/10.1371/journal.pone.0072946.

495. Woodhall-Melnik J, Misir V, Kaufman-Shriqui V, et al. The impact of a 24 month Housing First intervention on participants' body mass index and waist circumference: results from the At Home/Chez Soi Toronto site randomized controlled trial. PLoS One. 2015;10(9):e0137069.

496. Gulcur L, Stefancic A, Shinn M, et al. Housing, hospitalization, and cost outcomes for homeless individuals with psychiatric disabilities participating in continuum of care and Housing First programmes. J Community Appl Soc Psychol. 2003;13:171–86.

497. Gulcur L, Tsemberis S, Stefancic A, et al. Community integration of adults with psychiatric disabilities and histories of homelessness. Community Ment Health J. 2007;43(3):211–28.

498. Hurlburt MS, Hough RL, Wood PA. Effects of substance abuse on housing stability of homeless mentally III persons in supported housing. Psychiatr Serv. 1996;47(7):731–6.

499. Dickey B, Gonzalez O, Latimer E, et al. Use of mental health services by formerly homeless adults residing in group and independent housing. Psychiatr Serv. 1996;47(2):152–8.

500. Tsemberis S, Gulcur L, Nakae M. Housing First, consumer choice, and harm reduction for homeless individuals with a dual diagnosis. Am J Public Health. 2004;94(4):651–6.

501. Greenwood RM, Schaefer-McDaniel NJ, Winkel G, et al. Decreasing psychiatric symptoms by increasing choice in services for adults with histories of homelessness. Am J Community Psychol. 2005;36(3/4):223–38.

502. Schutt RK, Goldfinger SM, Penk WE. Satisfaction with residence and with life. When homeless mentally ill persons are housed. Eval Program Plann. 1997;20(2):185–94.

503. Seidman LJ, Schutt RK, Caplan B, et al. The effect of housing interventions on neuropsychological functioning among homeless persons with mental illness. Psychiatr Serv. 2003;54(6):905–8.

504. Caplan B, Schutt RK, Turner WM, et al. Change in neurocognition by housing type and substance abuse among formerly homeless seriously mentally ill persons. Schizophr Res. 2006;83:77–86.

505. Lipton FR, Nutt S, Sabatini A. Housing the homeless mentally ill: a longitudinal study of a treatment approach. Hosp Community Psychiatry. 1988;39(1):40–5.

506. Dickey B, Latimer E, Powers K, et al. Housing costs for adults who are mentally ill and formerly homeless. J Ment Health Adm. 1997;24(3):291–305.

507. Schutt RK, Seidman LJ, Caplan B, et al. The role of neurocognition and social context in predicting community functioning among formerly homeless seriously mentally ill persons. Schizophr Bull. 2007;33(6):1388–96.

508. Goldfinger SM, Schutt RK, Tolomiczenko GS, et al. Housing placement and subsequent days homeless among formerly homeless adults with mental illness. Psychiatr Serv. 1999;50(5):674–9.

509. Shern DL, Felton CJ, Hough RL. Housing outcomes for homeless adults with mental illness: results from the second-round McKinney Program. Psychiatr Serv. 1997;48(2):239–41.

510. Schutt RK, Hough RL, Goldfinger SM, et al. Lessening homelessness among persons with mental illness: a comparison of five randomized treatment trials. Asian J Psychiatr. 2009;2(3):100–2.

511. Padgett DK, Gulcur L, Tsemberis S. Housing First services for people who are homeless with co-occurring serious mental illness and substance abuse. Res Soc Work Pract. 2006;16(1):74–83.

512. Stefancic A, Tsemberis S. Housing First for long-term shelter-dwellers with psychiatric disabilities in a suburban county: a four-year study of housing access and retention. J Prim Prev. 2007; 28:265–79.

513. Somers JM, Patterson ML, Moniruzzaman A, et al. Vancouver At Home: pragmatic randomized trials investigating Housing First for homeless and mentally ill adults. Trials. 2013;14:365.

514. Hwang SW, Stergiopoulos V, O'Campo P, et al. Ending homelessness among people with mental illness: the At Home/Chez Soi randomized trial of a Housing First intervention in Toronto. BMC Public Health. 2012;12:787.

515. Hyde C, Bridges K, Goldberg D, et al. The evaluation of a hostel. A controlled study using modified cost- benefit analysis. Br J Psychiatry. 1987;151: 805–12.

516. de Vet R, van Luijtelaar MJ, Brilleslijper-Kater SN, et al. Effectiveness of case management for homeless persons: a systematic review. Am J Public Health. 2013;103:e13–26.

517. Herman D, Conover S, Gorroochurn P, et al. A randomized trial of critical time intervention to prevent homelessness in persons with severe mental illness following institutional discharge. Psychiatr Serv. 2011;62(7):713–9.

518. Tomita A, Herman DB. The impact of critical time intervention in reducing psychiatric rehospitalization following hospital discharge. Psychiatr Serv. 2012;63(9):935–7.

519. Tomita A, Herman DB. The role of a critical time intervention on the experience of continuity of care among persons with severe mental illness following hospital discharge. J Nerv Ment Dis. 2015;203(1):65–70.

520. Tomita A, Lukens EP, Herman DB. Mediation analysis of critical time intervention for persons living with serious mental illnesses: assessing the role of family relations in reducing psychiatric rehospitalization. Psychiatr Rehabil J. 2014;37(1): 4–10.

521. Susser E, Valencia E, Conover S, et al. Preventing recurrent homelessness among mentally ill men: a „critical time" intervention after discharge from a shelter. Am J Public Health. 1997;87(2):256–62.

522. Herman D, Opler L, Felix A, et al. A critical time intervention with mentally ill homeless men: impact on psychiatric symptoms. J Nerv Ment Dis. 2000;188(3):135–40.

523. Jones K, Colson PW, Holter MC, et al. Cost-effectiveness of critical time intervention to reduce homelessness among persons with mental illness. Psychiatr Serv. 2003;54(6):884–90.

524. Goering P, Veldhuizen S, Watson A, Adair C, Kopp B, Latimer E, Nelson G, MacNaughton E, Streiner D, Aubry T. National At Home/Chez Soi Final Report. http://www.mentalhealthcommission.ca. Zugegriffen am 22.01.2016.

525. Richter D, Hoffmann H. Independent housing and support for people with severe mental illness: systematic review. Acta Psychiatr Scand. 2017; 136(3):269–79.

526. Gonzalez MT, Andvig E. Experiences of tenants with serious mental illness regarding housing support and contextual issues: a meta-synthesis. Issues Ment Health Nurs. 2015;36(12):971–88.

527. Richter D, Hoffmann H. Preference for independent housing of persons with mental disorders: systematic review and meta-analysis. Adm Policy Ment Health. 2017;44(6):817–23.

528. Richter D, Steinhart I. Wahlfreiheit beim Wohnen: Forschungsstand und praktische Erfahrungen. In: Steinhart I, Wienberg G, Herausgeber. Rundum ambulant. Funktionales Basismodell psychiatrischer Versorgung in der Gemeinde. Köln: Psychiatrie; 2016.

529. Walther C. Betreutes Wohnen psychisch kranker Menschen. Wirksamkeitsstudien in Deutschland. Soziale Arbeit. 2014;63(2):54–62.

530. Quadflieg N, Fichter MM. Ist die Zuweisung dauerhaften Wohnraums an Obdachlose eine effektive

Maßnahme? Eine prospektive Studie über drei Jahre zum Verlauf psychischer Beschwerden. Psychiatr Prax. 2007;34:276–82.

531. Salize HJ, Arnold M, Uber E, et al. Verbesserung der psychiatrischen Behandlungsprävalenz bei Risikopersonen vor dem Abrutschen in die Wohnungslosigkeit. Psychiatr Prax. 2017;44(1):21–8.

532. Konrad M, Frank U, Flammer E. Die Versorgung ehemaliger Patienten im Gemeindepsychiatrischen Verbund – Auswertung einer Basisdokumentation aus zwei Landkreisen. Psychiatr Prax. 2011;38:376–81.

533. Richter D. Evaluation des stationären und ambulant betreuten Wohnens psychisch behinderter Menschen in den Wohnverbünden des Landschaftsverbands Westfalen-Lippe. Psychiatr Prax. 2010;37(3):127–33.

534. Birkenheier C, Hagen A. Halt – Begegnung – Hoffnung. Integration psychisch Kranker in Gastfamilien. 10 Jahre psychiatrische Familienpflege an den SHG-Kliniken Völklingen [Symposium am 26.10.2005]. Völklingen: VITAL e. V.; 2006.

535. Reker T, Eikelmann B. Berufliche Eingliederung als Ziel psychiatrischer Therapie. Psychiatr Prax. 2004;31:S251–5.

536. Westcott C, Waghorn G, McLean D, et al. Interest in employment among people with schizophrenia. Am J Psychiatr Rehab. 2015;18(2):187–207.

537. BMAS. Teilhabebericht der Bundesregierung über die Lebenslagen von Menschen mit Beeinträchtigungen. Teilhabe – Beeinträchtigung – Behinderung. http://www.bmas.de/DE/Service/Medien/Publikationen/a125-13-teilhabebericht.html. Zugegriffen am 09.06.2017.

538. Richter D, Eikelmann B, Reker T. Arbeit, Einkommen, Partnerschaft: Die soziale Exklusion psychisch kranker Menschen. Gesundheitswesen. 2006;68(11):704–7.

539. Reims N, Gruber S. Junge Rehabilitanden in der Ausbildung am Übergang in den Arbeitsmarkt. Rehabilitation. 2014;53:376–83.

540. DRV. Rentenversicherung in Zahlen 2016 (25.07.2016). http://www.deutsche-rentenversicherung.de/cae/servlet/contentblob/238692/publicationFile/61815/01_rv_in_zahlen_2013.pdf. Zugegriffen am 30.11.2016.

541. Hoffmann H, Jäckel D. Frührehabilitation – ein Stiefkind der Psychiatrie. Psychiatr Prax. 2015;42:235–6.

542. Oschmiansky F, Popp S, Riedel-Heller S, et al. Psychisch Kranke im SGB II: Situation und Betreuung. IAB-Forschungsbericht, 14/2017, Nürnberg, 257 S.

543. Eklund M, Hansson L, Ahlqvist C. The importance of work as compared to other forms of daily occupations for wellbeing and functioning among persons with long-term mental illness. Community Ment Health J. 2004;40(5):465–77.

544. Mueser KT, Becker DR, Torrey WC, et al. Work and nonvocational domains of functioning in persons with severe mental illness: a longitudinal analysis. J Nerv Ment Dis. 1997;185(7):419–26.

545. Luciano A, Bond GR, Drake RE. Does employment alter the course and outcome of schizophrenia and other severe mental illnesses? A systematic review of longitudinal research. Schizophr Res. 2014;159:312–21.

546. Bond GR, Resnick SG, Drake RE, et al. Does competitive employment improve nonvocational outcomes for people with severe mental illness? J Consult Clin Psychol. 2001;69(3):489–501.

547. Gühne U, Riedel-Heller S, Kupka P. Psychisch Kranke im SGB II: Zwischen Arbeitswunsch und Beratungswirklichkeit. ASU. 2017;52:600–4.

548. Matschnig T, Frottier P, Seyringer M, et al. Arbeitsrehabilitation psychisch kranker Menschen – ein Uberblick über Erfolgsprädiktoren. Psychiatr Prax. 2008;35(6):271–8.

549. Schonebaum AD, Boyd JK, Dudek KJ. A comparison of competitive employment outcomes for the clubhouse and PACT models. Psychiatr Serv. 2006;57(10):1416–20.

550. Crowther RE. Helping people with severe mental illness to obtain work. Systematic review. BMJ. 2001;322(7280):204–8.

551. McKay C, Nugent KL, Johnsen M, et al. A systematic review of evidence for the clubhouse model of psychosocial rehabilitation. Adm Policy Ment Health. 2018;45(1):28–47.

552. Bond GR, Drake RE, Mueser KT, et al. An update on supported employment for people with severe mental illness. Psychiatr Serv. 1997;48(3):335–46.

553. Drake RE, Bond GR, Becker DR. IPS supported employment: an evidence-based approach to supported employment. New York: Oxford University Press; 2012.

554. Gühne U, Riedel-Heller SG. Die Arbeitssituation von Menschen mit schweren psychischen Erkrankungen in Deutschland (2015). http://www.dgppn.de. Zugegriffen am 01.04.2016.

555. Doose S. Supported employment in Germany. J Vocat Rehabil. 2012;37:195–202.

556. Rosenheck R, Mueser KT, Sint K, et al. Supported employment and education in comprehensive, integrated care for first episode psychosis: effects on work, school, and disability income. Schizophr Res. 2017;182:120–8.

557. Ringeisen H, Langer Ellison M, Ryder-Burge A, et al. Supported education for individuals with psychiatric disabilities: state of the practice and policy implications. Psychiatr Rehabil J. 2017;40(2):197–206.

558. Drake RE, Bond GR. Introduction to the special issue on Individual Placement and Support. Psychiatr Rehabil J. 2014;37(2):76–8.

559. Crowther R, Marshall M, Bond G, et al. Vocational rehabilitation for people with severe mental illness. Cochrane Database Syst Rev. 2001;(2): CD003080. https://doi.org/10.1002/14651858. CD003080.

560. Twamley EW, Jeste DV, Lehman AF. Vocational rehabilitation in schizophrenia and other psychotic disorders: a literature review and meta-analysis of randomized controlled trials. J Nerv Ment Dis. 2003;191(8):515–23.

561. Bond GR, Drake RE, Becker DR. An update on randomized controlled trials of evidence-based supported employment. Psychiatr Rehabil J. 2008; 31(4):280–90.

562. Campbell K, Bond GR, Drake RE. Who benefits from supported employment: a meta-analytic study. Schizophr Bull. 2011;37(2):370–80.

563. Ruesch P, Graf J, Meyer PC, et al. Occupation, social support and quality of life in persons with schizophrenic or affective disorders. Soc Psychiatry Psychiatr Epidemiol. 2004;39(9):686–94.

564. Holzner B, Kemmler G, Meise U. The impact of work-related rehabilitation on the quality of life of patients with schizophrenia. Soc Psychiatry Psychiatr Epidemiol. 1998;33(12):624–31.

565. Watzke S, Galvao A, Brieger P. Vocational rehabilitation for subjects with severe mental illnesses in Germany. A controlled study. Soc Psychiatry Psychiatr Epidemiol. 2009;44(7):523–31.

566. Längle G, Bayer W, Köster M. Unterscheiden sich die Effekte stationärer arbeits- und ergotherapeutischer Maßnahmen? Ergebnisse einer kontrollierten Multizenterstudie des Kompetenznetzes Schizophrenie. Psychiatr Prax. 2006;33(1): 34–41.

567. Wiedl KH, Kemper K, Längle G, et al. Arbeitstherapie bei schizophrenen Patienten: Keine oder doch differenzielle Effekte? Psychiatr Prax. 2006;33(8): 383–9.

568. Reker T, Eikelmann B, Schonauer H, et al. Arbeitsrehabilitation chronisch psychisch Kranker. Ergebnisse einer prospektiven Untersuchung über 3 Jahre. Psychiatr Prax. 1998;25:76–82.

569. Kinoshita Y, Furukawa TA, Kinoshita K, et al. Supported employment for adults with severe mental illness. Cochrane Database Syst Rev. 2013;(9). https://doi.org/10.1002/14651858.CD008297. pub2.

570. Modini M, Tan L, Brinchmann B, et al. Supported employment for people with severe mental illness: systematic review and meta-analysis of the international evidence. Br J Psychiatry. 2016; 209(1):14–22.

571. Chan JY, Hirai HW, Tsoi KK. Can computer-assisted cognitive remediation improve employment and productivity outcomes of patients with severe mental illness? A meta-analysis of prospective controlled trials. J Psychiatr Res. 2015;68:293–300.

572. Tsang HW, Fung KM, Leung AY, et al. Three year follow-up study of an integrated supported employment for individuals with severe mental illness. Aust N Z J Psychiatry. 2010;44:49–58.

573. Waghorn G, Dias S, Gladman B, et al. A multi-site randomised controlled trial of evidence-based supported employment for adults with severe and persistent mental illness. Aust Occup Ther J. 2014;61:424–36.

574. Michon H, van Busschbach JT, Stant AD, et al. Effectiveness of Individual Placement and Support for people with severe mental illness in the Netherlands: a 30-month randomized controlled trial. Psychiatr Rehabil J. 2014;37(2):129–36.

575. Cook JA, Burke-Miller JK, Roessel E. Long-term effects of evidence-based supported employment on earnings and on SSI and SSDI participation among individuals with psychiatric disabilities. Am J Psychiatry. 2016;173(10):1007–14.

576. Viering S, Jäger M, Bärtsch B, et al. Supported employment for the reintegration of disability pensioners with mental illnesses: a randomized controlled trial. Front Public Health. 2015;3:327.

577. Au DW, Tsang HW, So WW, et al. Effects of integrated supported employment plus cognitive remediation training for people with schizophrenia and schizoaffective disorders. Schizophr Res. 2015;166(1–3):297–303.

578. McGurk SR, Mueser KT, Xie H, et al. Cognitive enhancement treatment for people with mental illness who do not respond to supported employment: a randomized controlled trial. Am J Psychiatry. 2015;172(9):852–61.

579. McGurk SR, Mueser KT, Xie H, et al. Cognitive remediation for vocational rehabilitation nonresponders. Schizophr Res. 2016;175:48–56.

580. Bio DS, Gattaz WF. Vocational rehabilitation improves cognition and negative symptoms in schizophrenia. Schizophr Res. 2011;126:265–9.

581. Smith MJ, Ginger EJ, Wright M, et al. Virtual reality job interview training for individuals with psychiatric disabilities. J Nerv Ment Dis. 2014;202(9): 659–67.

582. Tsang MM, Man DW. A virtual reality-based vocational training system (VRVTS) for people with schizophrenia in vocational rehabilitation. Schizophr Res. 2013;144:51–62.

583. Smith MJ, Fleming MF, Wright MA, et al. Virtual reality job interview training and 6-month employment outcomes for individuals with schizophrenia seeking employment. Schizophr Res. 2015;166(1-3):86–91.

584. Bell MD, Choi KH, Dyer C, et al. Benefits of cognitive remediation and supported employment for schizophrenia patients with poor community functioning. Psychiatr Serv. 2014;65(4):469–75.

585. Rollins AL, Bond GR, Jones A, et al. Workplace social networks and their relationship with job out-

comes and other employment characteristics for people with severe mental illness. J Vocat Rehabil. 2011;35(3):243–52.

586. Kukla M, Bond GR, Xie H. A prospective investigation of work and nonvocational outcomes in adults with severe mental illness. J Nerv Ment Dis. 2012;200:214–22.

587. Kilian R, Lauber C, Kalkan R, et al. The relationships between employment, clinical status, and psychiatric hospitalisation in patients with schizophrenia receiving either IPS or a conventional vocational rehabilitation programme. Soc Psychiatry Psychiatr Epidemiol. 2012;47:1381–9.

588. Suijkerbuijk YB, Schaafsma FG, van Mechelen JC, et al. Interventions for obtaining and maintaining employment in adults with severemental illness, a network meta-analysis. Cochrane Database Syst Rev. 2017;(9):CD011867. https://doi.org/10.1002/14651858.CD011867.pub2.

589. Jäckel D, Kupper Z, Glauser S, et al. Effects of sustained competitive employment on psychiatric hospitalizations and quality of life. Psychiatr Serv. 2017;68(6):603–9.

590. Burns T, Catty J, Becker T, et al. The effectiveness of supported employment for people with severe mental illness: a randomised controlled trial. Lancet. 2007;370(9593):1146–52.

591. Cook JA, Leff HS, Blyler CR, et al. Results of a multisite randomized trial of supported employment interventions for individuals with severe mental illness. Arch Gen Psychiatry. 2005;62(5):505–12.

592. Cook JA, Lehman AF, Drake R, et al. Integration of psychiatric and vocational services: a multisite randomized, controlled trial of supported employment. Am J Psychiatry. 2005;162(10):1948–56.

593. McGurk SR, Mueser KT, Pascaris A. Cognitive training and supported employment for persons with severe mental illness: one-year results from a randomized controlled trial. Schizophr Bull. 2005;31(4):898–909.

594. McGurk SR, Mueser KT, Feldman K, et al. Cognitive training for supported employment: 2–3 year outcomes of a randomized controlled trial. Am J Psychiatry. 2007;164(3):437–41.

595. Bell MD, Zito W, Greig T, et al. Neurocognitive enhancement therapy with vocational services: work outcomes at two-year followup. Schizophr Res. 2008;105(1–3):18–29.

596. McGurk SR, Mueser KT, DeRosa TJ, et al. Work, recovery, and comorbidity in schizophrenia: a randomized controlled trial of remediation. Schizophr Bull. 2009;35:319–35.

597. Lecomte T, Corbière M, Lysaker PH. A group cognitive behavioral intervention for people registered in supported employment programs: CBT-SE. Encephale. 2014;40(Suppl 2):S81–90.

598. Bejerholm U, Larsson ME, Johanson S. Supported employment adapted for people with affective disorders – a randomized controlled trial. J Affect Disord. 2017;207:212–20.

599. Bond GR, Salyers MP, Dincin J, et al. A randomized controlled trial comparing two vocational models for persons with severe mental illness. J Consult Clin Psychol. 2007;75(6):968–82.

600. Burns T, White SJ, Catty J, et al. Individual Placement and Support in Europa: the EQOLISE trial. Int Rev Psychiatry. 2008;20(6):498–502.

601. Hoffmann H, Jäckel D, Glauser S, et al. A randomised controlled trial of the efficacy of supported employment. Acta Psychiatr Scand. 2012;125: 157–67.

602. Hoffmann H, Jäckel D, Glauser S, et al. Long-term effectiveness of supported employment: 5-year follow-up of a randomized controlled trial. Am J Psychiatry. 2014;171(11):1183–90.

603. Haerlin C. Beschäftigungstherapie nach Akutstadium. In: Jentschura G, Janz HW, Herausgeber. Beschäftigungstherapie. Stuttgart: Thieme; 1979. S. 106–19.

604. Reker T. Psychiatrische Arbeitstherapie – Konzepte, Praxis und wissenschaftliche Ergebnisse. Psychiatr Prax. 1999;26(Sonderheft 1):S12–5.

605. Längle G, Köster M, Mayenberger M, et al. Der therapeutische Arbeitsversuch – Eine Annäherung an die Arbeitswelt für Psychiatriepatienten. Psychiatr Prax. 2000;27:176–82.

606. Bayer W, Köster M, Salize HJ, et al. Längerfristige Auswirkungen stationärer arbeits – und ergotherapeutischer Maßnahmen auf die berufliche Integration schizophrener Patienten. Psychiatr Prax. 2008;35(4):170–4.

607. Salize H, Schuh C, Krause M, et al. Senken arbeitsrehabilitative Maßnahmen während stationärpsychiatrischer Behandlung langfristig die Versorgungskosten von Patienten mit Schizophrenie? Psychiatr Prax. 2007;34(5):246–8.

608. Reker T. Begleitende Hilfen im Arbeitsleben für psychisch Kranke und Behinderte. Forschungsbericht 257. Bonn: Sozialforschung; 1996.

609. Reker T, Eikelmann B. Work therapy for schizophrenic patients: results of a 3-year prospective study in Germany. Eur Arch Psychiatry Clin Neurosci. 1997;247(6):314–9.

610. Knapp M, Patel A, Curran C, et al. Supported employment: cost-effectiveness across six European sites. World Psychiatry. 2013;12(1):60–8.

611. Bejerholm U, Areberg C, Hofgren C, et al. Individual Placement and Support in Sweden – a randomized controlled trial. Nord J Psychiatry. 2015;69:57–66.

612. Oshima I, Sono T, Bond GR, et al. A randomized controlled trial of Individual Placement and Support in Japan. Psychiatr Rehabil J. 2014;37: 137–43.

613. Areberg C, Bejerholm U. The effect of IPS on participants' engagement, quality of life, empower-

trial. Scand J Occup Ther. 2013;20(6):420–8.

614. Bond GR, Drake RE, Becker DR. Generalizability of the Individual Placement and Support (IPS) model of supported employment outside the US. World Psychiatry. 2012;11:32–9.

615. Taylor AC, Bond GR. Employment specialist competencies as predictors of employment outcomes. Community Ment Health J. 2014;50(1):31–40.

616. Glover CM, Frounfelker RL. Competencies of more and less succesful employment specialists. Community Ment Health J. 2013;49:311–6.

617. Becker DR, Swanson S, Bond GR, et al. Evidence-based supported employment fidelity review manual. Lebanon: Dartmouth Psychiatric Research Center; 2008.

618. Bond GR, Becker DR, Drake RE. Measurement of fidelity of implementation of evidence-based practices: case example of the IPS fidelity scale. Clin Psychol Sci Pract. 2011;18:126–41.

619. Bond GR, Peterson AE, Becker DR, et al. Validation of the revised individual placement and support fidelity scale (IPS-25). Psychiatr Serv. 2012;63(8):758–63.

620. Becker DR, Swanson SJ, Reese SL, Bond GR, McLeman BM. Supported Employment Fidelity Review Manual (Dezember 2015). https://www.ipsworks.org/wp-content/uploads/2017/08/ips-fidelity-manual-3rd-edition_2-4-16.pdf. Zugegriffen am 29.05.2018.

621. Henry AD, Hashemi L, Zhang J. Evaluation of a statewide implementation of supported employment in Massachusetts. Psychiatr Rehabil J. 2014;37(4):284–8.

622. Gühne U, Weinmann S, Arnold K, et al. Training sozialer Fertigkeiten bei schweren psychischen Erkrankungen. Übersicht und Wirksamkeit nach Interventionstypen und Settingvariablen. Psychiatr Prax. 2014;41(4):e1–e17.

623. Mueser KT, Aalto S, Becker DR, et al. The effectiveness of skills training for improving outcomes in supported employment. Psychiatr Serv. 2005;56:1254–60.

624. Kalkan R, Dorn W, Ehiosun U, et al. Unterstützte Beschäftigung bei Menschen mit schweren psychischen Erkrankungen. Erfahrungen im deutschen Studienzentrum der europäischen EQOLISE-Studie. Sozialpsychiatrische Informationen. 2009;39(4):40–5.

625. Burns T, Catty J, White S. The impact of supported employment and working on clinical and social functioning: results of an international study of individual placement and support. Schizophr Bull. 2009;35:949–58.

626. Jäger M, Paras S, Nordt C, et al. Wie nachhaltig ist Supported Employment? Eine katamnestische Untersuchung. Neuropsychiatr. 2013;27:196–201.

627. Stengler K, Kauffeldt S, Theißing A, et al. Medizinisch-berufliche Rehabilitation in Rehaeinrichtungen für psychisch Kranke in Deutschland. Analyse der Aufnahme- und Entlassungsdaten. Nervenarzt. 2015;86(5):603–8.

628. Xia J, Merinder LB, Belgamwar MR. Psychoeducation for schizophrenia. Cochrane Database Syst Rev. 2011;(6):CD002831. https://doi.org/10.1002/14651858.CD002831.pub2.

629. Vogt D, Messer M, Quenzel G, et al. „Health Literacy" – ein in Deutschland vernachlässigtes Konzept? Prävention Gesundheitsförderung. 2016;11(1):46–52.

630. Berninger U, Pitschel-Walz G, Bäuml J. Psychoedukation unter multiprofessionellen Gesichtspunkten und Ausbildungsstandards. In: Bäuml J, Behrendt B, Hennigsen P, Pitschel-Walz G, Herausgeber. Handbuch der Psychoedukation für Psychiatrie, Psychotherapie und Psychosomatische Medizin. Stuttgart: Schattauer; 2016. S. 26–38.

631. Anderson CM, Hogarty GE, Reiss DJ. Family treatment of adult schizophrenic patients: a psychoeducational approach. Schizophr Bull. 1980;6(3):490–505.

632. McFarlane WR, Dixon L, Lukens E, et al. Family psychoeducation and schizophrenia: a review of the literature. J Marital Fam Ther. 2003;29(2):223–45.

633. Falloon IRH, Boyd JL, McGill CW. Family care of schizophrenia. A problem-solving approach to the treatment of mental illness. The Guilford family therapy series. New York: Guilford Press; 1984.

634. Leff J, Berkowitz R, Shavit N, et al. A trial of family therapy vs. a relatives group for schizophrenia. Br J Psychiatry. 1989;154:58–66.

635. Wynne LC. The rationale for consultation with the families of schizophrenic patients. Acta Psychiatr Scand Suppl. 1994;384:125–32.

636. Wynne LC, McDaniel SH, Weber TT. Professional politics and the concepts of family therapy, family consultation, and systems consultation. Fam Process. 1987;26(2):153–66.

637. Solomon P, Draine J, Mannion E, et al. Impact of brief family psychoeducation on self-efficacy. Schizophr Bull. 1996;22(1):41–50.

638. Solomon P, Draine J, Mannion E, et al. Effectiveness of two models of brief family education. Retention of gains by family members of adults with serious mental illness. Am J Orthopsychiatry. 1997;67(2):177–86.

639. Dixon L, Stewart B, Burland J, et al. Pilot study of the effectiveness of the family-to-family education program. Psychiatr Serv. 2001;52(7):965–7.

640. Lucksted A, McFarlane W, Downing D, et al. Recent developments in family psychoeducation as an evidence-based practice. J Marital Fam Ther. 2012;38(1):101–21.

641. WHO. Mental health: facing the challenges, building solutions. Report from the WHO European Ministerial Conference. Denmark; 2005

642. Thornicroft G, Tansella M. Growing recognition of the importance of service user involvement in mental health service planning and evaluation. Epidemiol Psychiatr Soc. 2005;14(1):1–3.

643. Bock T, Priebe S. Psychosis seminars: an unconventional approach. Psychiatr Serv. 2005;56(11):1441–3.

644. Amering M, Mikus M, Steffe S. Recovery in Austria: mental health trialogue. Int Rev Psychiatry. 2012;24(1):11–8.

645. Bäuml J, Pitschel-Walz G (Eds). Psychoeduaktion bei schizophrenen Erkrankungen. Stuttgart: Schattauer; 2008.

646. Bäuml J, Berger H, Mösch E, Pitschel-Walz G. Psychose-Seminar. In: Becker T, Bäuml J, Pitschel-Walz G, Weig W, Herausgeber. Rehabilitation bei schizophrenen Erkrankungen. Köln: Ärzteverlag; 2007. S. 271–91.

647. Lyman DR, Braude L, George P, et al. Consumer and family psychoeducation: assessing the evidence. Psychiatr Serv. 2014;65(4):416–28.

648. Shah LB, Klainin-Yobas P, Torres S, et al. Efficacy of psychoeducation and relaxation interventions on stress-related variables in people with mental disorders: a literature review. Arch Psychiatr Nurs. 2014;28(2):94–101.

649. Miklowitz DJ, Scott J. Psychosocial treatments for bipolar disorder: cost-effectiveness, mediating mechanisms, and future directions. Bipolar Disord. 2009;11(Suppl 2):110–22.

650. Segredou I, Xenitidis K, Panagiotopoulou M, et al. Group psychosocial interventions for adults with schizophrenia and bipolar illness: the evidence base in the light of publications between 1986 and 2006. Int J Soc Psychiatry. 2011;58(3):229–38.

651. Lolich M, Vázquez GH, Alvarez LM, et al. Psychosocial interventions in bipolar disorder: a review. Actas Esp Psiquiatr. 2012;40(2):84–92.

652. Reinares M, Bonnín CM, Hidalgo-Mazzei D, Sánchez-Moreno J, et al. The role of family interventions in bipolar disorder: a systematic review. Clin Psychol Rev. 2016;43:47–57.

653. Brady P, Kangas M, McGill K. „FAMILY MATTERS": a systematic review of the evidence for family psychoeducation for major depressive disorder. J Marital Fam Ther. 2016;43(2):245–63.

654. Bäuml J, Kissling W, Pitschel-Walz G. Psychoedukative Gruppen für schizophrene Patienten: Einfluss auf Wissensstand und Compliance; Ergebnisse der Münchner PIP-Studie. Nervenheilkunde. 1996;15:145–50.

655. Hornung WP, Holle R, Schulze Monking H, Klingberg S. Psychoedukativ-psychotherapeutische Behandlung von schizophrenen Patienten und ihren Bezugspersonen. Ergebnisse einer 1-Jahres-Katamnese. Nervenarzt. 1995;66(11):828–34.

656. Merinder LB, Viuff AG, Laugesen HD, et al. Patient and relative education in community psychiatry: a randomized controlled trial regarding its effectiveness. Soc Psychiatry Psychiatr Epidemiol. 1999;34(6):287–94.

657. Atkinson JM, Coia DA, Gilmour WH, et al. The impact of education groups for people with schizophrenia on social functioning and quality of life. Br J Psychiatry. 1996;168(2):199–204.

658. Xiang Y, Weng Y, Li W, et al. Training patients with schizophrenia with the community re-entry module: a controlled study. Soc Psychiatry Psychiatr Epidemiol. 2006;41(6):464–9.

659. Vreeland B, Minsky S, Yanos PT, et al. Efficacy of the team solutions program for educating patients about illness management and treatment. Psychiatr Serv. 2006;57(6):822–8.

660. Lobban F, Taylor L, Chandler C, et al. Enhanced relapse prevention for bipolar disorder by community mental health teams: cluster feasibility randomised trial. Br J Psychiatry. 2010;196(1):59–63.

661. Colom F, Vieta E, Martinez-Aran A, et al. A randomized trial on the efficacy of group psychoeducation in the prophylaxis of recurrences in bipolar patients whose disease is in remission. Arch Gen Psychiatry. 2003;60(4):402–7.

662. Reinares M, Colom F, Sanchez-Moreno J, et al. Impact of caregiver group psychoeducation on the course and outcome of bipolar patients in remission: a randomized controlled trial. Bipolar Disord. 2008;10(4):511–9.

663. Miklowitz DJ, George EL, Richards JA, et al. A randomized study of family-focused psychoeducation and pharmacotherapy in the outpatient management of bipolar disorder. Arch Gen Psychiatry. 2003;60(9):904–12.

664. National Institute for Health and Care Excellence. The assessment and management of bipolar disorder in adults, children and young people in primary and secondary care. Updated edition. https://www.nice.org.uk/guidance/cg185/evidence/full-guideline-pdf-193212829

665. Colom F, Vieta E. Psychoeducation manual for bipolar disorder. Cambridge: Cambridge University Press; 2006.

666. Tursi MF, Baes C, de Camacho FR, et al. Effectiveness of psychoeducation for depression: a systematic review. Aust N Z J Psychiatry. 2013;47(11):1019–31.

667. Pitschel-Walz G, Leucht S, Bäuml J, et al. The effect of family interventions on relapse and rehospitalization in schizophrenia – a meta-analysis. Schizophr Bull. 2001;27(1):73–92.

668. Pilling S, Bebbington P, Kuipers E, et al. Psychological treatments in schizophrenia: I. Meta-analysis

of family intervention and cognitive behaviour therapy. Psychol Med. 2002;32(5):763–82.

669. Lincoln TM, Wilhelm K, Nestoriuc Y. Effectiveness of psychoeducation for relapse, symptoms, knowledge, adherence and functioning in psychotic disorders: a meta-analysis. Schizophr Res. 2007; 96(1–3):232–45.

670. Pharoah F, Mari J, Rathbone J, et al. Family intervention for schizophrenia. Cochrane Database Syst Rev. 2010;(12):CD000088. https://doi.org/10.1002/14651858.CD000088.pub2.

671. Okpokoro U, Adams CE, Sampson S. Family intervention (brief) for schizophrenia. Cochrane Database Syst Rev. 2014;(3):CD009802. https://doi.org/10.1002/14651858.CD009802.pub2.

672. Zhao S, Sampson S, Xia J, et al. Psychoeducation (brief) for people with serious mental illness. Cochrane Database Syst Rev. 2015;(4):CD010823. https://doi.org/10.1002/14651858.CD010823.pub2.

673. Sin J, Jordan CD, Barley EA, et al. Psychoeducation for siblings of people with severe mental illness. Cochrane Database Syst Rev. 2015;(5):CD010540. https://doi.org/10.1002/14651858.CD010540.pub2.

674. Bond K, Anderson IM. Psychoeducation for relapse prevention in bipolar disorder: a systematic review of efficacy in randomized controlled trials. Bipolar Disord. 2015;17(4):349–62.

675. Oud M, Mayo-Wilson E, Braidwood R, et al. Psychological interventions for adults with bipolar disorder: systematic review and meta-analysis. Br J Psychiatry. 2016;208:213–22.

676. Chatterton ML, Stockings E, Berk M, et al. Psychosocial therapies for the adjunctive treatment of bipolar disorder in adults: network meta-analysis. Br J Psychiatry. 2017;210:333–41.

677. Yesufu-Udechuku A, Harrison B, Mayo-Wilson E, et al. Interventions to improve the experience of caring for people with severe mental illness: systematic review and meta-analysis. Br J Psychiatry. 2015;206:268–74.

678. Rabovsky K, Jensen M, Kohler T. Diagnoseübergreifende Psychoedukation. In: Bäuml J, Behrendt B, Hennigsen P, Pitschel-Walz G, Herausgeber. Handbuch der Psychoedukation. Stuttgart: Schattauer; 2016.

679. Jensen M, Hoffmann G, Spreitz J, et al. Diagnoseübergreifende Psychoedukation. Ein Manual für Patienten- und Angehörigengruppen. Arbeitshilfe 26. Köln: Psychiatrie; 2014.

680. Rabovsky K, Stoppe G. Diagnoseübergreifende und multimodale Psychoedukation. München: Urban & Fischer; 2009.

681. Rabovsky K, Trombini M, Allemann D, et al. Efficacy of bifocal diagnosis-independent group psychoeducation in severe mental psychiatric disorders: results from a randomized controlled trial. Eur Arch Psychiatry Clin Neurosci. 2012;262(5):431–40.

682. Hubbard AA, McEvoy PM, Smith L, et al. Brief group psychoeducation for caregivers of individuals with bipolar disorder: a randomized controlled trial. J Affect Disord. 2016;200:31–6.

683. Kolostoumpis K, Bergiannaki JD, Peppou LE, et al. Effectiveness of relatives' psychoeducation on family outcomes in bipolar disorder. Int J Ment Health. 2015;44:290–302.

684. de Souza MS, da Silva RA, Molina MA, et al. Six-session caregiver psychoeducation on bipolar disorder: does it bring benefits to caregivers? Int J Soc Psychiatry. 2016;62(4):377–85.

685. Bilderbeck AC, Atkinson LZ, McMahon HC, et al. Psychoeducation and online mood tracking for patients with bipolar disorder: a randomised controlled trial. J Affect Disord. 2016;205:245–51.

686. Kallestad H, Wullum E, Scott J, et al. The long-term outcomes of an effectiveness trial of group versus individual psychoeducation for bipolar disorders. J Affect Disord. 2016;202:32–8.

687. Morokuma I, Shimodera S, Fujita H, et al. Psychoeducation for major depressive disorders: a randomised controlled trial. Psychiatry Res. 2013;210:134–9.

688. Shimazu K, Shimodera S, Mino Y, et al. Family psychoeducation for major depression: randomised controlled trial. Br J Psychiatry. 2011;198:385–90.

689. Aagaard J, Foldager L, Makki A, et al. The efficacy of psychoeducation on recurrent depression: a randomized trial with a 2-year follow-up. Nord J Psychiatry. 2017;71(3):223–9.

690. Camacho EM, Ntais D, Jones S, et al. Cost-effectiveness of structured group psychoeducation versus unstructured group support for bipolar disorder: results from a multi-centre pragmatic randomised controlled trial. J Affect Disord. 2017;211:27–36.

691. Shimodera S, Furukawa TA, Mino Y, et al. Cost-effectiveness of family psychoeducation to prevent relapse in major depression: results from a randomized controlled trial. BMC Psychiatry. 2012;12:40.

692. Dufort A, Zipursky RB. Understanding and Managing Treatment Adherence in Schizophrenia. Clin Schizophr Relat Psychoses. 2019. doi: https://doi.org/10.3371/CSRP.ADRZ.121218.

693. Stangier U, Hilling C, Heidenreich T, et al. Maintenance cognitive-behavioral therapy and manualized psychoeducation in the treatment of recurrent depression: a multicenter prospective randomized controlled trial. Am J Psychiatry. 2013;170:624–32.

694. Bäuml J, Pitschel-Walz G, Volz A, et al. Psychoeducation in schizophrenia: 7-year follow-up concerning rehospitalization and days in hospital in the Munich Psychosis Information Project Study. J Clin Psychiatry. 2007;68(6):854–61.

695. Pitschel-Walz G, Bäuml J, Bender W, et al. Psychoeducation and compliance in the treatment of

schizophrenia: results of the Munich Psychosis Information Project Study. J Clin Psychiatry. 2006;67(3):443–52.

696. Hornung WP, Feldmann R, Klingberg S, et al. Long-term effects of a psychoeducational psychotherapeutic intervention for schizophrenic outpatients and their key-persons: results of a five-year follow-up. Eur Arch Psychiatry Clin Neurosci. 1999;249(3):162–7.

697. Bechdolf A, Knost B, Kuntermann C, et al. A randomized comparison of group cognitive-behavioural therapy and group psychoeducation in patients with schizophrenia. Acta Psychiatr Scand. 2004;110(1):21–8.

698. Bechdolf A, Köhn D, Knost B, et al. A randomized comparison of group cognitive-behavioural therapy and group psychoeducation in acute patients with schizophrenia: outcome at 24 months. Acta Psychiatr Scand. 2005;112(3):173–9.

699. Bechdolf A, Knost B, Nelson B, et al. Randomized comparison of group cognitive behaviour therapy and group psychoeducation in acute patients with schizophrenia: effects on subjective quality of life. Aust N Z J Psychiatry. 2010;44: 144–50.

700. Jahn T, Pitschel-Walz G, Gsottschneider A, et al. Neurocognitive prediction of illness knowledge after psychoeducation in schizophrenia: results from the Munich COGPIP study. Psychol Med. 2011;41:533–44.

701. Pitschel-Walz G, Gsottschneider A, Froböse T, et al. Neuropsychologie der Psychoedukation bei Schizophrenie. Ergebnisse der Münchner COGPIP-Studie. Nervenarzt. 2013;84:79–90.

702. Hornung WP, Feldmann R, Schonauer K, et al. Psychoedukativ-psychotherapeutische Behandlung von schizophrenen Patienten und ihren Bezugspersonen. Nervenarzt. 1999;70(5):444–9.

703. Buchkremer G, Klingberg S, Holle R, et al. Psychoeducational psychotherapy for schizophrenic patients and their key relatives or care-givers: results of a 2-year follow-up. Acta Psychiatr Scand. 1997;96(6):483–91.

704. Feldmann R, Hornung WP, Prein B, et al. Timing of psychoeducational psychotherapeutic interventions in schizophrenic patients. Eur Arch Psychiatry Clin Neurosci. 2002;252(3):115–9.

705. Rummel-Kluge C, Pitschel-Walz G, Bäuml J, et al. Psychoeducation in schizophrenia – results of a survey of all psychiatric institutions in Germany, Austria, and Switzerland. Schizophr Bull. 2006;32(4): 765–75.

706. Rummel-Kluge C, Kluge M, Kissling W. Frequency and relevance of psychoeducation in psychiatric diagnoses: results of two surveys five years apart in German-speaking European countries. BMC Psychiatry. 2013;13:170.

707. Frank F, Rummel-Kluge C, Berger M, et al. Provision of group psychoeducation for relatives of persons in inpatient depression treatment – a cross-sectional survey of acute care hospitals in Germany. BMC Psychiatry. 2014;14:143.

708. Lägel R, Püschner F. Psychoedukation – gesundheitspolitische Implikationen medizinischer und gesundheitsökonomischer Fakten. In: Bäuml J, Behrendt B, Henningsen P, Pitschel-Walz G, Herausgeber. Handbuch der Psychoedukation. Stuttgart: Schattauer; 2016. S. 78–84.

709. Kissling W, Seemann U. Psychoedukation im Rahmen der Integrierten Versorgung. In: Bäuml J, Pitschel-Walz G, Herausgeber. Psychoedukation bei schizophrenen Erkrankungen. Stuttgart: Schattauer; 2008. S. 263–9.

710. Bock T, Heumann K. Psychoedukation ist ein überholtes paternalistisches Konzept – Pro. Psychiatr Prax. 2015;42:296–7.

711. Gielen R, Geissler D, Giesler H, et al. Leitlinie Bipolare Störungen und die Bedeutung des Trialogs. Chancen und Risiken. Nervenarzt. 2012;83: 587–94.

712. Kopelowicz A, Liberman RP, Zarate R. Recent advances in social skills training for schizophrenia. Schizophr Bull. 2006;32(Suppl 1):S12–23.

713. Meier VJ, Hope DA. Assessment of social skills. In: Bellack AS, Hersen M, Herausgeber. Behavioral assessment. Needham Heights: Ally & Bacon; 1998. S. 232–55.

714. Morrison RL, Bellack AS. Social skills training. In: Bellack AS, Herausgeber. Schizophrenia: treatment, management, and rehabilitation. Orlando: Grune & Stratton; 1984. S. 247–79.

715. Bellack AS. Skills training for people with severe mental illness. Psychiatr Rehabil J. 2004;27(4): 375–91.

716. Bellack AS, Mueser K. Psychosocial treatment of schizophrenia. Schizophr Bull. 1993;17:317–36.

717. Bustillo J, Lauriello J, Horan W, et al. The psychosocial treatment of schizophrenia: an update. Am J Psychiatry. 2001;158(2):163–75.

718. Liberman RP, Mueser KT, Wallace CJ, et al. Training skills in the psychiatrically disabled: learning coping and competence. Schizophr Bull. 1986;12(4): 631–47.

719. Roder V, Mueller DR, Mueser KT, et al. Integrated psychological therapy (IPT) for schizophrenia: is it effective? Schizophr Bull. 2006;32(Suppl 1): S81–93.

720. Penn DL, Roberts DL, Combs D, et al. Best practices: the development of the Social Cognition and Interaction Training program for schizophrenia spectrum disorders. Psychiatr Serv. 2007; 58(4):449–51.

721. Combs DR, Adams SD, Penn DL, et al. Social Cognition and Interaction Training (SCIT) for inpati-

ents with schizophrenia spectrum disorders: preliminary findings. Schizophr Res. 2007;91(1–3): 112–6.

722. Glynn SM, Marder SR, Liberman RP, et al. Supplementing clinic-based skills training with manual-based community support sessions: effects on social adjustment of patients with schizophrenia. Am J Psychiatry. 2002;159(5):829–37.

723. Liberman RP, Glynn S, Blair KE, et al. In vivo amplified skills training: promoting generalization of independent living skills for clients with schizophrenia. Psychiatry. 2002;65(2):137–55.

724. Bellack AS, Bennett ME, Gearon JS, et al. A randomized clinical trial of a new behavioral treatment for drug abuse in people with severe and persistent mental illness. Arch Gen Psychiatry. 2006; 63(4):426–32.

725. Granholm E, McQuaid JR, McClure FS, et al. A randomized, controlled trial of cognitive behavioral social skills training for middle-aged and older outpatients with chronic schizophrenia. Am J Psychiatry. 2005;162(3):520–9.

726. Bartels SJ, Forester B, Mueser KT, et al. Enhanced skills training and health care management for older persons with severe mental illness. Community Ment Health J. 2004;40(1):75–90.

727. McQuaid JR, Granholm E, McClure FS, et al. Development of an integrated cognitive-behavioral and social skills training intervention for older patients with schizophrenia. J Psychother Pract Res. 2000;9(3):149–56.

728. Liberman RP, Wallace CJ, Blackwell G, et al. Innovations in skills training for the seriously mental ill: the UCLA Social and Independent living Skills Moduls. Innov Res. 1993;2:43–60.

729. Patterson TL, McKibbin C, Taylor M, et al. Functional adaptation skills training (FAST): a pilot psychosocial intervention study in middle-aged and older patients with chronic psychotic disorders. Am J Geriatr Psychiatry. 2003;11(1):17–23.

730. Cavanagh SJ. Pflege nach Orem. Nursing models in action series, Bd. 1. Freiburg im Breisgau: Lambertus; 1995.

731. Almerie MQ, Okba Al Marhi M, Jawoosh M, et al. Social skills programmes for schizophrenia. Cochrane Database Syst Rev. 2015;(6):CD009006. https://doi.org/10.1002/14651858.CD009006. pub2.

732. Kurtz MM, Mueser KT. A meta-analysis of controlled research on social skills training for schizophrenia. J Consult Clin Psychol. 2008;76(3): 491–504.

733. Pilling S, Bebbington P, Kuipers E, et al. Psychological treatments in schizophrenia: II. Meta-analyses of randomized controlled trials of social skills training and cognitive remediation. Psychol Med. 2002;32(5):783–91.

734. Marder SR, Wirshing WC, Mintz J, et al. Two-year outcome of social skills training and group psychotherapy for outpatients with schizophrenia. Am J Psychiatry. 1996;153(12):1585–92.

735. Liberman RP, Wallace CJ, Blackwell G, et al. Skills training versus psychosocial occupational therapy for persons with persistent schizophrenia. AJP. 1998;155(8):1087–91.

736. Pfammatter M, Junghan UM, Brenner HD. Efficacy of psychological therapy in schizophrenia: conclusions from meta-analyses. Schizophr Bull. 2006;32(Suppl 1):S64–80.

737. Hodel B, Kern RS, Brenner HD. Emotion Management Training (EMT) in persons with treatment-resistant schizophrenia: first results. Schizophr Res. 2004;68(1):107–8.

738. Roder V, Zorn P, Muller D, et al. Improving recreational, residential, and vocational outcomes for patients with schizophrenia. Psychiatr Serv. 2001;52(11):1439–41.

739. Roder V, Brenner HD, Muller D, et al. Development of specific social skills training programmes for schizophrenia patients: results of a multicentre study. Acta Psychiatr Scand. 2002;105(5): 363–71.

740. Horan WP, Kern RS, Shokat-Fadai K, et al. Social cognitive skills training in schizophrenia: an initial efficacy study of stabilized outpatients. Schizophr Res. 2009;107(1):47–54.

741. Galderisi S, Piegari G, Mucci A, et al. Social skills and neurocognitive individualized training in schizophrenia: comparison with structured leisure activities. Eur Arch Psychiatry Clin Neurosci. 2010;260(4):305–15.

742. Xiang Y, Weng Y, Li W, et al. Efficacy of the community re-entry module for patients with schizophrenia in Beijing, China: outcome at 2-year follow-up. Br J Psychiatry. 2007;190:49–56.

743. Kern RS, Green MF, Mitchell S, et al. Extensions of errorless learning for social problem-solving deficits in schizophrenia. Am J Psychiatry. 2005; 162(3):513–9.

744. Hogarty GE, Flesher S, Ulrich R, et al. Cognitive enhancement therapy for schizophrenia: effects of a 2-year randomized trial on cognition and behavior. Arch Gen Psychiatry. 2004;61(9):866–76.

745. Hogarty GE, Greenwald DP, Eack SM. Durability and mechanism of effects of cognitive enhancement therapy. Psychiatr Serv. 2006;57(12):1751–7.

746. Silverstein SM, Spaulding WD, Menditto AA, et al. Attention shaping: a reward-based learning method to enhance skills training outcomes in schizophrenia. Schizophr Bull. 2009;35(1):222–32.

747. Kopelowicz A, Zarate R, Gonzalez Smith V, et al. Disease management in Latinos with schizophrenia: a family-assisted, skills training approach. Schizophr Bull. 2003;29(2):211–27.

748. Moriana JA, Alarcon E, Herruzo J. In-home psychosocial skills training for patients with schizophrenia. Psychiatr Serv. 2006;57(2):260–2.
749. Granholm E, McQuaid JR, McClure FS, et al. Randomized controlled trial of cognitive behavioral social skills training for older people with schizophrenia: 12-month follow-up. J Clin Psychiatry. 2007;68(5):730–7.
750. Tungpunkom P, Nicol M. Life skills programmes for chronic mental illnesses. Cochrane Database Syst Rev. 2008;(2):CD000381. https://doi.org/10.1002/14651858.CD000381.pub2.
751. Gigantesco A, Vittorielli M, Pioli R, et al. The VADO approach in psychiatric rehabilitation: a randomized controlled trial. Psychiatr Serv. 2006;57(12):1778–83.
752. Tungpunkom P, Maayan N, Soares-Weiser K. Life skills programmes for chronic mental illnesses. Cochrane Database Syst Rev. 2012;(1):CD000381. https://doi.org/10.1002/14651858.CD000381.pub3.
753. Patterson TL, Mausbach BT, McKibbin C, et al. Functional adaptation skills training (FAST): a randomized trial of a psychosocial intervention for middle-aged and older patients with chronic psychotic disorders. Schizophr Res. 2006;86(1–3):291–9.
754. Campbell A, McCreadie RG. Occupational therapy is effective for chronic schizophrenic day-patients. Br J Occup Ther. 1983;46(11):327–8.
755. Brown MA, Munford AM. Life skills training for chronic schizophrenics. J Nerv Ment Dis. 1983;171(8):466–70.
756. Mausbach BT, Cardenas V, McKibbin CL, et al. Reducing emergency medical service use in patients with chronic psychotic disorders: results from the FAST intervention study. Behav Res Ther. 2008;46(1):145–53.
757. Chen CY, Li SC, Chen WX. Life skills training for quality of life of patients with schizophrenia. J Psychiatry. 2009;22(1):46–7.
758. Zhao CP. Life skills training for decline stage schizophrenia patients. Family Nurse. 2007;5(12(b)):14–5.
759. Zheng F, Wang YT, Zhang DH. Effect of living skill training on recovery of the social skill in psychiatric patients. J Xinxiang Med Coll. 2006;23(5):481–3.
760. Oster GD, Gould P. Zeichnen in Diagnostik und Therapie. Eine Anleitung. Paderborn: Junfermann; 1999.
761. Wilke E. Tanztherapie. Theoretische Kontexte und Grundlagen der Intervention. Bern: Huber; 2007.
762. Heimes S. Künstlerische Therapien. Ein intermedialer Ansatz. UTB. Stuttgart: Vandenhoeck & Ruprecht; 2010.
763. von Spreti F, Martius P, Förstl H. Kunsttherapie bei psychischen Störungen. München: Elsevier, Urban & Fischer; 2005.
764. Stegemann T. Allgemeiner Teil. In: Stegemann T, Hitzler M, Blothvogel M, Herausgeber. Künstlerische Therapien mit Kindern und Jugendlichen. München: Reinhardt; 2012.
765. Karkou V, Sanderson P. Arts therapies. A research-based map of the field. Edinburgh/New York: Elsevier Churchill Livingstone; 2006.
766. Goodill S. An introduction to medical dance/movement therapy. Health care in motion. London/Philadelphia: Jessica Kingsley; 2005.
767. Strauß B, Wittmann WW. Wie hilft Psychotherapie? In: Senf W, Broda M, Herausgeber. Praxis der Psychotherapie. Ein integratives Lehrbuch: Psychoanalyse, Verhaltenstherapie, Systemische Therapie. Stuttgart/Berlin: Thieme; 2000. S. 734–45.
768. Orlinsky DE, Grawe K, Parks BK. Process and outcome in psychotherapy. In: Bergin AE, Garfield SL, Herausgeber. Handbook of psychotherapy and behavior change. New York: Wiley; 1994. S. 270–376.
769. Grawe K, Bernauer F, Donati R. Psychotherapie im Wandel. Von der Konfession zur Profession. Göttingen: Hogrefe; 1995.
770. Hillecke T, Wilker F-W. Ein heuristisches Wirkfaktorenmodell der Musiktherapie. Verhaltenstherapie Verhaltensmedizin. 2007;28(1):62–85.
771. Smeijsters H, Baars M, Baart I. Dekunsten van het leven. Voorbeelden uit de creatieve therapie. Diemen: Veen Magazines; 2008.
772. Grawe K. Psychologische Therapie. Göttingen: Hogrefe; 2000.
773. Fuchs T. Reiz und Responsivität. In: Hampe R, Martius P, Ritschl D, Spreti F, Stalder PB, Herausgeber. Kunstreiz. Neurobiologische Aspekte künstlerischer Therapien. Berlin: Frank-Timme; 2009.
774. Margraf J, Schneider S. Lehrbuch der Verhaltenstherapie. Heidelberg: Springer Medizin; 2009.
775. Müller P. Psychotherapie bei schizophrenen Psychosen – historische Entwicklung, Effizienz und gegenwärtig Anerkanntes. Fortschr Neurol Psychiat. 1991;49(07):277–85.
776. Kates J, Rockland LH. Supportive psychotherapy of the schizophrenic patient. Am J Psychother. 1994;48(4):543–61.
777. Smeijsters H. Grundlagen der Musiktherapie. Theorie und Praxis der Behandlung psychischer Störungen und Behinderungen. Göttingen: Hogrefe; 1999.
778. Oerter U, Scheytt-Hälzner N, Kächele H. Musiktherapie in der Psychiatrie. Nervenheilkunde. 2001;8:428–33.
779. Born R. Der kompetente Patient. Die subjektive Wahrnehmung und Verarbeitung künstlerischer Therapien durch Patienten an einer Klinik. Frankfurt am Main: Peter Lang; 2006.
780. Glöckler M, Schürholz J, Treichler M. Anthroposophische Medizin. In: Zentrum zur Dokumentation

für Naturheilverfahren, Forschungsinstitut Freie Berufe Lüneburg, Herausgeber. Dokumentation der besonderen Therapierichtungen und natürlichen Heilweisen in Europa. Essen: VGM; 1991. S. 215–336.

781. Geuter U. Körperpsychotherapie. Grundriss einer Theorie für die klinische Praxis. Berlin: Springer; 2015.

782. Thielen M. Körper-Gruppe-Gesellschaft: Neue Entwicklungen in der Körperpsychotherapie. Gießen: Psychosozial; 2013.

783. Marlock G, Weiss H. Einführung: Das Spektrum der Körperpsychotherapie. In: Marlock G, Weiss H, Herausgeber. Handbuch der Körperpsychotherapie. Stuttgart: Schattauer; 2007. S. 1–16.

784. Petersen P, Gruber H, Tüpker R. Forschungsmethoden Künstlerischer Therapien. Wiesbaden: Reichert; 2011.

785. Stegemann T, Hitzeler M, Blotevogel M. Künstlerische Therapien mit Kindern und Jugendlichen. München: Ernst Reinhardt; 2012.

786. Hölter G. Bewegungstherapie bei psychischen Erkrankungen. Grundlagen und Anwendung. Köln: Ärzteverlag; 2011.

787. Geuter U. Körperpsychotherapie und Körpertherapie. Versuch einer Definition. körper – tanz – bewegung. 2013;1:161–8.

788. Loew T, Tritt K, Lahmann C, et al. Körperpsychotherapien – wissenschaftlich begründet? Eine Übersicht über empirisch evaluierte Körperpsychotherapieverfahren. PDP. 2006;5:6–19.

789. Röhricht F, Priebe S. Effect of body-oriented psychological therapy on negative symptoms in schizophrenia: a randomized controlled trial. Psychol Med. 2006;36:669–78.

790. Koch SC. Arts and health: active factors and a theory framework of embodied aesthetics. Arts Psychother. 2017;54:85–91.

791. Seifert K. Studie zur Anwendung und Evaluation eines fototherapeutischen Behandlungsmodells für Patienten mit unipolaren Depressionen in der klinischen Versorgung. Musik-, Tanz- und Kunsttherapie. 2015;26(2):88–102.

792. National Institute for Health and Care Excellence. Schizophrenia: core interventions in the treatment and management of schizophrenia in adults in primary and secondary. https://www.nice.org.uk/guidance/cg82

793. Mössler K, Chen X, Heldal TO, et al. Music therapy for people with schizophrenia and schizophrenia-like disorders. Cochrane Database Syst Rev. 2011;(12). https://doi.org/10.1002/14651858.CD004025.pub3.

794. Ruddy R, Milnes D. Art therapy for schizophrenia or schizophrenia-like illnesses. Cochrane Database Syst Rev. 2005;(4):CD003728. https://doi.org/10.1002/14651858.CD003728.pub2.

795. Green BL, Wehling C, Talsky GJ. Group art therapy as an adjunct to treatment for chronic outpatients. Hosp Community Psychiatry. 1987;38(9):988–91.

796. Richardson P, Jones K, Evans C, et al. Exploratory RCT of art therapy as an adjunctive treatment in schizophrenia. J Ment Health. 2007;16(4):483–91.

797. Ruddy RA, Dent-Brown K. Drama therapy for schizophrenia or schizophrenia-like illnesses. Cochrane Database Syst Rev. 2007;(1):CD005378. https://doi.org/10.1002/14651858.CD005378.pub2.

798. Zhou Y, Tang W. A controlled study of psychodrama to improve self-esteem in patients with schizophrenia. Chin Ment Health J. 2002;16:669–71.

799. Qu Y, Li Y, Xiao G. The efficacy of dramatherapy in chronic schizophrenia. Chin J Psychiatry. 2000;33(4):237–9.

800. Whetstone WR. Social dramatics: social skills development for the chronically mentally ill. J Adv Nurs. 1986;11(1):67–74.

801. Gutride ME, Goldstein AP, Hunter GF. The use of modeling and role playing to increase social interaction among asocial psychiatric patients. J Consult Clin Psychol. 1973;40(3):408–15.

802. Xia J, Grant TJ. Dance therapy for schizophrenia. Cochrane Database Syst Rev. 2009;(1):CD006868. https://doi.org/10.1002/14651858.CD006868.pub2.

803. Ren J, Xia J. Dance therapy for schizophrenia. Cochrane Database Syst Rev. 2013;(10). https://doi.org/10.1002/14651858.CD006868.pub3.

804. Meekums B, Karkou V, Nelson EA. Dance movement therapy for depression. Cochrane Database Syst Rev. 2015;(2):CD009895. https://doi.org/10.1002/14651858.CD009895.pub2.

805. Maratos AS, Gold C, Wang X, et al. Music therapy for depression. Cochrane Database Syst Rev. 2008;(1):CD004517. https://doi.org/10.1002/14651858.CD004517.pub2.

806. Eschen JT. Zur Abgrenzung von therapeutisch orientierter Arbeit mit Musik in der Sozialpädagogik zur Musiktherapie. In: Finkel K, Herausgeber. Handbuch Musik- und Sozialpädagogik. Regensburg: Bosse; 1979. S. 513–4.

807. Grocke D, Bloch S, Castle D, et al. Group music therapy for severe mental illness: a randomized embedded-experimental mixed methods study. Acta Psychiatr Scand. 2014;130(2):144–53.

808. Gold C, Mössler K, Grocke D, et al. Individual music therapy for mental health care clients with low therapy motivation: multicentre randomised controlled trial. Psychother Psychosom. 2013;82:319–31.

809. Yang C, Chen C, Chu H, et al. The effect of music therapy on hospitalized psychiatric patients' an-

xiety, finger temperature, and electroencephalography: a randomized clinical trial. Biol Res Nurs. 2012;14(2):197–206.

810. Mohammadi AZ, Minhas LS, Haidari M, et al. A study of the effects of music therapy on negative and positive symptoms in schizophrenic patients. Ger J Psychiatry. 2012;15(2):56–62.

811. Carr C, d'Ardenne P, Sloboda A, et al. Group music therapy for patients with persistent posttraumatic stress disorder – an exploratory randomized controlled trial with mixed methods evaluation. Psychol Psychother. 2012;85(2):179–202.

812. Lu SF, Lo CH, Sung HC, et al. Effects of group music intervention on psychiatric symptoms and depression in patient with schizophrenia. Complement Ther Med. 2013;21(6):682–8.

813. Radulovic R, Cvetkovic M, Pejovic M. Complementary musical therapy and medicamentous therapy in treatment of depressive disorders. WPA Thematic Conference, Jerusalem; 1997.

814. von Spreti F, Martius P. Kunsttherapie. In: Möller H, Laux G, Kapfhammer H, Herausgeber. Psychiatrie, Psychosomatik, Psychotherapie. Band 1: Allgemeine Psychiatrie. Berlin/Heidelberg: Springer; 2011. S. 1079–83.

815. Montag C, Haase L, Seidel D, et al. A pilot RCT of psychodynamic group art therapy for patients in acute psychotic episodes: feasibility, impact on symptoms and mentalising capacity. PLoS One. 2014;9(11). https://doi.org/10.1371/journal.pone.0112348.

816. Crawford MJ, Killaspy H, Kalaitzaki E, et al. The MATISSE study: a randomised trial of group art therapy for people with schizophrenia. BMC Psychiatry. 2010;10:65. https://doi.org/10.1186/1471-244X-10-65.

817. Crawford MJ, Killaspy H, Barnes TR, et al. Group art therapy as an adjunctive treatment for people with schizophrenia: multicentre pragmatic randomised trial. BMJ. 2012;344(28):e846.

818. Leurent B, Killaspy H, Osborn DP, et al. Moderating factors for the effectiveness of group art therapy for schizophrenia: secondary analysis of data from the MATISSE randomised controlled trial. Soc Psychiatry Psychiatr Epidemiol. 2014;49(11):1703–10.

819. DGFT, Berlin. Deutsche Gesellschaft für Theatertherapie. http://www.dgft.de/. Zugegrifffen am 17.09.2015.

820. Röhricht F, Papadopoulos N, Priebe S. An exploratory randomized controlled trial of body psychotherapy for patients with chronic depression. J Affect Disord. 2013;151:85–91.

821. Priebe S, Savill M, Wykes T, et al. Clinical effectiveness and cost-effectiveness of body psychotherapy in the treatment of negative symptoms of schizophrenia: a multicentre randomised controlled trial. Health Technol Assess. 2016;20(11):vii–xxiii, 1–100. https://doi.org/10.3310/hta20110.

822. Fleming KM, Herring MP. The effects of pilates on mental health outcomes: a meta-analysis of controlled trials. Complement Ther Med. 2018;37:80–95.

823. Savill M, Orfanos S, Bentall R, et al. The impact of gender on treatment effectiveness of body psychotherapy for negative symptoms of schizophrenia: a secondary analysis of the NESS trial data. Psychiatry Res. 2017;247:73–8.

824. Röhricht F, Papadopoulos N. A treatment manual: body oriented psychological therapy for chronic schizophrenia. London: Newham Centre for Mental Health; 2010.

825. Martin LA, Koch SC, Hirjak D, et al. Overcoming disembodiment: the effect of movement therapy on negative symptoms in schizophrenia – a multicenter randomized controlled trial. Front Psychol. 2016;7:483.

826. Lee H, Jang S, Lee S, et al. Effectiveness of dance/movement therapy on affect and psychotic symptoms in patients with schizophrenia. Arts Psychother. 2015;45:64–8.

827. Schaal M. Ein Beitrag zur Geschichte der psychiatrischen Beschäftigungs- und Arbeitstherapie. Beschäftigungsther Rehabil. 1986;5:267–9.

828. Reuster T. Effektivität der Ergotherapie im psychiatrischen Krankenhaus. Monographien aus dem Gesamtgebiet der Psychiatrie, Bd. 112. Darmstadt: Steinkopff; 2006.

829. Schott H, Tölle R. Geschichte der Psychiatrie. Krankheitslehren, Irrwege, Behandlungsformen. München: Beck; 2006.

830. Reuster T, von Spreti FG, Martius P, et al. Ergotherapie, Kunst-, Musik-, Sport-und Bewegungstherapie bei psychischen Störungen. In: Möller H-J, Laux G, Kapfhammer H-P, Herausgeber. Psychiatrie, Psychosomatik, Psychotherapie. Berlin/Heidelberg: Springer; 2017. S. 1205–39.

831. Blum K, Löffert S, Offermanns M, Steffen P. PSYCHiatrie Barometer Umfrage 2012. https://www.dki.de/sites/default/files/publikationen/psychiatrie_barometer_2012.pdf. Zugegriffen am 25.04.2018.

832. Blum K, Löffert S, Offermanns M, Steffen P. PSYCHiatrie Barometer Umfrage 2013. https://www.dki.de/sites/default/files/downloads/2014-11-dki-psychiatrie_barometer_2013_-_finale_fassung.pdf. Zugegriffen am 25.04.2018.

833. Yerxa EJ. An introduction to occupational science, a foundation for occupational therapy in the 21st century. Occup Ther Health Care. 1990;6(4):1–17.

834. WFOT. Definition occupational therapy. http://www.wfot.org/AboutUs/AboutOccupationalTherapy/DefinitionofOccupational. Zugegriffen am 11.02.2018.

835. DVE. Definition Ergotherapie. https://www.dve.info/ergotherapie/definition.html. Zugegriffen am 12.02.2018.

836. Miesen M. Berufsprofil Ergotherapie. Idstein: Schulz-Kirchner; 2004.

837. Müller C, Höhl W, Berding J, et al. Wissenschaft und Forschung in der Ergotherapie voranbringen – Gründung der Deutschen Gesellschaft für Ergotherapiewissenschaft (DGEW) und der deutschen Ergotherapiestiftung. Et Reha 2018; 57(9): 18–21.

838. WHO. Mental health action plan 2013–2020. http://www.who.int/mental_health/publications/action_plan/en/. Zugegriffen am 19.02.2018.

839. Lloyd C, Tse S, Bassett H. Mental health recovery and occupational therapy in Australia and New Zealand. Int J Ther Rehabil. 2004;11(2):64–70.

840. Parkinson S. Recovery through activity. London: Speechmark; 2014.

841. Krupa T, Edelow M, Chen S, et al. Handeln ermöglichen – Trägheit überwinden. Therapieprogramm für Gesundheit durch Aktivität – Handeln gegen Trägheit. Idstein: Schulz-Kirchner; 2017.

842. WHO. ICF – Internationale Klassifikation der Funktionsfähigkeit, Behinderung und Gesundheit. Köln: Deutsches Institut für Medizinische Dokumentation und Information, DIMDI, WHO-Kooperationszentrum für das System Internationaler Klassifikationen; 2005.

843. Walkenhorst U. Potenziale der Ergotherapie in der Gesundheits- und Krankenversorgung – Eine handlungsorientierte professionssoziologische Analyse. Idstein: Schulz-Kirchner; 2008.

844. Höhl W, Moll S, Pfeiffer A. Occupational therapy interventions in the treatment of people with severe mental illness. Curr Opin Psychiatry. 2017;30(4):300–5.

845. Bender S, Dittmann-Balcar A, Prehn G, et al. Subjektives Erleben eines computergestützten kognitiven Trainings durch Patienten mit Schizophrenien. Nervenarzt. 2004;75(1):44–50.

846. Raps W. Gesetz über den Beruf der Ergotherapeutin und des Ergotherapeuten und Ausbildungs- und Prüfungsverordnung. Remagen: Reha; 2000.

847. Tanaka C, Yotsumoto K, Tatsumi E, et al. Improvement of functional independence of patients with acute schizophrenia through early occupational therapy: a pilot quasi-experimental controlled study. Clin Rehabil. 2014;28(8):740–7.

848. Zamath F. Der Nutzen von manualisierten Interventionen. ET Rehabil. 2016;55(3):25–8.

849. Hinsch R, Pfingsten U. Gruppentraining sozialer Kompetenzen (GSK). Grundlagen, Durchführung, Anwendungsbeispiele. Weinheim: PVU; 2015.

850. Moeller J, Moritz S. Metakognitives Training (MKT) für Psychose: Das Denken über das Denken fördern. Schweizer Z Psychiatr Neurol. 2015;1:4–9.

851. Black DW, Blum NS. Systems training for emotional predictability and problem solving for borderline personality disorder: implementing STEPPS around the globe. Oxford: University Press; 2017.

852. Hammer M. SBT, Stressbewältungstraining für psychisch kranke Menschen: ein Handbuch zur Moderation von Gruppen. Köln: Psychiatrie; 2010.

853. Eklund M, Orban K, Argentzell E, et al. The linkage between patterns of daily occupations and occupational balance: applications within occupational science and occupational therapy practice. Scand J Occup Ther. 2017;24(1):41–56.

854. Dür M, Unger J, Stoffer M, et al. Definitions of occupational balance and their coverage by instruments. Br J Occup Ther. 2015;78(1):4–15.

855. Hodgekins J, French P, Birchwood M, et al. Comparing time use in individuals at different stages of psychosis and a non-clinical comparison group. Schizophr Res. 2015;161(2–3):188–93.

856. Parks J, Svendsen D, Singer P, Foti ME. Morbidity and mortality in people with serious mental illness. Thirteenth in a Series of Technical Reports, 2006. https://www.nasmhpd.org/sites/default/files/Mortality%20and%20Morbidity%20Final%20Report%208.18.08.pdf. Zugegriffen am 21.06.2018.

857. Laursen TM, Nordentoft M, Mortensen PB. Excess early mortality in schizophrenia. Annu Rev Clin Psychol. 2014;10:425–48.

858. Nyström MBT, Stenling A, Sjöström E, et al. Behavioral activation versus physical activity via the internet: a randomized controlled trial. J Affect Disord. 2017;215:85–93.

859. Lewinsohn PM. A behavioral approach to depression. In: Friedman IRJ, Katz MM, Herausgeber. The psychology of depression: contemporary theory and research. New York: Wiley; 1974. S. 157–85.

860. Richards DA, Ekers D, McMillan D, et al. Cost and Outcome of Behavioural Activation versus Cognitive Behavioural Therapy for Depression (COBRA): a randomised, controlled, non-inferiority trial. Lancet. 2016;388(10047):871–80.

861. Ekers D, Webster L, van Straten A, et al. Behavioural activation for depression; an update of meta-analysis of effectiveness and sub group analysis. PLoS One. 2014;9(6):e100100. https://doi.org/10.1371/journal.pone.0100100.

862. Waller H, Garety P, Jolley S, et al. Training frontline mental health staff to deliver „low intensity" psychological therapy for psychosis: a qualitative analysis of therapist and service user views on the therapy and its future implementation. Behav Cogn Psychother. 2015;43(3):298–313.

863. Krupa T, Edgelow M, Chen S, et al. Action over Inertia: addressing the activity health needs of individuals with serious mental illness. Ottawa: Canadian Association of Occupational Therapists; 2010.

864. Pfeiffer A. Veränderungsimpulse setzen – Handeln gegen Trägheit. ET Rehabil. 2017;56(5):24–7.

865. Edgelow M, Krupa T. Randomized controlled pilot study of an occupational time-use intervention for people with serious mental illness. Am J Occup Ther. 2011;65(3):267–76.

866. Pfeiffer A, Höhl W. Therapieprogramm „Handeln gegen Trägheit". Neurotransmitter. 2018;29(1): 36–40.

867. Höhl W. Angebote für Menschen in psychiatrischer Behandlung. In: Höhl W, Kösser P, Dochat A, Herausgeber. Produktivität und Teilhabe am Arbeitsleben. Idstein: Schulz-Kirchner; 2015. S. 243–50.

868. Kuhnert B, Oltman R, Höhl W. Psychiatrische Akutbehandlung im häuslichen Umfeld – Home Treatment. ET Rehabil. 2017;56(2):31–4.

869. Reuster T. Effektivität der Ergotherapie im psychiatrischen Krankenhaus. In: Reuster T, Bach O, Herausgeber. Ergotherapie und Psychiatrie. Stuttgart: Thieme; 2002. S. 41–68.

870. Buchain PC, Vizzotto ADB, Henna Neto J, et al. Randomized controlled trial of occupational therapy in patients with treatment-resistant schizophrenia. Rev Bras Psiquiatr. 2003;25(1):26–30.

871. Cook S, Chambers E, Coleman JH. Occupational therapy for people with psychotic conditions in community settings: a pilot randomized controlled trial. Clin Rehabil. 2009;23(1):40–52.

872. Foruzandeh N, Parvin N. Occupational therapy for inpatients with chronic schizophrenia: a pilot randomized controlled trial. Jpn J Nurs Sci. 2013; 10(1):136–41.

873. Duncombe LW. Comparing learning of cooking in home and clinic for people with schizophrenia. Am J Occup Ther. 2004;58(3):272–8.

874. Chino N, Domen K, Sonoda S, et al. FIM Guide for use of the uniform date set or medical rehabilitation Version 3. Tokyo: Keiogizyuku University Medical Rehabilitation Department; 1991.

875. Voigt-Radloff S, Stemmer R, Behrens J, et al. Forschung zu komplexen Interventionen in der Pflege- und Hebammenwissenschaft und in den Wissenschaften der Physiotherapie, Ergotherapie und Logopädie. http://www.cochrane.de/de/gesundheitsfachberufe. Zugegriffen am 18.02.2018.

876. Craig P, Dieppe P, Macintyre S, et al. Developing and evaluating complex interventions: the new Medical Research Council guidance. Int J Nurs Stud. 2013;50(5):587–92.

877. Knobloch J, Fritz A. Erklärungsansätze für psychische Effekte von Bewegungsprogrammen. In: Hölter G, Herausgeber. Mototherapie mit Erwachsenen. Sport, Spiel und Bewegung in Psychiatrie, Psychotherapie und Suchtbehandlung. Reihe „Motorik". Schorndorf: Hoffmann; 1993. S. 3–51.

878. Haltenhof H, Brack M. Therapie psychischer Störungen durch Bewegungstherapie. Phys Rehab Kur Med. 2004;14(4):200–6.

879. Hölter G. Selbstverständnis, Ziele und Inhalte der Mototherapie. In: Hölter G, Herausgeber. Mototherapie mit Erwachsenen. Sport, Spiel und Bewegung in Psychiatrie, Psychotherapie und Suchtbehandlung. Reihe „Motorik". Schorndorf: Karl Hoffmann; 1993. S. 12–33.

880. Huber G. Sporttherapie. Sport mit Sondergruppen. Ein Handbuch. In: Rieder H, Huber G, Werle J, Herausgeber. Reihe Beiträge zur Lehre und Forschung im Sport, Bd. 108. Schorndorf: Hoffmann; 1996. S. 69–80.

881. Huber G, Schüle K. Grundlagen der Sporttherapie. Prävention, ambulante und stationäre Rehabilitation. München: Elsevier, Urban & Fischer; 2004.

882. Heimbeck A, Hölter G. Bewegungstherapie und Depression – Evaluationsstudie zu einer unspezifischen und einer störungsorientierten bewegungstherapeutischen Förderung im klinischen Kontext. Psychother Psychosom Med Psychol. 2011;61(5):200–7.

883. Heimbeck A. Bewegungsorientierte Interventionen und depressive Erkrankungen. Technische Universität Dortmund, 2008. https://doi.org/ 10.17877/DE290R-876.

884. Röhricht F. Body-oriented psychotherapy in mental illness. A manual for research and practice. Göttingen: Hogrefe; 2000.

885. Richardson CR, Faulkner G, McDevitt J, et al. Integrating physical activity into mental health services for persons with serious mental illness. Psychiatr Serv. 2005;56(3):324–31.

886. Brown S, Birtwistle J, Roe L, et al. The unhealthy lifestyle of people with schizophrenia. Psychol Med. 1999;29(3):697–701.

887. Davidson S, Judd F, Jolley D, et al. Cardiovascular risk factors for people with mental illness. Aust N Z J Psychiatry. 2001;35(2):196–202.

888. Elmslie JL, Mann JI, Silverstone JT, et al. Determinants of overweight and obesity in patients with bipolar disorder. J Clin Psychiatry. 2001;62(6):486–91 (quiz 492–3).

889. Oertel-Knöchel V, Mehler P, Hänsel F. Effekte von Sporttraining bei psychischen Störungen. In: Oertel-Knöchel V, Hänsel F, Herausgeber. Aktiv für die Psyche. Berlin: Springer; 2016.

890. Cooney GM, Dwan K, Greig CA, et al. Exercise for depression. Cochrane Database Syst Rev. 2013;12(9):CD004366. https://doi.org/10.1002/ 14651858.CD004366.pub6.

891. Röhricht F. Body oriented psychotherapy. The state of the art in empirical research and evidence-based practice. A clinical perspective. Body Mov Dance Psychother. 2009;4(2):135–56.

892. May PR, Wexler M, Salkin J, Schoop T. Non-verbal techniques in the re-establishment of body image and self identity – a preliminary report. Res Rep. 1963;16:68–82.

893. Goertzel V, May PR, Salkin J, et al. Body-ego technique: an approach to the schizophrenic patient. J Nerv Ment Dis. 1965;141(1):53–60.

894. Nitsun M, Stapleton JH, Bender MP. Movement and drama therapy with long-stay schizophrenics. Br J Med Psychol. 1974;47(2):101–19.

895. Gorczynski P, Faulkner G. Exercise therapy for schizophrenia. Cochrane Database Syst Rev. 2010;(5):CD004412. https://doi.org/10.1002/14651858.CD004412.pub2.

896. Marzolini S, Jensen B, Melville P. Feasibility and effects of a group-based resistance and aerobic exercise program for individuals with severe schizophrenia. A multidisciplinary approach. Ment Health and Phys Act. 2009;2(1):29–36.

897. Beebe LH, Tian L, Morris N, et al. Effects of exercise on mental and physical health parameters of persons with schizophrenia. Issues Ment Health Nurs. 2005;26(6):661–76.

898. Duraiswamy G, Thirthalli J, Nagendra HR, et al. Yoga therapy as an add-on treatment in the management of patients with schizophrenia – a randomized controlled trial. Acta Psychiatr Scand. 2007;116(3):226–32.

899. Pearsall R, Smith DJ, Pelosi A, et al. Exercise therapy in adults with serious mental illness: a systematic review and meta-analysis. BMC Psychiatry. 2014;14:117.

900. Beebe LH, Smith K, Burk R, et al. Effect of a motivational intervention on exercise behaviour in persons with schizophrenia spectrum disorders. Community Ment Health J. 2011;47:628–36.

901. Rosenbaum S, Tiedemann A, Sherrington C, et al. Physical activity interventions for people with mental illness: a systematic review and meta-analysis. J Clin Psychiatry. 2014;75(9):964–74.

902. Su L, Fan Z, Qu Y, et al. The effect of dance therapy for chronic schizophrenia patient. Chin J Psychiatry. 1999;32(3):167–9.

903. Wu RR, Zhao JP, Jin H, et al. Lifestyle intervention and metformin for treatment for antipsychotic-induced weight gain: a randomized controlled trial. JAMA. 2008;299(2):185–93.

904. Cramer H, Lauche R, Klose P, et al. Yoga for schizophrenia: a systematic review and meta-analysis. BMC Psychiatry. 2013;13:32. https://doi.org/10.1186/1471-244X-13-32.

905. Malchow B, Reich-Erkelenz D, Oertel-Knöchel V, et al. The effects of physical exercise in schizophrenia and affective disorders. Eur Arch Psychiatry Clin Neurosci. 2013;263(6):451–67.

906. Scheewe TW, van Haren NE, Sarkisyan G, et al. Exercise therapy, cardiorespiratory fitness and their effect on brain volumes: a randomised controlled trial in patients with schizophrenia and healthy controls. Eur Neuropsychopharmacol. 2013;23(7):675–85.

907. Scheewe TW, Backx FJ, Takken T, et al. Exercise therapy improves mental and physical health in schizophrenia: a randomised controlled trial. Acta Psychiatr Scand. 2013;127(6):464–73.

908. Danielsson L, Noras AM, Waern M, et al. Exercise in the treatment of major depression: a systematic review grading the quality of evidence. Physiother Theory Pract. 2013;29(8):573–85.

909. Bartley CA, Hay M, Bloch MH. Meta-analysis: aerobic exercise for the treatment of anxiety disorders. Prog Neuropsychopharmacol Biol Psychiatry. 2013;45:34–9.

910. Maurer-Groeli YA. Körperzentrierte Gruppenpsychotherapie bei akut schizophren Erkrankten. Arch F Psychiatr U Z Neur. 1976;221(3):259–71.

911. Maurer-Groeli YA. Gruppentherapie mit Schizophrenen. (Zur Einführung und Begründung der körperzentrierten Gruppenpsychotherapie mit schizophren Kranken). Schweiz Arch Neurol Neurochir Psychiatr. 1975;117(2):309–24.

912. Hátlová B, Basny sen Z. Kinesiotherapy – therapy using two diff erent types of exercises in curing schizophrenic patients. In: International Society of Comparative physical Education and Sport, Herausgeber. Physical activity for life: East and West, South and North. Proceedings of the 9th Biennial Conference. Aachen: Meyer & Meyer; 1995. S. 426–9.

913. Pajonk F, Wobrock T, Gruber O, et al. Hippocampal plasticity in response to exercise in schizophrenia. Arch Gen Psychiatry. 2010;67(2):133–43.

914. Ho RT, Au Yeung FS, Lo PH, et al. Tai-chi for residential patients with schizophrenia on movement coordination, negative symptoms, and functioning: a pilot randomized controlled trial. Evid Based Complement Alternat Med. 2012;2012:923925. https://doi.org/10.1155/2012/923925.

915. Ho RT, Fong TC, Wan AH, et al. A randomized controlled trial on the psychophysiological effects of physical exercise and Tai-chi in patients with chronic schizophrenia. Schizophr Res. 2016;171:42–9.

916. Oertel-Knöchel V, Mehler P, Thiel C, et al. Effects of aerobic exercise on cognitive performance and individual psychopathology in depressive and schizophrenia patients. Eur Arch Psychiatry Clin Neurosci. 2014;264(7):589–604.

917. Sailer P, Wieber F, Pröpster K, et al. A brief intervention to improve exercising in patients with schizophrenia: a controlled pilot study with mental contrasting and implementation intentions (MCII). BMC Psychiatry. 2015;15:211. https://doi.org/10.1186/s12888-015-0513.

918. Greist JH, Klein MH, Eischens RR, et al. Running as treatment for depression. Compr Psychiatry. 1979;20(1):41–54.
919. Martinsen EW, Medhus A, Sandvik L. Effects of aerobic exercise on depression. A controlled study. BMJ. 1985;291(6488):109. https://doi.org/10.1136/bmj.291.6488.109.
920. Pinchasov BB, Shurgaja AM, Grischin OV, et al. Mood and energy regulation in seasonal and non-seasonal depression before and after midday treatment with physical exercise or bright light. Psychiatry Res. 2000;94(1):29–42.
921. Knubben K, Reischies FM, Adli M, et al. A randomised, controlled study on the effects of a short-term endurance training programme in patients with major depression. Br J Sports Med. 2007; 41(1):29–33.
922. Blumenthal JA, Babyak MA, Moore KA, et al. Effects of exercise training on older patients with major depression. Arch Intern Med. 1999;159(19): 2349–56.
923. Schuch FB, Vasconcelos-Moreno MP, Borowsky C, et al. Exercise and severe depression: preliminary results of an add-on study. J Affect Disord. 2011;133(3):615–8.
924. Ernst C. Antidepressant effects of exercise: evidence for an adult-neurogenesis hypothesis? J Psychiatry Neurosci. 2006;31(2):84–92.
925. Knobloch J, Deimel H, Ehleringer-Kosmol M. Eine Studie zur Förderung sozialer Kompetenz schizophrener Patienten durch Bewegung. In: Hölter G, Herausgeber. Mototherapie mit Erwachsenen. Sport, Spiel und Bewegung in Psychiatrie, Psychotherapie und Suchtbehandlung. Reihe „Motorik", Bd. 13. Schorndorf: Hofmann; 1993. S. 140–52.
926. Deimel HS. Sporttherapie bei psychisch Kranken. Psychiatr Prax. 1980;7:97–103.
927. Farholm A, Sorensen M. Motivation for physical activity and exercise in severe mental illness: a systematic review of intervention studies. Int J Ment Health Nurs. 2016;25:194–205.
928. Kraft K, Stange R. Lehrbuch Naturheilverfahren. Stuttgart: Hippokrates; 2010.
929. Compton MT, Daumit GL, Druss BG. Cigarette smoking and overweight/obesity among individuals with serious mental illnesses: a preventive perspective. Harv Rev Psychiatry. 2006;14: 212–22.
930. Foley DL, Morley KI. Systematic review of early cardiometabolic outcomes of the first treated episode of psychosis. Arch Gen Psychiatry. 2011;68:609–16.
931. American Diabetes Association, American Psychiatric Association, American Association of Clinical Endocrinologists. Consensus development conference on antipsychotic drugs and obesity and diabetes. J Clin Psychiatry. 2004;65:267–72.
932. Newcomer JW, Wieden PJ, Buchanan RW. Switching antipsychotic medications to reduce adverse event burden in schizophrenia: establishing evidence-based practice. J Clin Psychiatry. 2013;74:1108–20.
933. Casey DE, Haupt DW, Newcomer JW, et al. Antipsychotic-induced weight gain and metabolic abnormalities: Implications for increased mortality in patients with schizophrenia. J Clin Psychiatry. 2004;65(Suppl 7):4–18.
934. O'Sullivan J, Gilbert J, Ward W. Addressing the lifestyle issues of people with a mental illness: the healthy living programme. Australas Psychiatry. 2006;14(2):150–5.
935. Colton CW, Manderscheid RW. Congruencies in increased mortality rates, years of potential life lost, and causes of death among public mental health clients in eight states. Prev Chronic Dis. 2006;3(2):A42.
936. Prochaska JJ, Das S, Young-Wolff KC. Smoking, mental illness, and public health. Annu Rev Public Health. 2017;38:165–85.
937. Silverstein SM, Bellack AS. A scientific agenda for the concept of recovery as it applies to schizophrenia. Clin Psychol Rev. 2008;28:1108–24.
938. Schienkiewitz A, Walter U. Glossar. In: Schwartz FW, Herausgeber. Das Public Health Buch. Gesundheit und Gesundheitswesen. München: Urban & Fischer; 2003. S. 805–29.
939. Abel T. Gesundheitsrelevante Lebensstile. In: Maeder C et al., Herausgeber. Gesundheit, Medizin und Gesellschaft: Beiträge zur Soziologie der Gesundheit. Zürich: Seismo; 1999. S. 43–61.
940. Franke A, Antonovsky A. Salutogenese. Zur Entmystifizierung der Gesundheit. Tübingen: dgvt; 1997.
941. Deutsche Adipositas-Gesellschaft (DAG) e. V., Deutsche Diabetes Gesellschaft (DDG), Deutsche Gesellschaft für Ernährung (DGE) e. V., Deutsche Gesellschaft für Ernährungsmedizin (DGEM) e. V. Interdisziplinäre Leitlinie der Qualität S3 zur „Prävention und Therapie der Adipositas". AWMF-Registernummer: 050/001, 2014.
942. Murray RM, Quattrone D, Natesan S, et al. Should psychiatrists be more cautious about the long-term prophylactic use of antipsychotics? Br J Psychiatry. 2016;209:361–5.
943. Sagner M, Schulz KH. Lebensstil als Medizin. Dtsch Med Wochenschr. 2012;137:1706–12.
944. Prochaska JO, Velicer WF. The transtheoretical model of health behavior change. Am J Health Promot. 1997;12(1):38–48.
945. Weinstein ND, Lyon JE, Sandman PM. Experimental evidence for stages of health behavior change: the precaution adoption process model applied to home radon testing. Health Psychol. 1998;17(5):445–53.

946. Wolfram G, Bechthold A, Boeing H. Evidence-based guideline of the German nutrition society: fat intake and prevention of selected nutrition-related diseases. Ann Nutr Metab. 2015;67(3):141–204.

947. Hauner H, Bechthold A, Boeing H. Evidence-based guideline of the German nutrition society: carbohydrate intake and prevention of nutrition-related diseases. Ann Nutr Metab. 2012;60(Suppl 1):1–58.

948. Fitzgerald N, Spaccarotella K. Barriers to a healthy lifestyle: from individuals to public policy – an ecological perspective. J Ext. 2009;47(1):1FEA3.

949. Boeing H, Bechthold A, Bub A. Stellungnahme. Gemüse und Obst in der Prävention ausgewählter chronischer Krankheiten. Bonn: Deutsche Gesellschaft für Ernährung e. V. (DGE); 2012.

950. DGE. Referenzwerte für die Nährstoffzufuhr. https://www.dge.de/wissenschaft/referenzwerte/wasser/. Zugegriffen am 23.04.2016.

951. US Department of Health and Human Science. Physical Activity Guidelines for Americans. https://health.gov/PAGuidelines/pdf/paguide.pdf. Zugegriffen am 24.01.2017.

952. Soderlund A, Fischer A, Johannson T. Physical activity, diet and behaviour modification in the treatment of overweight and obese adults: a systematic review. Perspect Public Health. 2009;129(3):132–42.

953. Hughes JR, Keely J, Naud S. Shape of the relapse curve and long-term abstinence among untreated smokers. Addiction. 2004;99(1):29–38.

954. Masa-Font R, Fernández-San-Martín MI, Martín López LM, et al. The effectiveness of a program of physical activity and diet to modify cardiovascular risk factors in patients with severe mental illness after 3-month follow-up: CAPiCOR randomized clinical trial. Eur Psychiatry. 2015;30(8):1028–36.

955. Green CA, Yarborough BJ, Leo MC, et al. The STRIDE weight loss and lifestyle intervention for individuals taking antipsychotic medications: a randomized trial. Am J Psychiatry. 2015;172(1):71–81.

956. Gillhoff K, Gaab J, Emini L, et al. Effects of a multimodal lifestyle intervention on body mass index in patients with bipolar disorder: a randomized controlled trial. Prim Care Companion J Clin Psychiatry. 2010;12(5):pii: PCC.09m00906. https://doi.org/10.4088/PCC.09m00906yel.

957. Alvarez-Jiménez M, Hetrick SE, González-Blanch C, et al. Non-pharmacological management of antipsychotic-induced weight gain: systematic review and meta-analysis of randomised controlled trials. Br J Psychiatry. 2008;193(2):101–7.

958. Verhaeghe N, de Maeseneer J, Maes L, et al. Effectiveness and cost-effectiveness of lifestyle interventions on physical activity and eating habits in persons with severe mental disorders: a systematic review. Int J Behav Nutr Phys Act. 2011;11(8):28.

959. Faulkner G, Cohn T, Remington G. Interventions to reduce weight gain in schizophrenia. Cochrane Database Syst Rev. 2007;(1):CD005148. https://doi.org/10.1002/14651858.CD005148.pub2.

960. Cabassa LJ, Ezell JM, Lewis-Fernández R. Lifestyle interventions for adults with serious mental illness: a systematic literature review. Psychiatr Serv. 2010;61(8):774–82.

961. Bartels S, Desilets R. Health promotion programs for people with serious mental illness (prepared by the Dartmouth Health Promotion Research Team). A systematic review and analysis of the evidence base in published research literature on exercise and nutrition programs. Washington, DC: SAMHSA-HRSA Center for Integrated Health Solutions; 2012.

962. Bruins J, Jorg F, Bruggeman R. The effects of lifestyle interventions on (long-term) weight management, cardiometabolic risk and depressive symptoms in people with psychotic disorders: a meta-analysis. PLoS One. 2014;9(12):e112276.

963. Fernández-San-Martín MI, Martín-López LM, Masa-Font R, et al. The effectiveness of lifestyle interventions to reduce cardiovascular risk in patients with severe mental disorders: meta-analysis of intervention studies. Community Ment Health J. 2014;50(1):81–95.

964. Caemmerer J, Correll CU, Maayan L. Acute and maintenance effects of non-pharmacologic interventions for antipsychotic associated weight gain and metabolic abnormalities: a meta-analytic comparison of randomized controlled trials. Schizophr Res. 2012;140(1–3):159–68.

965. Bonfioli E, Berti L, Goss C, et al. Health promotion lifestyle interventions for weight management in psychosis: a systematic review and meta-analysis of randomised controlled trials. BMC Psychiatry. 2012;12:78.

966. Faulkner G, Soundy AA, Lloyd K. Schizophrenia and weight management: a systematic review of interventions to control weight. Acta Psychiatr Scand. 2003;108(5):324–32.

967. Harmatz MG, Lapuc P. Behavior modification of overeating in a psychiatric population. J Consult Clin Psychol. 1968;32:583–7.

968. de Hert M, Cohen D, Bobes J, et al. Physical illness in patients with severe mental disorders. II. Barriers to care, monitoring and treatment guidelines, plus recommendations at the system and individual level. World Psychiatry. 2011;10(2):138–51.

969. Soundy A, Freeman P, Stubbs B, et al. The transcending benefits of physical activity for individuals with schizophrenia: a systematic review and meta-ethnography. Psychiatry Res. 2014;220:11–9.

970. Rodewischer Thesen. Die Rehabilitation psychisch akut und chronisch Kranker. Internationales Symposium über psychiatrische Rehabilitation. Z gesellschaftliche Hygiene. 1965;11:61–5.

971. Deutscher Bundestag. Bericht über die Lage der Psychiatrie in der BRD – Zur psychiatrischen und psychotherapeutisch/psychosomatischen Versorgung der Bevölkerung. Bonn: Bundestagsdrucksache 7/42000 und 7/4202; 1975.

972. Unites Nations (UN). Convention on the Rights of Persons with Disabilities. Concluding observations on the initial report of Germany [CRPD/C/DEU/CO/1]. https://documents-dds-ny.un.org/doc/UNDOC/GEN/G15/096/31/PDF/G1509631.pdf. Zugegriffen am 09.04.2018.

973. Stengler K, Becker T, Riedel-Heller SG. Teilhabe am Arbeitsleben bei Menschen mit schweren psychischen Erkrankungen. Fortschr Neurol Psychiatr. 2014;82:43–53.

974. Rosemann M. BTHG: Die wichtigsten Neuerungen für die psychiatrische Arbeit. Köln: Psychiatrie; 2018.

975. DIMDI. Internationale Klassifikation der Funktionsfähigkeit, Behinderung und Gesundheit (ICF) (26.08.2015). https://www.dimdi.de/static/de/index.html. Zugegriffen am 26.08.2015.

976. Egger JW. Das biopsychosoziale Krankheitsmodell. Grundzüge eines wissenschaftlich begründeten ganzheitlichen Verständnisses von Krankheit. Psychol Med. 2005;16:3–12.

977. Borbé R, Steinhart I, Wienberg G. Von den Modellen zur Regelversorgung: Strategien zur regionalen Umsetzung des Funktionalen Basismodells. In: Steinhart I, Wienberg G, Herausgeber. Rundum ambulant. Funktionales Basismodell psychiatrischer Versorgung in der Gemeinde. Köln: Psychiatrie; 2017. S. 278–98.

978. Oschmiansky F, Popp S, Riedel-Heller S, Schwarzbach M, Gühne U, Kupka P. Psychisch Kranke im SGB II: Situation und Betreuung. IAB-Forschungsbericht, 14/2017.

979. Konrad M, Rosemann M. Die UN-BRK, das BTHG und die Herausforderungen zu einem selbstbestimmten Wohnen. In: Rosemann M, Konrad M, Herausgeber. Selbstbestimmtes Wohnen. Mobile Unterstützung bei der Lebensführung. Köln: Psychiatrie; 2017. S. 14–37.

980. United Nations (UN). Übereinkommen über die Rechte von Menschen mit Behinderungen vom 13. Dezember 2006 – Zwischen Deutschland, Liechtenstein, Österreich und der Schweiz abgestimmte Übersetzung. Institut für Menschenrechte, Berlin.

981. BAGüS. Kennzahlenvergleich Eingliederungshilfe der überörtlichen Träger der Sozialhilfe 2016. http://www.bagues.de/de/veroeffentlichungen/kennzahlenvergleiche/. Zugegriffen am 09.04.2018.

982. Trägergemeinschaft GPV Landkreis Ravensburg. Gemeindepsychiatrischer Verbund Landkreis Ravensburg. Jahresbericht 2016. http://www.ibb-ravensburg.de/fileadmin/gpv/GPV-Jahresbericht_2016.pdf. Zugegriffen am 09.04.2018.

983. Ruppert D, Stegbauer C, Bramesfeld A, et al. „Die Hoffnung stirbt zuletzt ...“ – sektorenübergreifende Kooperation in der Integrierten Versorgung. Eine qualitative Studie. Psychiatr Prax. 2017;34(3):134–40.

984. BPtK. Psychotherapeutische Sprechstunde eine positive Neuerung. Wartezeiten beim Psychotherapeuten werden erheblich verkürzt. Berlin, 2016. https://www.bptk.de/aktuell/einzelseite/artikel/psychotherap-93.html. Zugegriffen am 21.06.2018.

985. G-BA. Gemeinsamer Bundesausschuss. Richtlinie des Gemeinsamen Bundesausschusses über die Durchführung von Soziotherapie in der vertragsärztlichen Versorgung (Soziotherapie-Richtlinie/ST-RL) in der Neufassung vom 22. Januar 2015 vom 14.04.2015, Bundesanzeiger BAnz AT.

986. Staatliche Koordinierungsstelle nach Art. 33 UN-BRK. Das deutsche Betreuungsrecht im Lichte der UN-Behindertenrechtskonvention. Positionspapier der Staatlichen Koordinierungsstelle nach Art. 33 UN-BRK (26.04.2017). http://www.behindertenbeauftragte.de/SharedDocs/Downloads/DE/20170426_Positionspapier_Betreuungsrecht.pdf. Zugegriffen am 09.04.2018.

987. Zinkler M, Mahlke C, Marschner R. Selbstbestimmung und Solidarität. Unterstützte Entscheidungsfindung in der psychiatrischen Praxis. Köln: Psychiatrie; 2019 (im Druck).

988. DGPPN. Zahlen und Fakten der Psychiatrie und Psychotherapie. https://www.dgppn.de/schwerpunkte/zahlenundfakten.html. Zugegriffen am 07.06.2018.

989. BMG. Gute Pflege für Menschen mit Demenz. http://www.pflegestaerkungsgesetz.de/. Zugegriffen am 14.12.2017.

990. Greve N, Floeth T. Sektorengrenzen überwinden – Integrierte Versorgung im Gemeindepsychiatrischen Verbund. In: Steinhart I, Wienberg G, Herausgeber. Rundum ambulant. Funktionales Basismodell psychiatrischer Versorgung in der Gemeinde. Köln: Psychiatrie; 2017. S. 116–31.

991. Nolting H, Hackmann T. Bestandsaufnahme von komplexen lokalen, regionalen und überregionalen sektorübergreifenden Modellprojekten zur Versorgung von Menschen mit psychischen Erkrankungen. Abschlussbericht. https://www.gkv-spitzenverband.de/media/dokumente/krankenversicherung_1/krankenhaeuser/psychiatrie/KH_IGES-Gutachten_Modellprojekte_nach__64_b_2012_03.pdf. Zugegriffen am 18.04.2018.

992. Deister A, Zeichner D, Roick C. Ein Regionales Budget für die Psychiatrie. Erste Erfahrungen aus einem Modellprojekt. PsychoNeuro. 2004; 30(5):285–8.

993. Roick C, Deister A, Zeichner D, et al. Das Regionale Psychiatriebudget: Ein neuer Ansatz zur effizienten Verknüpfung stationärer und ambulanter Versorgungsleistungen. Psychiatr Prax. 2005; 32(4):177–84.

994. Roick C, Heinrich S, Deister A, et al. Das Regionale Psychiatriebudget: Kosten und Effekte eines neuen sektorübergreifenden Finanzierungsmodells für die psychiatrische Versorgung. Psychiatr Prax. 2008;35(6):279–85.

995. König H, Heinrich S, Heider D, et al. Das Regionale Psychiatriebudget (RPB): Ein Modell für das neue pauschalierende Entgeltsystem psychiatrischer Krankenhausleistungen? Psychiatr Prax. 2010;37(1):34–42.

996. Steinhart I, Wienberg G. Rundum ambulant. Funktionales Basismodell psychiatrischer Versorgung in der Gemeinde. Köln: Psychiatrie; 2017.

997. BGB. Gesetz zur Weiterentwicklung der Versorgung und der Vergütung für psychiatrische und psychosomatische Leistungen (PsychVVG). Teil I Nr 63 ausgegeben zu Bonn am 23. Dezember 2016. https://www.bgbl.de

998. Klecha D, Borchardt D. Psychiatrische Versorgung und Rehabilitation. Ein Praxisleitfaden. Freiburg im Breisgau: Lambertus; 2007.

999. Spindler J, Schelhae T. Krankenhauslandschaft im Umbruch. Wirtschaft und Statistik, Bd. 7. Wiesbaden: Statistisches Bundesamt; 2009. S. 641–59.

1000. Steinhart I, Wienberg G, Koch C. Krankehausersetzende psychiatrische Behandlung in Deutschland. GGW. 2014;4:15–26.

1001. Kowitz S, Zielasek J, Gaebel W. Die Versorgungssituation bei psychischen Störungen in Deutschland: Aktueller Stand und Perspektiven. Dtsch Med Wochenschr. 2014;139(23):1249–52.

1002. Statistisches Bundesamt. Immer mehr Kinder und Jugendliche leiden an Depressionen (IM FOKUS vom 04.04.2017). https://www.destatis.de/DE/ZahlenFakten/ImFokus/Gesundheit/DepressionKinderJugendliche.html. Zugegriffen am 11.12.2017.

1003. Spießl H, Binder H, Cording C. Klinikpsychiatrie unter ökonomischem Druck. Dtsch Ärztebl. 2006;103(39):A2549–52.

1004. Bölt U, Graf T. Stationäre Gesundheitsversorgung in Deutschland. Krankenhäuser und Vorsorge- oder Rehabilitationseinrichtungen. Wirtschaft und Statistik, Bd. 12. Wiesbaden: Statistisches Bundesamt; 2009. S. 1227–42.

1005. Marshall M, Crowther R, Almaraz-Serrano A, et al. Systematic reviews of the effectiveness of day care for people with severe mental disorders: (1) acute day hospital versus admission; (2) vocational rehabilitation; (3) day hospital versus outpatient care. Health Technol Assess. 2001;5(21): 1–75.

1006. Marshall M, Crowther R, Sledge WH, et al. Day hospital versus admission for acute psychiatric disorders. Cochrane Database Syst Rev. 2011;(12):CD004026. https://doi.org/10.1002/14651858.CD004026.pub2.

1007. Eichler T, Schützwohl M, Glöckner M, et al. Patientenbewertungen tagesklinischer und vollstationärer akutpsychiatrischer Behandlung. Auswertungen offener Fragen im Rahmen einer randomisierten kontrollierten Untersuchung. Psychiatr Prax. 2006;33(4):184–90.

1008. Schützwohl M, Glöckner M, Matthes C, et al. Die Belastung von Bezugspersonen voll- und teilstationär behandelter psychisch Erkrankter. Ergebnis einer randomisierten kontrollierten Untersuchung. Psychiatr Prax. 2005;32(6):281–8.

1009. Kallert TW, Priebe S, McCabe R, et al. Are day hospitals effective for acutely ill psychiatric patients? A European multicenter randomized controlled trial. J Clin Psychiatry. 2007;68(2):278–87.

1010. Kallert TW, Matthes C, Glöckner M, et al. Akutpsychiatrische tagesklinische Behandlung. Ein effektivitätsgesichertes Versorgungsangebot? Psychiatr Prax. 2004;31(8):409–19.

1011. Kallert TW, Schönherr R, Schnippa S, et al. Direkte Kosten akutpsychiatrischer tagesklinischer Behandlung: Ergebnisse aus einer randomisierten kontrollierten Studie. Psychiatr Prax. 2005;32(3):132–41.

1012. Voss M. Alternative stationäre Behandlungskonzepte – Soteria & Co. In: Steinhart I, Wienberg G, Herausgeber. Rundum ambulant. Funktionales Basismodell psychiatrischer Versorgung in der Gemeinde. Köln: Psychiatrie; 2017. S. 164–77.

1013. Ciompi L, Hoffmann H. Soteria Bern: an innovative milieu therapeutic approach to acute schizophrenia based on the concept of affect-logic. World Psychiatry. 2004;3(3):140–6.

1014. Calton T, Ferriter M, Huband N, et al. A systematic review of the Soteria paradigm for the treatment of people diagnosed with schizophrenia. Schizophr Bull. 2008;34(1):181–92.

1015. Schleuning, G, Weschehold M. Modellprojekt Psychiatrisches Casemanagement. Sektorbezogene Untersuchung einer Gruppe von psychisch schwer und chronisch Kranken unter den Bedingungen einer koordinierten Betreuung und Behandlung im außerstationären Bereich. Schriftenreihe des Bundesministeriums für Gesundheit, Bd. 133. Baden-Baden: Nomos; 2000.

1016. Obert K. Hilfeplanung durch koordinierende Bezugsperson. In: Aktion Psychisch Kranke, Herausgeber. Qualität therapeutischer Beziehung. Bonn: Aktion Psychisch Kranke; 2015. S. 233–46.

1017. Löcherbach P. Einsatz der Methode Case Management in Deutschland: Übersicht zur Praxis im Sozial- und Gesundheitswesen. Vortrag im Augsburger Nachsorgesymposium. Augsburg; 2003.
1018. Wendt W-R. Case Management – Stand und Position in der Bundesrepublik. In: Löcherbach P, Herausgeber. Case-Management – Fall- und Systemsteuerung in Theorie und Praxis. Neuwied: Luchterhand; 2002. S. 13–36.
1019. Aktion Psychisch Kranke e. V. Implementation des personenzentrierten Ansatzes in der psychiatrischen Versorgung. Bonn: Aktion Psychisch Kranke e. V.; 2003;
1020. Rössler W, Löffler W, Fätkenheuer B, et al. Does case management reduce the rehospitalization rate? Acta Psychiatr Scand. 1992;86(6):445–9.
1021. Burns T, Fioritti A, Holloway F, et al. Case management and assertive community treatment in Europe. Psychiatr Serv. 2001;52(5):631–6.
1022. Abteilung Wirtschafts- und Sozialpolitik (Ed). Zukunft der medizinischen Rehabilitation. Positionspapier: Reformvorschläge einer Arbeitsgruppe von Expertinnen. WISO Diskurs, Bd. 17. Bonn: Friedrich Ebert Stiftung; 2015.
1023. Schmidt M, Wehrmann J. Sollen Psychosekranke zur Reha fahren? DNP. 2011;12(5):60–2.
1024. Hibbeler B. Medizinische Rehabilitation: Mehr psychische Erkrankungen. Dtsch Ärztebl. 2011; 10:452.
1025. Bundesarbeitsgemeinschaft für Rehabilitation (BAR). RPK Empfehlungsvereinbarung vom 29.09.2005 über die Zusammenarbeit der Krankenversicherungsträger sowie der Bundesagentur für Arbeit bei der Gewährung von Leistungen zur Teilhabe in Rehabilitationseinrichtungen für psychisch kranke und behinderte Menschen. Frankfurt: Bundesarbeitsgemeinschaft für Rehabilitation; 2005.
1026. Bundesarbeitsgemeinschaft für Rehabilitation (BAR). Rahmenempfehlungen zur ambulanten Rehabilitation bei psychischen und psychosomatischen Erkrankungen (22.01.2004). http://www.bar-frankfurt.de/. Zugegriffen am 26.08.2015.
1027. Bundesarbeitsgemeinschaft für Rehablitiation (BAR). RPK-Empfehlungsvereinbarung und Handlungsempfehlungen für die praktische Umsetzung. http://www.bar-frankfurt.de/fileadmin/dateiliste/publikationen/empfehlungen/downloads/BARBroRPK_E.pdf. Zugegriffen am 17.09.2015.
1028. Stengler K, Rauschenbach J, Riedel-Heller SG, et al. DGPPN-Teilhabekompass zu beruflichen Integrationsmaßnahmen für Menschen mit psychischen Erkrankungen. Nervenarzt. 2016;87(11):1144–51.
1029. Storck J, Plößl I. Handbuch Arbeit. Wie psychisch erkrankte Menschen in Arbeit kommen und bleiben. Köln: Psychiatrie; 2015.
1030. Gredig C. Was tun. Zuverdienst – Chancen und Perspektiven. Inklusive Arbeit. Köln: Psychiatrie; 2017.
1031. Hallwachs H. Potenziale Beruflicher Trainingszentren. Teilnehmerzentrierte berufliche Rehabilitation psychisch behinderter Menschen. Rehabilitation. 2003;42:301–13.
1032. BIH. BIH-Jahresbericht 2016/2017. Arbeit & Inklusion. https://www.integrationsaemter.de/jahresbericht. Zugegriffen am 15.05.2018.
1033. Stengler K, Rauschenbach J. Teilhabekompass Berufliche Integrationsmaßnahmen in Deutschland – insbesondere für Menschen mit schweren psychischen Erkrankungen. Berlin: DGPPN; 2017.
1034. Stengler K, Becker T. Supported Employment – ein falsches Konzept für Deutschland. Kontra. Psychiatr Prax. 2016;43:243–4.
1035. Stengler K, Hoffmann H. Teilhabe am Arbeitsleben? Warum es in Deutschland bisher nicht gelungen ist, Supported Employment in der Regelversorgung zu etabliieren. Kerbe. 2017; 2:30–2.
1036. Hoffmann H. Supported Employment – Erst platzieren, dann trainieren. In: Steinhart I, Wienberg G, Herausgeber. Rundum ambulant. Funktionales Basismodell psychiatrischer Versorgung in der Gemeinde. Köln: Psychiatrie; 2017. S. 246–60.
1037. Bundesgesetzblatt. Gesetz zur Stärkung der Teilhabe und Selbstbestimmung von Menschen mit Behinderungen. Bundesteilhabegesetz – BTHG vom 23.12.2016.
1038. Stengler K, Frank M, Riedel-Heller SG, Becker T, Steinhart I, Gerlinger G, Hauth I, Deister A. Der neue DGPPN-Teilhabekompass: Umsetzung von sozialer Teilhabe für Menschen mit psychischen Erkrankungen. Nervenarzt. 2018;89(11):1237–1242.
1039. Delcamp A. Kontakt- und Begegnungsstätten für psychisch erkrankte Menschen. Köln: Psychiatrie; 2010.
1040. Catty JS, Bunstead Z, Burns T, et al. Day centres for severe mental illness. Cochrane Database Syst Rev. 2007;(1):CD001710. https://doi.org/10.1002/14651858.CD001710.pub2.
1041. Aktion Psychisch Kranke e. V. (APK). Empfehlungen der Expertenkommission der Bundesregierung zur Reform der Versorgung im psychiatrischen und sychotherapeutisch/psychosomatischen Bereich. Bonn: Aktion Psychisch Kranke e. V.; 1988.
1042. Sozialpsychiatrische Informationen. Zurück in die Anstalt? Die geschlossene Wohnheimunterbringung. 2012;43(3).

1043. Kauder V. Personenzentrierte Hilfen in der psychiatrischen Versorgung. Kurzfassung des Berichtes zum Forschungsprojekt des Bundesministeriums für Gesundheit. Bonn: Psychiatrie; 1997.

1044. Konrad M, Rosemann M. Eigene Wohnung, Selbstbestimmung und Wohnrecht: Hoher Bedarf und eine komplizierte Gesetzeslage. In: Rosemann M, Konrad M, Herausgeber. Selbstbestimmtes Wohnen. Mobile Unterstützung bei der Lebensführung. Köln: Psychiatrie; 2017. S. 49–57.

1045. Wingenfeld K. Die Reform der Pflegeversicherung auf der Grundlage des neuen Pflegebedürftigkeitsbegriffs. In: Rosemann M, Konrad M, Herausgeber. Selbstbestimmtes Wohnen. Mobile Unterstützung bei der Lebensführung. Köln: Psychiatrie; 2017. S. 58–68.

1046. Hemkendreis B. Häusliche Psychiatrische Krankenpflege und ambulante Soziotherapie als zusätzliche Behandlungsleistungen zu selbstbestimmtem Wohnen. In: Rosemann M, Konrad M, Herausgeber. Selbstbestimmtes Wohnen. Mobile Unterstützung bei der Lebensführung. Köln: Psychiatrie; 2017. S. 69–77.

1047. Konrad M. Das Bundesteilhabegesetz als Chance für eine vernetzte gemeindepsychiatrische Versorgung. Psychiatr Prax. 2018;45(5):229–232.

1048. Schönberger C. Die diskrete Arbeit der Transformation. Soziologische Fallstudien zum Leben psychisch Kranker in Fremdfamilien. Bern: Huber; 2007.

1049. Becker J. Die Arbeit eines aufsuchenden Fachdienstes am Beispiel des Betreuten Wohnens in Familien. In: Rosemann M, Konrad M, Herausgeber. Selbstbestimmtes Wohnen. Mobile Unterstützung bei der Lebensführung. Köln: Psychiatrie; 2017. S. 78–87.

1050. Angermeyer M, Riedel-Heller S, Roick C. Besonderheiten des deutschen psychosozialen Versorgungssystems aus psychiatrischer Perspektive. In: Pawils S, Koch U, Herausgeber. Psychosoziale Versorgung in der Medizin. Entwicklungstendenzen und Ergebnisse der Versorgungsforschung. Stuttgart: Schattauer; 2006. S. 113–22.

1051. Tansella M, Thornicroft G. The principles underlying community psychiatry. In: Thornicroft G, Szmukler G, Herausgeber. Textbook of community psychiatry. Oxford: Oxford University Press; 2001. S. 155–65.

1052. Rosemann M. Engagierte Leistungserbringer übernehmen regionale Verantwortung: Qualitätssicherung im Gemeindepsychiatrischen Verbund. In: Schmidt-Zadel R, Kruckenberg P, Aktion Psychisch Kranke e. V, Herausgeber. Kooperation und Verantwortung in der Gemeindepsychiatrie. Bonn: Psychiatrie; 2009. S. 84–93.

1053. Elgeti H. Dialoge – Daten – Diskurse: Zur Qualitätsentwicklung psychiatrischer Hilfen. Sozialpsychiatrische Informationen. 2003;33(1):24–9.

1054. Elegeti H, Schlieckau L, Sueße T. Qualitätsentwicklung mit regionalen Zielvereinbarungen - geht das? In: Elgeti H (Hrsg): Psychiatrie in Niedersachsen Jahrbuch 2011, Band 4. Bonn: Psychiatrie-Verlag, S. 134–142.

1055. Peukert R. Was ist „Sozialraumorientierte Gemeindepsychiatrie". In: Schmidt-Zadel R, Kruckenberg P, Aktion Psychisch Kranke e. V, Herausgeber. Kooperation und Verantwortung in der Gemeindepsychiatrie. Tagungsbericht Kassel vom 3./4. November 2008. Bonn: Psychiatrie; 2009. S. 114–28.

1056. Fahlbusch JI. Sozialraum – korrigierter Wettbewerb. In: Schmidt-Zadel R, Kruckenberg P, Aktion Psychisch Kranke e. V, Herausgeber. Kooperation und Verantwortung in der Gemeindepsychiatrie. Tagungsbericht Kassel vom 3./4. November 2008. Bonn: Psychiatrie; 2009. S. 404–7.

1057. Lenz A. Ressourcen fördern. Materialien für die Arbeit mit Kindern und ihren psychisch kranken Eltern. Göttingen: Hogrefe; 2010.

1058. Heitmann D, Bauer U. Kinder psychisch erkrankter Eltern – Forschungsdesiderata und psychiatrischer Interventionsbedarf. Z Pflegewiss psych Gesundh. 2007;1(1):5–16.

1059. Lenz A, Wiegand-Grefe S. Kinder psychisch kranker Eltern. Leitfaden Kinder- und Jugendpsychotherapie, Bd. 23. Göttingen: Hogrefe; 2017.

1060. Jungbauer J, Kuhn J, Lenz A. Zur Prävalenz von Elternschaft bei schizophrenen Patienten. Gesundheitswesen. 2011;73(5):286–9.

1061. McGrath JJ, Hearle J, Jenner L, et al. The fertility and fecundity of patients with psychoses. Acta Psychiatr Scand. 1999;99(6):441–6.

1062. Craig T, Bromet EJ. Parents with psychosis. Ann Clin Psychiatry. 2004;16(1):35–9.

1063. Kluth S, Stern K, Trebes J, et al. Psychisch kranke jugendliche und erwachsene Mütter im Vergleich: Erste Ergebnisse aus dem Modellprojekt „Chancen für Kinder psychisch kranker und/oder suchtbelasteter Eltern". Bundesgesundheitsbl Gesundheitsforsch Gesundheitsschutz. 2010;53(11):1119–25.

1064. BPtK. BPtK_Newsletter. Ausgabe I: 3–4, 2007.

1065. Downey G, Coyne JC. Children of depressed parents: an integrative review. Psychol Bull. 1990;108(1):50–76.

1066. Robins LN, Regier DA. Psychiatric disorders in America. New York: The Free Press; 1991.

1067. Niemi LT, Suvisaari JM, Tuulio-Henriksson A, et al. Childhood developmental abnormalities in schizophrenia: evidence from high-risk studies. Schizophr Res. 2003;60(2–3):239–58.

1068. Weissmann MM, Gammon GD, John KR, Merikangas KR. Children of depressed parents. Arch Gen Psychiatry. 1987;44:847–53.
1069. Rutter M, Quinton D. Parental psychiatric disorder: effects on children. Psychol Med. 1984;14(4):853–80.
1070. Sameroff A, Seifer R, Zax M, et al. Early indicators of developmental risk: Rochester Longitudinal Study. Schizophr Bull. 1987;13(3):383–94.
1071. Lenz A. Interventionen bei Kindern psychisch kranker Eltern. Grundlagen, Diagnostik und therapeutische Maßnahmen. Göttingen: Hogrefe; 2008.
1072. Lenz A. Kinder psychisch kranker Eltern. Göttingen: Hogrefe; 2005.
1073. Cummings EM, Davis PT. Maternal depression and child development. Child Psychol Psychiatry. 1994;35:73–112.
1074. Kuhn J, Lenz A. Coping bei Kindern schizophren erkrankter Eltern – eine täuschend gute Bewältigung. Prax Kinderpsychol Kinderpsychiatr. 2008;57(10):735–56.
1075. Hellmich M. Netzwerke für Kinder psychisch kranker Eltern. Psychosoz Umschau. 2009;2:5–6.
1076. Hagen B. Evaluation der Sozialpsychiatrie-Vereinbarung. Abschlussbericht 2014. http://www.kbv.de/media/sp/SPV_Abschlussbericht_2014.pdf. Zugegriffen am 03.03.2018.
1077. Wissenschaftlicher Beirat Psychotherapie. Gutachten zur wissenschaftlichen Anerkennung der Systemischen Therapie (14.12.2008). http://www.wbpsychotherapie.de/page.asp?his=0.113.134.135. Zugegriffen am 18.04.2018.
1078. Tarver J, Daley D, Lockwood J, et al. Are self-directed parenting interventions sufficient for externalising behaviour problems in childhood? A systematic review and meta-analysis. Eur Child Adolesc Psychiatry. 2014;23(12):1123–37.
1079. Geretsegger M, Elefant C, Mössler KA, et al. Music therapy for people with autism spectrum disorder. Cochrane Database Syst Rev. 2014;(6):CD004381. https://doi.org/10.1002/14651858.CD004381.pub3.
1080. Watling R, Hauer S. Effectiveness of Ayres Sensory Integration and sensory-based interventions for people with autism spectrum disorder: a systematic review. Am J Occup Ther. 2015;69(5):1–12.
1081. Boege I, Schepker R, Herpertz-Dahlmann B, et al. Hometreatment – Eine effektive Alternative zu konventionellen Behandlungsformen? Z Kinder Jugendpsychiatr Psychother. 2015;43(6):411–21.
1082. Boege I, Corpus N, Schepker R, et al. Cost-effectiveness of intensive home treatment enhanced by inpatient treatment elements in child and adolescent psychiatry in Germany: a randomised trial. Eur Psychiatry. 2015;30(5):583–9.
1083. Silverstone PH, Bercov M, Suen VYM, et al. Initial findings from a novel school-based program, EMPATHY, which may help reduce depression and suicidality in youth. PLoS One. 2015;10(5):e0125527. https://doi.org/10.1371/journal.pone.0125527.
1084. Paulus FW, Ohmann S, Popow C. Practitioner review: school-based interventions in child mental health. J Child Psychol Psychiatry. 2016;57(12):1337–59.
1085. Lee T, Fouras G, Brown R. Practice parameter for the assessment and management of youth involved with the child welfare system. J Am Acad Child Adolesc Psychiatry. 2015;54(6):502–17.
1086. Schanze C. Intelligenzminderung und psychische Störung – Grundlagen, Epidemiologie, Erklärungsansätze. In: Schanze C, Herausgeber. Psychiatrische Diagnostik und Therapie bei Menschen mit Intelligenzminderung. Stuttgart: Schattauer; 2014.
1087. Spießl H, Spießl A, Cording C, et al. Intelligenzminderung. Teil 1: Einteilung, Häufigkeit, Ursachen und Diagnose. Nervenheilkunde. 2007;26:603–8.
1088. Cooper S, Smiley E, Morrison J, et al. Mental ill-health in adults with intellectual disabilities: prevalence and associated factors. Br J Psychiatry. 2007;190:27–35.
1089. Schützwohl M, Koch A, Koslowski N, et al. Mental illness, problem behaviour, needs and service use in adults with intellectual disability. Soc Psychiatry Psychiatr Epidemiol. 2016;51(5):767–76.
1090. Dieckmann F. Über das Verhältnis von Heilpädagogik und Psychiatrie bei der Unterstützung von Menschen mit Behinderung im Alltag. In: Hennicke K, Herausgeber. Verhaltensauffälligkeiten. Problemverhalten. Psychische Störungen. Herausforderungen für die Praxis. Materialien der DGSGB. Berlin: Eigenverlag der DGSGB; 2014.
1091. Schanze C, Schmitt R. Psychiatrische Versorgung von Menschen mit Intelligenzminderung in Deutschland. In: Schanze C, Herausgeber. Psychiatrische Diagnostik und Therapie bei Menschen mit Intelligenzminderung. Stuttgart: Schattauer; 2014.
1092. Schützwohl M, Voß E, Salize HJ, et al. Self- and proxy-rated needs in adults with mild to moderate intellectual disabilities: perspective matters. J Appl Res Intellect Disabil. 2018;31(2):285–95.
1093. Seidel M. Mitteilungen der DGPPN 6/08: Positionspapier „Zielgruppenspezifische psychiatrische und psychotherapeutische Versorgung von Erwachsenen mit geistiger Behinderung und zusätzlichen psychischen Störungen – Situation, Bedarf und Entwicklungsperspektiven". Nervenarzt. 2008;79:740–6.
1094. Schützwohl M, Voss E, Stiawa M, et al. Bedingungsfaktoren psychopharmakologischer

Behandlung bei leichter oder mittelgradiger Intelligenzminderung. Nervenarzt. 2017; 88(11):1273–80.

1095. Tyrer P, Oliver-Africano PC, Ahmed Z, et al. Risperidone, haloperidol, and placebo in the treatment of aggressive challenging behaviour in patients with intellectual disability: a randomised controlled trial. Lancet. 2008;371(9606):57–63.

1096. Raghavan R, Patel P. Ethical issues of psychotropic medication for people with intellectual disabilities. Adv Ment Health Intellect Disabil. 2010;4:34–8.

1097. Sheehan R, Hassiotis A. Reduction or discontinuation of antipsychotics for challenging behaviour in adults with intellectual disability: a systematic review. Lancet Psychiatry. 2017;4(3):238–56.

1098. Koslowski N, Klein K, Arnold K, et al. Effectiveness of interventions for adults with mild to moderate intellectual disabilities and mental health problems: systematic review and meta-analysis. Br J Psychiatry. 2016;209(6):469–74.

1099. Dagnan D. Psychosocial interventions for people with intellectual disabilities and mental ill-health. Curr Opin Psychiatry. 2007;20(5):456–60.

1100. Chaplin R. General psychiatric services for adults with intellectual disability and mental illness. J Intellect Disabil Res. 2004;48(1):1–10.

1101. Gustafsson C, Öjehagen A, Hansson L, et al. Effects of psychososcial Interventions for people with intellectual disabilities and mental health problems. Res Soc Work Pract. 2012;19(3): 281–90.

1102. Martin G, Costello H, Leese M, et al. An exploratory study of assertive community treatment for people with intellectual disability and psychiatric disorders: conceptual, clinical, and service issues. J Intellect Disabil Res. 2005;49:516–24.

1103. Oliver PC, Piachaud J, Tyrer P, et al. Randomized controlled trial of assertive community treatment in intellectual disability: the TACTILD study. J Intellect Disabil Res. 2005;49:507–15.

1104. Balogh R, McMorris CA, Lunsky Y, et al. Organising healthcare services for persons with an intellectual disability. Cochrane Database Syst Rev. 2016;(4):CD007492. https://doi.org/10.1002/14651858.CD007492.pub2.

1105. Smith DL, Atmatzidis K, Capogreco M, et al. Evidence-based interventions for increasing work participation for persons with various disabilities. OTJR. 2017;37(2 Suppl):3S–13S.

1106. Heyvaert M, Maes B, Onghena P. A meta-analysis of intervention effects on challenging behaviour among persons with intellectual disabilities. J Intellect Disabil Res. 2010;54(7):634–49.

1107. Hassiotis A, Poppe M, Strydom A, et al. Positive behaviour support training for staff for treating challenging behaviour in people with intellectual disabilities: a cluster RCT. Health Technol Assess. 2018;22(15):1–110.

1108. Pitschel-Walz G, Bäuml J, Froböse T, et al. Do individual with schizophrenia and a borderline intellectual disability benefit from psychoeducational groups? J Intellect Disabil Res. 2009;13(4):305–20.

1109. Crowley V, Rose J, Smith J, et al. Psychoeducational groups for people with a dual diagnosis of psychosis and mild intellectual disability: a preliminary study. J Intellect Disabil. 2008;12(1):25–39.

1110. Spanos D, Hankey C, Boyle S, et al. Comparing the effectiveness of a multi-component weight loss intervention in adults with and without intellectual disabilities. J Hum Nutr Diet. 2014;27(1):22–9.

1111. Harris L, Hankey C, Jones N, et al. A cluster randomised control trial of a multi-component weight management programme for adults with intellectual disabilities and obesity. Br J Nutr. 2017;118(3):229–40.

1112. Harris L, Melville C, Murray H, et al. The effects of multi-component weight management interventions on weight loss in adults with intellectual disabilities and obesity: a systematic review and meta-analysis of randomised controlled trials. Res Dev Disabil. 2018;72:42–55.

1113. Willems M, Waninge A, Hilgenkamp TIM, et al. Effects of lifestyle change interventions for people with intellectual disabilities: systematic review and meta-analysis of randomized controlled trials. J Appl Res Intellect Disabil. 2018. https://doi.org/10.1111/jar.12463.

1114. Ogg-Groenendaal M, Hermans H, Claessens B. A systematic review on the effect of exercise interventions on challenging behavior for people with intellectual disabilities. Res Dev Disabil. 2014;35:1507–17.

1115. Sturmey P. Treatment of psychopathology in people with intellectual and other disabilities. Can J Psychiatry. 2012;57(10):593–600.

1116. Poquérusse J, Azhari A, Setoh P, et al. Salivary α-amylase as a marker of stress reduction in individuals with intellectual disability and autism in response to occupational and music therapy. J Intellect Disabil Res. 2018;62(2):156–63.

1117. Boso M, Emanuele E, Minazzi V, et al. Effect of long-term interactive music therapy on behavior profile and musical skills in young adults with severe autism. J Altern Complement Med. 2007;13(7):709–12.

1118. Kamioka H, Okada S, Tsutani K, et al. Effectiveness of animal-assisted therapy: a systematic review of randomized controlled trials. Complement Ther Med. 2014;22(2):371–90.

1119. Maber-Aleksandrowicz S, Avent C, Hassiotis A. A systematic review of animal-assisted therapy on psychosocial outcomes in people with intellectual disability. Res Dev Disabil. 2016;49–50: 322–38.

1120. Jahoda A, Hastings R, Hatton C, et al. Comparison of behavioural activation with guided self-help for treatment of depression in adults with intellectual disabilities: a randomised controlled trial. Lancet Psychiatry. 2017;4(12):909–19.

1121. Glasenapp J. Wirkung und Nebenwirkung von Intensivbetreuung. Ein Beipackzettel. In: Glasenapp J, Hennicke K, Herausgeber. Intensivbetreuung in der Diskussion – Orientierungspunkte für Diagnostik und Therapie. Dokumentation der Arbeitstagung der DGSGB in Kooperation mit dem Netzwerk Intensivbetreuung am 15.03.2013 in Kassel, Bd. 30. Berlin: DGSGB; 2013. S. 95–8.

1122. Fath K. Verhaltensauffälligkeiten und Bewegungstherapie bei Menschen mit sehr schweren Behinderungen. Theoretische Grundlagen, Praxiskonzepte und Evaluation. Marburg: Lebenshilfe; 2012.

1123. Moniz-Cook E, Vernooij-Dassen M, Woods R, et al. A European consensus on outcome measures for psychosocial intervention research in dementia care. Aging Ment Health. 2008;12(1):14–29.

1124. Cuijpers P, Smit F. Excess mortality in depression: a meta-analysis of community studies. J Affect Disord. 2002;72(3):227–36.

1125. Yamaguchi H, Maki Y, Yamagami T. Overview of non-pharmacological intervention for dementia and principles of brain-activating rehabilitation. Psychogeriatrics. 2010;10(4):206–13.

1126. Sitzer DI, Twamley EW, Jeste DV. Cognitive training in Alzheimer's disease: a meta-analysis of the literature. Acta Psychiatr Scand. 2006;114(2):75–90.

1127. Woods B, Aguirre E, Spector AE, et al. Cognitive stimulation to improve cognitive functioning in people with dementia. Cochrane Database Syst Rev. 2012;(2):CD005562. https://doi.org/10.1002/14651858.CD005562.pub2.

1128. Clare L, Woods RT, Moniz Cook ED, et al. Cognitive rehabilitation and cognitive training for early-stage Alzheimer's disease and vascular dementia. Cochrane Database Syst Rev. 2003;(4):CD003260. https://doi.org/10.1002/14651858.CD003260.

1129. Orrell M, Yates L, Leung P, et al. The impact of individual Cognitive Stimulation Therapy (iCST) on cognition, quality of life, caregiver health, and family relationships in dementia: a randomised controlled trial. PLoS Med. 2017;14(3):e1002269. https://doi.org/10.1371/journal.pmed.1002269.

1130. Pinquart M, Forstmeier S. Effects of reminiscence interventions on psychosocial outcomes: a meta-analysis. Aging Ment Health. 2012;16(5):541–58.

1131. Woods B, Spector A, Jones C, et al. Reminiscence therapy for dementia. Cochrane Database Syst Rev. 2005;(2):CD001120. https://doi.org/10.1002/14651858.CD001120.pub2.

1132. Thinnes A, Padilla R. Effect of educational and supportive strategies on the ability of caregivers of people with dementia to maintain participation in that role. Am J Occup Ther. 2011;65(5):541–9.

1133. Graff MJL, Vernooij-Dassen MJM, Thijssen M, et al. Community based occupational therapy for patients with dementia and their care givers: randomised controlled trial. BMJ. 2006;333(7580):1196. https://doi.org/10.1136/bmj.39001.688843.BE.

1134. Graff MJL, Vernooij-Dassen MJM, Thijssen M, et al. Effects of community occupational therapy on quality of life, mood, and health status in dementia patients and their caregivers: a randomized controlled trial. J Gerontol A Biol Sci Med Sci. 2007;62(9):1002–9.

1135. Voigt-Radloff S, Graff M, Leonhart R, et al. A multicentre RCT on community occupational therapy in Alzheimer's disease: 10 sessions are not better than one consultation. BMJ Open. 2011;1(1):e000096. https://doi.org/10.1136/bmjopen-2011-000096.

1136. Gitlin LN, Winter L, Dennis MP, et al. Targeting and managing behavioral symptoms in individuals with dementia: a randomized trial of a nonpharmacological intervention. J Am Geriatr Soc. 2010;58(8):1465–74.

1137. Clare L, Linden DEJ, Woods RT, et al. Goal-oriented cognitive rehabilitation for people with early-stage Alzheimer disease: a single-blind randomized controlled trial of clinical efficacy. Am J Geriatr Psychiatry. 2010;18(10):928–39.

1138. Dooley NR, Hinojosa J. Improving quality of life for persons with Alzheimer's disease and their family caregivers: brief occupational therapy intervention. Am J Occup Ther. 2004;58(5):561–9.

1139. Gitlin LN, Hauck WW, Dennis MP, et al. Maintenance of effects of the home environmental skill-building program for family caregivers and individuals with Alzheimer's disease and related disorders. J Gerontol A Biol Sci Med Sci. 2005;60(3):368–74.

1140. Cheston R, Ivanecka A. Individual and group psychotherapy with people diagnosed with dementia: a systematic review of the literature. Int J Geriatr Psychiatry. 2017;32(1):3–31.

1141. Logsdon RG, Pike KC, McCurry SM, et al. Early-stage memory loss support groups: outcomes from a randomized controlled clinical trial. J Gerontol B Psychol Sci Soc Sci. 2010;65(6):691–7.

1142. Stanley MA, Calleo J, Bush AL, et al. The peaceful mind program: a pilot test of a cognitive-behavioral therapy-based intervention for anxious patients with dementia. Am J Geriatr Psychiatry. 2013;21(7):696–708.

1143. Spector A, Charlesworth G, King M, et al. Cognitive-behavioural therapy for anxiety in dementia: pilot randomised controlled trial. Br J Psychiatry. 2015;206(6):509–16.

1144. Abraha I, Rimland JM, Trotta FM, et al. Systematic review of systematic reviews of non-pharmacological interventions to treat behavioural disturbances in older patients with dementia. The SENATOR-OnTop series. BMJ Open. 2017;7(3):e012759. https://doi.org/10.1136/bmjopen-2016-012759.

1145. Vink AC, Birks JS, Bruinsma MS, et al. Music therapy for people with dementia. Cochrane Database Syst Rev. 2004;(3):CD003477. https://doi.org/10.1002/14651858.CD003477.pub2.

1146. Raglio A, Bellelli G, Traficante D, et al. Efficacy of music therapy in the treatment of behavioral and psychiatric symptoms of dementia. Alzheimer Dis Assoc Disord. 2008;22(2):158–62.

1147. Chung JC, Lai CK, Chung PM, et al. Snoezelen for dementia. Cochrane Database Syst Rev. 2002;(4):CD003152. https://doi.org/10.1002/14651858.CD003152.

1148. van Weert JC, van Dulmen AM, Spreeuwenberg PM, et al. Behavioral and mood effects of snoezelen integrated into 24-hour dementia care. J Am Geriatr Soc. 2005;53(1):24–33.

1149. Richards KC, Beck C, O'Sullivan PS, et al. Effect of individualized social activity on sleep in nursing home residents with dementia. J Am Geriatr Soc. 2005;53(9):1510–7.

1150. Forbes D, Forbes SC, Blake CM, et al. Exercise programs for people with dementia. Cochrane Database Syst Rev. 2015;(4):CD006489. https://doi.org/10.1002/14651858.CD006489.pub4.

1151. Holthoff VA, Marschner K, Scharf M, et al. Effects of physical activity training in patients with Alzheimer's dementia: results of a pilot RCT study. PLoS One. 2015;10(4):e0121478. https://doi.org/10.1371/journal.pone.0121478.

1152. Toulotte C, Fabre C, Dangremont B, et al. Effects of physical training on the physical capacity of frail, demented patients with a history of falling: a randomised controlled trial. Age Ageing. 2003;32(1):67–73.

1153. Kemoun G, Thibaud M, Roumagne N, et al. Effects of a physical training programme on cognitive function and walking efficiency in elderly persons with dementia. Dement Geriatr Cogn Disord. 2010;29(2):109–14.

1154. Schwenk M, Zieschang T, Oster P, et al. Dual-task performances can be improved in patients with dementia: a randomized controlled trial. Neurology. 2010;74(24):1961–8.

1155. Cohen-Mansfield J. Nonpharmacologic interventions for inappropriate behaviors in dementia: a review, summary, and critique. Am J Geriatr Psychiatry. 2001;9(4):361–81.

1156. Snowden M, Sato K, Roy-Byrne P. Assessment and treatment of nursing home residents with depression or behavioral symptoms associated with dementia: a review of the literature. J Am Geriatr Soc. 2003;51(9):1305–17.

1157. Majić T, Gutzmann H, Heinz A, et al. Animal-assisted therapy and agitation and depression in nursing home residents with dementia: a matched case-control trial. Am J Geriatr Psychiatry. 2013;21(11):1052–9.

1158. Bernabei V, de Ronchi D, La Ferla T, et al. Animal-assisted interventions for elderly patients affected by dementia or psychiatric disorders: a review. J Psychiatr Res. 2013;47(6):762–73.

1159. Jonsson U, Bertilsson G, Allard P, et al. Psychological treatment of depression in people aged 65 years and over: a systematic review of efficacy, safety, and cost-effectiveness. PLoS One. 2016;11(8):e0160859. https://doi.org/10.1371/journal.pone.0160859.

1160. Gühne U, Luppa M, König H, et al. Kollaborative und aufsuchende Ansätze in der Behandlung depressiver alter Menschen. Ein Literaturüberblick. Nervenarzt. 2014;85(11):1363–71.

1161. Sheline YI, Barch DM, Garcia K, et al. Cognitive function in late life depression: relationships to depression severity, cerebrovascular risk factors and processing speed. Biol Psychiatry. 2006;60(1):58–65.

1162. Liebel DV, Powers BA, Hauenstein EJ. Home health care nurse interactions with homebound geriatric patients with depression and disability. Res Gerontol Nurs. 2015;8(3):130–9.

1163. Albert SM, King J, Dew MA, et al. Design and recruitment for a randomized controlled trial of problem-solving therapy to prevent depression among older adults with need for supportive services. Am J Geriatr Psychiatry. 2016;24(1):94–102.

1164. Bridle C, Spanjers K, Patel S, et al. Effect of exercise on depression severity in older people: systematic review and meta-analysis of randomised controlled trials. Br J Psychiatry. 2012;201(3):180–5.

1165. Pinquart M, Duberstein PR, Lyness JM. Effects of psychotherapy and other behavioral interventions on clinically depressed older adults: a meta-analysis. Aging Ment Health. 2007;11(6):645–57.

1166. Hunkeler EM, Katon W, Tang L, et al. Long term outcomes from the IMPACT randomised trial for depressed elderly patients in primary care. BMJ. 2006;332(7536):259–63.

1167. van't Veer-Tazelaar PJ, van Marwijk HW, van Oppen P, et al. Stepped-care prevention of anxiety and depression in late life: a randomized controlled trial. Arch Gen Psychiatry. 2009;66(3):297–304.

1168. Areán PA, Raue PJ, McCulloch C, et al. Effects of problem-solving therapy and clinical case management on disability in low-income older adults. Am J Geriatr Psychiatry. 2015;23(12):1307–14.

1169. Smits CHM, de Lange J, Droes R, et al. Effects of combined intervention programmes for people with dementia living at home and their caregivers: a systematic review. Int J Geriatr Psychiatry. 2007;22(12):1181–93.

1170. Padilla R. Effectiveness of interventions designed to modify the activity demands of the occupations of self-care and leisure for people with Alzheimer's disease and related dementias. Am J Occup Ther. 2011;65(5):523–31.

1171. Gutzmann H, Schäufele M, Kessler E, Rapp M. Psychiatrische und psychotherapeutische Versorgung von Pflegebedürftigen. In: Jacobs K, Kuhlmey A, Greß S, Klauber J, Schwinger A, Herausgeber. Pflegereport 2017. Stuttgart: Schattauer; 2017. S. 107–17.

1172. Gühne U, Luppa M, Stein J, et al. „Die vergessenen Patienten" – Barrieren und Chancen einer optimierten Behandlung depressiver Erkrankungen im Alter. Ergebnisse einer qualitativen Expertenbefragung. Psychiatr Prax. 2016;43(7):387–94.

1173. Morimoto SS, Kanellopoulos D, Manning KJ, et al. Diagnosis and treatment of depression and cognitive impairment in late life. Ann N Y Acad Sci. 2015;1345:36–46.

1174. Melchinger H. Psychotherapie im Alter: Anspruch und Wirklichkeit. Neurotransmitter. 2011;10:16–22.

1175. Gühne U, Stein J, Riedel-Heller S. Depression im Alter – Herausforderung langlebiger Gesellschaften. Psychiatr Prax. 2016;43(2):107–10.

1176. Brodaty H, Green A, Koschera A. Meta-analysis of psychosocial interventions for caregivers of people with dementia. J Am Geriatr Soc. 2003;51(5):657–64.

1177. Statistisches Bundesamt. Bevölkerung mit Migrationshintergrund um 8,5 % gestiegen. https://www.destatis.de/DE/PresseService/Presse/Pressemitteilungen/2017/08/PD17_261_12511.html. Zugegriffen am 12.05.2018.

1178. Alarcon RD. Culture, cultural factors and psychiatric diagnosis: review and projections. World Psychiatry. 2009;8(3):131–9.

1179. Behrens K, del Pozo MA, Großhennig A, et al. How much orientation towards the host culture is healthy? Acculturation style as risk enhancement for depressive symptoms in immigrants. Int J Soc Psychiatry. 2015;61(5):498–505.

1180. Behrens K, Calliess IT. Psychotherapeutischer Beziehungsaufbau im interkulturellen Erstkontakt. PTJ. 2011;1:12–20.

1181. Simmel G. Soziologie. Untersuchungen über die Formen der Vergesellschaftung. Berlin: Duncker & Humblot; 1908.

1182. Devereux G. Angst und Methode in den Verhaltenswissenschaften. Frankfurt am Main: Suhrkamp; 1976.

1183. Pfeiffer WM. Kulturpsychiatrische Aspekte der Migration. In: Koch E, Özek M, Pfeiffer WM, Herausgeber. Psychologie und Pathologie der Migration. Freiburg: Lambertus; 1995. S. 17–30.

1184. Tseng W, Streltzer J. Cultural competence in clinical psychiatry. Core competencies in psychotherapy. Washington, DC: American Psychiatric Pub; 2004.

1185. Behrens K, Calliess IT. Gleichbehandlung ohne gleiche Behandlung: Zur Notwendigkeit der Modifikation therapeutischer Strategien für die Arbeit mit Migranten. Fortschr Neurol Psychiatr. 2008;76:725–33.

1186. Schouler-Ocak M, Graef-Calliess IT, Tarricone I, et al. EPA guidance on cultural competence training. Eur Psychiatry. 2015;30(3):431–40.

1187. Oesterreich C, Hegemann T. Interkulturelle Systemische Therapie und Beratung. PiD – Psychother Dialog. 2010;11(4):319–25.

1188. Graef-Calliess IT, Schouler-Ocak M. Migration und Transkulturalität. Neue Aufgaben in Psychiatrie und Psychotherapie. Stuttgart: Schattauer; 2017.

1189. Schouler-Ocak M, Aichberger MC. Versorgung von Migranten. PSYCH up2date. 2015;9(3):177–88.

1190. Kastrup M. Staff competence in dealing with traditional approaches. Eur Psychiatry. 2008;23(Suppl 1):59–68.

1191. Bhugra D. Migration and mental health. Acta Psychiatr Scand. 2004;109(4):243–58.

1192. Bhugra D, Gupta S, Schouler-Ocak M, et al. EPA guidance mental health care of migrants. Eur Psychiatry. 2014;29(2):107–15.

1193. Lesser IM, Castro DB, Gaynes BN, et al. Ethnicity/race and outcome in the treatment of depression: results from STAR*D. Med Care. 2007;45(11):1043–51.

1194. Schouler-Ocak M, Bretz HJ, Penka S, et al. Patients of immigrant origin in inpatient psychiatric facilities. A representative national survey by the Psychiatry and Migration Working Group of the German Federal Conference of Psychiatric Hospital Directors. Eur Psychiatry. 2008;23(Suppl 1):21–7.

1195. Cantor-Graae E, Pedersen CB. Full spectrum of psychiatric disorders related to foreign migration: a Danish population-based cohort study. JAMA Psychiat. 2013;70(4):427–35.

1196. Cantor-Graae E, Selten J. Schizophrenia and migration: a meta-analysis and review. Am J Psychiatry. 2005;162(1):12–24.

1197. Selten J, Cantor-Graae E, Kahn RS. Migration and schizophrenia. Curr Opin Psychiatry. 2007;20(2):111–5.

1198. Veling W, Susser E, van Os J, et al. Ethnic density of neighborhoods and incidence of psychotic disorders among immigrants. Am J Psychiatry. 2008;165(1):66–73.

1199. Igel U, Brähler E, Grande G. Der Einfluss von Diskriminierungserfahrungen auf die Gesundheit von MigrantInnen. Psychiatr Prax. 2010;37(04): 183–90.

1200. Aichberger MC, Schouler-Ocak M, Mundt A, et al. Depression in middle-aged and older first generation migrants in Europe: results from the Survey of Health, Ageing and Retirement in Europe (SHARE). Eur Psychiatry. 2010;25(8):468–75.

1201. WHO. Prevention of mental disorders: effective interventions and policy options: summary report. Geneva: WHO; 2004.

1202. Jané-Llopis E, Anderson P. Mental health promotion and mental disorder prevention across European Member States: a collection of country stories. Luxemburg: Europäische Kommission; 2006.

1203. Larkin GL, Rivera H, Xu H, et al. Community responses to a suicidal crisis: implications for suicide prevention. Suicide Life Threat Behav. 2011;41(1):79–86.

1204. Deren S, Shedlin M, Kang S, et al. HIV risk and prevention among Hispanic immigrants in New York: the salience of diversity. Subst Use Misuse. 2011;46(2-3):254–63.

1205. Schouler-Ocak M, Heredia Montesinos A, Aichberger MC. Suizidprävention bei Frauen mit türkischem Migrationshintergrund. Ärztl Psychother Psychosom Med. 2014;9(2):68–73.

1206. Aichberger MC, Heredia Montesinos A, Bromand Z, et al. Suicide attempt rates and intervention effects in women of Turkish origin in Berlin. Eur Psychiatry. 2015;30(4):480–5.

1207. Zeef A, Salman R, Krauth C, Walter U, Machleidt W. Prävention bei Migranten am Beispiel der Sucht. In: Machleidt W, Heinz A, Herausgeber. Praxis der interkulturellen Psychiatrie und Psychotherapie. München: Elsevier; 2011. S. 541–50.

1208. Marwaha S, Livingston G. Stigma, racism or choice. Why do depressed ethnic elders avoid psychiatrists? J Affect Disord. 2002;72(3):257–65.

1209. Klöss-Fleischmann A. Transkulturelle Kunsttherapie: Raum, Identität und die Auswirkungen einer Migration im klinischen Kontext. Hamburg: Dipomica; 2014.

1210. Grube M. Bildnerisches Gestalten als interkulturelle Verständigungsmöglichkeit bei psychiatrisch erkrankten Migranten. In: Hartwig P, Fryrear JL, Herausgeber. Kreativität. Das dritte therapeutische Prinzip in der Psychiatrie. Sternenfels: Wissenschaft und Praxis; 2002. S. 85–9.

1211. Die Beauftragte der Bundesregierung für Migration. Nationaler Integrationsplan. http://www.bundesregierung.de/Content/DE/Archiv16/Artikel/2007/07/Anlage/2007-07-12-nationaler-integrationsplan.pdf;jsessionid=BAC3428B4A2B765A407B35D3E2613CE4.s1t2?__blob=publicationFile&v=3. Zugegriffen am 17.09.2015.

1212. Gün AK. Erfordernis und Aufgaben von Integrationsbeauftragten in der stationären Versorgung. In: Falge C, Zimmermnann G, Herausgeber. Interkulturelle Öffnung des Gesundheitssystems. Baden-Baden: Nomos; 2009. S. 157–70.

1213. Penka S, Faißt H, Vardar A, et al. Der Stand der interkulturellen Öffnung in der psychosozialen Versorgung – Ergebnisse einer Studie in einem innerstädtischen Berliner Bezirk. Psychother Psychosom Med Psychol. 2015;65(9–10):353–62.

1214. Koch E, Küchenhoff B, Schouler-Ocak M. Ambulante und stationäre Behandlung. In: Machleidt W, Kluge U, Sieberer M, Heinz A, Herausgeber. Praxis der Interkulturellen Psychiatrie und Psychotherapie. München: Elsevier; 2018. S. 569–80.

1215. Bahadir S. Müssen alle bikulturellen Krankenhausmitarbeiter dolmetschen (können/wollen)? In: Falge C, Zimmermann G, Herausgeber. Interkulturelle Öffnung des Gesundheitssystems. Baden-Baden: Nomos; 2009. S. 171–86.

1216. Koch E. Dolmetscher in der Psychiatrie. In: Graef-Calliess IT, Schouler-Ocak M, Herausgeber. Migration und Transkulturalität. Stuttgart: Schattauer; 2017. S. 219–30.

1217. Morina N, Maier T, Schmid MM. Lost in translation? – Psychotherapie unter Einsatz von Dolmetschern. Psychother Psychosom Med Psychol. 2010;60(3–4):104–10.

1218. Assion H, Ueberberg B, Kaaz T. Manual Interkulturelle Psychoedukation für Menschen mit Migrationserfahrung. Mit Arbeitsmaterialien auf Türkisch und Arabisch. Stuttgart: Schattauer; 2017.

1219. Brakemeier EL, Zimmermann J, Erz E, et al. Das Interpersonelle Integrative Modellprojekt für Flüchtlinge (IIMPF) mit psychischen Störungen: Vorstellung des Projektes sowie erster Ergebnisse zur Feasibility und zum Outcome. Psychotherapeut. 2017;62:322–32.

1220. Selbmann H, Kopp I. Implementierung von Leitlinien in den Versorgungsalltag. Psychiatrie. 2005;1:33–8.

1221. Grol R. Strategies for dissemination and implementation of clinical guidelines. Baden-Baden: Nomos; 1998.

1222. Grol R, Grimshaw J. Evidence-based implementation of evidence-based medicine. Jt Comm J Qual Improv. 1999;25(10):503–13.

1223. Gross PA, Greenfield S, Cretin S, et al. Optimal methods for guideline implementation: conclusions from Leeds Castle meeting. Med Care. 2001;39(8, Suppl 2):II85–92.

1224. Girlanda F, Fiedler I, Becker T, et al. The evidence – practice gap in specialist mental healthcare: systematic review and meta-analysis of guideline implementation studies. Br J Psychiatry. 2017;210(1):24–30.

1225. Bighelli I, Ostuzzi G, Girlanda F, et al. Implementation of treatment guidelines for specialist mental health care. Cochrane Database Syst Rev. 2016;(12):CD009780. https://doi.org/10.1002/14651858.CD009780.pub3.

1226. Weinmann S, Koesters M, Becker T. Effects of implementation of psychiatric guidelines on provider performance and patient outcome: systematic review. Acta Psychiatr Scand. 2007;115(6):420–33.

1227. Briand C, Menear M. Implementing a continuum of evidence-based psychosocial interventions for people with severe mental illness: part 2-review of critical implementation issues. Can J Psychiatry. 2014;59(4):187–95.

1228. Lohr KN. Medicare: a strategy for quality assurance. Washington, DC: National Academy Press; 1990.

1229. Weinmann S, Becker T. Qualitätsindikatoren für die Integrierte Versorgung von Menschen mit Schizophrenie. Handbuch. Bonn: Psychiatrie; 2009.

1230. Großimlinghaus I, Hauth I, Falkai P, et al. Aktuelle Empfehlungen der DGPPN für Schizophrenie-Qualitätsindikatoren. Nervenarzt. 2017;88(7): 779–86.

1231. AQUA-Institut. Versorgung von volljährigen Patienten und Patientinnen mit Schizophrenie, schizotypen und wahnhaften Störungen. Sektorenübergreifende Qualitätssicherung im Gesundheitswesen nach § 137a SGB V. Indikatorenset 1.1. (14.12.2015). https://www.aqua-institut.de/fileadmin/aqua_de/Projekte/452_Schizophrenie/Schizophrenie_Indikatorenset_1.1.pdf. Zugegriffen am 30.05.2018.

1232. Kösters M, Staudigl L, Picca A, et al. Qualitätsindikatoren für die Behandlung von Menschen mit Schizophrenie – Ergebnisse einer Anwendungsstudie. Psychiatr Prax. 2017;44(3):163–71.

1233. Bramesfeld A, Schäfer I, Stengler K, et al. Impulse für die Versorgungsforschung: Was folgt auf die DGPPN S3-Leitlinie zu psychosozialen Therapien? Psychiatr Prax. 2014;41:65–7.

1234. Bramesfeld A, Koller M, Salize HJ. Public Mental Health. Steuerung der Versorgung für psychisch kranke Menschen. Bern: Hogrefe 2019.

1235. Kunze H. Psychiatrische Übergangseinrichtungen und Heime. Stuttgart: Enke; 1981.

1236. Kunze H. Rehabilitationsplanung. In: Rössler W, Herausgeber. Psychiatrische Rehabilitation. Berlin/Heidelberg: Springer; 2004. S. 104–25.

1237. Kunze H. Personenzentrierte Betreuungsansätze in einem integrierten Hilfesystem. In: Rössler W, Herausgeber. Psychiatrische Rehabilitation. Berlin/Heidelberg: Springer; 2004. S. 659–69.

1238. Bundesministerium für Gesundheit. Von institutions- zu personenzentriertenzentrierten Hilfen in der psychiatrischen Versorgung. Bericht zum Forschungsprojekt des BMG. Baden-Baden: Nomos; 1999.

1239. Richter D, Hertig R, Hoffmann H. Psychiatrische Rehabilitation – von der Stufenleiter zur unterstützten Inklusion. Psychiatr Prax. 2016;43: 444–9.

1240. Gühne U, Stein J, Weinmann S, et al. Housing interventions in severe mental illness – international evidence from RCTs. Psychiatr Prax. 2017;44(4):194–205.

1241. Deutscher Bundestag. Gesetz zur Stärkung der Teilhabe und Selbstbestimmung von Menschen mit Behinderungen. Bundesteilhabegesetz – BTHG vom 13.12.2016. BGBl. I S. 3234.

1242. Weinmann S. Evidenzbasierte Psychiatrie. Methoden und Anwendung. Konzepte und Methoden der klinischen Psychiatrie. Stuttgart: Kohlhammer; 2007.

1243. Anthony W, Rogers ES, Farkas M. Research on evidence-based practices: future directions in an era of recovery. Community Ment Health J. 2003;39(2):101–14.

1244. Riedel-Heller S, Bramesfeld A, Roick C, Becker T, König H-H. Der Ruf nach mehr Versorgungsforschung. Psychiatr Prax. 2008;35(4):157–9.

1245. Bramesfeld A, Riedel-Heller S. Prioritäre Themen in der Versorgungsforschung zur psychischen Gesundheit. Psychiatr Prax. 2008;35(7):315–7.

1246. Schmidt-Hoffmann F. Nutzen und Risiken psychoedukativer Interventionen bei der Krankheitsbewältigung schizophrener Erkrankungen. Köln: Psychiatrie; 2012.

1247. Sikorski C, Glaesmer H, Bramesfeld A. Quantität versus Qualität. Psychiatr Prax. 2010;37(07): 322–8.

1248. Slade M, Priebe S. Conceptual limitations of randomised controlled trials. In: Priebe S, Slade M, Herausgeber. Evidence in mental health care. New York: Brunner Routledge; 2002. S. 101–8.

1249. Schützwohl M, Souza PML, Rackel Y. Fragebogen zur Erfassung von Partizipation und sozialer Inklusion chronisch psychisch erkrankter Menschen (F-INK). Psychiatr Prax. 2017;44(2):65–74.

1250. Krämer UM, Rose D. Wie Psychiatrie-Erfahrene Forschungsprozesse gestalten. Geschichte und Methoden der Nutzer-geleiteten partizipativen Forschung in englischsprachigen Ländern. Sozialpsychiatrische Informationen. 2017;47(2):38–42.

1251. von Peter S. Partizipative und kollaborative Forschungsansätze in der Psychiatrie. Psychiatr Prax. 2017;44(8):431–3.

1252. Synnot A, Bragge P, Lowe D, et al. Research priorities in health communication and participation: international survey of consumers and other stakeholders. BMJ Open. 2018;8(5):e019481. https://doi.org/10.1136/bmjopen-2017-019481.

1253. Reuster T, von Spreti F, Martius P, Unterberger J, Broocks A. Ergotherapie, Kunsttherapie, Musiktherapie, Körper- und Sporttherapie. In: Möller H-J, Laux G, Kapfhammer H-P, Herausgeber. Psychiatrie, Psychosomatik, Psychotherapie. Band 1: Allgemeine Psychiatrie. Berlin/Heidelberg: Springer; 2011. S. 1065–98.

1254. Achberger C. Erfahrungen aus EXIN-Kursen – Was hilft? Verhaltensther Psychosoz Prax. 2016;1:59–65.

1255. Meyer A-E. Eine Taxonomie der bisherigen Psychotherapieforschung. Z Klin Psychol. 1990;19:287–91.

1256. Paul GL. Behavior modification research: design and tactics. In: Franks CM, Herausgeber. Behavior therapy: appraisal and status. New York: McGraw Hill; 1969. S. 29–62.